PICADURAS Y MORDEDURAS DE ANIMALES: TRATADO DE

TOXINOLOGIA CLINICA

TOMO II

Dr. FERNANDO BERGILLOS GASIÓN
Cirugía Ortopédica y Traumatología
Hospital ASEPEYO Sant Cugat del Vallés (Barcelona)

Dra. Mª ANGELES RIVAS FERNÁNDEZ
Pediatría
Capio Hospital General de Catalunya, Sant Cugat del Vallés (Barcelona)

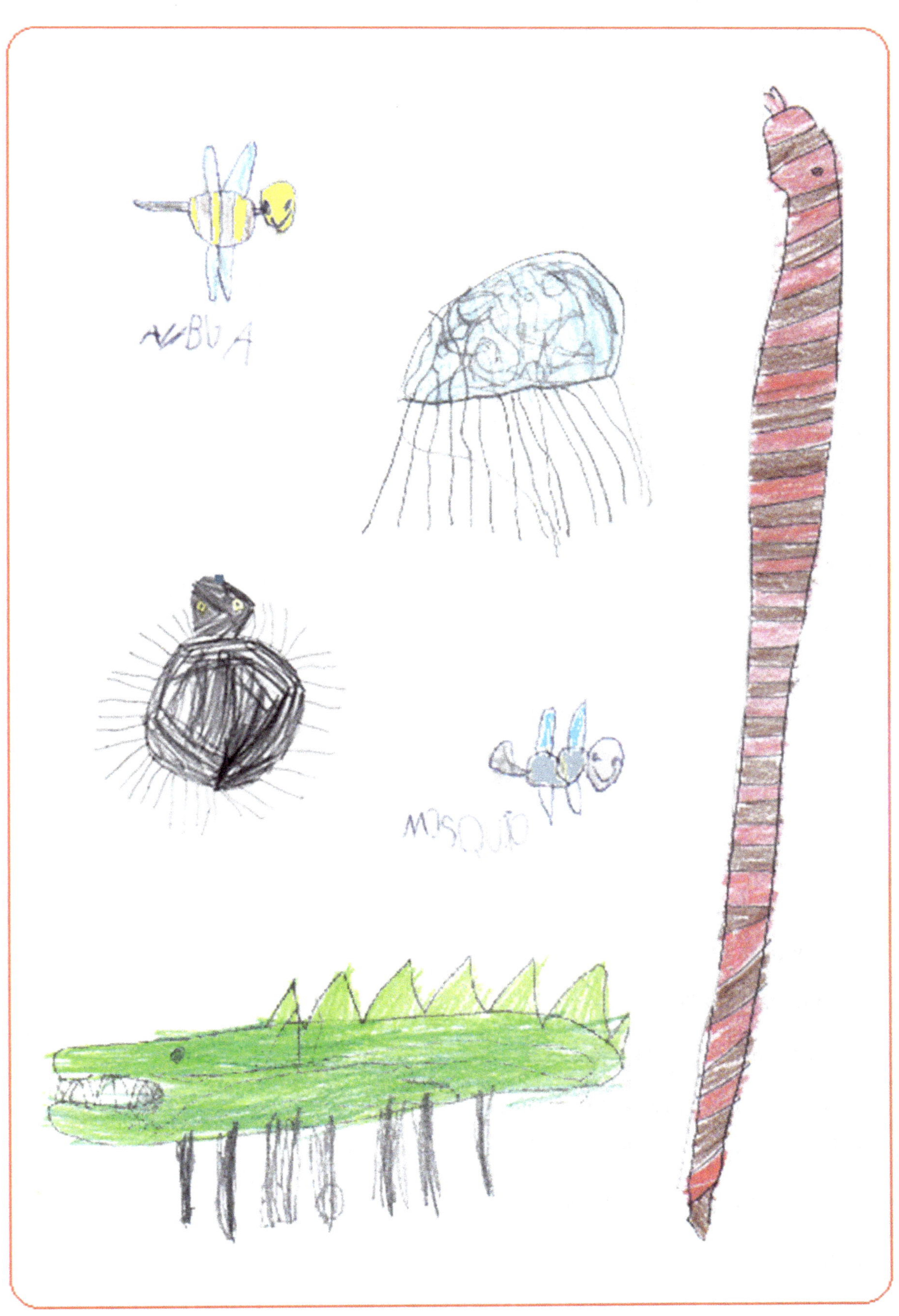

A nuestros hijos Ignacio, Álex y Eduardo

TOXINOLOGIA CLINICA. LESIONES POR PICADURAS Y MORDEDURAS DE ANIMALES.

ISBNOC papel: 978-84-686-3690-0

ISBN OC ebook: 978-84-686-3922-2

ISBN papel Vol II: 978-84-686-3690-0

ISBN ebook Vol II: 978-84-686-3691-7

Editado por Bubok Publishing S.L.

Impreso en España/Printed in Spain

COLABORADORES

Dra. Acuña Veyna, Claudia Elisabeth
Gastroenterología Infantil
Servicio de Pediatría
Capio Hospital General de Catalunya (Sant Cugat del Vallés, Barcelona)

Dr. Akbarzadeh, Kamran
Department of Medical Entomology
School of Public Health
Tehran University of Medical Sciences
Teherán (RI Irán)

Dr. Al-Boukai, Ahmed
Radiología
Department of Radiology & Medical Imaging
King Khalid University Hospital
Riyadh (Arabia Saudí)

Dr. Arimany i Montaña, Josep Lluis
Pediatría. Vacunología
Servicio de Pediatría
Capio Hospital General de Catalunya (Sant Cugat del Vallés, Barcelona)

Prof. Dra. Assaf, Magda
Patología Clínica
Jefa Departamento de Patología
Zagazig University (Egipto)

Prof. Dr. Baeza Herrera, Carlos
Cirugía Pediátrica
Jefe Servicio Cirugía Pediátrica, Hospital Pediátrico Moctezuma, México DF
Prof. Cirugía Pediátrica y del Recién Nacido
Universidad Nacional Autónoma de México, DF (México)

Dr. Caumes, Eric
Infectología y Medicina Tropical
Service des Maladies Infectieuses et Tropicales
Hôpital de la Pitié Salpêtrière, Paris (Francia)

Dr. Dhar, Shabir Ahmed
Orthopaedic Surgery
Barzullah Hospital for Bone & Joint Surgery
Srinagar, Kashmir (India)

Dr. Duarte Calderón, Miguel
Oftalmología
Institut Catalá de la Retina, Barcelona (España)
Servicio de Oftalmología, Clínica Delfos (Barcelona)

Dra. Ferrer Fábrega, Berta
Anatomía Patológica
Servei d'Anatomia Patològica
Hospital Universitari Vall d'Hebron (Barcelona)
Universitat Autonoma de Barcelona

Dr. Ferreres Piñas, Joan Carles
Anatomía Patológica infantil
Servei d'Anatomia Patològica
Hospital Universitari Vall d'Hebron (Barcelona)
Universitat Autonoma de Barcelona

Dr. Ferreres Riera, Josep Ramon.
Dermatología
Servicio de Dermatologia
Hospital de Bellvitge (Barcelona)

Dr. Garrido Pérez, Santiago
Medicina Intensiva
Unidad de Cuidados Intensivos
Hospital ASEPEYO, Sant Cugat del Vallés (Barcelona)

Dr. Križaj, Igor
Bioquímica
Department of Molecular and Biochemical Sciences
Jožef Stefan Institute, Ljubljana (Eslovenia)

Dr. Macaluso, Juan Pedro
Medicina Interna
Jefe del Servicio Clinica Médica
Hospital Municipal Azul, Buenos Aires (Argentina)

Dr. Morand, Jean Jacques
Dermatología
Hôpital Militaire Alphonse Laveran
Institut de Médecine Tropicale du Service de Santé des Armées
Marsella (Francia)

Dr. Radmanesh, Mohammed
Dermatología
Sina Hospital
Ahwaz University of Medical Sciences (RI Irán)

Dr. Reda Boularas, Yousfi
Medicina General
Servicio de Urgencias
Clínica del Pilar (Barcelona)

Dr. Sisniegas Vergara, César E.
Medicina Interna
Jefe Servicio de Emergencia y Cuidados Intensivos
Hospital II Luis Heysen Inchaústegui, Chiclayo
Decano de la Facultad de Medicina
Universidad de Chiclayo (Perú)

Dr. Sener, Serkan
Medicina de Emergencias
Acibadem Health Group
Eskişehir Hospital, (Turquia)

Dr. Süss, Olaf
Neurocirugía
Department of Neurosurgery
Charite-Universitaetsmedizin, Berlín (Alemania)

Dr. Winkel, Ken
Director of the Australian Venom Research Unit (AVRU)
President of the Australasian Collegue of Tropical Medicine
Department of Pharmacology
University of Melbourne, Victoria (Australia)

Dra. Zaragoza Fernández, Montserrat
Cirugía General
Hospital Virgen del Puerto, Plasencia (España)

INDICE

TOMO I

PARTE I: Toxinología general

PARTE II: Toxinología clínico descriptiva

TOMO II

PARTE III: Toxinología ambiental

PARTE V: Lesiones por animales

ABREVIATURAS

av: auriculoventricular
CID: coagulación intravascular diseminada
ev: endovenoso/a
im: intramuscular
ip: intraperitoneal
iv: intravenoso/a
kDa: kilodaltons
MD: médico
RCP: reanimación cardiopulmonar
sc: subcutáneo/a
spp: especies
vo: vía oral

PROLOGO

Manuel Cruz Hernández
Catedrático de Pediatría
Profesor Emérito de la
Universitat de Barcelona. España

La presentación y reflexión en torno a esta obra **Tratado de Toxinología** es una tarea muy honrosa y grata, por la personalidad de sus Autores y por la importancia de un libro excepcional en muchos sentidos. Tanto el Doctor ***Fernando Bergillos*** como la Doctora ***Ma. Ángeles Rivas*** pasaron por el aula de Pediatría cuando el que suscribe esas líneas estaba en pleno ejercicio de la enseñanza en la Facultad de Medicina de la Universidad de Barcelona y hacía tiempo había asumido que en la tarea de ayudar a que otros aprendan, lo principal no es la exposición del estado actual de una ciencia médica ni siquiera seleccionar lo que puede y debe interesar a todo médico y mucho menos un progreso reciente, sino crear surcos en un cerebro todavía joven y con plasticidad suficiente, dejando allí una semilla que pasado el tiempo germinará y dará el fruto necesario, que en aquel lejano momento ni siquiera se podía adivinar. Así he tenido la suerte de comprobar más de una vez y esto compensa cualquier aspecto negativo que pudiera tener la docencia. Ahora lo vuelvo a sentir al ver el libro admirable conseguido por mis antiguos discípulos y ahora brillantes especialistas.

Fernando Bergillos derivó pronto hacia la traumatología, patología laboral y medicina de urgencias con un matiz humanista muy destacado y progresivo, lo que puede afirmarse sin rodeos cuando se admira su dominio hablado de más de media docena de lenguas, incluyendo el ruso y el chino mandarín, aspecto que se puede destacar de su poliédrica personalidad y que le ha inducido a la difícil labor de presentar, con hondura científica pero con afán didáctico, la ***Toxinología***, una de las facetas más complejas de la patología y que puede afectar a la seguridad del paciente, tanto infantil como adulto de todos los países, aunque habrá incidencia variable según condiciones epidemiológicas y ecológicas. Ma. Ángeles Rivas no sólo fue alumna de pediatría con excelente calificación en el pregrado, sino que siguió su formación de posgrado en la etapa de la Escuela Profesional de Pediatría, que yo dirigía antes de la consolidación del sistema MIR para la formación de especialistas médicos en España. He tenido la suerte de asistir a su ascendente carrera profesional hasta culminar su actividad actual ya a nivel hospitalario primero en el Hospital de Nens de Barcelona y ahora en el Hospital General de Catalunya, a cuyo comité de ética científica pertenece. Como todo pediatra, ha dedicado parte de su extensa actividad clínica, científica y docente al problema de las intoxicaciones y accidentes infantiles, responsables de la principal causa de mortalidad infantil pasado el primer año de vida y en toda la edad pediátrica hasta la adolescencia. Precisamente, uno de los cambios más llamativos en el terreno de la pediatría coincidiendo con la disminución de otras causas de morbilidad y mortalidad infantil. Ahora nos recuerda, como co-autora de este inédito libro de *Toxinología,* que el espectro de agresiones externas es más amplio. Tal vez en su etapa formativa y profesional quedó sensibilizada, para llegar a esta meta, por la huella dejada al conocer algunas toxinas de origen infeccioso y sus efectos nocivos a veces dramáticos en el niño, desde la toxina pertúsea en la tos ferina y la eritrogénica en la escarlatina, hasta las clásicas y temibles toxinas del tétanos, difteria y botulismo y las de conocimiento más reciente como la toxina shiga del *Escherichia coli* causante del síndrome hemolítico urémico y las relacionadas con el síndrome de choque séptico estreptocócico o estafilocócico.

Si todo lo anterior podría ser simplemente la expresión escrita de hechos vividos y también la gentileza de un profesor con sus alumnos o del sentimiento de una larga amistad entre compañeros, hay otro motivo que justifica estas líneas elogiosas de presentación del libro de los Doctores Bergillos y Rivas. Es algo que el amable lector podrá seguidamente comprobar: el carácter único de este Tratado de Toxinología, donde se presta atención especial a todos los venenos animales conocidos en este planeta llamado Tierra, estudiándolos con extensión y profundidad, de manera que no faltará nada de su epidemiología, bioquímica, fisiopatología, sintomatología clínica, prevención y tratamiento, a lo largo de sus seis partes. De ellas lógicamente me ha interesado sobre todo la segunda dedicada a la toxinología clínica descriptiva, donde no se han olvidado las diferencias entre adultos y niños, por lo que es fácil adelantar el interés destacado para médicos generales o internistas y pediatras, tanto en atención primaria como en asistencia hospitalaria. En la parte primera, precedente, se aclaran conceptos básicos sobre toxinología, que todos agradecemos, mientras en la sección tercera abordan una cuestión de interés creciente como son las toxinas ambientales, de tantas toxinas y tóxicos que pasan al medio ambiente y llegan al ser humano, incluso antes de su nacimiento, como evoca la sola mención de los temidos compuestos organoclorados o mercuriales. El interés de la obra continúa con la sección cuarta sobre patología inmunoalérgica relacionada con toxinas o con los recursos terapéuticos y preventivos, como es la enfermedad sérica y el capítulo tan reciente del bioterrorismo, que incorpora entre otros agentes el carbunco, mal llamado en castellano ántrax. La quinta parte tiene un destacado interés pediátrico, en cuanto trata de las lesiones producidas por muy diversos animales, ya que el niño suele ser una víctima frecuente, engrosando el capítulo de los accidentes. La sexta y última parte ofrece el panorama actual de los recursos farmacológicos en este tipo de patología, tanto los que sirven para contrarrestar las toxinas y sus efectos nocivos como el empleo más reciente de las mismas toxinas como un nuevo recurso de tratamiento, con el ejemplo pediátrico del empleo de la toxina botulínica en la parálisis cerebral infantil espástica.

Al terminar su lectura se confirma la primera impresión: es un libro enciclopédico, sea como tratado y si se prefiere como una guía completa o total de toxinología, por lo que resulta lógico esperar una edición pronta y adecuada, lo mismo que una amplia difusión para que llegue a las manos de sus numerosos lectores interesados. A los ya citados, como son los pediatras y médicos generales, hay que añadir en lugar destacado traumatólogos, médicos de urgencias y personal de cuidados intensivos, pero así mismo diversos especialistas médicos, y otros más: desde biólogos, bioquímicos, epidemiólogos y ecólogos hasta enfermeros, farmacólogos y veterinarios. Enhorabuena anticipada a los Doctores F. Bergillos y MA. Rivas, con sus 23 colaboradores, a la Editorial y a todos los que se beneficiarán de la consulta de esta excelente publicación.

Barcelona, 15 de mayo de 2012

PARTE II
TOXINOLOGIA CLINICO DESCRIPTIVA
(continuación)

OFIDIOS

(Víbora hocicuda, mamba verde…)

OFITOXEMIA: MEDIDAS DE TRATAMIENTO GENERAL

Aunque no existe un consenso sobre el tratamiento que debe seguir una persona afecta por mordedura de serpiente, si que existen protocolos sobre las actuaciones básicas que deben realizarse en la víctima. Independientemente del tipo de envenenamiento o de la gravedad de los síntomas se debe administrar la "triple A" (antídoto, antitoxina tetánica y antibioterapia) además de los principios de soporte básico encaminados a la inmovilización de la extremidad afecta y posterior traslado a un centro hospitalario.

A continuación se da un repaso en profundidad a todos aquellos conceptos que se deben tener en cuenta de forma prioritaria para mejorar el resultado del tratamiento en el paciente envenenado así como de evitar al máximo posteriores secuelas.

Prevención de las mordeduras.

Por un lado, el fín último de la prevención es conseguir reducir el número de mordeduras que se producen, y por otro lado, disminuir la severidad y mortalidad de las mordeduras. La actuación humana puede establecerse a tres niveles: control y reducción de las poblaciones de serpientes venenosas, medidas de prevención personal y, mejora de los sistemas sanitarios.

Respecto a las poblaciones ofídicas se sabe que son bastante estables, habitando en territorios de pocas decenas o centenas de metros cuadrados, y debido a que se trata de animales que no emigran salvo situaciones excepcionales. El control de las poblaciones se puede realizar mediante la protección territorial con medios físicos, o bien utilizando medios ecológicos, biológicos o químicos.

El control de las poblaciones de serpientes puede tener consecuencias en el medio ambiente, ya que estas contribuyen al equilibrio del ecosistema donde nidan. Su control puede favorecer la eclosión de los roedores, que resultan ser excelentes transmisores de enfermedades para el ser humano y la ganadería. En este sentido se han llevado a cabo diferentes estrategias para controlar el número de serpientes y cuyo resultado ha sido incierto. En la isla de Martinica se realizó una campaña gubernamental para reducir el único ofidio venenoso de la isla, la serpiente cabeza de lanza (*Bothrops lanceolatus*) con una remuneración económica por cada ejemplar que se capturara; esto provocó prácticas fraudulentas con la cría de dicha especie, y la campaña resultó ser un fracaso. En otros países se realizaron capturas masivas de serpientes venenosas, pero la fecundidad remarcable de los ofidios y su tolerancia ecológica regeneraban las poblaciones fácilmente, por lo que estas prácticas ineficaces hoy se han abandonado. En Japón se han adiestrado perros capaces de localizar serpientes venenosas pero con una capacidad de control muy particular y limitada.

También en Japón se han utilizado medios físicos para controlar la movilidad de las serpientes. Así se realizaron zanjas de bordes lisos alrededor de plantaciones y se colocaron redes de nylon con un resultado pobre, únicamente la utilización de barreras eléctricas permitió reducir la presencia de ofidios dentro de las zonas delimitadas en un 50%. Sin embargo la gran cantidad de dispositivos que se necesitan para que realmente sean útiles hace que el coste sea muy elevado, además que su aplicabilidad necesita de unas condiciones topográficas particulares para que resulten medianamente eficaces.

Desde el punto de vista ecológico parece haber dado cierto resultado en algunas islas tropicales del Japón en las que se han destruido posibles hábitats: muros de piedra, desbrozamientos y retirada de árboles caídos. Así mismo, en los países industrializados, la concentración parcelaria ha permitido una agricultura extensiva favoreciendo su mecanización y de ésta manera se ha disminuido el número de mordeduras y por tanto de la morbilidad.

En cuanto al control biológico, la mangosta india (*Herpetes edwards*) es una reconocida alimaña depredadora de serpientes. En algunas regiones tropicales se han introducido para reducir el número de serpientes venenosas, pero en la dieta de este animal, los ofidios constituyen tan sólo el 10% de sus capturas, siendo además estas aleatorios (también captura serpientes no venenosas) y nocturnas. Además en las regiones donde se ha introducido se ha producido cierto desequilibrio del ecosistema.

También se ha pensado en la posibilidad de favorecer las zoonosis, parasitosis, o enfermedades bacterianas o víricas que afectan a las serpientes. Pero aunque se ha visto que en la mitad de las serpientes capturadas en los bosques primarios ecuatgoriales había presencia de parásitos sanguíneos (*Haemogregarina* spp, *Hepatozoon* spp), no se ha visto repercusión sobre sus poblaciones. El uso de amebas (*Entamoeba invadens*) como reconocido patógeno no resultaría fácil sin que hubiera riesgos para el resto de la fauna y la población humana circundante.

El control químico sobre las serpientes empezó a utilizarse en USA en los años 60 mediante la colocación de presas envenenadas (con nicotina o estricnina) en los hábitats de serpientes venenosas, pero debido a los efectos nefastos sobre el resto de fauna y del ambiente, se abandonaron. El uso de repulsivos o pesticidas organoclorados, la asociación de naftalina + azufre, piretrinoides (como la deltametrina, un "insecticida" tóxico para animales de sangre fría) precisan de dosis elevadas, lo cual resulta costoso y dañimo para el medio ambiente. Otro método, la fumigación aérea con bromuro de metilo, es eficaz pero presenta un efecto destructivo sobre la capa de ozono nada despreciable, por lo que no es utilizado. Últimamente se están investigando repulsivos naturales de origen vegetal, ya que se ha observado que ciertas plantas son capaces de mantener alejadas a las serepientes sin riesgo para otros animales. Entre ellas destacan la *Securidaca longepedunculata* (de Africa), la liliácea ornamental conocida como lengua de tigre (*Sansevieria* spp) y un arbusto americano conocido como borrachera (*Ipomaea carnea*).

A nivel de protección personal, conociendo la manera de relacionarse con el medio ambiente y como perciben los estímulos exteriores podemos saber como prevenir y como hacer para disminuir las posibilidades de sufrir una mordedura por alguna serpiente venenosa.

Es importante saber que los seres humanos no somos presas de estos reptiles, y que nosotros no representamos una amenaza para estos, por lo que ninguna especie de serpiente atacará directamente, siempre lo hará por sentirse agredida y a manera de defensa, utilizando antes métodos de disuasión, a fin de eludirnos y no malgastar veneno del que en último extremo depende su supervivencia. Las pautas de disuasión son visuales en unos casos, acústicos en otros. Muchas culebras inofensivas o sólo débilmente venenosas adoptan actitudes amenazantes cuando se las molesta, inflan el cuello, se yerguen para parecer mayores o expulsan con frecuencia aire de su único pulmón, llamado por esta razón saco soplador o silbador. Otras serpientes han desarrollado pautas cromáticas sumamente llamativas y, de una forma pasiva, son vivientes señales de peligro. Las combinaciones, rojo y negro, amarillo y negro o blanco y negro son reconocidas como banderas de peligro por la mayoría de los seres vivos, tales combinaciones de colores son comunes a animales venenosos pertenecientes a grupos zoológicos bien distintos (amarillo y negro es la combinación de colores propia de las avispas, abejas y escarabajos que contienen sustancias tóxicas y de ciertas ranas venenosas de Sudamérica), pero es en las serpientes de coral donde la coloración de advertencia posee más sofisticación, exhiben una característica secuencia de bandas rojas, amarillas o blancas y negras. La coloración coral es común a elápidos muy venenosos como a colúbridos con veneno de potencia intermedia y falsas serpientes de coral (ver diagramas de coloración en →Diferenciación). Las víboras poseen generalmente coloraciones crípticas o de camuflaje, pero, si se las importuna, friccionan las escamas de sus anillos haciendo "eses", con lo que consiguen sus zigzagueantes dibujos sean más ostensibles y en algunos casos originan un ruido perceptible.

Para evitar o minimizar las posibilidades de encontrarnos con una serpiente debemos asegurarnos que éstas sepan de nuestra presencia, mientras se camina de excusrión por campos o bosques es importante pisar lo mas fuerte posible para producir la mayor cantidad de vibraciones para que estos ofidios sientan nuestra presencia; y si hay más de una persona, el grupo debe disponerse en fila india y todos deben ir pisando fuerte para ampliar las ondas y dar lugar a que la serpiente escape. El primer individuo debe ser el que mejor calzado, preferentemente con botas altas, para evitar cualquier posible mordedura. En las acampadas no dormir al raso en el suelo, cerrar bien las tiendas por la noche, y en caso de necesidad de salir de las tiendas de campaña por la noche ir siempre con una linterna o foco para evitar pisar a las serpientes. Vigilar a la hora de sentarse sobre troncos de árboles caídos. Tras las acampadas deben revisarse las botas por dentro antes de calzarse.

En las áreas rurales se debe vigilar al andar por las cunetas de los campos o por las veredas poco transitadas. Evitar abrirse paso con el cuerpo en el monte, en zonas de arbustos altos, y se debe vigilar las ramas de los árboles bajas al pasar por debajo de ellas. En las casas rurales de zonas donde habitan serpientes es aconsejable tener las ventanas protegidas con mallas metálicas. Alrededor de las viviendas no dejar amontonadas hojas secas, basuras o restos de alimentos. Una buena desratización será un buen motivo para que las serpientes no acuden a las casa, ya que los roedores constituyen una de las fuentes principales de su alimentación.

Debe evitarse caminar descalzo durante la estancia en países cálidos o tropicales, especialmente de noche y aún en las inmediaciones de casas u hoteles. Serpientes y escorpiones frecuentan los alrededores de las viviendas humanas en horas nocturnas para capturar roedores o insectos atraídos por la luz. Usar en áreas salvajes un calzado cerrado y pantalones gruesos ya que ofrecen una gran protección. Inspeccionar y sacudir el calzado y las ropas dejadas al exterior antes de ponerlas, una serpiente o un insecto podría haberse introducido dentro. No dejar las tiendas abiertas ni los sacos de dormir extendidos sobre el terreno.

Debe evitarse levantar piedras y remover arbustos, son lugares donde serpientes y escorpiones gustan ocultarse. Observar donde se ponen manos y pies al avanzar sobre paredes rocosas, no introducir la mano en cuevas o cavidades angostas, las madrigueras de animales son a menudo aprovechadas por las serpientes. Explicar la peligrosidad de las serpientes a los niños, especialmente en el caso de especies de colores brillantes que pueden atraer su atención. No molestar ni tratar de capturar o matar a una serpiente por pequeña que sea o aunque haya mordido a una persona; y si el reptil está muerto evitar su manipulación, a menudo se producen lesiones con los colmillos que pueden aún contener veneno. Es aconsejable conducir con los cristales del automóvil cerrados en caminos con vegetación cerrada. Si finalmente se tiene contacto visual con una serpiente, no se debe huir corriendo, sino que la persona debe alejarse lentamente sin hacer ruido.

El último recurso preventivo consistirá en la mejora de los servicios sanitarios, tanto a nivel prehospitalario como hospitalario. En muchas medidas posibles será determinante el buen hacer de los gobiernos, así como de las ayudas, por parte de organismos internacionales tanto gubernamentales como privados, a aquellos países con mínimos recursos. Una medida importante sería la introducción de las pautas de primeros auxilios en la educación infantil-juvenil, sobre todo en los países "endémicos", para elevar el nivel de concienciación frente a este tipo de accidentes ya la mejora de la actuación frente a las víctimas. A nivel de centros sanitarios, el personal con conocimientos sobre este tipo de accidentes, debe mantener un adiestramiento actualizado; además se deben mantener y distribuir los stocks de antídotos de forma racional para que el tiempo entre la mordedura y el centro sanitario (con posesión de antídoto) que reciba a la víctima sea el menor posible.

Vendaje de inmovilización linfática.

El sistema linfático es responsable de la propagación sistémica de la mayoría de los venenos. Sus vasos constituyen una vía adicional para el retorno de líquido al corazón. Las paredes de estos vasos son más finas que los de las venas, con unas presiones en sus vasos periféricos muy bajas (sólo alrededor de 1-6 mm Hg). Es un sistema capaz de transportar hasta 3'8 litros de líquido al día. La circulación linfática se ve favorecida por determinados aspectos fisiológicos, y que en caso de mordedura por ofidios deben tenerse en cuenta para no favorecer la extensión y absorción del veneno. Estas causas fisiológicas son:

a) El movimiento respiratorio con el ascenso y descenso del diafragma genera un efecto de "ordeño" sobre el conducto torácico, favorecido además por la diferencia de presiones entre la cavidad torácica y la abdominal.

b) La contracción muscular funciona como una auténtica bomba muscular linfática, es el mecanismo fisiológico por excelencia que más favorece a la circulación linfática.

c) La elevación de la extremidad afectada favorece el efecto de la gravedad sobre el drenaje linfático.

d) Se ha demostrado (por escintigrafía linfática) que un masaje de frotación en dirección proximal provoca un estímulo que hace contraer a los vasos linfáticos distales, los cuales carecen de un sistema de válvulas, por lo que se ve favorecido el flujo linfático.

Para que realmente sea eficaz este tipo de vendaje se debe realizar con una técnica muy depurada y al mismo tiempo contrarrestar todos los mecanismos fisiológicos que favorecen la circulación linfática. Previamente a la técnica en sí se debe conseguir la inmovilidad de la víctima para minimizar el efecto de la bomba muscular, además de tranquilizar al paciente para intentar que la frecuencia cardiorrespiratoria no se acelere y aumente el flujo linfático por efecto del diafragma.

Durante toda la realización del vendaje se ha de intentar minimizar la palpación y la manipulación cutánea de la zona afectada para evitar los estímulos que favorecen la contracción de los vasos linfáticos.

Se usará una venda de crepé o elástica. Para la realización técnica del vendaje compresivo linfático se deben seguir unos pasos muy específicos: 1.- Con la pierna en el plano horizontal se iniciará la primera vuelta de compresión linfática con una venda justo encima de la zona de la picadura; no entretenerse en sacar la ropa, y si ésta no puede ponerse por encima de la mordedura se debe cortar con unas tijeras; 2.- Seguidamente se continuará el vendaje hacia la parte distal de la extremidad hasta alcanzar la base de los dedos, sin vendar éstos, para tener así un control visual del trofismo de los mismos; 3.- A continuación se regresará vendando en sentido proximal de la extremidad creando un vendaje en 8, ciñendo a tensión el tobillo como si se tratara de vendar un esguince de grado II; la extensión del vendaje debe alcanzar hasta la articulación proximal siguiente a la mordedura como mínimo; 4.- Aplicar una estructura rígida para ferulizar la extremidad por su cara externa sujetándola con otra venda o en su defecto con tiras de ropa; 5.- La férula debe estar bien sujeta para evitar cualquier movimiento articular o contracción muscular durante el traslado al centro hospitalario.

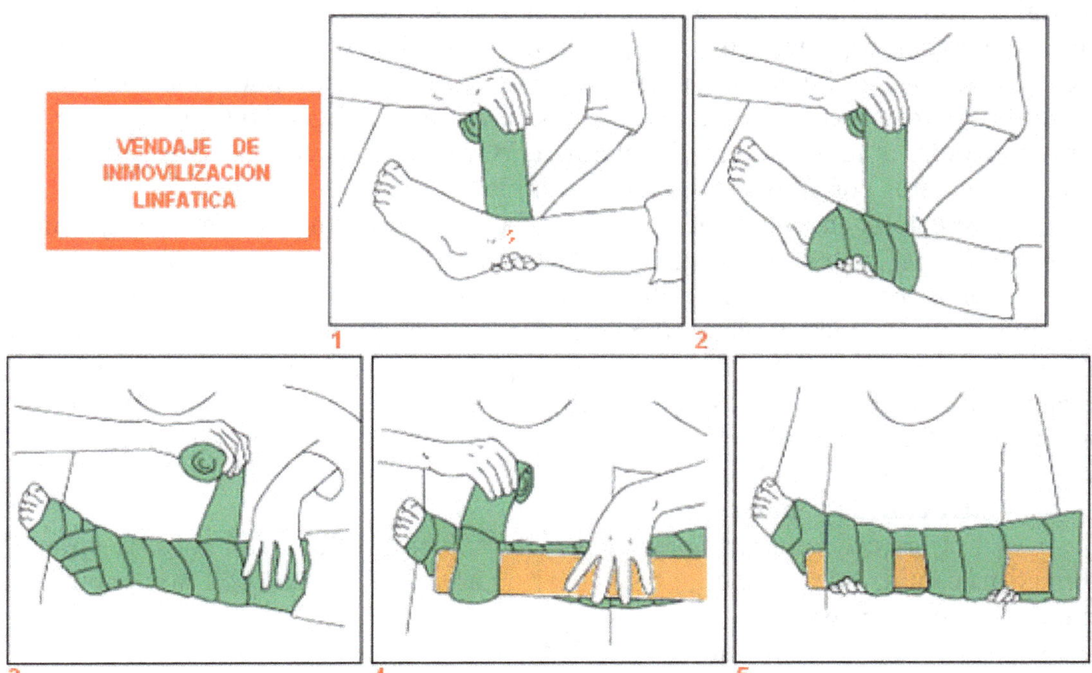

Respecto a la presión final que debe ejercer el vendaje de inmovilización linfática sobre la extremidad afecta, se sabe de forma experimental, que una presión ejercida secuencialmente (con inicio a nivel de pie y después progresando proximalmente) y que oscile entre los 8-18 mmHg consigue producir un aumento significativo en el retorno venoso, sin que disminuyan el flujo sanguíneo del músculo de la pantorrilla o el flujo sanguíneo del tejido subcutáneo. Con presiones mayores de 30 mmHg se aumenta el retorno venoso profundo aún más disminuyendo significativamente el flujo linfático subcutáneo. Ya por encima de presiones de 75 mmHg se produce compresión y disminución completa del sistema vascular venoso y arterial comprometiendo la circulación de la extremidad. Así la presión ideal para evitar el flujo linfático y por extensión el veneno inoculado se debe conseguir un vendaje con una presión que oscile entre 40-70 mmHg cuando se trate de una extremidad superior y entre 55-70 mmHg cuando se trate de una extremidad inferior.

A nivel del centro hospitalario, si existe antídoto específico, el médico debe dejar el vendaje compresivo linfático ferulado y la extremidad en posición de reposo hasta que el antídoto adecuado esté preparado, ya que si el veneno fue inyectado, éste se moverá hacia el torrente sanguíneo rápidamente una vez que se quiten las vendas.

Cuando se trate de una extremidad superior la técnica de este vendaje es la misma, pero con ciertas peculiaridades. Se realizará con el codo en flexión entre 90-100°, y en este caso el vendaje alcanzará desde la base de los dedos de la mano hasta axila. La férula de soporte irá colocada en la parte inferior del antebrazo (y si se trata de un material moldeable se debería ferulizar la cara lateroposterior del brazo) y finalmente un cabestrillo alrededor del cuello y si es posible una tira de vendaje que sujete ambos extremos de la férula pasando por la espalda (vendaje tipo Gilchrist) con lo que se evitan los balanceos.

El vendaje de compresión linfática es aconsejable en prácticamente todo tipo de mordeduras de serpientes, excepto en aquellas que su veneno produzca un gran efecto necrótico sobre la piel (cobras) donde su uso se contraindica formalmente, y en mordeduras por especies que contengan un veneno con alto contenido en toxinas proteolíticas ya que favorecen el edema y la destrucción de tejidos blandos (típico de Vipéridos, pero sobre todo en las serpientes de cascabel del género *Crotalus*). De forma formal debido a la presencia de cierta actividad citotóxica no suele utilizarse en envenenamientos por víboras topo (Atractáspidos).

Respecto al envenenamiento por otros grupos de animales, este vendaje también es apropiado en el tratamiento inicial de las picaduras por los caracoles de mar del género *Conus*, por el pulpo de anillos azules y en las arañas tela de embudo; y además ante picaduras de himenópteros (abejas, avispas y hormigas de fuego) en individuos alérgicos a su veneno. No debe usarse en picaduras de escorpiones, escolopendras, escarabajos, medusas y peces venenosos en general, ni en las picaduras del resto de arácnidos; en caso de picaduras de himenópteros en individuos no alérgicos no es necesario este tipo de vendaje.

Extractor de veneno.

En el mercado existen una serie de utensilios cuya finalidad consiste en extraer la máxima cantidad de veneno inoculada por un animal ponzoñoso. El más popular es el extractor de Sawyer. El extractor funciona como una bomba de vacío; la succión que produce su émbolo alcanza presiones de vacío de 750 mmHg frente a los 5-15 mmHg de los capilares. En el propio kit del extractor se adjuntan una serie de cúpulas de diferente diámetro para poderse acoplar al área cutánea lesionada abarcando la totalidad de la picadura o mordedura. Según los manuales de instrucciones su aplicación es útil en todo tipo de picaduras (abeja, mosquito, escorpión, araña, serpiente) si se mantiene el bombeo por espacio de 30', pero no aconsejan su uso en picaduras por hormigas de fuego.

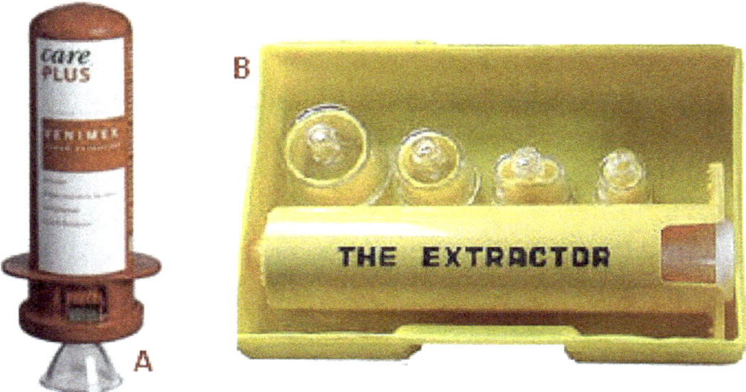

Extractores de veneno: A) Venimax, B) Sawyer

En la literatura médica no existe evidencia de que estos aparatos extractores produzcan un beneficio real en la víctima. Por un lado, la propia aplicación sobre la piel durante el mecanismo de succión, ya es en sí contraproducente ya que favorece la circulación linfática. Por otro lado los venenos con toxinas hemotóxicas difunden rápidamente y la poca presión negativa generada por el extractor no puede contrarrestar la circulación sanguínea; otros venenos como los de los escorpiones difunden en pocos segundos por vía linfática subcutánea debido a su bajo peso molecular, y tampoco son retenidos por el extractor.

Los expertos en el tratamiento de envenenamientos ofídicos aconsejan, sin embargo, su uso en las mordeduras de cobras ya que su veneno contiene toxinas de alto peso molecular que se mantienen más tiempo en el tejido subcutáneo y serán las responsables de una gran necrosis tisular. Su uso durante los primeros 5' inmediatos tras la mordedura de estos ofidios parece que disminuye la necrosis, aunque sólo hay referencias personales al respecto, sin evidencia clínico estadística alguna.

Suero antiofídico.

El uso racional de sueros frente a enfermedades se remonta a finales del siglo XIX, cuando von Behring observó que los sueros de animales que habían padecido difteria contenían sustancias que neutralizaban el efecto de la toxina diftérica. A estas sustancias, se les denominó anticuerpos, por su capacidad para reconocer a las toxinas bacterianas. En 1937 Tiselius descubriría la electroforesis y aplicaría este nuevo método al fraccionamiento de proteínas plasmáticas, identificando así los anticuerpos como las proteínas del suero que se desplazan más lentamente. Esta fracción recibió el nombre de γ-globulina. Tiempo después mediante experimentación con niveles distintos de globulinas se concluyó que no todos los anticuerpos eran gammaglobulinas, por lo que Hebermans propone el término de inmunoglobulinas para designar a todas las sustancias con capacidad de anticuerpo. Actualmente se conocen cinco tipos de inmunoglobulinas: IgM, IgA, IgG, IgD e IgE.

El primer antiveneno desarrollado, frente a veneno de serpiente (llamado suero antiofídico) fue desarrollado en 1895 por Albert Calmette, un científico francés del Instituto Pasteur que trabajaba en la sede de esta entidad en Indochina, en contra de la cobra de anteojos (*Naja naja*). Poco después Vital Brazil, en 1901, desarrolló en 1901 los primeros antivenenos monovalentes y polivalentes frente a los géneros *Bothrops* y *Crotalus* de América del Sur y Central, y género *Elaps*, así como para ciertas especies de arañas venenosas, escorpiones y sapos. En los años 20 apareció la primera generación de antivenenos y más tarde, en 1940, se logró la purificación de las inmunoglobulinas de los caballos. El principio de un antídoto o antiveneno se basa en el de las vacunas, desarrolladas por Louis Pasteur, sin embargo, en vez de inducir la inmunidad en el paciente directamente, se induce en un animal huésped y el suero hiperinmunizado se transfunde al paciente. El procedimiento que se sigue es volver resistente al animal inyectándole cierta cantidad de veneno. Así, al cabo aproximadamente de tres meses, produce anticuerpos en su sangre.

Aunque las personas pueden diferir en su respuesta fisiopatológica a los venenos de animales, no existe inmunidad natural en los seres humanos. Algunos animales ofiofágicos (depredadores de serpientes) son inmunes a los venenos producidos por algunas especies de serpientes venenosas, por la presencia de factores antihemorrágicos y antineurotóxicos en la sangre (serpientes ofiofágicas, zarigüeyas, mangostas y erizos). En teoría es posible inmunizar a una persona directamente con dosis pequeñas y graduales de veneno en lugar de utilizar un animal (método vacunal). Sin embargo, a diferencia de una vacuna contra una enfermedad en la que sólo se debe producir una inmunidad latente que pueda ser reutilizada en caso de infección, para neutralizar una dosis repentina de gran cantidad de veneno se requiere mantener un alto nivel de anticuerpos circulantes (estado de hiperinmunización), que se alcanzaría por medio de inyecciones de veneno repetidas (típicamente cada 21 días). Los efectos de salud a largo plazo de este proceso no se han estudiado, pero los componentes citotóxicos del veneno causarían dolor y cicatrices menores en el sitio de la inmunización, además de que la resistencia sería específica frente el veneno utilizado en particular, por lo que el mantenimiento de una resistencia a una variedad de venenos requeriría de múltiples inyecciones de veneno de cada mes.

En el pasado se pensaba que los antivenenos eran más peligrosos que las sustancias tóxicas, porque esos antídotos causaban efectos secundarios. Se considera que se han sucedido tres generaciones en el desarrollo de los sueros antiveneno. En la primera generación los sueros se componían de IgG completa asociada a albúmina y a proteínas de bajo y alto peso molecular, con gran cantidad de efectos secundarios; ya en la segunda generación se elimina de su composición la albúmina y parte de las proteínas de bajo y alto peso molecular. En la tercera generación y última, para evitar la connotación negativa de los antivenenos, se han creado los denominados sueros faboterápicos en los que se utiliza una fracción de inmunoglobulina purificada y digerida enzimáticamente, es la fracción $F(ab')^2$. No poseen por tanto inmunoglobulinas completas y en su composición no hay albúmina y menos de un 5% de proteínas de bajo peso molecular además de no presentar carga viral alguna. Hoy día los sueros faboterápicos neutralizan el veneno sin apenas efectos secundarios.

La efectividad del tratamiento antiveneno depende de la potencia del mismo y del tiempo que pasa desde el momento del envenenamiento. El antiveneno ideal debe alcanzar adecuadamente los diferentes tejidos en los cuales el veneno produce su efecto tóxico y, una vez unido a la toxina, el complejo debe eliminarse rápidamente. Otro aspecto importante es la diferencia en la seguridad de los antivenenos constituidos por un lado por IgG completos, y por otra parte los antivenenos F(ab') y $F(ab')^2$ ya que los efectos adversos asociados al uso de antivenenos se relacionan con su pureza y constitución. Hoy día se usan sueros faboterápicos como antídotos específicos en el envenenamiento por picaduras de escorpión, mordeduras de arañas y diferentes especies de serpientes. Los sueros faboterápicos tienen una menor distribución y tiempo de eliminación, así como un mayor volumen de distribución que las preparaciones de inmunoglobulinas puras. Con las recientes técnicas de purificación de $F(ab')^2$, el riesgo de alergia, shock anafiláctico o enfermedad del suero están muy disminuidas. En 2006 la Organización Mundial de la Salud (OMS) hizo un llamamiento a los productores de antivenenos para producir mayor cantidad de estos antídotos para su disponibilidad en el Tercer Mundo donde se producen la mayor parte de los envenenamientos.

Tabla 39: Características de los diferentes tipos de inmunoterapias

Propiedades	IgG	F(ab')	$F(ab')^2$
Obtención	Precipitación	Precipitación + papaína	Precipitación + pepsina
Distribución orgánica	> 6 h	1 h	3 h
Fijación al complemento	Si	No	No*
Eliminación (semi-vida)	> 100 h	10 h	60 h
Excreción	Células inmunocompetentes	Renal	Células inmunocompetentes
Efectos secundarios	> 30%	> 5%	< 5%

*por vía alternativa.

Las inmunoglobulinas son moléculas de origen glicoproteico, es decir están compuestas por cadenas polipeptídicas agrupadas en una o varias unidades estructurales básicas. Las inmunoglobulinas son producidas por el sistema inmune en respuesta a la presencia de moléculas u organismos potencialmente dañinos como: virus, bacterias, químicos, etc. La principal función de las inmunoglobulinas es unirse a dichos organismos o compuestos identificados como extraños y marcándolos para su destrucción. Las inmunoglobulinas constituyen hasta un 20% de las proteínas sanguíneas y son producidas por los linfocitos B, llamados así porque completan su desarrollo en la médula ósea. En la estructura de las inmunoglobulinas hay una unidad básica compuesta de dos cadenas polipeptídicas globulares y dos cadenas ligeras unidas entre sí por uniones tipo puentes disulfuro. Ambas cadenas presentan una región constante y una región variable. Las cadenas pesadas (H) debido a que tienen un peso molecular de 55.000 dalton se encuentran organizadas en cuatro dominios llamados VH, CH_1, CH_2 y CH_3 (C por constante y V por variables). Las cadenas ligeras (L), cuyo peso molecular es 25.000 dalton, se dividen en dos dominios, VL y CL. Los dominios variables de ambas cadenas son los que interactúan con el antígeno, mientras que el extremo constante de la cadena pesada es imprescindible para desencadenar procesos de suma importancia en la defensa frente a agentes extraños.

La figura siguiente representa la estructura básica de una inmunoglobulina. En la zona variable se puede encontrar una zona especializada, llamada zona hipervariable, la cual está formada por 10 a 15 aminoácidos, conformando estos el receptor idiotípico responsable de la unión con el epitopo (parte de la molécula que será reconocida por un anticuerpo y a la cual se unirá) presente en el antígeno. Algunas partes del anticuerpo tienen funciones únicas, por ejemplo los extremos de la "Y" contienen el lugar que se une al antígeno y por tanto, reconoce elementos extraños específicos. Esta región del anticuerpo se llama "fragmento de unión al antígeno" o región Fab. El papel que desempeña la base de la "Y" consiste en modular la actividad de la célula inmunitaria; a esta región se llama "fragmento cristalizable" o Fc y está compuesta por dos o tres dominios constantes de ambas cadenas pesadas, dependiendo de la clase del anticuerpo. Mediante la unión a proteínas específicas la región Fc se asegura que cada anticuerpo genera una respuesta inmune apropiada para un anticuerpo dado. La región Fc también se une a varios receptores celulares como el receptor del Fc y a otras moléculas del sistema inmunitario como las proteínas del complemento.

Clasificación.

Las clases de inmunoglobulinas están determinadas por los diferentes isotipos de las cadenas pesadas.

IgM. Los anticuerpos del tipo IgM son los de respuesta primaria frente a un estímulo antigénico. Caracterizada por poseer capacidad neutralizante, precipitante, aglutinante, fijar complemento, activar la respuesta inmune, sin embargo no atraviesa activamente las membranas biológicas. Esta última propiedad hace que esta inmunoglobulina ejerza su acción normalmente en los espacios intravasculares.

IgG. Es la más abundante en la sangre, es monomérica y principalmente es producida frente a respuestas secundarias a antígenos timodependientes. Sus principales funciones biológicas incluyen fijación del complemento, unión a receptores para Fc en células fagocíticas, unión a receptores en células "natural killer" (NK) durante la citotoxicidad mediada por anticuerpos (ADCC). Puede atravesar la barrera placentaria para brindar protección al feto.

Estructura de una inmunoglobulina

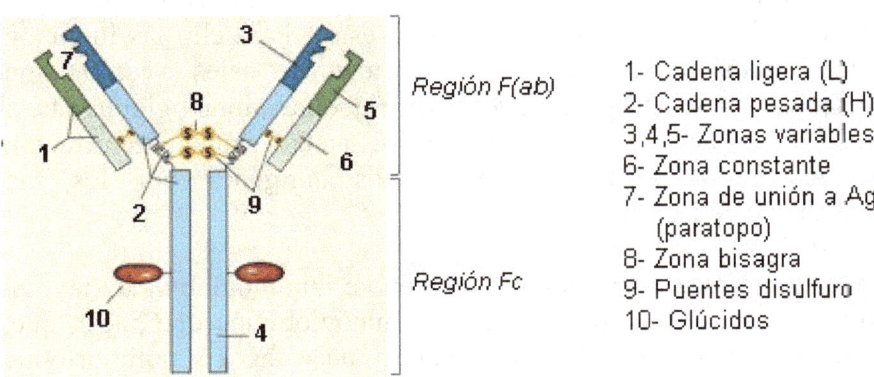

IgA. Se encuentra en fluidos como lágrimas, saliva, mucosa de los tractos intestinal y digestivo, en la lecha materna… (los niveles de todas las inmunoglobulinas, a excepción de la IgG en recién nacidos, son muy bajos, teniendo un gran significado el hecho de que la IgA se transfiera desde la madre al lactante a través de la secreción láctea). Está formada por dos unidades básicas unidas por una pieza secretora sintetizada por las células epiteliales de las mucosas. Esta pieza secretora es un polipéptido responsable del trasporte de la IgA a través del epitelio. Además la protege de la acción de enzimas proteolíticas presentes en las secreciones. Es sintetizada en grandes cantidades por acúmulos linfoides y placas de Peyer del intestino.

IgE. En muchos individuos alérgicos esta inmunoglobulina se presenta en grandes cantidades. El estímulo para su síntesis puede proceder de una gran variedad de antígenos, a los que en este caso se conocen como alergenos. Estos alergenos pueden penetrar en el organismo a través de la piel o de las mucosas respiratoria, ocular, del aparato digestivo, etc., así como por inyectables, como es el caso de la penicilina u otros medicamentos. La vida media de la IgE en sangre periférica es de 24-48 horas. No tiene capacidad de atravesar la placenta, por lo tanto, las reacciones de hipersensibilidad inmediata no pueden transferirse de manera pasiva de la madre al feto. Sin embargo, puede existir una predisposición de tipo familiar a padecer enfermedades de naturaleza alérgica. Esta predisposición parece estar relacionada con una tendencia a producir anticuerpos de tipo IgE en la respuesta secundaria frente a antígenos, en lugar de IgG que sería la respuesta normal en individuos no alérgicos.

IgD. La concentración de esta inmunoglobulina en suero es muy baja. Es una inmunoglobulina unida a la membrana de los linfocitos B. Su presencia en conjunto con la IgM confiere inmunocompetencia a estos linfocitos. Está prácticamente ausente en el suero.

Mecanismo de acción.

La unión del antígeno con el anticuerpo o inmunoglobulina es muy semejante a la que se establece entre la enzima y su sustrato. Forman múltiples enlaces no covalentes, que por sí solos son uniones débiles. La inmunoglobulina se une al antígeno en unos lugares determinados conocidos como epítopos. Los epítopos de un antígeno están formados por aminoácidos consecutivos en la secuencia de la proteína. Como las proteínas se encuentran normalmente dobladas entre sí mismas según lo que se llama estructura terciaria, los anticuerpos generados contra este tipo de epítopos solo reconocerán a la proteína desnaturalizada y por eso se les llama epítopos lineales. Las inmunoglobulinas se unen a los epítopos de los antígenos por sus sitios activos, que son las cadenas pesadas y ligeras. Esta zona de unión se conoce con el nombre de parátopo. Tras la unión con el antígeno, la inmunoglobulina puede anular la acción del antígeno por neutralización, precipitación o aglutinación. Estos fenómenos por sí solos no son suficientes para la destrucción y eliminación de éstos. Para ello las inmunoglobulinas requieren la colaboración de otros elementos tales como macrófagos, polimorfonucleares o células NK. Se puede decir que las inmunoglobulinas, al detectar los antígenos y producir la unión con ellos, actúan como transductores de la información generando la destrucción de los antígenos por los macrófagos, polimorfonucleares o células NK.

Opsonización.

Cuando se produce la unión entre antígeno e inmunoglobulina, hay una serie de cambios alostéricos en el extremo Fc de la inmunoglobulina que hacen que se una a receptores que se encuentran en la membrana de macrófagos y polimorfonucleares. A este fenómeno se llama opsonización. Al producirse esta unión los macrófagos se activan iniciándose el fenómeno de fagocitosis y subsiguiente destrucción de los complejos antígeno-anticuerpo por los procesos líticos intracelulares propios de la acción de las enzimas contenidas en los lisosomas de éstas células.

Estos receptores pueden ser de distinta naturaleza, conociéndose en la actualidad tres tipos: (CD64), FcgRII (CD32) y FcgRIII (CD16). Además de los macrófagos, estos receptores se encuentran en células como plaquetas, linfocitos B y NK. Cuando se produce la unión a células NK, éstas se activan y lisan a las células portadoras del antígeno por un mecanismo conocido como citotoxicidad celular dependiente de anticuerpos. Algunos de estos receptores se encuentran en mastocitos y basófilos. En estos se puede unir la inmunoglobulina activándolos y produciendo algún proceso de hipersensibilidad que puede ser grave.

Lisis por complemento.

Cuando la inmunoglobulina que se une a un antígeno es de las clases M o G, en sus extremos Fc se producen ciertos cambios alostéricos gracias a los cuales éstas adquieren la propiedad de fijar y activar uno de los componentes del complemento. Las fracciones activas del complemento poseen diferentes acciones de gran importancia en la defensa del organismo, una de las cuales es la lisis celular.

Aplicación médica.

La aplicación médica de las inmunoglobulinas antivenenos, llamada seroterapia, es similar al mecanismo de las vacunas, sólo que en vez de inducir la inmunidad en el paciente directamente se induce en un animal huésped. Luego se extrae la sangre y se prepara un suero, un antiveneno con las inmunoglobulinas producidas por el huésped. La persona a la que se le suministra el suero es inmunizada pasivamente. Además tampoco son utilizados como prevención, ni tampoco pueden reparar daños ya causados, sino que se les debe administrar rápidamente después de ser expuesto a un veneno y éste se neutraliza, pero no revierten los daños producidos. Las inmunoglobulinas antivenenos son extraídas de la sangre de los animales huésped junto con una serie de proteínas séricas innecesarias para el tratamiento. Esto causaba reacciones alérgicas en los pacientes y una enfermedad conocida como la enfermedad del suero. Por ello se recurrió a fraccionar las inmunoglobulinas, separando las demás proteínas séricas que causaban las reacciones adversas (sobretodo la albúmina) de las que servían para neutralizar el veneno. Estas inmunoglobulinas altamente enriquecidas eran utilizadas para la llamada seroterapia de segunda generación utilizada en la administración de sueros antiofídicos.

Sin embargo, con nuevos estudios de enzimas proteolíticas sobre las inmunoglobulinas se descubrió que se podía separar el fragmento de la inmunoglobulina responsable de la función neutralizante del fragmento responsable de las funciones efectoras de los anticuerpos. La parte responsable de la función neutralizante eran los fragmentos de cadena pesada que estaban unidos a las cadenas ligeras, dejando de lado al fragmento Fc. Estos fragmentos Fab actúan neutralizando la toxina de manera muy similar a las IgG completas. Las inmunoglobulinas digeridas con pepsina, eran cortadas justo en la zona de bisagra que separaba el fragmento Fc del llamado $F(ab)^2$ (responsable de la función neutralizante). Se utiliza $F(ab)^2$ en lugar de Fab, debido a que el segundo tiene un menor peso molecular y por ende un tiempo de vida media menor. La forma de excreción de los complejos $F(ab)^2$-veneno no está identificada aún, pero se cree que el tejido reticuloendotelial están estrechamente involucrados. El uso de estos fragmentos es llamado faboterapia, o seroterapia de tercera generación y es un nuevo método que está cambiando la antigua asociación de los sueros o seroterapia respecto a los efectos adversos.

Estos fragmentos tienen reducido tanto su tamaño como sus propiedades inmunogénicas y antigénicas eliminando sus reacciones de hipersensibilidad. Además tienen una mejor capacidad de alcanzar el compartimento extravascular por lo que son más eficaces neutralizando componentes de los venenos que actúan fuera del sistema circulatorio. Sin embargo, la faboterapia es relativamente reciente y la seroterapia de segunda generación sigue siendo muy utilizada. Se debe decir que ante el caso de cualquier envenenamiento se debe utilizar una terapia específica para cada veneno, ya que cada suero solo funciona para los venenos antigénicamente relacionados. Si bien existen sueros monovalentes, que son válidos para un tipo de veneno solamente, también existen los polivalentes que son útiles para varios tipos.

Un suero específico para un tipo de veneno puede ser eficaz neutralizando ciertos aspectos de otro veneno, pero no va a ser tan eficaz como un suero que tenga las propiedades neutralizantes de todos los efectos del veneno que ha afectado al paciente. Muchos anticuerpos recombinantes son ya una realidad terapéutica para varios tipos de neoplasias, leucemia, linfomas, enfermedades autoinmunes e infecciones virales y, también, para ayudar a evitar rechazos en trasplantes de órganos. Es posible prever que este tipo de enfoque vaya también a alcanzar el nicho de los antivenenos, en particular el caso de los venenos de baja complejidad (aquéllos que sólo tienen uno o muy pocos componentes tóxicos para mamíferos).

En la práctica diaria se siguen utilizando inmunoglobulinas antiveneno en pruebas de sensibilidad cutánea que valoran el riesgo de sufrir una reacción de hipersensibilidad., Esta prueba se realiza diluyendo 1 ml. de suero puro en 9 ml de agua destilada o solución fisiológica. De la dilución 1/10 se aplica 0,1 ml. por vía intradérmica, en la cara anterior del antebrazo, y se espera la reacción. Si a los 10-15’ la zona de aplicación no presenta eritema, entonces el paciente es considerado negativo y; si la zona de aplicación aparece con eritema, entonces el paciente es positivo y habría que desensibilizarlo para poder aplicar el suero sin el riesgo de que se presente un shock anafiláctico. Hoy día, a pesar de que se empiecen a utilizar sueros faboterápicos con menor riesgo anafiláctico, los metaanálisis sobre esta práctica médica han demostrado su inutilidad: estas pruebas cutáneas de sensibilidad no son ni sensibles ni específicas para determinar qué pacientes desarrollarán reacciones graves a principios del suero antiofídico faboterápico y por tanto carece de valor predictivo por lo que no es necesario realizadas. El desuso de esta práctica favorecerá que el antídoto se administre lo más pronto posible, evitando perder así un tiempo precioso que puede resultar crucial en la evolución clínica de la víctima.

La mayoría de los antídotos se administran por vía endovenosa, sin embargo, en el caso del pez piedra y la araña de espalda roja, sus antídotos respectivos se administran por vía intramuscular (en áreas de gran masa muscular como la glútea), aunque ésta vía se ha cuestionado en algunas ocasiones ya que la absorción es lenta (se alcanza un máximo de Ac en sangre a las 8h de la administración), y no uniforme , es decir, de eficacia variable. Un antídoto, tanto monovalente como polivalente, se considera eficaz frente a unos determinados ofidios si el vial comercializado es capaz de neutralizar como mínimo 4 DL_{50} de veneno de cada una de las especies.

De forma muy general todo envenenamiento ofidíco se clasifica, según las manifestaciones clínicas que produce, en cuatro grados que serán útiles a la hora de decidir si se debe realizar seroterapia:

GRADO	MANIFESTACIONES
0	sin manifestaciones locales y/o sistémicas
I	inflamación local
II	inflamación local + 1 ó más signos sistémicos + alteración analítica
III	marcadas manifestaciones locales y sistémicas + alteración analítica

El envenenamiento es un proceso muy dinámico, lo que significa que un paciente en estadio inferior puede avanzar rápidamente a un grado III. En un grado 0 no se requiere tratamiento antiofídico, ni siquiera como medida preventiva, en el grado I sed suele administrar una dosis inicial (por vía ev o im) que suele corresponder a 1-2 viales de antídoto, y en los grados II y III se administra el antídoto a una dosis que corresponde entre 4-6 viales siempre por via ev y en caso de que se trate de un grado III se puede administrar en bolus por vía ev. Si se administra la dosis adecuada los efectos cardiovasculares suelen revertirse en 10-20', el sangrado espontáneo sistémico se detiene a los 15-30', la coagulabilidad de la sangre se restablece a las 6h aproximadamente y, únicamente los síntomas neurológicos son los que con más lentitud responden al antídoto (con una media de unas 12h).

Metodología de preparación y manufacturación de antídotos.

Tras la obtención del veneno crudo por ordeño de la especie venenosa, se inoculará en los animales escogidos para la producción de inmunoglobulinas antiveneno. La inoculación del veneno de forma cruda produce un título de inmunoglobulinas muy alto, pero tiene el inconveniente de que es mal tolerado por el animal "huésped". Así los toxoides deben prepararse previamente por detoxificación biológica, pero de manera que conserven su inmunogenicidad. El método habitual para conseguir este efecto es formar un complejo con un aldehído (formalina o glutaraldehido). El veneno, así preparado para la inmunización, finalmente se asocia a menudo con un adyuvante. El papel exacto del adyuvante no está claro, pero se cree que actúa de forma controlada, disminuyendo la velocidad de liberación del veneno con el fín de estimular aún más la respuesta inmunológica. Los adyuvantes más utilizados son los de Freund, bentonita, hidróxido de aluminio y alginato de sodio. El protocolo de inmunización depende de la toxicidad y la inmunogenicidad del veneno, del modelo animal utilizado para la inmunización y de la calidad de la respuesta inmune del animal. La dosis óptima de inmunización para obtener un título de anticuerpos suficientes se obtiene generalmente por ensayo y error. Habitualmente se realizan entre 10-50 inyecciones en un período de 3-15 meses para obtener un buen estado de hiperinmunización del animal. Cuando se alcanza un título de anticuerpos adecuado, se recoge la sangre del animal asociado a un anticoagulante adecuado (citrato de sodio). Esta será purificada, tratada y envasada en viales para su comercialización, ya sea en forma líquida o, más raramente, como una preparación liofilizada.

El animal preferido para la inmunización es el caballo ya que posee disponible un volumen de sangre grande, aunque se pueden utilizar otras especies de animales. Hoy día se prefiere utilizar ovejas, más que caballos, ya que se ha observado que los anticuerpos IgGT derivados de ovejas producen menos riesgo de aparición de reacciones de hipersensibilidad en seres humanos que con el uso de los anticuerpos obtenidos de equinos. Entre los actuales antídotos fabricados a partir de suero de oveja están los utilizados frente a *Crotalus durissus terrificus* y *Daboia ruselii*. Sin embargo, los agentes biológicos no convencionales transmisibles (priones) presentes en el ganado ovino puede plantear problemas para la producción de suero antiofídico ya que la forma de transmisión de algunos de estos agentes son aún desconocidos. Otros antídotos se preparan a partir de suero de cabras (anti-*Bungarus multicinctus*, anti-*Collaselasma rhodostoma* y anti-*Vipera latastei*), o del conejo (anti-*Naja naja*). También merece la atención la posibilidad de obtener anticuerpos neutralizantes del suero de gallina, ya que estos tienen un alto poder de protección y no reaccionan con el complemento humano, lo que se traduce en una disminución en la prevalencia de las reacciones adversas, pero como inconveniente está la escasa producción de IgG por cada ave.

Aunque respecto a la metodología de preparación de los sueros antiofídicos no se ha avanzado mucho desde su descubrimiento, los procedimientos de purificación y modos de utilización han cambiado considerablemente. Durante muchos años se utilizó el suero crudo original para la sueroterapia frente a los envenenamientos, pero actualmente el suero obtenido sigue una serie de procesos para purificarlo con el fin de reducir las reacciones anafilácticas. Después de la eliminación de los elementos celulares por centrifugación, las proteínas no inmunes, especialmente la albúmina, son descartadas por precipitación con sulfato de amonio. Las inmunoglobulinas son digeridas utilizando pepsina para producir $F(ab')^2$ o papaína para producir fragmentos pequeños F(ab). Antes del embalaje final, el antídoto se somete a diversos controles: cultivo bacteriológico en un medio adecuado, los estudios toxicológicos de pirogenicidad tras inoculación en animales y estudios inmunológicos para medir la eficiencia de neutralización del producto. Los dos primeros tipos de pruebas están bien establecidas, pero el último aún no se ha normalizado totalmente. La primera verificación inmunocitoquímica de la inmunogenicidad es generalmente llevada a cabo por inmunoelectroforesis en gel en o por análisis tipo "Western blot". El suero ideal debe reaccionar con todas las fracciones de la proteína del veneno después de la separación electroforética. Los antídotos obtenidos de diferentes animales y los producidos por diferentes fabricantes pueden compararse con estas técnicas así como la detección de la reactividad cruzada con otras especies venenosas.

El proceso de estandarización de los antídotos requiere de la comprobación de su capacidad de neutralización, de su especificidad y estabilidad. Tanto los test in vivo como in vitro se utilizan actualmente para verificar la eficacia de neutralización de los antídotos. El principio fundamental de todas estas pruebas consiste en medir la disminución de los efectos tóxicos del veneno, la letalidad y las actividades biológicas específicas que produce en relación al aumento de las concentraciones del suero antiofídico.

1.- Pruebas in vivo. En estos tests se preparan mezclas con proporciones variables de veneno y antídoto y se inyectan al animal para evaluar el efecto del suero antiofídico en cuanto a la mortalidad o en cuanto a la capacidad de producir una actividad biológica en particular. Por lo general, una cantidad determinada de veneno (especificada como Id_{50}) se utiliza frente a cantidades variables de suero antiofídico, aunque la prueba se puede realizar utilizando una cantidad definida de antídoto frente a cantidades crecientes de veneno. La mezcla se incuba a 37ºC durante 15-30' antes de la administración endovenosa en los animales para la evaluación de la letalidad. Los animales se observan durante 24-48 horas, y entonces se mide la dosis efectiva media (ED_{50}) del suero antiofídico y la cantidad de veneno neutralizado por el volumen de suero antiofídico utilizado en la mezcla. Esta cantidad se expresa a menudo como Id_{50} en relación a la especie animal utilizada y no sirve como valoración para el ser humano u otras especies de animales.

En el envenenamiento humano, la inoculación de veneno obviamente precede a la administración de suero antiofídico, obviamente, con un intervalo de tiempo variable. Para el estudio de este intervalo se han desarrollado una serie de parámetros que evalúan la afinidad del antídoto por los antígenos, entre ellos el límite de tiempo fatal (de siglas sajonas FTL). Este parámetro secuencial es adecuado para evaluar venenos con predominio de toxinas, ya que pueden evaluar la afinidad de suero antiofídico frente a los antígenos. Este mismo parámetro es poco definitorio, frente a la afinidad, cuando se trata de venenos de tipo enzimático, debido a que la penetración del veneno provoca una cadena de reacciones que una vez iniciadas pueden no ser inhibidas aunque el antídoto neutralice a posteriori a las enzimas "tóxicas". Valorando este parámetro, se observa por un lado, que la cantidad necesaria de antídoto para neutralizar la capacidad letal del veneno deberá ir aumentando cuanto más se acerque la FTL a la administración del suero antiofídico y, por otra parte, cuanto más cerca se está de la FTL hay mayor proporción de personas que no quedan protegidas totalmente frente al veneno.

Sin embargo, la incubación de la mezcla de veneno/antídoto sigue siendo el método más utilizado para la determinación de la capacidad o potencial de neutralización de un suero antiofídico determinado. Es posible establecer una curva de neutralización del suero antiofídico de acuerdo a cantidades crecientes de veneno. Si el resultado es una curva lineal, significa que cada dosis de veneno es neutralizado por una cantidad proporcional de suero antiofídico, de lo que se induce que sólo un antígeno tóxico es el responsable de la toxicidad, o bien, si existen otros componentes tóxicos, estos están neutralizados eficazmente. Normalmente, la curva no es lineal, lo que sugiere que el componente tóxico posee una antigenicidad pobre y provoca bajos niveles de anticuerpos neutralizantes. Sea cual sea el procedimiento que se utilice, los cálculos estadísticos se llevan a cabo de la misma forma que para la determinación de la Id_{50}.

2.- Pruebas in vitro. Estos tests permiten la evaluación de una determinada actividad biológica del veneno y su neutralización después de mezclar el veneno con el suero antiofídico. En cuanto a la neutralización de la actividad hemolítica del veneno, probada en glóbulos rojos de conejo, oveja o incluso humanos parece correlacionarse en algunos venenos con la neutralización de la actividad letal en ratones. La actividad fibrinolítica se evalúa en el ganado ovino o sobre placas de fibrina obtenidas por coagulación de plasma fresco. Finalmente la actividad proteolítica se estima por la acción del veneno en varios sustratos, generalmente caseína. El problema principal puede ser la modelización de una técnica reproducible. Sin embargo, parece que la prueba de capacidad de neutralización de un antídoto para cada una de las toxinas bien individualizadas cada vez es mejor, especialmente si se trata de neurotoxinas y miotoxinas.

Las pruebas cuantitativas tipo ELISA también pueden utilizarse en ensayos in vivo e in vitro. En unas placas de microtitulación, cubiertas por los venenos utilizados para la preparación del suero antiofídico, se incuban los venenos a diferentes concentraciones. Con este método la presencia de complejos Ag-Ac se pone de manifiesto con el uso de un reactivo antiinmunoglobulina/Ac conjugado con una enzima. La reacción de color, dependiendo de la concentración de suero antiofídico, se obtiene después de la adición de la enzima y el resultado puede ser comparado a la ED_{50}. Este tipo de prueba se puede utilizar sólo si existe una correlación significativa entre los ensayos in vivo y el test ELISA. En la práctica, la estandarización del antídoto se realiza mediante el uso de una gama tan amplia como sea posible de tests, tanto in vivo como in vitro. La elección de la prueba dependerá de las propiedades individuales de cada veneno.

La calidad y el tipo de veneno que se use para la inmunización debe ser rigurosamente supervisada. Así los venenos utilizados para la preparación de suero antiofídico deben contener, por una parte, un gran número de componentes y, por otro lado, deben presentar una toxicidad débil. La posibilidad de producir el veneno in vitro, a partir de un cultivo de células de la glándula venenosa, todavía se encuentra en fase experimental. Si se emplean fracciones tóxicas aisladas se puede aumentar el título de protección del antídoto y reducir la cantidad de éste a la hora de ser administrado, evitando la formación de anticuerpos contra las proteínas no tóxicas. Las últimas tendencias en la fabricación de antídotos, aunque en vistas a un futuro próximo son: la clonación de las toxinas (ya realizada experimentalmente en algunos venenos de

Hidrofídidos y Crotálidos) o la utilización de variantes recombinantes más inmunogénicas.

Ultimamente se han propuesto otros nuevos procedimientos de inmunización, además de la preparación de toxoides utilizando diversos procesos físico-químicos o por técnicas moleculares. Así los venenos se están incorporando en liposomas estables de colesterol-esfingomielina. La administración de estos preparados, por vía intramuscular u oral es seguida de un rápido aumento de anticuerpos específicos protectores. La vía subcutánea parece ser la más eficaz, debido a la mejor presentación de los antígenos a los macrófagos tisulares. Por otro lado, la liberación lenta de los antígenos desde los liposomas y, su distribución a través de vías linfáticas, permite la estimulación progresiva del sistema inmunológico.

En cuanto a la mejoría de la calidad de los antídotos existe una técnica de purificación que mejora la afinidad del antídoto, y que permite preservar de una manera muy eficaz a los anticuerpos específicos. El proceso de purificación se lleva a cabo en geles donde los antígenos del veneno quedan unidos químicamente. Las proteínas que no reaccionan con el gel se enjuagan y se eliminan, mientras que los anticuerpos específicos se mantienen fijos al gel. Estos últimos se recuperan de la columna de gel tras la modificación del pH, separándose los anticuerpos a partir de los antígenos. Los anticuerpos así obtenidos son específicos frente al veneno y poseen una actividad neutralizante superior. Teóricamente esta técnica permite usar dosis más pequeñas en la seroterapia, lo que reduce la incidencia y gravedad de las reacciones adversas, pero por otro lado, este proceso aumenta el coste del suero antiofídico.

Aplicabilidad.

Los sueros antiofídicos pueden ser muy poco eficaces, e incluso ineficaces cuando se aplican mal. Esto ocurre si no se tiene en cuenta las peculiaridades de especificidad, o cuando las dosis aplicadas son insuficientes para neutralizar la totalidad del veneno circulante. Otras veces el efecto dependerá del tiempo transcurrido entre el momento del accidente y el momento de aplicación del antídoto. Aunque existen casos concretos en los que la aplicación del veneno, aunque sea tardío, produce efectos beneficiosos, con la mayoría de antídotos si el tiempo transcurrido hasta su empleo es muy prolongado, el veneno habrá causado daños tisulares irreversibles que pueden comprometer la vida del paciente.

Los sueros antiofídicos no revierten los daños ya causados en los tejidos o sangre, sino que su función es exclusivamente la de neutralizar el veneno circulante y evitar que cause daños, e incluso evitar la recurrencia de los m mismos, ya que algunos venenos poseen capacidad de reserva en tejidos, y que se movilizan dependiendo de las concentraciones sanguíneas.

Así mismo los antídotos no son "vacunas" preventivas ni tiene ninguna utilidad aplicarlos en previsión de una posible mordedura futura. Dicha creencia está extendida a nivel popular, pero no tiene fundamento fisiológico alguno.

Profilaxis antibiótica.

Las infecciones de la heridas producidas por mordeduras de serpiente son una de las causas fundamentales de morbilidad en este tipo de accidentes, y en presencia de múltiples factores puede estimarse su desarrollo, tanto de infecciones superficiales como profundas, entre un 7 a 15% de los pacientes.

Las condiciones propias del paciente (situaciones de inmunosupresión y edad, sobre todo en infancia y senectud), la solución de continuidad de la epidermis, el edema, hemorragia, miotoxicidad, hipoxia tisular y necrosis inducidos por los componentes del veneno, crean un ambiente apto para la proliferación de microorganismos provenientes de la boca de las serpientes, o de la propia flora bacteriana cutánea de la víctima o por contaminación del ambiente en los primeros auxilios en el lugar del accidente, pueden justificar la prescripción de antibioterapia específica.

Localmente el problema puede agravarse debido a que la mayoría de accidentes ocurren en áreas rurales con un traslado a centros de salud primarios de forma tardía y donde los médicos generales carecen de antídotos y su formación adolece de falta de conocimientos y de propia experiencia para tratar de forma básica a estos accidentados. Otro aspecto que influye negativamente en este tipo de accidentes es la alta frecuencia de manipulaciones de la herida con incisiones indebidas, succión, emplastos de plantas, inyección de hidrocarburos, quemaduras u otras medidas populares de uso común. Todo ello respalda la idea de la administración temprana de antibióticos profilácticos, pero hasta el momento ningún estudio clínico ha demostrado el beneficio de dicha práctica, lo cual asociado a la relativa baja frecuencia de complicaciones y a la presencia de agentes con reconocido efecto bactericida y bacteriostático entre los componentes del veneno hacen que la controversia continúe. Debe resaltarse que la presencia de estos antecedentes de manipulación e, incluso, la presencia de signos clínicos de infección usualmente sólo son indicaciones clínicas de obtener muestras para cultivo microbiológico en aras de dirigir el tratamiento específico apropiado.

Constituyentes favorecedores de infección.

La mayoría de los venenos de los Vipéridos y Elápidos son una mezcla de proteínas y péptidos con aminoácidos, nucleótidos, lípidos libres, carbohidratos y elementos metálicos unidos a proteínas. Por su diversidad biológica las proteínas de la familia de los Vipéridos se clasifican en 5 grupos: proteasas de serina, metaloproteinasas, fosfolipasas A_2, lectinas tipo C y disintegrinas. Aunque las manifestaciones clínicas del envenenamiento varían, todas estas proteínas modifican cooperativamente la homeostasis de uno o varios sistemas y favorecen el desarrollo de un ambiente apto para la proliferación de microorganismos.

Existen cuatro subtipos de proteasas de serina: 1) aquellas con actividad similar a la trombina; es decir, las que activan la degradación del fibrinógeno en monómeros de fibrina y, paralelamente, activan el factor XIII o factor estabilizante de la fibrina: incluyen la batroxobina (*B. atrox*), LMTL (*L. muta*), crotalasa y giroxina (*C. durissus*); 2) proteasas activadoras del factor X y V, 3) activadores de protrombina, y 4) activadores de plaquetas. Inicialmente, todas estas enzimas favorecen la activación de la cascada de la coagulación con el consecuente incremento de fibrina, promoviendo la trombosis de pequeños o grandes vasos sanguíneos pero, finalmente, el consumo masivo de factores termina por desencadenar cuadros hemorrágicos (CID) propios de los accidentes por *Bothrops*, *Lachesis* y *Crotalus*.

La actividad proteolítica o necrosante propia del veneno de *Bothrops* y *Lachesis*, usualmente se ve favorecida por la presencia de sustancias vasodilatadoras como el factor potenciador de bradiquinina (inhibidor de la quininasa II) que, además de estimular la hematotoxicidad, aumentan la permeabilidad vascular y explican el eritema local y la disminución del flujo sanguíneo por edema exagerado. La actividad de dichas sustancias facilita que las hidrolasas digestivas, metaloproteinasas dependientes de zinc, fosfolipasas A_2 (PLA_2) y hialuronidasas presentes en el veneno, se encarguen de la escisión (*cleavage*) de las membranas de los distintos tejidos (incluida la pared vascular), favoreciendo la extravasación de líquidos, del aumento de la expresión de los factores estimulantes de las fibras de percepción del dolor (por ejemplo, la prostaciclina) y del desarrollo de liponecrosis y mionecrosis. Esta cascada inflamatoria inducida, abrupta y excesiva, convierte el tejido afectado en un área ideal para el crecimiento de microorganismos.

Por otro lado, las lectinas dependientes de calcio (tipo C) son proteínas no enzimáticas unidoras de azúcar que se dividen en dos grupos dependiendo de si su dominio de reconocimiento de carbohidratos (CDR) está completo (grupo I) o incompleto (grupo II). Generalmente, se pueden encontrar en suero, matriz extracelular y membranas celulares de mamíferos, con la capacidad de reconocer y diferenciar los carbohidratos endógenos de aquellos que están presentes en microorganismos invasores. En particular, CDR-I está involucrado, además del reconocimiento celular, en la adhesión celular, endocitosis y neutralización de patógenos, ejemplos clásicos son la proteína unidora de manosa y las selectinas.

Sin embargo, la mayoría de las lectinas tipo C presentes en el veneno de serpiente tienen un CDR incompleto (no son capaces de unir carbohidratos); aunque inicialmente se pensó que carecían de función biológica, posteriormente se conocieron sus potentes efectos inhibidores de los factores de la coagulación y las plaquetas al demostrarse su capacidad de fijación a receptores específicos plaquetarios como GPI_b y GPVI. Otros péptidos con actividad antiplaquetaria son las disintegrinas, también conocidas como péptidos RGD por su composición (Arg-Gly-Asp).

Constituyentes desfavorecedores de infección.

Gracias a su variada composición, todas las enzimas de los venenos de serpientes conservan un potencial uso práctico y terapéutico. Uno de los usos mejor estudiados es la posibilidad de extracción, a partir del veneno, de nuevas moléculas con capacidad antibacteriana, por ejemplo, los péptidos antibióticos.

Las demostradas propiedades bactericidas o bacteriostáticas del veneno y su capacidad para inducir la respuesta inmune mediada por células, incluso la liberación de citoquinas (interferón alfa y beta) que favorecen ampliamente la fagocitosis de las bacterias por parte de los polimorfonucleares, contradicen la necesidad de emplear antibióticos en la mayoría de los casos de ofidiotoxicosis.

Aproximadamente 20 años atrás, se descubrió que la piel de las ranas, ganglios de insectos y los neutrófilos humanos contenían péptidos catiónicos que podían actuar como potentes antimicrobianos. Desde entonces se han descrito cerca de mil péptidos con estas características en casi todas las especies vivas de procariotas y eucariotas. Estas pequeñas moléculas (<5 kDa) usualmente constituidas de aminoácidos básicos e hidrofóbicos, tienden a exhibir un amplio espectro contra bacterias, hongos y parásitos, por mecanismos no muy bien establecidos. Su principal potencial se sustenta en la capacidad que tienen para afectar microorganismos multirresistentes.

En el caso de las serpientes venenosas, es llamativo que a pesar de la intensa contaminación de su cavidad oral con una amplia variedad de microorganismos patógenos, la ofidiotoxicosis es un proceso asociado con una baja incidencia de infecciones bacterianas. Esto sugiere que la presencia de péptidos antimicrobianos en el veneno de las serpientes es esencial para proteger al animal de infectarse durante la alimentación. De hecho, tanto en miembros de la familia Vipéridos como Elápidos se han aislado potentes antimicrobianos capaces de destruir las membranas de *Staphylococcus aureus, Escherichia coli* y *Mycobacterium tuberculosis*.

Además de estos péptidos, otras enzimas que se encuentran en algunos venenos también pueden actuar favorablemente como antimicrobianos. Por ejemplo, la L-aminooxidasa tipo 1 (LAO-1) presente en el veneno de *Crotalus adamenteus, Agkistrodon halys pallas, Pseudechis autralis* y *Bothrops alternatus* entre otras, presenta una efectividad 70 veces mayor que las tetraciclinas contra *Aeromonas* sp.

Flora bacteriana en ofidiotoxicosis.

Entre los gérmenes encontrados en la boca, colmillos y veneno de las serpientes se encuentran bacilos aerobios Gram negativos (*Morganella morganii, Proteus retigeri,*

Klebsiella pneumoniae y *Citrobacter koseri, Enterobacter* spp., *Aeromonas hydrophila, Pseudomonas aeruginosa*), anaerobios estrictos como *Clostridium* spp y *Peptostreptococcus* spp, y una menor proporción de cocos Gram positivos (*Staphylococcus saprophyticus*); mientras que en la epidermis humana, predominan *Staphylococcus epidermidis* y *S. aureus*. También se han llegado a aislar en algunas ocasiones *Bacillus* sp. Obviamente, cualquiera de estos agentes puede invadir tejidos blandos tras la disrupción de la piel y asociarse a la formación de abscesos y pústulas. Además en la flora bacteriana bucal influyen la zona geográfica donde habitan, su alimentación, el contacto de su lengua con el medio e incluso la flora bucal de las serpientes de alguna manera refleja la flora fecal de sus presas. Las cepas de Gram negativos y algunos Gram positivos presentes en la boca de las serpientes son las que frecuentemente se aíslan en el 20% de los abscesos secundarios que aparecen como complicación en los pacientes, siendo el organismo más frecuente *M. morganii*.

Las especies encontradas para *Aeromonas. hydrophila, Pseudomonas aeruginosa* y *Peptostreptococcus*, pueden ser agentes etiológicos de infección primaria y secundaria para el hombre. Concretamente *A. hydrophila* causa bacteriemias, mionecrosis y celulitis y *P. aeruginosa* produce infecciones de heridas o puede penetrar a través de soluciones de continuidad insignificantes en la piel. Si la cantidad presente en el torrente circulatorio es suficientemente grande, puede ocasionar bacteriemias. Esta bacteria se adhiere al epitelio intacto normal y no lo vulnera, pero es un germen oportunista en presencia de heridas o laceraciones y ha sido aislado de la boca de diferentes serpientes. *M. morganii* es un agente etiológico de infección secundaria. *K. pneumoniæ* es causa común de neumonía lobar, también se asocia con cuadros respiratorios menos severos como bronquitis y se aísla con frecuencia en infecciones nosocomiales tales como infección urinaria y bacteriemia. Esta bacteria puede producir choque séptico y coagulación intravascular diseminada (CID). Las especies de bacterias del género *Citrobacter* causan infecciones respiratorias y urinarias, principalmente en ambientes hospitalarios y *S. aureus* produce mastitis e infecciones de heridas y quemaduras además de piodermitis; este microorganismo fue aislado de la flora bacteriana bucal de serpientes, de abscesos post-ofidismo y en ocasiones es un agente etiológico de infección secundaria. En el género *Bacillus,* la especie *B. anthracis* causa carbunco ó ántrax, la puerta de entrada de la infección es cutánea dando lugar a una lesión característica, desde donde puede producir sepsis. *Peptostreptococcus* se aísla a partir de la placa subgingival, y es causante de piorrea e infecciones de canales radiculares. Es difícil correlacionar esta especie de bacteria con procesos infecciosos post-mordedura y, en casos muy excepcionales, en pacientes mordidos por *Bothrops schlegelii* se puede producir la muerte por este organismo en menos de 6h sin que aparezcan signos clínicos de infección bacteriana en curso.

Consideraciones clínicas.

La mayoría de las infecciones de piel y anexos en la ofidiotoxicosis son superficiales, localizadas en el sitio de la mordedura y sin compromiso sistémico, pero algunas alcanzan la fascia y los músculos. Su origen se centra en la conjunción de la hipoxia y la isquemia en la vecindad de la mordedura que llevan a la desvitalización de los tejidos, alteración de la respuesta inmune y promoción del crecimiento bacteriano.

El absceso cerrado, complicación más frecuente, suele ser único, bien delimitado, eritematoso, doloroso, con fluctuación cutánea, incluso supuración, pero sin toxicidad sistémica. Otra complicación común es la celulitis; se caracteriza por ser una infección difusa que compromete desde la dermis hasta el tejido celular subcutáneo, usualmente ocurre entre 6 y 48 horas después de la mordedura y puede asociarse con adinamia, fiebre, escalofrío, hipotensión e, incluso, linfadenopatías, tromboflebitis y bacteriemia.

Entre los posibles factores de riesgo para la formación de abscesos se encuentran: (a) antecedente de mordedura por una serpiente del género *Bothrops*, (b) serpientes de más de 1 metro, (c) uso de torniquete en la extremidad afectada, (d) más de 6 horas de retraso en la atención hospitalaria, (e) fibrinógeno<100 g/dl, (f) presencia de bajo peso en la población infantil, (g) afección proximal de los miembros y (h) presencia de necrosis extensa. Como varios de esos factores están presentes en los casos de ofidiotoxicosis, algunos autores norteamericanos sostienen la necesidad de administrar antibióticos en el momento mismo de la hospitalización, aun en ausencia de signos de infección.

La gangrena infecciosa es una entidad que agrupa una serie de diagnósticos caracterizados por la necrosis extensa del tejido celular subcutáneo y la piel subyacente. La fascitis necrosante es un ejemplo de gangrena; usualmente se asocia con *Streptococcus sp* del grupo A, C o G, anaerobios o flora mixta. Tiende a instaurarse abruptamente, sumándose a la sintomatología de la celulitis, el endurecimiento cutáneo y bullas de contenido amarillo o sanguinolento. La anestesia de la zona afectada, secundaria a la obstrucción de los vasos que irrigan las terminales nerviosas, suele ser el síntoma previo a la aparición de la necrosis y permite distinguir el cuadro inicial de la celulitis. El área afectada es demarcada y cubierta por una escara necrótica, rodeada por eritema, similar a lo observado en una quemadura de tercer grado. En ausencia de tratamiento, progresa rápidamente hasta comprometer seriamente la fascia completa asociándose con la aparición de abscesos metastásicos, tromboflebitis, mionecrosis, bacteriemia e, incluso, la muerte. A diferencia de la celulitis, cuyo manejo es farmacológico, el tratamiento de la fascitis es esencialmente quirúrgico. Muchas de estas complicaciones infecciosas en ofidiotoxicosis son propiciadas por un manejo inicial inadecuado y el retraso en el tratamiento médico. Es importante resaltar que el cuidado de los tejidos es esencial, y debería iniciarse desde la escena del accidente. Una recomendación orientada a preservar los tejidos es evitar el uso de torniquetes. Aunque la oclusión venosa y arterial ayuda a controlar el posible sangrado, no previene la dispersión del veneno y, por el contrario, la ausencia de cuantificación en la presión ejercida con dicha herramienta sobre la extremidad tiende a favorecer excesos en presión y reducción del flujo sanguíneo a niveles insuficientes, potenciando la hipoxia e isquemia tisular. Por otro lado, aceptando la reconocida capacidad de diseminación sistémica del veneno por la vía linfática existe una técnica de inmovilización y compresión linfática con buenos resultados en el manejo del accidente ofídico.

Otra medida de primeros auxilios de utilidad para conservar la viabilidad de los tejidos es la limpieza con agua potable (o solución salina) y jabón antiséptico de la herida. La limpieza temprana reduce la posibilidad de infección. De hecho, las mordeduras puntiformes y profundas se consideran de alto riesgo de infección por la dificultad para realizar una adecuada irrigación y limpieza.

Estrategias de quimioprofilaxis.

Las estrategias de prevención de las enfermedades infecciosas pueden dividirse en primarias, secundarias o terciarias. La magnitud de la población involucrada en cada estrategia varía ampliamente; la inmunoprofilaxis (activa o pasiva) es la de mayor impacto sobre la salud pública y el mejor ejemplo de prevención primaria, mientras que la profilaxis contra agentes oportunistas en los pacientes con infección por el virus de inmunodeficiencia humana (VIH) ejemplifica la prevención terciaria. La actividad clásica de prevención secundaria es la quimioprofilaxis, definida como el uso temprano de un agente antiinfeccioso (antibacterianos, antimicóticos, antiparasitarios y antivirales) para prevenir el potencial desarrollo de una infección. En general, la quimioprofilaxis está restringida a situaciones en las que se ha demostrado que la administración de antimicrobianos disminuye eficazmente la aparición de infecciones o secuelas infecciosas en personas con alto riesgo de adquirirlas, siendo el beneficio mucho mayor al riesgo que conlleva su uso. Usualmente se divide en profilaxis quirúrgica y no quirúrgica.

Algunos autores que aprueban el uso temprano de antibióticos en la ofidiotoxicosis sustentan que las lesiones cutáneas inducidas por el accidente se comportan como heridas contaminadas o sucias, aceptando de manera homóloga los criterios clasificatorios del *National Research Council* empleados para recomendar profilaxis según la clase de herida quirúrgica: (a) limpia, (b) limpia contaminada, (c) contaminada y (d) sucia. De acuerdo con dicha clasificación, el riesgo de infección para los dos últimos grupos es de 20% y 40%, respectivamente, incluyendo en ambas clases traumas penetrantes pero diferenciándolos según el tiempo transcurrido entre el accidente y el acceso quirúrgico (si es menor de 4 horas son contaminadas; mayor de 4 horas, sucias). No obstante, nunca se ha establecido la confianza de extrapolar una clasificación para profilaxis quirúrgica a un evento no quirúrgico como el accidente ofídico y, además, se debe recalcar que aun en ausencia de antibióticos, la incidencia de procesos infecciosos en la ofidiotoxicosis es muy inferior respecto a la demostrada para heridas contaminadas o sucias (7% a 15% versus 20% a 40%). De hecho, la profilaxis antibiótica en pacientes con mordeduras por otros animales o mamíferos también está bastante cuestionada, especialmente cuando debe iniciarse pasadas 3 horas del accidente; por lo tanto, dicha duda sobre el beneficio de la terapia es perfectamente extrapolable a los casos de accidente ofídico.

Como se aprecia en la tabla 1 siguiente, la elección racional de un antibiótico profiláctico se rige por seis principios básicos los cuales son difíciles de aplicar en casos del accidente ofídico. De hecho, si consideramos otros factores farmacológicos como la ruta, la forma y el momento de administración, sería aún más difícil cumplir con dichos principios en ofidiotoxicosis. Por ejemplo, mientras que en la profilaxis quirúrgica se ha demostrado que la incidencia de infecciones asociadas con la herida quirúrgica se reduce a 0,6% con la administración de antibióticos intravenosos profilácticos máximo 2 horas antes de la ejecutarse la incisión operatoria (preoperatorio) y aumenta a 3,3% cuando se administran 3 horas después de la incisión, comparativamente, en los casos de mordedura por ofidios venenosos, considerando la accidentalidad del evento y la usual atención tardía, el desenlace obtenido con la quimioprofilaxis tendería a parecerse más al descrito para el último grupo quirúrgico.

No obstante, el intento de asemejar la herida de la mordedura a una herida quirúrgica, la quimioprofilaxis en ofidiotoxicosis corresponde más al tipo de profilaxis no quirúrgica; entendida ésta como la administración de antibióticos con el fin de prevenir la colonización o su instauración terapéutica luego de la colonización o inoculación por patógenos pero antes de desarrollar la enfermedad.

En definitiva, no existe evidencia sólida a favor del uso de antibióticos profilácticos, también se carece de estudios confiables y concluyentes que demuestren la ausencia de beneficio al utilizarlos. En el empleo de quimioprofilaxis en la ofidiotoxicosis se debe sopesar en una balanza, por un lado, los costos como resultado del consumo innecesario de fármacos, el incremento en la aparición de reacciones adversas asociadas a los medicamentos (por ejemplo, colitis pseudomembranosa) y el que específicamente el uso profiláctico de los mismos ha demostrado ejercer un papel crucial en la selección de bacterias resistentes para convertirse en la flora colonizadora dominante del paciente y, por otra parte, el alto grado de morbilidad del accidente ofídico cuyas complicaciones infecciosas, aunque relativamente infrecuentes (<15%), tienden a ser las directas responsables de la consecuencia más seria del accidente: la amputación de una extremidad o más raramente la muerte del paciente. Mientras se realizan más y mejores estudios en el tema la controversia se mantendrá, aunque en aras del uso racional de medicamentos de amplio impacto sobre la salud pública, como los antibióticos, el llamado de atención debería ser a reservarlos hasta demostrar clínica y microbiológicamente la presencia de infección. Por todo ello, mientras se realizan más y mejores estudios sobre la conveniencia de la antibioterapia profiláctica, se debería mantener la reserva de su uso hasta demostrar clínica y microbiológicamente la presencia de infección en aras al uso racional de medicamentos de amplio impacto sobre la salud pública como los antibióticos.

Tabla 40

TABLA 1.

Criterios para la elección racional de antibioticos profilácticos

PRINCIPIO DE LA PROFILAXIS	OBJETIVO	PROBLEMAS DE APLICACIÓN EN OFIDIOTOXICOSIS
Espectro antimicrobiano	Debe cubrir los patógenos que más probablemente causarán infección.	La flora normal del paciente se verá agredida como parte de este cubrimiento.
Eficacia clínica	Demostrada superioridad del agente antimicrobiano comparado con el placebo para reducir la frecuencia de infecciones.	Sólo hay cuatro estudios clínicos prospectivos y ninguno ha demostrado reducción en la frecuencia de infecciones al compararlo con el placebo.
Eficacia microbiológica	El fármaco debe superar la concentración inhibitoria mínima (CIM) del patógeno sospechado, y dependiendo de su índice farmacocinético/farmacodinámico, dichas concentraciones deberán estar presentes el mayor tiempo posible en el sitio de la infección (fármacos dependientes del tiempo, como los betalactámicos) o en cantidades varias veces superiores a la CIM del patógeno (dependientes de la concentración, como las fluoroquinolonas).	Farmacológicamente, las condiciones de bajo pH, irrigación y oxigenación propias del compromiso tisular posterior a la introducción del veneno de serpiente suponen una importante reducción en la penetración de los antibióticos que, probablemente, afectan el cumplimiento de este principio.
Especificidad	Se deben reservar para otras circunstancias los antibióticos "nuevos" (más recientes) o de amplio espectro, garantizando la administración del producto menos tóxico.	En Colombia, usualmente los esquemas asociados con ofidiotoxicosis incluyen cefalosporinas de tercera generación, flucroquinolonas o ambos, productos nuevos, de amplio espectro y no exentos de potenciales eventos adversos serios.
Duración	Suministrarse por el tiempo más corto posible, idealmente en dosis única, puesto que las administraciones prolongadas sólo se asocian con toxicidad e incremento de costos.	Nunca se ha establecido cuál sería la duración apropiada de la profilaxis antibiótica en ofidiotoxicosis, aunque en la práctica se vienen prescribiendo en promedio por cinco días.
Costo	Si todos los otros objetivos se satisfacen, entonces, se debe elegir el más económico.	Usualmente se prioriza este principio sobre los anteriores no satisfechos.

Según el patrón de susceptibilidad de los agentes aislados, tanto si se trata de ofidios procedentes de hábitats naturales como de ofidios en situación de confinamiento (zoos, terrarios), se recomienda la prescripción de antibióticos cuyo espectro cubra Gram positivos, Gram negativos y anaerobios postulando las siguientes alternativas: (a) ciprofloxacino más clindamicina o una cefalosporina de tercera generación, (b) ampicilina/sulbactam, (c) penicilina y amikacina y/o ciprofloxacino.

Vacunación.

Se han realizado tratamientos experimentales con este método preventivo para inmunizar a las poblaciones de riesgo y para tener así una alternativa a la inmunoterapia (utilización de sueros específicos). Técnicamente se dispone de anatoxinas eficaces tanto en forma inyectable como en forma de liposomas activos que se administran por vía parenteral. Se ha visto, sin embargo, que vía subcutánea parece ser la más eficaz, debido a la mejor presentación de los antígenos a los macrófagos tisulares. Por otro lado, la liberación lenta de los antígenos desde los liposomas y, su distribución a través de vías linfáticas, permitiría la estimulación progresiva del sistema inmunológico.

En Japón, el análisis clínico realizado sobre mordeduras del género *Protobothrops* reveló que las víctimas de envenenamientos con altos niveles de veneno en el organismo podían beneficiarse de cierta inmunidad, aunque muy fiable, que producía un retraso en la aparición de los síntomas y, por tanto, conseguir un lapso de tiempo muy benenficioso para que el tratamiento fuera más eficaz. Los factores hemorrágicos se purificaron, se inactivaron con formol y tras la administración inyectada en voluntarios se observó que con la 3ª dosis se alcanzaba un título de anticuerpos protectores suficientes. Como inconveniente no se consiguió disminuir ni la morbilidad ni la mortalidad. Otros ensayos más recientes se han realizado en Myanmar para contrarrestar los efectos de la víbora de Russell (*Daboia russelii*). La inmunización obtenida también se alcanzó con la 3ª dosis, con la aparición de efectos secundarios aceptables. El título de anticuerpos obtenidos parece ser suficiente para una dosis letal, aunque se desconoce la duración de la protección y la verdadera eficacia de la vacuna.

La principal dificultad con este tipo de vacunas es el retraso que existe entre la penetración del antígeno y la respuesta inmunitaria por parte del individuo. Cuando se trata de un agente microbiano, el efecto patógeno se desarrolla desde varias horas hasta algunos días, lo que deja tiempo a los anticuerpos para movilizarse contra los patógenos. En el caso de un envenenamiento, las toxinas actúan en minutos, un tiempo muy escaso para permitir la respuesta inmunitaria y para fabricar anticuerpos en cantidad suficiente.

Se deberá avanzar en el campo de la Inmunologia para alcanzar anticuerpos de alta velocidad que permitan el efecto beneficioso de la vacunación, con menos riesgo de efectos secundarios y evaluar la verdadera eficacia y duración de la protección. En caso de conseguirse vacunas más eficaces, éstas deberían ser de larga duración para que las campañas de vacunación fueran lo menos costosas posibles para los países subdesarrollados o en vías de desarrollo: a menos número de dosis, menos coste, y si la protección es duradera, menos campañas hay que poner en marcha, con el consiguiente ahorro económico.

SECUELAS

Las mordeduras por serpientes son un problema sanitario importante tanto en Africa como en algunas regiones de Asia y Latinoamérica. Sobre todo cuando se habla de secuelas, de las que no existe un registro global, sólo estimaciones puntuales. La incidencia de mordeduras de serpiente en Africa en las zonas rurales es tan elevada, con respecto a otras patologías, que puede hablarse de auténtica endemia. La incidencia alcanza una tasa de 93'3/100000 habitantes/año, y en un continente donde el número de camas hospitalarias es escaso, la ocupación de plazas, por parte de víctimas de serpientes venenosas, puede llegar al 10%. Se ha observado que el mayor riesgo para sufrir consecuencias graves por envenenamiento, que deriven en secuelas, se produce cuando los afectados retrasan la asistencia a un centro sanitario en $\geq$ 2'5 días. Dicho retraso puede deberse a las dificultades de comunicación o los escasos recursos sanitarios, o bien, a que inicialmente la población rural utiliza prácticas curativas que en muchos casos resultan ineficaces o insuficientes.

De todas las posibles secuelas (discapacidades, pérdida de extremidades por amputación, déficits neurológicos post-síndrome compartimental y ceguera) sólo existe un pequeño registro epidemiológico llevado a cabo en un hospital rural africano durante un año (Hospital General de Kaltungo, Nigeria, 2007-2008) donde se evaluó la tasa de amputaciones sobre todo en pacientes mordidos por la víbora africana de escamas de sierra (*Echis ocellatus*), endémica en la región noroeste de este país. Según el registro de este hospital se produjeron 3777 envenenamientos (el 90% de los casos producido por *Echis ocellatus*) con una mortalidad del 1'2% (45 casos); y del total de envenenados se produjeron amplias necrosis que resultaron en amputaciones de alguna extremidad en 16 casos (el 0'42%) y en otros 14 casos (0'37%) se tuvieron que realizar desbridamientos amplios con diferentes grados de discapacidad al final del tratamiento.

La incidencia de la oftalmia venenosa en Africa es de unos 6-8 casos/100.000 habitantes/año. En estudios realizados en Africa occidental, las lesiones oculares que acaban en ceguera, tras oftalmia producida por cobras, representan el 0'1% del total de casos. Esta tasa de ceguera es muy baja si se compara con la mayor causa de ceguera en los países tropicales y subtropicales, la oncocercosis (conocida como ceguera de los ríos) que en Africa central posee una incidencia de 150-350 casos/100000 habitantes/año. Sin embargo la oftalmia venenosa tratada de forma correcta y precoz haría posible la inexistencia de cegueras como secula de contacto con veneno de cobras escupidoras.

Otra de las secuelas previsibles en lesiones cutáneas cronificadas tras mordeduras por serpientes, es la malignización de la lesión en forma de úlcera de Marjolin. Este proceso ulcerativo se desarrolla habitualmente al cabo de 15-25 años de la lesión, aunque en caso de mordeduras de serpiente este periodo de latencia es algo menor. La lesión asienta siempre sobre tejido cicatricial tras úlceras crónicas (quemaduras, úlceras cutáneas, fístulas por osteomielitis), dermis hipertrófica cicatricial (después de quemaduras, tratamiento radioterápico, secuelas de mordedura por ofidios).

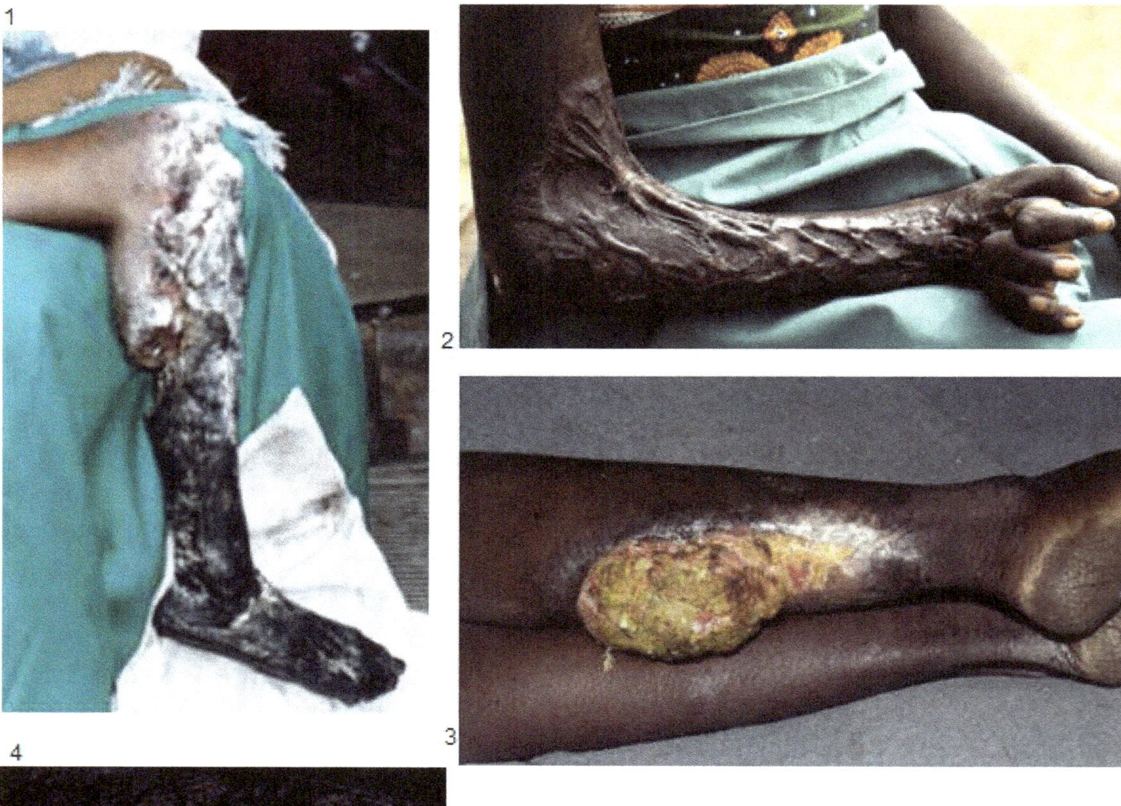

Secuelas: 1) Necrosis extensa y gangrena seca en niño de 11 años con amputación como tratamiento definitivo tras picadura por *Bothrops asper*. 2) Fibrosis hipertrófica queloidea con atrofia subcutánea y anquilosis articulares tras mordedura por *Naja nigricollis*. 3) Ulcera de Marjolin tras mordedura por *Naja nigricollis*. 4) Opacidad corneal y ceguera tras oftalmia venenosa por cobra escupidora *Naja nigricollis*.

Se desconoce la fisiopatogenia, aunque parece estar implicada la mutación del gen *Fas*. Desde el punto de vista histológico se desarrolla en la mayoría de casos un carcinoma escamoso bien diferenciado, con crecimiento local y raras veces con afectación ganglionar debido a la destrucción de los conductos linfáticos locales. El tratamiento no es otro que la escisión quirúrgica con un margen de seguridad de 1 cm alrededor de la lesión.

TABLA TOXINOLOGICA (41): Características toxinológicas de las serpientes venenosas

Nombre científico	Nombre común	DL_{50} sc (mg/Kg)	DL_{50}im DL_{50}iv DL_{50}ip	V_{TOTAL}	Clinica
Oxyuranus microlepidotus	Taipán del interior	0.025		44-110	EL
Pseudonaja textilis	Cobra marrón oriental	0.0365	0.01	2-67	EL
Aipysurus duboisii	Serpiente de los arrecifes	0.044		0.07-0.4	HI
Atractaspis engaddensis	Víbora topo	0.06	0.25	4.1-9.6	AT
Pelamis platurus	Serpiente marina de vientre amarillo	0.067	0.22	1.0-4.0	HI
Acalyptophis peronii	Serpiente marina del coral	0.079		0.33	HI
Oxyuranus scutellatus	Taipán	0.106	0.009 / 0.013	120-400	EL
Bungarus multicinctus	Krait común	0.108	0.08 / 0.113		EL
Hydrophis melanosoma	Serpiente de mar robusta	0.111	0.4 / 0.082		HI
Enhydrina schistosa	Serpiente marina de pico	0.1125	0.107 / 0.26	7.7-9	HI
Boulengeria christyi	Cobra acuática del Congo	0.12			EL
Naja melanoleuca	Cobra de labios negros	0.12	0.6 / 0.324	500	EL
Notechis a. niger	Serpiente tigre negra	0.131		30-70	EL
Naja philippinensis	Cobra del norte de Filipinas	0.14			EL
Bitis arietans	Víbora del desierto	0.14	2 / 1.32	100-350	BO
Boulengeria annulata	Cobra acuática	0.143			EL
Echis carinatus	Víbora de escamas de sierra	0.151	2.15 / 3.26	5.0-48	EL
Hydrophis ornatus	Serpiente marina ornada de los arrecifes	0.16	0.12 / 2.2	8.3	HI
Hydrophis stricticollis	Serpiente marina de collar	0.164			HI
Crotalus durissus	Víbora real	0.17	0.262 / 0.216	40-130	CR
Hydrophis coggeri	Serpiente marina de cuello delgado	0.18		0.13	HI
Disteira major	Serpiente marina de cabeza grande	0.19		22.8	HI
Notechis a. occidentalis	Serpiente tigre occidental	0.194			EL
Crotalus tigris	Serpiente de cascabel tigre	0.21	0.056	6.0-11.0	CR
Notechis scutatus	Serpiente tigre del este	0.214	0.04	35-189	EL
Hydrophis elegans	Serpiente de mar elegante	0.26	0.21	9.0-24	HI
Aipysurus laevi	Serpiente oliva de mar	0.264	0.09	10.0-33	HI
Laticauda saintgirosi	Serpiente de Nueva Caledonia	0.273			HI
Naja atra	Cobra china	0.29	0.345		EL
Dendroaspis polylepsis	Mamba negra	0.32	0.941 / 0.25	50-120	EL
Notechis a. serventyi	Serpiente tigre de Isla Chapel	0.338			EL
Hydrophis nigrocinctus	Serpiente de mar de Bengala	0.343			HI
Crotalus scutulatus	Crótalo mejicano	0.34	0.189	50-150	CR
Astrotia stokesi	Serpiente marina de Stoke	0.35		31.3	HI
Bungarus caeruleus	Krait indio	0.365	0.089 / 0.169	8.0-20	EL
Walterinnesia aegyptia	Cobra negra del desierto	0.4	0.133 / 0.48		EL
Laticauda colubrina	Serpiente de mar de cola ancha grande	0.435	0.4	10.6	HI
Naja naja	Cobra de anteojos	0.45	0.315 / 0.35	100-300	EL
Hydrophis cyanocinctus	Serpiente marina de bandas azules	0.464	0.24 / 0.456	5.0-8.0	HI
Pseudonaja nuchalis	Serpiente marrón del oeste	0.473			EL

Acanthophis antarcticus	Víbora antártica	0.5	0.25	70-236	EL
Austrelaps superbus	Serpiente cabeza de cobre	0.5	0.28		EL
Lapemis hardwickii	Serpiente de mar rugosa	0.541	0.26 / 0.8	15	HI
Lapemis curtus	Serpiente marina del Indico	0.62	0.62	3.8-15	HI
Pseudonaja affinis	Dugite	0.66			EL
Dendroaspis viridis	Mamba verde de Guinea	0.7	0.33 / 0.8	100	EL
Naja nivea	Cobra de El Cabo	0.72	0.4 / 0.57		EL
Daboia russelii russelii	Víbora de Russell	0.75	0.4 / 0.133	130-250	CR
Dendroaspis jamesoni	Mamba verde del Congo	1	0.414 / 0.72		EL
Pseudechis papuanus	Serpiente negra de Papúa	1.09			EL
Naja haje	Aspid egipcio	1.15	0.185 / 0.96	175-300	EL
Micrurus fulvius	Cobra arlequín	1.3	0.3	3.0-5.0	EL
Hoplocephalus stephensi	Serpiente de bandas de Stephens	1.36			EL
Daboia russelii formosensis	Víbora de Formosa	1.37	0.489 / 0.4		CR
Ophiophagus hannah	Cobra real	1.7	1.644 / 0.71	350-500	EL
Pseudechis australis	Serpiente marrón del oeste	1.94	0.3		EL
Pseudechis porphyriacus	Serpiente negra de vientre rojo	2	0.54	30-50	EL
Pseudechis guttatus	Serpiente negra de cuello azul	2.13			EL
Pseudechis colletti	Serpiente australiana del desierto	2.38	0.84		EL
Hemachatus haemachatus	Cobra escupidora	2.65	1.5	80-120	EL
Cryptophis nigrescens	Serpiente de ojos pequeños	2.67			CR
Crotalus basiliscus	Crótalo mejicano del oeste	2.8			CR
Naja nigricollis	Cobra escupidora de cuello negro	3.05	0.44 / 1.15	200-350	EL
Dendroaspis angusticeps	Mamba verde	3.05	0.117 / 1.3	60-95	EL
Crotalus horridus horridus	Crótalo de la madera	3.1	2.27 / 2.107	75-210	CR
Bungarus fasciatus	Krait anillado	3.6	1.55 / 1.289	20-114	EL
Crotalus atrox	Víbora chilladora	3.7	4.2	200-400	CR
Crotalus cerastes	Víbora de cuernitos	4.0	2.6	20-40	CR
Protobothrops flavoviridis	Habu	4.5	5.1 / 3.05		BO
Vipera aspis	Víbora áspid	4.6	4.7 / 1	9.0-10.0	BO
Vipera latifii	Víbora de Latifi	4.61	2.07 / 0.348		BO
Pseudocerastes fieldi	Víbora del cuerno de Palestina	5.0			BO
Lachesis muta	Serpiente señor de los arbustos	6.00	1.6 / 1.5	200-500	LA
Tropidolaemus wagleri	Víbora de fosa de Wagler	6.19	3.58 / 0.783	65-90	BO
Vipera bornmuelleri	Víbora del Líbano	6.25	1.92 / 0.605		BO
Vipera berus	Víbora europea	6.45	0.55	10.0-18	BO
Vipera ammodytes	Víbora del cuerno	6.59	0.415 / 0.8	10.0-35	BO
Crotalus molossus	Serpiente cascabel de cola negra	7.0		120.240	CR
Bothrops jararaca	Jararaca	7	1.1	40-70	BO
Trimeresurus gramineus	Víbora de los bambúes	8.6			BO
Deinagkistrodon acutus	Víbora de los 100 pasos	9.2	0.38		CR
Cerastes cerastes	Víbora cornuda	9.2	0.5	20-70	BO
Rhabdophis tigrinus	Culebra carenada tigre	9.2	0.27/ 7.4		CU
Vipera palestinae	Víbora de Palestina	9.4	1.9 / 0.3		BO
Crotalus enyo	Crotalo de cascabel de rosario	9.92			CR

Aipysurus eydouxii	Serpiente comedora de huevos	11.7		0.6	HI
Bitis gabonica	Víbora de Gabón	12.5	5.2 / 6.72	450-600	BO
Dispholidus typus	Boomslang	12.5	1.8 / 0.72	1.6-8.0	CU
Cryptelytrops albolabris	Crótalo de labios blancos de los bambúes	12.75	0.37	8.0-15	CR
Bothrops jararacussu	Yarará cuzú	13	0.46	200-320	BO
Crotalus polystictus	Serpiente cascabel cabeza de lanza	13.3	3.37		CR
Bothrops neuwiedi	Jararaca pintada	14.2	2.3		BO
Vipera latastei	Víbora hocicuda	14.4			BO
Crotalus adamanteus	Crótalo diamantino	14.6	2.295 / 1.65	200-850	CR
Causus rhombeatus	Víbora nocturna común	15	8.75	300	BO
Bothrops alternatus	Víbora de la cruz / Urutu	15.8	1.96	60-100	BO
Macrovipera lebetina	Víbora del levante	16	0.8	60-150	BO
Crotalus atrox atrox	Serpiente dorso de rombo del oeste	18.5	20 / 2.72	175-600	CR
Gloydius blomhoffi	Mamushi	20			CR
Bothrops atrox	Jararaca del norte / Fer-de-lance	22	3.8 / 2.835	100-200	BO
Vipera seoanei	Víbora de Seoane	23.1			BO
Calloselasma rhodostoma	Mocasín de Malaca	23.4	4.988 / 5.2	40-60	BO
Crotalus lepidus klauberi	Serpiente cascabel de las rocas	23.95	9	129	CR
Sistrurus milarius barbouri	Serpiente pigmea de cascabel	24.3	6.822 / 12.59	12.0-35	CR
Emydocephalus annulatus	Serpiente marina cabeza de tortuga	25			HI
Agkistrodon contortrix	Mocasín cabeza de cobre	25.6	20 /10.9 /10.9	40-75	CR
Agkistrodon piscivorus	Mocasín acuático	25.8	5.1 / 4	80-170	CR
Hypsiglena torquata	Serpiente de la noche	26.0			CU
Echis coloratus	Víbora colorada	30	0.575 /0.263		EL
Malpolon monspessulanus	Culebra bastarda	30	6.5	37	CU
Boiga irregularis	Culebra del manglar	31	80.0/10.53	0.5-0.95	CU
Bothriechis schlegelii	Nauyaca de pestañas	33.2	1.6	10.0-20	CR
Leptodeira annulata	Serpiente ojos de gato	50.0			CU
Philodryas olfersii	Serpiente verde del Brasil	62,43		20	CU
Demansia olivacea	Serpiente látigo cabeza de mármol	71.4			EL
Bungarus flaviceps	Krait de cabeza roja		0.32		EL
Atropoides nummifer	Víbora sorda		2.4	40-60	BO
Bitis caudalis	Víbora sopladora africana		1.2	85	BO
Bitis nasicornis	Víbora rinoceronte		8.6 / 1.1	200	BO
Bothrops asper	Terciopelo		1.244 / 2.84	100-310	BO
Micrurus lemniscatus	Víbora de coral sudamericana		0.44 / 0.5		EL
Crotalus rubber	Serpiente cascabel roja		3.7	120-450	CR
Cerastes vipera	Víbora común de arena		0.64 / 0.25		BO
Homalopsis buccata	Falsa boa asiática de agua		14.3		CU
Hydrodynastes gigas	Ñacaniná		2.0		CU
Crotalus pricei	Crótalo de manchas gemelas		0.95	4.0-8.0	CR
Crotalus mitchelli	Serpiente cascabel moteada		0.3 / 0.18		CR
Crotalus viridis viridis	Serpiente cascabel de las praderas		1.01 / 2	35-250	CR
Atropoides picadoi	Mano de piedra		1.33	50-70	CR
Agkistrodon bilineatus	Mocasín mejicano		0.8	50-95	CR

Micrurus surinamensis	Víbora coral acuática		0.41 / 0.55		EL
Micrurus spixi	Serpiente coral grande		2.2 / 4.25		EL
Bothriechis nigroviridis	Víbora verdinegra de las palmeras		4	10-20	BO
Bothriechis lateralis	Serpiente café de las palmas		4.84	10-20	BO
Cerrophidion godmani	Sheta		7.6	10-20	CR
Rhabdophis subminiatus	Serpiente carenada de cuello rojo		1.29		CU
Thamnophis elegans	Jarretera del oeste		13.9		CU
Micrurus nigrocinctus	Coral centroamericana		0.394 / 0.701	5.0-8.0	EL
Micrurus annellatus	Víbora de coral anillada		1.76 / 0.951		EL
Micrurus dumerlii	Coralilla		0.96 / 1.02		EL
Micrurus mipartitus	Víbora de coral de cola roja		5.53		EL
Spalerosophis diadema	Culebra del desierto		2.8		CU
Boiga dendrophyla	Serpiente del manglar		4.9 / 3.3		CU
Sistrurus catenatus	Massasauga		2.9	15-45	BO
Porthidium nasutum	Nauyaca		4.6	12.0-25	CR
Porthidium ophryomegas	Toboba chinga		6.3	10-20	CR
Thamnopis sirtalis	Jarretera de San Francisco		33.0		CU
Thelotornis kirtlandi	Serpiente de viña		0.25		CU
Thelotornis capensis	Serpiente pájaro		0.5 / 0.25		CU
Laticauda semifasciata	Erabu de Okinawa		0.21	2-14	HI
Laticauda laticauda	Serpiente marina de cola ancha		0.16		HI
Micrurus hemprichii	Víbora de coral Hemprich's		1.41 / 3.4		EL
Natrix tessellata	Culebra ajedrezada		25.0		CU
Phylodryas olfersii	Culebra verde de Brasil		2.8		CU
Vipera ursini	Vibora de Orsini		2.17	1.0-4.0	BO
Vipera xanthina	Víbora turca		0.2	8-18	BO
Enhydris bocourti	Serpiente de agua de oriente		7.3		CU
Enhydris chinensis	Serpiente gris de agua		2.1		CU
Cryptelytrops purpureomaculatus	Serpiente púrpura de los manglares		1.27		BO
Parias sumatranus	Crótalo del bambú de Sumatra		0.6		BO
Popeia popeorium	Serpiente arborícola de papa		1.45		BO
Naja kaouthia	Cobra de anteojos		0.34		EL
Naja sputatrix	Cobra de Malasia		1.13		EL
Protobothrops mucrosquamatus	Víbora semiarborícola		1.5		BO
Cryptelytrops erythrurus	Serpiente del bambú de cola roja		2.1		BO
Gloydius halys	Trigonocéfalo de Halys		28.7 / 44.89		CR
Ovophis okinavensis	Kufah		5.0		BO
Viridovipera stejnegeri	Crótalo de los bambúes		1.78		BO
Bungarus candidus	Krait común de Thailandia		0.14		EL
Protobothrops elegans	Crótalo elegante		5.0		BO
Cryptolytrops macrops	Serpiente de fosa de ojos alargados		10.0		BO
Atractaspis dahomeyensis	Víbora topo guineana		2.24	1.3-7.6	AT

$DL_{50}sc$: dosis letal por vía subcutánea; $DL_{50}im$: dosis letal por vía intramuscular; $DL_{50}iv$: dosis letal por vía intravenosa, $DL_{50}ip$: dosis letal por vía intraperitoneal. V_{TOTAL}: Volumen máximo de veneno contenido en la glándula venenosa.(expresado en ml). Clínica: BO, accidente bothrópico; EL, accidente elapídico; CR, accidente crotálico; LA, accidente lachésico; CU, accidente culébrido; AT, accidente atractáspico, HI, accidente hidrofídico.

OFIDIOS EN ESPAÑA

En España conviven diferentes especies de serpientes, todas ellas enmarcadas dentro de dos familias, los Vipéridos y los Colúbridos. Sólo 5 especies se consideran peligrosas para el hombre; tres vípéridos: la víbora áspid (*Vipera aspis*) que produce los cuadros de envenenamiento más grave en nuestro país, la víbora hocicuda (*Vipera latastei*), la víbora de Seoane (*Vipera seoanei*); y dos culebras: la culebra bastarda (*Malpolon monspessulanus*) y la culebra de cogulla (*Macroprotodon cucullatus*). Si tenemos en cuenta las ciudades de Ceuta y Melilla se debe mencionar a la víbora del Magreb (*Macrovipera mauritanica*) cuyo veneno tiene elevada toxicidad. En las Islas Canarias no hay presencia de ninguna especie de ofidio.

Epidemiología.

En cuanto a las víboras son animales tímidos de hábitos crepusculares que sólo atacan al hombre cuando se encuentran acorraladas o sin salida. Para morder disparan su cabeza y cuello a gran velocidad y la huella del mordisco suelen ser dos incisiones paralelas de 2 mm de longitud y separadas más de 6 mm. Las culebras son aglifas u opistoglifas, es decir, tienen los colmillos venenosos ubicados en la parte posterior del maxilar superior. Cuando muerden, la inoculación del veneno se ve dificultada por la posición de sus dientes, y en ocasiones las víctimas pueden no presentar lesión cutánea alguna. Las huellas del mordisco son puntiformes y distanciadas entre 10-18 mm. El hábitat de las culebras es más amplio que el de las víboras, ya que viven también en ambientes húmedos. Ante la presencia humana suelen huir, pero en ocasiones les hacen frente, e incluso se han dado casos de ataque a niños pequeños.

Los pacientes reaccionan de una forma casi universal a las mordeduras de serpiente. Además de la sensación de miedo, suele aparecer un cuadro transitorio de ansiedad responsable de manifestaciones clínicas difíciles de distinguir, en ocasiones, de las causadas por el propio veneno: agitación, temblores, parestesias en las extremidades por hiperventilación, taquicardia, sequedad bucal, sudoración, diarrea, dolores diversos…, e incluso en ocasiones síndrome vagal con lipotimia y pérdida de control de esfínter urinario.

Se puede valorar la magnitud del envenenamiento según la distancia que exista entre las heridas producidas por los colmillos, ya que nos da una idea del tamaño del animal: una distancia inferior a 8 mm indica que se trata de una serpiente de tamaño pequeño, entre 8-12 mm indica tamaño medio y superior a 12 mm indica tamaño grande. De forma general se considera que si transcurridos 20' desde el momento de la mordedura el paciente no presenta dolor intenso y/o edema en el punto de la mordedura, debe suponerse que la serpiente no inyectó veneno. Este criterio es válido para todas las víboras de Europa, pero no para las serpientes de otros continentes.

Víbora áspid (*Vipera aspis*). Se trata de una verdadera víbora, con tamaño promedio de 60-70 cm. Se trata de una especie que ocupa una amplia variedad de hábitats, desde bosques de coníferas, encinas, melojos, quejigos, y pinares, hasta prados de montaña y pastizales subalpinos. Sin embargo, sus requerimientos térmicos la llevan a utilizar en general hábitats provistos de sustrato pedregoso, con suelos relativamente secos, bien soleados, orientados al sur y con cierta cobertura de vegetación: taludes y setos, muros de separación de campos, canchales y pedrizas, argomales, brezales, bordes de bosque, e incluso, bosques de ribera y pequeños humedales durante el verano.

Cuando coincide con la víbora de Seoane prefiere las zonas más soleadas y menos húmedas; cuando lo hace con la víbora hocicuda selecciona zonas más altas y frescas, aunque las preferencias de hábitat de las dos especies pueden llegar a ser muy parecidas dándose casos de zonas de cohabitabilidad.

Al igual que otras especies de amplia distribución, el período de actividad para *V. aspis* varía con la altitud, la latitud y las condiciones climáticas locales. De forma general la actividad se inicia en febrero-marzo para los machos y tres semanas más tarde para las hembras, prolongándose hasta mediados o finales de octubre. Los ejemplares de alta montaña toleran temperaturas más bajas aunque su periodo de actividad se ve reducido a sólo cinco o seis meses durante el año mientras que los ejemplares que habitan en zonas de menor altitud tienen un periodo de actividad de siete a ocho meses al año. Es una especie de marcada actividad diurna, hábito contrario a lo general de las serpieentes venenosas cuyo hábito es nocturno. En términos generales *Vipera aspis* muestra una mayor actividad que *Vipera latastei*, y es más abundante: el número de ejemplares por kilómetro cuadrado en una población determinada es considerablemente mayor de *Vipera aspis*.

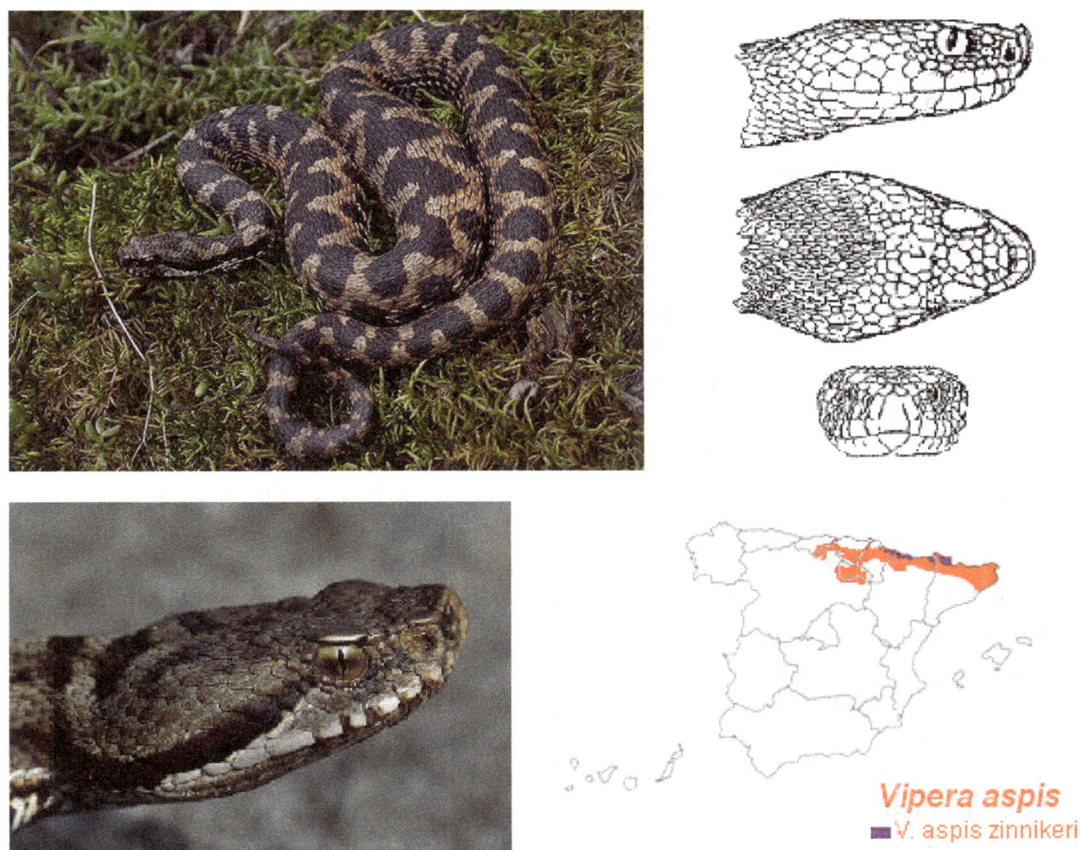

Es un predador diurno que caza al acecho. Los ejemplares adultos se alimentan principalmente de pequeños roedores y en menor medida de saurios y pequeñas aves, mientras que para los ejemplares jóvenes la dieta es casi exclusiva de lacértidos. Normalmente tardan entorno a una semana en digerir completamente una presa, y se alimentan una vez cada tres o cuatro semanas.

El ciclo reproductor de las hembras suele ser bianual. Los acoplamientos se producen entre abril y mayo, varias semanas después de la hibernación. El periodo de gestación suele durar entre tres y cuatro meses, y el parto tiene lugar a finales de agosto o septiembre. Suelen parir un promedio de 6-7 crías perfectamente formadas que realizan su primera muda a los pocos minutos de nacer. Al cabo de pocos días las crías comienzan a cazar y a alimentarse.

Se han identificado 26 líneas diferentes de veneno para *Vipera* con una densidad comprendida entre 12.500 y 268.000 D. El veneno puede ser de color amarillo o blanco, aunque en *V. aspis zinnikeri* (subespecie del Pirineo francés y sur de Francia) predomina la coloración blanca.

El veneno está compuesto por varias proteínas que incluyen enzimas proteolíticas, L-aminoácido oxidasas, fosfolipasas, hialuronidasa, factores hemorrágicos y aceleradores e inhibidores de la coagulación. Aunque no hay proteasas, sus mordeduras producen necrosis, excepto para los especímenes del sur de Francia cuyo veneno no contiene L-aminooxidasa y riboflavina, con lo que no causan necrosis. La toxicidad varía mucho entre las diferentes poblaciones, con DL_{50} desde 4,6 a 20,1 mg; las poblaciones pirenaicas francesas de *V. aspis zinnikeri* presentan una toxicidad media de 9,6 mg y por regla general de más elevada toxicidad que las poblaciones de *Vipera. aspis*.

En España se trataron entre 1965-1980 unos 80 casos de envenenamiento por mordedura de *V. aspis*. Esta víbora es la responsable del 90% de los envenenamientos por mordedura de serpiente en Italia. En la Toscana entre 1960-1970 fueron registrados unos 526 casos de mordedura de esta especie, de los que 7 fueron fatales.

La mordedura de *V. aspis* es dolorosa y destructiva. Los síntomas incluyen dolor seguido de edema y decoloración. Tras pocas horas de la mordedura puede seguir necrosis hemorrágica. Además, la visión puede verse afectada, probablemente debido a la degradación de los vasos sanguíneos de los ojos. El veneno tiene efectos coagulantes y anticoagulantes, pero se desconocen los mecanismos que equilibran estos efectos. La estructura glomerular puede verse afectada, causando muerte por fallo renal. El veneno de *V. aspis* no tiene efectos neurotóxicos, por lo que los fallos en el sistema cardiovascular son debidos a daños en el músculo cardíaco o a la reducción en el intercambio de oxígeno. Sin embargo, se han descrito (1991) dos casos de mordedura de víbora que desarrollaron síntomas neurotóxicos, incluyendo dificultades al respirar y tragar, así como, parálisis de los miembros mordidos.

Sintomatología. La huella de la mordedura suelen ser dos incisiones separadas entre 6 y 10 mm. Hay Dolor inmediato y de intensidad variable en el lugar de la mordedura. A los 15 -30 minutos aparece un hematoma en la zona y al cabo de una hora se instaura edema de la extremidad, que en ocasiones se extiende hasta la parte distal del miembro afectado. La regresión de la inflamación es lenta y puede durar varias semanas. A nivel sistémico el envenenamiento produce manifestaciones digestivas, como vómitos, dolor abdominal, diarrea, sed intensa y tendencia a la hipotensión. Las formas mas graves no son frecuentes, pero se pueden producir en niños de corta edad, tras la mordedura por inoculación intravascular del veneno o por una mordedura a nivel de cabeza o cuello. Estas formas son las que pueden desarrollar un cuadro con sintomatología sistémica y ser causa de muerte. (Ver →Sintomatología y Tratamiento en Viperismo, Ofidios de Europa).

Tratamiento. En el lugar de la mordedura se deberá hacer en la medida de los posible las siguientes actuaciones: a) tumbar y tranquilizar a la persona, manteniendo el miembro afectado por debajo del resto del cuerpo, b) no mover al afectado si no es absolutamente necesario, c) se contraindica la ingesta de bebidas alcohólicas (puede beber bebidas no excitantes y calientes) y la aplicación de frío más halla de 10' o de calor, d) se consideran peligrosas, tanto la incisión y succión de la picadura como la cauterización de la herida, e) no aplicar torniquetes, solo un vendaje de compresión linfática, f) lavar la herida aplicando compresas de agua fría (sin hielo), g) colocación de vendaje de inmovilización linfática (→Vendaje de inmovilización linfática), h) se puede administrar paracetamol para contribuir a disminuir el dolor, i) proceder a la evacuación del accidentado al centro médico más cercano.

Respecto a la aplicación de frío (crioterapia) sobre la zona de la mordedura no es aconsejable, ya que aunque disminuye la difusión del veneno e inactiva la actividad de las enzimas responsables de la respuesta local inflamatoria provoca un aumento de la necrosis local, por lo que es preferible sólo aplicar compresas de agua fría. Está contraindicada en la actualidad la aplicación subcutánea de vasoconstrictores, dado que aumenta la posibilidad de necrosis local y las complicaciones sobre la parte afectada. La incisión de la zona mordida es inútil y peligrosa, ya que aumenta la superficie de difusión del veneno y los riesgos de infección y de necrosis. La succión sobre la herida se considera también ineficaz ya que no extrae el veneno y debido a la flora bacteriana se favorecen sobreinfecciones de la herida; hay que decir que la succión no produce efecto alguno en la persona que la aplica ya que el veneno se degrada por los ácidos presentes en el aparato digestivo. En el centro hospitalario el tratamiento sigue las mismas pautas que para el →viperismo.

Víbora hocicuda (*Vipera latastei*). Víbora de cuerpo grueso y cola corta, llega a alcanzar entre 50-60 cm. Existen diversas estimaciones de la toxicidad del veneno de *Vipera latastei* con una DL_{50} que puede oscilar entre 14,4 y 30,3 mg, siendo mayor la toicidad de los ejemplares hembras. Aunque la toxicidad del veneno de *Vipera latastei* es más reducida comparativamente con las restantes víboras europeas, la cantidad de veneno inoculado durante la mordedura es sustancialmente más elevada, con proporciones del orden de 7 a 20 mg de veneno por 100 g de peso corporal. La mayor cantidad de veneno inoculado podrá explicar la relativa gravedad de la mordedura de *Vipera latastei*. Aún siendo la menos peligrosa de las víboras españolas está dotada de dos colmillos móviles y huecos, situados en la parte superior de la mandíbula y capaces de inocular fácilmente veneno. Existe una subespecie (aún en controversia), la *Vipera latastei gaditana*, con nivel de toxicidad bajo (DL_{50} de 29 mg/Kg peso).

Es una especie típica de regiones de clima mediterráneo, de tipo húmedo, subhúmedo o semiárido. Ocupa zonas rocosas secas, frecuentemente cubiertas por matorrales, bosques, taludes escarpados y muros de piedra con alguna vegetación que separan los campos de cultivo y pastizales. También está presente en zonas abiertas de bosques de robles, coníferas, alcornoques y encinas o bosques mixtos, que contengan sitios propicios para refugio, termorregulación e hibernación. Al igual que la mayoría de vipéridos europeos *Vipera latastei* generalmente habita lugares donde predominan los helechos, ya que este tipo de planta favorece el camuflaje de esta clase de serpientes; esto es debido a que las hojas del helecho se asemejan al zigzag dorsal de la víbora, y las sombras que proyectan sobre el sustrato contribuyen a un camuflaje óptimo. También puede estar presente ocasionalmente en pinares arenosos litorales y en zonas arenosas casi sin vegetación arbustiva, tales como las dunas costeras del Parque Nacional de Doñana. *V. latastei* es la especie que muestra menor diversidad de hábitats ocupados. Esta especialización contrasta con su amplia tolerancia con respecto a las variables de precipitación y altitud en la península Ibérica. De hecho, la distribución actual está limitada por las actividades humanas *V. latastei* muestra preferencia por zonas cálidas, llanas y sin especies competidoras. La transformación del paisaje y la densidad humana muestran relación negativa con la presencia de la víbora hocicuda. Estos factores pueden explicar su ausencia del norte peninsular y su distribución actual fragmentada generalmente en montañas y en algunas áreas poco alteradas situadas a baja altitud: aunque su espectro altitudinal abarca de 0 a 2.500 m sobre el nivel del mar, la altitud media donde habita *Vipera latastei* se sitúa entre 900 y 1.100 m.

El período de actividad de *Vipera latastei* se prolonga desde febrero/marzo hasta octubre/noviembre; sin embargo, en las regiones con inviernos suaves, el ciclo anual de actividad probablemente no se interrumpe. A las pocas semanas de finalizar la hibernación tiene lugar un intenso cortejo; los acoplamientos entre machos y hembras se producen entre abril y mayo, y el tiempo de gestación de las hembras fecundadas es de tres meses, algo más largo para la subespecie *Vipera latastei gaditana*. A finales de agosto o principios de septiembre nacen 3-12 crías en un parto. El ciclo reproductor tiene lugar generalmente cada dos años, aunque en las regiones más frias donde se distribuye la especie dicho ciclo puede ser trienal.

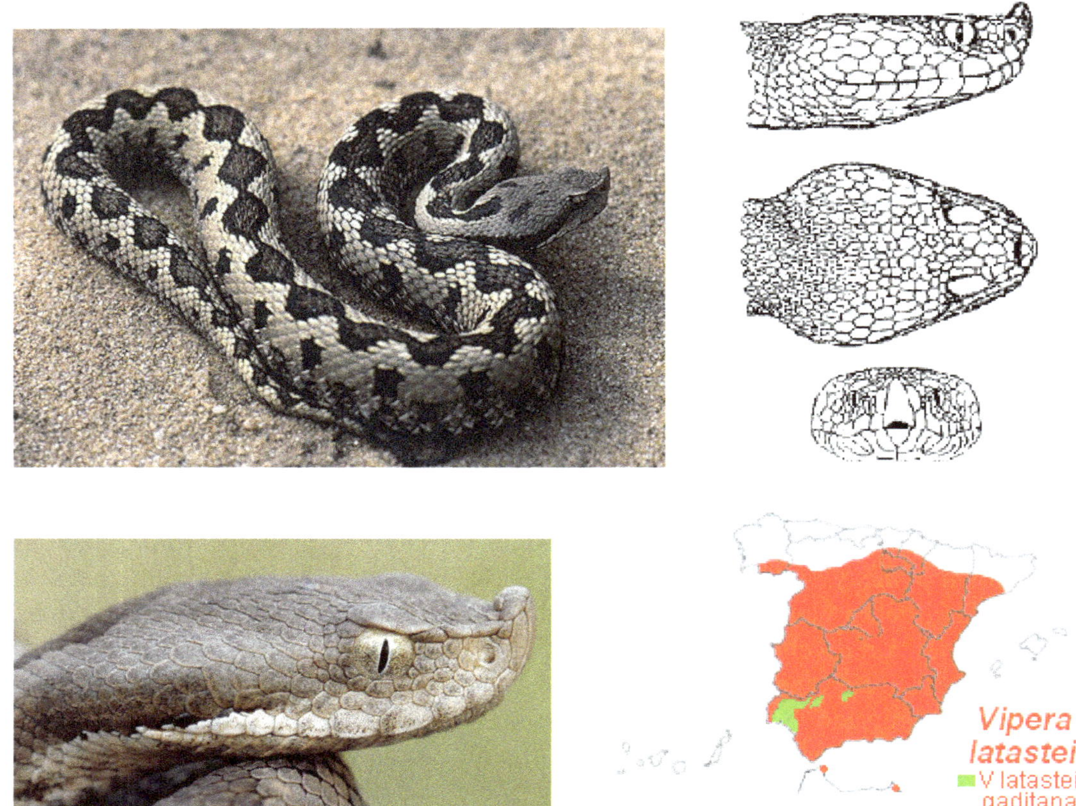

En un estudio sobre la incidencia de mordeduras de víboras en humanos en España (1982), hay referencia de 125 casos de mordedura por *Vipera latastei* entre 1965 e 1980. La mortalidad anual causada por *V. latastei*, *V. aspis* y *V. seoanei* es de 3 a 7 personas. Los venenos inyectados producen en una primera fase efectos proteolíticos (necrosis local) y coagulantes, mientras en una segunda fase se verifican efectos anticoagulantes y hemorrágicos locales. La gravedad de la mordedura depende de la cantidad de veneno inyectado, que puede ser muy variable, del sitio de mordedura y de la susceptibilidad de la víctima (edad, peso, robustez física). También la época del año es a veces importante pues existen variaciones estacionales, generalmente asociadas a la temperatura, en las concentraciones de las toxinas de los venenos. Las víboras jóvenes, aunque inyecten normalmente menores cantidades de veneno, lo tienen más concentrado.

Sintomatología. Las mordeduras son muy raras ya que suelen huir del hombre, atacando solo cuando se ven acorraladas. Básicamente la mordedura se manifiesta por dos incisiones profundas, lineales y separadas por 1 cm. El primer síntoma es el dolor agudo intenso, que suele extenderse a todo el miembro afectado y que va desapareciendo en el transcurso de horas o de minutos. A continuación aparece inflamación local dolorosa a la palpación, que aumenta progresivamente en extensión, produciendo una impotencia funcional del miembro afectado en los días sucesivos. También pueden presentar cianosis, equimosis y flictenas de contenido hemorrágico.

Como síntomas generalizados pueden aparecer náuseas, dolor de cabeza, sed intensa, agotamiento, hipotermia de pies y manos, fiebre y trastornos de la coagulación de la sangre. Las más representativas son el descenso de la presión arterial, el aumento del ritmo cardiaco y, en casos de extrema gravedad, el estado de shock, tras remedar un cuadro sintomatológico similar al accidente bothrópico.

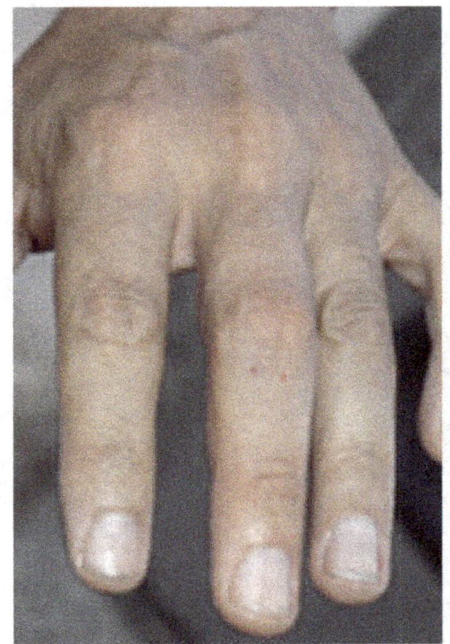

Punturas iniciales

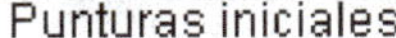

Mordedura de víbora hocicuda

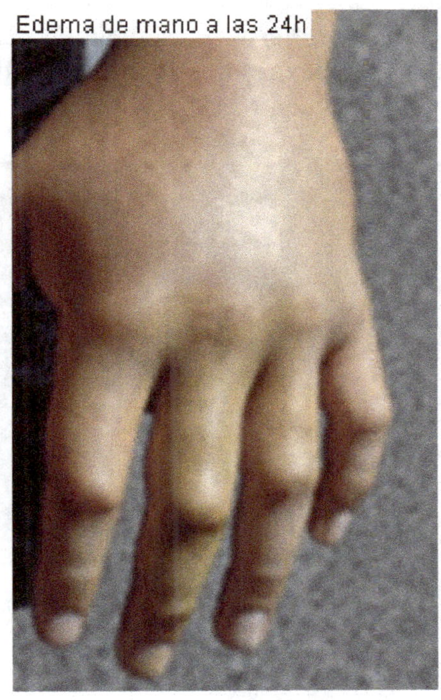

En personas alérgicas pueden presentarse reacciones como prurito (picor), urticaria, moqueo, lagrimeo, estornudos, tos y en algún caso anafilaxia con colapso cardiovascular. Pese a la gravedad del cuadro, la muerte tiene una incidencia menor al 1% y se produce especialmente en personas inmunodeprimidas o sensibilizadas, en niños y en ancianos.

Tratamiento. En el lugar de la mordedura se deberá hacer en la medida de los posible las siguientes actuaciones: a) tumbar y tranquilizar a la persona, manteniendo el miembro afectado algo elevado con respecto al del resto del cuerpo, b) no mover al afectado si no es absolutamente necesario, c) se contraindica la ingesta de bebidas alcohólicas (puede beber bebidas no excitantes y calientes), taquicardizantes (té o café) y la aplicación de frío o de calor, d) se consideran peligrosas, tanto la incisión, la succión y la cauterización de la herida, e) no aplicar torniquetes, solo un vendaje de compresión linfática si el traslado a un centro sanitario es de larga duración (→Vendaje de inmovilización linfática), f) lavar la herida aplicando compresas de agua fría (sin hielo), g) se puede administrar paracetamol para contribuir a disminuir el dolor (no dar derivados de salicilatos), h) proceder a la evacuación del accidentado al centro médico más cercano. En el centro hospitalario el tratamiento sigue las pautas indicadas en →viperismo.

Víbora de Seoane (*Vipera seoanei*). También conocida como víbora cantábrica estuvo considerada como una subespecie de la víbora europea (*Vipera berus*). Es una víbora de talla mediana con longitudes desde los 45 a 75 cm. En cuanto a la coloración, es la más variable de las víboras de la Península Ibérica, y presenta cinco patrones de coloración bien diferenciables. La toxicidad del veneno es muy variable, dependiendo de la región de donde procedan: en las poblaciones del País Vasco y áreas costeras de

Cantabria el nivel de toxicidad es reducido (DL_{50} de 23,1 a 23,6 mg), los ejemplares provenientes de la parte oriental de Asturias y de la parte occidental de Cantabria presentan una toxicidad intermedia, con valores DL_{50} de 13,2 a 16,2 mg, pero en poblaciones de la subespecie *V. seoanei cantabrica* se encuentra la toxicidad más alta y uniforme (DL_{50} de 6,9 a 9,9 mg). El resultado de estos análisis revela que el veneno de la subespecie ***Vipera seoanei cantabrica*** es al menos dos veces más tóxico que el de ***Vipera seoanei seoanei*** y se asemeja en peligrosidad al de ***Vipera aspis***. En el estudio realizado en 1982 hay referencia a un total de 23 envenenamientos por mordedura de *V. seoanei* para España entre 1965 y 1980.

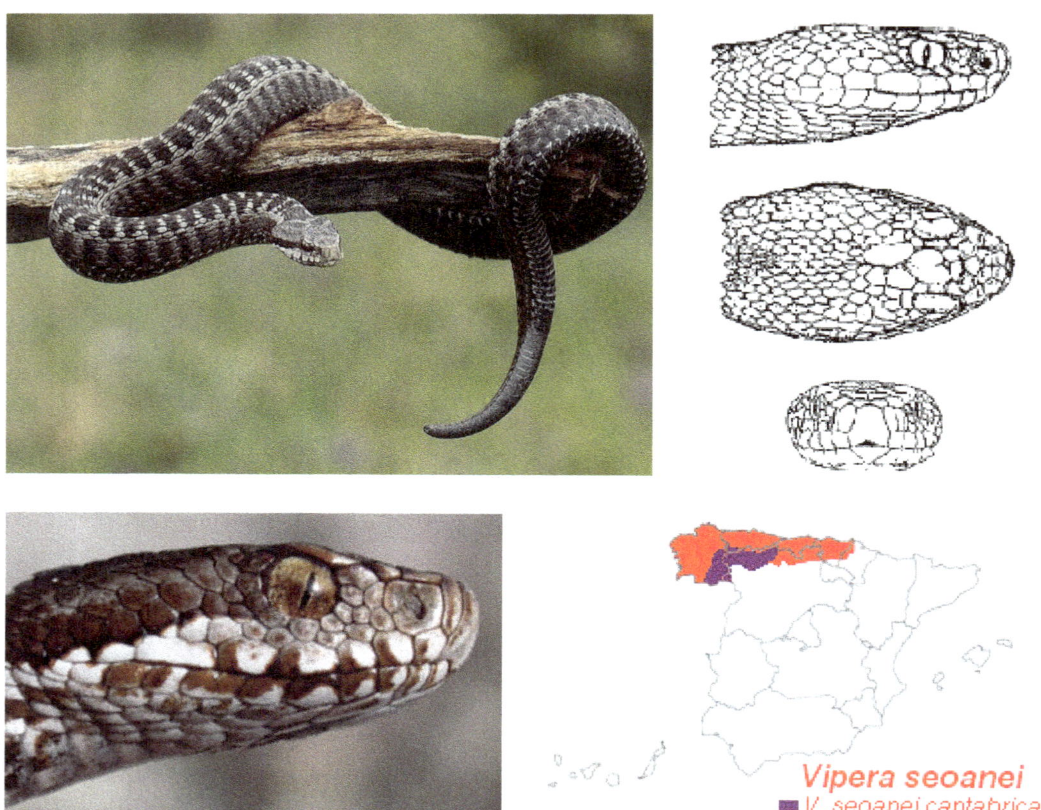

Es endémica de la costa cantábrica. El hábitat característico de *V. seoanei* es homogéneo en toda su área de distribución: ocupa masas forestales abiertas húmedas (encinares), zonas entre prados y florestas, y áreas con abundante vegetación basal que permitan la actividad de termorregulación. En el País Vasco ocupa sustratos de hojas y helechos secos en la primavera, mientras en verano frecuentemente ocupa praderas húmedas. Aparece menos frecuentemente en áreas rocosas que las otras víboras europeas y utiliza las rocas para refugio menos frecuentemente que las otras especies de serpientes.

El periodo de actividad anual se extiende desde marzo hasta octubre, con actividad continua entre abril y septiembre. La actividad invernal es rara, pero los machos adultos pueden estar activos durante los últimos días de invierno, pues terminan la hibernación antes que las hembras. Es una especie diurna, pero en verano la actividad es bimodal con un período de inactividad durante las horas centrales del día, mientras que la actividad nocturna es común durante los días más calientes del verano. Es una especie muy activa que sale al exterior a solearse prácticamente a diario y también se muestra activa en días nublados e incluso con nieblas y lloviznas.

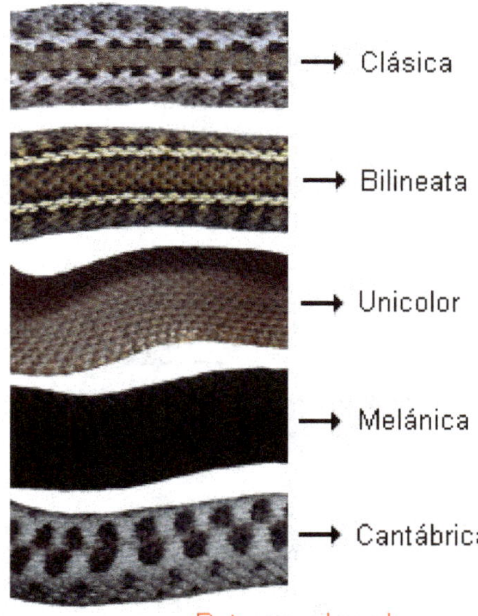

Patrones de color

Generalmente caza al acecho aunque en ocasiones también busca presas de forma activa. Los ejemplares adultos se alimentan principalmente de pequeños roedores (80%), y completan la alimentación con pequeñas aves y lacértidos.

En condiciones climatológicas normales o ligeramente favorables las hembras adultas se reproducen cada año. Solamente cuando las condiciones son más frías de lo habitual a lo largo del año y el periodo de actividad se acorta, las hembras se reproducen una vez cada dos años. Suelen parir de 3 a 10 crías a finales de agosto o septiembre. Las crías realizan su primera muda al nacer, y al cabo de pocos días comienzan a alimentarse. Es sin duda la más prolífica de las víboras de la Península Ibérica, no tanto por el número de crías que pare si no por la frecuencia de los partos y porque el índice de supervivencia de los neonatos es elevado.

El cuadro clínico que produce es superponible al viperismo producido por la víbora europea (*Vipera berus*), aunque nunca se han dado cuadros clínicos de envenenamiento severo. (Ofidios de Europa, Viperismo, →Sintomatología, →Tratamiento).

Culebra bastarda (*Malpolon monspessulanus*). Se encuentra ampliamente distribuida en la península ibérica. Posee una longitud promedio de unos 72 cm (algún ejemplar puede alcanzar los 2 m) y un peso aproximado de 0'6-1,34 Kg; es considerada la culebra más grande de Europa. En nuestro medio se trata del ofidio que se mueve más rápido. Aunque presente pupilas redondas, se distingue su carácter venenoso por la presencia de la escama grande supraorbitaria.

Posee dentición opistoglifa.y glándulas productoras de veneno. Este parece que contiene un elemento neurotóxico además de ser hemolítico y hemorrágico. La cantidad media de veneno que posee cada ejemplar es de 37 mg (0,63µg en peso seco/g masa corporal), cifra relativamente alta en comparación con otras especies de ofidios de la misma familia. La secreción es fluida e incolora: fracción proteica de 5,4 µg (peso seco)/g de masa corporal. Se aíslan hasta siete fracciones proteínicas diferentes. La DL_{50} para ratones de laboratorio es de 30-70 mg o 6,5 µg de fracción proteica (peso seco)/ g de masa corporal de ratón.

En los ambientes mediterráneos de la Península Ibérica es tal vez el colúbrido de más amplia y homogénea distribución. Su hábitat dentro de la región mediterránea tiene amplia variabilidad ecológica, habitando biotopos muy diversos: en zonas con baja presencia humana ocupa biotopos con poca cobertura, siendo frecuente en dunas y saladares del sur peninsular y en zona de matorrales de bajo porte. Especie común en los campos cerealistas cuando existe cerca vegetación de riberas de ríos o bosques de encinas donde resguardarse.

Es muy frecuente en los cultivos de regadío del sur peninsular, de huerta y viñedos, probablemente debido a la alta densidad de micromamíferos presentes. En el mismo sentido, aprovecha la alta concentración de ratas que suele haber alrededor de los basureros y algunas casas rurales, no desdeñando los espacios abiertos dentro de las ciudades. En el suroeste peninsular habita en pinares, zonas de matorral abundante, ruinas, cementerios y basureros. En el oeste ocupa principalmente los encinares, monte bajo, barbechos y eriales. En el noroeste peninsular habita la "Galicia seca" en lugares bien soleados, siendo frecuente en los linderos de los campos de cultivo, con muros derruidos, zarzales y matorrales. En el País Vasco habita campos cultivados y en barbecho y tiende a refugiarse en los pequeños enclaves de vegetación natural, carrascales, que quedan entre los cultivos. En general, en el norte de su distribución ibérica, es más frecuente en las laderas más soleadas y orientadas al mediodía. Es básicamente un colúbrido terrestre que apenas utiliza los árboles, aunque a veces recurre a ellos cuando se ve acosada.

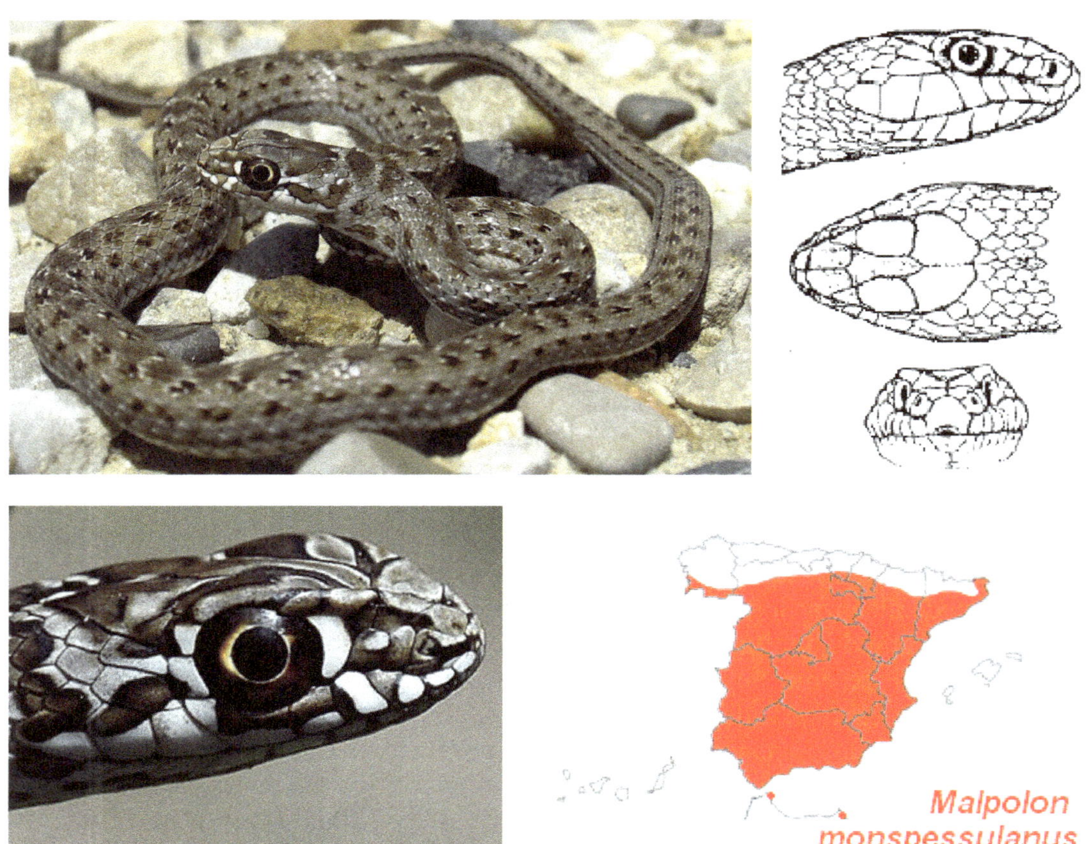

Sintomatología. Las mordeduras de culebra bastarda se pueden considerar como algo excepcional, pues cuando se encuentran ante el hombre, su primera reacción es la de rápida huida (se trata del ofidio más rápido en tierra de los que viven en nuestro entorno), o bien la de emitir un silbido intimidatorio. Sólo en el caso de que el animal se encuentre acorralado y sea hostigado, reaccionará de forma violenta intentando morder. Estas ocasionales mordeduras no suelen tener más efecto que el del dolor provocado por sus lacerantes dientecillos, pues no llega a producirse la inyección de veneno, al estar situados en la zona posterior del maxilar superior los dientes que lo inoculan. Cuando los dientecillos, que actúan como anzuelos, no se retiran de forma inmediata ante la posibilidad de producir desgarros más serios en la piel, se produce liberación de cierta cantidad de veneno, y es entonces cuando la impronta de estos colmillos posteriores se hace más evidente, con una separación entre las dos lesiones puntiformes de

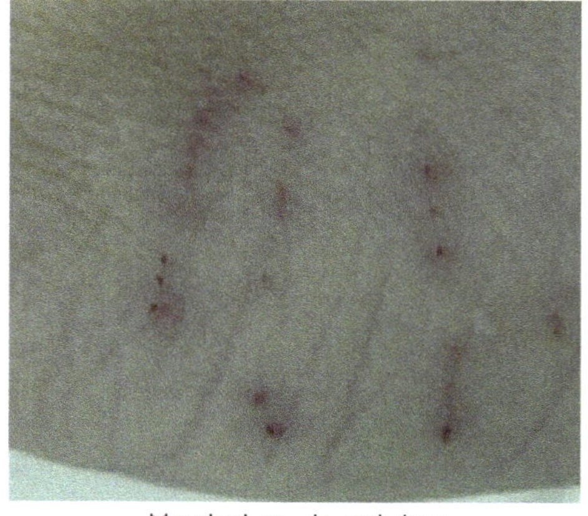
Mordedura de culebra

1-1'8 cm. En la Península Ibérica se han estudiado diez casos con síntomas de envenenamiento sobre un total de 60 mordeduras ocasionadas por esta especie al hombre. En nueve sólo aparecieron síntomas locales, como edema, parestesia alrededor de la zona de mordedura, parálisis del miembro afectado (por el efecto de componentes neurotóxicos), somnolencia y linfagitis.

Mordedura por culebra bastarda

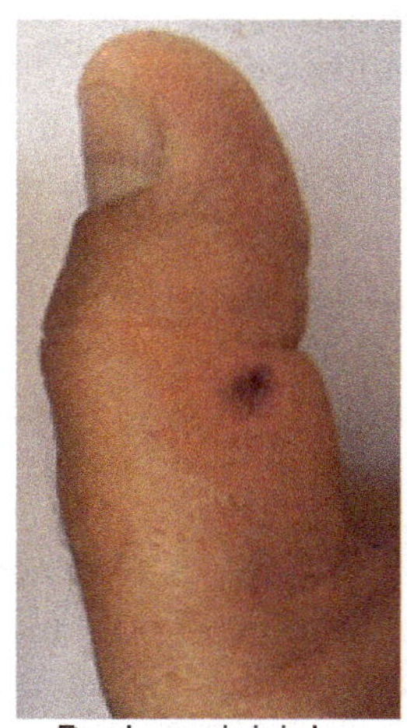

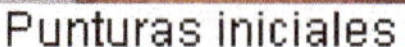

Punturas iniciales

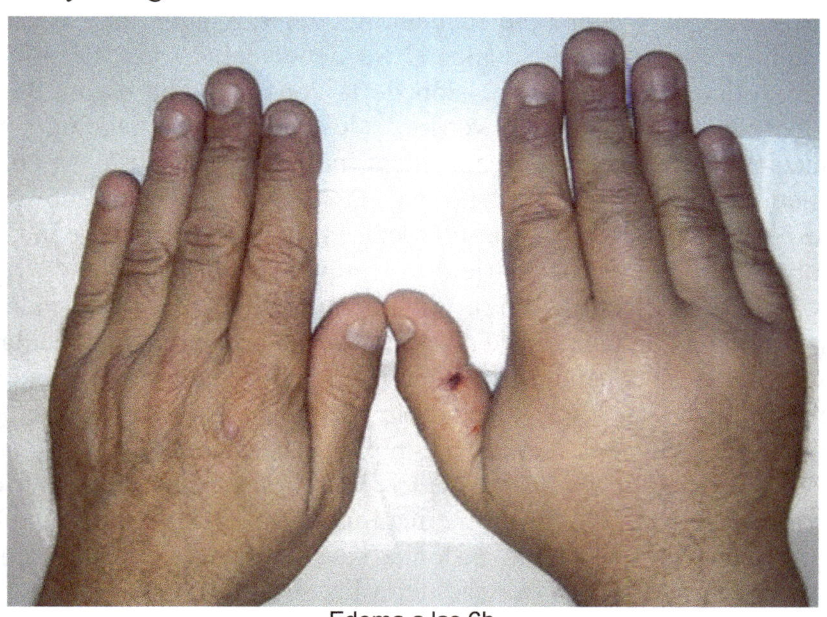

Edema a las 6h

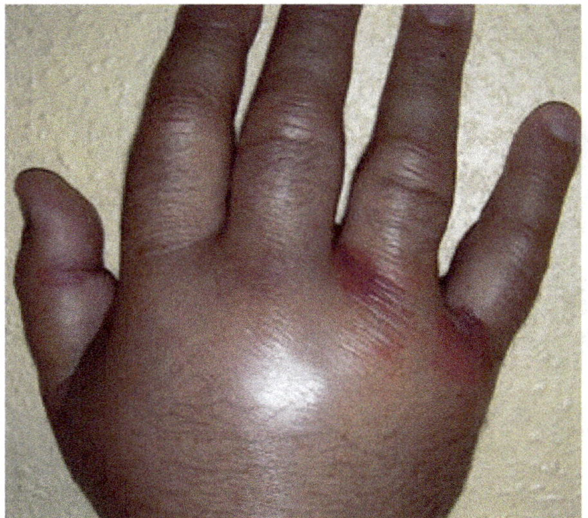

Edema y manchas purpúricas a las 12h

El edema suele alcanzar su máxima extensión en la extremidad a las 18h con incluso aparición de manchas purpúricas debidas a los componentes hemolíticos del veneno. El cuadro local, con tratamiento sintomático, suele durar 48-72h. Como secuela, en ocasiones, queda una pequeña mancha de hiperpigmentación en los puntos de inoculación como efecto último de un mínimo efecto necrótico subcutáneo del veneno.

En un caso más severo aparecieron otros síntomas, como tos, dificultad respiratoria y de deglución, lo cual sugiere la acción de una neurotoxina. Además pueden aparecer otros síntomas locales (sensación de hormigueo, inflamación de ganglios) o generales (fiebre, disfunciones visuales, torpor) en un plazo de 2 horas después de la mordedura. Las mordeduras suelen producirse sobre todo durante el día y en los períodos cálidos.

En niños de corta edad y lactantes pueden darse situaciones clínicas más graves por la inoculación intravscular del veneno. Se producen manifestaciones digestivas, como vómitos, dolor abdominal, diarrea, sed intensa, hipotensión, taquicardia y tendencia al shock. A nivel local se desarrolla una inflamación grave y extensa con la aparición de shock y hemorragias. En ocasiones puede producirse depresión neurológica, arritmias cardiacas, cefaleas y trastornos respiratorios. Este cuadro suele durar 36 horas y puede ser mortal. Como complicación, en ocasiones, puede producirse un edema pulmonar tardío (a los 3-5 días) cuando comienza a reabsorberse el fluido extravascular.

Tratamiento. Sigue las mismas pautas de primeros auxilios que las mordeduras de los vipéridos. In situ se ha de tranquilizar a la víctima, inmovilizar el miembro afectado por compresión sobre la herida con un vendaje de inmovilización linfático, desaconsejándose el empleo de torniquetes. Quitar todo objeto o prenda que pueda comprimir la extremidad afecta. Se debe realizar una desinfección de la herida con antisépticos locales. La incisión de la zona mordida es inútil y peligrosa (aumenta la superficie de difusión del veneno y los riesgos de infección y necrosis); así mismo la succión sobre la herida se considera ineficaz y peligrosa. La aplicación de frío sobre la zona es aconsejable (disminuye la difusión del veneno e inactiva las enzimas responsables de la respuesta local inflamatoria). Está contraindicada la aplicación subcutánea de vasoconstrictores (aumenta la posibilidad de necrosis local y las complicaciones en la zona). Finalmente se realizará el traslado inmediato a un centro sanitario en condiciones de absoluto reposo (el ejercicio muscular del miembro afectado aumenta el riego sanguíneo de dicha zona con la rápida distribución del veneno por todo el organismo. A nivel hospitalario se realizará tto sintomático con antihistamínicos y corticoides, desapareciendo los síntomas en 48 horas.

Culebra de cogulla (*Macroprotodon cucullatus*). Es el colúbrido mediterráneo más escaso en la Península Ibérica Sus ejemplares alcanzan una longitud media de unos 40-60 cm. Posee pupila redonda que se hace vertical (característica de serpiente venenosa) según la intensidad de la luz solar. Es opistoglifa con producción de veneno hemotóxica pero de escasa potencia y efecto en el hombre.

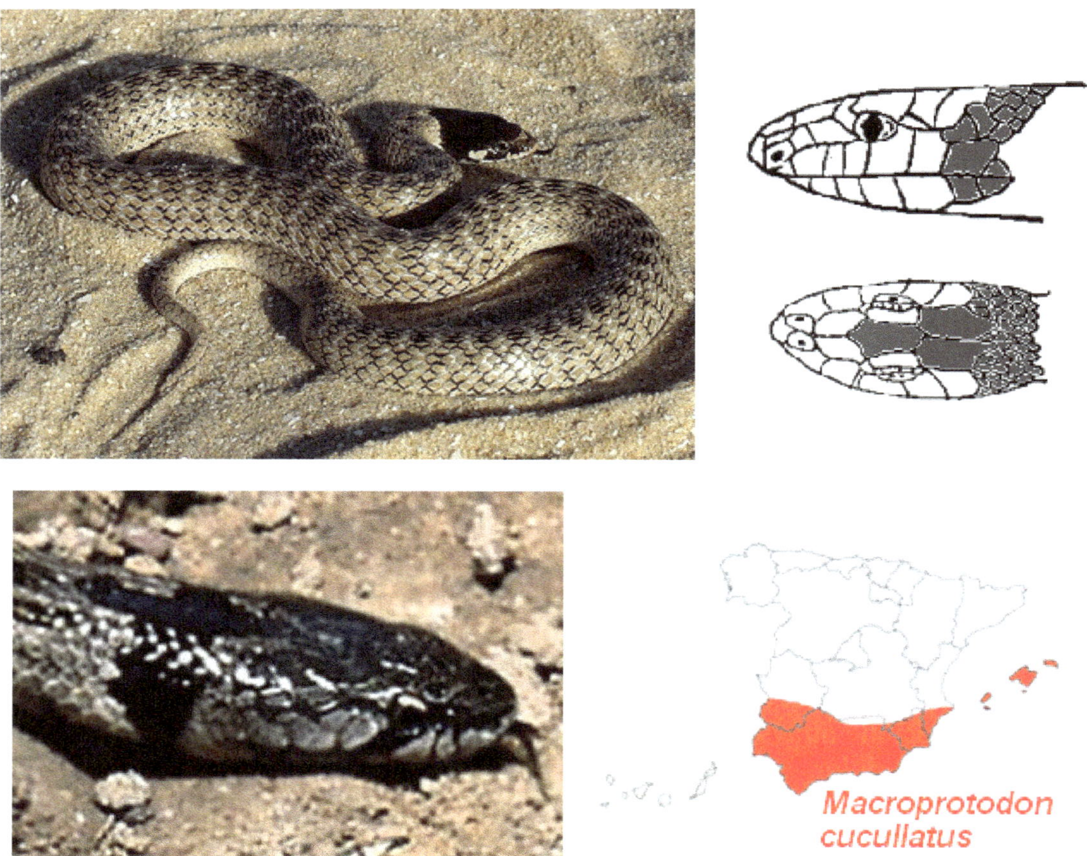

Posee sendas bandas laterales oscuras que, desde las comisuras de la boca, alcanzan la parte posterior del ojo. Otra banda oscura recorre el hocico por encima de las escamas supralabiales desde la parte anterior de los ojos. Puede aparecer otra mancha oscura en V sobre la cabeza. Por fin, el cuello termina en una banda o collar negro apuntado hacia delante en la región vertebral; se trata de la "cogulla" que da nombre a la especie y que puede faltar en algunos individuos y en otros aparece toda la cabeza de color negro. De hábitos básicamente crepusculares y nocturnos, aunque también puede presentar actividad diurna.

Su hábitat requiere la presencia de suelos relativamente blandos o arcillosos, bien estructurados, donde su actividad minadora se vea favorecida, con abundantes refugios, normalmente piedras. Por ello se suele encontrar en pastizales relativamente húmedos, en las proximidades de arroyos o puntos de agua, en claros de bosque o zonas adehesadas, en general en hábitats protegidos del estiaje. Se ha encontrado en claros, bordes y dehesas de todo tipo de bosques mediterráneos, como encinares, pinares, robledales, así como en los matorrales de estas formaciones boscosas.

En el sureste ibérico se pueden observar ejemplares todos los meses del año, aunque lo normal es que las últimas observaciones otoñales se realicen en la primera quincena de noviembre, y las primeras semanas de primavera a comienzos de marzo. Se aprecia un pico en la actividad anual en los meses de marzo a junio, y leve latencia estival; siendo de hábitos claramente nocturnos.

Clínicamente produce un cuadro aún más leve de envenenamiento que el producido por la →culebra bastarda.

Víbora del Magreb (*Macrovipera mauritanica*). Habita en una amplia variedad de hábitats del norte de Africa: desde humedales y llanuras a nivel del mar (en la que se incluyen las ciudades de Ceuta y Melilla) hasta zonas montañosas de hasta 2.000 m de altitud. También puede encontrarse en áreas semidesérticas y áreas rocosas montañosas de elevación moderada. A menudo merodea cerca de recintos con animales de granja.

Principalmente de hábitos nocturnos, más activa y alerta por la noche, por lo general muy lentas y casi indiferente a los estímulos durante el día. De temperamento muy agresiva e imprevisible, cuando ataca lo hace de manera muy rápida y fugaz.

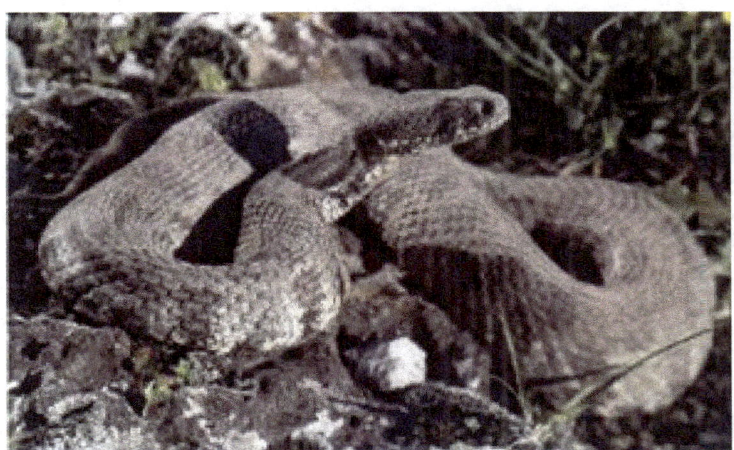

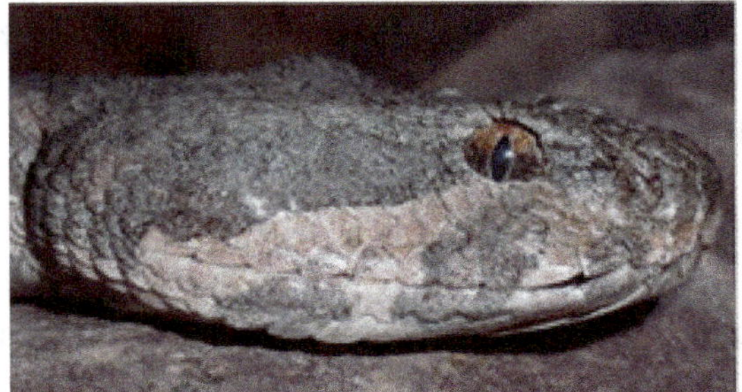

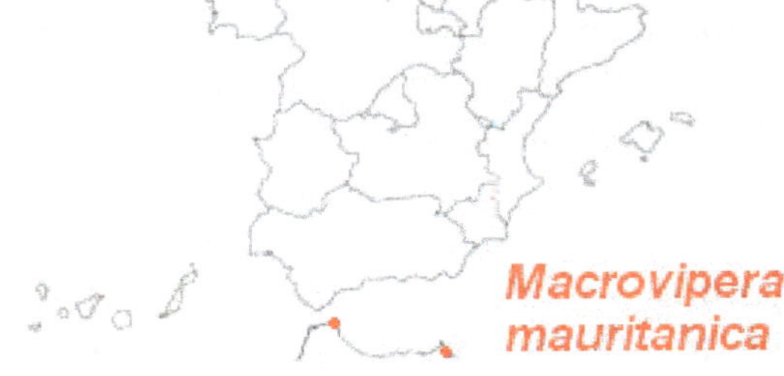

Sintomatología. Las víctimas suelen desarrollar un cuadro de viperismo (Ofidios de Europa, →Viperismo). El inicio de la actividad de las toxinas es bastante inmediato: se dañan el tejido subcutáneo, músculos, el endotelio capilar y las membranas basales, con extravasación posterior de plasma y eritrocitos, lo que lleva a los tejidos a una progresiva inflamación y decoloración de la piel, con un pico máximo de estos síntomas a las 72 h de la mordedura.

El veneno se detecta en sangre 30' después de la mordedura alcanzando la concentración máxima en 2 horas; después las concentraciones plasmáticas disminuyen lentamente durante 1-2 días, aunque en ocasiones el veneno se ha detectado hasta una semana después de la mordedura. El veneno se extiende rápidamente por los tejidos locales, donde se facilita su distribución gracias a la acción de la hialuronidasa. De ahí el veneno se transporta hacia la circulación sistémica a través de los vasos linfáticos; transporte que se ve reforzado por la actividad muscular.

La gran variación en la respuesta tóxica a las mordeduras, desde las simples punturas de los colmillos (de 1 a 4 marcas) hasta un cuadro de envenenamiento sistémico severo, se debe a varios factores. El más importante es la dosis inyectada, del cual se sabe que entre un 30-50% de mordeduras por víboras se consideran secas, es decir, sin inyección de veneno; a este tipo de mordedura corresponden aquellos pacientes que tras la mordedura, durante 6-8 h no muestren síntoma local alguno. Otros factores son la edad y el peso del paciente, a menor edad y peso corresponde mayor gravedad al presentar una relación unidad de volumen corporal/dosis mayor, y esto explica por qué los niños pequeños son especialmente susceptibles. Otros factores importantes para la respuesta son el lugar de la picadura (en la cabeza y el cuello son de mayor riesgo al producirse un edema que compromete las vías aéreas), el estado de salud previo en la víctima y la actividad física realizada después de la mordedura.

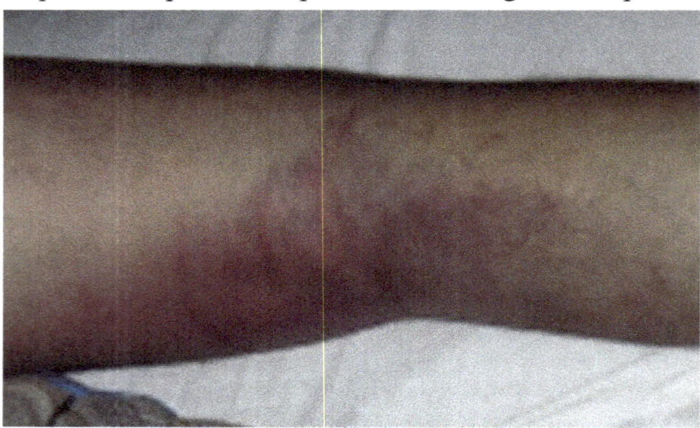
Equimosis tras picadura por víbora del Magreb

La mayoría de las mordeduras provocan sólo síntomas leves: marcas de los colmillos, el dolor y la inflamación. El dolor suele ser leve al principio, pero puede llegar a ser intenso, sobre todo cuando la extremidad edematizada es movilizada o simplemente tocada. El edema puede incluir parte de la extremidad afectada o puede extenderse por todo el miembro y más rara vez hacia el tronco. El edema local o generalizado a veces, así como el angioedema, más focal, puede conducir a la obstrucción fatal de las vías respiratorias superiores, mientras que el edema pulmonar y edema cerebral se deben a un aumento de la permeabilidad capilar. Poco a poco la inflamación adquiere una coloración azulada, hemorrágica, alcanzando su máximo a las 48-72 h. Son frecuentes la presencia de cordones linfangíticos, la linfadenitis locorregional, y menos frecuentemente se desarrollan ampollas y equimosis. Hay dolor de intensidad variable atendiendo a la cantidad inoculada de veneno.

En los pacientes, con envenenamiento moderado o severo, se puede iniciar un cuadro sistémico con aparición de síntomas gastrointestinales como dolor abdominal, vómitos y diarrea. El comienzo suele ser rápido: en cuestión de minutos a pocas horas. Los trastornos cardiovasculares, con hipotensión y shock circulatorio son también bastante típicos y relacionados con la hipovolemia, la vasodilatación, y posiblemente la disminución de la actividad miocárdica. La hipotensión es el signo más crítico indicativo de envenenamiento sistémico.

La depresión del SNC con mareos, fatiga, somnolencia, distrés respiratorio e incluso coma se produce en los envenenamientos graves, sobre todo en los niños. Debido a que estos síntomas suelen coincidir con una profunda hipotensión, la hipoxia podría explicar en parte estos síntomas. Aunque la presencia de convulsiones puede sugieren alguna acción neurotóxica directa. Puede haber una disfunción renal, pero generalmente es leve y se resuelve de forma espontánea.

Las alteraciones hematológicas son comunes e incluyen hemoconcentración precoz y leucocitosis (por encima de 15 a $20x10^9/l$ indica que el envenenamiento es grave). Suele ocurrir un leve descenso en el recuento de plaquetas y, a veces, si se produce una marcada trombocitopenia (plaquetas $<150000/mm^3$) se puede desarrollar y agravar la hemorragia en los tejidos locales. La coagulopatía presente se, asemeja a una coagulopatía de consumo (CID) y aunque se presenta de forma frecuente, rara vez tiene importancia clínica. Serán también signos de gravedad la presencia de una fibrinemia <2 g/l y una tasa de protrombina <60%.

Tabla 42: Gradación clínico-hematológica en viperismo

Grado	Síndrome viperino		Resultados biológicos	Síntomas generales hemodinámicos
	Síntomas locales	Hemorragia		
0	Dolor moderado, huella de la mordedura, no edema	No	Normal	Ninguno
1	Dolor intenso, edema sin sobrepasar articulación próxima (codo o rodilla)	No	Alteraciones mínimas hemostasia: plaquetas 80-150 Giga/l TP 45-70% fibrinógeno 1-2 g/l	Ninguno
2	Edema que sobrepasa la articulación próxima, flictena(s), necrosis mínima	Sangrado moderado en zona de la mordedura, hematuria, gingivorragia	Coagulopatía patente: plaquetas <80 Giga/l TP<45% - TCAx2 fibrinógeno <1 g/l creatinina >120 μmol/l	Vómitos, diarrea, dolor abdominal, dolor torácico, ↓P.art.
3	Edema hasta/por encima del inicio de la extremidad, necrosis extensa	Epistaxis, hemoptisis, sangrado digestivo, (otros sangrados)	Coagulopatía + Hb<9 g/l	Estado de shock, coma, convulsiones

Tratamiento. En un primer momento se debe realizar una inmovilización de la extremidad afecta y colocarla en una posición algo elevada lo que disminuye el riesgo de inflamación, al mismo tiempo que debe tranquilizarse al paciente y evitar que esté activo. En ningún caso se debe manipular la zona de la mordedura (con incisiones, vertido de líquidos o aplicación de extractores de veneno, incluso aplicación de fuentes de calor intensa para degradar el veneno o con la intención de cauterizar la zona de la mordedura). No se aplicará ni crioterapia ni permanganato potásico ya que se incrementa en gran medida el riesgo de necrosis. No se deben aplicar torniquetes o vendajes compresivos. Unicamente se puede aplicar un vendaje de inmovilización linfática aunque su uso en vipéridos aún es controvertido, y en todo caso, cuando se coloque no se debe excederse de los 30' de aplicación. En algunos casos, por tratarse de una mordedura seca, pueden no aparecer síntomas, aún así, si se trata de un adulto se deberá observar su evolución durante 6-8 h, y en caso de que se trate de un niño pequeño o haya síntomas leves de envenenamiento, el periodo de observación hospitalaria aconsejable es de 24 h.

Los analgésicos se dan libremente siempre que sea necesario, pero el ácido acetilsalicílico u otros fármacos antiplaquetarios no son apropiados debido aque incrementan el riesgo de sangrado local. Se utilizará de entrada paracetamol.

La disfunción renal está relacionada con la hipovolemia e hipotensión. La función renal puede ser controlada con una hidratación adecuada y el uso de diuréticos cuando sea necesario. En los casos de hemólisis severa o rabdomiolisis, se deberá conseguir una diuresis alcalina, con el objetivo de mantener el pH de la orina alrededor de 7'5, que protegerá la función renal.

Las causas de hipotensión y shock son multifactoriales. Los líquidos intravenosos, preferiblemente cristaloides y coloides, deberían administrarse según inspirarse según lo indicado por el estado clínico del paciente. En caso necesario se pautan a 10-30 cc/Kg peso en bolo y continuar 35-50 cc/Kg peso para 24 horas más, con el fin de garantizar diuresis entre 0'5-1 cc/Kg peso/hora en adultos y > de 1 cc/Kg peso/hora en niños. Los vasopresores, como la dobutamina y norepinefrina, pueden ser necesarios en función del estado hemodinámico del paciente. Un ecocardiograma y la colocación de un catéter venoso central pueden ser útiles en la valoración y tratamiento de la insuficiencia circulatoria. Sin embargo, antes de la monitorización invasiva se debe conocer el estado de coagulación del paciente. En el caso de adultos inmovilizados con un miembro edematizado, éstos pueden beneficiarse con la administración de heparina profiláctica a dosis bajas (las dosis altas no están indicadas ya que pueden empeorar la hemorragia en los tejidos dañados). Aunque se debe tener en cuenta que, en primera instancia durante la fase aguda hemorrágica está totalmente contraindicado el uso de heparina.

La anemia se desarrolla habitualmente en pacientes con presencia de una inflamación hemorrágica extensa, y la transfusión de sangre puede ser necesaria si la Hb es <9 y el Hto inferior a 26%. Por otra parte los trastornos de la coagulación se revierten tras la aplicación del antídoto específico.

Como antídoto específico existe Antiviperin Sera® específico frente a *Macrovipera lebetina*, *Macrovipera mauritanica* y *Cerastes cerastes*. El antídoto es capza de neutralizar, con cada ampolla, 40 DL_{50} de *Cerastes cerastes* y 20 DL_{50} de las especies del género *Macrovipera*. Se administrará una ampolla inicial a pasar por vía ev en 20' y despuésse puede administar nuevas dosis cada 4h hasta que el cuadro severo revierte.

OFIDIOS EN EUROPA

Las serpientes venenosas de Europa corresponden a la familia de los Vipéridos en su mayoría, concretamente al género *Vipera*. Entre ellas destaca la víbora europea (*Vipera berus*) ampliamente distribuida, prolongando su hábitat hasta las costas del Pacífico, y la víbora de cuerno (*Vipera ammodytes*). Sólo dos especies de culebras tienen cierto interés clínico (la culebra bastarda y la culebra de cogulla), las cuales se localizan en la Peninsula Ibérica (→Ofidios en España).

Las mordeduras por víboras ocurren generalmente al aire libre cuando la gente invade sus hábitats naturales, o bien, en colecciones privadas por un manejo descuidado de las serpientes. Aunque en la mayoría de casos la mordedura tiene lugar en las extremidades también se han registrado casos en el tronco (en agricultores que recogen fruta de los árboles donde, a veces, se esconden) y, en menor medida, en cuello o cabeza (en personas tumbadas en el suelo). Aunque no existen estudios bien ramdomizados, hay sospecha de que los casos de envenenamiento severo y las sobreinfecciones se producen más frecuentemente en el sur de Europa.

Tabla geográfica 1: Ofidios venenosos de Europa y su distribución

Serpiente	Identificación	Area geográfica
Víbora turca *Montivipera xanthina*	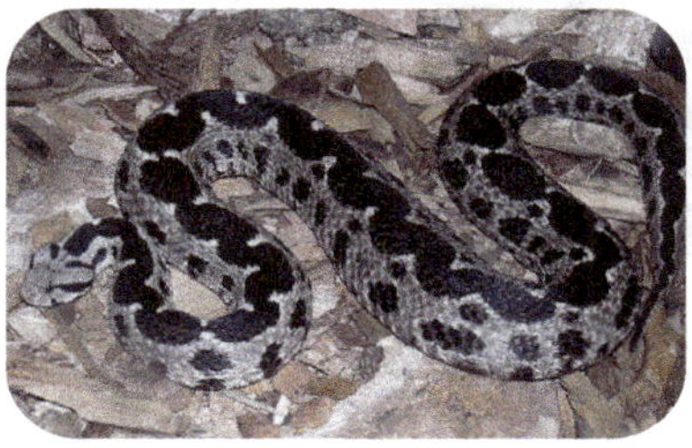	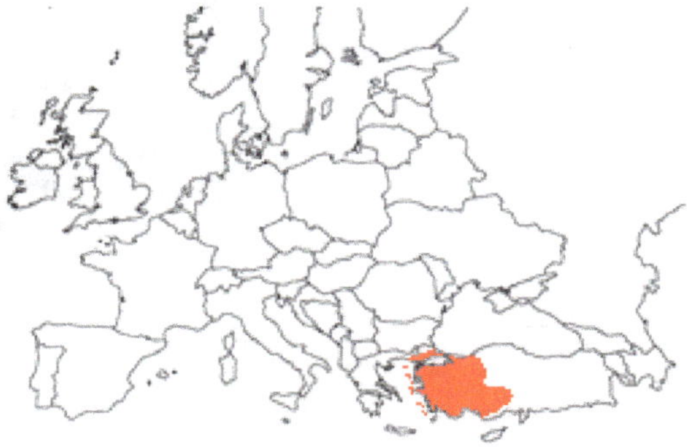
Víbora de cuerno *Vipera ammodytes*	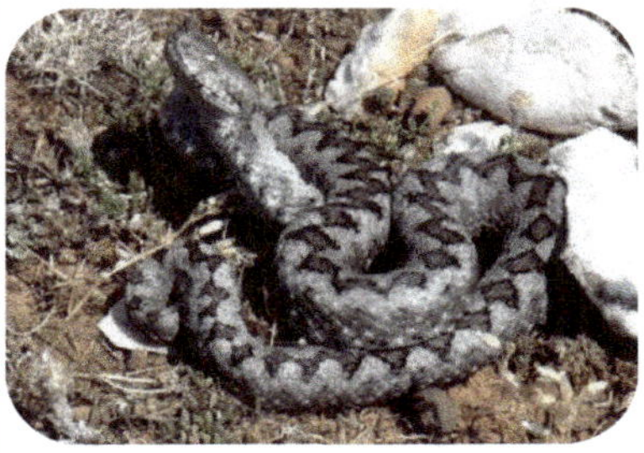	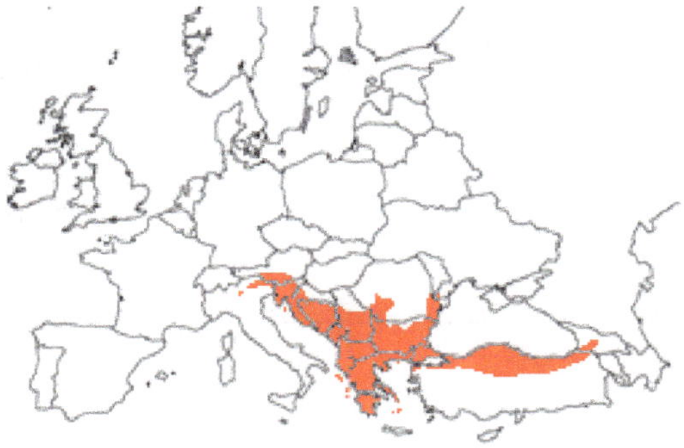
Víbora europea *Vipera berus*	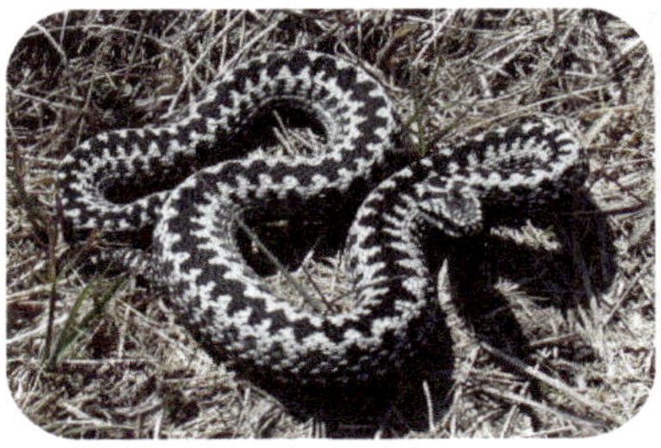	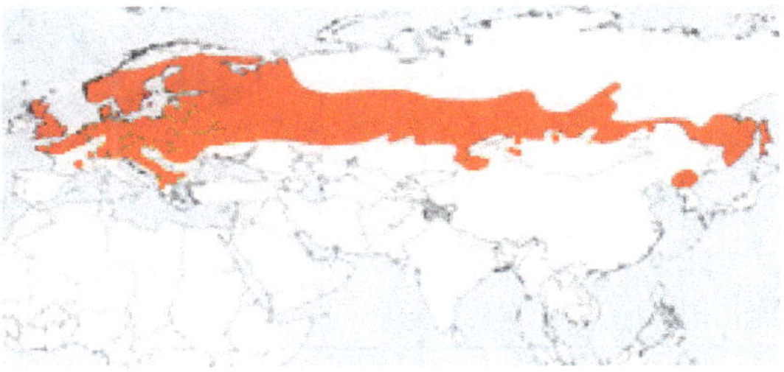

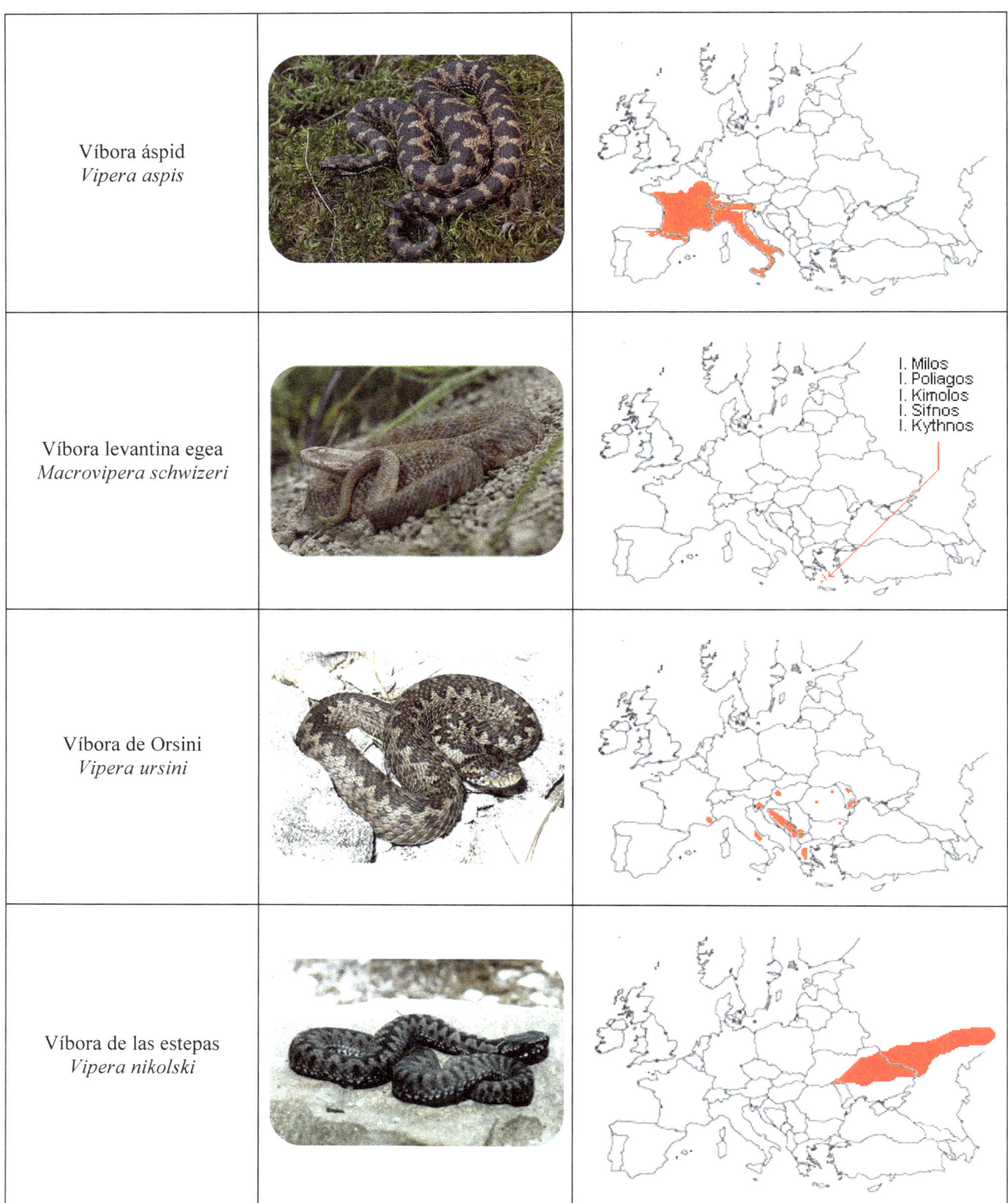

Víbora áspid *Vipera aspis*		
Víbora levantina egea *Macrovipera schwizeri*		I. Milos I. Poliagos I. Kimolos I. Sifnos I. Kythnos
Víbora de Orsini *Vipera ursini*		
Víbora de las estepas *Vipera nikolski*		

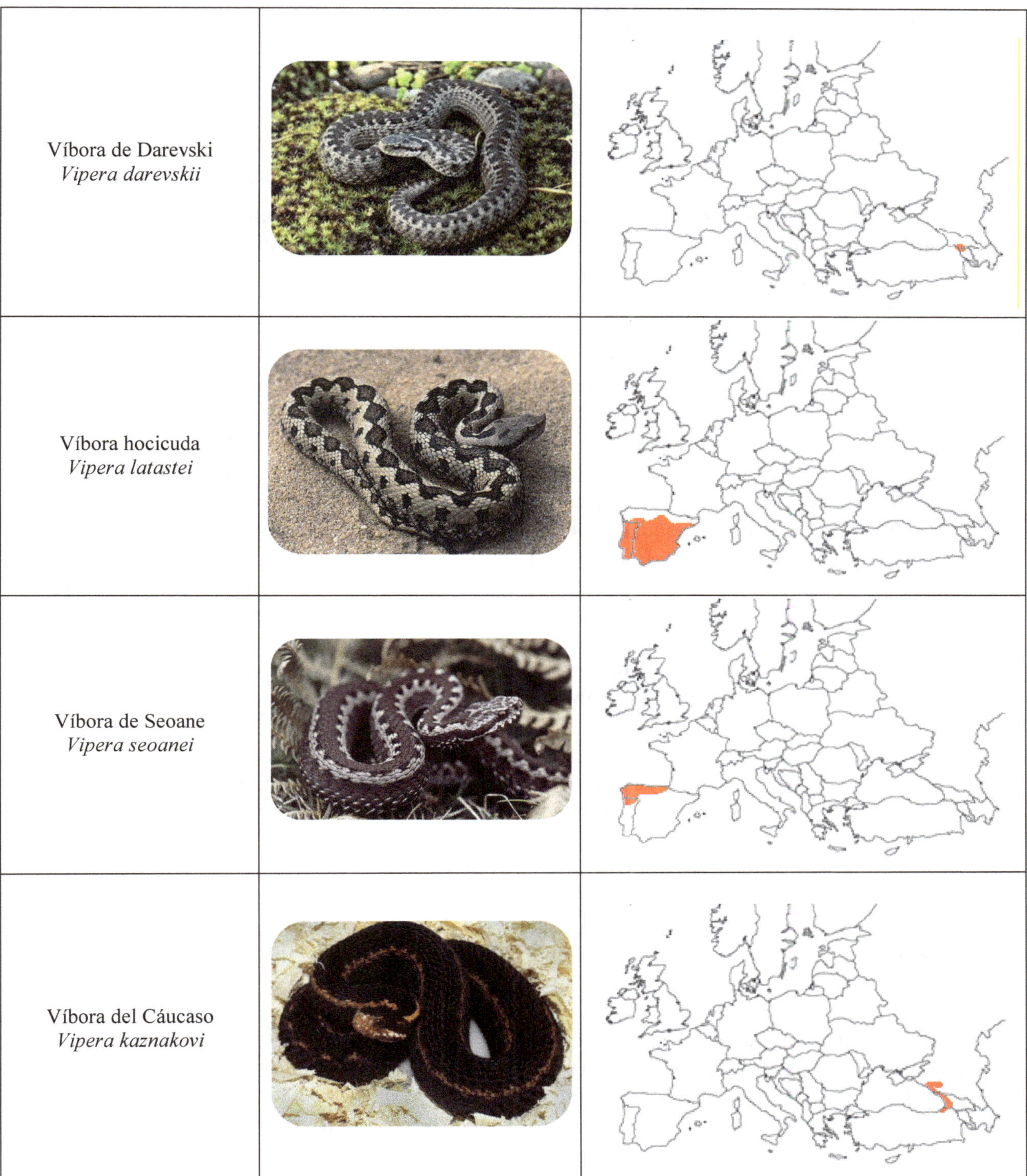

Víbora de Darevski *Vipera darevskii*		
Víbora hocicuda *Vipera latastei*		
Víbora de Seoane *Vipera seoanei*		
Víbora del Cáucaso *Vipera kaznakovi*		

Víbora caucasiana de las praderas *Vipera lotievi*	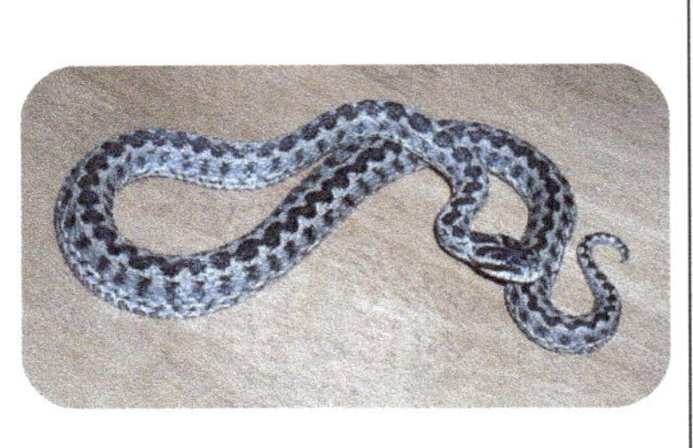	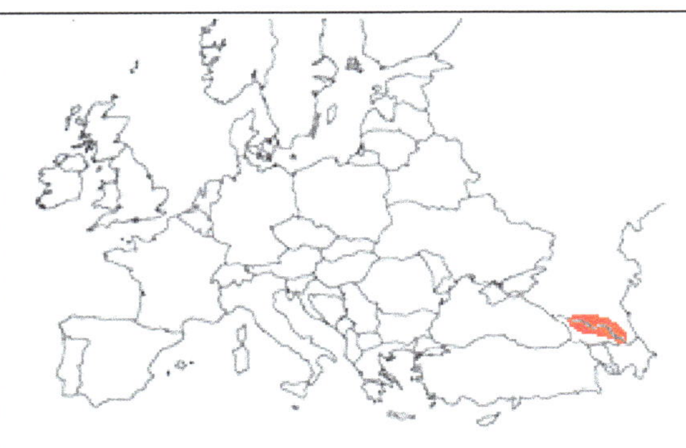

Viperismo. A pesar de que las víboras europeas difieren en apariencia y tamaño, están estrechamente relacionadas en cuanto a la composición del veneno y, generalmente, producen cuadros de envenenamiento muy similares (viperismo). La incidencia de las mordeduras tiene lugar entre febrero y octubre, con un pico de máxima incidencia entre junio y agosto.

Los componentes del veneno clínicamente producen una amplia gama de efectos locales y sistémicos se inicia a través de la actividad de las enzimas el veneno. Como efectos agudos hay hipotensión, trastornos gastrointestinales, angioedema y broncoespasmo debidos a una liberación de enzimas mediada por potentes sustancias endógenas, como la histamina, la bradiquinina, las prostaglandinas y la serotonina. La hemólisis local y sistémica y la coagulopatía puede ser inducida por efectos enzimáticos del veneno. Este probablemente también contiene componentes con propiedades tóxicas más específicas (neurotoxinas), lo que explicaría los trastornos de los nervios craneales y periféricos observados después de las picaduras de *Vipera ammodytes*, *Vipera aspis* y *Vipera latastei*. Del mismo modo la aparición temprana de hematuria y proteinuria en el envenenamiento por *Vipera berus* indica una nefrotoxicidad específica. Finalmente no se puede descartar la presencia de un ingrediente cardiotóxico, teniendo en cuenta los numerosos informes sobre los cambios en el ECG observados tras mordeduras por víboras europeas.

Los principales componentes del veneno son proteínas con propiedades enzimáticas y tóxicas, tales como hialuronidasa, enzimas proteolíticas, hidrolasas, fosfolipasa A_2, fosfodiesterasas, aminoácidos, polipéptidos, metaloproteínas… Entre las toxinas bien caracterizadas se encuentra la ammodytoxina A, una fosfolipasa A_2 del subgrupo IIA con efecto neurotóxico que actúa a nivel presináptico, y la vaspina, otra fosoflipasa A_2 de conformación heterodímera. Dentro de las metaloproteínas se ha caracterizado la ammoditasa, enzima compuesta de una cadena simple glicoporteica de 70 kDa que muestra actividad fibrinogenolítica y fibrinolítica. En la víbora de cuerno (*Vipera ammodytes*) se ha aislado la misma toxina que se halla a altas concentraciones en la víbora de Russell, la vipoxina, lo que demuestra que se trata de la víbora más tóxica de Europa y certifica la alta toxicidad de sus mordeduras. La vipoxina también pertenece a la familia de las fosfolipasas A_2 y actúa específicamente sobre las uniones neuromusculares de los músculos respiratorios.

Sintomatología. El inicio de la actividad de las toxinas es bastante inmediato. Se dañan el tejido subcutáneo, músculos, el endotelio capilar y las membranas basales, con extravastion posterior de plasma y eritrocitos, lo que lleva a los tejidos a una progresiva inflamación y decoloración de la piel, con un pico máximo de estos síntomas a las 72 h de la mordedura.

El veneno habitualmente alcanza la zona intracutánea o subcutánea, mientras que las mordeduras de las especies con colmillos más grandes, en ocasiones, pueden dar lugar a una instilación a nivel intramuscular y, en casos muy excepcionales, a nivel intravenoso. El veneno se detecta en sangre 30' después de la mordedura alcanzando la concentración máxima en 2 horas; después las concentraciones plasmáticas disminuyen lentamente durante 1-2 días, aunque en ocasiones el veneno se ha detectado hasta una semana después de la mordedura. El veneno se extiende rápidamente por los tejidos locales, donde se facilita su distribución gracias a la acción de la hialuronidasa. De ahí el veneno se transporta hacia la circulación sistémica a través de los vasos linfáticos; transporte que se ve reforzado por la actividad muscular.

La gran variación en la respuesta tóxica a las mordeduras, desde las simples punturas de los colmillos (de 1 a 4 marcas) hasta un cuadro de envenenamiento sistémico severo, se debe a varios factores. El más importante es la dosis inyectada, del cual se sabe que entre un 30-50% de mordeduras por víboras se consideran secas, es decir, sin inyección de veneno. Otros factores son la edad y el peso del paciente, a menor edad y peso corresponde mayor gravedad al presentar una relación unidad de volumen corporal/dosis mayor, y esto explica por qué los niños pequeños son especialmente susceptibles. Otros factores importantes para la respuesta son el lugar de la picadura (en la cabeza y el cuello son de mayor riesgo al producirse un edema que compromete las vías aéreas), el estado de salud previo en la víctima y la actividad física realizada después de la mordedura.

La mayoría de las mordeduras provocan sólo síntomas leves. En un primer momento las reacciones psicológicas de miedo y ansiedad pueden prevalecer en una primera fase junto a síntomas vegetativos transitorios. Los síntomas locales incluyen las marcas de los colmillos, el dolor y la inflamación. El dolor suele ser leve al principio, pero puede llegar a ser intenso, sobre todo cuando la extremidad edematizada es movilizada o simplemente tocada. El edema puede incluir parte de la extremidad afectada o puede extenderse por todo el miembro y una parte significativa del tronco. El edema local o generalizado a veces, así como el angioedema, más focal, pueden conducir a la obstrucción fatal de las vías respiratorias superiores, mientras que el edema pulmonar y edema cerebral se deben a un aumento de la permeabilidad capilar. Poco a poco la inflamación adquiere una coloración azulada, hemorrágica, alcanzando su máximo a las 48-72 h. Son frecuentes la presencia de cordones linfangíticos, la linfadenitis locorregional, y menos frecuentemente se desarrollan ampollas y equimosis. De forma anecdótica se han registrado casos de tromboflebitis de la vena safena en los niños. La presencia de necrosis local y gangrena de partes acras, complicadas además con sobreinfecciones, en general son poco frecuentes, pero se han registrado más casos en las zonas más meridionales del continente en relación a mordeduras por *Vipera aspis*, *Vipera latastei* y *Vipera ammodytes* y más raramente, en relación a *Vipera berus*. Más excepcional es el desarrollo local de un síndrome compartimental de la extremidad.

En tan sólo un 20-30% de los pacientes se produce envenenamiento moderado o severo. Los síntomas gastrointestinales, como dolor abdominal, vómitos y diarrea, son los signos más comunes del envenenamiento sistémico. El comienzo suele ser rápido, en cuestión de minutos a pocas horas. Otras complicaciones gastrointestinales poco usuales son hematemesis, melenas, perforación gástrica y, pancreatitis aguda con el posterior desarrollo de íleo paralítico y ascitis.

Los trastornos cardiovasculares, con hipotensión y shock circulatorio son también bastante típicos y relacionados con la hipovolemia, la vasodilatación, y posiblemente la disminución de la actividad miocárdica. La hipotensión es el signo más crítico indicativo de envenenamiento sistémico. Por el contrario, en mordeduras por *Vipera latastei*, se suele presentar hipertensión. Los cambios más comunes registrados por ECG son: aplanamiento e inversión de la onda T asociada a envenenamiento sistémico severo, fibrilación auricular transitoria, bradicardia, bloqueo atrioventricular de grado II y, elevaciones inespecíficas del segmento ST.

Tras mordeduras de víboras europeas también pueden aparecer síntomas neurológicos. La depresión del SNC con mareos, fatiga, somnolencia, distrés respiratorio e incluso coma se produce en los envenenamientos graves, sobre todo en los niños. Debido a que estos síntomas suelen coincidir con una profunda hipotensión, la hipoxia podría explicar en parte estos síntomas. Aunque la presencia de convulsiones y de una micción y defecación involuntaria sugieren alguna acción neurotóxica directa. En la víbora de cuerno (*Vipera ammodytes*), donde se ha confirmado la presencia de la neurotoxina (ammodytoxina), su mordedura produce un efecto neurotóxico directo con el compromiso de nervios craneales que producen oftalmoplejia, ptosis (el signo neurotóxico más frecuente), dificultad del habla y dificultades para tragar, así como neuropatías periféricas con presencia de parálisis y paresia de la extremidad afectada. También hay presencia de síntomas neurológicos, de menor entidad, en cuadros producidos por mordeduras de *Vipera aspis* y *Vipera latastei*.

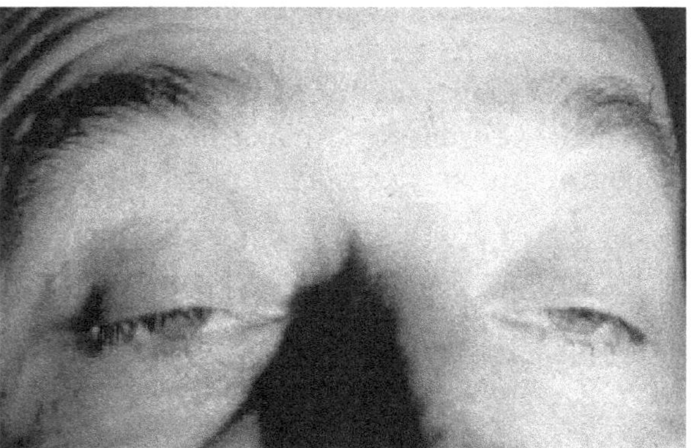

Ptosis por ammodytoxinas

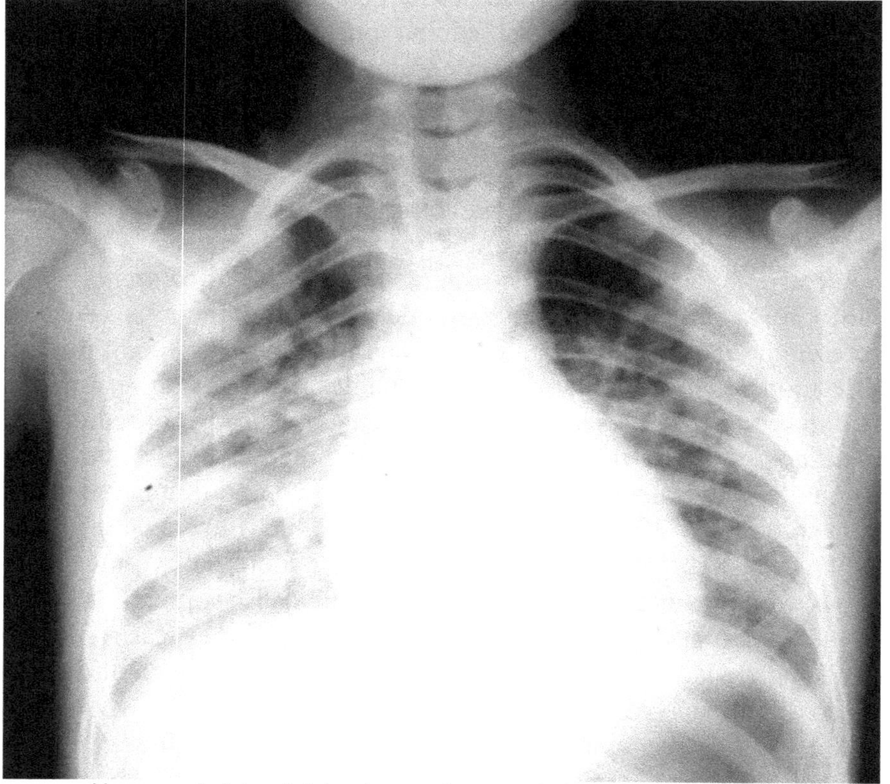

Hemorragia intersticial pulmonar tras mordedura por *Vipera berus*

Tras mordeduras de víboras europeas también pueden aparecer síntomas neurológicos. La depresión del SNC con mareos, fatiga, somnolencia e incluso coma se produce en los envenenamientos graves, sobre todo en los niños. Debido a que estos síntomas suelen coincidir con una profunda hipotensión, ésta podría explicar en parte estos síntomas. El coma y las convulsiones no sólo se han atribuido a la hipotensión, sino también como consecuencia del edema cerebral, hiponatremia, hipoalbuminemia, o la hipoxemia secundaria a insuficiencia respiratoria. La presencia de una micción y defecación involuntaria sugieren alguna acción neurotóxica directa. En la víbora de cuerno (*Vipera ammodytes*), donde se ha confirmado la presencia de la neurotoxina (ammodytoxina), su mordedura produce un efecto neurotóxico directo con el compromiso de nervios craneales que producen oftalmoplejia, ptosis, dificultad del habla y dificultades para tragar, así como neuropatías periféricas con presencia de parálisis y paresia de la extremidad afectada. También hay presencia de síntomas neurológicos, de menor entidad, en cuadros producidos por mordeduras de *Vipera latastei* y *Vipera aspis* donde suelen afectarse los músculos inervados por los pares III, IV y VI.

Los efectos respiratorios, que se producen temprano, incluyen inflamación de la membrana mucosa de la orofaringe y laringe junto a broncoespasmo. Estos síntomas constituyen una amenaza inmediata para las vías respiratorias y son más frecuentes en mordeduras por *Vipera aspis* y *Vipera ammodytes*. Una complicación potencialmente mortal que se observa en algunos casos, a los 3-5 días después del envenenamiento, es el inicio súbito de un edema pulmonar. Esta complicación se produce en los niños que presentan un edema generalizado. Fisiopatológicamente la reabsorción del líquido extravascular puede causar un estado transitorio, pero crítico, de sobrecarga intravascular, que los capilares pulmonares vulnerables no pueden soportar; o bien, en caso de fuga capilar generalizada también se desarrolla un derrame pleural.

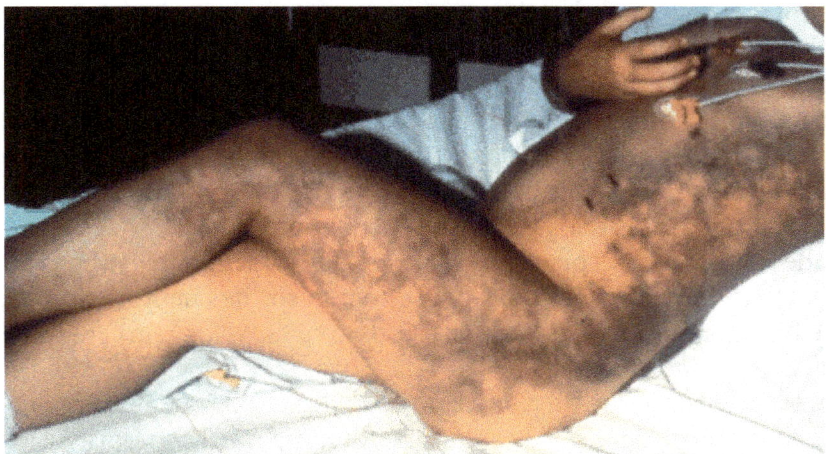

Coagulopatia generalizada producida por *Vipera berus*

Puede haber una disfunción renal, pero generalmente es leve y se resuelve de forma espontánea. Una proteinuria y hematuria transitoria se observan comúnmente en envenenamientos importantes producidas por *Vipera berus*. La insuficiencia renal aguda ha sido descrita especialmente en los niños. En ocasiones el shock circulatorio, rabdomiolisis y hemólisis sistémica pueden causar daño tubular renal con oliguria y anuria posteriores.

Las alteraciones hematológicas son comunes e incluyen hemoconcentración precoz y leucocitosis (por encima de 15 a $20x10^9/l$ indica que el envenenamiento es grave). Suele ocurrir un leve descenso en el recuento de plaquetas y, a veces, si se produce una marcada trombocitopenia (plaquetas $<150000/mm^3$) se puede desarrollar y agravar la hemorragia en los tejidos locales. La coagulopatía presente se, asemeja a una coagulopatía de consumo (CID) y aunque se presenta de forma frecuente, rara vez tiene importancia clínica. Serán signos de gravedad la presencia de una fibrinemia <2 g/l y una tasa de protrombina <60%. La trombosis venosa profunda a menudo es sólo una sospecha. La clínica característica de una diátesis hemorrágica es inusual, pero puede presentarse sangrado de las encías, nariz e incluso los pulmones, tracto gastrointestinal genitourinario, en las cavidades serosas y retroperitonealmente. El riesgo de sangrado aumenta en gran medida si se hace tratamiento con heparina. El desarrollo de un hemotórax fatal, hematemesis masiva y melena y hematuria profusa se dan excepcionalmente; en algún caso se ha producido hemorragia pulmonar masiva y hematuria tras mordedura por *Vipera berus* y sangrado de las punturas en casos de *Vipera ammodytes* y *Vipera latastei*. Otros posibles síntomas son la sudoración profusa, acidosis metabólica y fiebre.

Los estudios de laboratorio son útiles para la evaluación inicial de la gravedad y para el seguimiento de la evolución clínica, además de servir como complemento a la orientación del tratamiento. Inicialmente, en todos los pacientes se determinarán la hemoglobina, el hematocrito, fórmula y recuento leucocitario, plaquetas y se realizará un análisis de orina. En los pacientes con síntomas sistémicos, o edema progresivo, además de los anteriores se deben conocer los niveles de electrolitos séricos, incluyendo el bicarbonato (o CO_2), las pruebas de hemólisis aguda (hemoglobina libre), las pruebas de coagulación (tiempo de protrombina y concentración de fibrinógeno), la creatinquinasa y la creatinina sérica. Las concentraciones de CPK, transaminasas, urea y creatinina suelen elevarse, mientras que el bicarbonato, sodio y albúmina suelen disminuir. La trombocitopenia y coagulopatía leve se reflejan en el tiempo de protrombina prolongado; y a veces se detecta una elevación del tiempo de tromboplastina parcial activado, una hipofibrinogenemia, y elevación de los productos de degradación de la fibrina (PDF) o del dímero D. La prueba de la sangre incoagulable (prueba de los 20') es negativa. Si el envenenamiento se ha certificado que ha sido producido por *Vipera berus*, se deberán determinar los niveles de transaminasas, ya que suele producirse una ligera transaminitis a los pocos días de la mordedura.

El veneno se puede detectar en el plasma de los pacientes mediante estudios de inmunoensayo (ELISA). Esta prueba suele utilizarse en caso de neurotoxicidad, detectándose, mediante inmunoglobulinas antiammodytoxinas, los niveles de neurotoxinas circulantes.

Las víctimas pueden desarrollar una reacción anafilactoide dentro de los primeros 5' iniciales tras la mordedura, o puede retrasarse durante muchas horas. Estos síntomas incluyen: náuseas, vómitos, cólicos abdominales, diarrea, incontinencia urinaria y/o fecal, sudor, fiebre, vasoconstricción, taquicardia, mareo, pérdida de conciencia, urticaria, shock. Pueden presentar angioedema de la cara, labios, encías, lengua, garganta, y de la epiglotis, así como broncoespasmo. Estos síntomas pueden ser persistentes o fluctuar a lo largo de las primeras 48 h en ausencia de tratamiento.

Como complicaciones del cuadro de viperismo puede producirse un verdadero infarto de miocardio o paro cardiaco, dilatación gástrica aguda, íleo paralítico y pancreatitis aguda. Las secuelas que pueden presentar los pacientes serán resultado, principalmente, de los daños tisulares locales: persistente o inflamación recurrente, rigidez articular, linfedema, alteraciones sensoriales y parestesias en las extremidades y dolor que pueden persistir muchos meses (en algunos casos años) tras la mordedura.

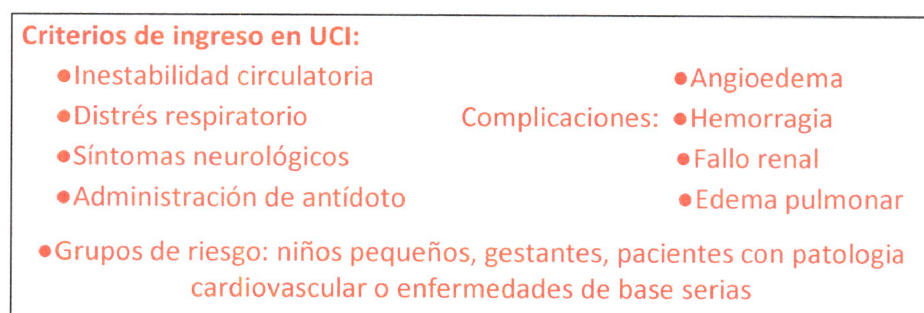

Tratamiento. En un primer momento, in situ, se debe realizar una inmovilización de la extremidad afecta y colocarla en una posición algo elevada lo que disminuye el riesgo de inflamación, al mismo tiempo que debe tranquilizarse al paciente y evitar que esté activo. En ningún caso se debe manipular la zona de la mordedura (con incisiones, vertido de líquidos o aplicación de extractores de veneno). No se aplicará ni crioterapia ni permanganato potásico ya que se incrementa en gran medida el riesgo de necrosis. No se deben aplicar torniquetes o vendajes compresivos. Unicamente se puede aplicar un vendaje de inmovilización linfática aunque su uso en vipéridos aún es controvertido, y en todo caso, cuando se coloque no se debe excederse de los 30' de aplicación. En algunos casos, por tratarse de una mordedura seca, pueden no aparecer síntomas, aún así, si se trata de un adulto se deberá observar su evolución durante 6-8 h, y en caso de que se trate de un niño pequeño o haya síntomas leves de envenenamiento, el periodo de observación hospitalaria aconsejable es de 24 h.

Los analgésicos se dan libremente siempre que sea necesario, pero el ácido acetilsalicílico u otros fármacos antiplaquetarios no son apropiados debido aque incrementan el riesgo de sangrado local. Se utilizará de entrada paracetamol.

El broncoespasmo y la inflamación de la membrana mucosa responden bien a la epinefrina. Por lo general, una dosis en bolus es suficiente: se administra por vía subcutánea o intramuscular de 0'3-0'5 mg en adultos (en niños 0'01 mg/Kg peso) y puede repetirse cada 10-15' minutos hasta que se obtiene una respuesta satisfactoria. En casos severos, la dosis de epinefrina puede administrarse por vía intravenosa, diluida a una concentración de 0'1 mg/ml. Los corticosteroides y antihistamínicos pueden tener un valor adicional y el edema pronunciado en las regiones de la orofaringe y laringe, en ocasiones, puede requerir de intubación o traqueotomía. En casos de desarrollo de edema pulmonar, que suele acontecer en niños pequeños con edema generalizado, se aplica ventilación mecánica controlada con presión espiratoria positiva.

La disfunción renal está relacionada con la hipovolemia e hipotensión. La función renal puede ser controlada con una hidratación adecuada y el uso de diuréticos cuando sea necesario. En los casos de hemólisis severa o rabdomiolisis, se deberá conseguir una diuresis alcalina, con el objetivo de mantener el pH de la orina alrededor de 7'5, que protegerá la función renal.

Las causas de hipotensión y shock son multifactoriales. Los líquidos intravenosos, preferiblemente cristaloides y coloides, deberían administrarse según inspirarse según lo indicado por el estado clínico del paciente. En caso necesario se pautan a 10-30 cc/Kg peso en bolo y continuar 35-50 cc/Kg peso para 24 horas más, con el fin de garantizar diuresis entre 0'5-1 cc/Kg peso/hora en adultos y > de 1 cc/Kg peso/hora en niños Los vasopresores, como la dobutamina y norepinefrina, pueden ser necesarios en función del estado hemodinámico del paciente. Un ecocardiograma y la colocación de un catéter venoso central pueden ser útiles en la valoración y tratamiento de la insuficiencia circulatoria. Sin embargo, antes de la monitorización invasiva se debe conocer el estado de coagulación del paciente. En el caso de adultos inmovilizados con un miembro edematizado, éstos pueden beneficiarse con la administración de heparina profiláctica a dosis bajas (las dosis altas no están indicadas ya que pueden empeorar la hemorragia en los tejidos dañados).

La anemia se desarrolla habitualmente en pacientes con presencia de una inflamación hemorrágica extensa, y la transfusión de sangre puede ser necesaria si la Hb es <9 y el Hto inferior a 26%. Por otra parte los trastornos de la coagulación se revierten tras la aplicación del antídoto específico.

El tratamiento específico consiste en la administración de suero específico antivipérido, que consigue una rápida remisión de los síntomas agudos sistémicos. La neutralización de los antígenos del veneno es la única manera eficaz de prevenir o reducir la aparición del edema extenso y de complicaciones. Las últimas generaciones de estos antídotos, denominados faboterápicos, se han desarrollado a partir de fragmentos F(ab')^2, una fracción de inmunoglobulina purificada y digerida enzimáticamente sin apenas contenido proteico y que provocado una disminución drástica de la aparición de efectos secundarios por su aplicación. Existen tres antídotos faboterápicos frente a las víboras europeas. Dos de ellos son fabricados en suero equino y otro en suero ovino: este último comparable a los de última generación equina, con muy pocos efectos secundarios debido a su pureza y a la menor dosis necesaria a la hora de ser administrado.

Indicaciones para uso del antídoto:

- Inestabilidad circulatoria con pobre respuesta al tratamiento
- Inflamación de membranas mucosas y riesgo de obstrucción de vías respiratorias
- Progreso del edema con riesgo de afectación troncular
- Nivel de conciencia fluctuante
- Paresia de nervios craneales y/o periféricos

En casos dudosos si:
- CPK ↑
- Leucocitosis >15-20x10^9/l
- Acidosis metabólica
- Hemólisis
- Alteraciones de la coagulación
- Cambios en ECG

- En grupos de riesgo (niños pequeños, gestantes, pacientes con patología cardiovascular)

En cuanto a la realización de tests previos de sensibilidad frente al antídoto, tanto de forma subcutánea como intradérmica con pequeñas dosis del propio antídoto a administrar, se ha visto que no tienen valor predictivo sobre el desarrollo de efectos de hipersensibilidad debido a la actividad anticomplementaria del propio antídoto. Sólo en aquellos pacientes que tengan una historia de atopia o sean alérgicos a los animales pueden administrarse, de forma previa al antídoto, antihistamínicos o corticosteroides para minimizar y aliviar las reacciones del antídoto, si éstas tienen lugar.

Con la administración de este tipo de antídotos antiofídicos existe una escasa posibilidad de desarrollar un shock anafiláctico (<5%), aún así, en toda administración de los mismos debe tenerse en cuenta esta posibilidad. Así se deberá tener preparada una jeringa de adrenalina 1:1000 y el equipo de reanimación cardiopulmonar. Son más frecuentes las reacciones anafilactoides, sobre todo si se trata de pacientes atópicos o personas que ya hayan recibido previamente otros sueros de origen equino. Así mismo suelen presentar reacciones más frecuentes aquellos individuos que han sido vacunados frente al tétanos con vacunas preparadas en suero equino (práctica que se realizaba en algunos países antes de 1974).

Los primeros síntomas anafilactoides pueden ser tratados con un bloqueador H1 (epinefrina) por vía oral o parenteral dependiendo de la gravedad Si se produce finalmente la reacción anafiláctica se suspende la administración del antídoto y se procede a suministrar oxígeno e inyectar la adrenalina preparada al 1:1000 por vía intramuscular a las siguientes dosis: en adultos con peso <50 Kg se administran 0'25 ml, en adultos con peso comprendido entre 50-100 Kg se administran 0'5 ml y, en adultos con peso >100 Kg se dan 0'75 ml. En niños menores de 12 años se usa adrenalina 1:10000 inyectándose 0'25 ml por cada año de la edad. Si a estas dosis no hay respuesta o es muy débil, se realizará una nueva administración de adrenalina, esta vez al 1:10000, por vía intravenosa de forma lenta. Este paso puede repetirse cada 5' si el paciente lo precisa. En casos de shock anafiláctico severo pueden administrarse, por vía intravenosa, antihistamínicos y corticosteroides que reducirán el porcentaje de presentación de complicaciones tardías (→Enfermedad del suero), sin embargo serán causa de un inicio retardado del efecto beneficioso de la adrenalina. Tras la resolución del shock anafiláctico se reconsiderará la administración del antídoto antiofídico según la gravedad del cuadro anafiláctico que se haya producido.

Antídotos. Todos los antídotos se administran a idéntica dosis tanto en adultos como en niños. Con su administración de la dosis inicial se puede observar hay mejoría de los síntomas neurológicos al cabo de 2-3 h, y con una segunda dosis administrada (a las 4h de la dosis inicial) se consigue una reducción del edema tanto local como del generalizado. En la práctica clínica los más utilizados, según la disponibilidad y el área geográfica son:

A)Suero antivipérido faboterápico equino (Viperfav®). Obtenido de fragmentos purificados faboterápicos de Ig en suero equino. Cada vial contiene una potencia de neutralización de 500 veces la DL_{50} de *Vipera aspis*, 250 veces la DL_{50} de *Vipera berus* y 500 veces la DL_{50} de *Vipera ammodytes*. No es necesario realizar test previos de sensibilidad. Como dosis inicial se administran por vía intravenosa 2 viales de 2 ml (un total de 4 ml) disueltos en 100 ml de suero salino fisiológico (NaCl a 0'9%) para administrar en niños, y en disolución de 250 ml del mismo tipo de suero para adultos. La solución resultante se administra ev de forma lenta en 1 h, a razón de 15 gotas/minuto. La dosis puede repetirse 2 veces más, dependiendo del curso clínico, a intervalos de 5 h. La vida media de eliminación del antídoto faboterápico (fragmentos Ig) oscila entre 40-105 h.

B)Suero antivipérido faboterápico equino (European Viper Venom Antiserum®). Obrtenido de fragmentos purificados de IG en suero equino. Es efectivo frente al envenenamiento por *Vipera berus*, *Vipera ammodytes*, *Vipera aspis*, *Vipera ursini*, *Vipera xanthina* y *Macrovipera lebetina*. Cada vial contiene la siguientes capacidades neutralizantes: 1000 DL_{50} del veneno de *Vipera ammodytes*, 1000 DL_{50} de *Vipera aspis*, 500 DL_{50} de *Vipera berus*, 500 DL_{50} de *Macrovipera lebetina*, 500 DL_{50} de *Vipera xanthina* y 500 DL_{50} de *Vipera ursini*. La dosis inicial a administrar de este antídoto es un vial de 10 ml diluido en 200 ml de suero salino fisiológico que debe pasarse ev en 60'. Se pueden añadir nuevas dosis dependiendo de la respuesta del paciente.

Con este antídoto sí que se debe tener la precaución de realizar un test cutáneo previo de sensibilidad si el paciente ha recibido en una ocasión previa sueros que contuvieran proteínas de caballo, aunque no mostraran hipersensibilidad alguna. Se administrarán 0'2 ml del antídoto sc, y si a los 30' no hay reacción se administrará el resto del antídoto de forma completa por vía intramuscular. En pacientes con historia previa de sensibilidad a proteínas de caballo se deberá hacer una desensibilización: primero se administran 0'2 ml por vía sc diluidos a 1:10, a los 30' se administran 0'2 ml más sin diluir, y si no aparece reacción a los 30' siguientes se inyectará im el resto de la dosis del antídoto. Este suero no debe administrarse en mujeres gestantes.

El antídoto se puede administrar intramuscularmente de forma inmediata tras la mordedura, en cuyo caso se utilizarán músculos de gran masa como el glúteo. La dosis im es de 10 ml (1 vial) tanto en niños como adultos. Cuando exista un lapso de tiempo desde la mordedura a la atención médica >4h, en caso de inoculación del veneno en un gran vaso sanguíneo, por mordeduras en la cabeza o en zonas muy vascularizadas (pulpejo de los dedos) se administrarán por vía ev rápida de 20-40 ml de antídoto. Si existen signos de envenenamiento se pasarán 40 ml ev de forma lenta.

C)Suero antivipérido faboterápico ovino (ViperaTAb®). Obtenido de fragmentos purificados de Ig en suero ovino. Eficaz frente a mordeduras por *Vipera berus*, aunque se están haciendo ensayos clínicos para valorar su efecto en envenenamientos por

Vipera aspis y *Vipera ammodytes*. Su administración puede ser útil hasta 18h después de la mordedura. Cada vial contiene 100 mg en polvo de antídoto, capaces de neutralizar 250 veces la DL_{50} del veneno de *Vipera berus*. No se precisa hacer test cutáneos previos de sensibilidad. La pauta inicial es una dosis única de 200 mg de, es decir, 2 viales reconstituidos con 10 ml de agua estéril para inyectables (5 ml para cada vial de antídoto) y estos administrados ev en 100 ml de suero fisiológico salino a pasar en 30'. Pueden administrarse dosis sucesivas si el cuadro clínico no revierte.

Con el tratamiento adecuado los niños suelen recuperarse en un periodo que oscila entre 1-3 meses, mientras que los adultos lo hacen en más de 3 semanas (en algún caso excepcional se ha registrado la recuperación completa al cabo de 9 meses).

Tabla de antídotos para especies de Europa

	Vipera berus	Vipera aspis	Vipera ursinii	Vipera ammodytes	Vipera latastei	Vipera kaznakovi	Vipera xanthina	Vipera palestinae	Vipera seoanei	Vipera latifi	Macrovipera lebetina	Cerastes cerastes	Cerastes vipera	Macrovipera mauritanica	Echis carinatus	Vipera monticola	
PASTEUR IPSER EUROPE	♥	♥		♥													Aventis Pasteur S.A.; Lyon, FRANCIA
IPSER V	♥	♥															
SERUM ANTIVENIMEUX PURIFIC MERIEUX	♥	♥															
VIPERFAV	♥	♥		♥													
ANTIREPT PASTEUR							♥	♥			♥	♥	♥		♥		
EUROPE	♥	♥	♥	♥	♥	♥	♥	♥			♥						Behringwerke AG; Marburg ALEMANIA
POLYVALENT ANTIVENOM AGAINST EUROPE, NORTH AFRICA, NEAR EAST VIPERS	♥	♥	♥	♥	♥	♥	♥	♥	♥	♥	♥	♥	♥				Centro de estandarización de venenos y antivenenos (CEVA); Barcelona, ESPAÑA*
POLYVALENT ANTIVENOM AGAINST IBERIAN PANINSULA VIPERS	♥	♥	♥	♥	♥	♥			♥								
SPECIFIC SERUM AGAINST VIPERA LATASTEI	♥	♥	♥	♥	♥	♥			♥							♥	
ANTI VIPERA AMMODYTES				♥													Chemapol Foreign Trade Co.Ltd; Praga, REP. CHECA
MONOVALENT	♥	♥		♥													Institute of Epidemiology and Microbiology; Sofia, BULGARIA
ANTIVIPERINUM	♥	♥	♥	♥			♥				♥						Institute of Immunology; Zagreb, CROACIA
VIPERA AMMODYTES				♥													Instituto Sieroterapico; Milán, ITALIA
SERUM ANTIVIPERIN	♥	♥	♥	♥													Instituto Sieroterapico Vaccinogeno Toscano Sclavo; Siena, ITALIA
ANTIVIPERIN SERA													♥	♥			Institut Pasteur; Túnez, TUNEZ
SERUM ANTIVIPERIN													♥	♥			Institut Pasteur d'Algerie; Argel, ARGELIA
SERUM ANTIVENIMEUX BERNA	♥	♥		♥													Institut Serotherapique et Vaccinal Suisse; Berna, SUIZA
SERUM ANTIVENIMEUX LELONG	♥	♥		♥													Laboratoires Lelong; Amilly, FRANCIA
ANTI-VIPERA PALESTINAE								♥									Ministry of Health, Dept. of Laboratories; Jerusalén, ISRAEL
POLYVALENT SERUM											♥				♥		Ministry of Public Health; Moscú, RUSIA
ANTI-VIPERA LEBETINA											♥						

*Sin dosis en stock, fabricación bajo pedido.

OFIDIOS DE AFRICA

En Africa hay catalogadas unas 400 especies de ofidios, de las cuales unas 100 son venenosas y la mayoría de las muertes que se producen en este continente por mordeduras de serpientes son causadas por un treintena de especies. Las especies venenosas que habitan en este continente abarcan todas las familias venenosas conocidas: Vipéridos, Colúbridos, Elápidos, Atractáspidos e Hidrofídidos.

Epidemiológicamente es un continente altamente afectado por este tipo de accidentes. Se calcula que existen 1000000 de casos anuales con una mortalidad que alcanza el 50%. En esta elevada tasa de mortalidad inciden una serie de características del propio continente: el déficit de vías de comunicación y de transportas en muchas zonas que impide un traslado rápido de la víctima a un centro sanitario, la existencia de centros sanitarios con recursos muchas veces ínfimos, la falta de recursos monetarios de algunos gobiernos para el desarrollo de antídotos específicos eficaces, o simplemente, para poner en marcha campañas de prevención y, el uso de métodos curativos de la medicina tradicional que en muchos casos resultan ineficaces.

La mayor incidencia de este tipo de accidentes se produce en las regiones de la sabana de Africa occidental, además de ser una zona geográfica favorecida con una gran biodiversidad de especies lo que genera una gran variabilidad de cuadros clínicos por envenenamiento, dificultando en ciertos casos un diagnóstico precoz que permita un tratamiento eficaz.

La inmensa mayoría de las mordeduras se producen durante las horas diurnas o poco después del atardecer con la vuelta de la gente a pie desde los campos. El 80% de las mordeduras se producen en manos y pies. La epidemiología en cuanto a las cobras escupidoras difiere del resto de ofidios del continente: el 50% de los casos se producen durante la noche cuando las presuntas víctimas duermen.

La alta incidencia de las mordeduras va en paralelo con la mayor actividad agrícola al inicio de la época de las lluvias. En el Africa oriental la mayoría de accidentes son producidos por víboras (víbora sopladora), por cobras escupidoras (*Naja nigricollis*, *Naja mossambica*), y en menor proporción por mambas. Son estas últimas junto a la cobra de El Cabo las máximas responsables de la alta mortalidad por cuadros neurotóxicos en la región suroeste del continente, con el agravante de que no existen antídotos específicos para estas especies.

Tabla geográfica 2: Serpientes venenosas de Africa y su distribución

Serpiente	Identificación	Area geográfica
Víbora sopladora *Bitis arietans*	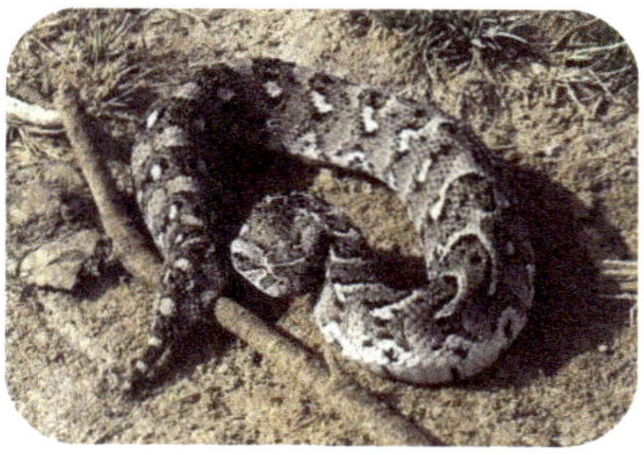	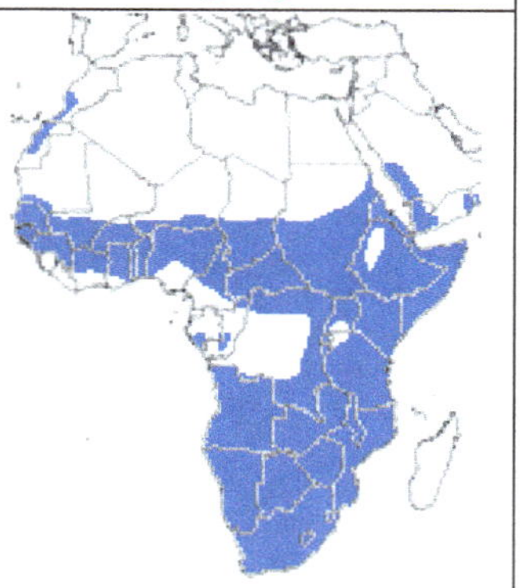

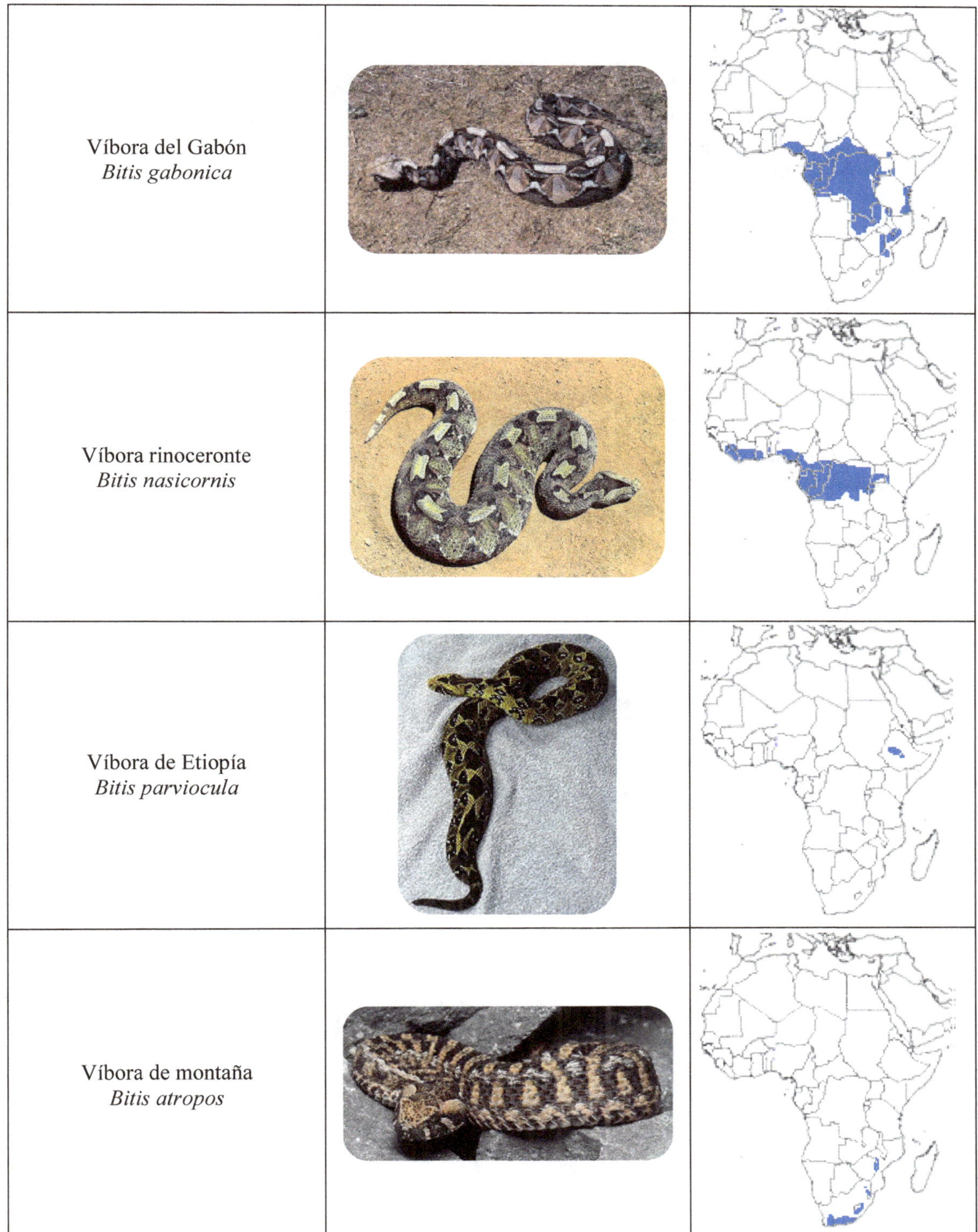

Víbora del Gabón *Bitis gabonica*		
Víbora rinoceronte *Bitis nasicornis*		
Víbora de Etiopía *Bitis parviocula*		
Víbora de montaña *Bitis atropos*		

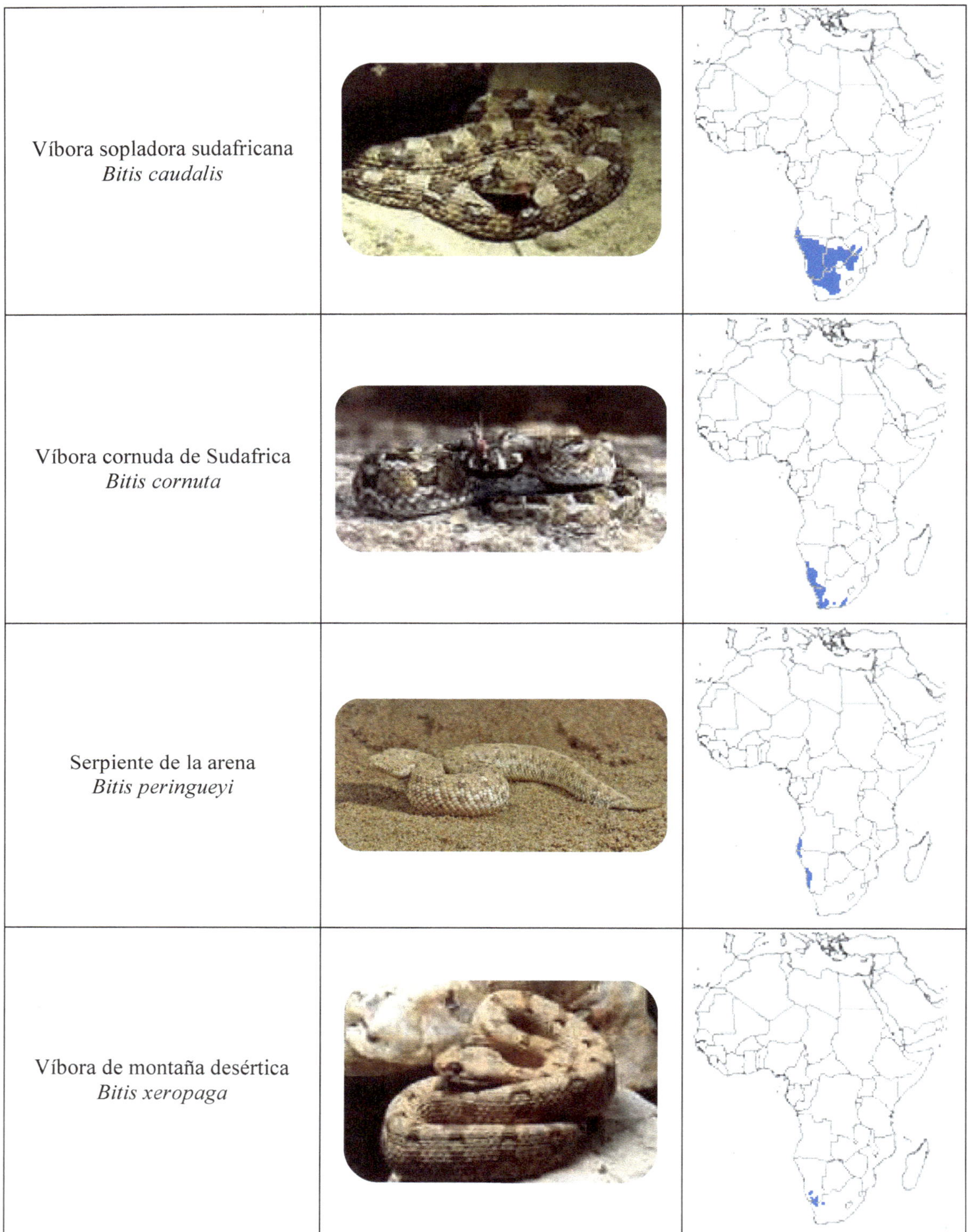

Víbora sopladora sudafricana *Bitis caudalis*		
Víbora cornuda de Sudafrica *Bitis cornuta*		
Serpiente de la arena *Bitis peringueyi*		
Víbora de montaña desértica *Bitis xeropaga*		

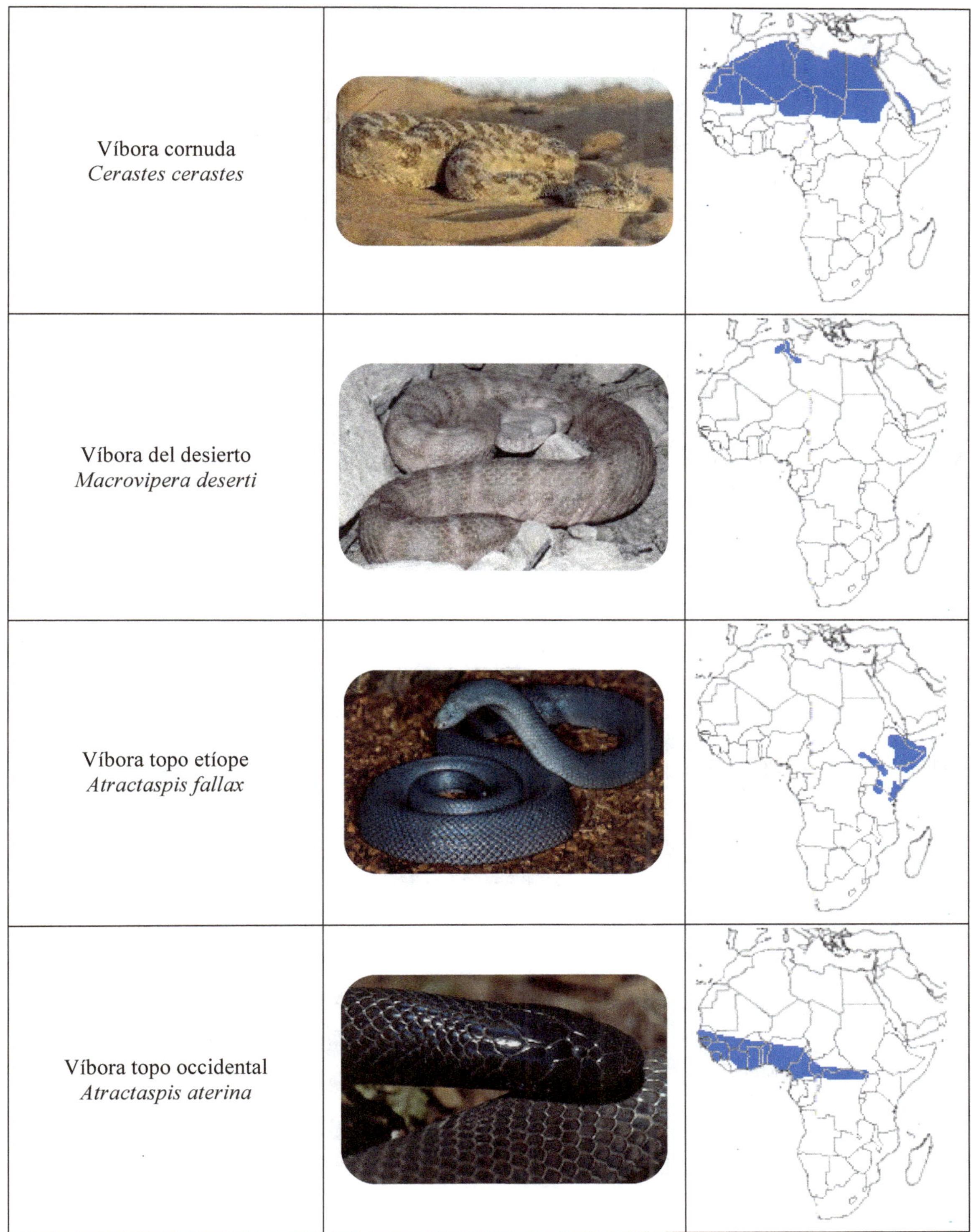

Víbora cornuda *Cerastes cerastes*		
Víbora del desierto *Macrovipera deserti*		
Víbora topo etíope *Atractaspis fallax*		
Víbora topo occidental *Atractaspis aterina*		

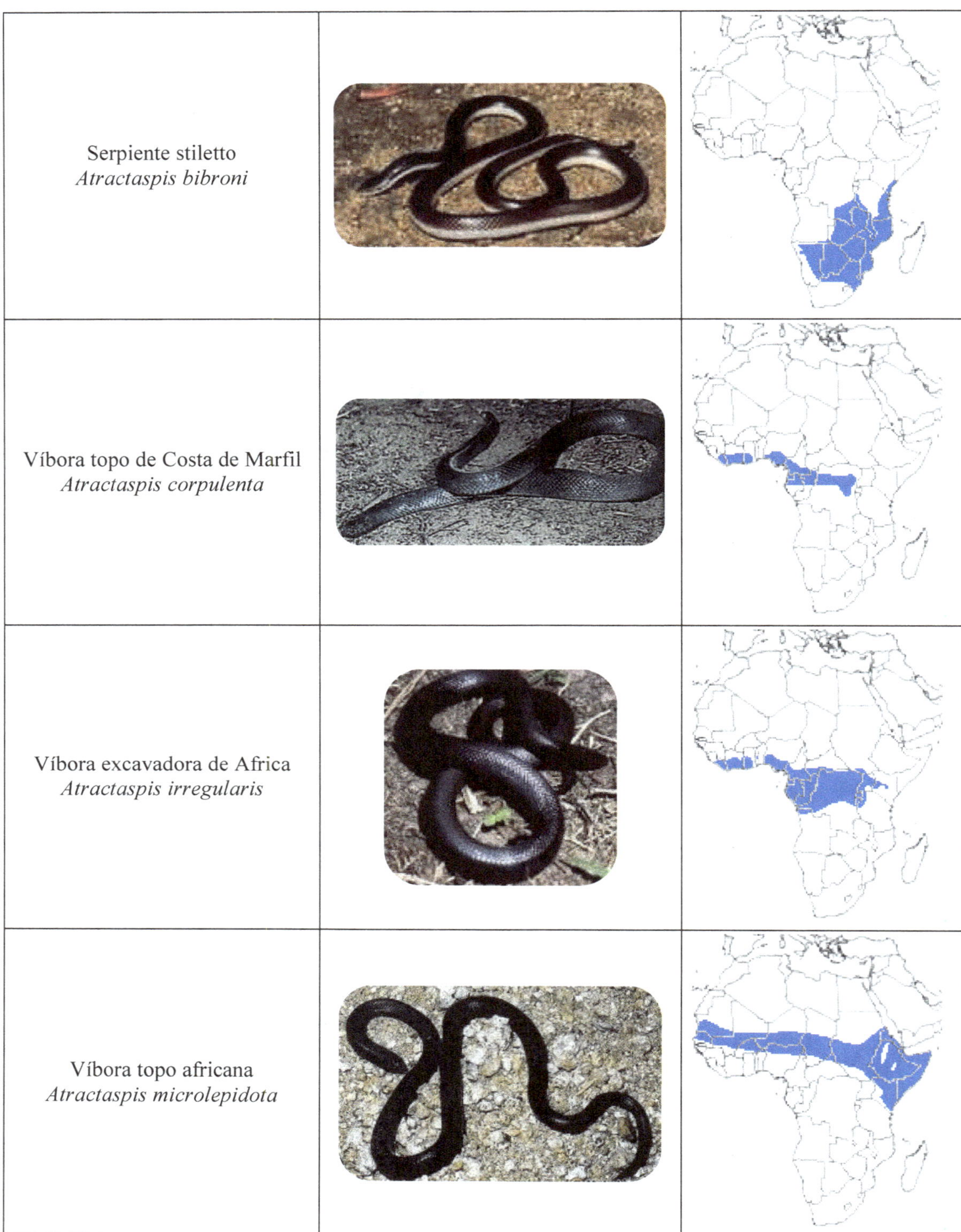

Serpiente stiletto *Atractaspis bibroni*		
Víbora topo de Costa de Marfil *Atractaspis corpulenta*		
Víbora excavadora de Africa *Atractaspis irregularis*		
Víbora topo africana *Atractaspis microlepidota*		

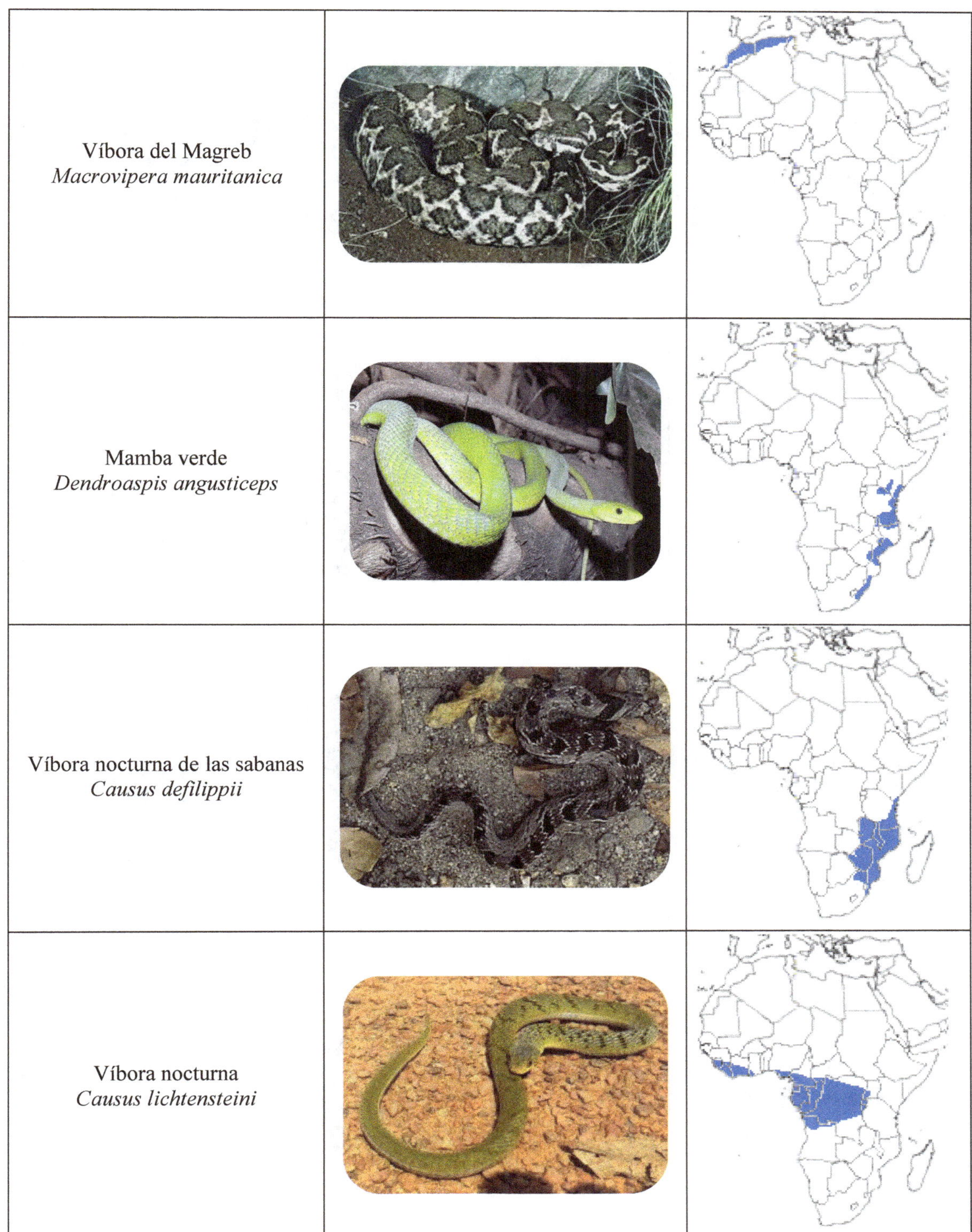

Víbora del Magreb *Macrovipera mauritanica*		
Mamba verde *Dendroaspis angusticeps*		
Víbora nocturna de las sabanas *Causus defilippii*		
Víbora nocturna *Causus lichtensteini*		

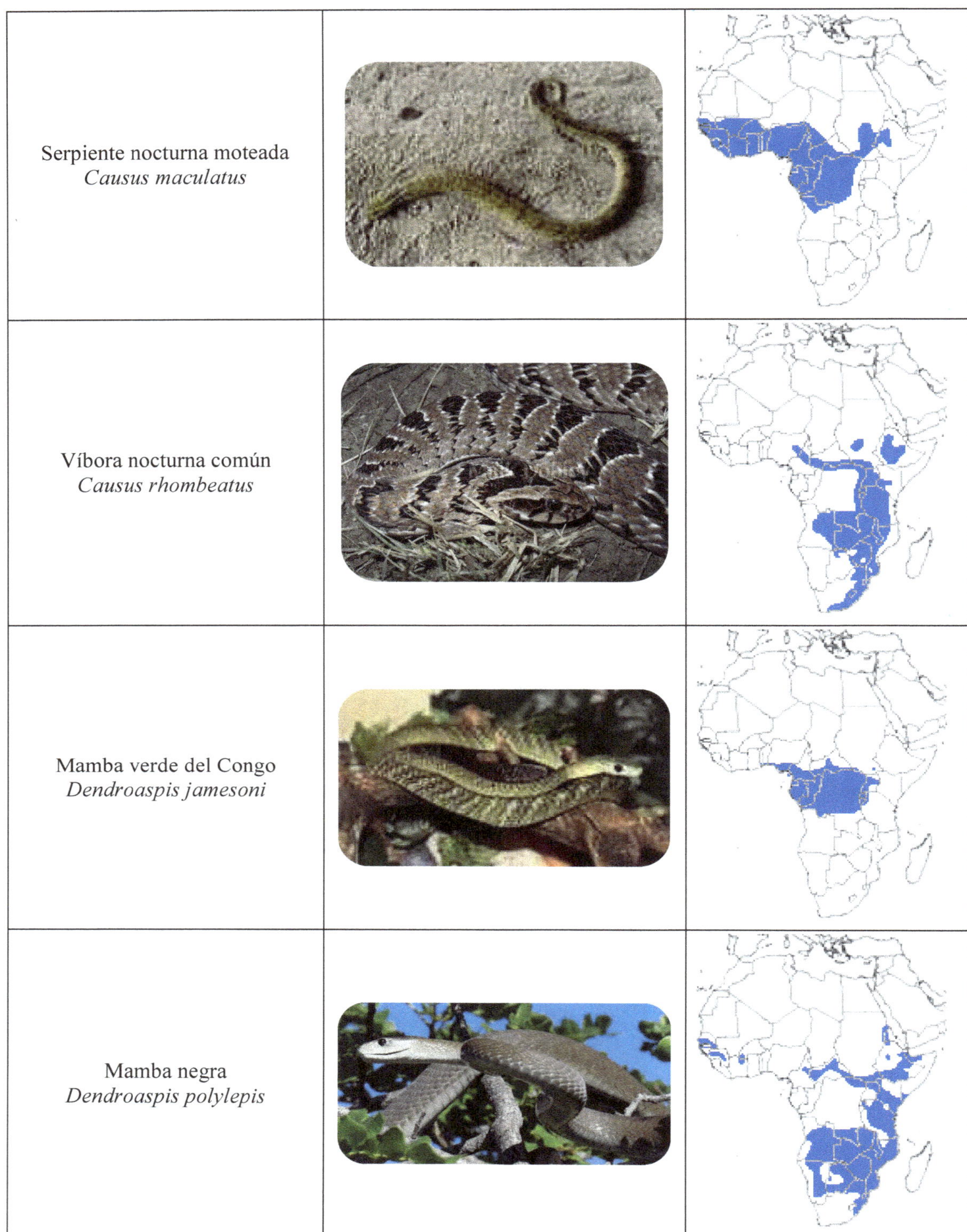

Serpiente nocturna moteada *Causus maculatus*		
Víbora nocturna común *Causus rhombeatus*		
Mamba verde del Congo *Dendroaspis jamesoni*		
Mamba negra *Dendroaspis polylepis*		

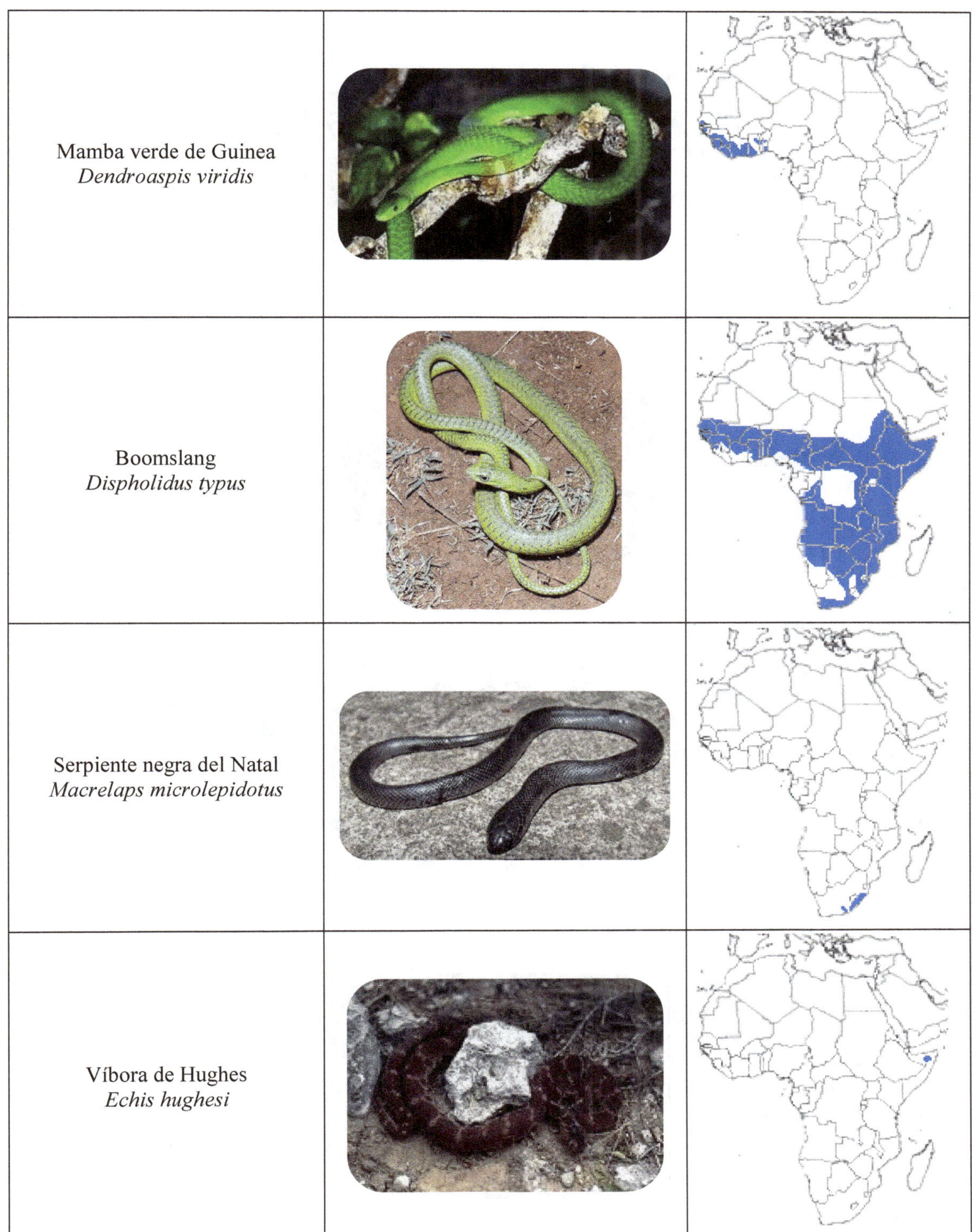

Mamba verde de Guinea *Dendroaspis viridis*		
Boomslang *Dispholidus typus*		
Serpiente negra del Natal *Macrelaps microlepidotus*		
Víbora de Hughes *Echis hughesi*		

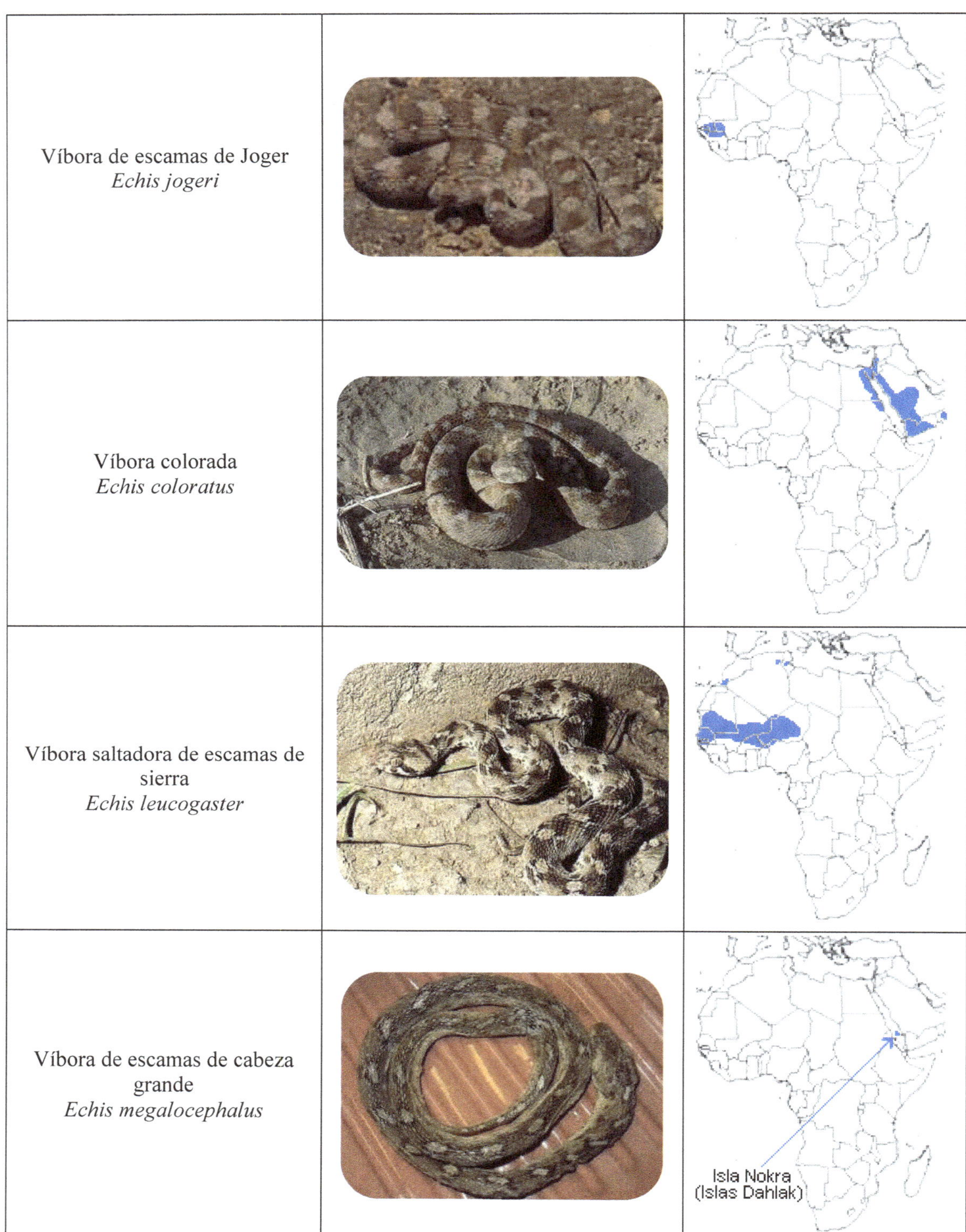

Víbora de escamas de Joger *Echis jogeri*		
Víbora colorada *Echis coloratus*		
Víbora saltadora de escamas de sierra *Echis leucogaster*		
Víbora de escamas de cabeza grande *Echis megalocephalus*		Isla Nokra (Islas Dahlak)

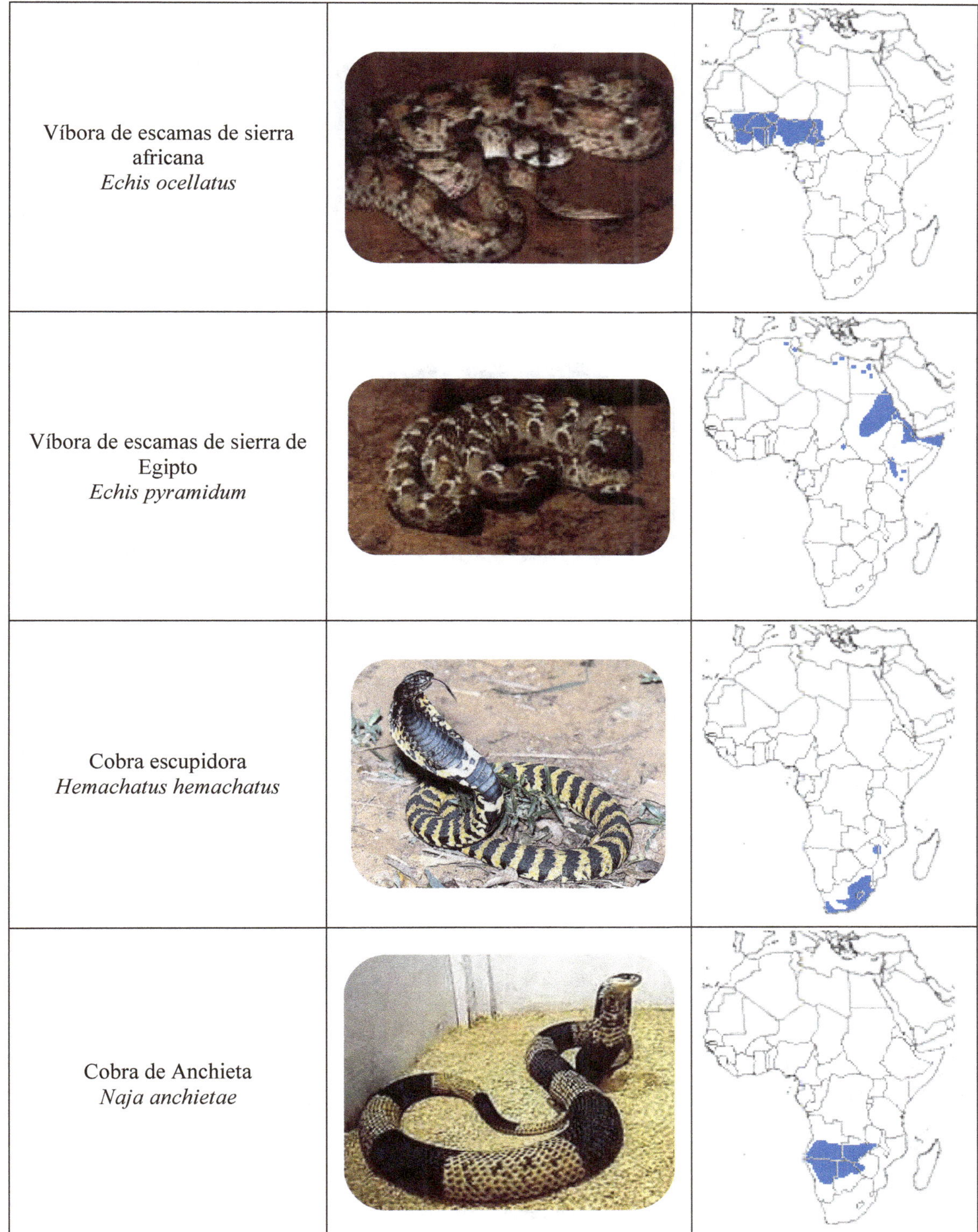

Víbora de escamas de sierra africana *Echis ocellatus*		
Víbora de escamas de sierra de Egipto *Echis pyramidum*		
Cobra escupidora *Hemachatus hemachatus*		
Cobra de Anchieta *Naja anchietae*		

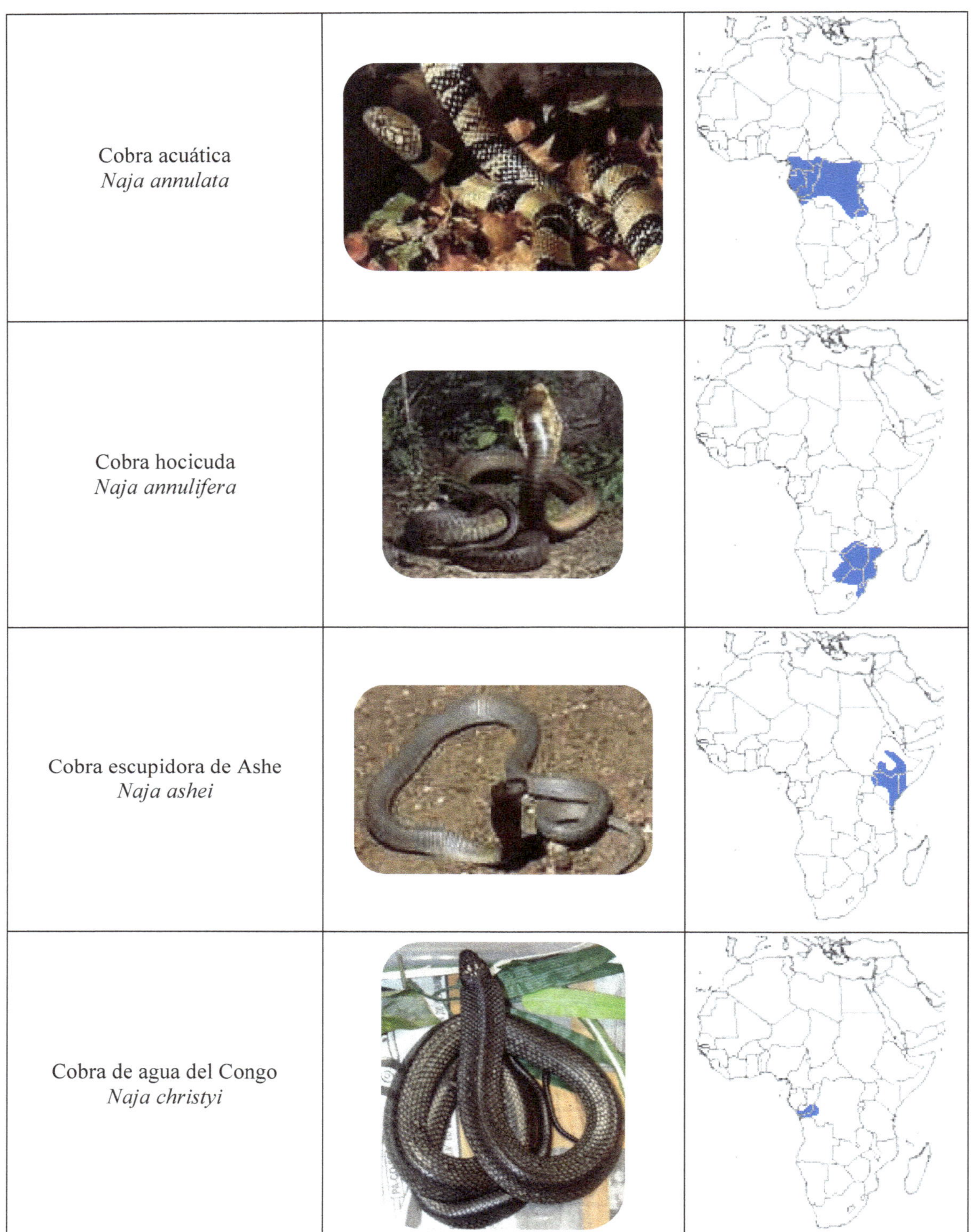

Cobra acuática *Naja annulata*		
Cobra hocicuda *Naja annulifera*		
Cobra escupidora de Ashe *Naja ashei*		
Cobra de agua del Congo *Naja christyi*		

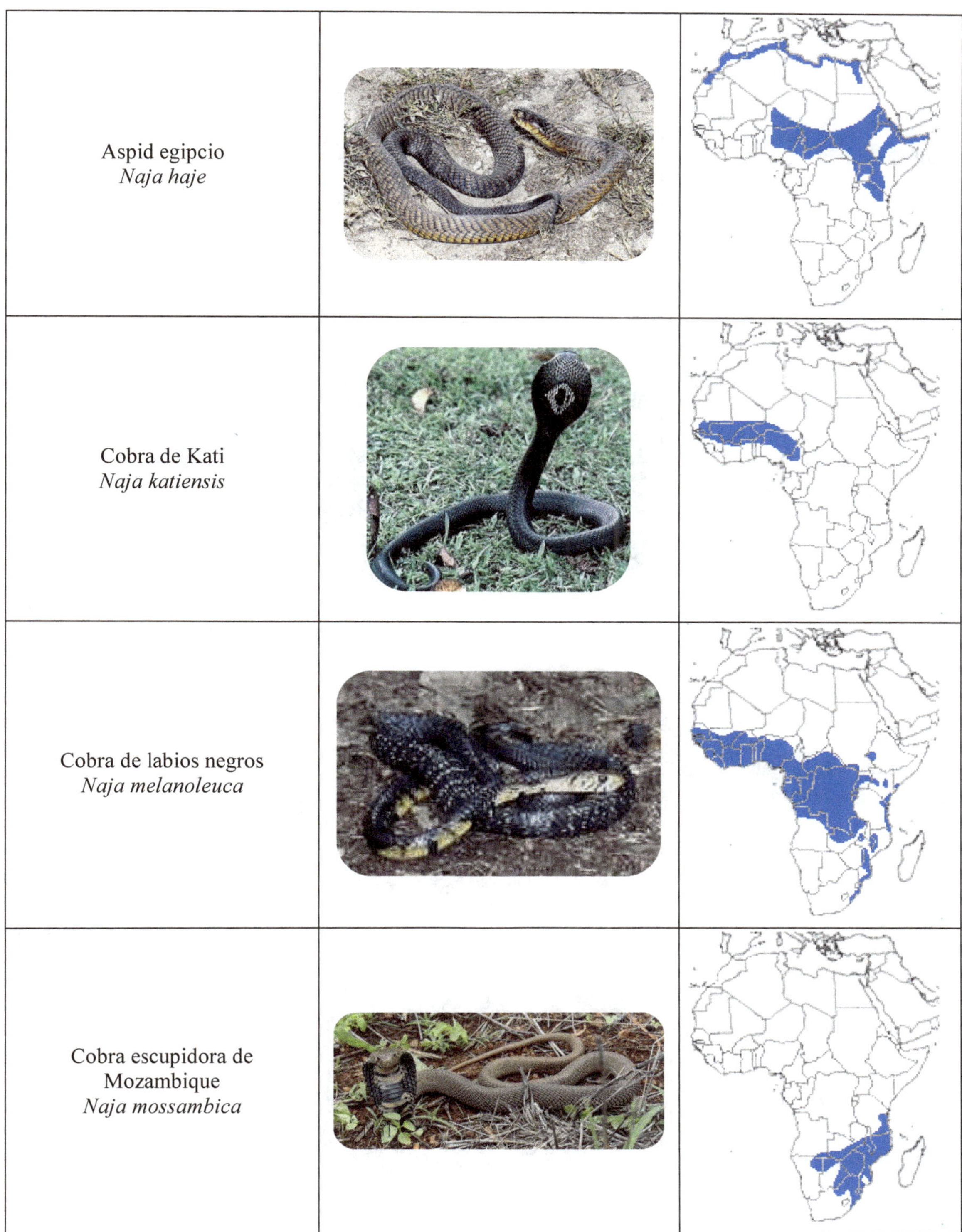

Aspid egipcio *Naja haje*		
Cobra de Kati *Naja katiensis*		
Cobra de labios negros *Naja melanoleuca*		
Cobra escupidora de Mozambique *Naja mossambica*		

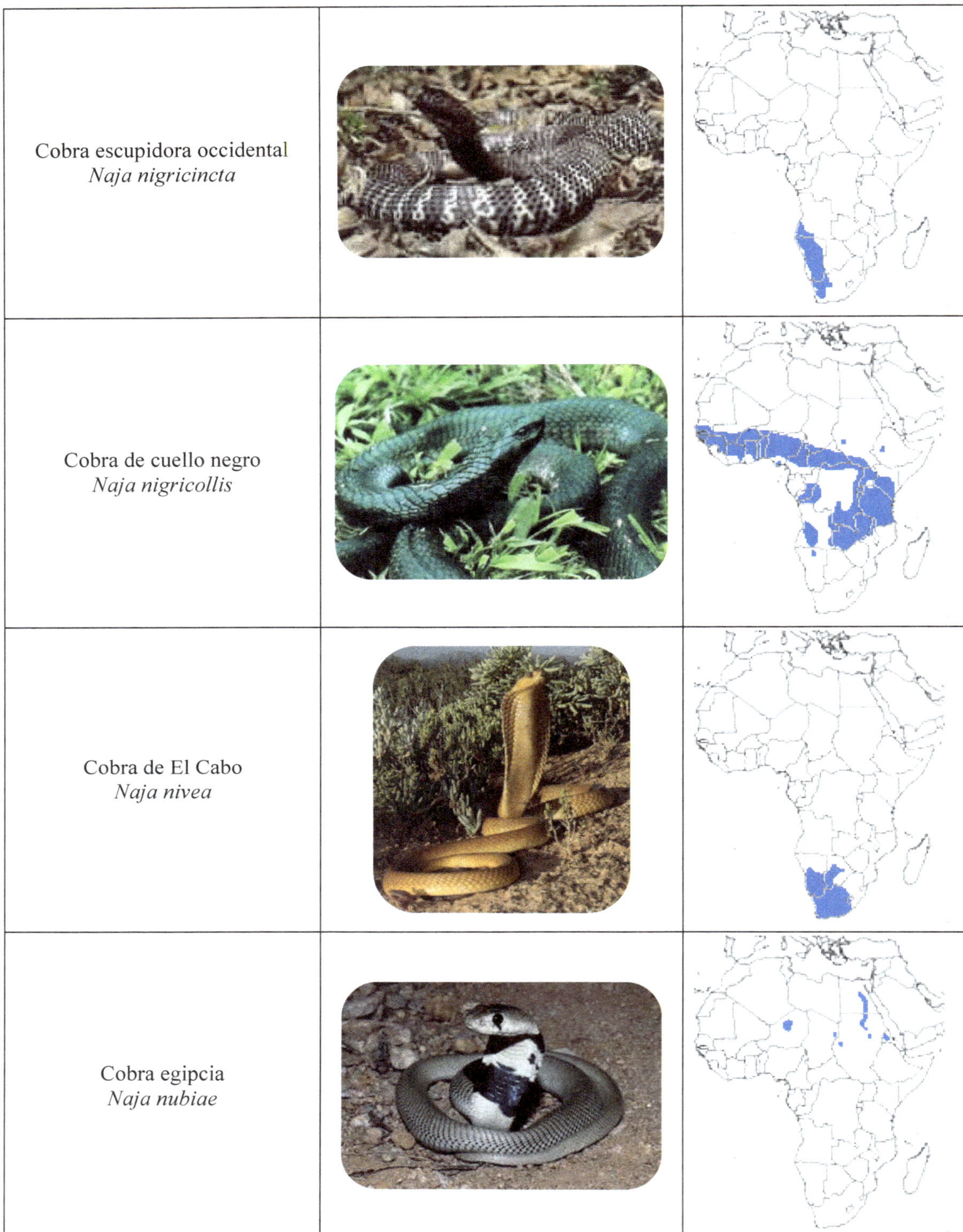

Cobra escupidora occidental *Naja nigricincta*		
Cobra de cuello negro *Naja nigricollis*		
Cobra de El Cabo *Naja nivea*		
Cobra egipcia *Naja nubiae*		

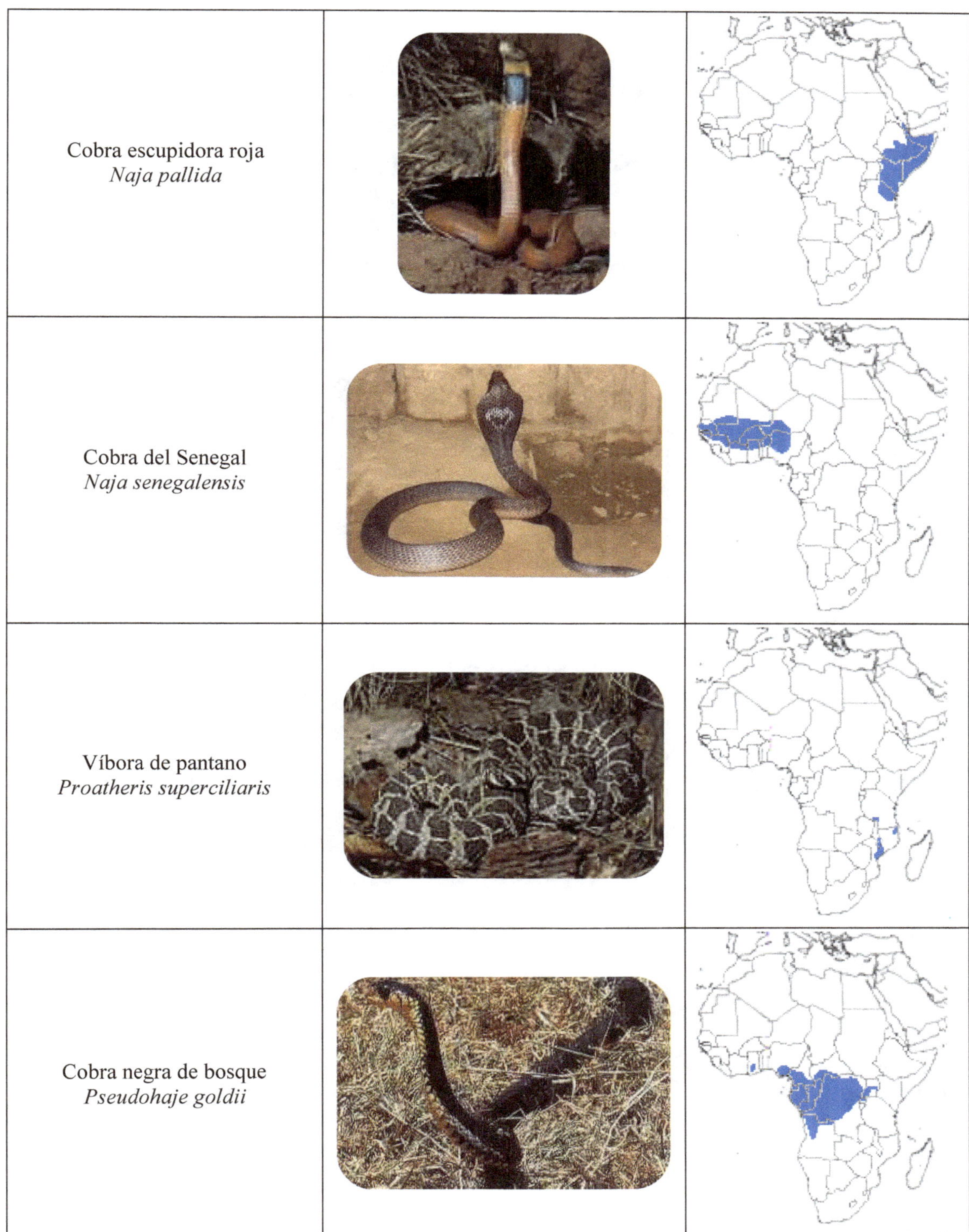

Cobra escupidora roja *Naja pallida*		
Cobra del Senegal *Naja senegalensis*		
Víbora de pantano *Proatheris superciliaris*		
Cobra negra de bosque *Pseudohaje goldii*		

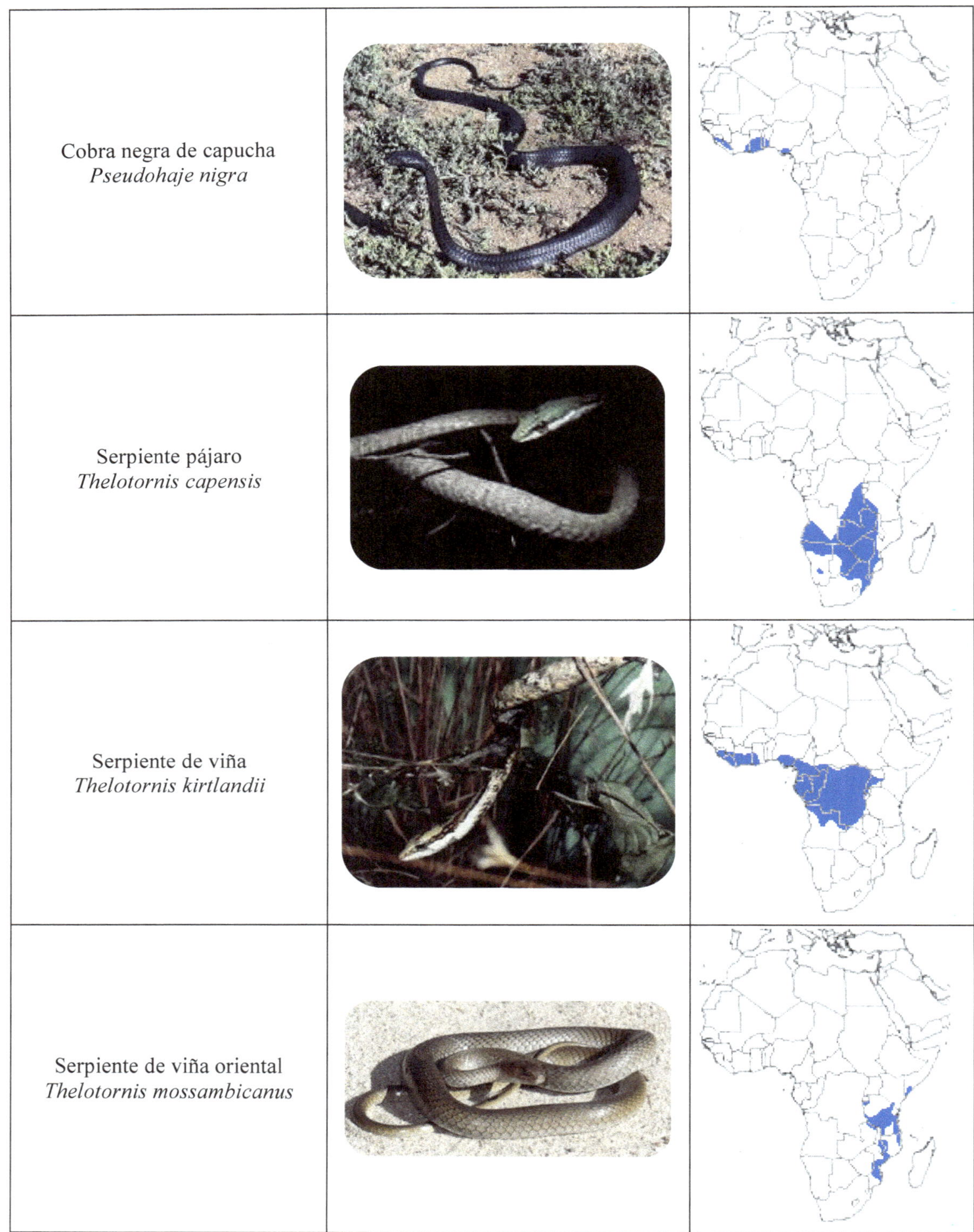

Cobra negra de capucha *Pseudohaje nigra*		
Serpiente pájaro *Thelotornis capensis*		
Serpiente de viña *Thelotornis kirtlandii*		
Serpiente de viña oriental *Thelotornis mossambicanus*		

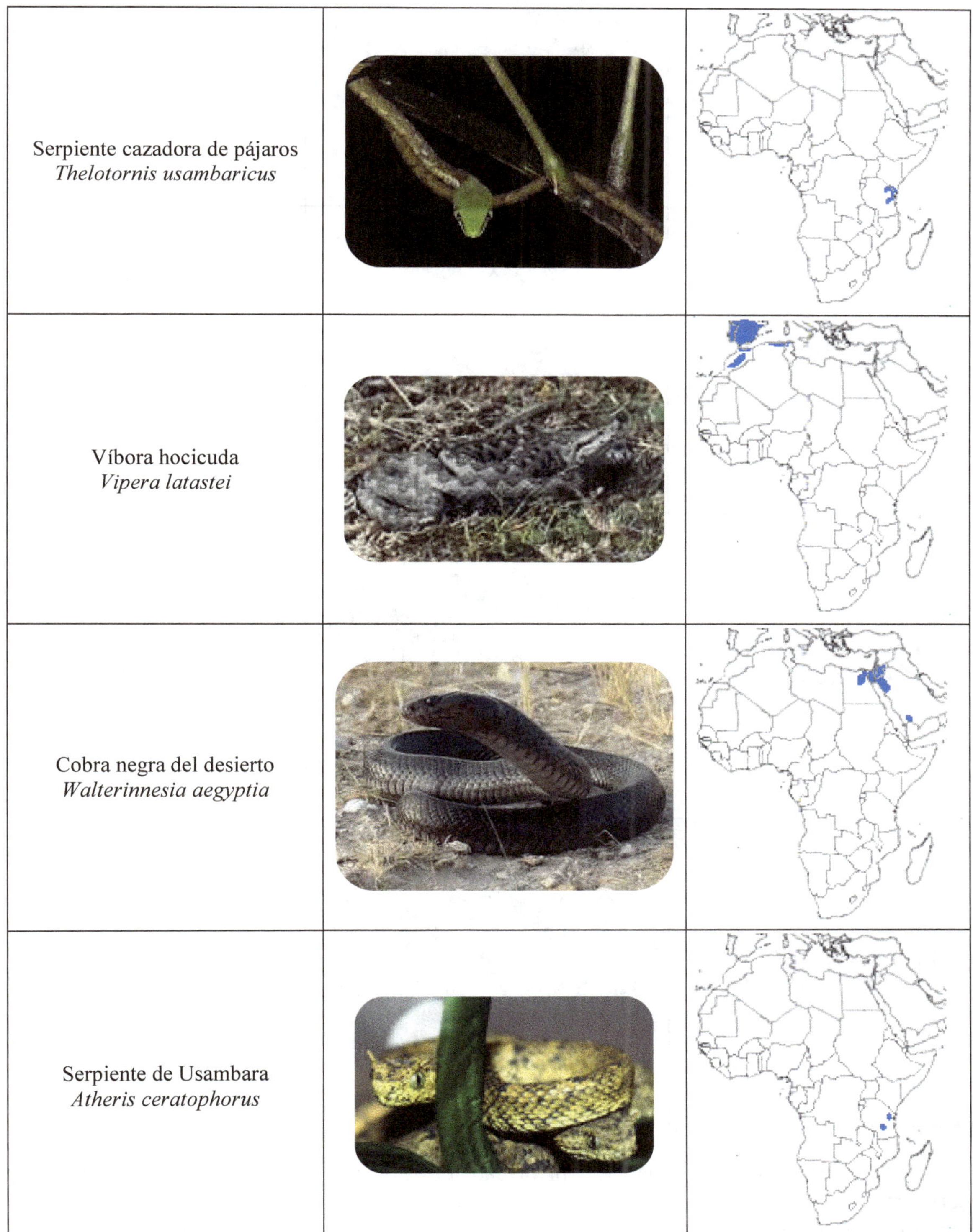

Serpiente cazadora de pájaros
Thelotornis usambaricus

Víbora hocicuda
Vipera latastei

Cobra negra del desierto
Walterinnesia aegyptia

Serpiente de Usambara
Atheris ceratophorus

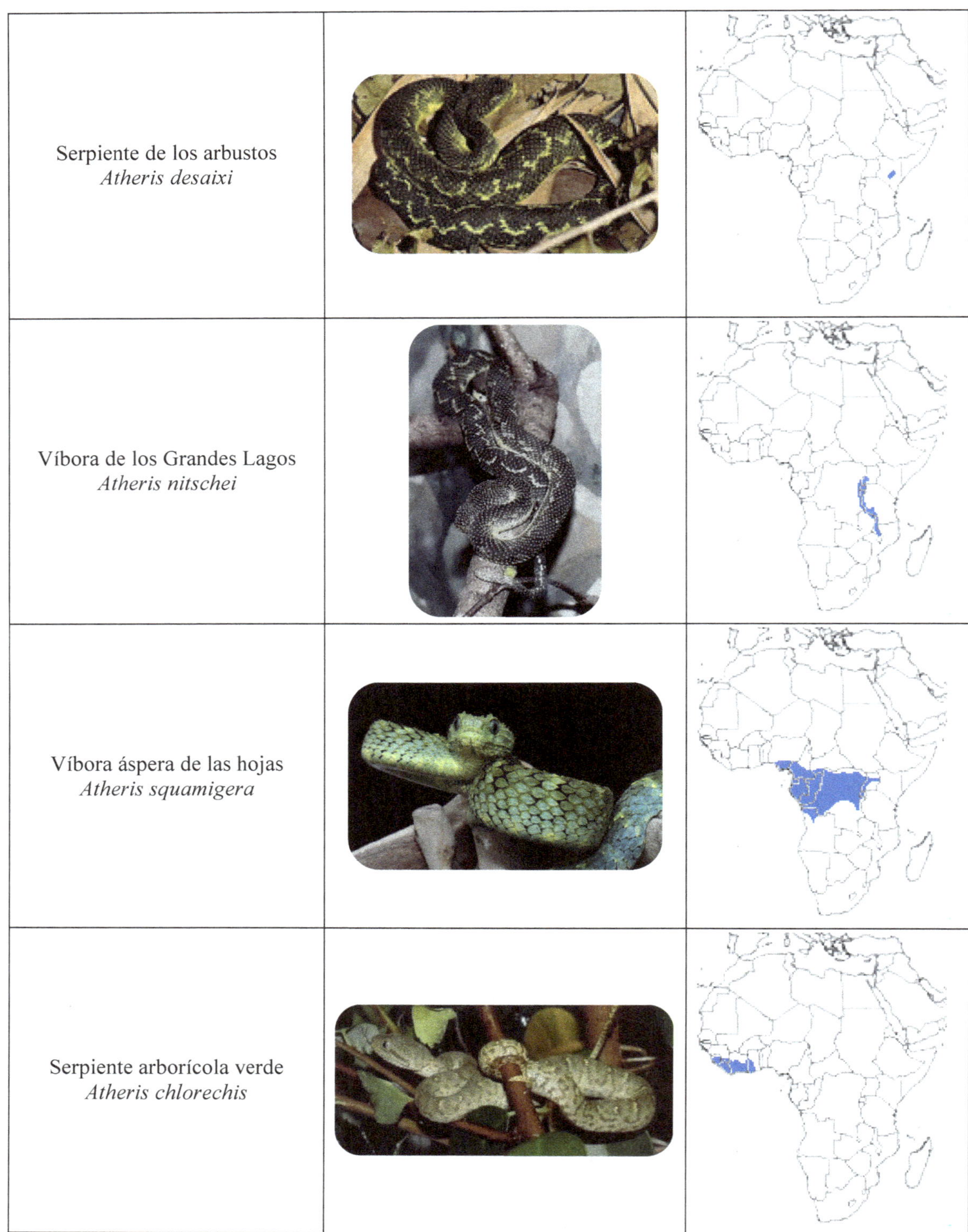

Serpiente de los arbustos *Atheris desaixi*		
Víbora de los Grandes Lagos *Atheris nitschei*		
Víbora áspera de las hojas *Atheris squamigera*		
Serpiente arborícola verde *Atheris chlorechis*		

Cuadros sindrómicos. La prioridad en el manejo de las mordeduras de serpiente consiste en gestionar el traslado del paciente a un centro sanitario lo más pronto posible. In situ, los primeros auxilios se centrarán en el mantenimiento de las funciones vitales de la víctima y se recomendará evitar movimientos por parte de la víctima, ya que la actividad favorece la distribución del veneno a nivel sistémico. En cuanto a la mordedura en sí se recomienda: no realizar incisiones, succión o punciones en el sitio de la mordedura, pues aumentan el riesgo de sangrado, infección y necrosis;

no administrar bebidas que contengan alcohol y no utilizar emplastos ni hielo local en el sitio de la mordedura.

ALGORITMO SINDROMICO EN MORDEDURAS POR SERPIENTES EN AFRICA

Tipo de veneno	HEMOTOXICO	CITOTOXICO	NEUROTOXICO	CITO.+NEUROTOX.
Clinica inicial	Hemorragia	Dolor+inflamación progresiva Sangrado+trombocitopenia Coagulopatía de consumo	Debilidad progresiva Dolor+inflamación progresiva (en cobras no escupidoras)	Dolor e inflamación progresiva + Debilidad progresiva
Tto. prehospitalario	No aplicar vendaje	¡No aplicar torniquete!	Vendaje de inmovilización linfática (en cobras no escupidoras) Torniquete arterial (en mambas) Protección de la vía aérea	Elevación de la extremidad Protección de la vía aérea
HOSPITALIZACION				
Tto. de soporte	Terapia sanguínea	Fluidoterapia ev. Elevación de la extremidad Analgesia	Protección de la vía aérea Oxigenoterapia	Fluidoterapia ev. Elevación de la extremidad Analgesia Protección de la vía aérea Oxigenoterapia
Especies	Boomslang	Víbora sopladora (*Bitis arietans*) Víbora del Gabón (*Bitis gabonica*) Cobras escupidoras	Todas las especies	Cobra escupidora (Hemachatus hemachatus)
Tipo de antídoto y dosis sugerida	Monoespecífico 10-20 ml	Polivalente Víbora sopladora (*Bitis arietans*) Cobras escupidoras 50 ml Víbora del Gabón (*Bitis gabonica*) 200 ml	Polivalente 80 ml (40-200 ml en recurrencias)	Polivalente 50 ml

Como primera actuación básica se realizará una inmovilización de la extremidad afectada. Respecto al tipo de vendaje a aplicar dependerá de la especie. Cuando se trate de serpientes de la familia de los Elápidos e Hidrofídidos es aconsejable realizar de forma inmediata un vendaje de inmovilización linfática. Si se trata de Vipéridos y Atractáspidos no se realizará ningún tipo de vendaje. El uso de torniquete, que se desaconseja siempre de forma general en todo el mundo cuando hay una mordedura de serpiente, puede utilizarse en Africa cuando la especie implicada sea una mamba y cuando el traslado a un centro sanitario se prevea largo, ya que aunque exista riesgo para la extremidad, se salvará la vida de la víctima.

En Africa es frecuente el uso de los llamados cristales de Condy. Se trata de permanganato potásico ($KMnO_4$), un fuerte agente oxidante que tanto sólido como en solución acuosa presenta un color violeta intenso. En este continente, debido a sus propiedades desinfectantes se utiliza para el tratamiento del agua destinada al consumo humano y para desinfectar vegetales. Popularmente es utilizada en algunas intoxicaciones y además para tratar inicialmente las lesiones producidas por mordedura de serpiente. Sin embargo no existe evidencia científica de que su uso sea útil, además de que mezclado con agua fuerte forma una disolución acuosa del gas cloruro de hidrógeno (HCl) que libera el peligroso gas cloro pudiendo provocar graves lesiones pulmonares por inhalación. Tampoco se debe suministrar alimento al paciente en las primeras horas para evitar el vomito y garantizar ayuno en caso de que requiera tratamiento quirúrgico o deba ser sometido a determinadas pruebas diagnósticas. Si que puede hacerse un lavado de la herida con abundante agua por arrastre si se va a tardar en la atención hospitalaria, ya que evitará infecciones.

Una vez en el centro hospitalario se debe distinguir el cuadro sindrómico inicial que permitirá encuadrar a la víctima hacia unas medidas de soporte y tratamiento adecuado aún cuando no se conozca con exactitud la especie que ha producido la mordedura. Tras tomarse las medidas necesarias para controlar las funciones vitales se valorarán 3 signos básicos que permitirán discernir el cuadro sindrómico: la inflamación y dolor progresivo, la debilidad progresiva y la hemorragia. La inflamación progresiva junto al dolor son la combinación sintomatológica más frecuente (suele presentarse en el 90% de las mordeduras) y se debe al veneno citotóxico. La inflamación comienza alrededor de la mordedura y en pocos minutos se propaga en dirección proximal. La propagación es más rápida al principio para enlentecerse con el transcurso de las horas. Pero incluso teniendo en cuenta esta premisa, la velocidad de propagación y duración de la inflamación dependerá de la especie, así en las víboras la propagación es más rápida (del orden de 5-10 cm/h) mientras que en las víboras topo (o serpientes stiletto) y en las cobras escupidoras la velocidad de propagación es de 1-2 cm/h. Al final del proceso inflamatorio se produce, a las 1-2 h, dolor por afectación ganglionar con presencia de linfadenopatías regionales.

Las complicaciones del fenómeno inflamatorio pueden darse a tres niveles. A nivel local puede formarse ampollas, hematomas y puede haber necrosis (hasta en un 10% de los casos). Un signo indicativo de riesgo de necrosis es la formación de ampollas de contenido serohemático cerca de las marcas de los colmillos entre 12-24 h después de la mordedura. Luego la presencia de una marcada pigmentación, o de una despigmentación con anestesia y olor a putrefacción ya son signos de incipiente necrosis. A nivel regional existe la posibilidad de desarrollo de un síndrome compartimental y, con menos frecuencia, puede instaurarse un cuadro de trombosis venosa profunda. La necrosis progresará y se producirá desprendimiento espontáneo del tejido necrótico, o bien, precisará de desbridamiento quirúrgico para evitar mayores complicaciones.

A nivel sistémico, debido a la pérdida de líquido y de componentes de la sangre en la zona inflamada se puede producir hipotensión, anemia, hipoalbuminemia e hipofibrinogenemia con la prolongación de la PTT y el INR. Esto ocurre, sobre todo, en aquellos casos en los que la inflamación se extiende rápidamente hacia a el tronco, siendo más común después de una mordedura por víbora sopladora (*Bitis arietans*). Las complicaciones por cardiotoxicidad y formación de edema pulmonar se dan prácticamente en exclusiva tras mordeduras por la víbora del Gabón (*Bitis gabonica*).

Los venenos hemotóxicos producen diátesis hemorrágica, característica de las culebras africanas (boomslang y serpientes de viña) ya que su veneno contiene toxinas procoagulantes que activan los factores II y X produciendo coagulopatía de consumo. Pero más comunes son las mordeduras por parte de la víbora sopladora, también productora de hemorragia añadida a una discreta inflamación, hecho que no ocurre en los accidentes producidos por los colúbridos mencionados. La víbora de Gabón provoca una severa coagulopatía de consumo asociada a una importante inflamación, todo ello debido al gran inóculo de veneno que se produce en sus mordeduras. El sangrado se produce a través de las punturas de los colmillos. La hemorragia más frecuente es la gingival, aunque una exploración exhaustiva del paciente puede evidenciar epistaxis, hemorragia del suelo d ela boca, hematemesis, rectorragia, melena, hemoptisis, hematuria, así como hemorragias internas retroperitoneal, intracraneal o extrapleural y, en muejres gestantes puede aparecer una hemorragia ante parto.

En cuanto a la debilidad muscular, ésta se produce por venenos neurotóxicos, y aunque puede asociarse a otros síntomas, siempre se tendrá como predominante este signo neurológico a la hora de instaurar tratamiento. Hay presencia de parestesia transitoria de la lengua y de los labios, alteraciones del gusto (gusto metálico) y del olfato, ptosis palpebral (o sensación de pesadez de los párpados), aumento de la salivación, sensación de "boca seca", náuseas y vómitos seguidos de parálisis progresiva descendente, anomalías pupilares, oftalmoplejia externa e interna, parálisis de los músculos de la cara, mandíbula, lengua y de los músculos flexores del cuello (generando el denominado signo del "cuello roto"), parálisis de los músculos inervados por los nervios craneales provocando disfonía y dificultad para tragar las secreciones y, finalmente, parálisis de las vías respiratorias con parálisis flácida generalizada. El envenenamiento por mambas causa parestesias, sudoración, "piel de gallina", sialorrea, hipersecreción viscosa de las vías respiratorias, diarrea, fasciculaciones y otros espasmos musculares involuntarios con una rápida parálisis progresiva.

Antídotos. El suministro del antídoto específico es la solución más ideal. De forma anticipatoria, antes de que el paciente evolucione hacia un cuadro de envenenamiento severo, hay una serie de signos guía previos cuya presencia indican la necesidad de administrar obligatoriamente el antídoto específico. Cuando se trate de pacientes que muestren sintomatología citotóxica, se deberá administrar el antídoto cuando la inflamación se propague a una velocidad de ≥15 cm/h, o bien, cuando la inflamación de la extremidad englobe rodilla o codo a las 3-4 h después de la mordedura. Independientemente de la extensión o velocidad de propagación, si la mordedura tiene lugar en las partes acras de pies y manos, se administrará el antídoto como medida preventiva de necrosis en estas zonas anatómicas, ya que en su producción se alcanza un elevado porcentaje de secuelas (amputaciones digitales).

Si se trata de sintomatología neurotóxica se pautará el antídoto si hay la presencia de la tríada: dolor semejante a "pinchazos por una aguja", hiperhidrosis y sialorrea (o sabor metálico). En caso de veneno hemotóxico se administrará el antídoto cuando las punturas de los colmillos no dejen de sangrar, haya presencia de cefalea intensa, mareo o convulsiones.

Los antídotos comercializados sólo cubren unas pocas especies, pero entre ellas se encuentran las más peligrosas para la vida del ser humano y las más ampliamente distribuidas geográficamente. Respecto a los Colúbridos, sólo existe un antídoto monovalente frente a la boomslang.

La única excepción lo constituyen los ofidios de la familia Atractáspidos. No existe aún ningún antídoto comercializado para ninguna especie de esta familia. Las toxinas constitutivas de su veneno, las sarafotoxinas, debido a su bajo peso molecular tienen una capacidad antigénica muy pobre. Unicamente se ha visto que el antídoto frente a la especie *Vipera xanthina palestinae* confiere cierto efecto en el envenenamiento por la víbora topo africana (*Atractaspis microlepidota*). En Arabia saudí está en fase esperimental un antídoto que cubre las mordeduras por la cobra negra del desierto (*Walterinnesia aegyptia*) y la víbora topo africana (*Atractaspis microlepidota*).

Siempre es mejor utilizar un suero monoespecífico, pero en aquellas áreas donde conviven numerosas especies venenosas, se tiende a usar sueros polivalentes. Los antídotos utilizados se administrarán por vía endovenosa siempre ya que cuando se usan por via intramuscular su poder de absorción es menor. La administración ev se puede realizar por inyección directa a razón de 5 ml/min y cuyas ventajas consisten en que se trata de un método fácil y mínimamente costosa además de ser un método que determina que hay personal sanitario junto al paciente durante los primeros 10-15', tiempo crucial durante el cual aparecen la mayoría de reacciones anafilácticas o secundarias. La otra forma de administración es diluir el antídoto en suero isotónico y pasarlo en 30-60'. Hay que decir que la incidencia de efectos secundarios es invariable sea cual sea el método de infusión que se utilice.

Como segunda opción, se puede administrar el antídoto por vía femoral o intraósea, sobre todo si se trata de niños, ya que estos poseen mayor morbimortalidad. En los pacientes afectos de shock con hipotensión hay colapso venoso periférico, lo que entraña mayor dificultad para administrar el suero antiofídico. En estos casos, tanto en niños como adultos, se deberá realizar el tratamiento por vía femoral.

La vena femoral se encuentra inmediatamente medial a la arteria femoral a menos de medio dedo del ligamento inguinal de Poupart en la ingle. Con el paciente en decúbito supino, con la pierna derecha en ligera abducción y rotación externa, se localiza el pulso arterial femoral en la ingle con los dedos índice y medio del brazo izquierdo. Localizada la zona, se limpia la piel con alcohol o yodo, y bajo condiciones estériles, una vez montada la cánula con la aguja en la jeringa, se punciona la piel justo medialmente a la arteria femoral, por debajo del pliegue inguinal, en un ángulo de 45 grados, avanzando con cuidado, aspirando varias veces hasta que la sangre venosa se introduce en la jeringa. Si la aguja encuentra resistencia firme, hay que retirarla milímetro a milímetro, aspirando cada vez hasta que la sangre se puede retraer libremente con la jeringa. Una vez que se está seguro de que la punta de la aguja está en el lumen de la vena, aplanar el ángulo ligeramente y avanzar la cánula dentro de la vena. Finalmente se asegura la cánula en su lugar con una gasa y esparadrapo. Como consejo es conveniente que los operadores zurdos canulen la vena femoral izquierda en el paciente.

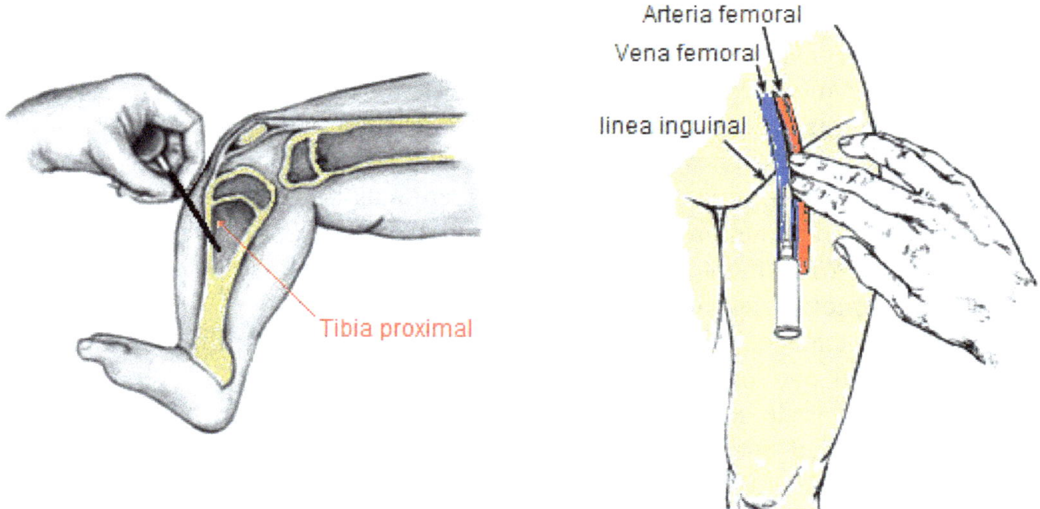

Para la vía intraósea se elige un punto de inserción para la aguja en el centro de la meseta tibial externa, a unos 2 cm por debajo de la línea de la articulación de la rodilla. Si el paciente está consciente, se infiltra la piel y el periostio con lidocaína al 1%. Con la aguja vertical a la piel, se presiona firmemente con un ligero movimiento de torsión hasta que la aguja entra en la cavidad medular con un repentino "chasquido". Se conecta una jeringa de 5 ml y se aspira para confirmar que la posición es correcta. La aspiración puede ser utilizada para un frotis de sangre, cultivo de sangre y medición de glucosa en sangre. La aguja de infusión debe mantenerse en su sitio con esparadrapo (puede utilizarse incluso una venda de yeso).

Si es necesario se puede colocar una infusión en cada pierna, ya sea de forma simultánea o sucesivamente. Un emplazamiento alternativo para una infusión intraósea es la superficie antero-lateral del fémur, 2-3 cm por encima del cóndilo lateral. La infusión se deja discurrir a través de la aguja por la propia gravedad. Esta forma de administración es muy lenta, por lo que para una administración urgente se puede utilizar una jeringa de 50 ml para empujar el líquido requerido en bolus.

Como posibles complicaciones puede producirse una sepsis, por eso es recomendable que una línea de infusión intraósea no deba ser mantenida en el mismo lugar más de 6-8 horas, ya que tras este tiempo hay mayor propensión a desarrollar la sepsis. Otra complicación posible es el síndrome compartimental: si la aguja traspasa completamente la tibia, el líquido puede infundirse en el compartimento posterior de la pierna causando inflamación y alteración en la circulación. Por eso el estado circulatorio distal de la pierna debe comprobarse a intervalos regulares.

Si las vías descritas son impracticables o imposibles, como último recurso, se puede administrar por vía intramuscular mediante inyección profunda y distribuyendo la dosis en diferentes puntos de la cara anterior y lateral del muslo (no en glúteo ya que la absorción es poco fiable); tras la inyección debe realizarse un masaje muscular para promover la absorción y la aplicación de apósitos de presión para limitar la formación de hematomas. La inyección intramuscular no es la ideal y no se recomienda en general ya que la absorción es muy lenta y menor, además de presentar un volumen tope de suero antiofídico que puede ser administrada por esta vía y se corre el riesgo de formación de hematomas en pacientes con síntomas de sangre incoagulable. Los antídotos nunca se aplicarán inyectándolos alrededor de las heridas de la mordedura o en su proximidad.

Cuando se trata de envenenamiento por neurotoxinas, el antídoto no es capaz inicialmente de revertir la parálisis, especialmente la parálisis respiratoria, por lo que el paciente deberá ser sometido a ventilación mecánica en espera de la respuesta del suero antiofídico. Lo mismo ocurre con los envenenamientos citotóxicos donde el antídoto, de entrada, posee poco efecto sobre los síntomas locales, pero previene el daño tisular futuro evitando las necrosis. En ambos casos, tanto en el envenenamiento citotóxico como el neurotóxico la administración del suero antiofídico desde ser lo más inmediato posible. Un caso especial lo constituyen los envenenamientos producidos por serpientes del género *Echis*, que pueden dar lugar a una afectación sistémica persistente; en estos casos el antídoto resulta eficaz para revertir la coagulopatía acompañante hasta 10 días o más después de la mordedura. Si el envenenamiento es hemotóxico, el antídoto es fundamental ya que en estos casos sí que revierte la clínica de diátesis hemorrágica y, es más, su administración no depende del tiempo, sino que su administración en cualquier fase del envenenamiento produce la reversión de la toxicidad.

Entre los antídotos utilizados están los siguientes:

1.- Antídoto específico polivalente (SAVP Polyvalent Snake Antivenom®). Obtenido de suero equino tras tratamiento con pepsina. Las inmunoglobulinas obtenidas funcionan como antídotos de 2ª generación, no faboterápico. Cubre frente a elápidos (cobras), vipéridos y mambas (→ver tabla en final de capítulo sobre Africa). Cada ampolla contiene 10 ml de antídoto. Se administra por vía ev en bolus de forma lenta (a pasar en 10-15') o diluido en 200 ml de suero salino fisiológico o de dextrosa al 5%. Como promedio se suelen utilizar 8-12 viales cuando se trata de un envenenamiento por serpientes neurotóxicas, y en casos de envenenamiento neurotóxico severo (casi siempre producido por mamba negra) puede llegar a necesitarse hasta 20 viales. Si se trata de envenenamiento con efectos citotóxicos la dosis promedio es de 5-10 viales.

2.- Antídoto específico bivalente (SAVP Echis Antivenom®). Se trata de un antídoto específico para dos especies del género *Echis*: *Echis carinatus* y *Echis ocellatus* para este último mucho más específico. Tiene fecto paraespecífico beneficioso frente a mordeduras por *Echis coloratus*, *Cerastes cerastes* y *Cerastes vipera*. El antídoto se suministra en ampollas de 10 ml. Cada vial se debe administrar por vía ev en bolus (a pasar en 5-10'), o bien, diluido en 200 ml de suero salino fisiológico o en dextrosa al 5%. El promedio de dosis que se administran en un envenenamiento severo es de 2-3 viales.

3.- Antídoto específico monovalente anti-boomslang (SAVP Boomslang Snakebite Antiserum®). Se trata de un suero monovalente no faboterápico que actúa contrarrestando el veneno de un colúbrido, la conocida boomslang (*Dispholidus typus*). El antídoto se suministra en ampollas de 10 ml. Cada vial se debe administrar por vía ev en bolus (a pasar en 5-10'), o bien, diluido en 200 ml de suero salino fisiológico o en dextrosa al 5%. El promedio de dosis que se administran en un envenenamiento severo es de 2-3 viales.

4.- Antídoto polivalente faboterápico equino antiofídico (FAV-Africa®). Específico frente a serpientes de territorio subsahariano de los géneros *Bitis*, *Echis*, *Naja* y *Dendroaspis* (→ver tabla de antídotos). La capacidad de neutralización por cada 1 ml es la siguiente: 25 DL_{50} para las especies de los géneros *Bitis*, *Echis*, *Dendroaspis* y para la especie *Naja haje*, y 20 DL_{50} para *Naja melanoleuca* y *Naja nigricollis*.

La administración del suero antiofídico está indicado cuando el paciente muestre alguno de los siguientes signos sistémicos: coagulopatía (prueba del todo o nada >20': →ver accidente bothrópico, sintomatología), sangrado sistémico espontáneo, trombocitopenia (<$100x10^9$/l), síntomas neurotóxicos (ptosis palpebral, oftalmoplejia externa, parálisis de miembros...), anomalías cardiovasculares (hipotensión, shock, arritmia cardíaca, alteraciones en ECG), fallo renal agudo (oliguria o anuria, hemoglobinuria, mioglobinuria que clínicamente se muestra como orina marrón oscura), aumento en sangre de creatinina y/o urea, evidencia de CID o rabdomiolisis generalizada (dolores musculares, hiperpotasemia).

Si el paciente muestra signos de envenenamiento local, se administrará suero antiofídico cuando: la inflamación afecte a la mitad de la extremidad (en ausencia de haber aplicado un torniquete), con la mordedura sobre los dedos de la mano o de los pies, si hay una rápida extensión de la inflamación desde el punto de inoculación, y si se produce linfadenopatía regional en la extremidad afecta.

La dosis de antídoto a administrar será la misma en adultos y en niños. Los viales comercialmente contienen 10 ml de antídoto. Se administrarán de forma inicial 20 ml de antídoto por inyección iv directa (a pasar de forma lenta en 5') o diluido en 250 ml de suero (de cloruro sódico al 0'9% o de glucosa al 5%) que deberá pasarse en 1 h (aunque en los primeros minutos debe pasarse de forma lenta: a razón de 50 gotas/minuto o de 50 ml/h).

La administración subsiguiente de otras dosis de antídoto se pautarán dependiendo de los cambios clínicos del paciente en respuesta a la primera dosis. Si no hay variabilidad en la coagulopatía inicial, hay persistencia de sangrado de lesiones cutáneas que no sean las mordeduras de la serpiente o, persistencia de los síntomas neurológicos, entonces se dará una nueva dosis (de igual manera que la primera) a las 2h de haber finalizado la administración de la dosis inicial. Tras una nueva revaloración del paciente se puede dar una tercera dosis a las 4h de la segunda, o si hubo mejoría temporal del paciente y no se administró la segunda dosis, se puede dar a las 6h del final de la primera dosis.

5.- Antídoto polivalente faboterápico antiofídico equino (Favirept®). Específico frente a serpientes de las zonas desérticas, en especial del Oriente Próximo. La capacidad de neutralización por cada 1 ml de antídoto es la siguiente: 25 DL_{50} en las especies *Bitis arietans*, *Echis leucogaster* y *Naja haje* y, 20 DL_{50} para *Naja nigricollis*, *Cerastes cerastes* y *Macrovipera deserti*.

Los criterios de administración así como la dosis y métodos de administración son idénticos al antídoto polivalente faboterápico anterior (FAV-Africa®).

6.-Antídoto polivalente regional específico (Polyvalent Region-Specific Antivenom VACSERA®). Se trata de un antídoto en fase final de experimentación clínica. Cubre las mordeduras de las serpientes venenosas de Egipto, concretamente las que habitan en el Sinaí. El contenido que poseen los viales corresponde a una eficacia por cada 1 ml de: 80-130 DL_{50} de *Cerastes cerastes*, 35-55 DL_{50} de *Echis coloratus*, 100-150 DL_{50} de *Pseudocerastes fieldi* y 35-45 DL_{50} de *Walterinnesia aegyptia*.

Boomslang (*Dispholidus typus*). Se trata de una culebra arbórea solenoglifa con unos colmillos posteriores por encima del tamaño medio del resto de culebras lo que favorece los envenenamientos por éste colúbrido. Es abundante en África tropical y subtropical, y en el sur de África con excepción de las zonas interiores. Posee una longitud promedio de 1,20-1,55 m, aunque hay ejemplares que pueden alcanzar 1,85 m. la coloración varía con el sexo: los machos presentan una coloración verde uniforme muy característica, mientras que las hembras son de color marrón oscuro. La variabilidad del color también depende de la zona geográfica y de la edad; así característicamente los ejemplares jóvenes son de color gris con manchas corporales negras y el cuello amarillo. En los adultos la confusión es fácil con las mambas (tanto con la mamba negra como con la mamba verde) y sobre todo con la culebra africana (*Philotamnus semivariegatus*) totalmente inofensiva y que suele ser el motivo de que los pacientes acudan tarde a los centros sanitarios al suponer la inocuidad de la mordedura tras confundir la especie agresora.

Se trata de una serpiente no agresiva y sólo ataca en situaciones de provocación extrema o al manipularlas, en cuyo caso adopta una disposición especial: es capaz de inflar el tercio anterior de su cuerpo adquiriendo un aspecto perfectamente cilíndrico. Debido a la longitud de los colmillos posteriores, al morder queda bien anclada, por lo que resulta difícil desengancharla, lo que favorece el envenenamiento.

Sintomatología. El veneno de la boomslang es un coagulante sanguíneo extremadamente potente. Una cantidad mínima de veneno inoculado puede causar CID con hipofibrinogenemia progresiva y hemorragia, a veces evidente clínicamente al cabo de 1 h post-mordedura aunque, en general, suele presentarse la sintomatología alrededor de las 6-24h (en alguna ocasión el tiempo puede ser incluso superior)

En el momento inicial de la agresión, la mordedura presenta síntomas triviales: mínimo dolor y sin prácticamente inflamación local. En ocasiones puede formarse una bulla o hematoma subcutáneo en la zona de la mordedura. La hemólisis es una característica muy marcada en este tipo de envenenamiento ofídico, posiblemente debido a los daños sufridos por los eritrocitos en contacto con hebras de fibrina en los capilares.. La trombocitopenia es frecuente y puede ser severa, aunque no se presenta de manera uniforme en todas las víctimas. La evidencia de hemorragias se puede encontrar en prácticamente todos los órganos, incluyendo los músculos y cerebro. El hallazgo más interesante es la presencia de trombos de fibrina en los capilares y en los vasos grandes de diferentes órganos, cuya apariencia microscópica se asemeja a la púrpura trombocitopénica.

Al cabo de una hora el primer síntoma que aparece, con diferencia, es la presencia de una cefalea occipital muy intensa, que puede asociarse a vómitos y náuseas, somnolencia y confusión ocasional. Los síntomas hemorrágicos son debidos al desarrollo de una CID, que también pueden manifestarse a la hora de la mordedura, con presencia de sangrado gastrointestinal (sangre en heces o en el propio vómito semejando una hematemesis), gingivorragias, epistaxis y sufusión hemorrágica conjuntival. En envenenamientos severos puede producirse sangrado a través de las punturas de los colmillos y formación de hematomas en los párpados.

A nivel renal el veneno produce necrosis tubular que se manifiesta con presencia de oliguria, hemoglobinuria, hematuria y albuminuria. En el contexto de una CID puede desarrollarse un síndrome hemolítico urémico que puede dar lugar al coma. Los pacientes pueden presentar discreta hipotensión, febrícula y discreta taquicardia. A nivel analítico hay anemia severa. Cuando se presenta oliguria, es fundamental monitorizar el aclaramiento de creatinina, la urea, los electrolitos en sangre, la función hepática (donde suele haber alteración de las transaminasas debido a la necrosis hepática central que produce el veneno) y la bilirrubina. Las estimaciones de los PDF, la tasa de protrombina, el tiempo de tromboplastina (PTT), el fibrinógeno sérico y el recuento de plaquetas confirma el grado de deterioro funcional. El test de Lee-White demuestra una sangre incoagulable (>20').

Tratamiento. Tras la mordedura la primera medida terapéutica es la inmovilización de la extremidad y no resulta útil realizar un torniquete. Algunos autores recomiendan la aplicación de un vendaje de compresión linfática, como si se tratara de una mordedura por un elápido, aunque ésta práctica sólo se basa en su experiencia personal. En este caso vale la pena aplicar el principio médico de *primum non nocere*.

A nivel hospitalario existe un antídoto monoespecífico elaborado en suero equino, cuya administración es ideal para evitar los efectos del envenenamiento. De gran eficacia, se recomienda su uso de forma precoz, aunque en los casos que se ha administrado tarde también ha resultado ser efectivo. Tiene el inconveniente que produce muchas reacciones secundarias de forma inmediata con rigidez muscular, escalofríos, fiebre, disnea (por broncoespasmo), hipotensión, o bien, al cabo de unas semanas, con el desarrollo de la enfermedad del suero. Algunos autores han sugerido que la alta incidencia de hipersensibilidad al antídoto se debe a que la mayoría de víctimas registradas han sido biólogos (herpetólogos) o manipuladores de serpientes con accidentes similares previos.

Por este motivo se aconseja aconsejan realizar un test de prueba con una dosis de 0'1 ml de antídoto por vía sc (diluido al 1/10 en agua destilada), con independencia de la historia atópica de la víctima. Si no hay reacción después de 15' se realizará una segunda prueba al doble de dosis. Si entonces no se produce reacción alguna se administrará el antídoto: 20 ml a administrar por vía ev, con cautela, durante 3-5'.

Si por el contrario, con el test cutáneo aparecen síntomas de hipersensibilidad de forma temprana, antes de administrar el antídoto se deberá administrar por vía ev un antihistamínico como la prometazina (25-50 mg diluidos en 10-20 ml de suero salino) así como adrenalina profiláctica (0'5-1 ml sc), manteniendo la hidrocortisona en reserva. Los corticosteroides no deben darse de forma rutinaria para prevenir las reacciones ya que no son siempre eficaces y pueden agravar la CID, la hemólisis y pueden aumentar la toxicidad del veneno. Parece sensato, por tanto, que los corticosteroides se usen en los siguientes casos: a) cuando un antihistamínico + adrenalina no solucionen una reacción temprana y, b) por una historia atópica previa del paciente importante o que se haya producido una reacción severa con el test cutáneo. En caso de tener que utilizarse se aboga por la hidrocortisona a dosis de 0'5-5'0 g. o bien, hemisuccinato de metilprednisolona, que da una respuesta más rápida, a dosis de 10-30 mg/Kg peso. En cuanto al antídoto, tras realizar la "desensibilización" se pasará de forma lenta diluyendo 2-4 ampollas (20-40 ml de antídoto) en suero salino al 0'9% o en una solución de dextrosa al 5%.

Si no se dispone del antídoto, se obtiene cierto beneficio usando el antídoto preparado frente a la vínora de escamas de sierra (*Echis carinatus*), ya que posee paraespecificidad frente a la mordedura por boomslang. Cabe mencionar, por otra parte, que el antídoto monoespecífico anti-boomslang, resulta también beneficioso en caso de mordeduras por las culebras del género *Thelotornis*, concretamente la serpiente pájaro (*Thelotornis capensis*) y la serpiente de viña (*Thelotornos kirtlandii*) donde ambos envenenamientos producen un cuadro clínico muy similar al envenenamiento por boomslang.

En caso de tener que esperar a la llegada del antídoto específico se puede realizar una sueroterapia de apoyo mediante la administración de unidades de sangre fresca o de plasma fresco congelado para mantener la hemoglobina a niveles de >9'5 para contrarrestar la hemorragia. Se aplicará además fibrinógeno adicional (8-10 g/día), junto a hidrocortisona 100 mg iv y adrenalina 1 ml sc. Para tratar el broncoespasmo está indicada la administración de un β estimulador (hexoprenalina). Para el control vital del paciente es fundamental el monitoreo de la Hb, que permitirá valorar la cantidad de unidades de sangre necesarias para controlar las hemorragias y, la diuresis.

La heparinización, como método terapéutico es útil mientras se espera al antídoto. Se ha visto que su uso produce cierta mejora clínica y además previene el daño renal. Se argumenta que la administración de fibrinógeno puro o formando parte de los concentrados de sangre o plasma "alimenta el fuego" de la coagulopatía y puede aumentar el daño de los órganos a menos que se administre la heparina. La heparinización se realiza hasta que el antídoto revierte los efectos hemorrágicos y se alcance un nivel de fibrinogenemia segura. Para ello se pautan 10.000 UI inicialmente, seguido por 7500 UI/6-8 h iv o 1000 UI/h en infusión por goteo. Tras la administración del antídoto los tiempos de coagulación se irán normalizando y pasadas 30 h desde su administración los resultados ya son normales.

Tabla de antídotos para especies de Africa y Oriente Próximo

	Vipera xanthina	Vipera lebetina	Echis pyramidum	Echis coloratus	Echis ocellatus	Echis carinatus	Cerastes vipera	Cerastes persicus	Cerastes cerastes	Naja nigricollis	Naja arabica	Naja haje	Naja nivea	Naja mossambica	Naja melanoleuca	Naja annulifera	Hemachatus hemachatus	Dendroaspis angusticeps	Dendroaspis polylepis	Dendroaspis jamesoni	Bitis caudalis	Bitis gabonica	Bitis arietans	Dendroaspis viridis	Dispholidus typus	Echis leucogaster	Bitis nasicornis	Macrovipera lebetina	Macrovipera deserti	Walterinnesia aegyptia	Walterinnesis morganii	Pseudocerastes fieldi	Macrovipera mauritanica	Echis leucogaster	Naja pallida	Atractaspis microlepidota
SAVP POLYVALENT ANTIVENOM													♥	♥	♥	♥	♥	♥	♥	♥		♥	♥													
SAVP ECHIS ANTIVENOM				♡	♥	♥	♡		♡																											
FAV-AFRICA					♥					♥		♥			♥				♥	♥		♥	♥	♥		♥										
FAVIREPT									♥	♥		♥											♥			♥			♥							
ANTIVIPERIN		♥					♥		♥																											
ANTIVIPERIN SERA		♥					♥		♥																								♥			
ANTIREPT	♥	♥	♥	♥		♥	♥	♥	♥	♥		♥																								
SAVP BOOMSLANG ANTISERUM																									♥											
IPSER						♥				♥		♥			♥			♥	♥	♥		♥	♥													
POLYVALENT SNAKE ANTIVENOM VACSERA									♥	♥		♥																								
POLYVALENT REGION-SPECIFIC ANTIVENOM				♥			♥																							♥		♥				
NAVPC BYVALENT SNAKE ANTIVENOM										♡	♥	♥	♡		♡															♥	♥					
NAVPC POLYVALENT SNAKE ANTIVENOM				♥		♥			♥	♡		♥			♡						♡	♡	♥							♥						
ECHITAB-PLUS ICP					♥					♥													♥				♡									
GAMMA-VIP									♥																			♥								
ANTIVIPMYN AFRICA			♥	♥						♥		♥			♥				♥			♥	♥											♥	♥	
BIVALENT BLACK SNAKE ANTIVENOM																														♥						♥
ANTI-ECHIS COLORATUS				♥																																

♥ Antídoto específico ♡ Antídoto paraespecífico

OFIDIOS DE ASIA

En las zonas tropicales de Asia se concentra la máxima incidencia de mordeduras de serpientes venenosas en humanos. En estas regiones habitan unas 150 especies de oficios venenosos, además con un poder de alta toxicidad lo que hace que este continente registre una elevada tasa de mortalidad por este tipo de accidentes. A esto contribuye la alta densidad de población de las regiones tropicales asiáticas, y especialmente en las áreas de población rural que comparten o están muy próximas a los hábitats naturales de las especies venenosas. Los encuentros de la población asiática con las serpientes se producen a diario, siendo frecuente en las mencionadas zonas rurales donde gran parte de la población se dedica a tareas agrícolas. Esta incidencia se ha incrementado en algunos países en los que se han puesto en marcha planes de desarrollo agrícola, al ocupar a mayor población y ante la invasión de los espacios naturales donde habitan las serpientes. El envenenamiento por ofidios constituye un verdadero problema de salud en las áreas rurales pobres. La inadecuada atención médica, el difícil acceso a los centros sanitarios y el alto coste del tratamiento son otros factores que influyen en la alta tasa de mortalidad de esta región.

Las serpientes venenosas de Asia son integrantes de tres familias: Vipéridos, Elápidos y Colúbridos. En cuanto a los Vipéridos, Asia es el único continente donde conviven las tres subfamilias que provocan envenenamientos en el ser humano: 1) los Viperinos que incluyen a las víboras del Viejo Mundo; 2) los Crotálidos, que en este continente están muy evolucionados y poseen una alta capacidad tóxica y; 3) la subfamilia Azemiopinos, monotípica, creada para englobar a las víboras primitivas, de las que se conoce en la actualidad una única especie viva, la víbora de Fea (*Azemiops feae*).

Los géneros de víboras con mayor implicación clínica son *Cerastes*, *Daboia*, *Echis* y *Vipera*. El veneno de las víboras asiáticas, similar al de víboras de otras partes del mundo, no deja de tener sus propias peculiaridades. En la mayoría de las especies contiene una mezcla de péptidos con actividad tóxica enzimática directa o indirecta. Desde un punto de vista clínico, la más importante de las enzimas proteolíticas es la fosfolipasa A2, que en estas especies actúa como mioneurotoxina, destruyendo por un lado los tejidos y sirviendo como neurotoxina presináptica por otro lado. Otras moléculas componentes del veneno son las disintegrinas, recientemente descubiertas, que actúan destruyendo las paredes de los vasos sanguíneos, lo que lleva a la extravasación y a relleno de fluido en el tercer espacio. Las disintegrinas inhiben la agregación plaquetaria al interferir en la vía del ácido araquidónico tras unirse a las glucoproteínas plaquetarias IIb/IIIa. Otras enzimas adicionales poseen actividad procoagulante, anticoagulante y fibrinolítica.

En las primeras 48 horas tras la mordedura de víboras, la muerte puede ser consecuencia de los efectos de la hemorragia por desfibrinación o por el shock secundario a la fuga vascular, o en algunas especies por parálisis respiratoria. Si la muerte sobreviene a las 72 horas, lo más probable es que sea el resultado de una hemorragia interna (generalmente intracraneal), insuficiencia renal, insuficiencia suprarrenal, o infección secundaria sobreañadida en los tejidos necróticos.

El diagnóstico diferencial entre el síndrome viperino y la necrosis debida al veneno de ciertos Elápidos (sobre todo *Naja nigricollis* y *Naja mossambica*) puede resultar complicado. El síndrome inflamatorio desarrollado por los venenos elápidos puede estar ausente o estar poco definido. Las fosfolipasas que abundan en los Elápidos son sustancias diferentes y un tropismo más neuromuscular. La ausencia de enzimas proteolíticos que actúen sobre estructuras celulares o sobre ciertos sistemas metabólicos como la coagulación o la síntesis de la bradiquinina, reduce considerablemente los síntomas inflamatorios tales como el dolor y el edema. Los venenos elápidos son responsables, generalmente, de necrosis de evolución más lenta y de extensión más limitada que la producida por los Vipéridos. Además se trata de una necrosis seca que se "momifica" rápidamente, donde el colgajo necrosado puede desprenderse espontáneamente si éste no es extirpado quirúrgicamente durante la estabilización de la herida.

Los Elápidos asiáticos incluyen a las cobras (género *Naja*), las serpienrtes coral asiáticas (géneros *Calliophis* y *Maticora*), la cobra real (*Ophiophagus hanah*) y los kraits (género *Bungarus*). Su veneno se caracteriza por poseer fosfolipasas A_2 del grupo I que actúan como neurotoxinas a nivel presináptico. Además poseen otras moléculas tóxicas de bajo peso molecular que actúan como neurotoxinas postsinápticas; y a diferencia de los elápidos australianos, apenas poseen efecto miotóxico (rabdomiolisis). De las serpientes conocidas como kraits, características de este continente, existen 13 especies capaces de provocarar un envenenamiento potencialmente mortal. Los kraits se pueden encontrar en altitudes que van desde el nivel del mar hasta 1600 m de altura, y a menudo habitan en terrenos forestales de las tierras bajas. Sin embargo sólo existen registros mortales para 7 especies de ellas:

Tabla 43: Mortalidad de los kraits de interés médico

Serpiente	Especie	Tasa mortalidad (%)
Krait indio	Bungarus caeruleus	77-100
Krait común	Bungarus multicinctus	10-23
Krait común de Thailandia	Bungarus candidus	20
Krait anillado	Bungarus fasciatus	7,7
Krait de cabeza roja	Bungarus flaviceps	<15
Krait del Himalaya	Bungarus bungaroides	<10
Krait de Sri Lanka	Bungarus ceylonicus	<5

Los Colúbridos que en Asia están relacionados con muertes en seres humanos son la culebra carenada tigre (*Rhabdophis tigrinus*) y la culebra carenada de cuello rojo (*Rhabdophis subminiatus*)

Finalmente la especie *Azemiops feae* (víbora de Fea) perteneciente a la subfamilia Azemiopinos posee un veneno muy similar a la víbora de Wagler (*Tropidolaemus wagleri*). Otro estudio ha encontrado que las actividades de las enzimas en el veneno de *Azemiops feae* son similares a las de los venenos de ofidios viperinos, salvo que el veneno de la víbora de Fea no tiene actividad sobre la coagulación sanguínea, ni efecto hemorrágico o miolítico.

En cuanto a los principios de tratamiento, estos se basarán en una correcta identificación de la especie causante del accidente. La familiaridad, por parte del médico, del conocimiento de las características y hábitos de las serpientes así como del reconocimiento de los efectos clínicos del envenenamiento son necesarios para una correcta y urgente actuación sobre la víctima. De forma genérica, las serpientes de coral y kraits producen un mínimo de reacciones locales, pero con efectos neurotóxicos sistémicos graves. Por el contrario, el envenenamiento por cobras de Asia es poco probable que ocurra debido a que el veneno en la mayoría de especies causa sólo importantes reacciones locales. En caso de que se trate de víboras asiáticas, el envenenamiento queda confirmado, de forma bastante fiable, si hay presencia de dolor, inflamación y equimosis o sangrado en las marcas de los colmillos. Esta afirmación no siempre es cierta para las mordeduras de víbora en otras partes del mundo. Finalmente, las mordeduras por culebras del género *Rhabdophis* pueden causar síntomas mínimos locales con una coagulopatía sistémica. La comprensión del espectro de estos síndromes por diferentes tipos de envenenamiento permitirá que el médico pueda tomar decisiones respecto a la terapia óptima para cada caso y para evitar contratiempos en la selección de los antídotos antiofídicos específicos.

Tabla geográfica 3: Serpientes venenosas de Asia y su distribución

Serpiente	Identificación	Area geográfica
Víbora topo *Atractaspis engaddensis*	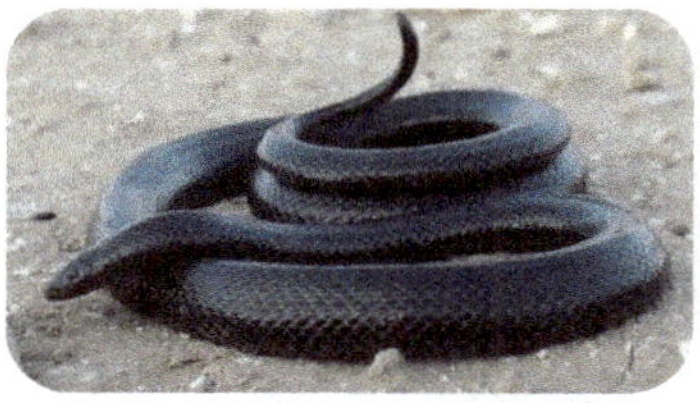	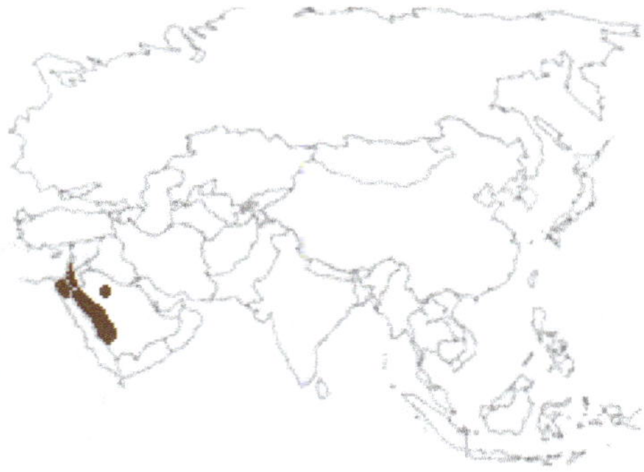
Víbora topo de Arabia del sur *Atractaspis andersonii*	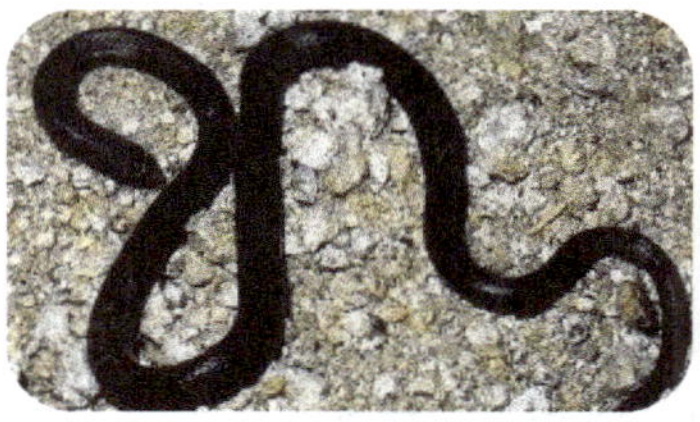	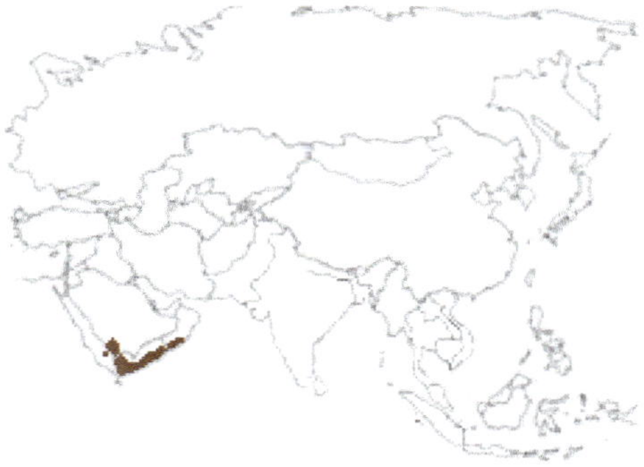
Serpiente del manglar *Boiga dendrophila*	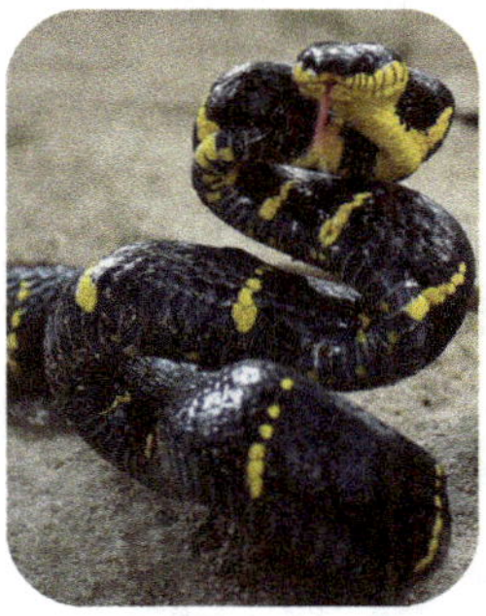	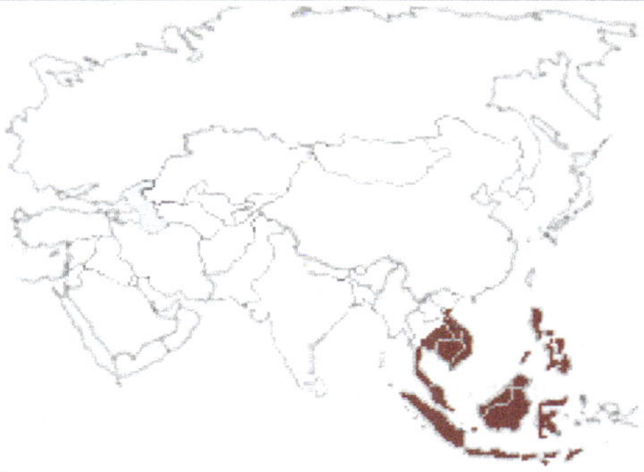
Krait del Himalaya *Bungarus bungaroides*	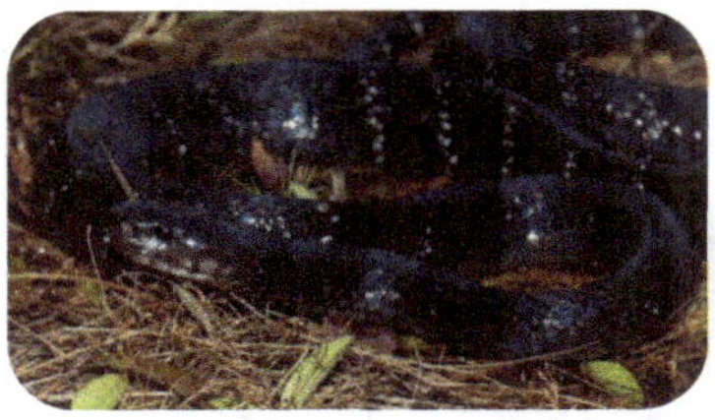	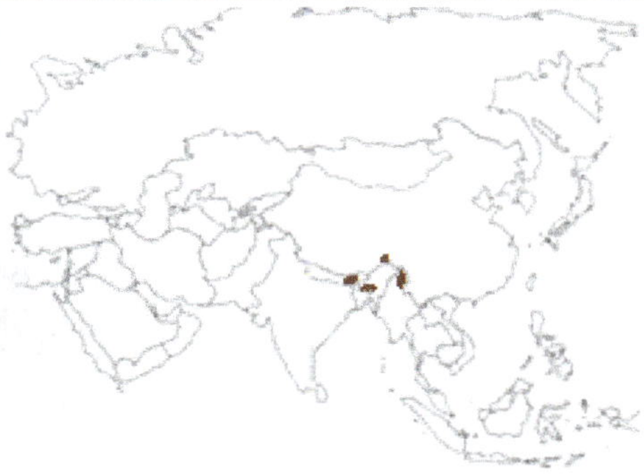

Krait indio *Bungarus caeruleus*	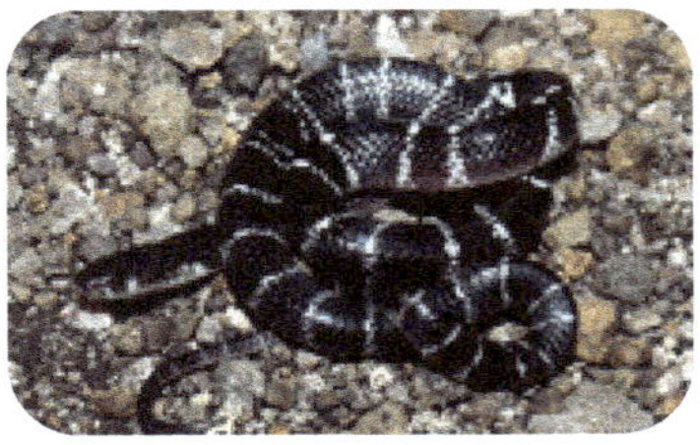	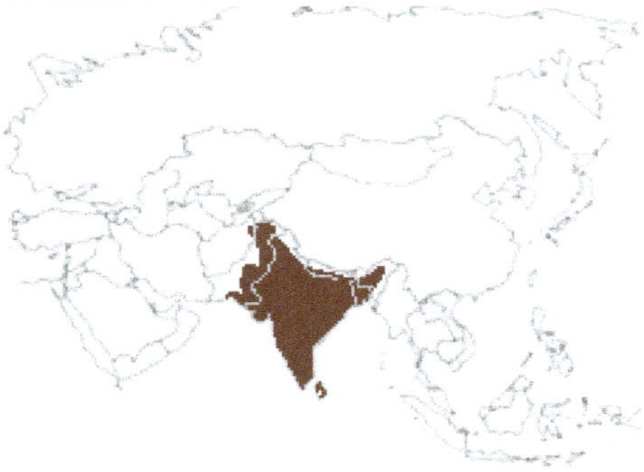
Krait común de Thailandia *Bungarus candidus*	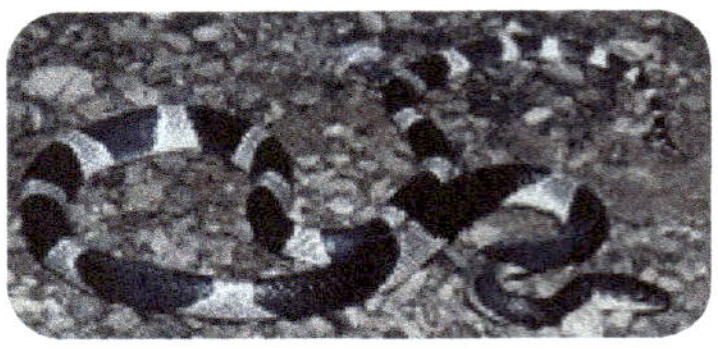	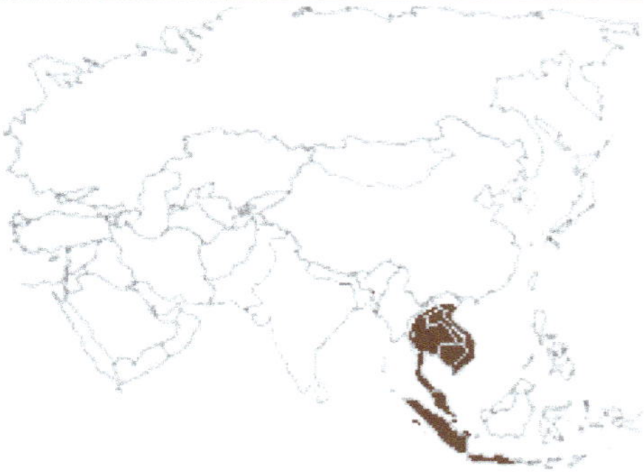
Krait de Sri Lanka *Bungarus ceylonicus*	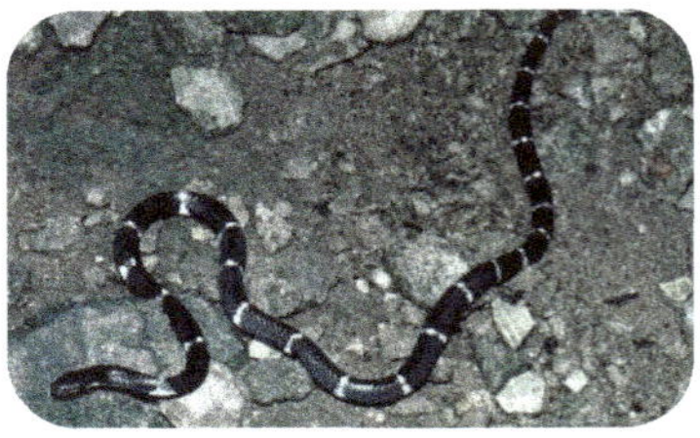	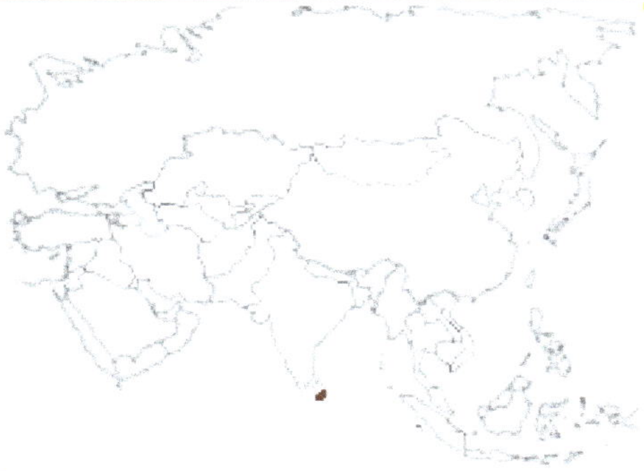
Krait anillado *Bungarus fasciatus*	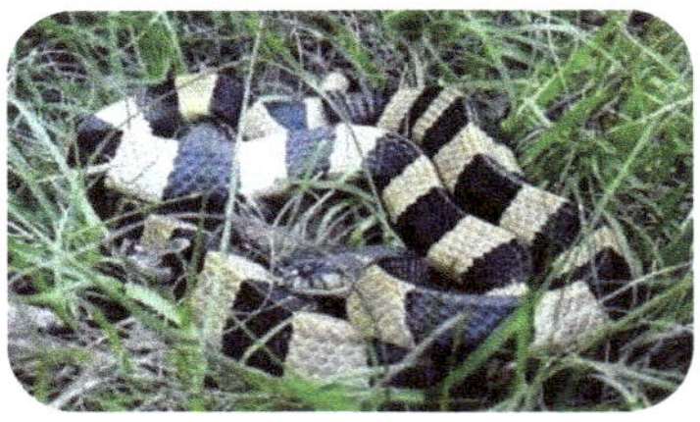	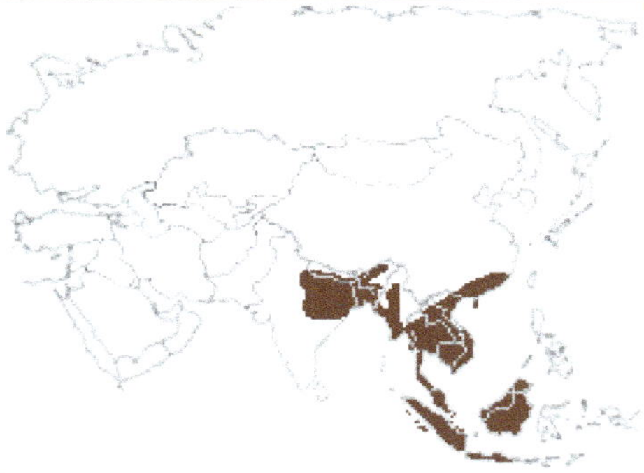
Krait de cabeza roja *Bungarus flaviceps*	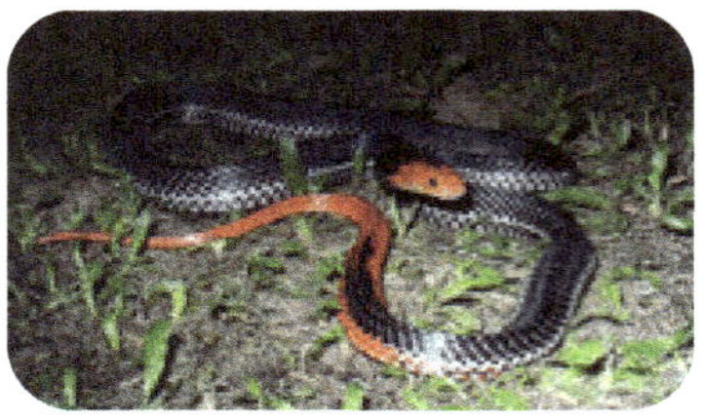	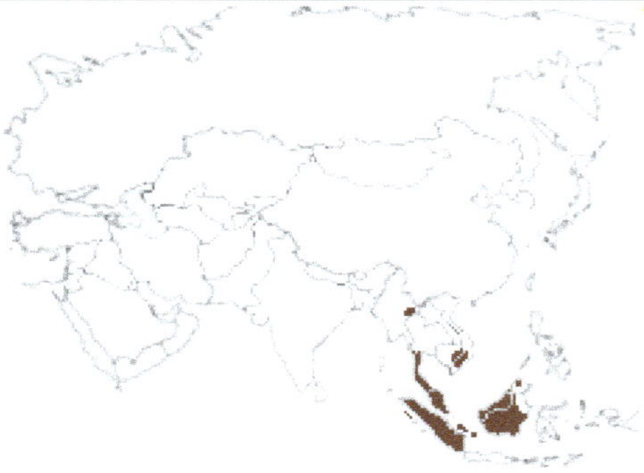

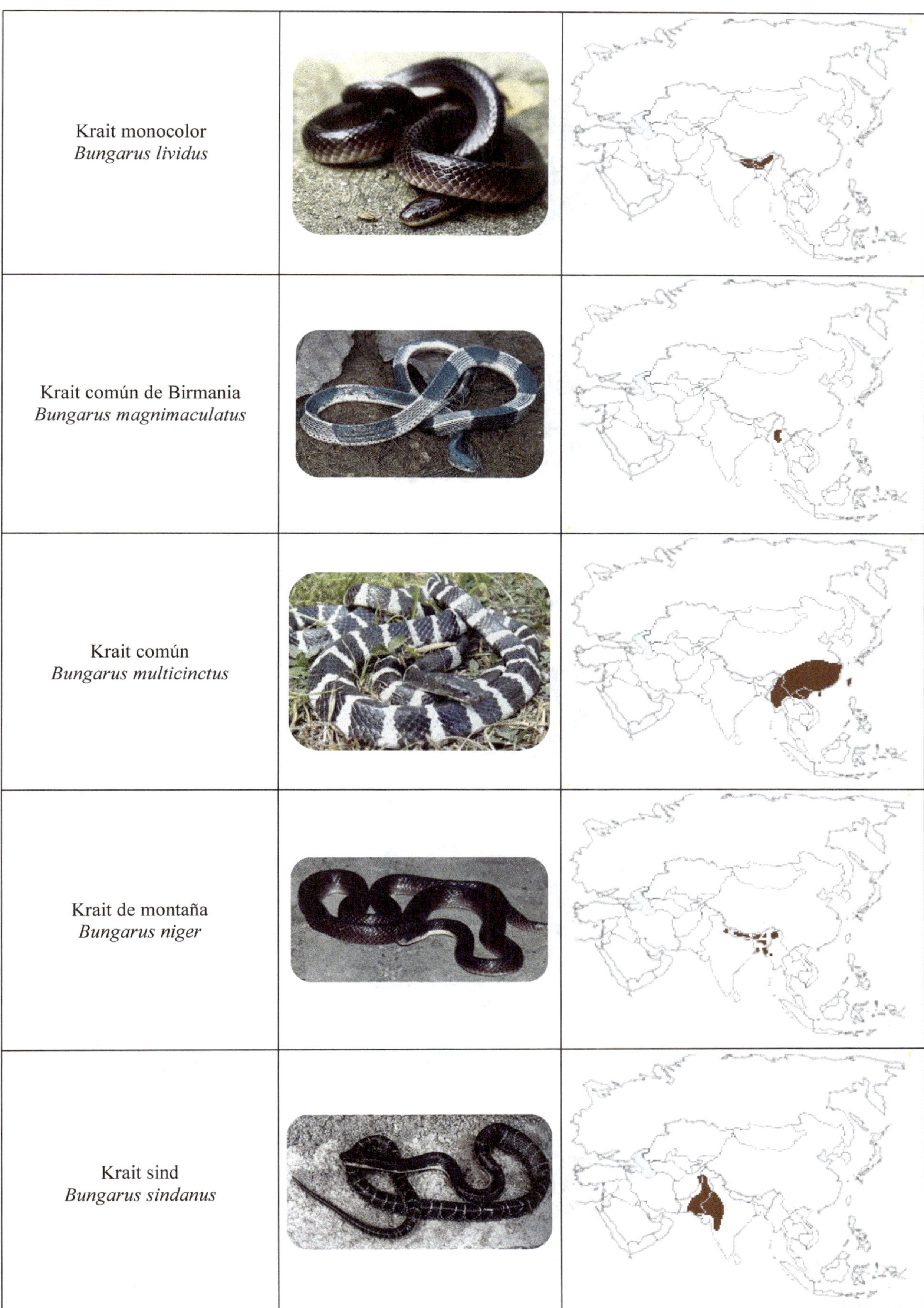

Krait monocolor *Bungarus lividus*		
Krait común de Birmania *Bungarus magnimaculatus*		
Krait común *Bungarus multicinctus*		
Krait de montaña *Bungarus niger*		
Krait sind *Bungarus sindanus*		

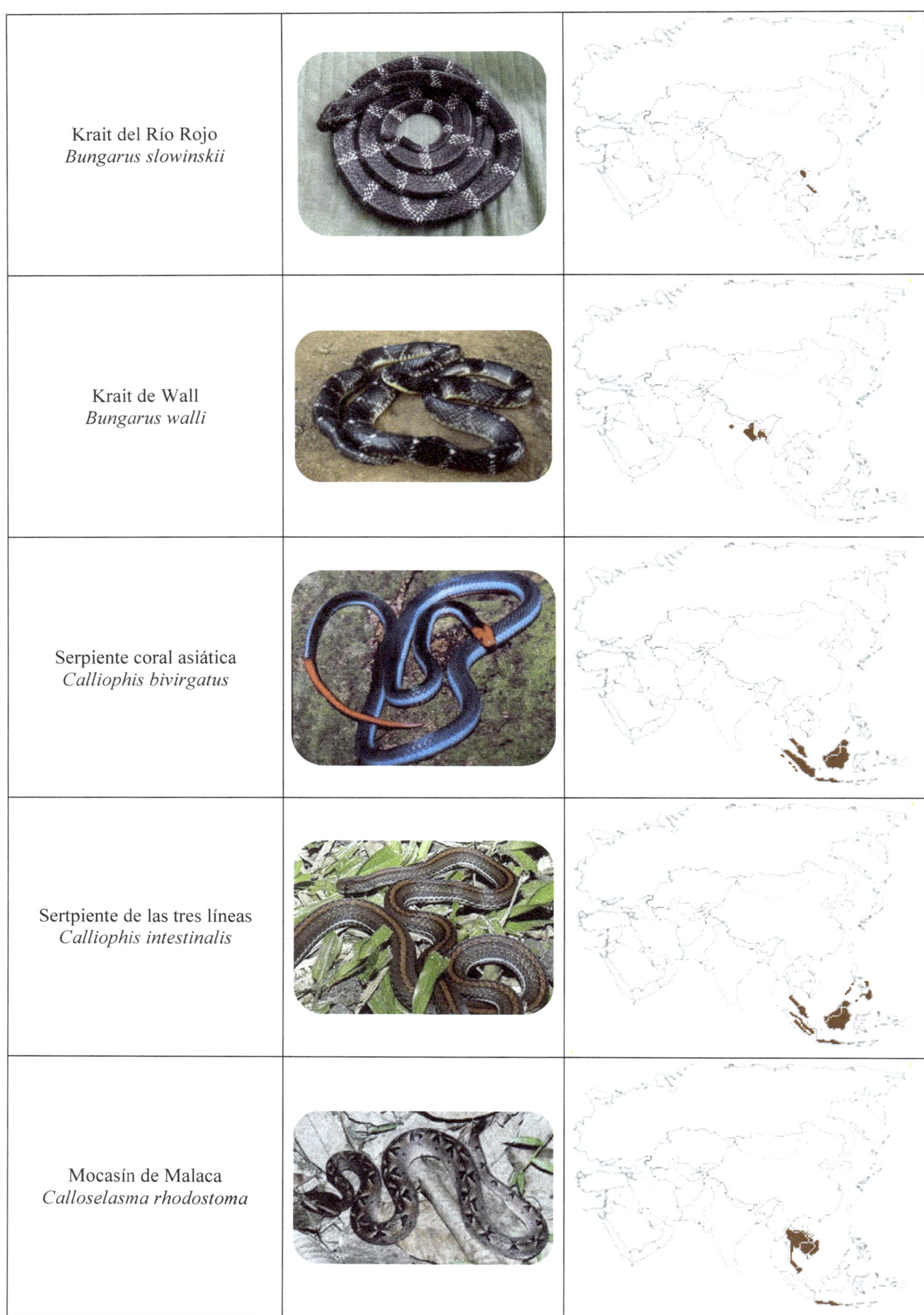

Krait del Río Rojo *Bungarus slowinskii*		
Krait de Wall *Bungarus walli*		
Serpiente coral asiática *Calliophis bivirgatus*		
Sertpiente de las tres líneas *Calliophis intestinalis*		
Mocasín de Malaca *Calloselasma rhodostoma*		

Víbora cornuda de las dunas *Cerastes gasperettii*	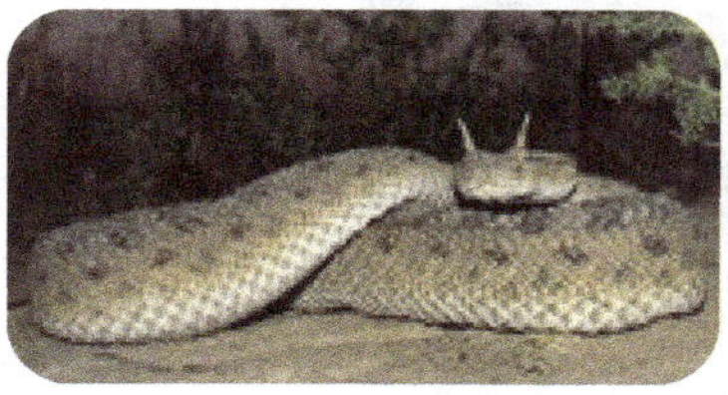	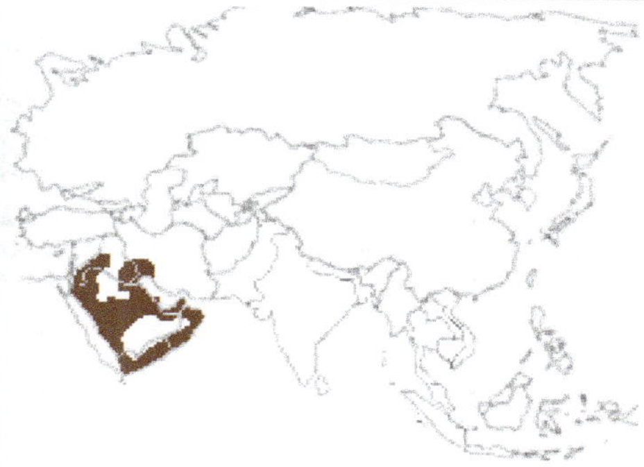
Víbora del cuerno de Persia *Pseudocerastes persicus*	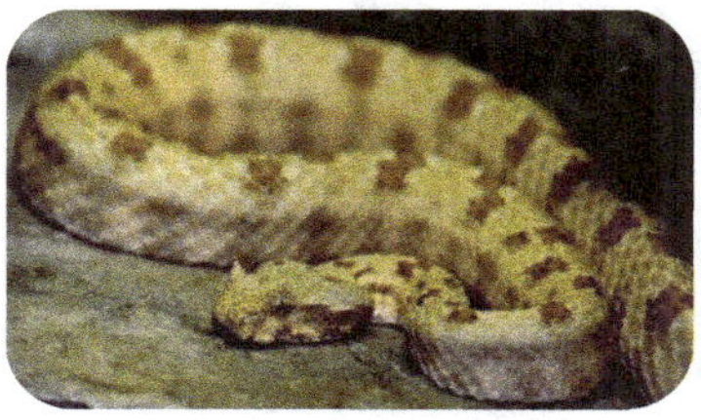	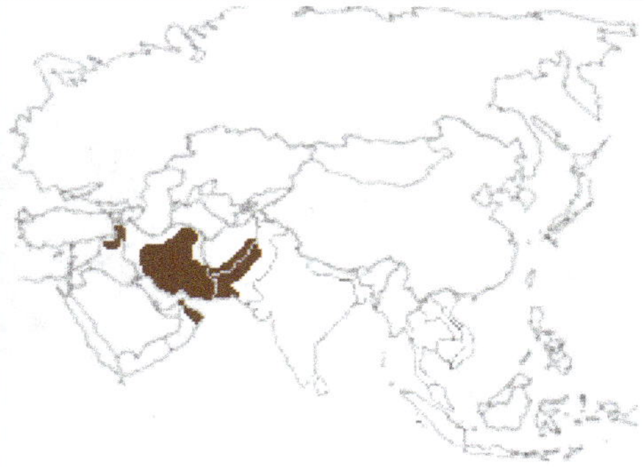
Víbora del cuerno de Palestina *Pseudocerastes fieldi*	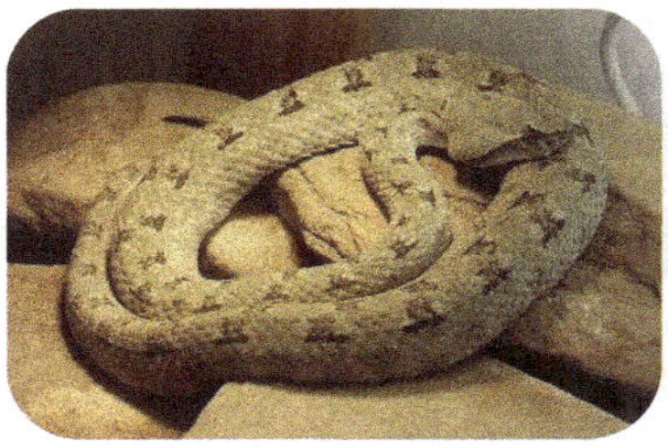	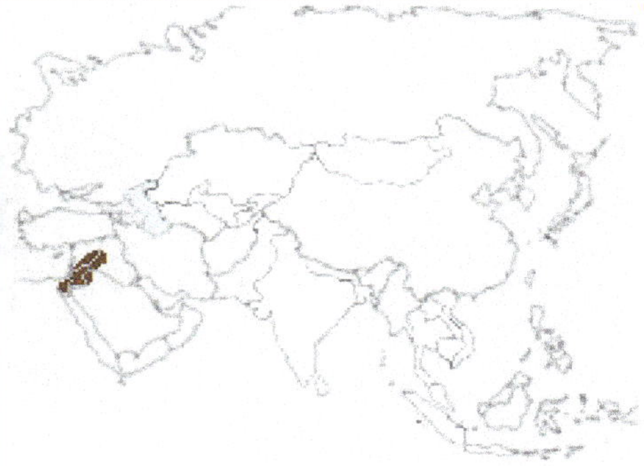
Crótalo de labios blancos de los bambúes *Cryptelytrops albolabris*	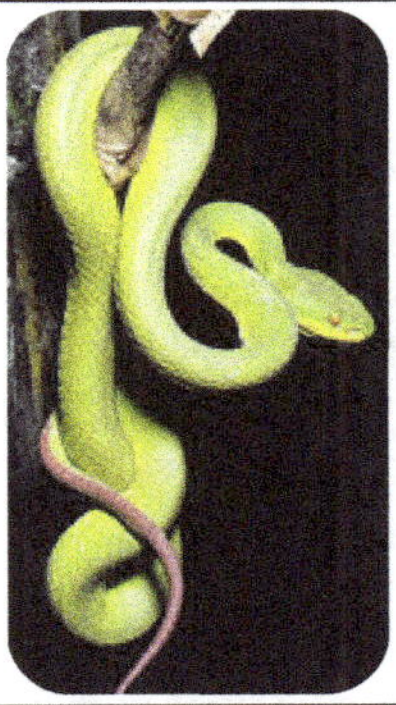	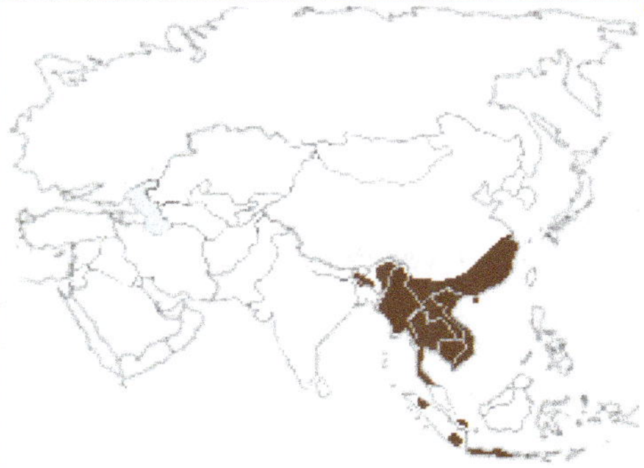
Serpiente del bambú de cola roja *Cryptelytrops erythrurus*	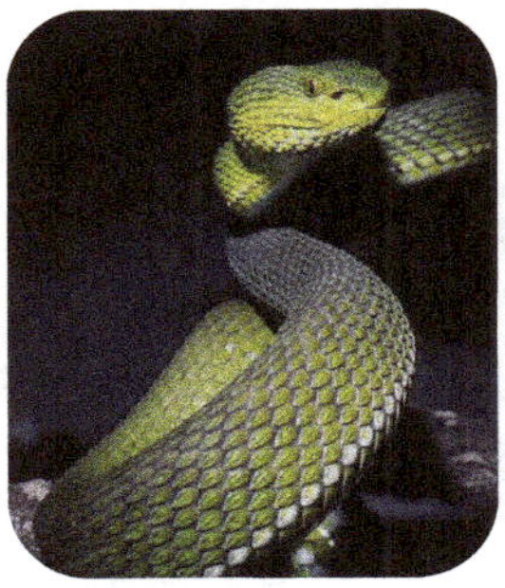	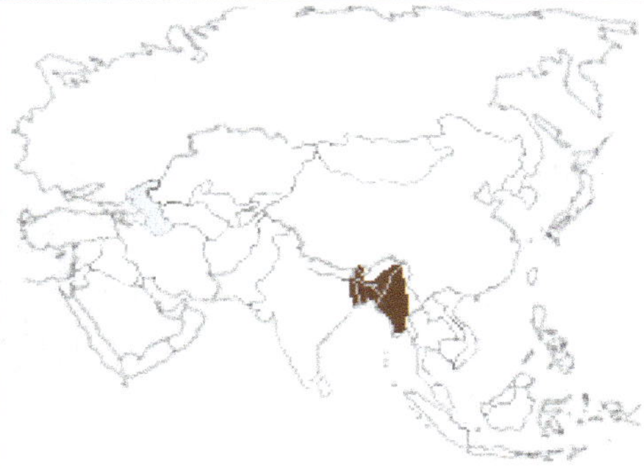

Crótalo isleño de labios blancos *Cryptelytrops insularis*	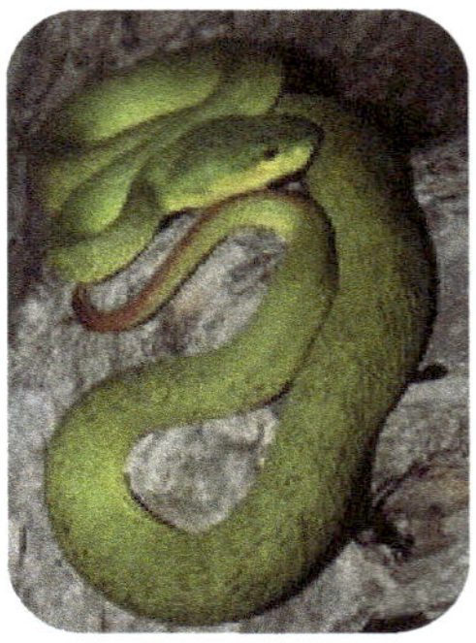	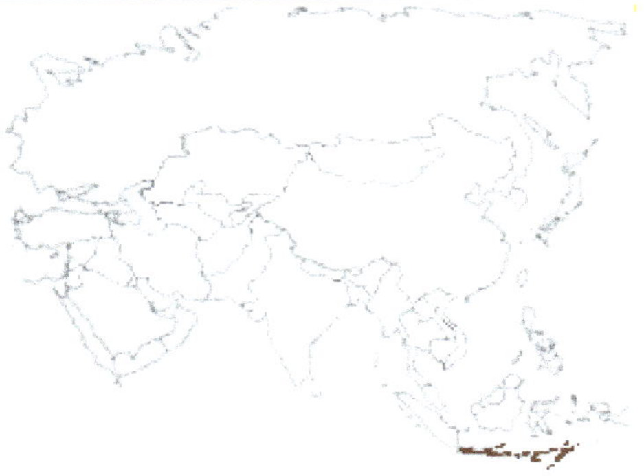
Serpiente de fosa de ojos alargados *Cryptelytrops macrops*	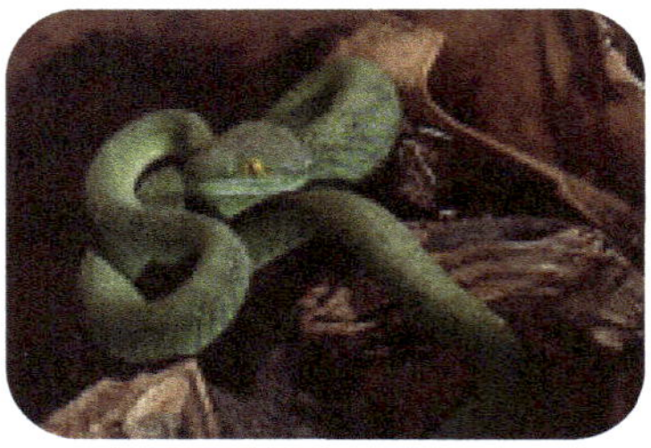	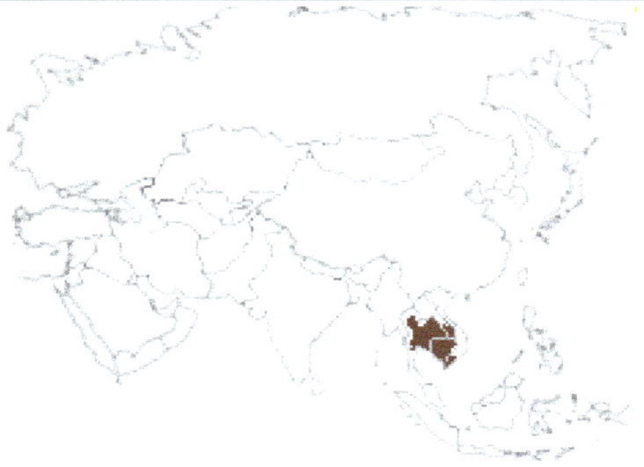
Serpiente púrpura de los manglares *Cryptelytrops purpureomaculatus*	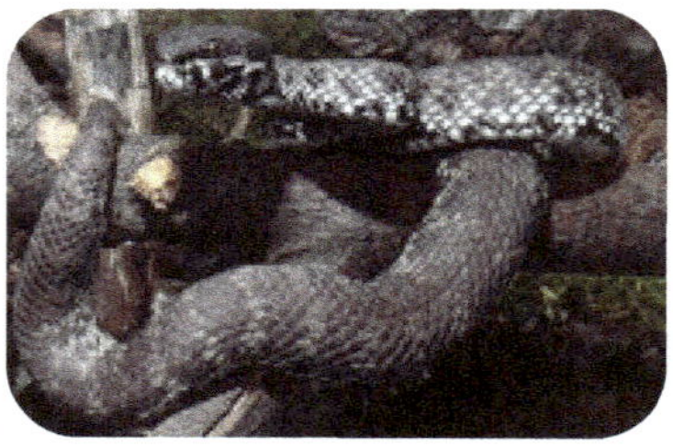	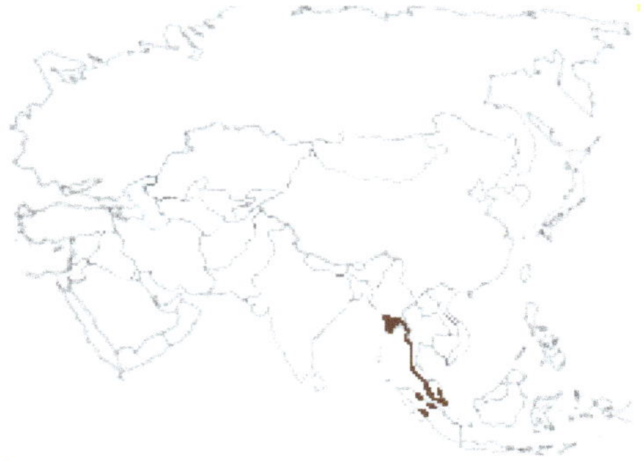
Serpiente verde de Bangladesh *Cryptelytrops septentrionalis*	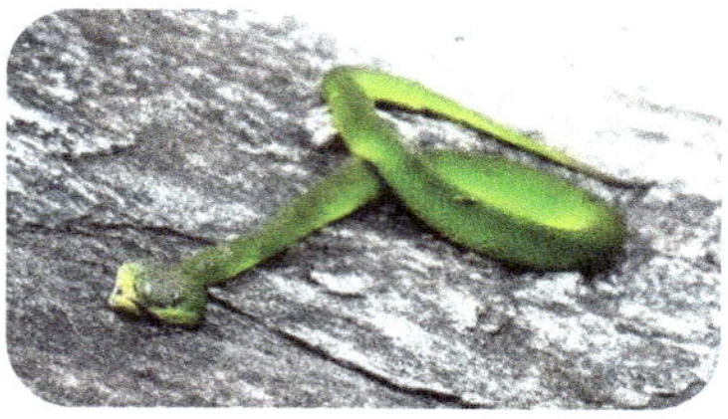	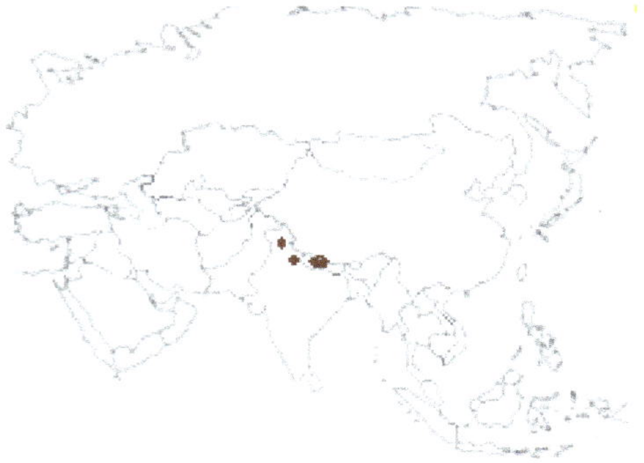
Víbora de escamas del Yemen *Echis khosatzkii*	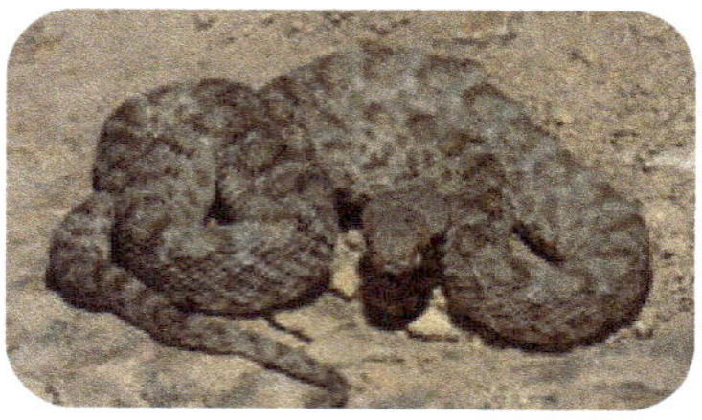	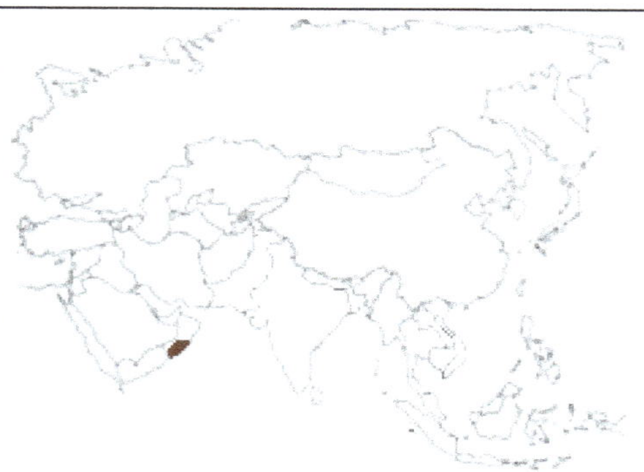

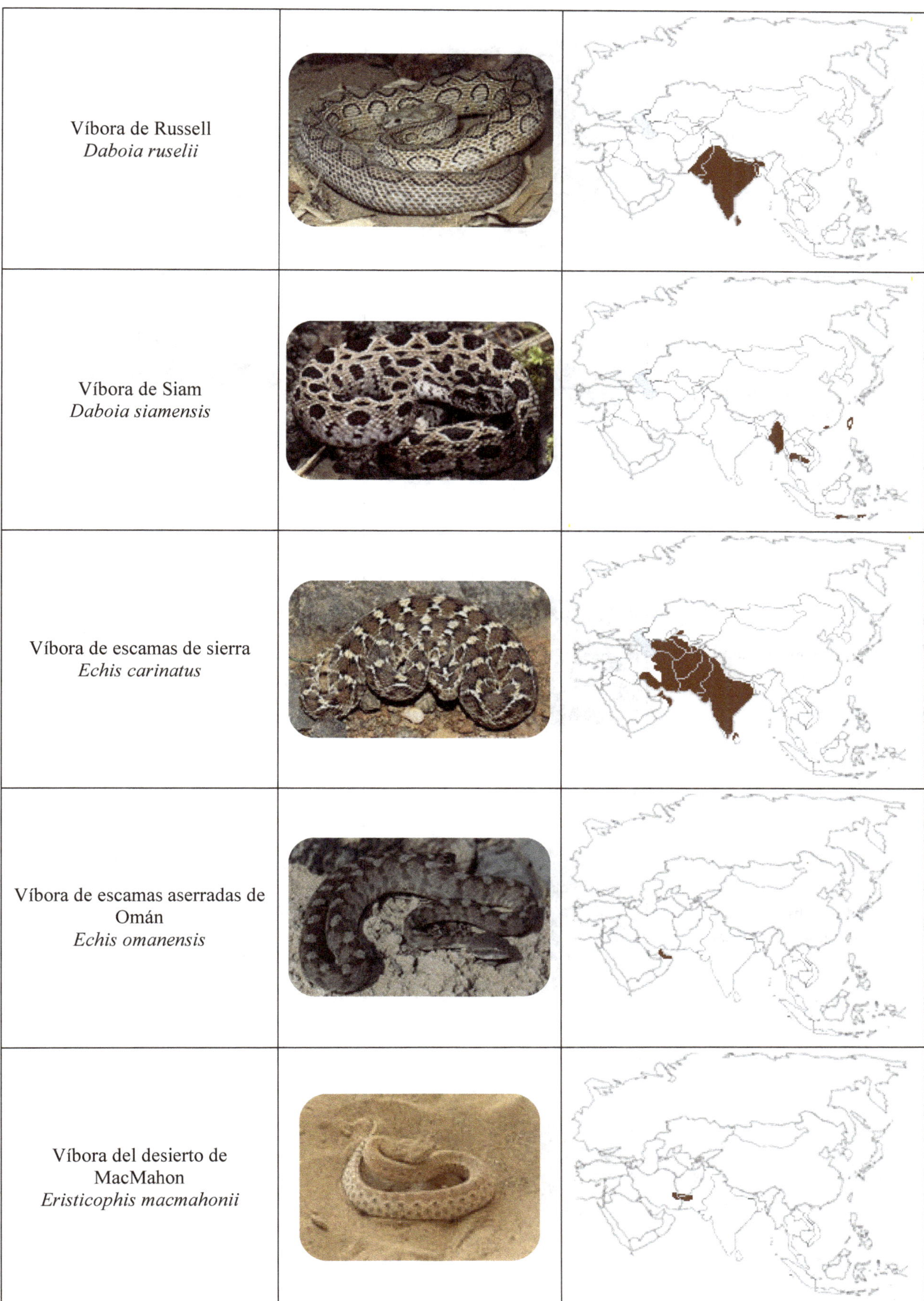

Víbora de Russell *Daboia ruselii*		
Víbora de Siam *Daboia siamensis*		
Víbora de escamas de sierra *Echis carinatus*		
Víbora de escamas aserradas de Omán *Echis omanensis*		
Víbora del desierto de MacMahon *Eristicophis macmahonii*		

Víbora de los 100 pasos *Deinagkistrodon acutus*	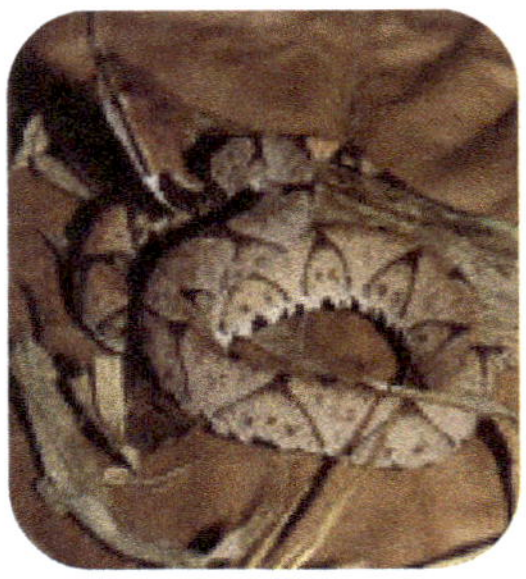	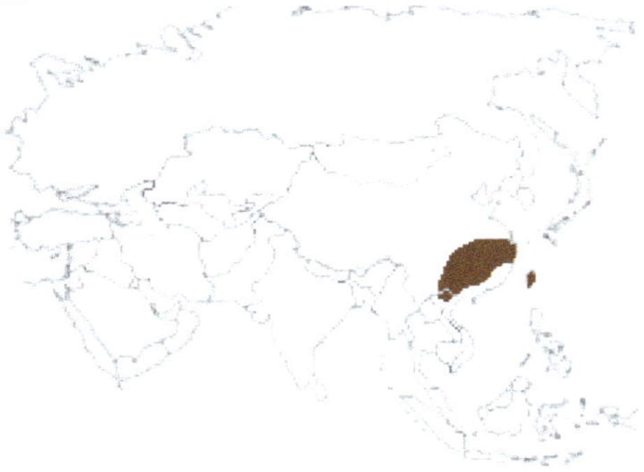
Trigonocéfalo de Halys *Gloydius halys*	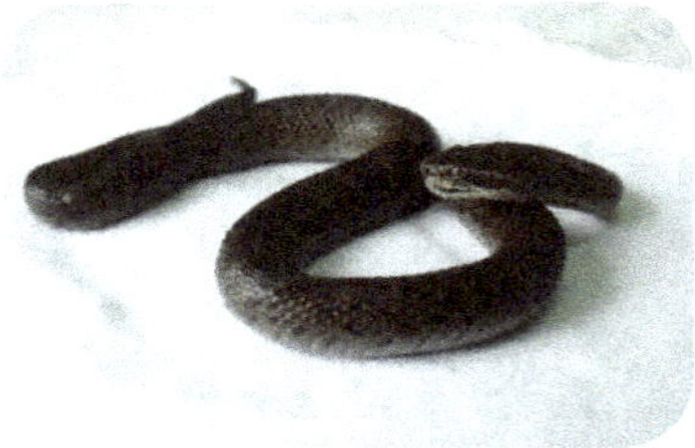	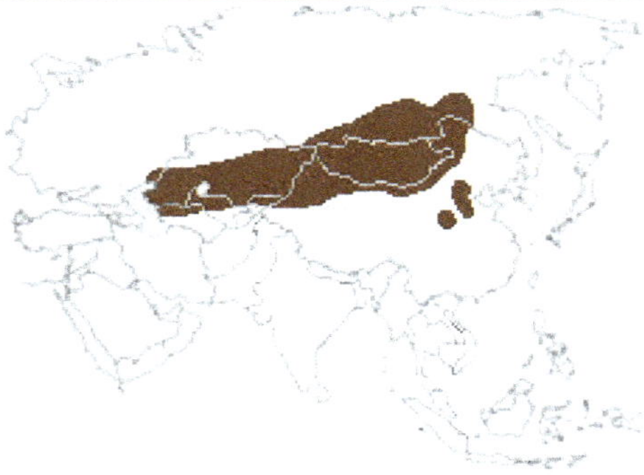
Mocasín siberiano *Gloydius intermedius*	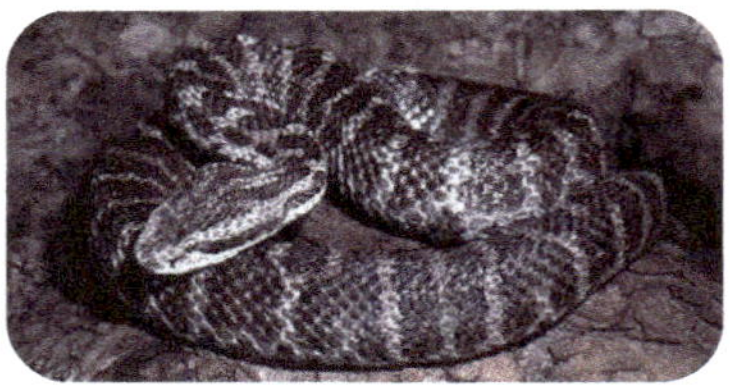	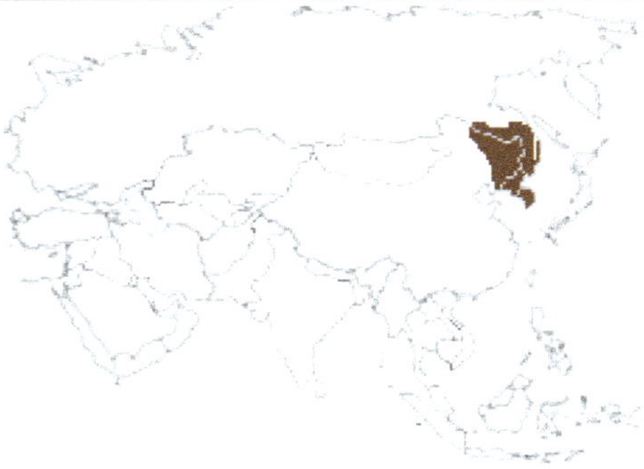
Mamushi de Ussuri *Gloydius ussuriensis*	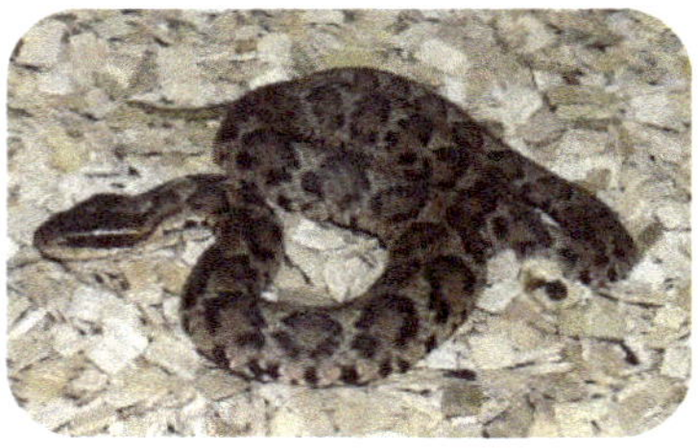	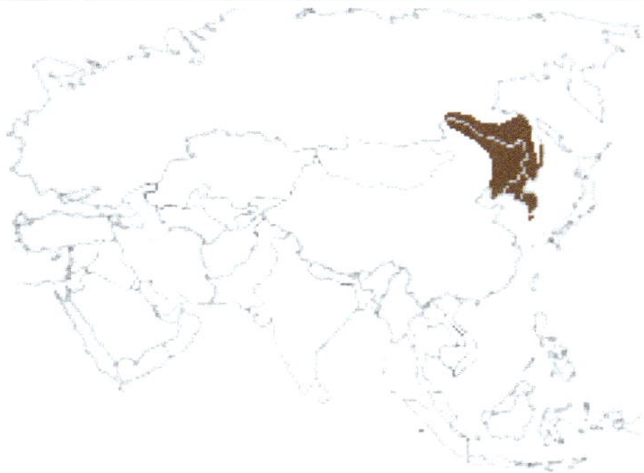
Trigonocéfalo de Transcaucasia *Gloydius h.caucasianus*	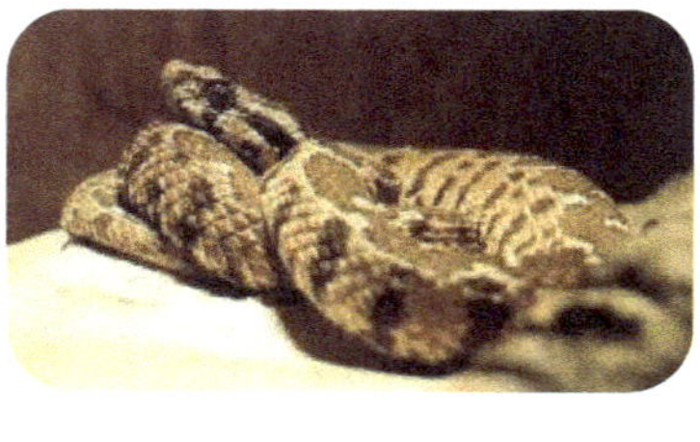	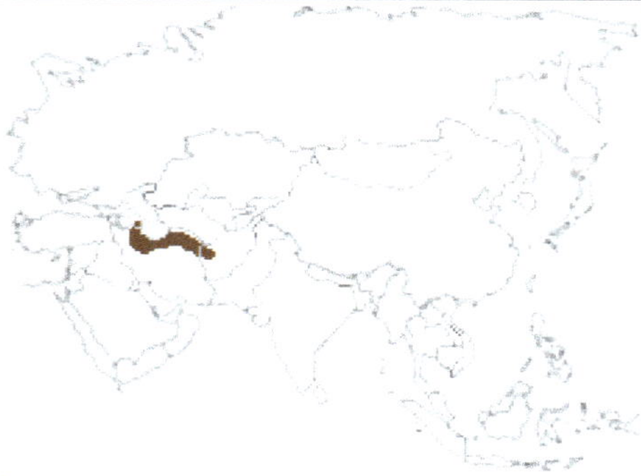

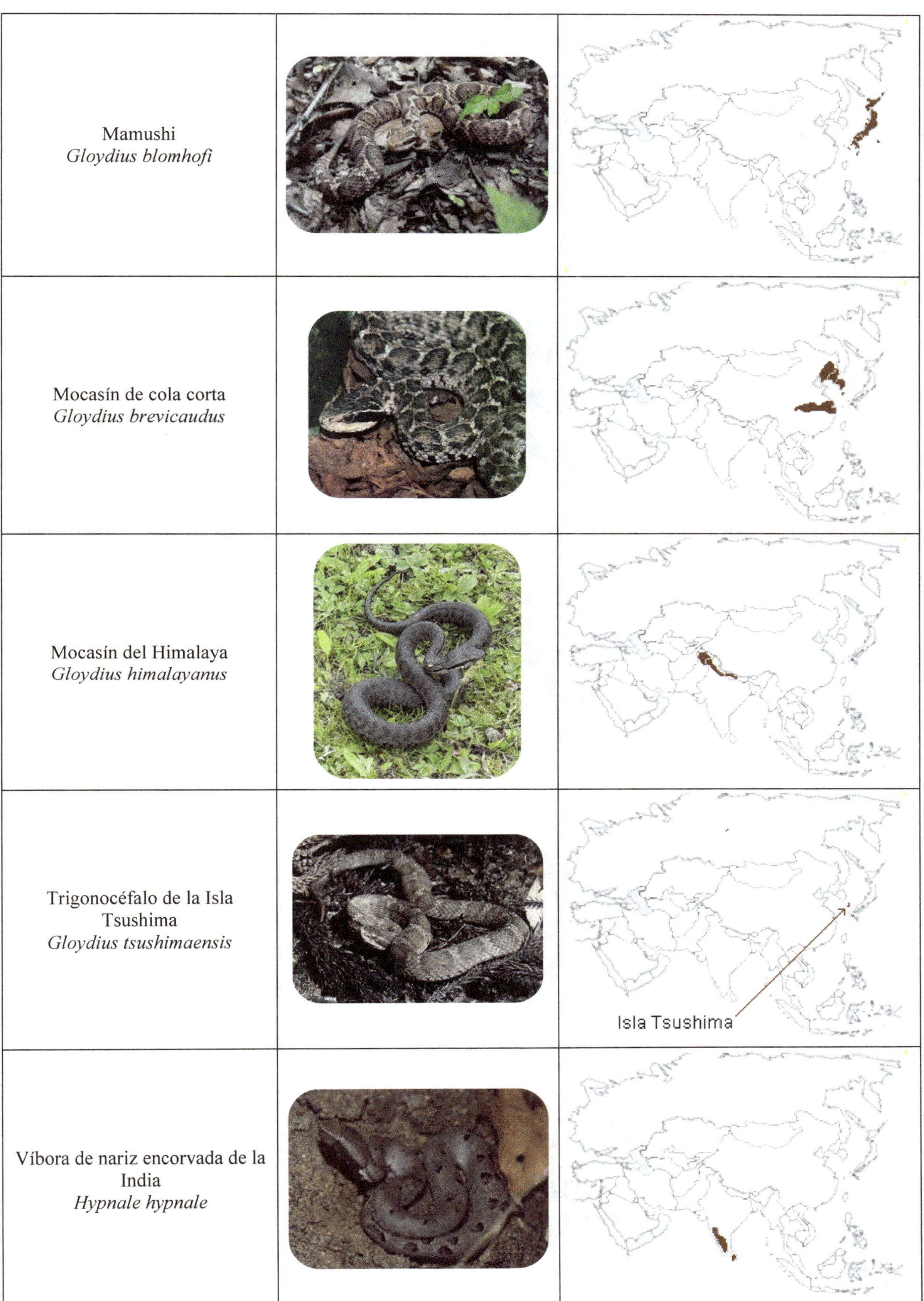

Mamushi *Gloydius blomhofi*		
Mocasín de cola corta *Gloydius brevicaudus*		
Mocasín del Himalaya *Gloydius himalayanus*		
Trigonocéfalo de la Isla Tsushima *Gloydius tsushimaensis*		
Víbora de nariz encorvada de la India *Hypnale hypnale*		

Cobra común de China *Naja atra*	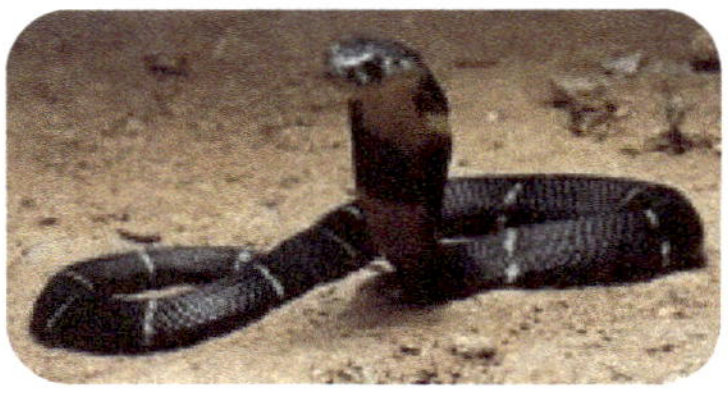	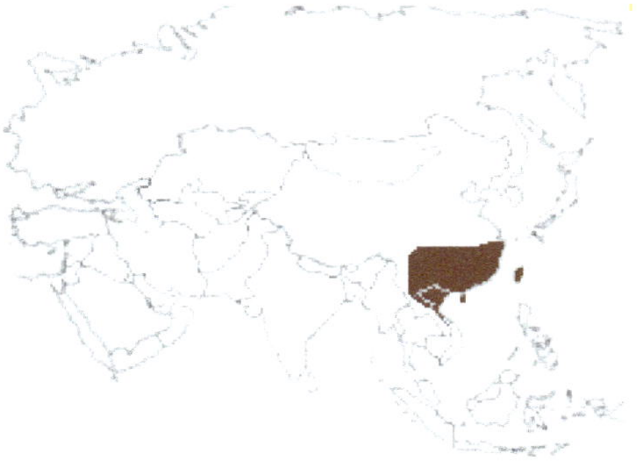
Cobra del monóculo *Naja kaouthia*	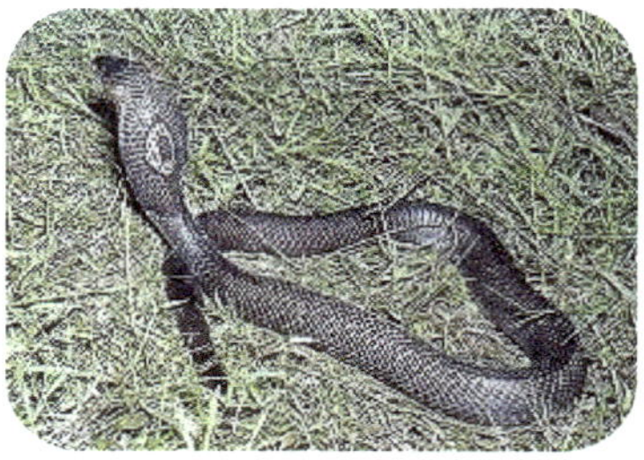	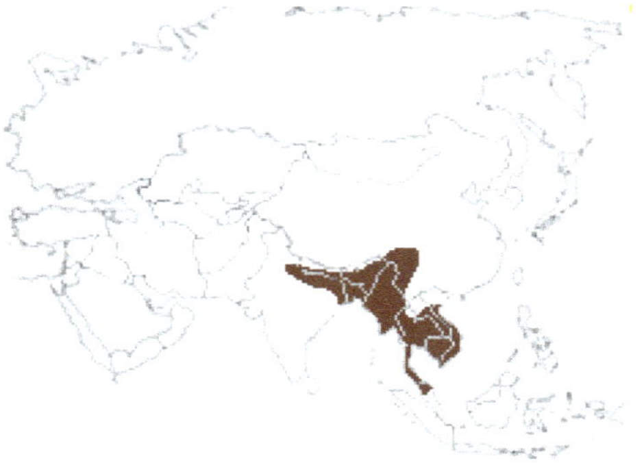
Cobra centroasiática *Naja oxiana*	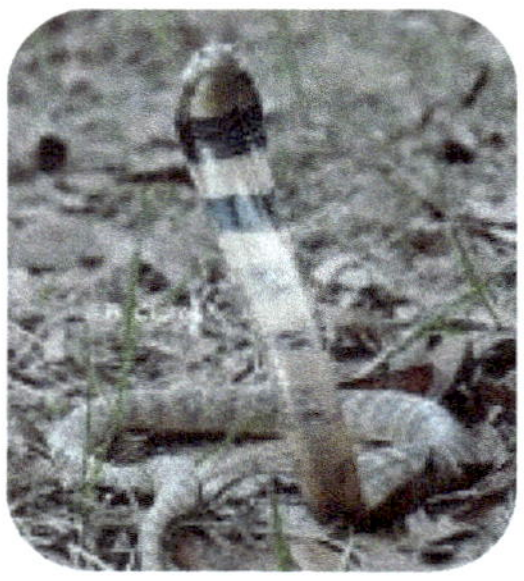	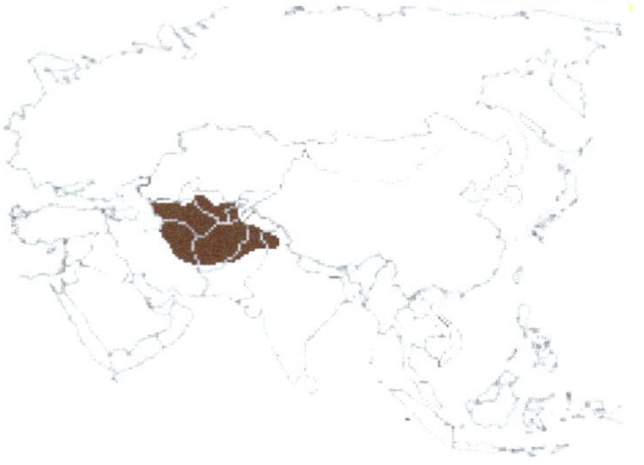
Cobra de Mandalay *Naja mandalayensis*	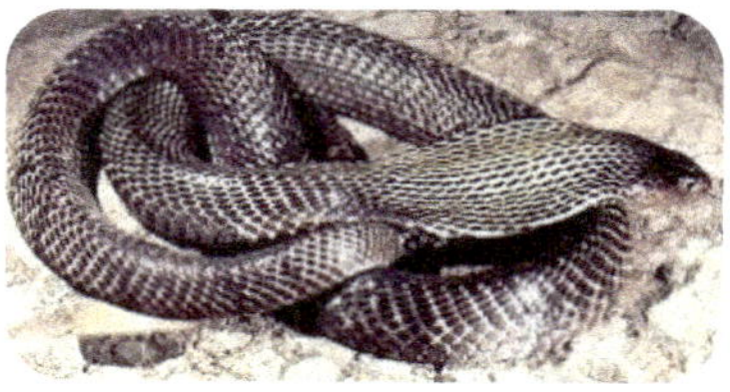	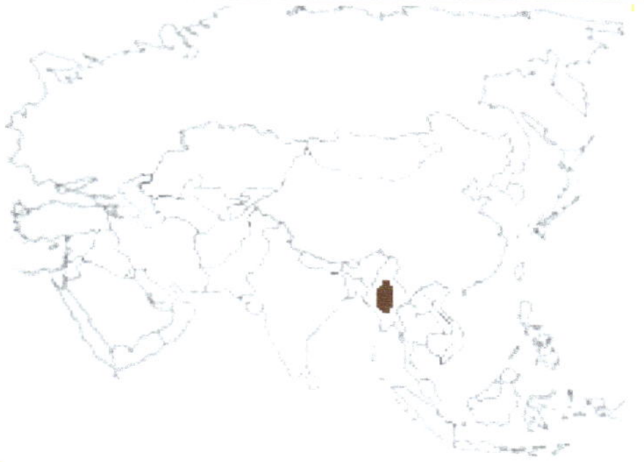
Cobra de anteojos *Naja naja*	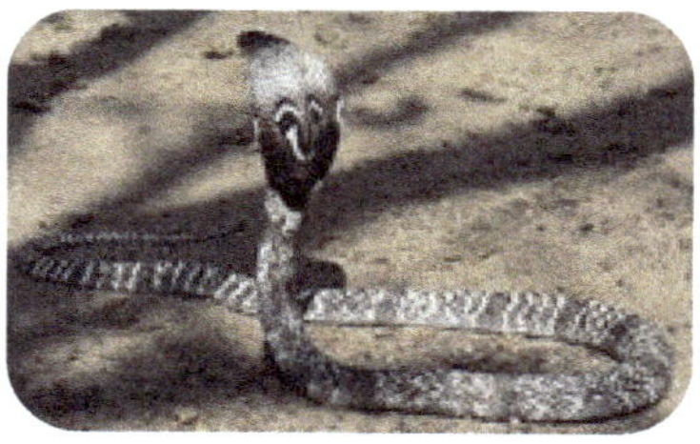	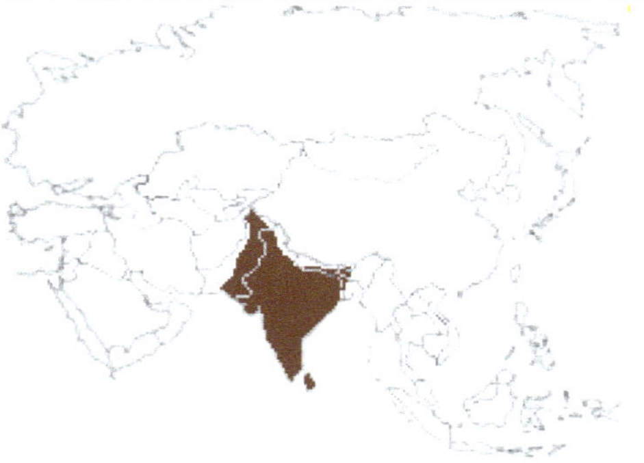

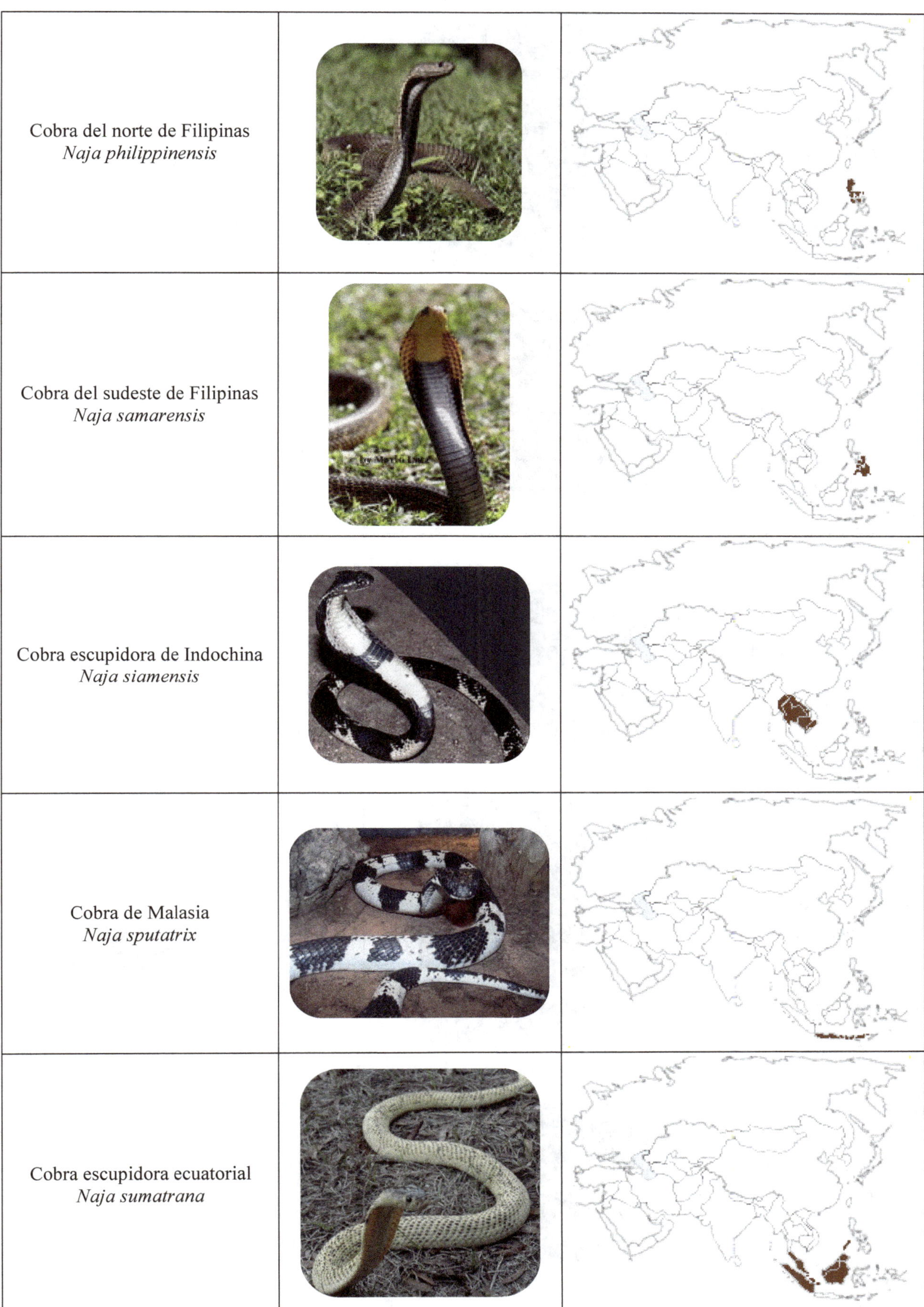

Cobra del norte de Filipinas
Naja philippinensis

Cobra del sudeste de Filipinas
Naja samarensis

Cobra escupidora de Indochina
Naja siamensis

Cobra de Malasia
Naja sputatrix

Cobra escupidora ecuatorial
Naja sumatrana

Serpiente de fosa tibetana *Himalayophis tibetanus*	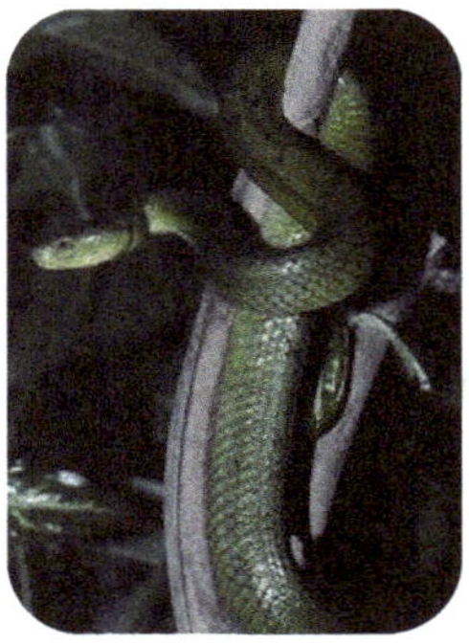	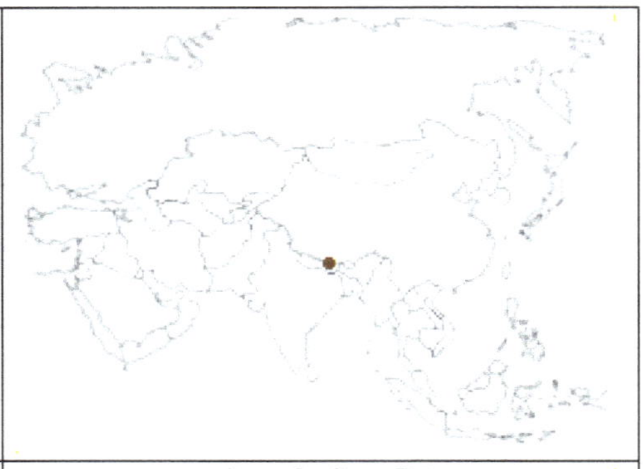
Cobra de Arabia *Naja arabica*	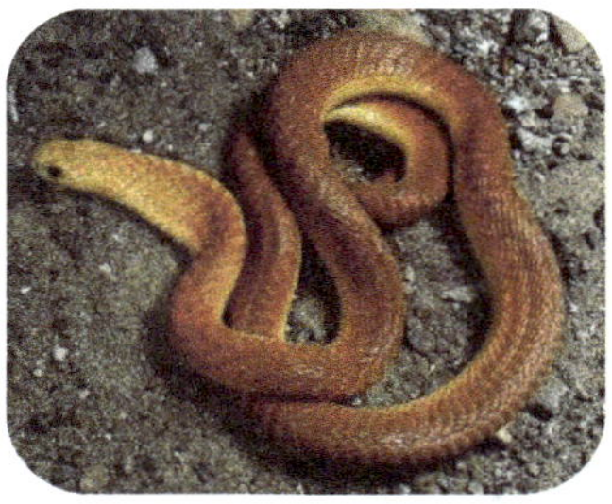	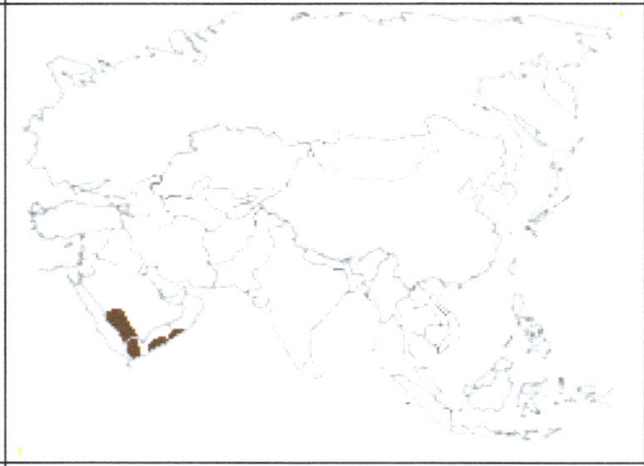
Cobra de Andamán *Naja sagittifera*	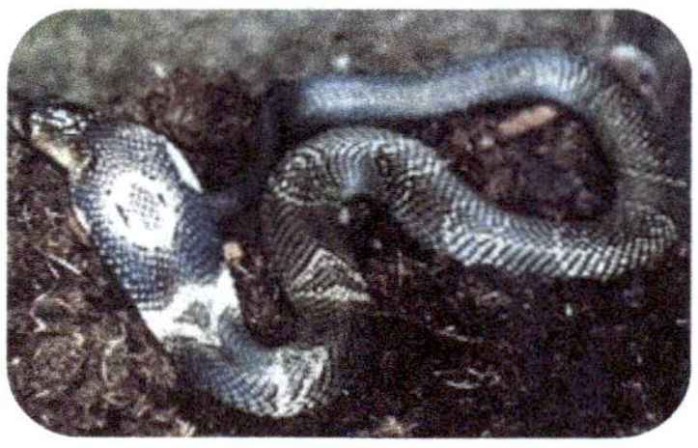	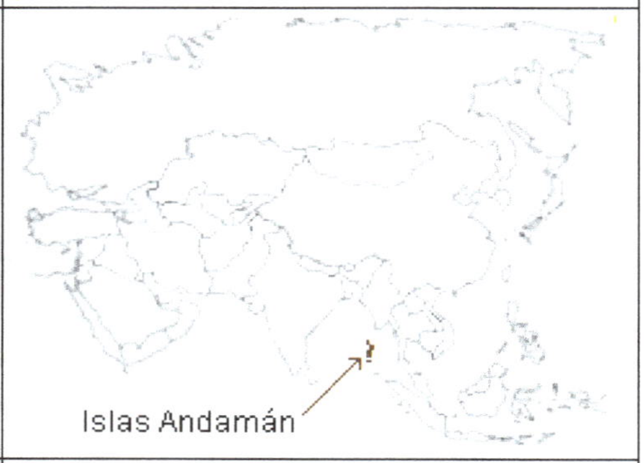 Islas Andamán
Cobra real *Ophiophagus hannah*	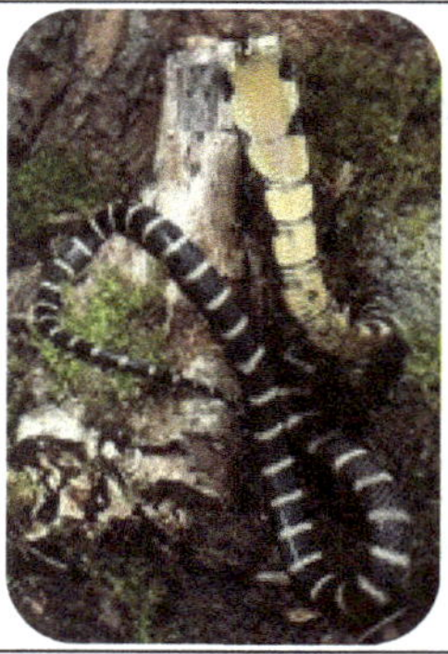	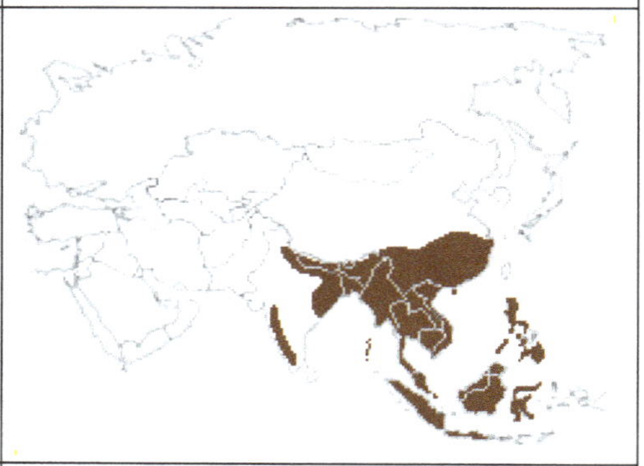
Crótalo verde de Filipinas *Parias flavomaculatus*	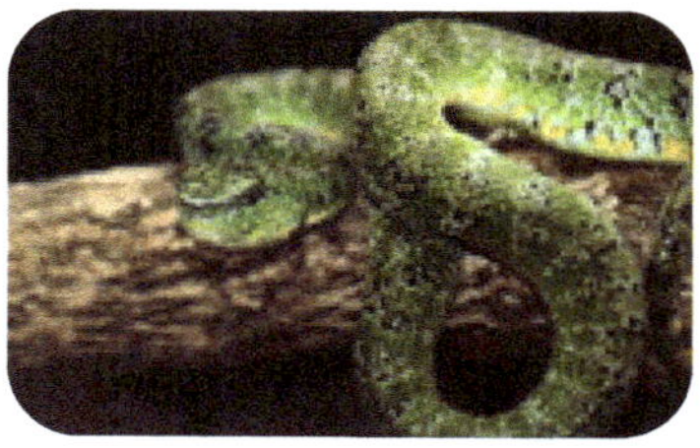	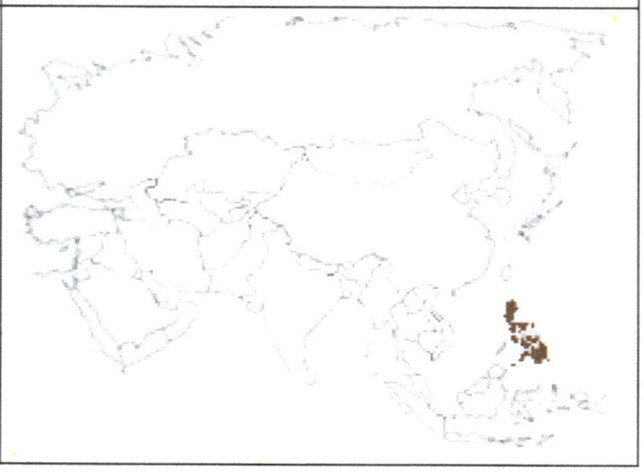

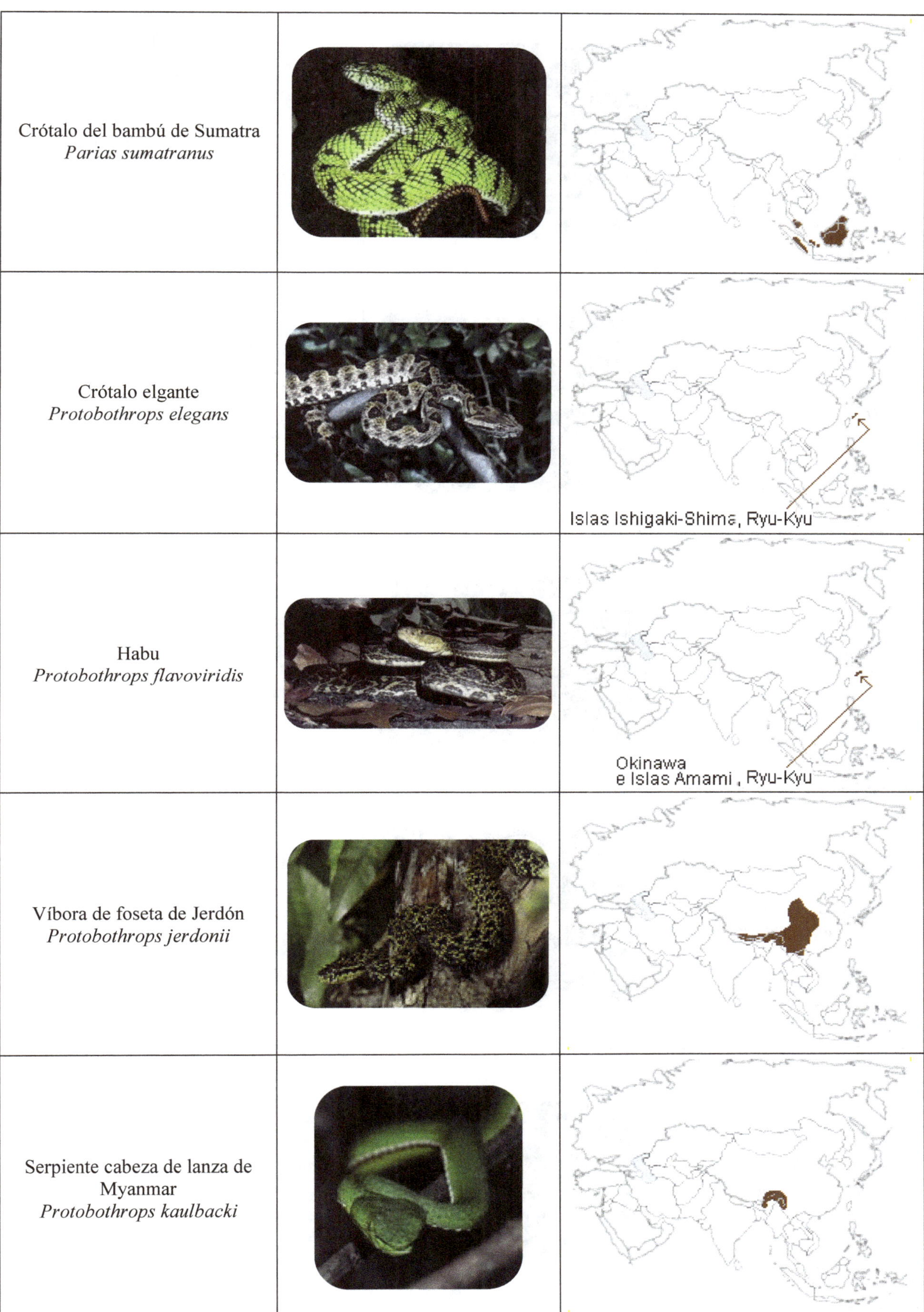

Crótalo del bambú de Sumatra *Parias sumatranus*		
Crótalo elgante *Protobothrops elegans*		Islas Ishigaki-Shima, Ryu-Kyu
Habu *Protobothrops flavoviridis*		Okinawa e Islas Amami , Ryu-Kyu
Víbora de foseta de Jerdón *Protobothrops jerdonii*		
Serpiente cabeza de lanza de Myanmar *Protobothrops kaulbacki*		

Víbora semiarborícola *Protobothrops mucrosquamatus*	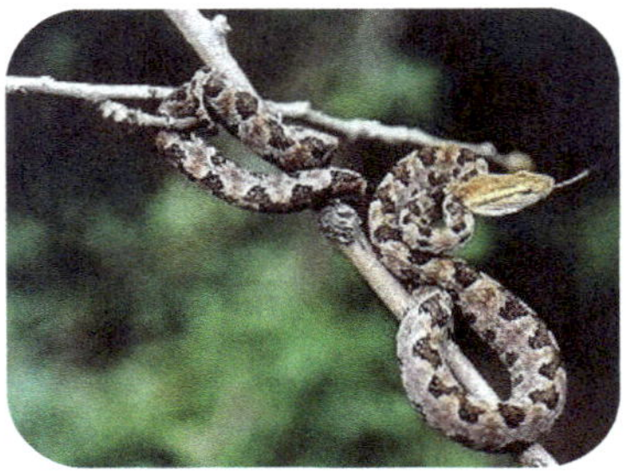	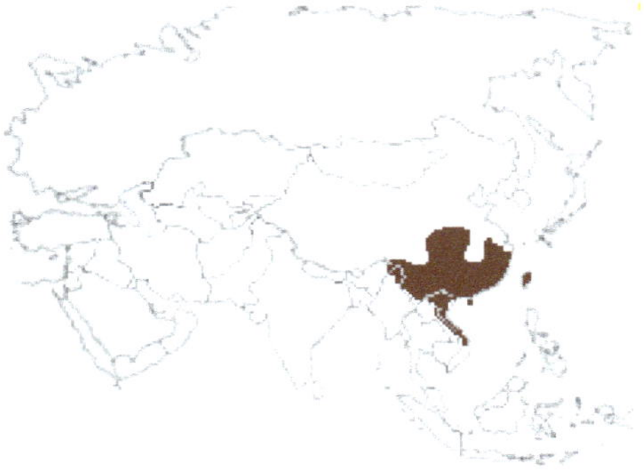
Víbora de los bambúes *Trimeresurus gramineus*	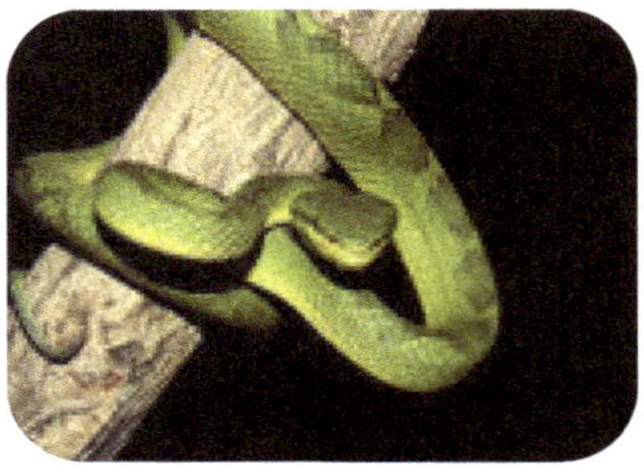	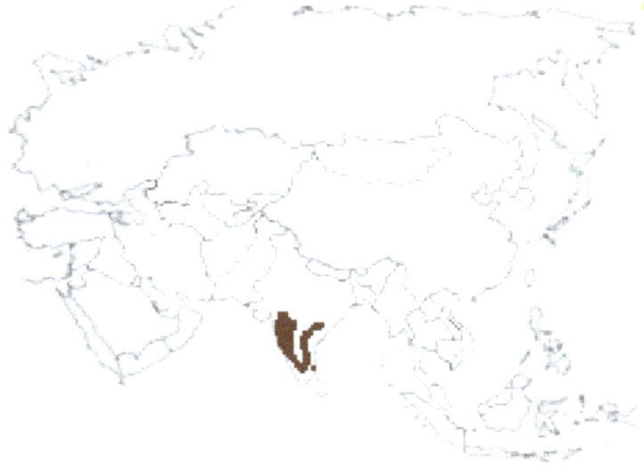
Víbora de los montes *Trimeresurus malabaricus*	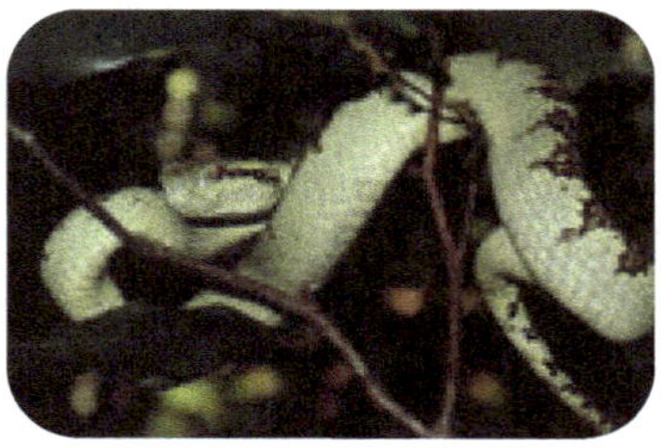	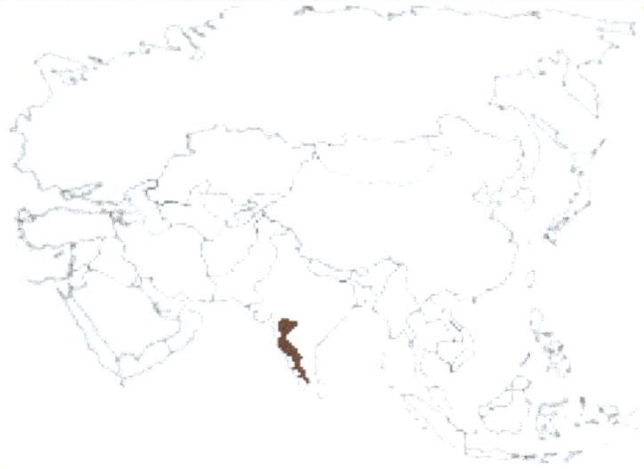
Crótalo de Sri Lanka *Trimeresurus trigonocephalus*	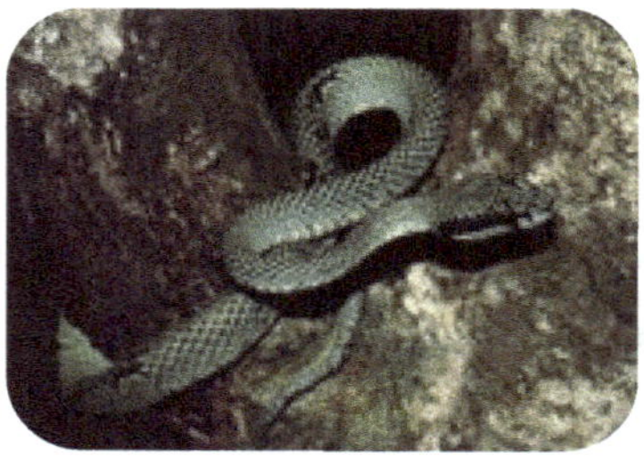	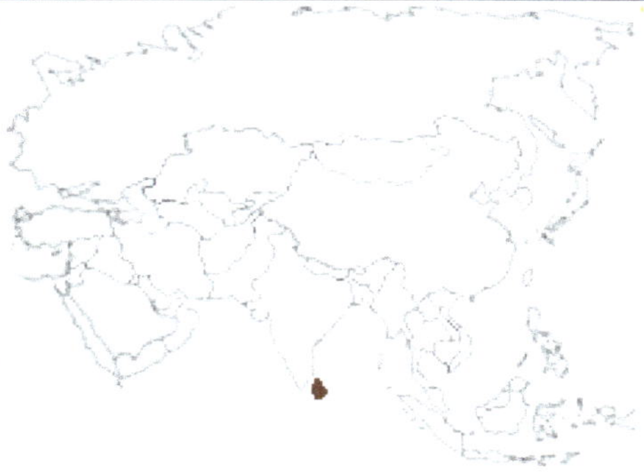
Serpiente de fosa de Mindanao *Tropidolaemus subannulatus*	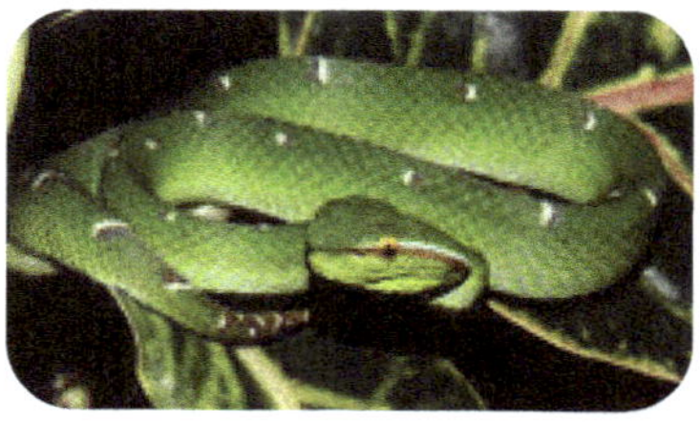	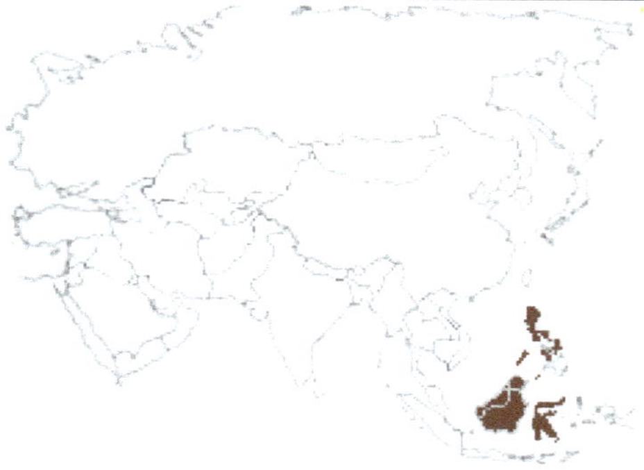

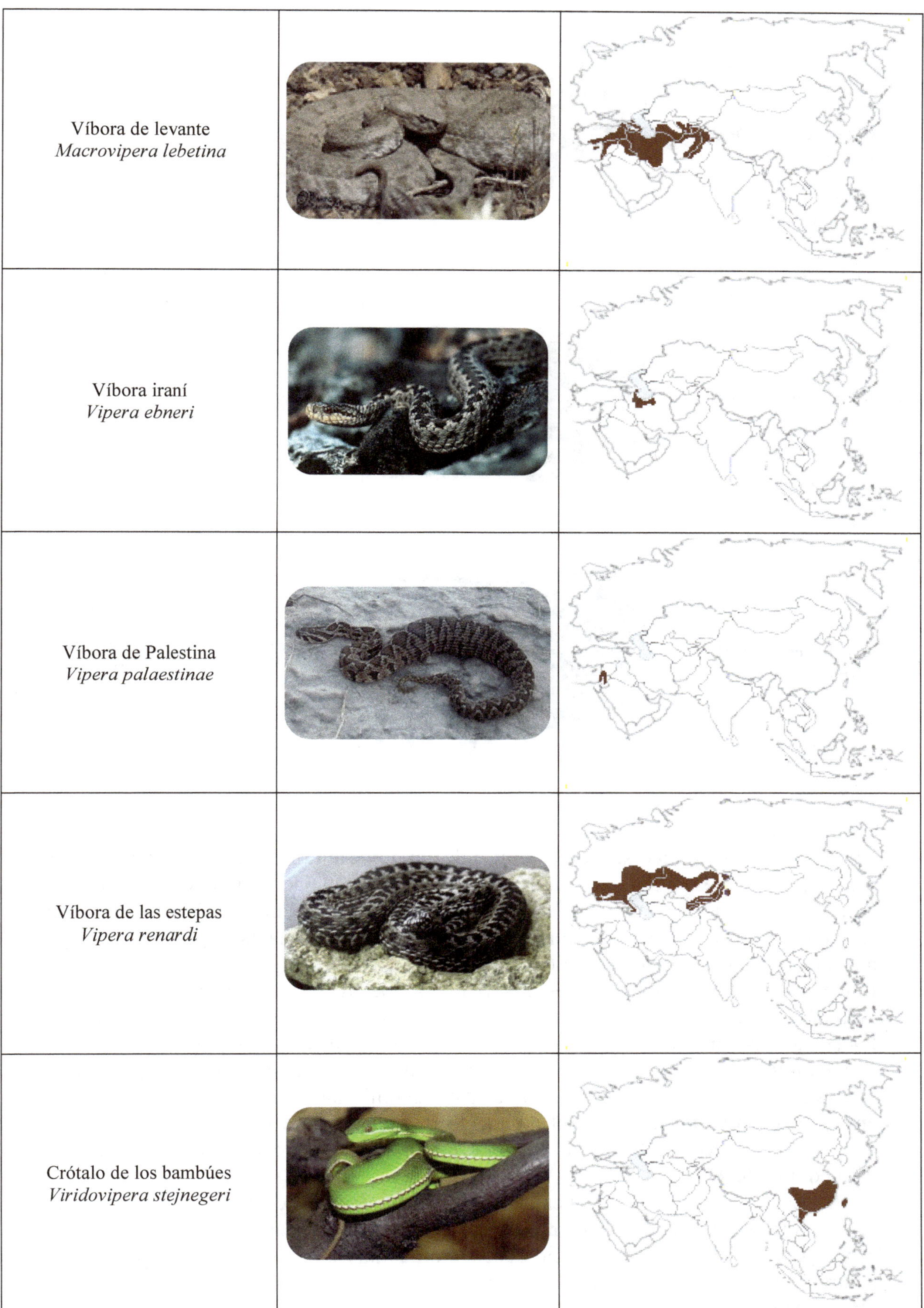

Víbora de levante *Macrovipera lebetina*		
Víbora iraní *Vipera ebneri*		
Víbora de Palestina *Vipera palaestinae*		
Víbora de las estepas *Vipera renardi*		
Crótalo de los bambúes *Viridovipera stejnegeri*		

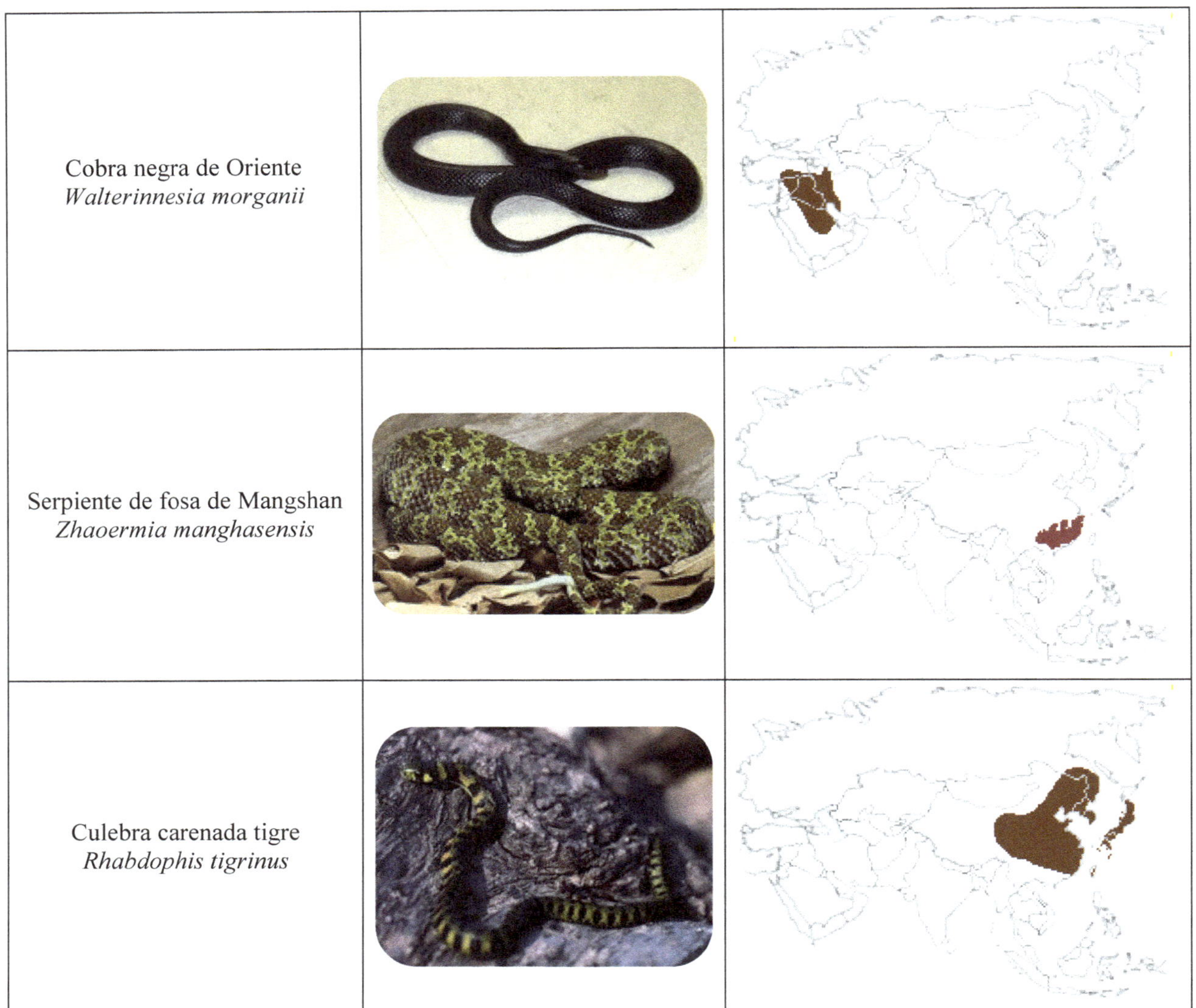

Antídotos.

El tratamiento específico se basa en el uso de antídotos antiofídicos tanto monovalentes como polivalentes. Para este continente existe un variado número de antídotos monovalentes producidos tanto de suero equino como ovino. Algunos de estos antídotos se han testado para otras especies obteniéndose datos experimentales que apoyan la idea de cierto bnenficio en algunos casos. Así por ejemplo el antídoto Malayan Pit Viper Antivenom® es efectivo paraespecíficamente frente a *Cryptelytrops albolabris* y es capaz de neutralizar las toxinas semejantes a la trombina y de mejorar los efectos sistémicos de algunas otras especies (*Parias sumatranus*, *Popeia popeorium*, y *Tropidolaemus wagleri*), pero en éstas no evita los síntomas hemorrágicos ni la necrosis local. El suero King Cobra Antivenom® también ofrece beneficios en envenenamientos por la cobra del monóculo (*Naja kaouthia*), curiosamente este suero contrarresta 41 veces la DL_{50} de la cobra real pero más sobre la cobra del monóculo, alrededor de 62 DL_{50}.

Entre los polivalentes tenemos el Antisnake Venom Serum ASVS®. Se trata de un antídoto polivalente no faboterápico que contiene Ac específicos frente a las cuatro especies que más comúnmente producen mordeduras en Asia. Así la capacidad de neutralización por cada 10 ml (1 vial) es la siguiente: 7’5 DL_{50} frente a *Naja naja*, 8 DL_{50} frente a *Bungarus caeruleus*, 12,5 DL_{50} de *Daboia ruselii* y 10 DL_{50} de *Echis carinatus*. Se fabrica a partir de suero equino y se encuentra comercializado como vial líquido o liofilizado; en ambos casos si se almacena entre 0-4ºC mantiene su eficacia durante 2 años (vial líquido) o 5 años (polvo liofilizado).

Este antídoto se administrará en aquellos pacientes que presenten inflamación local junto a presencia de uno o más signos de afectación sistémica o presencia de alteraciones analíticas. Como dosis inicial se recomiendan 20 ml (2 viales) que se administrarán por vía endovenosa de forma muy lenta (a razón de 1 ml por minuto). En el caso de utilizar el preparado liofilizado se debe reconstituir el antídoto añadiendo 10 ml de agua estéril para inyectables. Cuando el envenenamiento sea severo se debe administrar una dosis inicial de 40-60 ml (4-6 viales) por goteo intravenoso tras diluir el antídoto reconstiruído al 1:10 en bolsas de 500 ml de suero salino al 0'9% o en dextrosa al 5%. La mezcla se perfundirá de forma lenta a ritmo de 25-50 ml/h durante los primeros 10', y si no aparecen reacciones alérgicas se procederá a aumentar el ritmo hasta 250 ml/h. Si no se produce mejoría clínica la siguiente dosis de suero antiofídico se administrará a las 2h de la primera dosis, o incluso antes si el cuadro clínico empeora. Si aún así persisten los síntomas las siguientes dosis se repetirán cada 6h. Además en todo envenenamiento con sintomatología severa se recomienda la administración simultánea por vía subcutánea de adrenalina 0'25-0'5 ml al 1:1000) y en paralelo una perfusión de hidrocortisona y un antinistamínico (ver más adelante) lo que reduce significativamente la incidencia de reacciones adversas.

Tabla 44: Listado de sueros monoespecífcos para Asia

SUERO ANTIOFIDICO MONOVALENTE	Especie
BANDED KRAIT ANTIVENIN	Bungarus fasciatus
KING COBRA ANTIVENOM	Ophiophagus hannah
MALAYAN PIT VIPER ANTIVENOM	Calloselasma rhodostoma
THAI COBRA ANTIVENOM	Naja kaouthia
DENIAGKISTRODON ACUTUS ANTIVENIN	Deniagkistrodon acutus
MALAYAN KRAIT ANTIVENIN QSMI	Bungarus candidus
VIPER ANTIVENIN	Daboia siamensis
BUNGARUS ANTIVENOM	Bungarus multicinctus
SAV-TRI	Bungarus fasciatus
AGKISTRODON HALYS ANTIVENIN	Gloydius halys
ANTI-YAMAKAGASHI ANTIVENOM	Rhabdophis tigrinus
NAJA ATRA ANTIVENOM	Naja atra
COBRA ANTIVENIN	Naja kaouthia
SAV-NAJA	Naja kaouthia
MONOVALENT COBRA (N.SAMARENSIS) ANTIVENIN	Naja samarensis
HABU ANTIVENOM	Protobothrops flavoviridis
POLONGA TAB	Daboia russelii

Una forma aproximada de valorar si el tratmiento está siendo eficaz es la monitorización del tiempo de coagulación (método Lee-White) a la hora de la dosis inicial después cada 2h. Si el tiempo de caogulación es >10' se debe administrar una nueva dosis de antídoto específico. Con la administración de este tipo de antídoto se debe monitorizar la producción de orina y la urea, la presión arterial, pulso, frecuencia respiratoria y los electrolitos en sangre.

Como tratamientos coadyuvantes, en caso de que la mordedura se haya producido por la víbora de Russell se pueden añadir, a la seroterapia, benzodiacepinas y analgésicos (paracetamol) para aliviar la ansiedad y el dolor respectivamente; y en caso de colapso cardiovascular se precisa del uso de estricnina, pitutrina y estimulantes del tipo de la coramina. Además en el caso de mordedura por la víbora de Russell se recomienda que se inyecte parte del antídoto alrededor del lugar de la mordedura para evitar el potente efecto miotóxico que posee y evitar así la gangrena.

Este antídoto heterólogo con frecuencia produce reacciones de hipersensibilidad (con una incidencia de hasta un 68% de casos). Las reacciones adversas se deben a la administración de proteínas extrañas, a la sensibilización previa del paciente frente a suero de caballo o a la presencia de complejos inmunes. Las primeras se deben a reacciones de hipersensibilidad tipo I y son proporcionales a la cantidad de proteínas inoculadas. Aparecen entre 5-180' tras la administración del suero antiofídico y se manifiesta con prurito, urticaria, tos seca, dolor colico abdominal, fiebre, náuseas, taquicardia, hipotensión, broncoespasmo y angioedema. El mecanismo más probable para estas reacciones, que no están mediadas por IgE, se debe a la activación del complemento por agregados de Ig G, o por fragmentos residuales de Fc, o por la estimulación directa de los mastocitos o basófilos por las proteínas del suero. También al aplicar este antídoto pueden aparecer reacciones de hipersensibilidad tipo II (reacciones pirogénicas) al cabo de 1-2 h de aplicar el tratamiento seroterápico y que se manifiestan por escalofríos, fiebre, vasodilatación e hipote4nsión arterial: estas reacciones de tipo II son causadas por la contaminación de sustancias pirógenas durante el proceso de fabricación.

En cuanto al tratamiento de estas reacciones, cuando se trate de reacciones de hipersensibilidad de tipo I se administratra adrenalina al inicio de los primeros síntomas (mínimo prurito, inicio de estado de ansiedad, taquicardia) ya que debe evitarse una anafilaxia que puede desarrollarse muy rápidamente. La adrenalina se administra al 0'1% por via intramuscular (a aplicar en músculo deltoides o en parte lateral proximal del muslo) con una dosis inicial de 0'5 mg en los adultos y 0'01 mg/Kg peso en niños. La dosis puede repetirse cada 5-10' si el paciente no muestra signos de recuperación. Se añadirán antagonistas H1 como el maleato de clorfeniramina (10 mg en daultos y 0'2 mg/Kg peso en niños) por vía ev seguido de hidrocortisona ev (a dosis de 100 mg en adultos y 2 mg/Kg peso en niños) y prometazina (25 mg en adultos). Los corticosteroides no actúan de inmediato pero evitan la anafilaxia recurrente. Además se pautarán antagonistas H2 como la cimetidina (200 mg en adultos y 4 mg/Kg peso en niños) o ranitidina (50 mg en adultos o 1 mg/Kg peso en niños) diluidos en 20 ml de solución salina isotónica a administrar ev en perfusión lenta (tiempo >2'). En las reacciones pirogénicas pueden aplicarse métodos físicos frente a la fiebre (compresas frías, packs de gel frio…) así com antipiréticos (paracetamol); además de fluidoterapia para corregir la hipovolemia.

Víbora de Russell (*Daboia russelii*). Esta víbora, también conocida como víbora de cadena, o serpiente de las tijeras es una especie venenosa vipérida del Viejo Mundo. Se distribuye en Asia a lo largo del subcontinente indio, la mayor parte de Asia Sudoriental, China meridional y Taiwán. En Indonesia se distribuye por las islas de Sumatra, Endeh, Flores, este de Java, Komodo y Lomblen. En la India En la India, es abundante en el Punjab, muy común a lo largo de la costa oeste en las colinas, en el sur de la India y Bengala; mientras que es poco común o rara en el valle del Ganges, en el norte de Bengala y Assam. Su nombre es en honor a Patrick Russell (1726–1805), un herpetólogo escocés que fue el primero en describir muchas de las serpientes de la India; y el género proviene de una palabra de la lengua hindi que significa "cosa oculta" o "la que acecha". Actualmente se reconocen dos subespecies: la mencionada víbora de Russell y la víbora de Ceilán (*Daboia russelii russelii*).

Esta víbora no se limita a un hábitat particular, pero tienden a evita las selvas o bosques densos, las marismas y los pantanos. La serpiente se encuentra principalmente en áreas abiertas, cubiertas de hierba tupida, pero también se puede encontrar en los bosques de segundo crecimiento ("selvas" de matorrales), en las plantaciones de bosques y tierras de cultivo. Son más comunes en las llanuras, tierras bajas costeras y las colinas. Por lo general no se encuentran en altura, pero se han informado avisatamientos de ejemplares hasta 3000 m de altitud.

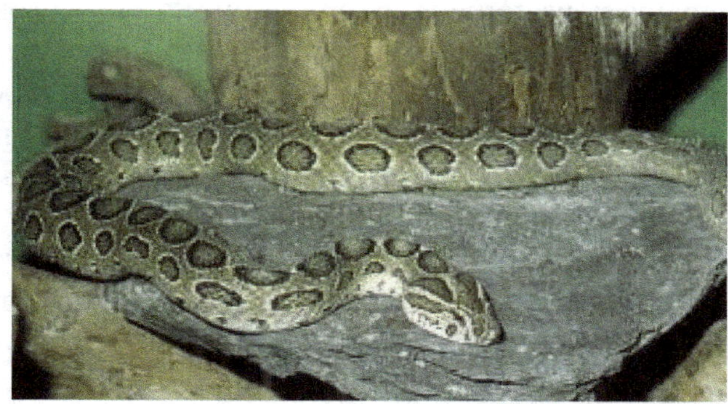

Daboia russelii

Es muy activa sobre todo por la noche; sin embargo, durante la estación fría se altera su comportamiento y se vuelve más activa durante el día. Cuando se siente amenazada se contorsiona en una especie de S, eleva el primer tercio del cuerpo y producir un silbido que es más fuerte que la de cualquier otra serpiente. Al golpear desde esta posición, pueden ejercer mucha fuerza, que incluso puede hacer elevar a una persona corpulentauna del suelo con el impacto.

Esta serpiente alcanza una longitud máxima de 1'7 m (el promedio es de alrededor de 1'2 m) en poblaciones continentales de Asia, aunque las poblaciones insulares no alcanzan ese tamaño. Es más delgada que la mayor parte de las otras vipéridas. Este género no posee las fosetas loreales que caracteriza a las serpientes venenosas, con los órganos sensibles al calor en su fondo; sin embargo son capaces de reaccionar a estímulos térmicos. La identidad de su órgano sensor térmico se localiza en las terminaciones nerviosas, en el saco supranasal de estas serpientes.

La cantidad de veneno producido por un espécimen individual es considerable. La producción de veneno reportada para ejemplares adultos está en un rango de 130-268 mg; mientras que en ejemplares juveniles (con una longitud promedio de 80 cm, la producción de veneno oscila entre 8–79 mg. La DL_{50} es 0.08–0.31 mg/Kg peso ev, 0.40 mg/Kg peso ip y 0.75-1.6 mg/Kg peso subcutáneo. Si extrapolamos, para la mayoría de los humanos, una dosis letal sería un inóculo de aproximadamente 40–70 mg. En general, la toxicidad depende de una combinación de cinco fracciones diferentes del veneno, cada una de las cuales es menos tóxica al ser estudiada de forma independiente. La toxicidad del veneno varía dentro de diferentes poblaciones y a lo largo del tiempo.

Está considerada el peor enemigo de la humanidad por el gran número de mordeduras graves y mortales que produce. Es muy agresiva, incluso los ejempalres jóvenes atacan a la más mínima provocación. Es el miembro más mortal del "Big Four", el grupo de las cuatro grandes serpientes venenosas de la India que están implicadas en la inmensa mayoría de las mordeduras letales del país. Su alta morbilidad se debe a su frecuente presencia en lugares poblados por humanos, incluidas zonas muy urbanizadas, debido a su especial atracción por los roedores. Las otras 3 del grupo son la cobra de anteojos (*Naja naja*), el krait indio (*Bungarus caeruleus*) y, la víbora de escamas de sierra (*Echis carinatus*) considera la serpiente venenosa más abundante del planeta. La cobra real (*Ophiophagus hannah*), la serpiente venenosa más grande que existe, también con su hábitat localizado en la India, no está incluida en este "selecto club" debido a que suele vivir en la profundidad de los bosques alejada del contacto con los seres humanos.

Sintomatología. Existe cierta variabilidad en cuanto a la composición del veneno dependiendo de la subespecie que produce el envenenamiento y de la región geográfica que habitan. Las especies del subcontinente indio prácticamente no producen efectos neurotóxicos, mientras que la especie isleña de Sri Lanka sí que produce una clara neurotoxicidad. Por otra parte la víbora de Siam (*Daboia siamensis*), que tampoco produce neurotoxicidad, se caracteriza por producir una coagulopatía fatal con daño vascular, shock y coagulación intravascular diseminada.

Desde el punto de vista epidemiológico, las mordeduras son estacionales, coincidiendo con las tareas agrícolas. De esta manera, existen dos picos de máxima incidencia: en marzo-abril, con el mayor número de casos coincidiendo con la cosecha del arroz; y el segundo pico se produce en octubre-noviembre en la época de siembra.

La evaluación clínica del paciente incluye un examen sanguíneo con pruebas de coagulación, valoración de los signos de neurotoxicidad, evaluación de la función renal y del estado cardíaco. Se debe valorar la presencia de sangrado espontáneo en encías o epistaxis, así como presencia de hematuria o hemoptisis. Los criterios para el diagnóstico de neurotoxicidad incluyen ptosis, oftalmoplejia, debilidad de los músculos del cuello y las extremidades; y por otro lado, la producción de orina, el valor de la presión arterial y el pulso se utilizan para estimar la función renal y el estado cardíaco.

Dentro del acervo de síntomas que pueden presentar los pacientes, los efectos locales en el lugar de la mordedura se da en el 92% de casos, la hematotoxicidad (con alteraciones de la coagulación) en el 77%, la neurotoxicidad en el 78%, la nefrotoxicidad en el 18%, compromiso cardíaco en 12.3%, miotoxicidad en el 14% y la hiperpotasemia en el 6,5%. La combinación más frecuente de síntomas incluye los efectos locales, hemotoxicidad y neurotoxicidad. El inicio de la hematotoxicidad precede a la neurotoxicidad de la mayoría de los pacientes; las primeras alteraciones de la coagulación suele aparecer alrededor de una hora después de la mordedura.

En las especies más tóxicas, en cuanto a los efectos locales, se produce inflamación y edema local, que puede considerarse leve cuando se limita exclusivamente al lugar de la mordedura (lo más frecuente), moderada cuando abarca a la mitad de la extremidad y severa cuando hay inflamación de toda la extremidad acompañada de lesiones necróticas. La inflamación local leve y moderada se suele recuperar entre 4-7. En algunos casos aislados, en pacientes que sufren las mordeduras a nivel de los dedos, pueden presentar una evolución tórpida local con un dolor insoportable, disestesias y entumecimiento en los dedos que puede perdurar más de 6 meses después de su recuperación. En algunos pacientes que sólo muestran signos puramente locales de envenenamiento pueden desarrollar una trombosis venosa profunda de la pierna en relación a la marca de la mordedura y que debe confirmarse por eco-Doppler si el dolor de la extremidad no disminuye en las primeras 12-24h o el efecto de los analgésicos no resulta eficaz. El efecto miotóxico genera dolores musculares generalizados y queda patente mediante la presencia de mioglobinuria y de ser una causa de hiperpotasemia en los afectados.

También se puede realizar una gradación de la neurotoxicidad según los síntomas presentes: se considerará afectación neurológica leve cuando haya presencia únicamente ptosis y oftalmoplejia externa, de carácter moderado se considerará ante la presencia de debilidad muscular generalizada, incluyendo debilidad de la musculatura bulbar y de los músculos flexores del cuello y, la neurotoxicidad grave consiste en la presencia de parálisis de los músculos respiratorios. La debilidad de los músculos de las extremidades no es una característica importante y, en realidad, la parálisis de los músculos respiratorios es poco frecuente (alrededor del 2-3% de los casos). Los antídotos existentes no son eficaces a la hora de revertir la neurotoxicidad. La recuperación es espontánea y lenta, pero progresiva a lo largo de 5 días (en ese momento el 90% de los pacientes están completamente libres de efectos neurológicos).

La hematotoxicidad se valora con el test de coagulabilidad del todo o nada en 20' (el WBCT20 de los sajones) que es positiva en el en el 77% de casos, de estos, en el 24% hay hematuria y hemoglobinuria espontánea. Suele manifestarse por gingivorragias, epistaxis, hematemesis, melenas y equimosis en la zona de la mordedura extendiéndose por la extremidad afecta. El desarrollo de la coagulopatía se produce dentro de los 30' y las 12 h tras la mordedura. Cuando el envenenamiento es severo la hemotoxicidad provoca hemorragias graves en forma de hematemesis, hematuria franca (orina rojo oscuro) y hemoptisis a la que se añade hipotensión arterial. La hemotoxicidad responde bien con la administración de antídoto incluso si se trata de casos severos, revirtiendo los síntomas entre las 1-48h tras su administración. Dentro del estudio analítico, además de valorar la coagulación, se debe evaluar de forma adicional incluyen la la hemoglobina, el recuento plaquetario (ya que se trata de un veneno que provoca trombocitopenia), urea, creatinina sérica y electrolitos (siendo fundamental el K^+), enzimas cardíacos, función renal y hepática.

Debido a que este veneno es efectivo para inducir trombocitopenia, se ha incorporado en una prueba para diagnóstico in vitro de la coagulación sanguínea. Este test es conocido como tiempo de dilución del veneno de la víbora de Russell (dRVVT). El coagulante que hay en el veneno activa directamente al factor X, que transforma la protrombina en trombina en presencia de factor V y fosfolípidos. El veneno es diluído para dar un tiempo de coagulación de 23 a 27 segundos y reducir el fosfolípido. El test dRVVT es más sensible que el test aPTT para la detección de anticoagulante lúpico, debido a que no es influido por deficiencias en los factores de coagulación VIII, IX y XI.

Un porcentaje no desdeñable de afectados presentan evidencias de afectación renal pudiendo desarrollar una IRA (el 8%de casos) con oliguria, altas tasas de urea en sangre junto a niveles elevados de creatinina sérica. Otros pacientes desarrollan hiperpotasemia causada por hipercatabolismo; incluso esta alteración electrolítica puede generarse en pacientes con una función renal normal, es decir, una hiperpotasemia "silente" que es el origen de deterioros repentinos en pacientes estables y cuya detección precoz es fundamental para la supervivencia del paciente, por lo que se recomienda monitorizar a los afectados con un ECG para detectar los primeros signos de la hiperpotasemia y que que permita la aplicación del tratamiento antes de una descompensación cardíaca irreversible. Incluso esta hiperpotasemia "silente", que se debe a la miotoxicidad inherente del veneno, puede no ser detectada a pesar de hacer controles rutinarios analíticos diarios.

Los efectos a nivel cardíaco se caracterizan por alteraciones reversibles de la repolarización. En el ECG se observa con frecuencia presencia de ondas T picudas altas en las derivaciones anteriores. Rara vez se observa inversión de la onda T, pero en estos pacientes la gran mayoría presentan asociada hipotensión arterial importante. En algún caso hay presencia de onda no-Q que clínicamente se acompaña de dolor torácico típico del infarto de miocardio y elevaciones de las enzimas cardíacas.

Como complicaciones los pacientes pueden desarrollar CID con sangrado profuso persistente, trombocitopenia y disfunción mutiorgánica. Los envenenados pueden presentar hemorragia intracraneal, insuficiencia renal aguda, síndrome de distrés respiratorio agudo (SDRA) en asociación con coagulación intravascular diseminada e insuficiencia hepática (con ictericia, hepatomegalia dolorosa y elevación de la ALT, AST, fosfatasa alcalina y bilirrubina). En todos los pacientes con disfunción hepática se desarrolla encefalopatía temprana.

Tratamiento. En todos los casos se debe trasladar a la víctima a un centro sanitario. Para esta especie está contraindicado el vendaje de compresión linfática para evitar un agravamiento de la mionecrosis local. Ya en el centro hospitalario se realizará una monitorización del paciente y si el paciente llega al centro hospitalario con un torniquete aplicado se deberá preparar el antídoto antes de retirarse éste.

Existen diferentes antídotos polivalentes e incluso uno monovalente capaces de contrarrestar el veneno circulante de la víbora de Russell. El antídoto es capaz de revertir con prontitud la hemotoxicidad, mientras que no tiene efecto alguno sobre la neurotoxicidad. Los antídotos polivalentes resultan ser más eficaces a la hora de restaurar las altraciones de la coagulación en comparación al monovalente de reciente desarrollo; pero tienen el inconveniente de que producen una alta tasa de reacciones de hipersensibilidad (hasta un 68%) en comparación con el monovalente.

El comienzo de la terapia antiveneno se realizará en el mismo momento que se detecte la primera señal de alteración de la coagulación (test WBCT20 positivo) o con la aparición de los síntomas iniciales de neurotoxicidad (ptosis u oftalmoplejia externa). La administración precoz del antídoto hace disminuir, de forma significativa, la tasa de insuficiencia renal grave tributaria de diálisis peritoneal.

Para prevenir la hipersensibilidad se administra, de forma previa al antídoto, adrenalina a dosis bajas por vía subcutánea (0'25 ml al 1:1000) consiguiendo que las reacciones adversas se reduzcan al 12% de casos, y sin ser nunca severas. Unicamente, en caso de que el paciente presente hipertensión arterial, la prevención con adrenalina subcutánea debe reconsiderarse ya que de su uso se deriva un cierto incremento en el desarrollo de hemorragia intracraneal leve. A continuación, para la administración de los viales de antídoto polivalente, primero se reconstituyen con agua destilada estéril y después se añaden a una solución de 200 ml de cloruro sódico al 0'9% que deberá pasarse a razón de 50 gotas por minuto (la dilución posee 15 gotas en 1 ml) completando su administración en una hora.

La hiperpotasemia se logra corregir, en la mayoría de casos con una total restricción de líquidos que contengan potasio, junto a la administración de una infusión de insulina-dextrosa y otra dede infusión y el 8,4% de bicarbonato sódico al 8'4% para corregir la acidosis. Si con ello se mantiene la alteración del K^+, se precisará realizar diálisis peritoneal. En pacientes que presentan la asociación de onta T invertida en el ECG + hipotensión arterial se debe corregir la presión mediante la administración de inotrópicos, siendo de elección la dopamina.

Tabla de antidotos para especies de Asia

	Naja naja	Naja kaouthia	Naja atra	Naja siamensis	Naja sumatrana	Naja oxiana	Naja philippinensis	Naja sputatrix	Ophiophagus hannah	Ovophis okinavensis	Parias sumatranus	Macrovipera lebetina	Cerastes cerastes	Pseudocerastes persicus	Calloselasma rhodostoma	Echis carinatus	Bungarus caeruleus	Bungarus flaviceps	Bungarus fasciatus	Bungarus multicinctus	Bungarus candidus	Daboia ruselii	Daboia siamensis	Cryptelytrops albolabris	Cryptelytrops insularis	Cryptelytrops purpureomaculatus	Cryptelytrops macrops	Cryptelytrops erythrurus	Gloydius halis	Gloydius blomhofi	Gloydius brevicaudus	Gloydius ussurensis	Gloydius intermedius	Trimeresurus gramineus	Protobothrops mucrosquamatus	Protobothrops flavoviridis	Viridovipera stejnegeri	Montivipera raddei	Popeia popeorium
ASVS	♥															♥	♥					♥																	
GREEN PIT VIPER ANTIVENIN																								♥	♥	♥	♥												
NEURO-POLYVALENT SNAKE ANTIVENOM		♥		♥	♥				♥										♥		♥																		
RUSSELL'S VIPER ANTIVENOM																						♡	♥																
TRIMERESURUS ANTIVENIN																																		♥	♥				
POLYVALENT ELAPID ANTIVENOM		♡	♥					♡	♡									♡	♡	♥	♡																		
POLYVALENT ANTI-SNAKE VENOM								♥							♥				♥																				
HAEMATO-POLIVALENT SNAKE ANTIVENOM															♥								♥	♥	♥	♥													
SNAKE ANTIVENIN IP	♥															♥	♥					♥																	
POLYVALENT SNAKE ANTIVENIN						♥						♥		♥		♥													♥									♥	
MAMUSHI ANTIVENOM KAKETSUKEN																														♥	♥								
ANTI-VIPERIN y GAMMA-VIP												♥	♥																										
POLYVALENT TRIMERESURUS ANTIVENOM										♥	♥													♥		♥	♥	♥							♥	♥	♥		♥
MONOVALENT COBRA ANTIVENOM		♥						♡	♥																														
MONOVALENT COBRA ANTIVENIN					♡		♥																																
COBRA ANTIVENIN QSMI		♥		♥	♥																																		
ANTIVENON TR. MACROSQUAMATUS/STEJNEGERI																																			♥		♥		
AGKISTRODON (SALMUSA) ANTIVENOM																															♥	♥	♥						
POLYVALENT ANTI-SNAVE VENOM SERUM	♥											♥				♥	♥					♥																	

♥ Antídoto específico ♡ Antídoto paraespecífico

OFIDIOS DE AMERICA

En el continente americano existen tres familias de serpientes venenosas: a) los Vipéridos representados por los crótalos (género *Crotalus*), las nauyacas (género *Bothrops*), las serpientes cabeza de cobre o mocasines (género *Agkistrodon*) y las serpientes cascabel (género *Sistrurus*); b) la familia Elápidos representada por las serpientes coral o coralillos (género *Micrurus*) cuyos accidentes son muy raros debido al carácter poco agresivo, tímido y huidizo de estos ofidios y; c) los Hidrofídidos que incluye a las serpientes marinas, de las cuales sólo una especie baña las costas del Pacífico central americano: la serpiente marina de vientre amarillo (*Pelamis platurus*).

Tabla geográfica 4: Serpientes venenosas de América y su distribución

Cantil *Agkistrodon bilineatus*	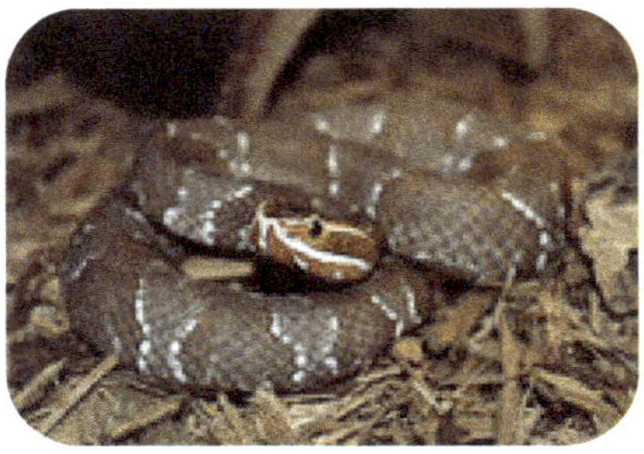	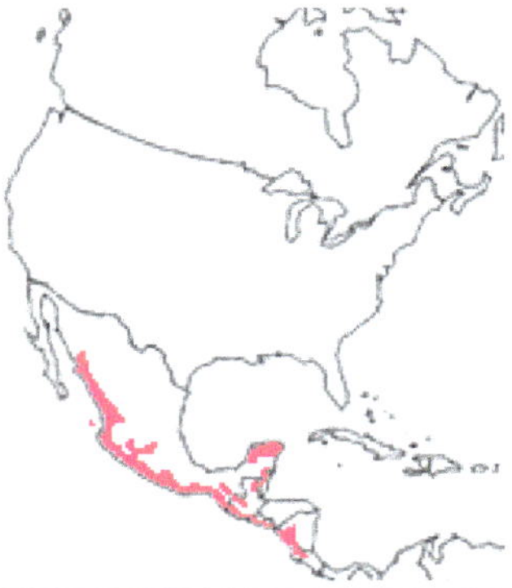
Mocasín cabeza de cobre *Agkistrodon contortrix*	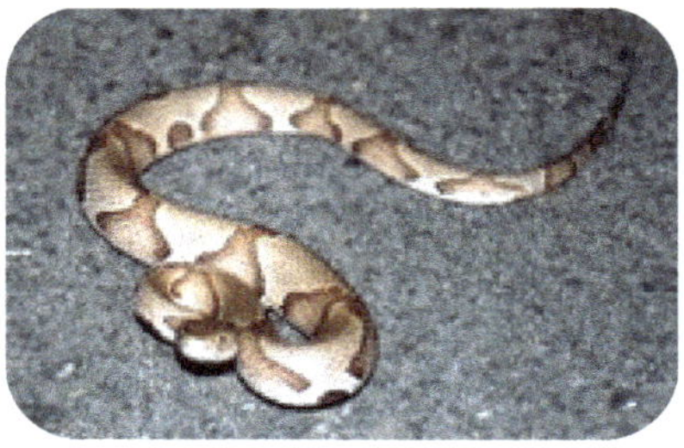	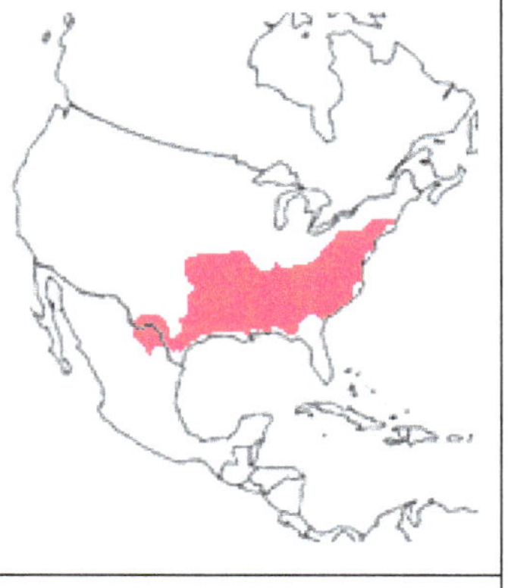
Mocasín acuático *Agkistrodon piscivorus*	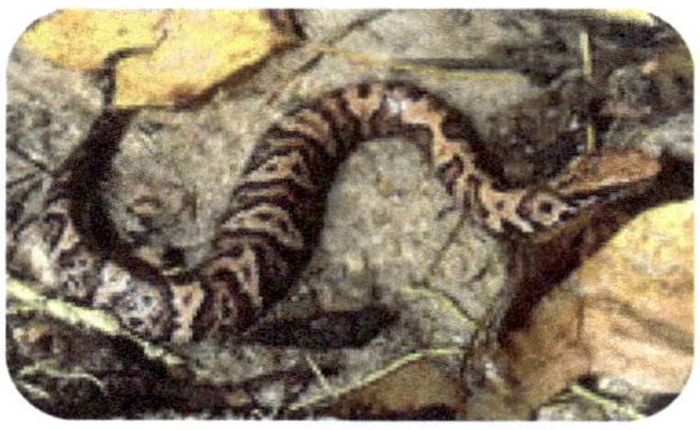	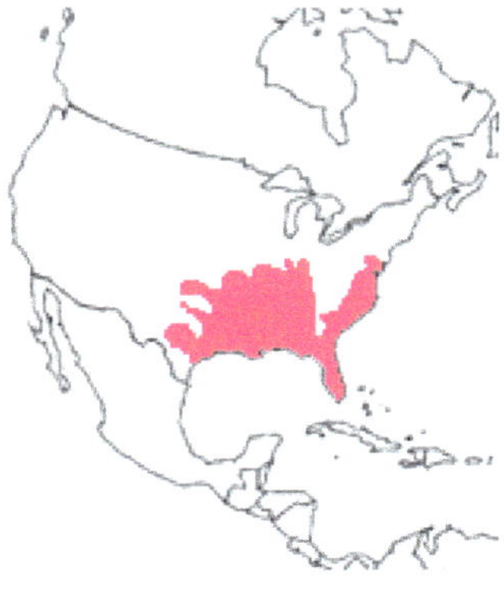

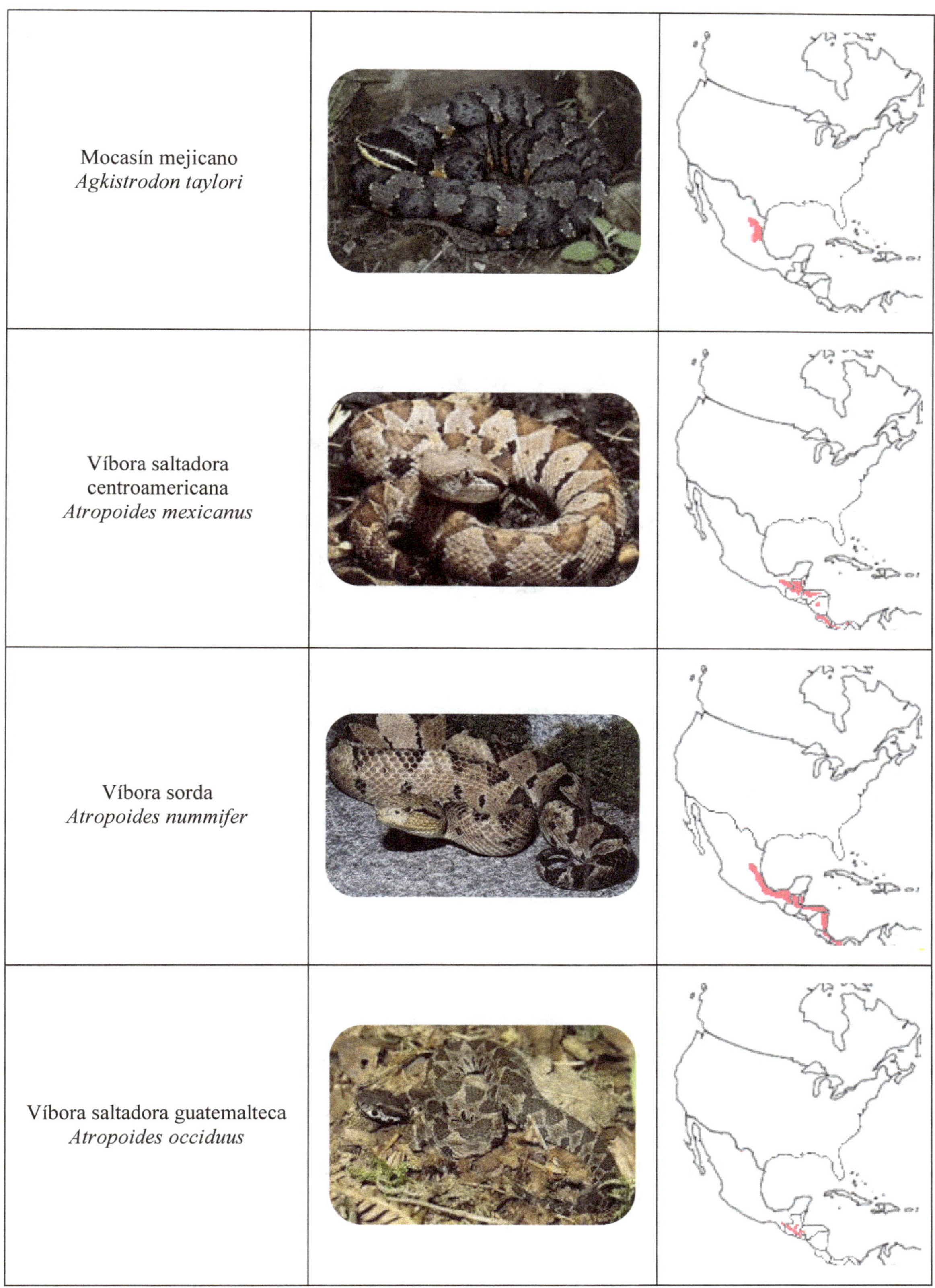

Mocasín mejicano *Agkistrodon taylori*		
Víbora saltadora centroamericana *Atropoides mexicanus*		
Víbora sorda *Atropoides nummifer*		
Víbora saltadora guatemalteca *Atropoides occiduus*		

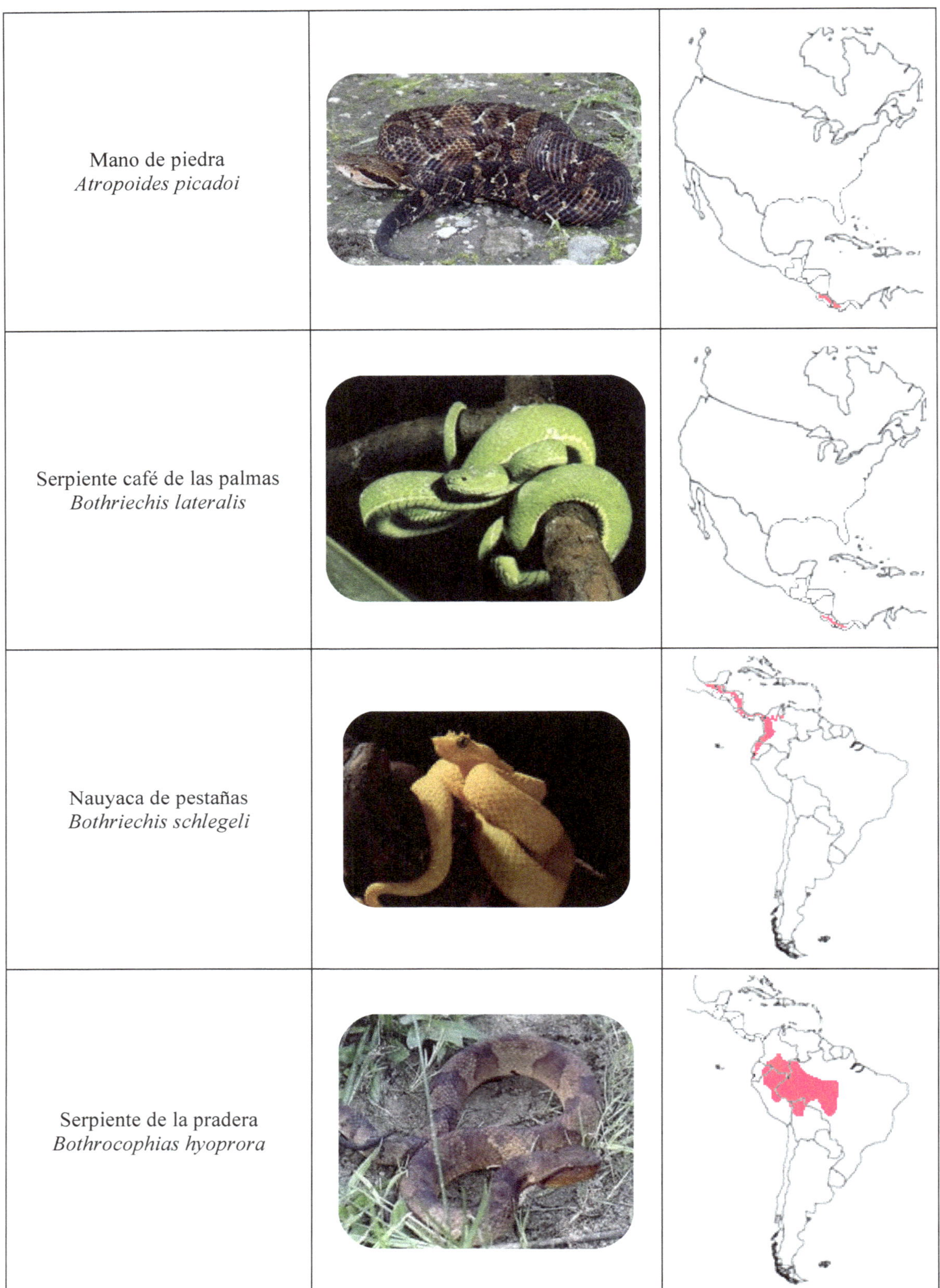

Mano de piedra *Atropoides picadoi*		
Serpiente café de las palmas *Bothriechis lateralis*		
Nauyaca de pestañas *Bothriechis schlegeli*		
Serpiente de la pradera *Bothrocophias hyoprora*		

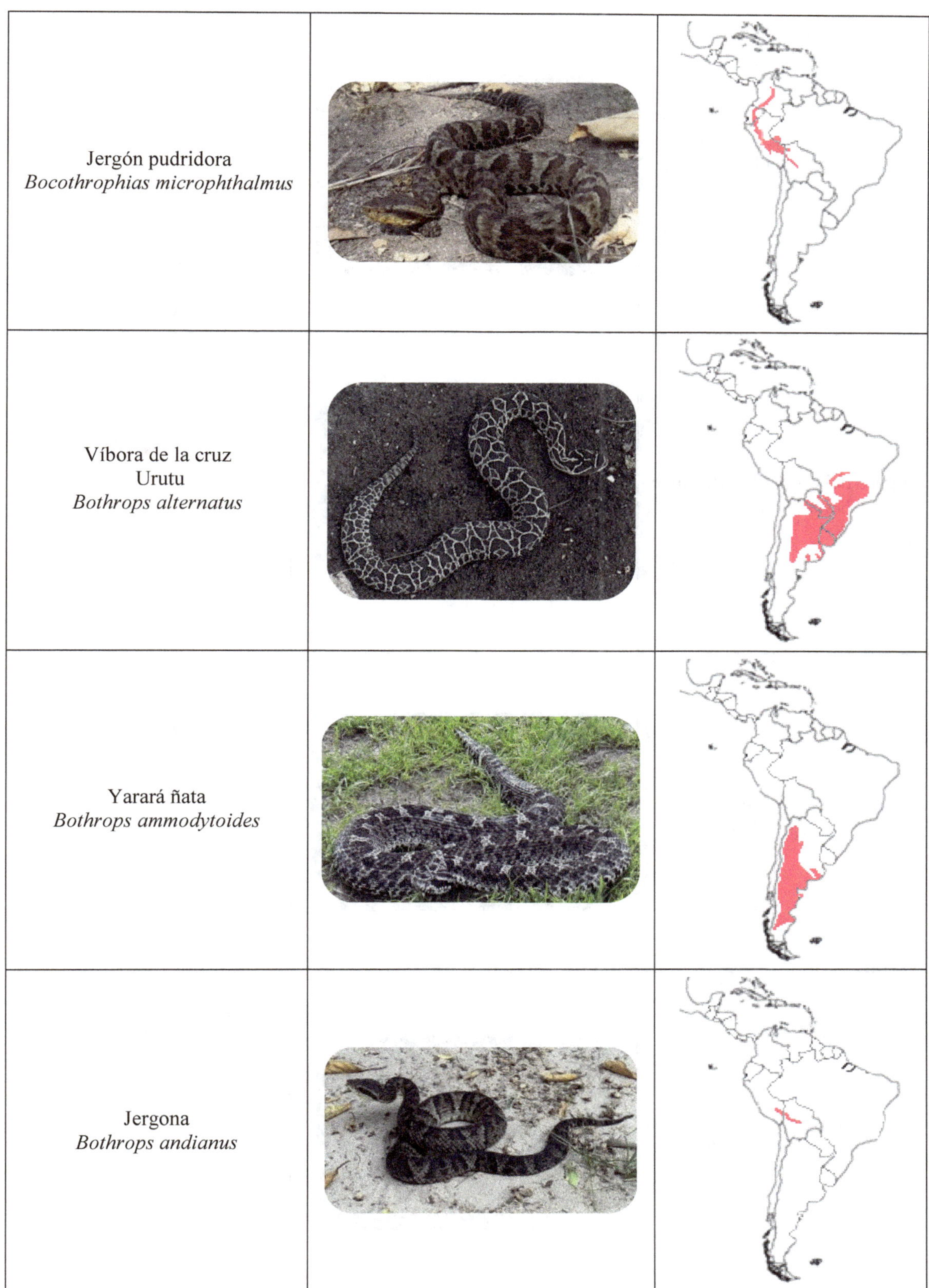

Jergón pudridora *Bocothrophias microphthalmus*		
Víbora de la cruz Urutu *Bothrops alternatus*		
Yarará ñata *Bothrops ammodytoides*		
Jergona *Bothrops andianus*		

Terciopelo *Bothrops asper*	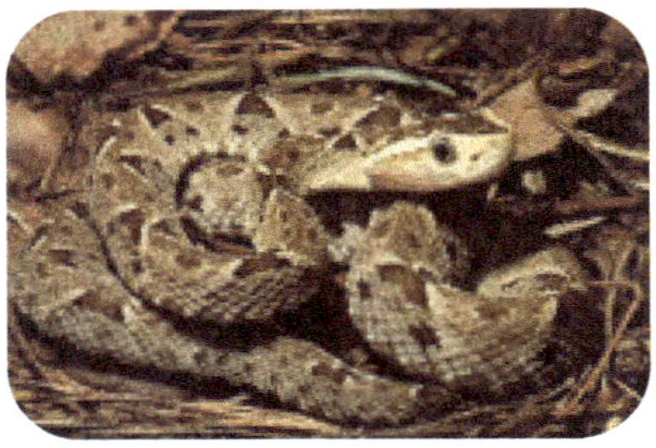	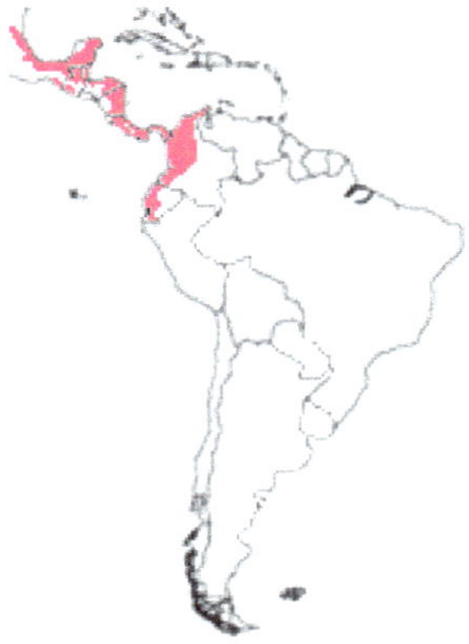
Jararaca del norte / Fer-de-lance *Bothrops atrox*	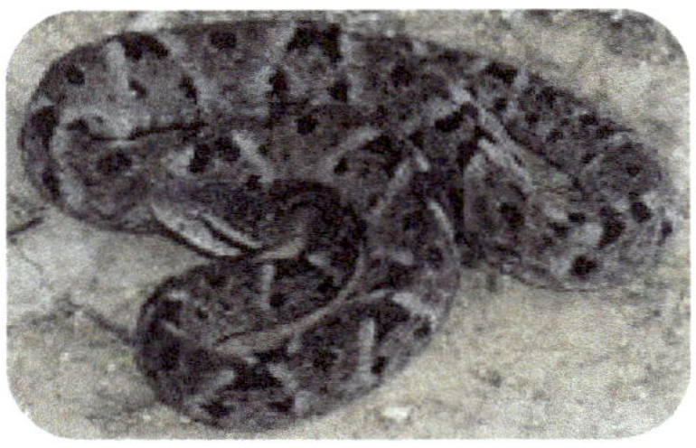	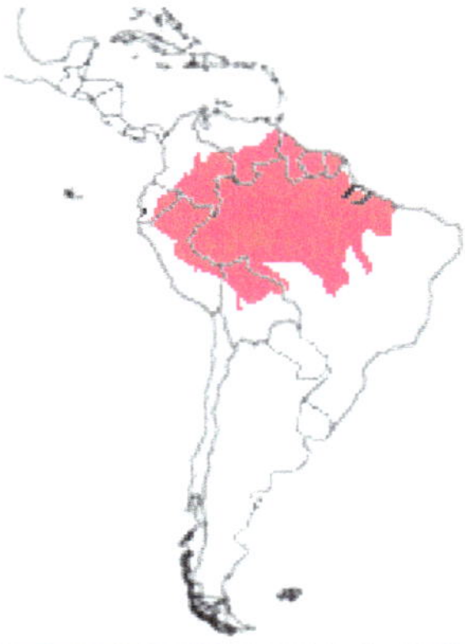
Sancarranca *Bothrops barnetti*	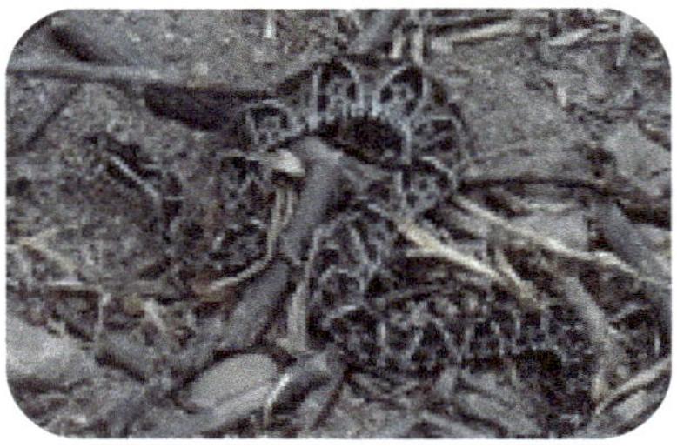	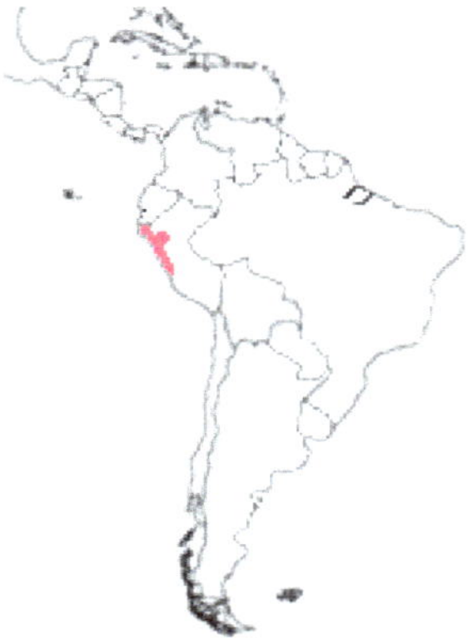
Mapanare verde *Bothrops bilineatus*	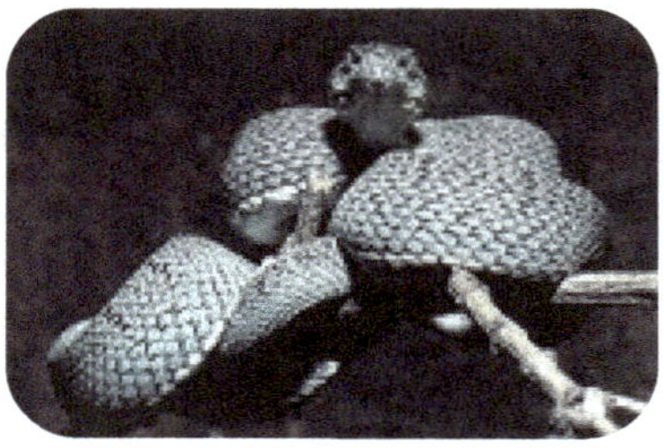	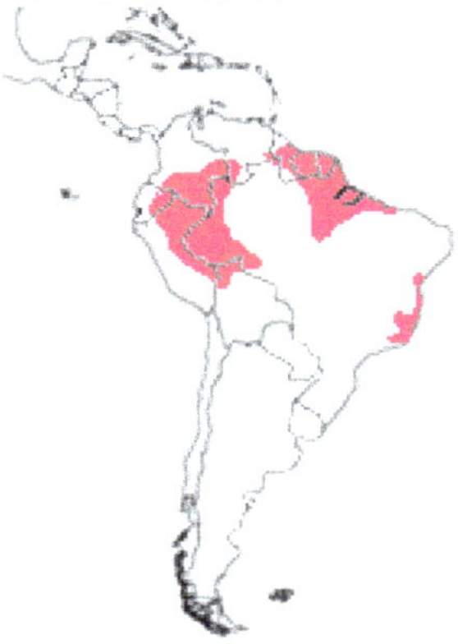

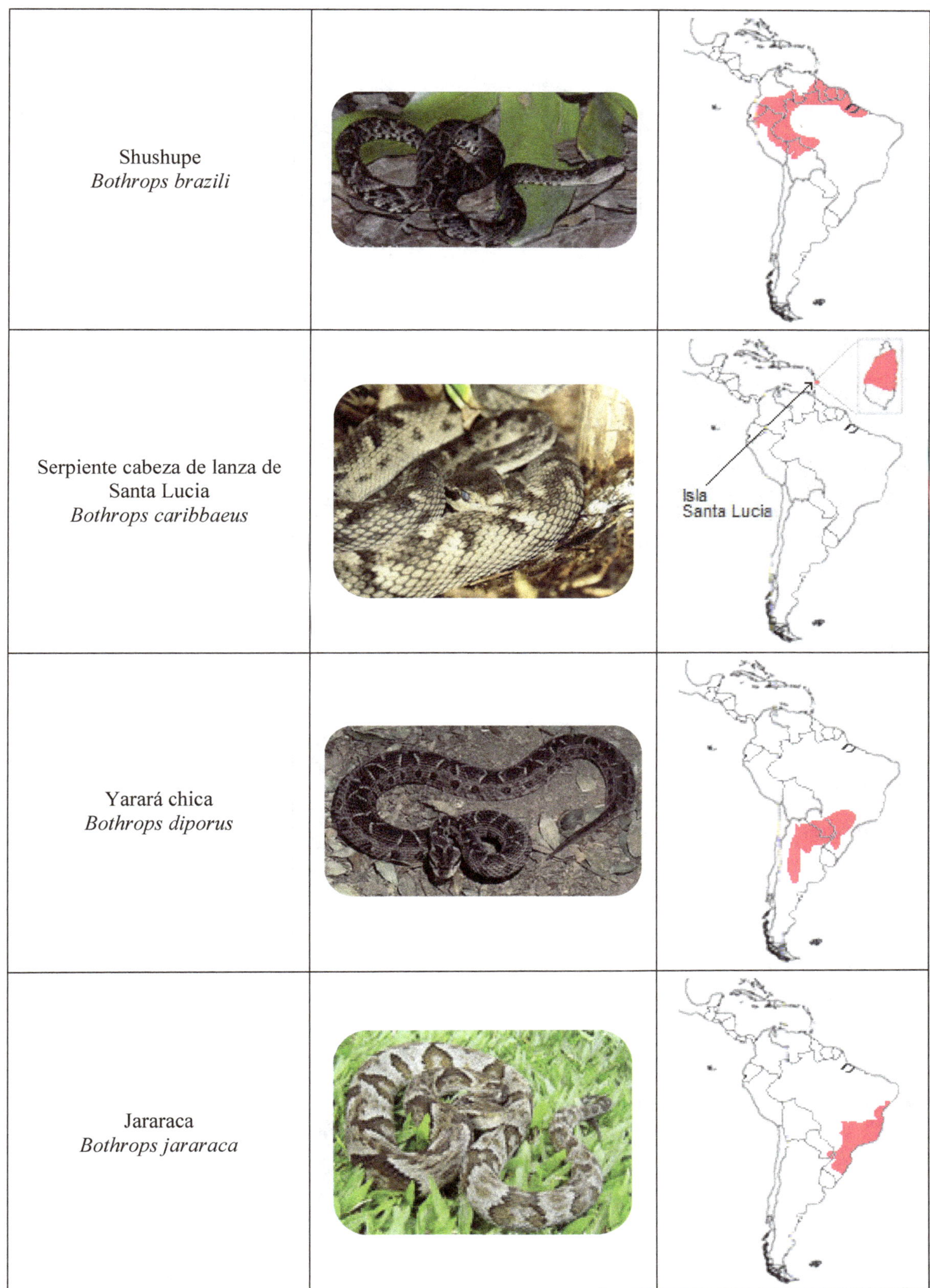
Shushupe
Bothrops brazili
Serpiente cabeza de lanza de
Santa Lucia
Bothrops caribbaeus
Isla
Santa Lucia
Yarará chica
Bothrops diporus
Jararaca
Bothrops jararaca

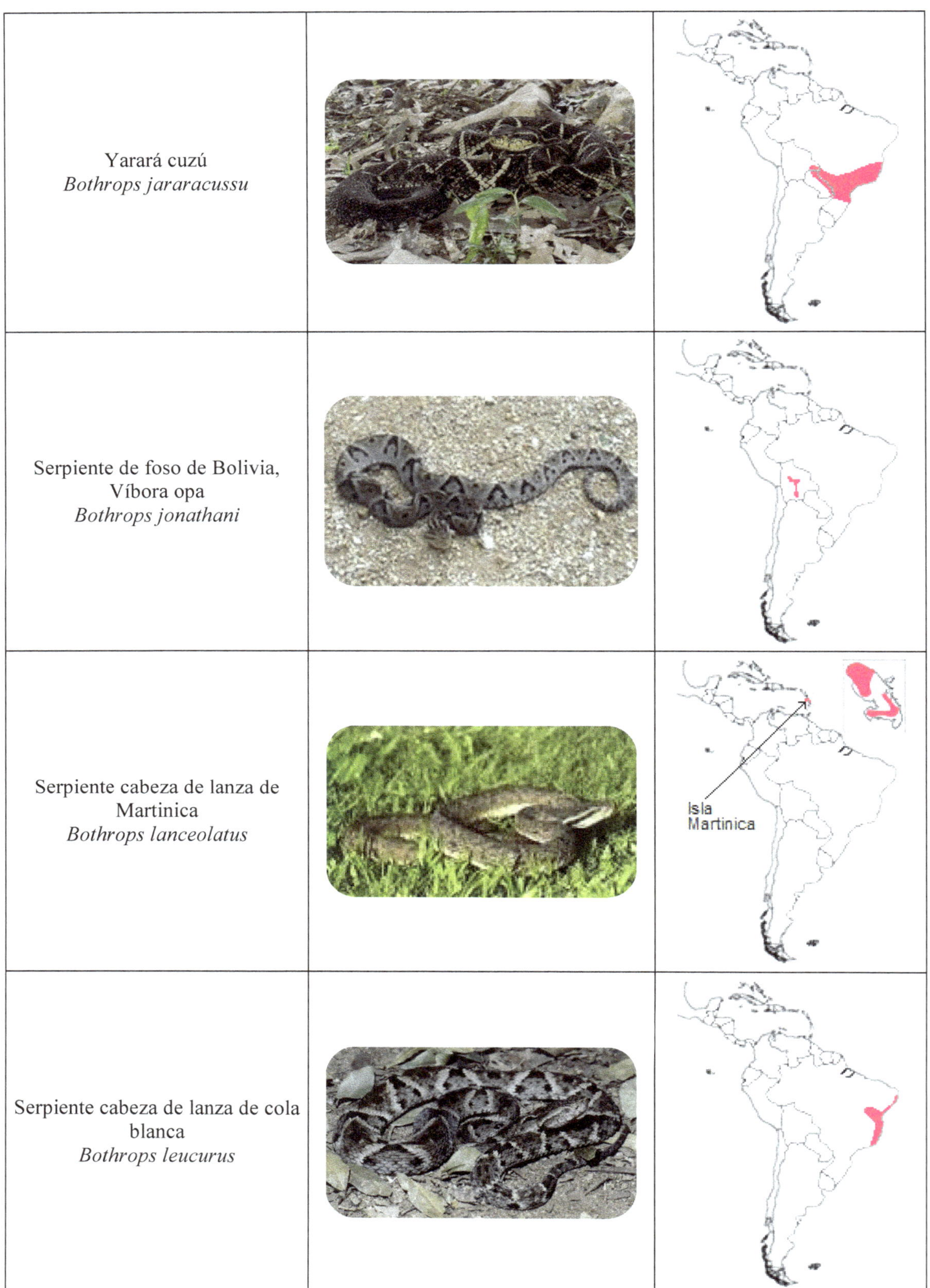

Especie	Foto	Distribución
Yarará cuzú *Bothrops jararacussu*		
Serpiente de foso de Bolivia, Víbora opa *Bothrops jonathani*		
Serpiente cabeza de lanza de Martinica *Bothrops lanceolatus*		Isla Martinica
Serpiente cabeza de lanza de cola blanca *Bothrops leucurus*		

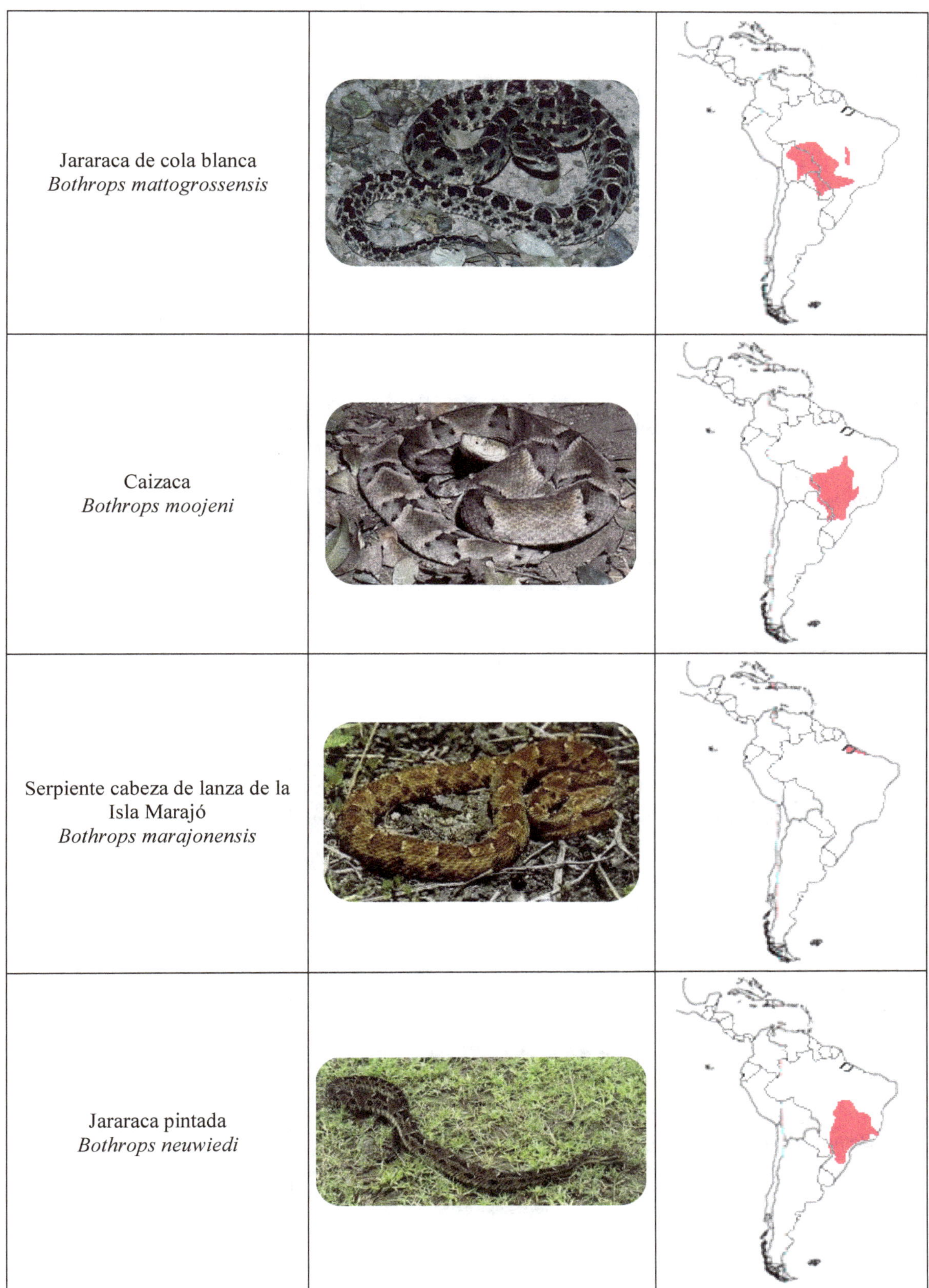

Jararaca de cola blanca *Bothrops mattogrossensis*		
Caizaca *Bothrops moojeni*		
Serpiente cabeza de lanza de la Isla Marajó *Bothrops marajonensis*		
Jararaca pintada *Bothrops neuwiedi*		

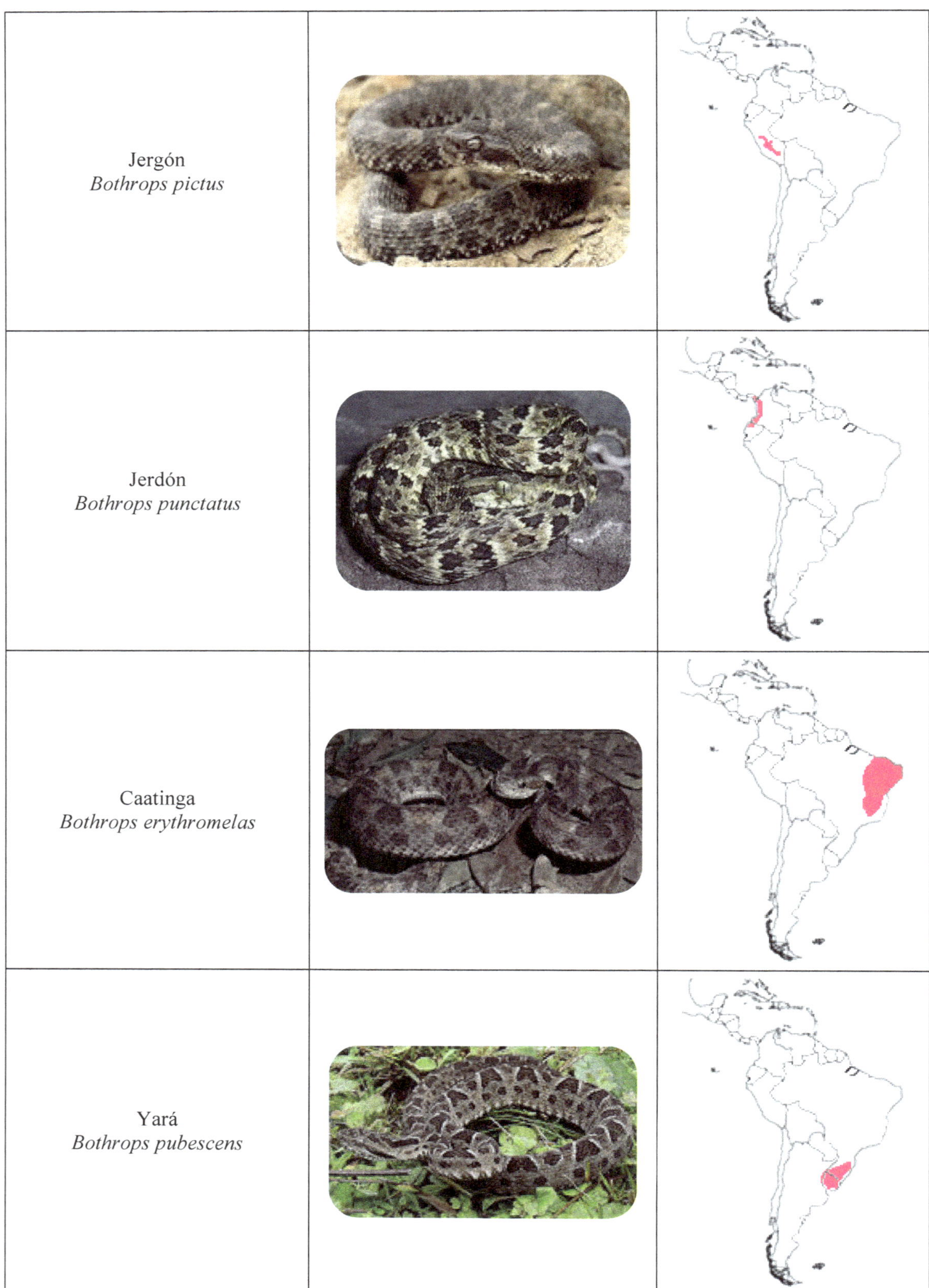

Jergón *Bothrops pictus*		
Jerdón *Bothrops punctatus*		
Caatinga *Bothrops erythromelas*		
Yará *Bothrops pubescens*		

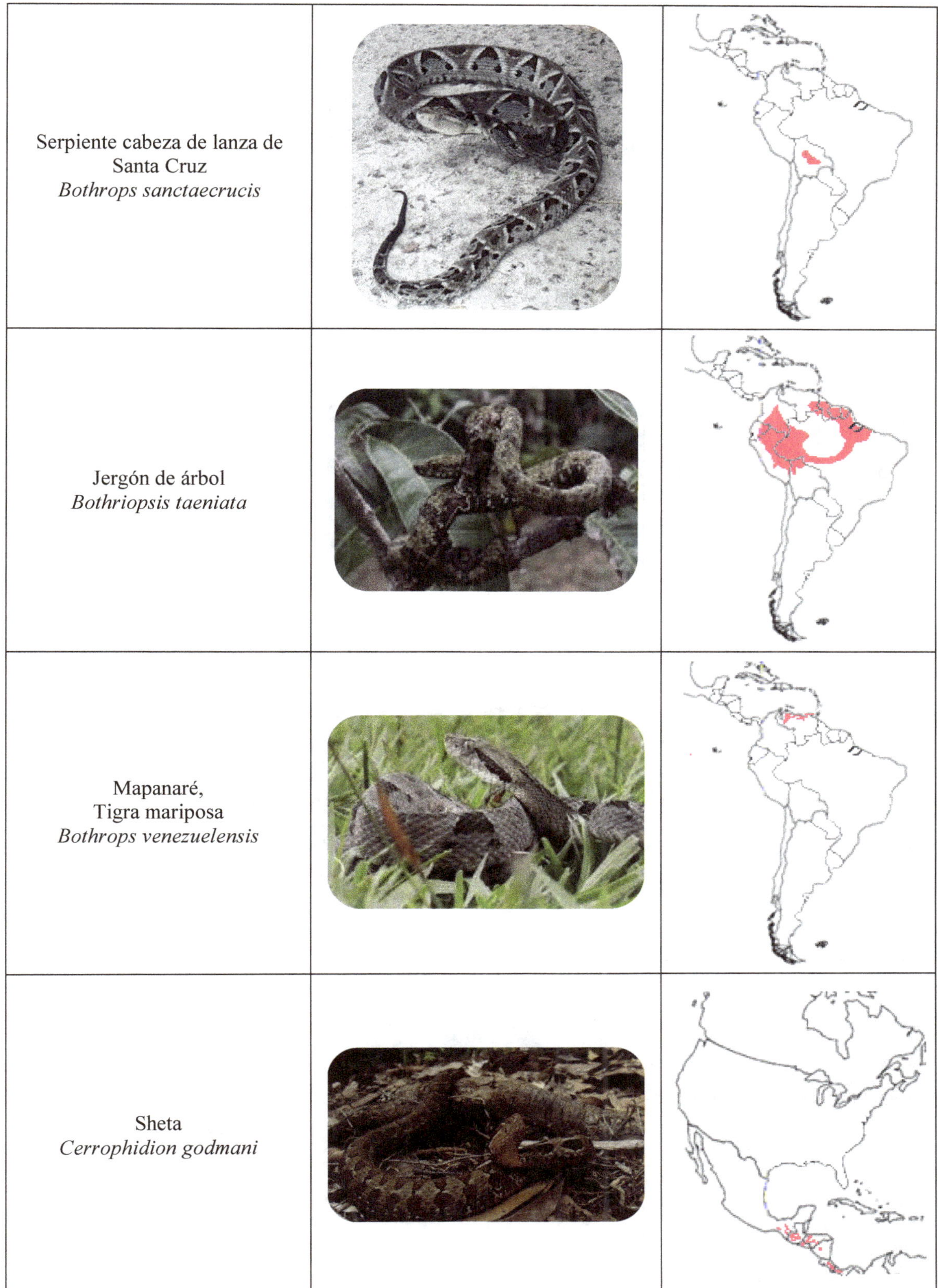

Serpiente cabeza de lanza de Santa Cruz *Bothrops sanctaecrucis*		
Jergón de árbol *Bothriopsis taeniata*		
Mapanaré, Tigra mariposa *Bothrops venezuelensis*		
Sheta *Cerrophidion godmani*		

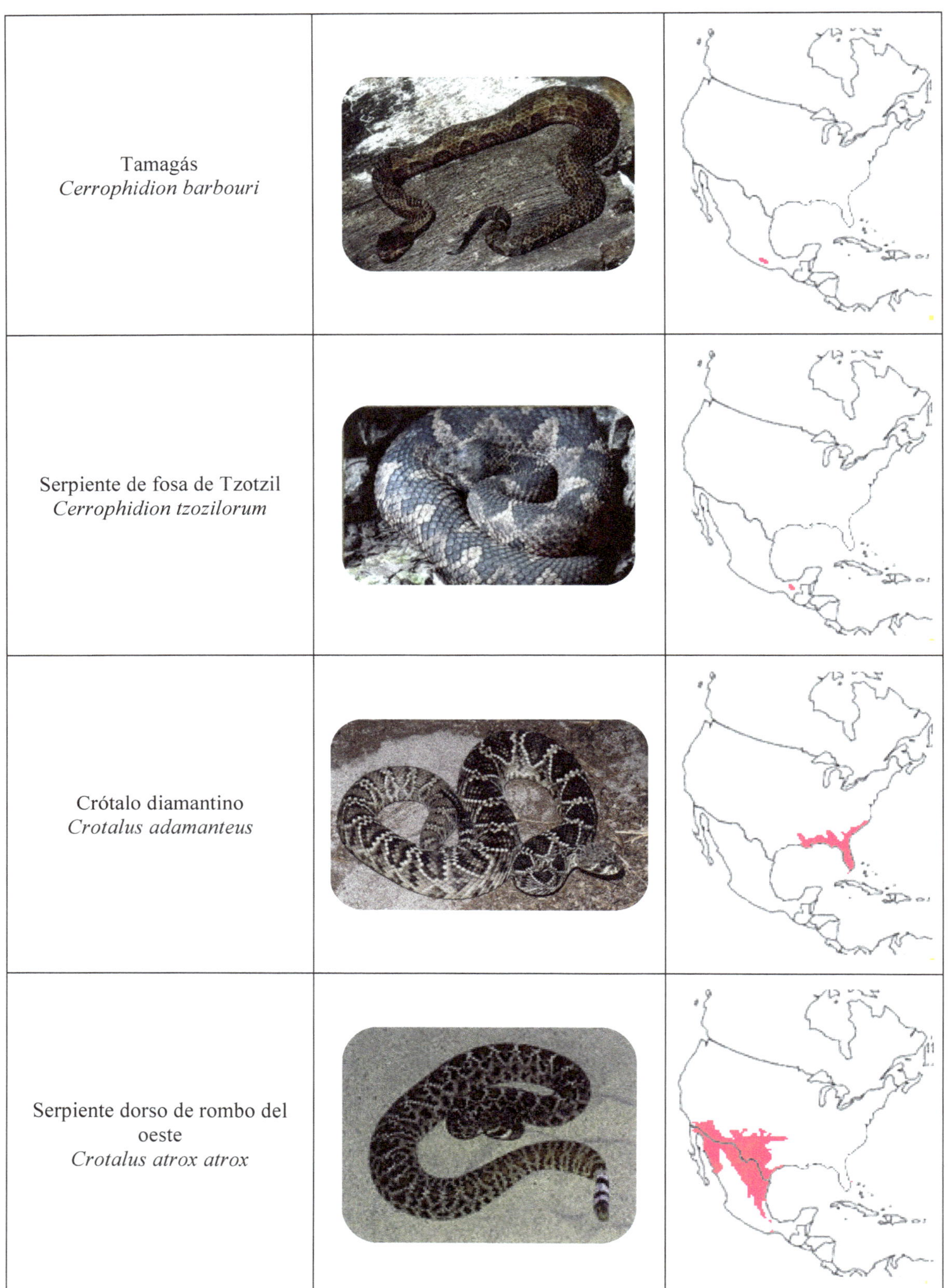

Tamagás *Cerrophidion barbouri*		
Serpiente de fosa de Tzotzil *Cerrophidion tzozilorum*		
Crótalo diamantino *Crotalus adamanteus*		
Serpiente dorso de rombo del oeste *Crotalus atrox atrox*		

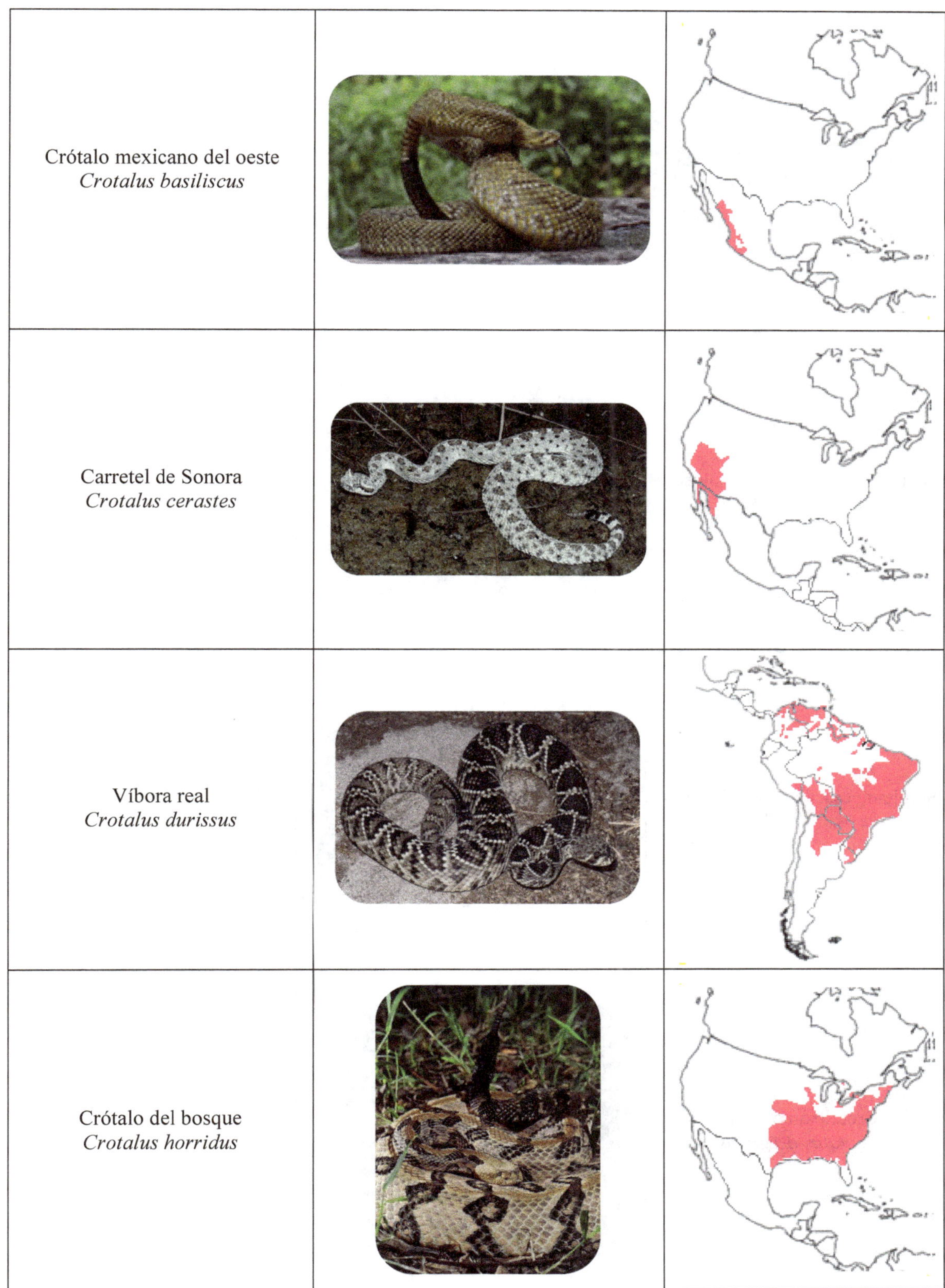

Crótalo mexicano del oeste *Crotalus basiliscus*		
Carretel de Sonora *Crotalus cerastes*		
Víbora real *Crotalus durissus*		
Crótalo del bosque *Crotalus horridus*		

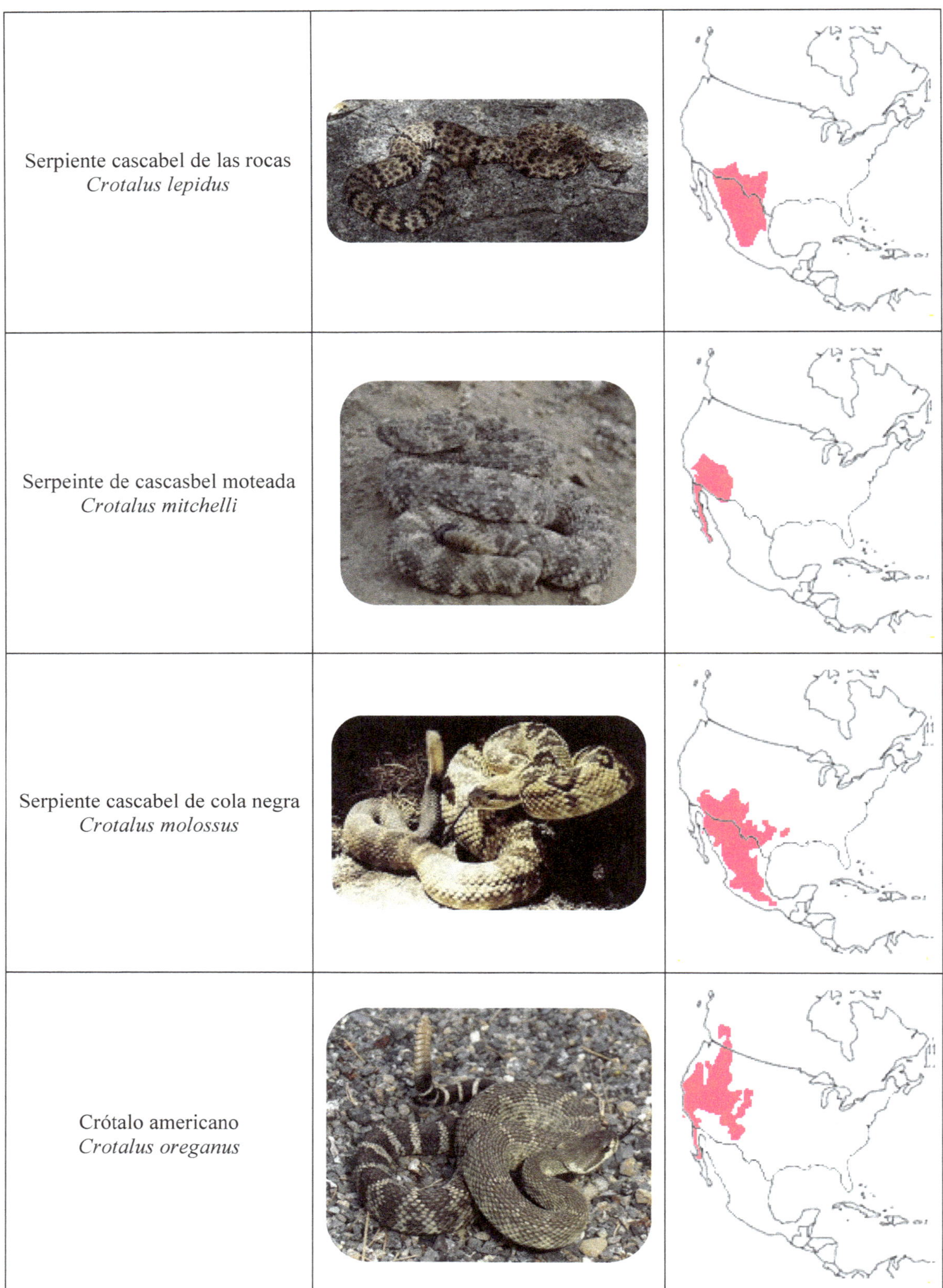

Serpiente cascabel de las rocas *Crotalus lepidus*		
Serpeinte de cascasbel moteada *Crotalus mitchelli*		
Serpiente cascabel de cola negra *Crotalus molossus*		
Crótalo americano *Crotalus oreganus*		

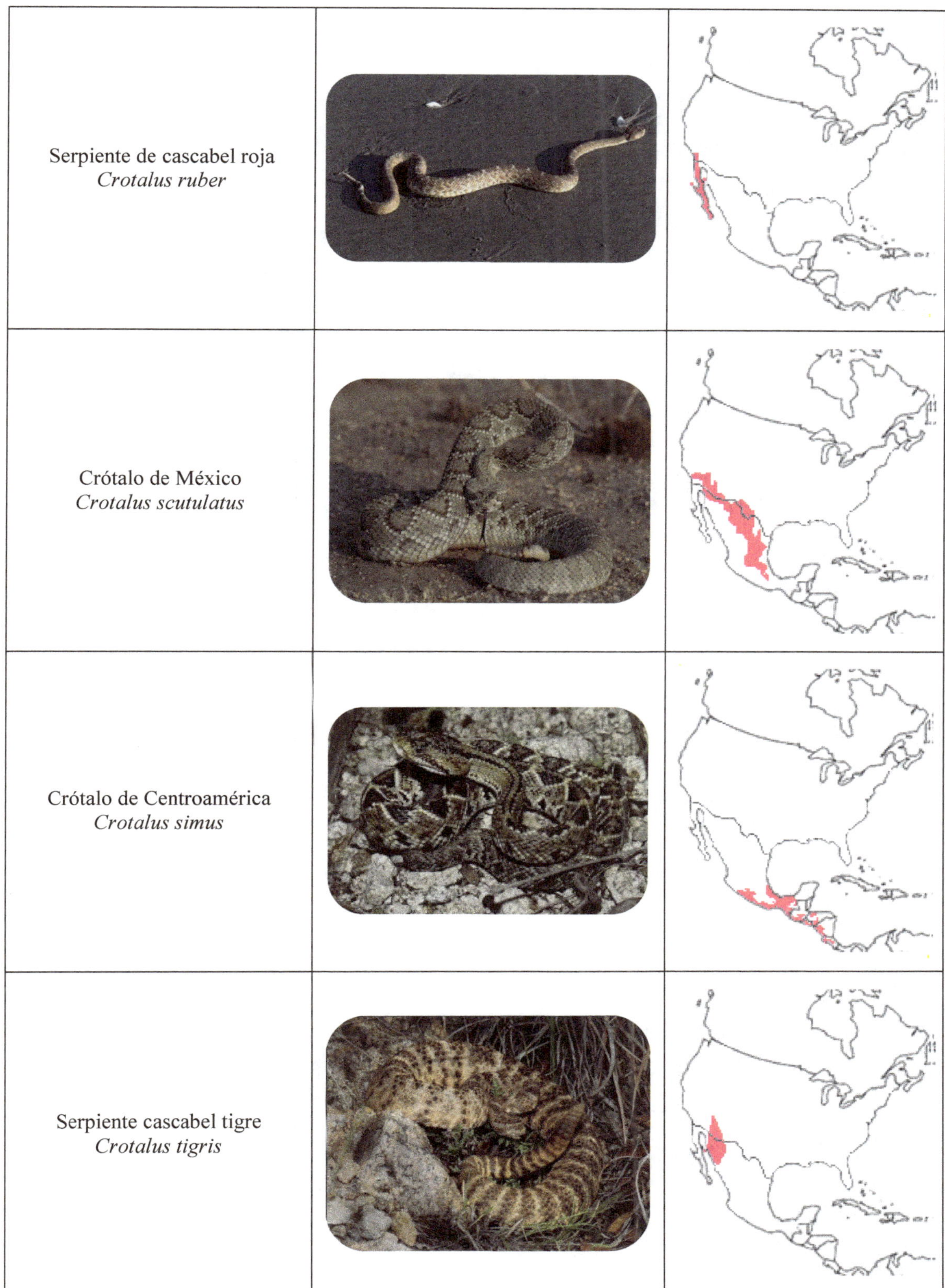

Serpiente de cascabel roja
Crotalus ruber

Crótalo de México
Crotalus scutulatus

Crótalo de Centroamérica
Crotalus simus

Serpiente cascabel tigre
Crotalus tigris

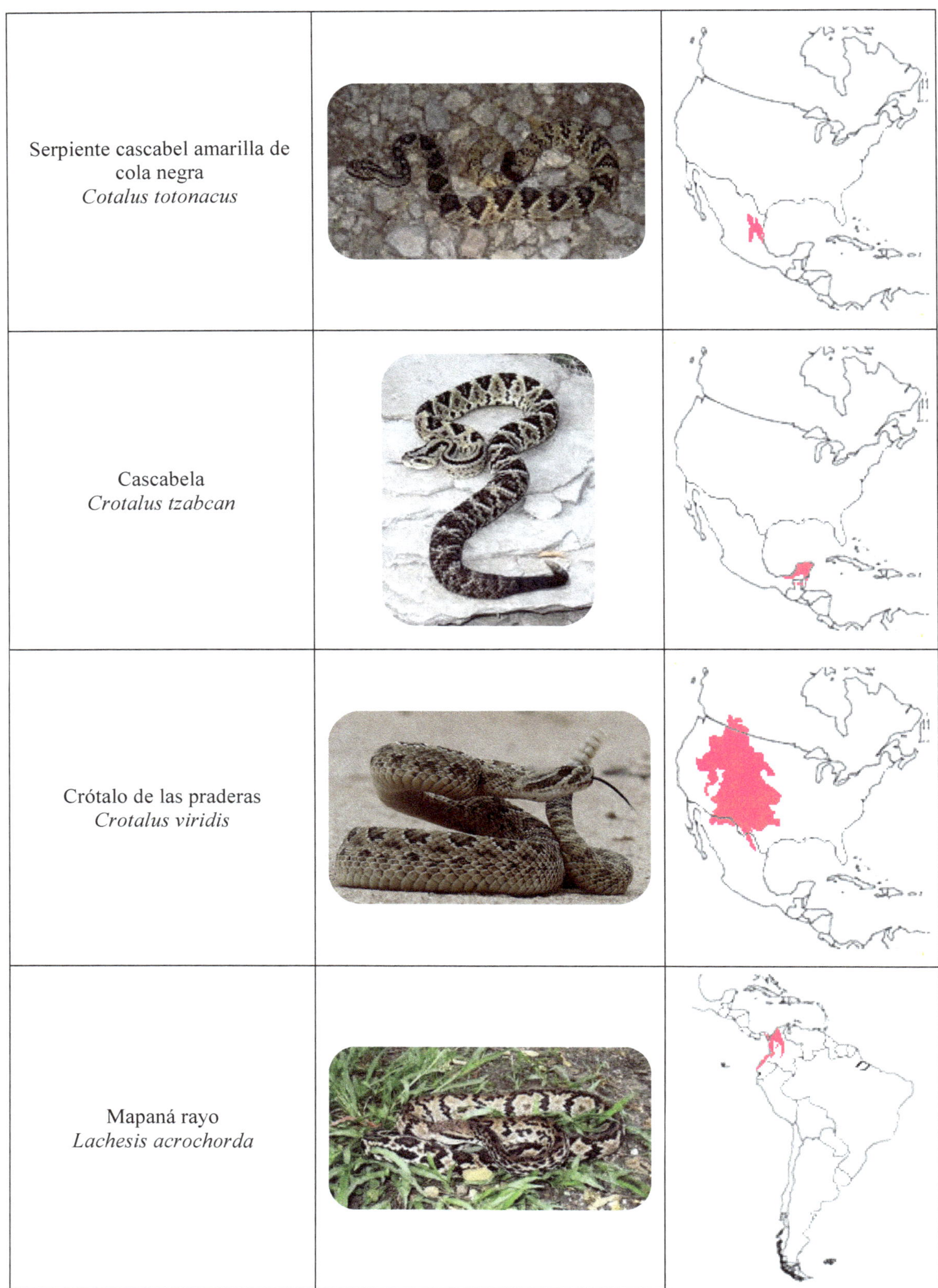

Serpiente cascabel amarilla de cola negra *Cotalus totonacus*		
Cascabela *Crotalus tzabcan*		
Crótalo de las praderas *Crotalus viridis*		
Mapaná rayo *Lachesis acrochorda*		

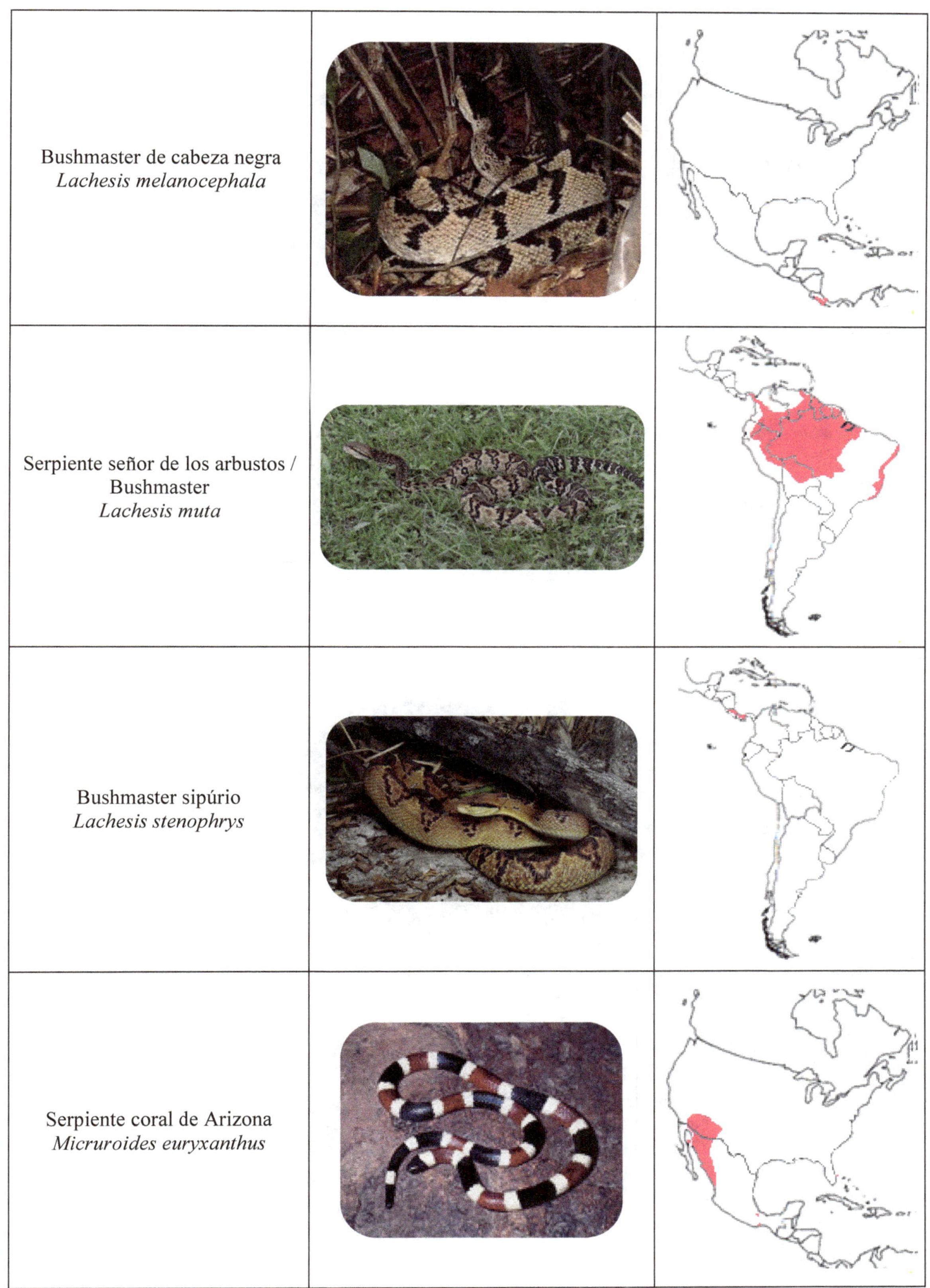

Bushmaster de cabeza negra *Lachesis melanocephala*		
Serpiente señor de los arbustos / Bushmaster *Lachesis muta*		
Bushmaster sipúrio *Lachesis stenophrys*		
Serpiente coral de Arizona *Micruroides euryxanthus*		

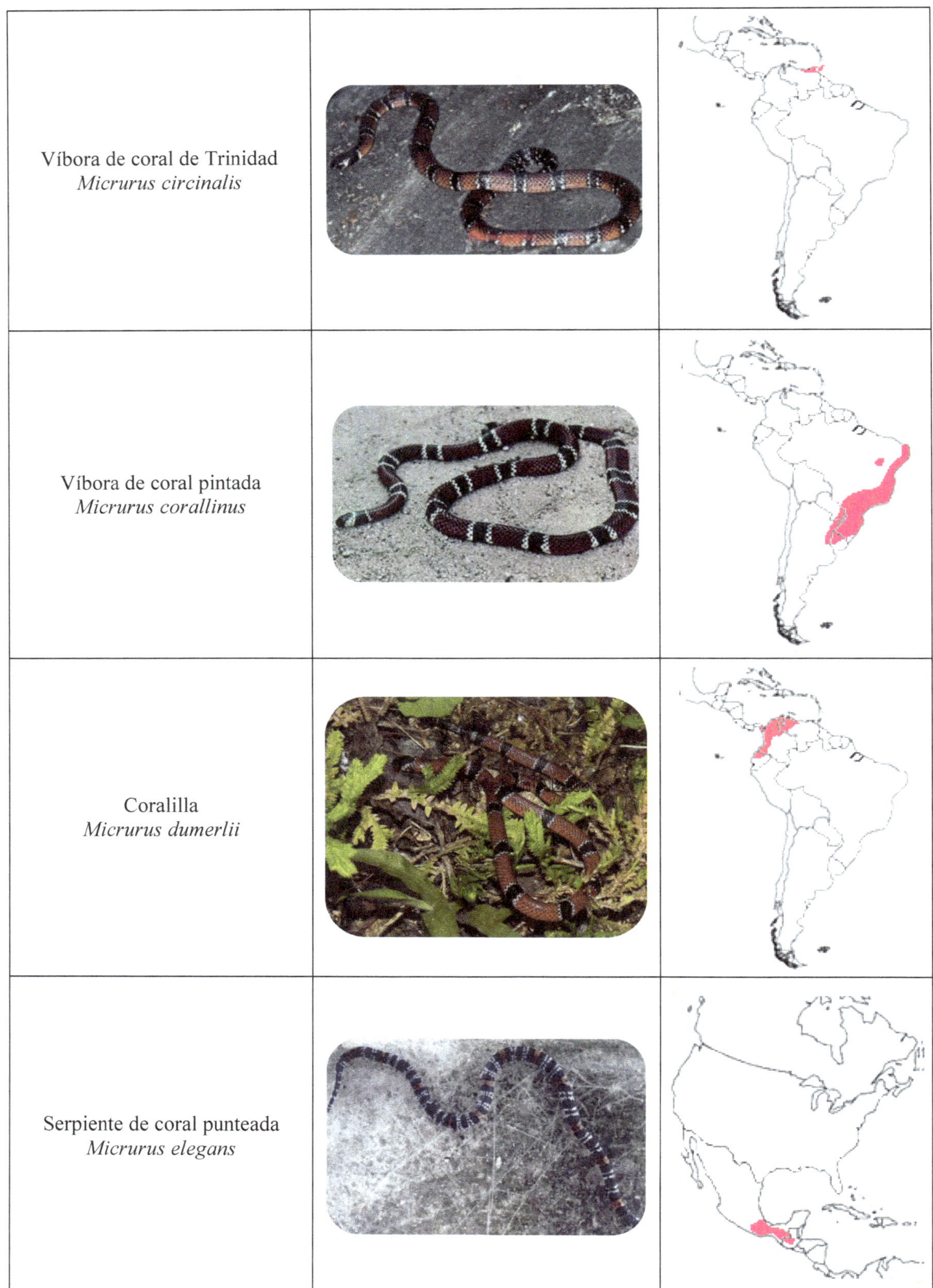

Víbora de coral de Trinidad *Micrurus circinalis*		
Víbora de coral pintada *Micrurus corallinus*		
Coralilla *Micrurus dumerlii*		
Serpiente de coral punteada *Micrurus elegans*		

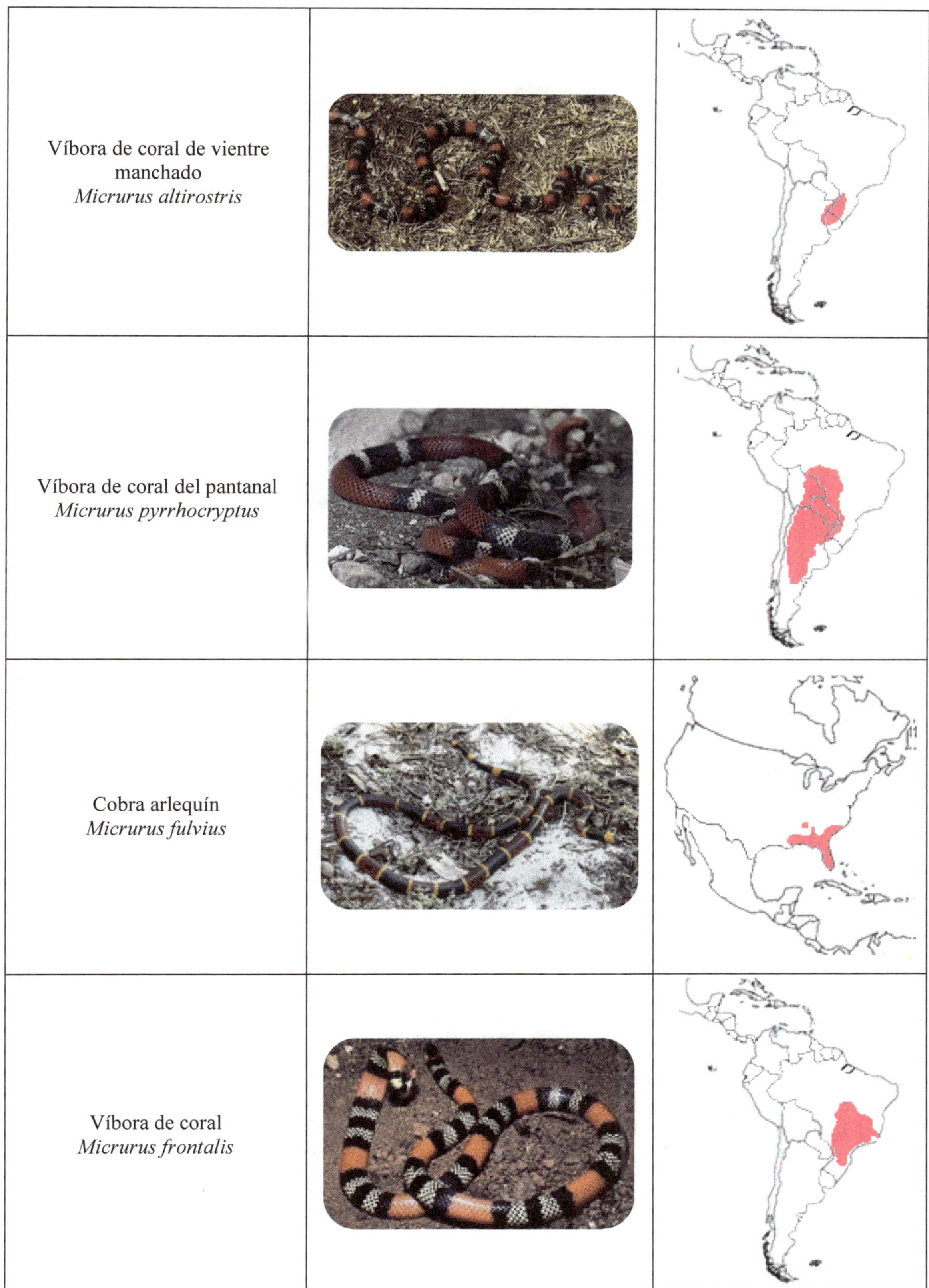

Víbora de coral de vientre manchado *Micrurus altirostris*		
Víbora de coral del pantanal *Micrurus pyrrhocryptus*		
Cobra arlequín *Micrurus fulvius*		
Víbora de coral *Micrurus frontalis*		

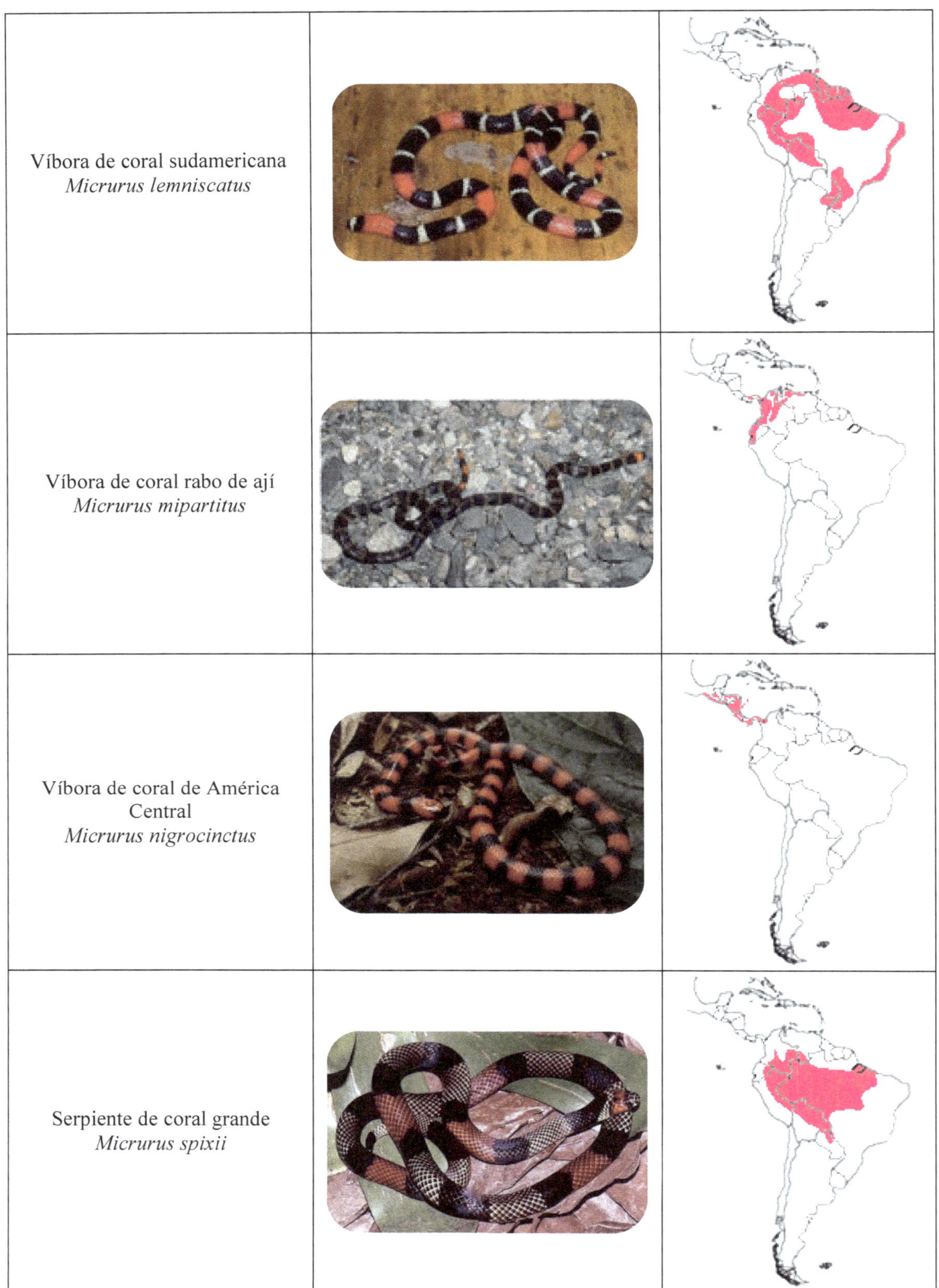

Víbora de coral sudamericana *Micrurus lemniscatus*		
Víbora de coral rabo de ají *Micrurus mipartitus*		
Víbora de coral de América Central *Micrurus nigrocinctus*		
Serpiente de coral grande *Micrurus spixii*		

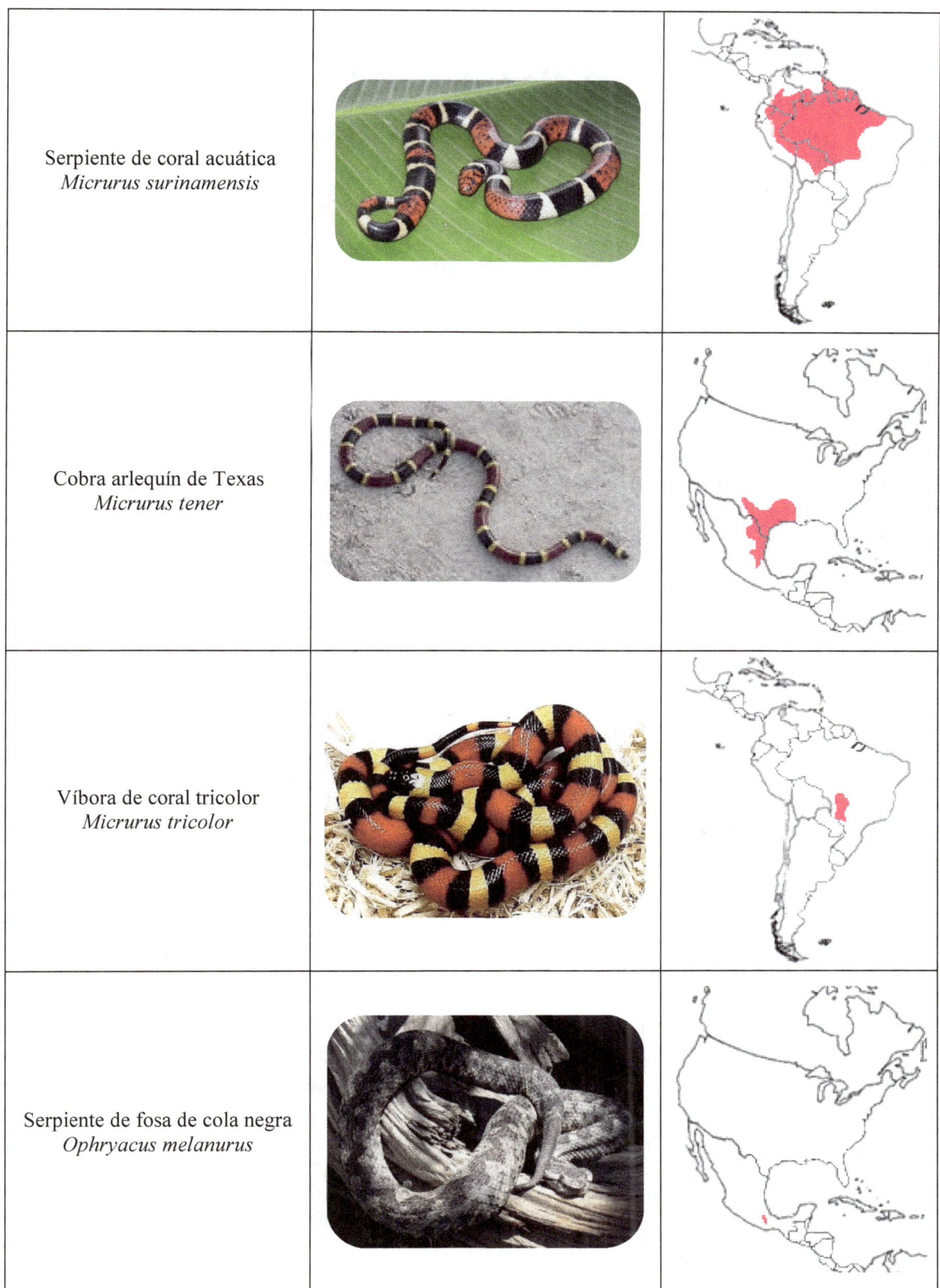

Serpiente de coral acuática *Micrurus surinamensis*		
Cobra arlequín de Texas *Micrurus tener*		
Víbora de coral tricolor *Micrurus tricolor*		
Serpiente de fosa de cola negra *Ophryacus melanurus*		

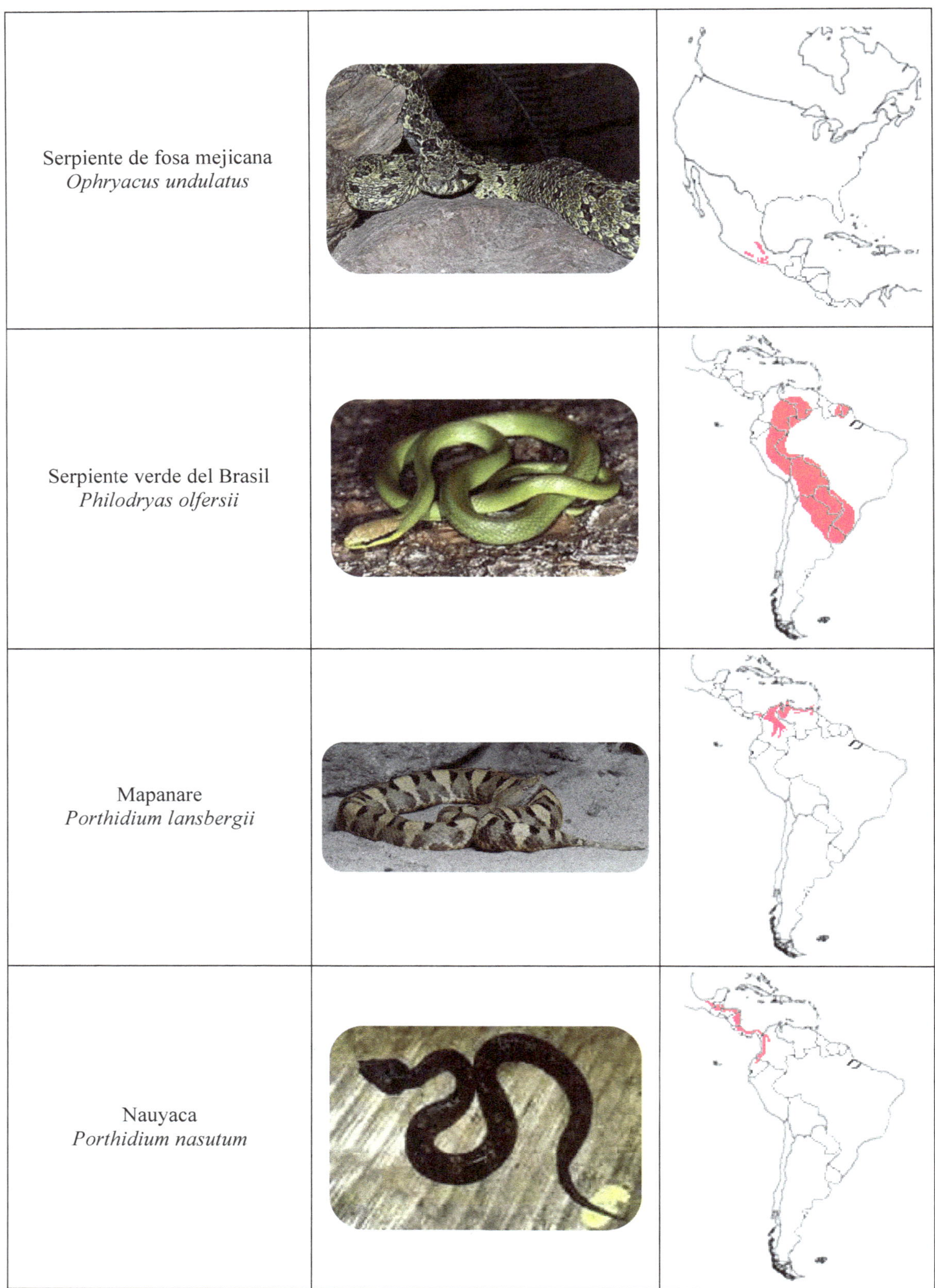

Serpiente de fosa mejicana *Ophryacus undulatus*		
Serpiente verde del Brasil *Philodryas olfersii*		
Mapanare *Porthidium lansbergii*		
Nauyaca *Porthidium nasutum*		

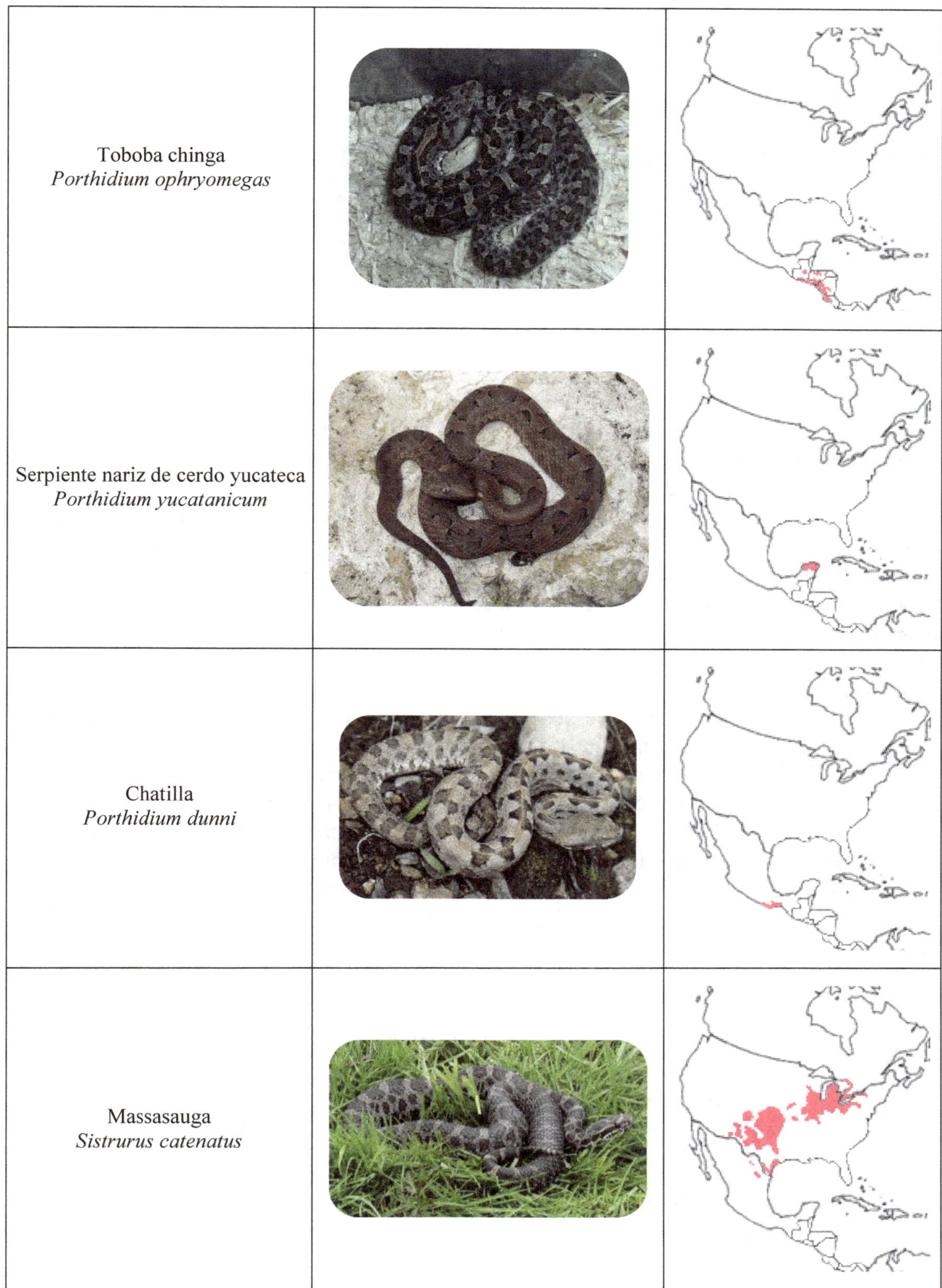

Toboba chinga *Porthidium ophryomegas*		
Serpiente nariz de cerdo yucateca *Porthidium yucatanicum*		
Chatilla *Porthidium dunni*		
Massasauga *Sistrurus catenatus*		

Serpiente pigmea de cascabel *Sistrurus miliarius*	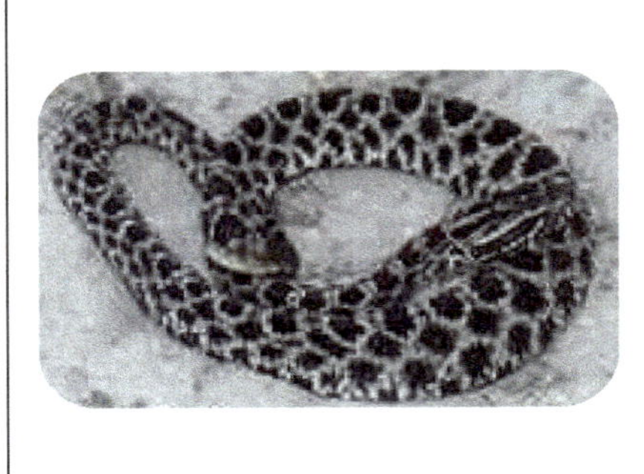	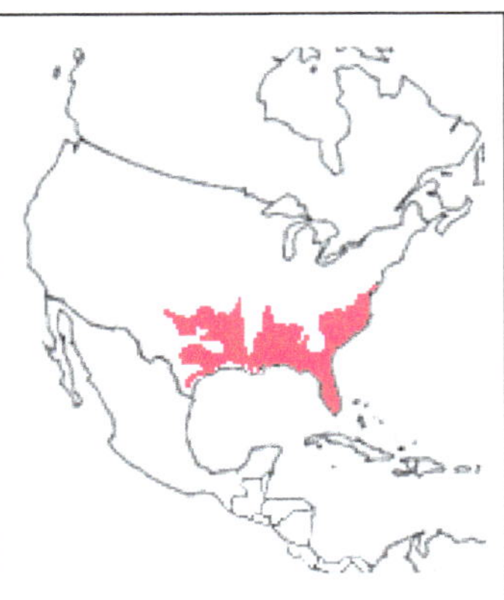

Antídotos.

1.- Antídoto anticrotálido faboterápico polivalente (CroFab®).

Se trata de un antídoto faboterápico de origen ovino, inicialmente se obtienen fragmentos de inmunoglobulinas para 4 especies de serpientes norteamericanas de forma individualizada (antídoto monovalente): serpiente dorso de rombo del oeste (*Crotalus atrox*), crótalo adamantino (*Crotalus adamanteus*), crótalo de México (*Crotalus scutulatus*), y mocasín acuático (*Agkistrodon piscivorus*). Cada antídoto monoespecífico se consigue mediante el fraccionamiento de las inmunoglobulinas tipo IgG del suero ovino, que tras ser digeridas con papaína se obtienen fragmentos Fab específicos frente al veneno, y éstos se aislan finalmente en columnas de intercambio iónico y por cromatografía de afinidad. Para obtener el antídoto final polivalente, los cuatro antivenenos monoespecíficos se mezclan.

El antídoto polivalente se suministra en viales de polvo liofilizado. Cada vial contiene 1 g de proteína total, una sustancia tampón consistente en fosfato de sodio + cloruro de sodio y, un máximo de 0'11 mg de mercurio debido a que en la fabricación se utiliza timerosal como conservante y, como tal, el mercurio se transporta en el producto final, lo que equivale a no más de 1,9 mg de mercurio por dosis (basado en la dosis máxima de 18 viales utilizados en los estudios clínicos). Los fragmentos Fab de las IgG actúan mediante su unión y neutralización de las toxinas del veneno, lo que facilita su redistribución fuera de los tejidos diana y su eliminación del cuerpo. La capacidad de neutralización de cada vial reconstituido es la siguiente:

Especie	Neutralización	Potencia*
Crotalus atrox	1270 DL_{50}	5 DE_{50}
Crotalus adamanteus	420 DL_{50}	8 DE_{50}
Crotalus scutulatus	5570 DL_{50}	15 DE_{50}
Agkistrodon piscivorus	780 DL_{50}	3 DE_{50}

*expresado en mg antídoto/mg veneno.

Este antídoto se ha mostrado eficaz en neutralizar, de forma cruzada, el veneno de otras 6 especies de crótalos: crótalo del Mississippi (*Crotalus horridus atricaudatus*), crótalo del Pacífico (*Crotalus oreganus helleri*), serpiente cascabel de cola negra (*Crotalus molossus*), mocasín cabeza de cobre del sur (*Agkistrodon contortrix contortrix*), serpiente pigmea de cascabel negruzca (*Sistrurus miliarius barbouri*) y crótalo del bosque (*Crotalus horridus*). Sin embargo para neutralizar los efectos de la mordedura de *Crotalus molossus* y de *Crotalus oreganus helleri* se precisan muy altas dosis de antídoto. Además, los datos preliminares de experimentos realizados en ratones utilizando los fragmentos Fab ovinos de las IgG sugieren que este antídoto polivalente puede poseer poder antigénico por reactividad cruzada frente a venenos de algunas serpientes de Oriente Medio y Norte de África, sin embargo, no existen datos clínicos disponibles para confirmar estos resultados experimentales.

Desde el punto de vista farmacocinético los fragmentos Fab de las inmunoglobulinas IgG tienen un volumen de distribución de 0,3 l/Kg peso, con una depuración sistémica de 32 ml/min (aproximadamente 0,4 ml/min/Kg peso) y una vida media de eliminación de aproximadamente 15 horas (ratio 12-23 h).

Cada vial, para su uso, debe ser reconstituido con 10 ml de agua estéril para inyectables. El producto reconstituido y diluido debería utilizarse dentro de las primeras 4 horas tras su elaboración. El contenido de todos los viales reconstituidos a administrar en la dosis inicial deben diluirse en 250 ml de solución salina al 0.9% y se administrarán por vía endovenosa durante 60 minutos. Sin embargo, la perfusión debe ser lenta durante los primeros 10' a razón de 25-50 m/h con una cuidadosa observación de la aparición de cualquier signo constitutivo de reacción alérgica. Si no se produce tal reacción, la velocidad de perfusión puede aumentarse a su máximo: 250 ml/h.

Los requisitos de dosificación del antídoto están supeditados a la respuesta individual de cada paciente, sin embargo, en base a la experiencia clínica con este antídoto, la dosis inicial recomendada es de 4 a 6 viales. La administración del antiveneno debe iniciarse tan pronto como sea posible después de la mordedura de la serpiente crotálida y, sobre todo, en pacientes que desarrollen síntomas de envenenamiento progresivo (empeoramiento de una lesión local, anormalidades de la coagulación o signos sistémicos de envenenamiento). El antídoto tiene máxima efectividad cuando se administra antes de transcurridas 6h después del accidente. No debe utilizarse en caso de una mordedura seca.

El paciente debe ser observado durante un máximo de 1 hora después de la finalización de esta primera dosis para determinar si se ha conseguido el control inicial del envenenamiento (con detención completa de las manifestaciones locales, y normalización de las pruebas de coagulación y de los signos sistémicos). Si el control inicial no se logra con la primera dosis, se administran dosis adicionales de 4 a 6 viales que se repiten hasta conseguir el control inicial del síndrome de envenenamiento. Tras el establecimiento del control inicial, se recomienda una pauta de 3 dosis adicionales, es decir, 2 viales cada 6 horas durante 18 horas.

Una de las características clínicas del accidente bothrópico es la coagulopatia que puede hacerse recuerrente incluso después de aplicar con éxito el tratamiento antiofídio específico. Se sabe que la coagulopatia recurrente aparece en alrededor de un 50% de víctimas, dándose sobre todo en aquellos pacientes que han presentado síntomas precoces de coagulopatía en los estadios iniciales del envenenamiento. Esta coagulopatía recurrente que se caracteriza por la presencia de disminución del fibrinógeno, plaquetopenia y tiempo de protrombina elevado se puede mantener durante unas dos semanas. La recurrencia se debe a que los fragmentos Fab del antídoto tienen una vida media en sangre más corta que las hemotoxinas. No se conoce exactamente la dosis a administrar para prevenir completamente este trastorno de la cascada de la coagulación, por ello se recomienda, tras la dosis de choque de 18h, mantener dosis adicionales de 2 viales mientras haya riesgo de recurrencia. Además se tendrá la precaución de no pautar fármacos anticoagulantes o antiagregantes plaquetarios.

La coagulopatía puede agravarse en pacientes con enfermedades previas que ya de por sí alteran la cascada de la coagulación: enfermedades neoplásicas, enfermedades del colágeno, insuficiencia cardíaca congestiva, trastornos gastrointestinales con diarrea, temperatura elevada, trastornos hepáticos, hipertiroidismo, estado nutricional deficiente, trastornos intestinales que cursen con esteatorrea y déficit de vitamina K.

Este antídoto faboterápico no se debe administrar a pacientes con antecedentes de hipersensibilidad a la papaya o a su extracto, la papaína. La papaína se utiliza, en el proceso de producción del antídoto, para fragmentar los anticuerpos. Y en el producto final puede haber presencia de trazas de papaína o de residuos inactivados de papaína. Los pacientes alérgicos a la papaína, quimopapaína, otros extractos de papaya, la piña o la enzima denominada bromelina podrían tener una reacción alérgica. Algunos alergenos de los ácaros del polvo y algunos alergenos del látex comparten estructuras antigénicas con la papaína y por ello también los individuos con estas deteminadas atopias pueden ser alérgicos a la papaína y por tanto reaccionar frente a la administración del antídoto.

Desde el momento que se prescribe la administración del antídoto antiofídico debe prepararse el utillaje para una reanimación cardiopulmonar, tener a mano los fármacos necesarios para solventar una hiperrreactividad aguda (epinefrina, antihistamínicos de vía ev, albuterol...) así como monitorizar cuidadosamente al paciente para detectar los síntomas y signos de alarma (urticaria, prurito, angioedema, eritema, broncoespasmo con sibilancias o tos, estridor, edema laríngeo, hipotensión, taquicardia). Los síntomas que se presentan durante la perfusión del antídoto como fiebre, lumbalgia, sibilancias y náuseas) suelen estar relacionados con la velocidad de perfusión y pueden ser controlados disminuyendo la velocidad de administración.

2.- Suero antiofídico polivalente equino.

Este antídoto polivante es una globulina purificada de origen equino, que contiene anticuerpos específicos frente a los venenos del género *Bothrops* (específicamente para *Bothrops asper*) y del género *Crotalus* (epecíficamente para *Crotalus durissus durissus*). De forma paraespecífica puede usarse en envenenamientos de la víbora de cascabel (*Crotalus durisus terrificus*), de la serpiente cascabel negra (*Crotalus pifanorum*), de la serpiente cascabel de Uracoan (*Crotalus vegrandis*), del mocasín mejicano (*Agkistrodon bilineatus*), del jergón (*Bothrops pictus*) y de la mapanare (*Bothrops lansbergii*).

La administración del suero antiofídico polivalente debe hacerse lo mas pronto posible, preferiblemente antes de las 6 h desde el accidente ofídico. Comercialmente viene en ampollas de 10 ml; cada 1 cc de suero neutraliza 2 mg de veneno botrópico y 1'5 mg de veneno crotálico. La dosificación para adultos es la misma, sólo se debe tener en cuenta el grado de envenenamiento. La vía de administración intravenosa es la más recomendada y la dosis inicial será diluida en 300 ml de suero fisiológico al 0'9% para pasarlo en un mimimo de 3 horas. Antes de aplicar el suero se debe practicar la prueba de sensibilidad al suero antiofídico por vía intradérmica. Esta se realiza diluyendo 1 ml de suero antiofídico polivalente puro en 9 ml de agua destilada o solución fisiológica al 0.9 %. De la dilución 1/10 se aplica 0,1 ml por vía intradérmica, en la cara anterior del antebrazo, y se espera la reacción. Si a los 10-15' la zona de aplicación no se enrojece, entonces el paciente es negativo. Si la zona de aplicación se enrojece, entonces el paciente es positivo y hay que desensibilizarlo para poder aplicar el suero sin el riesgo de que se presente un shock anafiláctico.

Para la desensibilización se aplicará hidrocortisona en una dosis única de 500 mg diluido en 20 ml de solución fisiológica al 0.9 % en adulto por vía ev, previamente a la administración del suero antiofídico polivalente. Debe tenerse lista una solución de adrenalina al 1:1000 para inyectar por vía intravenosa o intramuscular si se presentan síntomas de hock anafiláctico severo. Tras dla desensibilización se hace una nueva prueba de sensibilidad aplicando 0'1 cc del antisuero antiofídico polivalente a utilizar por vía subcutánea en la cara anterior del antebrazo. Se espera 15' y se procede a la lectura: será prueba positiva si se forma una pápula urticariforme y prueba negativa si solo se forma una mácula o no se evidencia lesión alguna.

Las dosis a administrar del suero polivalente dependen de la cantidad de veneno a neutralizar y del tipo de accidente producido. La pauta se indica en la siguiente tabla:

GRADO	Accidente botrópico		Accidente crotálico	
	Veneno (mg inoculados)	Dosis (nº viales)	Veneno (mg inoculados)	Dosis (nº viales)
Leve	100	5	75	5
Moderado	200	10	150	10
Severo	300	15	300	20

Se puede administrar una dosis más (5 viales) a las 6 h posteriores de haber finalizado la sueroterapia inicial si persiste el cuadro clínico neurológico y los exámenes de laboratorio alterados, con el objetivo fundamental de neutralizar el veneno que aún sigue circulando y que continúa consumiendo fibrinógeno plasmático.

3. Suero polivalente purificado equino.

El suero de inmunoglobulinas purificadas de origen equino está producido a partir del veneno de cuatro especies: *Crotalus atrox*, *Crotalus adamanteus*, *Crotalus durissus terrificus* y *Bothrops asper*. Este suero de origen equino no neutraliza el veneno. Resulta ser eficaz en la reversión de la coagulopatía y en la detención de la progresión del daño tisular, pero inconsistente en su capacidad para revertir la trombocitopenia. Tiene poca potencia neutralizante de la mionecrosis inducida por el veneno de la serpiente cascabel de las praderas (*Crotalus viridis viridis*) y muy poca actividad frente a la miotoxina A.

Los viales deben reconstituirse con agua estéril a temperatura ambiente o solución salina y mediante una agitación ocasional suave se puede acelerar la reconstitución sin la desnaturalización de la proteína y la pérdida de actividad de suero antiofídicc. En cambio una agitación vigorosa con formación de espuma, significa que se ha producido una desnaturalización de las proteínas del suero antiofídico. La refrigeración o la reconstitución con agua fría retrasará la solubilización del material liofilizado.

Aunque por lo general es eficaz, a pesar de estas limitaciones, este antídoto se debe administrar con mucho cuidado porque el riesgo de reacción inmunológica es alto. Las reacciones alérgicas van desde una hipersensibilidad inmediata (anafilaxia) a una hipersensibilidad retardada de complejo inmune-mediado (enfermedad del suero). Sin embargo, el tipo más común de reacción inicial es una reacción anafiláctoide no Ig E-mediada, resultante de la rápida administración del antídoto. Los tests cutáneos, para este antídoto, no son un predictor fiable de las reacciones alérgicas.

Sueros antimicrúricos.

Para la elaboración de los antídotos frente a las serpientes de coral se han clasificado sus venenos en cuatro tipos serológicos (ver tabla siguiente). Dependiendo de las áreas geográficas, la elaboración consiste en escoger un veneno representativo de cada grupo y mezclarlos para fabricar el antídoto correspondiente. Habitualmente se utilizan serpientes de los 3 primeros grupos, sin mezclar veneno procedente de la serpiente de coral acuática (*Micrurus surinamensis*), especie de escasa relevancia epidemiológica y cuyo veneno, además, es de difícil obtención. Para el resto de especies de cada grupo el antídoto resultante es es eficaz de forma paraespecífica. Respecto a la especie *Micrurus mipartitus*, se precisan altas dosis del antídoto polivalente para conseguir una eficacia relativa, por lo que en intoxicaciones por esta especie es preferible utilizar el antídoto monoespecífico anti-*Micrutrus mipartitus* (→Víbora de coral rabo de ají).

TABLA 44: Grupos serológicos para el veneno del género *Micrurus*

Grupo serológico	Especie *Micrurus*	Area geográfica
1	*M. fulvius* *M. nigrocinctus* *M. dumerlii*	Norteamérica Centroamérica Sudamérica
2	*M. corallinus* *M. frontalis* *M. spixii*	Sudamérica
3	*M. alleni* *M. mipartitus*	Centroamérica Sudamérica
4	*M. surinamensis*	Sudamérica

4.- Suero polivalente faboterápico anticoral.

Es un antídoto faboterápico polivalente eficaz frente a diferentes especies de serpientes de coral del género *Micrurus* y *Micruroides*. Concretamente es capaz de neutralizar los envenenamientos de las serpientes: coral anillado (*Micrurus diastema*), coralillo de Sonora (*Micruroides euryxanthus*), víbora de coral de México (*Micrurus bernadi*), víbora de coral marrón (*Micrurus browni*), cobra arlequín (*Micrurus fulvius fulvius*), cobra arlequín de Texas (*Micrurus tener*) y serpiente coral punteada (*Micrurus elegans*).

Los signos que indican el uso del antídoto son: presencia de huellas de colmillos, dolor y edema de intensidad variable en el sitio de la mordedura, astenia, adinamia, oftalmoplejía, visión borrosa, ptosis palpebral y síntomas de insuficiencia respiratoria de grado diverso. El paciente recién mordido, que únicamente tenga huellas de colmillos, pero sin síntomas, deberá ser observado por lo menos durante 15 h. Durante ese tiempo se mantendrá con una vía permeable y se inmovilizará la extremidad afecta para disminuir la diseminación del veneno, ya que las contracciones musculares en la extremidad, con movimiento libre, permiten su mayor difusión a través de la circulación general. En caso de inicio de los síntomas iniciales antes descrtitos se iniciará la pauta sueroterápica.

Los viales comercializados son de 5 ml de solución isotónica de cloruro sódico + sustancia liofilizada con una capacidad neutralizante de 450 DL_{50} para las serpientes del género *Micrurus*. La vía de administración ideal es la intravenosa, disolviendo la dosis a administrar (nº de viales) en solución salina isotónica al 0.9%. En el adulto se utilizan bolsas de 250-500 ml y en el niño de 125-250 ml; en ambos casos debe pasar en los primeros 10’ en goteo lento, y si no aparecen reaccionar, se finalizará su infusión en 20’. Las dosis sucesivas se pasan de la misma manera y el tratamiento se mantendrá mientras no estén controlados los síntomas neurológicos, ya que no hay límite en el número de dosis a administrar. Se puede aplicar directamente de forma lenta en la vena, previa preparación, diluyendo el liofilizado con el diluyente que contiene el envase, cuando no sea posible aplicarlo ev con la solución salina isotónica al 0.9%. La vía intramuscular se puede emplear en caso de no poder canalizar una vena, pero se reduce la efectividad. De acuerdo con el grado de intoxicación se sugiere el siguiente esquema posológico:

Tabla 46: Grados de envenamiento por corales y esquema posológico del antídoto

Grado de envenenamiento	Síntomas y signos	Adultos		Niños	
		Dosis inicial	Dosis de sostén	Dosis inicial	Dosis de sostén
Grado I o leve	Antecedente de haber sido mordido recientemente por una víbora, huellas de colmillos, alrededor del área mordida, hay dolor, edema, hemorragia por los orificios de la mordedura, parestesia en el miembro afectado a área mordida.	2 frascos I.V.	2 o más frascos I.V.	2 a 3 frascos I.V.	3 o más frascos I.V.
Grado II o moderado	Mismo cuadro del grado I más acentuado y además se presenta en el área afectada entre 30 minutos a 2 horas e incluso llega a 15 horas posmordida, edema, astenia, adinamia, ptosis palpebral, oftalmoplejia, visión borrosa, diplopía, dificultad para respirar.	5 frascos I.V.	5 o más frascos I.V.	5 a 6 frascos I.V.	6 o más frascos I.V.
Grado III o severo	Mismo cuadro del grado 2 más acentuado y además trastornos del equilibrio, dolor en maxilar inferior, disfagia, sialorrea, voz débil, ausencia de reflejos, parálisis flácida, gran dificultad para respirar que puede conducir a paro respiratorio y coma.	8 frascos I.V.	8 o más frascos I.V.	8 a 9 frascos I.V.	9 o más frascos I.V.

Durante la administración de este antídoto se deben evitar los analgésicos que depriman el centro respiratorio ya que que acentúan los efectos depresores que sobre la respiración causa el veneno micrúrico. Además se aconseja que los intoxicados (en grado moderado o severo) no ingieran por vía oral ni líquidos ni alimento ya que, existe riesgo de asfixia por broncoaspiración. El antídoto puede usarse en mujeres gestantes.

Serpiente señor de los arbustos (*Lachesis muta muta*). Esta serpiente es conocida en Centroamérica como cascabela muda, en Sudamérica como shushupe, pucarara, pudridora o verrugosa y, llamada popularmente entre los anglosajones como "bushmaster". El género *Lachesis* está representado por una sola especie, con dos subespecies diferenciadas: *Lachesis muta muta* en el centro norte de Sudamérica y *Lachesis muta rhombeata* (bushmaster de bosque atlántico) localizada en la costa de Brasil. Otras dos subespecies, desde 1997 están consideradas como especies: *Lachesis melanocephala* y *Lachesis stenophrys*.

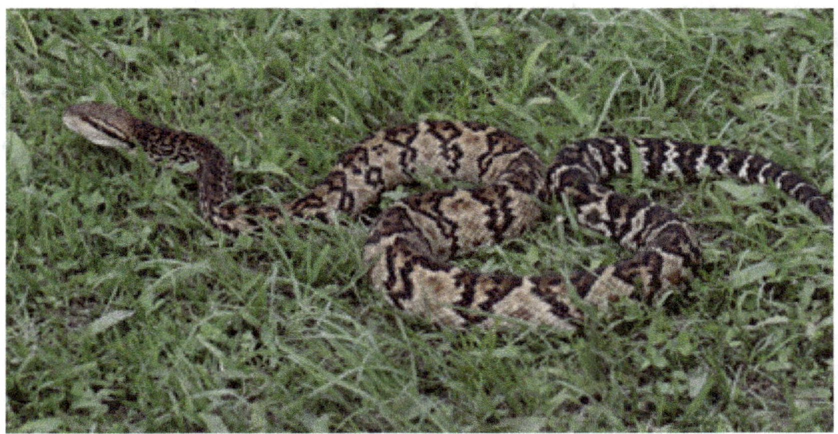

Lachesis muta muta

Esta serpiente es la mayor serpiente venenosa del continente americano, pudiendo alcanzar dimensiones que sobrepasen los 3-4 m. *Lachesis* es el único género de Crotálidos que pone huevos, siendo, por lo tanto, ovíparo. Los huevos son suaves y muy permeables por lo que necesitan un ambiente muy húmedo para embrionar, situación que limita su distribución geográfica a bosques densos y muy húmedos con altas temperaturas por lo que el contacto con el hombre es raro. Localiza su hábitat entre altitudes de 0 a 1200 m. Así mismo su gran tamaño genera unos requerimientos alimenticios importantes lo que la hace poco adaptable a ambientes intervenidos por el hombre. Es similar en apariencia a las serpientes de cascabel. Además mueve su cola haciéndola vibrar y crujir cuando está alarmada, pero sin ser un verdadero crótalo, de ahí el nombre de la especie "muta" (muda).

Se trata de una serpiente muy agresiva y, por su tamaño, suele inocular cantidades importantes de veneno (entre 200-420 ml) mediante unos colmillos de 3'5 cm de longitud, por lo que a pesar de una moderada DL_{50} de 6'0 mg/Kg peso sc, produce una mortalidad del 80% de los afectados. Los ataque suelen producirse al anochecer, momento en que es más activa. Se han documentado ataques sobre la cara de algunas víctimas que permanecían de pie, e incluso puede alcanzar las piernas de jinetes.

Su veneno está compuesto de múltiples toxinas. El efecto lítico e inflamatorio se produce por hialuronidasas, proteinasas, fosfolipasas y factores proinflamatorios que desarrollan una violenta acción local edematizante y necrotizante. El efecto hemorrágico se debe a la acción de metaloproteinasas como las mutalisinas I y II.

Sintomatología. Las manifestaciones clínicas son semejantes a las producidas por el envenenamiento botrópico, con excepción de un síndrome de excitación vagal, que se produce en las primeras horas constituyendo la principal causa de la gran mortalidad que representa este emponzoñamiento. El cuadro vagal se caracteriza por diarrea con cólicos abdominales, nauseas y vómitos, sensación de inestabilidad cefálica y desorientación, bradicardia, hipotensión arterial precoz (con cifras de 40/30 en casos severos) y shock. La bradicardia es debida a la acción parasimpático-mimética sobre el nervio vago y el colapso cardiovascular a la liberación de bradiquinina.

En cuanto a las manifestaciones locales hay dolor agudo de fuerte intensidad sostenida en el tiempo, evolucionando hacia un shock neurogénico. En los puntos de inoculación se observa una herida sangrante y desgarrante, debido a los poderosos dientes de este ofidio; aunque el sangrado a través de las marcas de los colmillos es muy moderado. El edema que se produce confluye en el área de necrosis, es equimótico y se acompaña de inflamación. Este edema se extiende a zonas vecinas, incluso a todo el miembro, pudiendo ocasionar síndromes compartimentales y necrosis. Puede haber epistaxis o hematuria moderadas, en cuyo caso la mínima intensidad de la hemorragia no guarda ninguna relación con la máxima severidad del edema. Hay también formación de ampollas serosas o flictenas sanguinolentas que contienen un alto nivel de componentes del veneno y que en ocasiones parecen de forma muy tardía aunque se traate de un envenenamiento severo. Pueden aparecer grandes zonas de equímosis y principalmente a distancia acompañada de necrosis tisulares. Junto al dolor aparece paresia transitoria del miembro

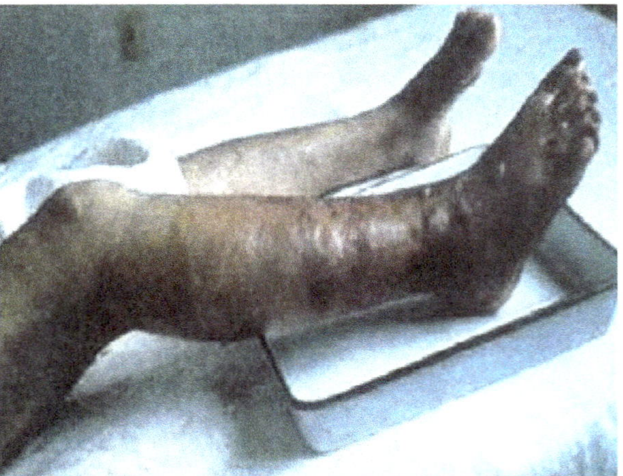

Efecto proteolítico por Lachesis muta

donde se produjo la inoculación del veneno. Se observan también linfangitis, livido reticularis o cutis marmorata y adenopatías locorregionales dolorosas.

En cuanto a las manifestaciones sistémicas hay un síndrome hematotóxico-citotóxico con síntomas que se solapan a los producidos por el efecto neurotóxico: aparecen síntomas como cefaleas, nauseas, vómitos, diarrea, dolor abdominal, e hipotensión arterial debido a las características de su veneno, Hay alteraciones principalmente de los factores de la coagulación que se deben al consumo de fibrinógeno y disminución de protombina provocando incoagulabilidad sanguínea, combinados con un efecto neurotóxico. Igualmente se presentan de manera rápida y acelerada alteraciones por consumo de los factores de coagulación, fibrinógeno y daño el endotelio vascular representado por cuadros de anemia intensa progresiva de tipo hemolítico que se acompaña de la destrucción de hematíes por enzimas proteolíticas.

Además hay una acción coagulante por toxinas similares a la trombina con activación del complemento, microangiopatía y microtrombosis generalizada, acción capilarotóxica que produce intensa equimosis y, aparición de un síndrome de coagulación intravascular diseminada (CID), con consumo de plaquetas, fibrinógeno y otros factores de la coagulación con formación y depósito de microtrombos en la red capilar. Al agotarse las plaquetas y los factores de la coagulación aparecen las hemorragias severas (hematemesis, melenas, epístaxis, hematuria, equímosis, petequias, hemopericardio, accidentes cerebrovasculales de tipo hemorrágico, hemorragias en las glándulas suprarrenales que lleva a la insuficiencia cortico suprarrenal). Todo ello lleva a shock hipovolémico, a un síndrome urémico hemolítico e insuficiencia renal.

Desde el punto de vista analítico las pruebas de coagulación (tiempo de protrombina y de tromboplastina parcial) y la concentración de fibrinógeno presentaron un comportamiento peculiar: los tiempos de coagulación muestran tiempos indefinidos y valores muy bajos de fibrinógeno durante el primer día; después hay una recuperación parcial, pero significativa, durante el segundo día, para después volver a alterarse. En los pacientes con buen pronóstico no suele producirse esta segunda alteración de la coagulación, y sobre todo si se ha realizado ya tratamiento con el antídoto específico anti-lachésico. En estos pacientes se produce una lenta recuperación continua algunas horas después de la administración del antídoto, llegando incluso a valores de fibrinógeno superiores a lo normal, posiblemente a causa de un fenómeno de compensación. En los pacientes, considerados de peor pronóstico, aparece una recaida en las alteraciones de la coagulación a partir del 3°-4° día que puede deberse a la continuada liberación del exceso de veneno inoculado y no neutralizado. Este aumento de veneno circulante se produce como consecuencia de haber suministrado una dosis insuficiente de antídoto y por la liberación de factores tromboplásticos extrínsecos del tejido necrosado, sobre todo muscular.

En cuanto al síndrome de coagulación intravascular diseminada está mediado por fibrenogenólisis por acción de glucoproteínas enzimáticas, que producen sustancias trombina-like con un peso molecular de 29,000-35,000 Da. Estas glucoproteínas trombina-like, producen monómeros de fibrina, con fibrinopéptido A mas que fibrinopéptido B. Esta trombina-like no activa al factor XIII, produciendo una malla de fibrina laxa, y los productos de degradación dañan la fibrina, pero no hay Dímero D, ni anemia microangiopática hemolítica, y consumo de plaquetas. La heparina en inútil usarla, ya que las alteraciones de la coagulación inducidas por el envenenamiento, no inhiben a la antritrombina III.

En algún caso se presenta necrosis cutánea discreta en el lugar de la mordedura, que suele aparecer unas 48h después del accidente. Sin embargo se debe considerar que la práctica totalidad de las víctimas presentan necrosis muscular, que en ocasiones queda demostrada días después del accidente, cuando se practica cirugía con el propósito de realizar una fasciotomía para solventar un síndrome compartimental originado por los grandes edemas que se producen en este tipo de envenenamiento.

Atendiendo a las características clínicas el envenenamiento se clasifica en tres grados: 1.- Envenenamiento leve cuando, después de 6 horas, la reacción local cutánea es leve y no hay alteraciones en los exámenes de laboratorio. 2.- Envenenamiento moderado cuando hay equimosis, edema, dolor progresivo, alteración de la presión arterial (hipotensión), tiempo de coagulación alterado (>12 min) y hay alteración de la consciencia (agitación, somnolencia). 3.- Envenenamiento severo: Cuando el edema, dolor, equimosis y flictemas aparecen de forma progresiva, hay hipotensión arterial severa, náuseas, vómitos, diarrea y tiempo de coagulación muy prolongado (>20 min) o sangre incoagulable. Epiemiológicamente debido a la gran cantidad de veneno que inoculan los accidentes lachésicos es su inmensa mayoría son de grado severo.

Una característica peculiar de este tipo de serpientes, a diferencia del resto de ofidios, es que su veneno está fuertemente contaminado con bacterias aerobias y anaerobias, principalmente *Clostridium* y enterobacterias como *Escherichia coli*. Estas provocan una sobreinfección secundaria del miembro mordido desarrollando gangrena, que en ocasiones se ponde de manifiesto al realizar desbridameintos de tejido necrótico, en las fasciotomias o al realizar amputaciones, con la aparición de un exudado de color café con emanación de gas maloliente; otras veces antes de realizar la incisión ya es evidente la presencia de la típica crepitación subcutánea.

Tratamiento. El tratamiento a nivel inicial sigue las mismas pautas que el →accidente bothrópico con mínimas variaciones. En primer lugar se debe verificar el ABCDE de la reanimación. A) Comprobación de la vía aérea permeable; B) verificación de la respiración, C) verificación del estado de la circulación y pulsos periféricos, D) verificación de déficit neurológico que indique hemorragia a nivel de SNC (la presencia de focalización, convulsion, alteración del estado de conciencia, deben hacer sospechar hemorragia o trombosis del SNC) y E) exposición para identificar de manera temprana la presencia de complicaciones locales y evaluar a su vez la presencia de complicaciones sistémicas que comprometan la vida de la víctima.

De forma más específica, de entrada deben canalizarse dos vías, una de ellas para administrar el antídoto específico y la otra para contrarrestar los posibles efectos de heipersensibilidad al antídoto. Se debe administrar oxígeno por gafas nasales en caso de dificultad respiratoria o hipoxemia, cianosis o saturación de oxígeno < 90%. El lavado de la herida se hará con agua y jabón o bactericida de superficie (hexaclorofeno o yodopolivinil-pirrolidona. Es imprescindible tomar muestras del líquido de las flictenas o zonas fluctuantes debido a que su veneno está ccontaminado; en todo momento se debe tener cuidado de preservar intacta la epidermis que cubre las flictenas. En cuanto a la administración del toxoide tetánico im, como profilaxis obligatoria en cualquier herida cutánea (ampolla de 0'5 ml), no es imprescindible que se realice de forma inmediata sino cuando las pruebas de coagulación se normalicen. Hay que tener en cuenta que el toxoide simplemente actualiza el esquema de vacunación y estimula la inmunidad activa frente a la toxina tetánica.

Corregir la hipovolemia administrando líquidos endovenosos tipo cristaloides 10- 30 cc/Kg peso en bolo y continuar 35-50 cc/Kg peso para 24 horas, con el fin de garantizar diuresis entre 0'5-1 cc/Kg peso/hora en adultos y > de 1 cc/Kg peso/hora en niños. Si no existe respuesta a los cristaloides se debe considerar el uso de vasopresores como la dopamina. Se deberá usar sonda vesical en caso de anuria, oliguria o en los que sea difícil cuantificar diuresis por micción espontánea. En los casos graves se debe verificar la diuresis al menos cada 1-2 h, teniendo en cuenta que el riesgo de fallo renal se puede dar hasta una semana post-accidente. En caso de disminución del volumen urinario con diuresis inferior a 0'5 cc/Kg peso/hora en adultos o 1 cc/Kg peso/hora en niños, se debe verificar la calidad de la reanimación por los líquidos de mantenimiento. En caso de mioglobinuria y riesgo de rabdomiolisis con niveles de CPK total > 3'5 veces el valor normal, se debe mantener un gasto urinario elevado > 3 cc/Kg peso/hora. Si es necesario se aplicará furosemida (a razón de 1-2 mg/Kg peso) en caso de oliguria que no responda a los líquidos endovenosos, teniendo en cuenta que por la excreción de hidrogeniones ésta acidifica la orina y permite la precipitación de la mioglobina en los túbulos renales. La mejor forma de prevenir la rabdomiolisis es manteniendo un volumen urinario alto gracias a la adecuada hidratación.

Se deben evitar inyecciones intramusculares hasta tener normalizadas todas las pruebas de coagulación (24-48 horas).

Frente al dolor se deben evitar los AINEs por su nefrotoxicidad así como analgésicos opiáceos en los primeros días para evitar agravar la hipotensión y el compromiso respirartorio. En caso de poder usar la vía oral se recomienda utilizar paracetamol a dosis de 650 mg/6-8h mientras que por vía parenteral es mejor utilizar tramadol (100 mg/8h o a razón de 15 mg/h). En caso de normalización de las alteraciones sanguíneas (hacia el 4°-5° día), la mejor elección analgésica es el metamizol (dipirona) por ser el que tiene menos efecto nefrotóxico.

Debido a la polimedicación que precisan estos pacientes se debe realizar protección gástrica con pantoprazol o esomeprazol por vía ev.

Respecto a la anemia se debe mantener un nivel de seguridad de hemoglobina (Hb) de 7 g/dl. En caso de anemia que requiera transfusión, se debe aplicar primero el antiveneno e iniciar la transfusión una vez termine la infusión del mismo. La hematuria se suele resolver en 48-72h en el 95% de los casos excepto si hay nefritis.

Los tratamientos específicos comprenden la administración de sulfato de atropina para controlar la bradicardia con compromiso hemodinámico, vasopresores y antiespasmódicos para el cólico abdominal.

La cobertura antibiótica es obligaoria en las intoxicaciones por estas especies. En caso de envenenamiento moderado se hará profilaxis con penicilina G cristalina por vía ev durante 3 días y pasar después a penicilina G procaína 5 días más (o bien clindamicina o metronidazol en pacientes alérgicos a la penicilina), todo ello para cubrir anaerobios y a la que se añadirá desde el primer día amikacina a dosis de 7 mg/Kg peso/8h ev (o ciprofloxacino en caso de fallo renal) para cubrir gérmenes Gram (-). En caso de envenenamiento severo se obtienen los mejores resultados con metronidazol u ornidazol (ambos a 10 mg/Kg peso/8h) junto a amikacina o cefotaxima (50 mg/Kg peso/6h). En ocasiones los pacientes, presentan como síntoma general, fiebre elevada sin que esté originada por una infección sobreañadida.

Si se producen lesiones necróticas, es conveniente mantener inmóvil la extremidad afecta, y tras el desbridamiento de la zona necrótica se permitirá el cierre por segunda intención con curas cada 12 h, además de hacer un lavado diario con agua estéril y jabón, aspirar el contenido de ampollas y flictenas con aguja estéril hasta 2 veces al día, y colocación de apósitos de cobertura sin aplicar vendajes constrictivos.

El tratamiento ideal consiste en administrar el antídoto específico. Existen en el mercado un antídoto monovalente y otro polivalente. En cuanto a los antídotos se debe realizar una prueba de sensibilidad previa. La prueba consiste en la administración de una solución intradérmica de 0,02 a 0,03mL de una dilución 1:10 de suero equino normal (1:100 en pacientes con antecedentes de hipersensibilidad a este suero) o del suero monovalente o polivalente, y cloruro de sodio al 0,9% en la extremidad opuesta que servirá de control; el resultado positivo debe ocurrir entre 5-30 minutos. Si la zona de aplicación no se enrojece, entonces el paciente es negativo, mientra que si la zona de aplicación se enrojece, entonces el paciente es positivo y hay que desensibilizarlo para poder aplicar el suero sin el riesgo de que se presente un shock anafiláctico.

El procedimiento de desensibilización consiste en la administración sc de 0,1, 0,2 y 0,5 ml de suero mono o polivalente al 1:1000 en intervalos de 15 min. Este proceso debe repetirse, administrando las mismas cantidades pero con una dilución 1:10, Si ocurre alguna reacción después de alguna de estas inyecciones, aplicar un torniquete y epinefrina 1:1000, próximo al sitio de inyección. Después de 30 minutos continuar el procedimiento con la última dosis del suero mono o polivalente que no dio resultado positivo. Si no se observa reacción después de la administración de 0,5 ml del suero mono o polivalente sin diluir, entonces puede administrarse la dosis usual terapéutica. Las dosis terapéuticas del antídoto dependen de la gravedad del cuadro de intoxicación:

SEVERIDAD	TRATAMIENTO
Síntomas Locales	Observación por 6 horas
Sistémico Leve	6 a 8 viales por vía endovenosa.
Sistémico Moderado	9 a 15 viales por vía endovenosa.
Sistémico Severo	16 a 20 o más viales por vía endovenosa.

Los viales a administrar, reconstituidos con 10 ml de suero fisiológico, se deben diluir en dextrosa al 5% o solución salina 250-500 ml en adultos y 125-250 ml en niños y pautar en infusión endovenosa a pasar en 30-60' a una velocidad de infusión promedio de 10 ml/min (8 a 12 ml/min, es decir unas 10-15 gotas/minuto) en los primeros 10 minutos, y luego puede aumentarse la velocidad de infusión si no se produce reacción alguna de hipersensibilidad. Posteriormente, se deben repetir 2 ampollas de suero antiofídico a las 4h de la dosis inicial si los tiempos de coagulación persisten prolongados ya que se considerará la dosis inicial insuficiente.

Con este antídoto suele presentarse reacción anafiláctica en el 23% de casos y enfermedad del suero en el 80%. Debido a la gran inoculación de veneno se precisa de altas dosis de antídoto para contrarrestar sus efectos (entre 10-20 viales) lo que favorece los fenómenos de hipersensibilidad. Si durante su administración aparece eritema facial o generalizado, rash cutáneo, urticaria, sensación de cuerpo extraño en la garganta, dificultad respiratoria, edema angioneurótico, hipotensión, calambres o escalofríos, se deberá cerrar la llave de paso del antídoto y aplicar por via subcutánea 0'2-0'5 ml de adrenalina en adultos y a 0'01 ml/Kg peso en niños además de aplicar por la otra vía ev un corticoide (hidrocortisona, dexametasona o betametasona) junto a un antihistamínico (hidroxicina, cetirizina, difenhidramina o clemastina). La reacción alérgica suele resolverse en 15-20', entonces se abre de nuevo la via del antídoto. Si los fenómenos alérgicos se repiten, se realiza el mismo procedimiento anterior y dependiendo de la clínica también puede administrarse un broncodilatador.

Se considera que la dosis de suero antiofídico aplicado ha sido suficiente cuando entre 6-8 h cesa o se mitiga enromemente el dolor, se detiene la progresión del edema y la presión arterial se normaliza. Las alteraciones de la coagulación tardanb en normalizarse unas 12 h.

Serpiente verde del Brasil (*Philodryas olfersii*). Se trata de una culebra que puede llegar a medir entre 1-1'4 m de longitud y comúnmente de color verde uniforme con sus escamas totalmente lisas. Vive en los bosques secos y las sabanas arbustivas de Sudamérica. Es característica de biotopos de montes cercanos a cursos de agua y zonas cultivadas por lo que se hace peridomiciliaria en zonas rurales y extrarradios de ciudades. Es una excelente trepadora y suele frecuentar las ramas de altura media de los árboles donde se camufla debido a su coloración. Tiene el cuerpo muy alargado que le permite desplazarse en el estrato arbustivo sin precisar más que unos pocos puntos de apoyo; en tierra se desplaza rápidamente con la cabeza y la primera porción del cuerpo un poco elevada sobre el suelo.

Clásicamente se considera que los Colúbridos, con un aparato inoculador de veneno más simple, poseerían un veneno menos complejo y menos tóxico. Estudios recientes sobre esta culebra han puesto en evidencia que su veneno contiene 5 clases de toxinas producidas por la glándula de Duvernoy muy por encima del resto de culebras, pero mostrando aún simplicidad ya que para los Viperidos y Elápidos la diversidad es mayor (entre 7-11 clases de toxinas). Es capaz de producir unos 20 mg de veneno con una DL_{50} sc de 62,43 µg/kg peso. Contiene metaloproteinsas, péptidos-C natriuréticos, toxinas tipo lecitina-C y en muy poca proporción fosfolipasa A_2.

En conjunto se trata de un veneno con una alta actividad hemorrágica, edematizante y fibrinogenolítica; en este último caso actúa más rápido sobre la cadena α que no sobre la β, y la solubilidad de la fibrina ocurre a partir de la hidrólisis de la cadena α. Posee una actividad proteolítica (gelatinasa) muy semejante a *Bothrops spp* pero carece de efecto coagulante, procoagulante y actividad agregante de plaquetas. Algunas de sus toxinas, aún sin identificar son capaces de producir un peculiar efecto neurotóxico.

Sintomatologia. Debido a la coexistencia con especies del género *Bothrops*, algunos incidentes producidos por estas culebras son tratados como si fuera un accidente bothrópico. La clínica además es muy similar: presencia de dolor como quemazón alrededor de las punturas, edema, equimosis y presencia de linfadenopatías axilares. El edema en algunos casos puede evolucionar hasta desarrollar un síndrome compartimental. No suelen presentarse trastornos de la coagulación, aunque puede haber alteración del tiempo de protrombina. En niños menores de 2 años se han producido efectos sistémicos con presencia de náuseas y vómitos. En adultos el único síntoma sistémico observado es la presencia de inestabilidad cefálica o mareo.

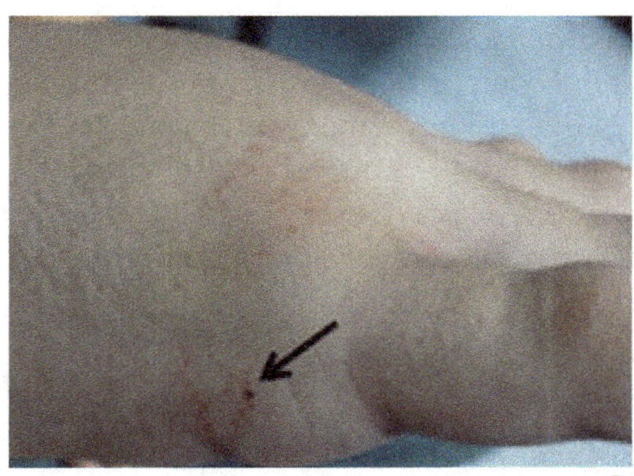

a

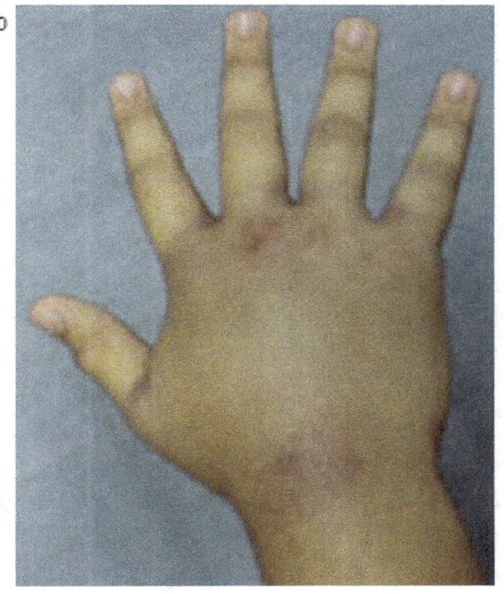

b

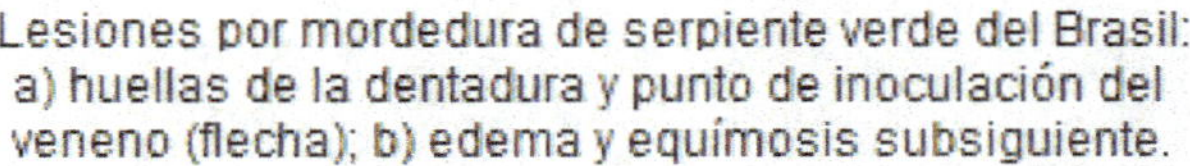

Lesiones por mordedura de serpiente verde del Brasil: a) huellas de la dentadura y punto de inoculación del veneno (flecha); b) edema y equímosis subsiguiente.

En envenenamientos producidos por la serpiente iris dorada (subespecie *Philodryas olfersii latirostris*) y por las esepcies afines, la culebra verdinegra

(*Philodryas patagoniensis*) y la culebra verde de Chile (*Philodryas chamissonis*), se ha constatado un cuadro de síndrome vertiginoso laberíntico como efecto neurotóxico del veneno. Se instaura unas 48h después de la mordedura, cuando los efectos locales empiezan a remitir. Los pacientes presentan vértigo con mareos severos rotatorios, inestabilidad, cefalea moderada, y náuseas y vómitos secundarios al cuadro vertiginoso; además pueden presentar fiebre. Debe descartarse siempre la presencia de un vértigo de origen central mediante la realización de un TAC, que en el síndrome laberíntico por ofidismo resultará normal junto a una clínica sin signos cerebrales o cerebelares. En envenenamietnos mucho más severos aparece alteraciones del equilibrio, parálisis flácida de las extremidades y finalmente puede producirse paro respiratorio por parálisis de los músculos respiratorios.

Tratamiento. El tratamiento inicial consiste en un lavado de las zonas de puntura mediante agua jabonosa y desinfección cuta´nea con povidona yodada. No está indicado el tratamiento mediante la administración de un suero específico antibothrópico, primero porque no es paraespecífico, y en segundo lugar, porqaue la sintomatología sistémica que se produce es mínima. Es suficiente un tratamiento con antihistamínicos y analgésicos para controlar el cuadro local. Mientras que el tratamiento más específico, frente al cuadro de síndrome vertiginoso laberíntico, se realiza pautando dimenhidrinato (a dosis de 50 mg/6h) + deflazacort (6 mg/12h) remitiendo los síntomas entre 24-48h.

Víbora de coral rabo de ají (*Micrurus mipartitus*). En América las serpientes del género *Micrurus* (que significa "cola corta") son conocidas con el nombre de corales o serpientes coral. Se ha calculado que tan sólo el 2% de todos los accidentes ofídicos de Sudamérica son ocasionados por serpientes de coral. Este tipo de accidentes no son muy comunes pero generalmente sí son graves; la mayoría de los casos se presentan en niños, que se sienten atraídos por la belleza y los colores de estos animales, o en adultos que imprudentemente juegan con ellos, confiados en su relativa mansedumbre.

En términos generales, las serpientes de coral son de tamaño mediano y pequeño, la mayoría de las especies muestra unas proporciones con tendencia a ser muy delgadas y largas; las escamas son lisas y la mayoría de las especies exhibe una coloración muy viva y vistosa, con anillos completos de color rojo, negro y blanco o amarillo. La cabeza suele ser pequeña, con el cuello no diferenciado y los ojos muy pequeños y puntiformes. Habitan en zonas de clima medio y cálido, algunas especies viven en estrecha cercanía con los seres humanos, como las que prefieren los jardines o cultivos como el café y cacao. Muchas especies llevan vida semisubterránea y prefieren permanecer ocultas bajo la hojarasca, piedras o troncos. Se reproducen por medio de huevos y la gran mayoría se alimentan de manera exclusiva de otras serpientes, es decir, que son ofidiófagas. Son serpientes de carácter manso, pero cuando muerden lo hacen con mucha fuerza y con frecuencia se quedan firmemente aferradas a la piel por un largo periodo de tiempo.

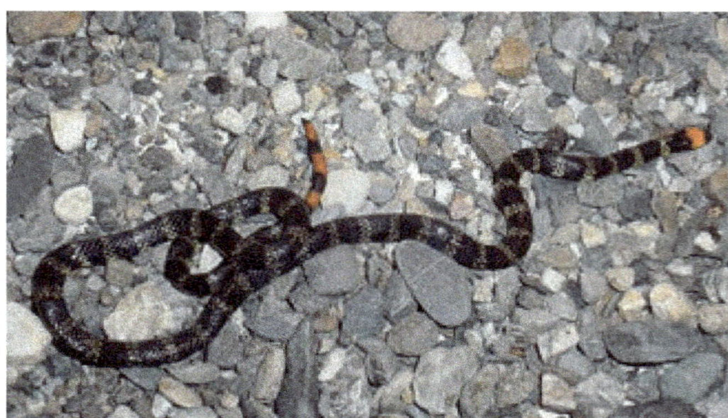
Micrurus mipartitus

Aunque se presentan accidentes por todas las especies de *Micrurus*, la más importante desde el punto de vista médico, por habitar en las zonas más densamente pobladas y, por tanto, viven en estrecha cercanía a los seres humanos, es la serpiente coral rabo de ají (*Micrurus mipartitus*). Esta serpiente, de forma característica, posee en la cola entre 1-9 anillos en los que el color negro se alterna con el rojo, la cabeza es negra hasta la parte posterior de los ojos, luego inicia un anillo rojo distintivo de la especie. Habita hasta los 2400 m sobre el nivel del mar en una gran variedad de tipos de vegetación como bosque bajo montañoso, bosque de niebla y matorrales secos y rocosos. Es encontrado con frecuencia en plantaciones de café así como en otro tipo de vegetación secundaria asociada normalmente con los asentamientos humanos. Se distribuye por la zona norte de Sudamérica hasta el Canal de Panamá.

Nunca debe subestimarse el tamaño de la serpiente ni la ausencia inicial de síntomas locales. La mordedura indolora de esta pequeña serpiente de coral de 10 a 15 cm de longitud (aunque puede alcanzar hasta 1'20 m) y tan delgada como un cordón de zapatos, es potencialmente mortal para un hombre adulto.

Sintomatología. Su veneno posee una acción de tipo neurotóxico. Poseen neurotoxinas de bajo peso molecular, que se unen fuertemente a los receptores colinérgicos de la placa neuromotora de las fibras musculares, actuando como un *"aislante"* que bloquea el paso del impulso nervioso al músculo, lo que ocasiona una parálisis flácida que puede conducir a disnea y paro respiratorio. Los venenos de las serpientes de coral no producen efectos hemorrágicos, coagulopatías, ni daños locales a piel o a tejidos.

Tras la mordedura puede haber un periodo asintomático de 30 minutos a 2 horas, en el cual el paciente no siente nada o quizás simplemente unas molestias locales; tras este periodo aparecen las manifestaciones sistémicas del envenenamiento. Como manifestaciones locales el paciente puede presentar: dolor leve (a veces no hay dolor), puede no haber ningún tipo de huellas o heridas de colmillos en el sitio de la mordedura, no hay fenómenos inflamatorios locales ni hemorragias y si que puede aparecer una ligera parestesia local que le paciente refiere como un entumecimiento, ligero ardor o prurito y eritema.

En cuanto a las manifestaciones sistémicas de carácter neurotóxico, se presentan tras el periodo asintomático y pueden ser muy severas: visión borrosa, diplopia, ptosis palpebral y parálisis de los músculos de la nuca, adinamia, nauseas; vómitos, confusión, desorientación, oftalmoplejia, pérdida del equilibrio, sialorrea, dolor mandibular, disfagia, protrusión lingual, voz débil o afonía completa, dificultad para caminar y disnea, paresia de las extremidades, disminución de la excursión respiratoria, cuadriplejia flácida, coma y finalmente parálisis respiratoria de tipo bulbar y muerte. Las parálisis flácidas en los envenenamientos severos pueden durar varios días.

Clásicamente el accidente micrúrico se clasifica en 3 estadios:

a) Estadío 1 (leve): este estado se presenta cuando, pasadas 5 horas después de la mordedura, no se han presentado signos y síntomas clínicos atribuibles al veneno. La observación clínica debe prolongarse por lo menos durante las siguientes 24 horas. Debido a que debe aceptarse la norma, universalmente reconocida, que todo envenenamiento por corales es potencialmente grave. Esta situación "asintomática" puede ocurrir porque la serpiente, siendo venenosa, no inyecta veneno o la mordedura la produjo una falsa coral de difícil distinción sin su captura. En estos casos la decisión de aplicar suero dependerá de la evolución clínica.

b) Estadío 2 (grave): El paciente presenta mareos, vómitos, pérdida del equilibrio, astenia (sensación de cansancio), ptosis palpebral moderada (caída de los párpados), disfonía (dificultad para hablar), visión borrosa o doble (diplopía). En algunos casos se observan además, fasciculaciones en los músculos de la lengua y los miembros inferiores, de los muslos principalmente. Dosis aproximada: entre dos y seis frascos de suero antiofídico anticoral

c) Estadío 3 (severo): Se presenta afonía, disfagia con sialorrea (dificultad para tragar), ptosis palpebral acentuada (caída de los párpados), parálisis flácida generalizada acompañada de dificultad respiratoria de intensidad variable. Este estado clínico representa la máxima gravedad del accidente elapídico. Puede aparecer entre la segunda y tercera hora después de la mordedura. El pronóstico es grave. Dosis aproximada: siete o más frascos de suero antiofídico anticoral.

Tratamiento. En principio, y por sus características propias, que lo hacen potencialmente mortal por parálisis respiratoria, todos los accidentes micrúricos se deben tratar como severos. La evaluación de la gravedad dependerá del examen neurológico y motor del paciente, pero es importante recordar que el ofidismo es un proceso dinámico y que un cuadro aparentemente benigno puede convertirse en poco tiempo en uno grave. Aunque algunos autores siguen utilizando la típica clasificación en grados (leve, moderado y severo) para instaurar diferentes pautas de tratamiento, otros recomiendan asumir por defecto que todo accidente micrúrico es grave o puede llegar a serlo y que por sus riesgos inherentes (parálisis respiratoria, paro cardiorrespiratorio), debe ser atendido siempre en una UCI.

Las primeras acciones a tener en cuenta son la hidratación y oxigenación adecuada de la víctima con soporte ventilatorio (requerimiento que suele producirse en el 40% de los casos), además de suspender el uso de la vía oral ya que existe un alto riesgo de broncoaspiración debido al déficit neurológico. El reposo se realizará en posición cómoda y evitando ulceraciones en pacientes de tercera edad, ya que la parálisi flácida generalizada puede durar varios días. No está indicado el uso de antibióticos de carácter profiláctico.

La medida ideal de tratamiento es la administración de suero específico. Entre los antídotos comercializados, algunos de ellos son de eficacia probada "antimicrúrica", pero aún así muchos de ellos no son útiles frente a la especie *Micrurus mipartitus*. Existe un antídoto monoespecífico anti-*Micrurus mipartitus*. Este se obtiene comercialmente únicamente por solicitud expresa y neutraliza 4,5 mg del veneno por cada dosis de 10 ml. Considerando la cantidad de veneno que esta serpiente de coral es capaz de producir, una dosis de 20 a 40 ml sería suficiente para combatir un accidente severo.

Con carácter multiespecie, y útil frente a la especie *Micrurus mipartitus*, está el suero antiofídico anticoral antimicrúrico polivalente. Cada frasco de suero antiofídico liofilizado se reconstituye en 10c.c. de agua destilada o de solución salina normal al 0.9%. El diluyente se agrega al frasco y sin agitar se deja que el liofilizado se hidrate y se disuelva en 4-5'. Tras obtener un líquido homogeneizado (por agitación final) se extrae y se diluye en la cantidad de solución salina normal al 0.9% que se haya calculado para el paciente (es decir entre 100 ml para niños, y hasta 250 ml para adultos). Se administra por via ev en goteo lento inicialmente (10 gotas/minuto) para evaluar la tolerancia del paciente al suero y si después de 10 minutos lo ha tolerado bien, se pasa la infusión en 20 minutos. Cuando no se tengan las facilidades para la aplicación intravenosa se puede inyectar el antiveneno por vía im ya que el veneno micrúrico no tiene efecto sobre los procesos de coagulación de la sangre. Esta vía se utiliza únicamente cuando el accidente ocurre en regiones apartadas y sólo con el objeto de proteger al paciente durante su transporte a un centro sanitario adecuado.

Con este suero no se recomiendan las pruebas previas de sensibilidad del antiveneno por las siguientes razones: a) el test oftálmico no da resultados claros y puede causar reacciones adversas en el ojo; b) el test intradérmico no es fiable porque en una alta proporción da resultados falsos, tanto positivos como negativos.Así la recomendación más importante es considerar potencialmente alérgicos a todos los pacientes, dar una dosis profiláctica de un antihistamínico de acción rápida (hidroxicina) e iniciar el goteo lento hasta verificar la tolerancia del paciente al antiveneno. Si lo tolera bien, pasar la dilución del suero en 20 minutos y evaluar clínicamente al paciente para definir si se requieren más dosis de suero. Si el paciente presenta algún signo de alergia, suspender el goteo y aplicar un antihistamínico de acción prolongada (citerizina) y una vez hayan disminuido los signos de alergia, continuar con la infusión del suero pero al doble de tiempo del inicialmente calculado. Si el paciente vuelve a presentar signos de alergia, se suspende la infusión de suero y se aplica adrenalina a 0.01 mg/Kg peso, en concentración de 1:1000, subcutánea (dosis total ≤0,5 mg). Una vez se haya controlado la alergia, se continúa la infusión del suero al doble del tiempo calculado inicialmente.

Lo ideal es aplicar el suero antiofídico ante la detección de cualquier signo o síntoma de parálisis muscular y, antes de que se produzca parálisis inicial de los músculos respiratorios, ya que entonces se evita dicha parálisis y de esta manera se evitará el uso de ventilación mecánica que aumenta el riesgo de complicaciones pulmonares y/o sistémicas.

La determinación del estado de afectación de la placa motora mediante una EMG, antes de iniciar la infusión de suero antiofídico anticoral, permite darnos una idea aproximada del grado de afectación y tener así una mejor valoración de la cantidad de suero a administrar. También el estudio EMG post-administración del suero permite verificar el estado de la placa neuromuscular en vistas a la posible administración de dosis suplementarias de antídoto.

La dosis de suero antiofídico se determina por la cantidad de veneno que inyectó la serpiente y que se debe neutralizar; por esta razón la dosis no se calcula por kilogramo de peso. La dosificación de antídoto para niños y adultos es la misma, lo que varía es el volumen de líquido utilizado para hacer la infusión del suero. Como es imposible determinar la cantidad de veneno inyectado, la dosis se define por la clínica del paciente y por la capacidad de neutralización de veneno que tenga el suero. En este sentido, es importante conocer que 10 ml de suero antiofídico anticoral liofilizado neutraliza como mínimo 1,2 mg de veneno micrúrico. La dosis total requerida por un paciente puede variar entre 4-6 viales en caso de envenenamiento grave y de 7-10 viales en caso de envenenamiento severo. Se recomienda iniciar con una pauta de 4 viales y de acuerdo con la evolución clínica, si continúan los signos y síntomas de envenenamiento, se aplican más dosis en intervalos de 4 h.

Tabla de antidotos para especies de América

	Agkistrodon piscivorus	Agkistrodon contortrix	Agkistrodon bilineatus	Agkistrodon bilineatus taylori	Atropoides nummifer	Bothrops alternatus	Bothrops asper	Bothrops atrox	Bothrops cotiara	Bothrops andianus	Bothrops brazili	Bothrops barnetti
CROFAB	E	P										
WYETH PIT VIPER ANTIVENOM			P					E				
NORTH AMERICAN CORAL SNAKE ANTIVENOM												
CORALMYN												
SORO ANTIBOTROPICO-CROTALICO						E			E			
SORO ANTIBOTROPICO-LAQUETICO						E			E			
ANTIVIPMYN			E	E								
SUERO ANTIOFIDICO ANTI-CORAL												
SUERO ANTIOFIDICO POLIVALENTE			P				P	E				
TRI-ANTIVIPMYN			E	E	E		E	E		E		
SUERO ANTIBOTROPICO POLIVALENTE								E			E	E
SUERO ANTILACHESICO MONOVALENTE												
SUERO ANTICROTALICO MONOVALENTE												
SORO ANTIELAPIDICO												

	Bothrops jararaca	Bothrops jararacusu	Bothrops pictus	Bothrops punctatus	Bothrocophias microphtahalmus	Bothrocophias hyoprora	Bothriechis rowleyi	Bothriechis bicolor	Crotalus adamanteus	Crotalus atrox	Crotalus basiliscus	Crotalus durisus durisus
CROFAB									E	E		
WYETH PIT VIPER ANTIVENOM									E	E		
NORTH AMERICAN CORAL SNAKE ANTIVENOM												
CORALMYN												
SORO ANTIBOTROPICO-CROTALICO	E	E										E
SORO ANTIBOTROPICO-LAQUETICO	E	E										
ANTIVIPMYN											E	E
SUERO ANTIOFIDICO ANTI-CORAL												
SUERO ANTIOFIDICO POLIVALENTE			P									E
TRI-ANTIVIPMYN	E			E	E		E	E			E	E
SUERO ANTIBOTROPICO POLIVALENTE			E			E						
SUERO ANTILACHESICO MONOVALENTE												
SUERO ANTICROTALICO MONOVALENTE												
SORO ANTIELAPIDICO												

	Crotalus durisus terrificus	Crotalus horridus	Crotalus molossus	Crotalus polystictus	Crotalus scutulatus	Crotalus simus	Crotalus oreganus halleri	Cerrophidion godmani	Lachesis stenophrys	Lachesis muta	Micrurus carinicaudus	Micrurus bernadi
CROFAB		P	P		E		P					
WYETH PIT VIPER ANTIVENOM	E									P		
NORTH AMERICAN CORAL SNAKE ANTIVENOM												
CORALMYN												E
SORO ANTIBOTROPICO-CROTALICO												
SORO ANTIBOTROPICO-LAQUETICO										E		
ANTIVIPMYN	E			E		E						
SUERO ANTIOFIDICO ANTI-CORAL											E	
SUERO ANTIOFIDICO POLIVALENTE	P									E		
TRI-ANTIVIPMYN	E			E		E		E	E	E		
SUERO ANTIBOTROPICO POLIVALENTE												
SUERO ANTILACHESICO MONOVALENTE										E		
SUERO ANTICROTALICO MONOVALENTE	E											
SORO ANTIELAPIDICO												

	Micrurus browni	Micrurus elegans	Micrurus frontalis	Micrurus fulvius fulvius	Micrurus fulvius tenere	Micrurus nigrocinctus	Micrurus diastema	Micruroides euryxanthus	Ophryacus melanurus	Porthidium nasutum	Porthidium yucatanicum	Sistrurus miliarius ravus	Sistrurus miliarius barbouri
CROFAB													P
WYETH PIT VIPER ANTIVENOM													
NORTH AMERICAN CORAL SNAKE ANTIVENOM				E	E								
CORALMYN	E	E		E	E		E	E					
SORO ANTIBOTROPICO-CROTALICO													
SORO ANTIBOTROPICO-LAQUETICO													
ANTIVIPMYN												E	
SUERO ANTIOFIDICO ANTI-CORAL				E		E							
SUERO ANTIOFIDICO POLIVALENTE													
TRI-ANTIVIPMYN									E	E	E	E	
SUERO ANTIBOTROPICO POLIVALENTE													
SUERO ANTILACHESICO MONOVALENTE													
SUERO ANTICROTALICO MONOVALENTE													
SORO ANTIELAPIDICO			E										

♥ Antídoto especifico (E)   ♥ Antídoto paraespecifico (P)

OFIDIOS DE OCEANIA

En el continente austral el conjunto global de ofidios venenosos corresponde al grupo de los Elápidos con numerosas especies, entre las que destacan algunas de las más venenosas del planeta, concentradas en su inmensa mayoría en Australia y Nueva Guinea, con Nueva Zelanda como territorio insular exento de cualquier tipo de serpiente.

El conjunto de elápidos de Australia se pueden agrupar, según la composición del veneno, en 5 clases que vienen determinadas por la reacción de inmunoensayo que desencadena el veneno de cada especie. Así los tipos son los siguientes: Tigre (en la acepción sajona o inglesa Tiger), Marrón (Brown), Negro (Black), Death Adder (Víbora) y Taipán (Taipan). Estos inmunotipos pueden ser detectados por técnicas de inmunoensayo (SVDK) que permiten interpretar el tipo de envenenamiento producido por una serpiente en particular y nos determina el tipo de antídoto específico a suministrar en caso necesario.

Las serpientes productoras de veneno de inmunotipo Tigre poseen una longitud que puede alcanzar alrededor de 1'5 m de longitud, aunque la serpiente tigre negra puede llegar a los 2 m (con un consiguiente mayor poder tóxico debido a la mayor producción de veneno y a que posee unos colmillos más largos). La medida promedio de los colmillos en los adultos de estas especies, en longitud, es de unos 3,5-5 mm. La coloración de las diferentes especies es variable aunque muchas de ellas muestran bandas de coloración, que algunas especies sólo muestran a temprana edad y no de adultas. La serpiente tigre negra de la isla Chappel (*Notechis ater serventyi*) que habita circunscrita en las islas Chappell y Badger, considerada una subrspecie, resulta ser la serpiente tigre negra que alcanza mayor tamaño (hasta 2,4 m). El género *Holocephalus* posee las especies de menor tamaño y además tienen hábitos nocturnos.

Estas serpientes tigre son comunes en las zonas más húmedas del este de Australia del sur y la costa, cerca de los cursos de agua o pantanos. Mientras que la serpiente de cabeza marcada está confinada en las zonas rocosas. El veneno de las serpientes tigre es muy potente y contiene tanto neurotoxinas con efecto presináptico como postsináptico, además de miolisinas y toxinas procoagulantes. Pueden llegar a contener un reservorio de entre 35-180 mg de veneno, excepto la serpiente tigre negra de la isla Chappell que tiene el reservorio más grande del grupo: entre 74-388 mg de veneno. De forma más específica, el veneno de la serpiente cabeza de cobre contiene neurotoxinas y miolisisnas, y prácticamente no contiene procoagulantes. Las serpientes del género *Holocephalus* poseen toxinas procoagulantes de importancia, mientras que sus neurotoxinas y miolisinas apenas tienen importancia clínica.

Las serpientes de inmunotipo Marrón son la causa más común de mordeduras por ofidios en Australia. Sus colmillos son pequeños, con una longitud media, en adultos, de tan sólo 2,8 mm. En comparación con muchas otras serpientes peligrosas, por lo general producen poco veneno, aunque es muy potente. Hay varias especies, las más importantes son la cobra marrón oriental, la cobra marrón del oeste y la dugite. Estas especies alcanzan una longitud de hasta 2 m, raramente más. Su coloración es muy variable: pueden ser de color marrón, naranja, rojo, gris, casi negra, sin bandas o con bandas, y con la cabeza negra. Los ejemplares juveniles tienen un punto negro en la parte superior de la cabeza, seguido de marcas distintivas en el cuello (una banda de color naranja o café y luego una banda de color negro). Eclosionan alrededor de febrero o marzo y son aproximadamente de unos 25 cm de largo al nacer. Este tipo de serpientes es común en toda Australia continental, en prácticamente todos los hábitats, incluyendo zonas urbanas y metropolitanas. De las que se retiran de zonas urbanas, más del 10% se descubren dentro de las casas. El veneno de las serpientes de inmunotipo

Marrón incluye potentes neurotoxinas presinápticas, procoagulantes y posiblemente tanto cardiotoxinas como y nefrotoxinas de acción directa. Sin embargo no tiene actividad miolítica. El veneno de este inmunotipo se considera el segundo veneno ofídico más potente del mundo.

Las serpientes productoras de veneno de inmunotipo Negro son serpientes de gran tamaño que suelen habitar zonas áridas o semiáridas. Su veneno posee varias tóxinas potentes de la familia de las fosfolipasas, además de miotoxinas y neurotoxinas. También se ha aislado una toxina anticoagulante, y no poseen toxinas procoagulantes. Aunque en conjunto el veneno de este grupo no es altamente tóxico, debido a su tamaño y a que poseen un gran reservorio de veneno, la mayoría de mordeduras producen envenenamiento con una tasa de mortalidad del 30% (antes del uso del antídoto específico).

El grupo de las serpientes "víboras" australianas es el que menos frecuentemente produce mordeduras debido a que sus lugares de hábitat habituales están siendo invadidos por el ser humano. Se caracterizan por presentar grandes colmillos y una producción de gran cantidad de veneno. Comprende a las especies del género *Acanthophis* y son el único grupo con clara actividad nocturan sobre todo en las noches calurosas. Su veneno principalmente neurotóxico actúa a nivel postsináptico que en el en el ser humano se traduce en parálisis muscular progresiva. Antes de la fabricación del antídoto específico la mottalidad, en caso de mordedura, alcanzaba el 50%.

Las serpientes taipán son consideradas las serpientes más mortíferas del mundo, en las que se combina su gran tamaño (pueden llegar a medir más de 2'5 m de longitud) con unos grandes colmillos (más de 1 cm y capaces de atravesar botas de cuero) junto a una producción grande de veneno. Son especies restringidas a áreas pequeñas concretas: la taipán del interior se localiza en zonas áridas, pasando la mayor parte del tiempo bajo la superficie, en las grietas profundas del suelo, mientras que la taipán suele localizarse en zonas costeras del norte de Australia. Estas serpientes son muy codiciadas por los "coleccionistas" de reptiles y un gran número de ejemplares se mantienen vivos en colecciones públicas y privadas en las zonas urbanas, por lo que las mordeduras también pueden ocurrir en estos ámbitos.

Su veneneo es considerado el más letal de todos los ofidios. Incluye neurotoxinas pre y postsinápticas, procoagulantes de alta efectividad y potencia y miolisisnas. Globalmente el veneno produce una nefropatía importante de forma secundaria.

Finalmente cabe mencionar a la única especie no elapídica con veneno. Se trata de la culebra del manglar (*Boiga irregularis*) originaria de las islas de Melanesia, cuyo veneno, aunque es poco tóxico, provoca en niños lesiones dolorosas con edema local. Es una culebra de hábitos nocturnos que se vuelve muy agresiva cuando es molestada.

Tabla geográfica 5: Serpientes venenosas de Oceania y su distribución

Serpiente	Identificación	Area geográfica	Tipo de toxicidad
Cobra marrón oriental *Pseudonaja textilis*			Neurotoxicidad Hemotoxicidad Nefrotoxicidad

Cobra marrón de bandas *Pseudonaja guttata*	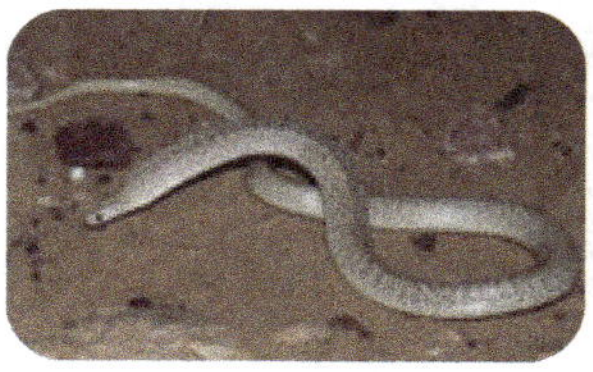	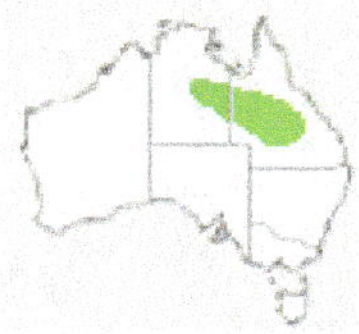	Neurotoxicidad Hemotoxicidad Miotoxicidad
Taipán *Oxyuranus scuttelatus*	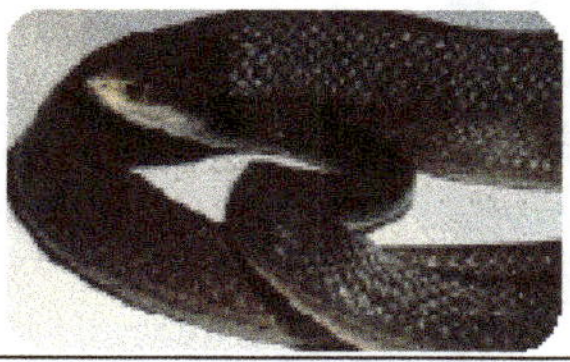	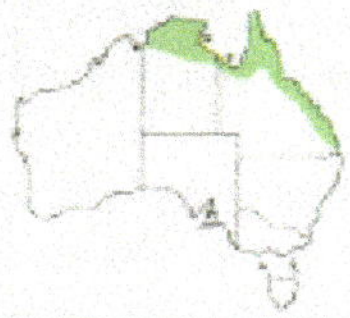	Hemotoxicidad Neurotoxicidad Miotoxicidad
Serpiente marrón de la península *Pseudonaja inframacula*	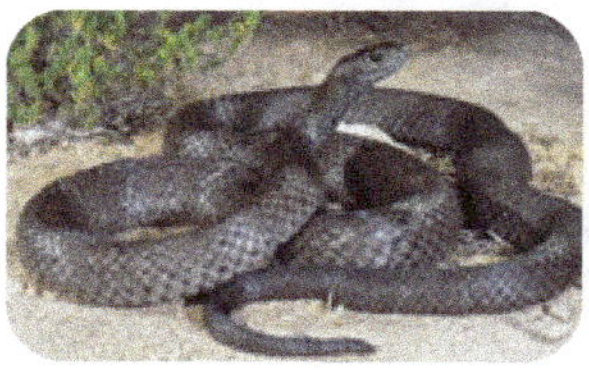	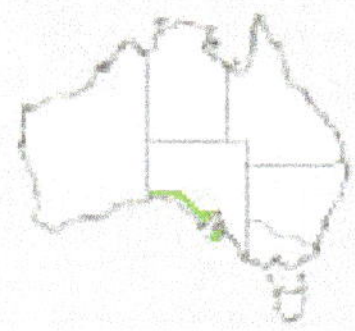	Neurotoxicidad Hemotoxicidad Miotoxicidad
Serpiente tigre del este *Notechis scutatus*	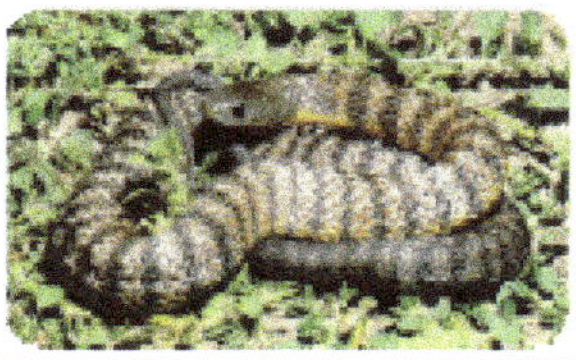	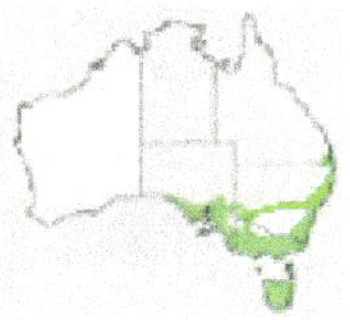	Hemotoxicidad Neurotoxicidad Miotoxicidad
Víbora antártica *Acanthopis antarcticus*	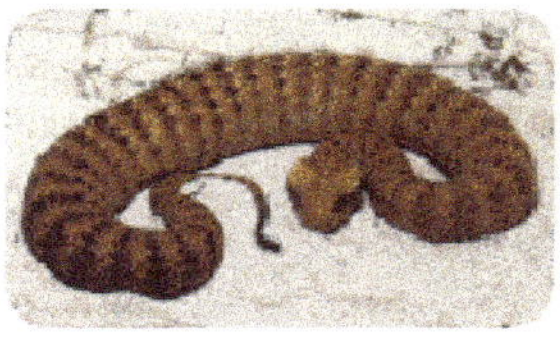	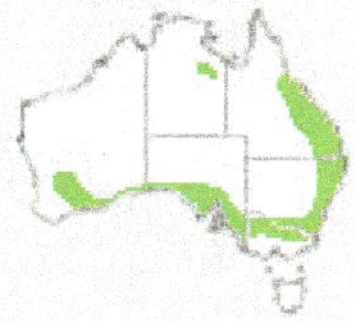	Neurotoxicidad
Víbora de la muerte del desierto *Acanthophis pyrrhus*	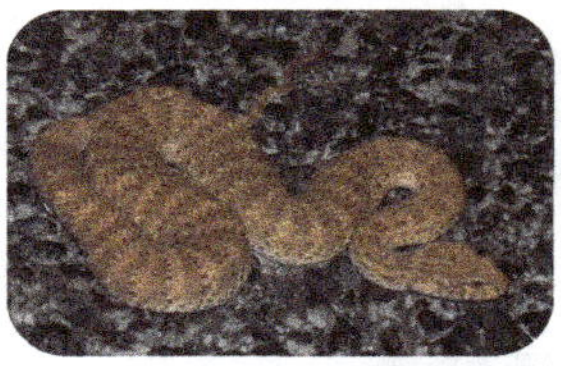	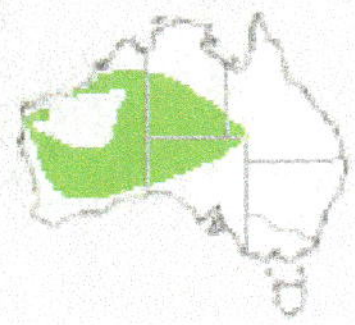	Neurotoxicidad
Víbora de la muerte *Acanthophis praelongus*	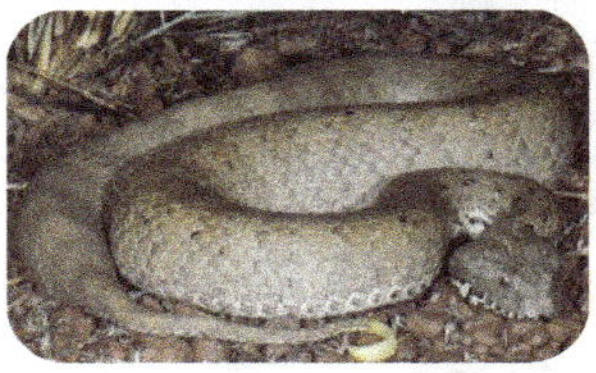	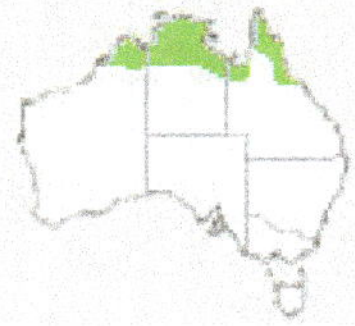	Neurotoxicidad
Víbora del Pilbara *Acanthophis welsi*	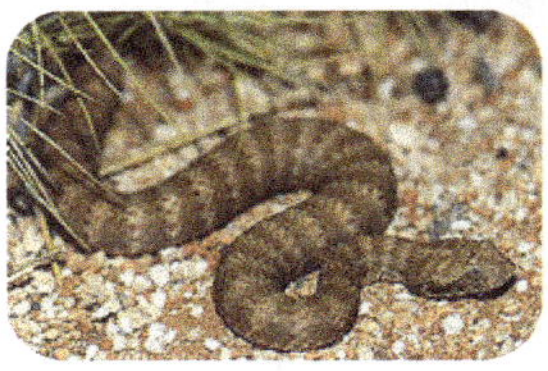	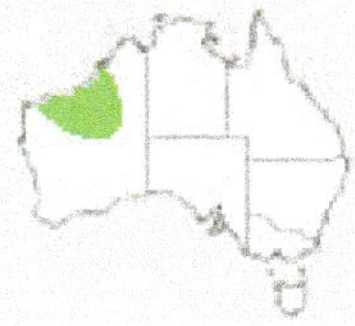	Neurotoxicidad
Serpiente cabeza de cobre *Austrelaps superbus*	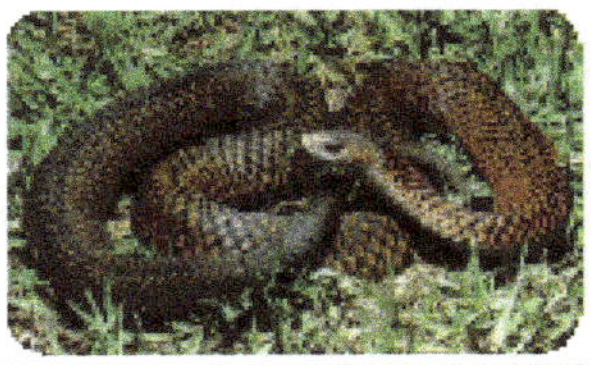	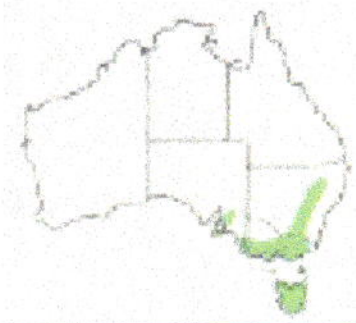	Hemotoxicidad Neurotoxicidad Miotoxicidad

Serpiente marrón del rio Clarence *Tropidechis carinatus*	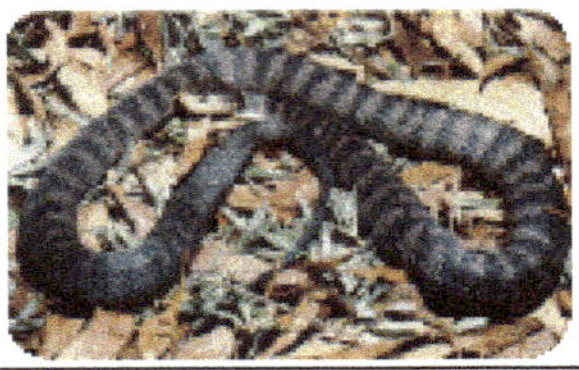	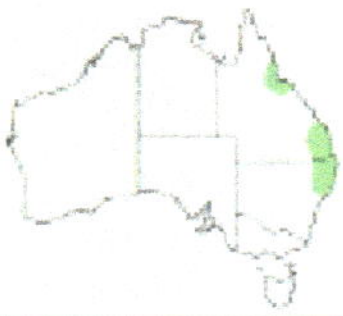	Hemotoxicidad Neurotoxicidad Miotoxicidad
Serpiente de cabeza marcada *Holocephalus bungaroides*	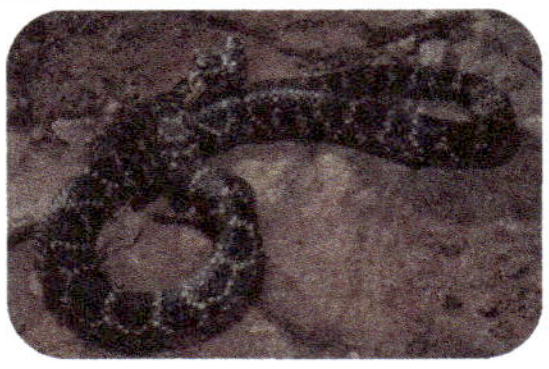	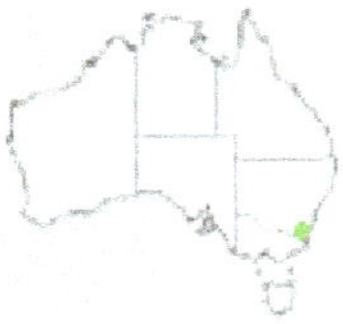	
Serpiente de cabeza pálida *Holocephalus bitorquatus*	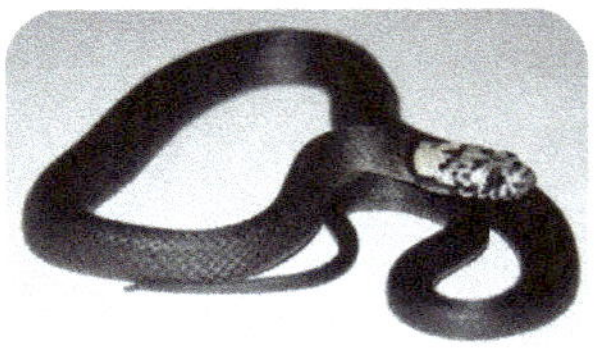	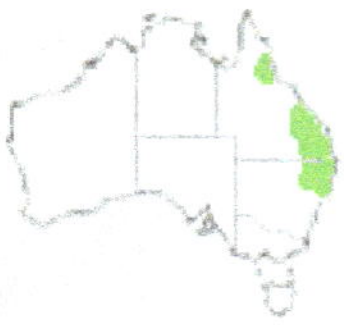	
Serpiente marrón del oeste *Pseudechis australis*	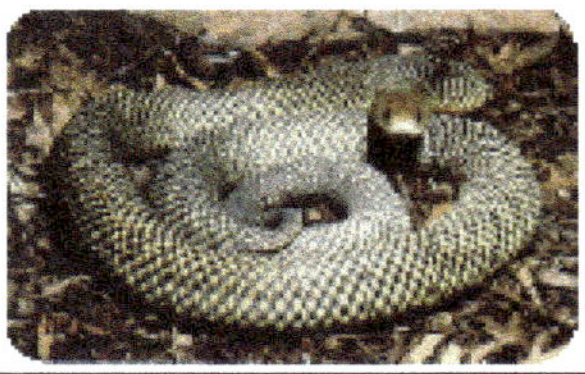	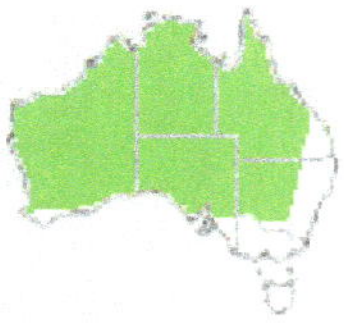	Hemotoxicidad Neurotoxicidad Miotoxicidad
Serpiente negra de cuello azul *Pseudechis guttatus*	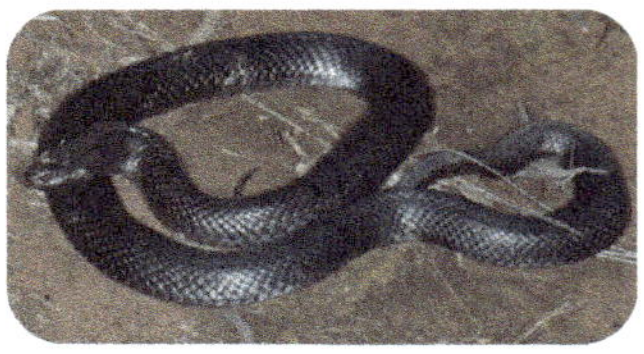	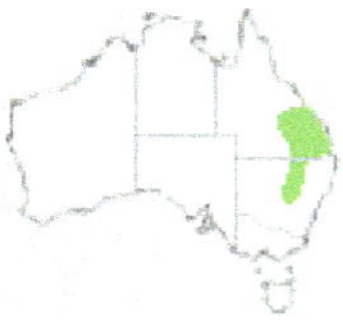	Hemotoxicidad Neurotoxicidad Miotoxicidad
Serpiente negra de vientre rojo *Pseudechis porphyriacus*	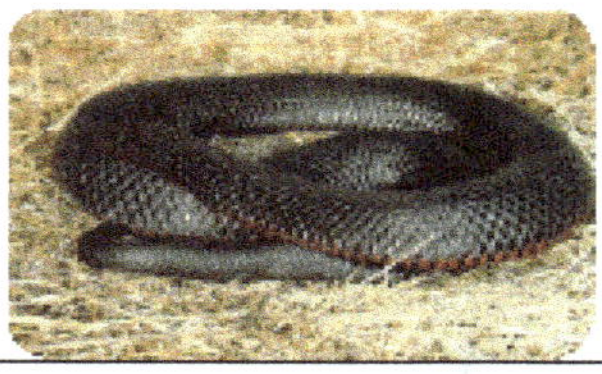	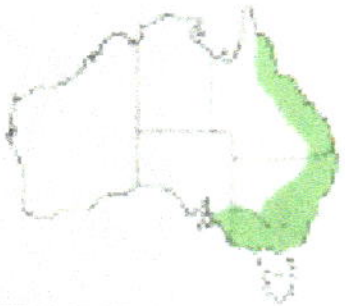	Hemotoxicidad Neurotoxicidad Miotoxicidad
Serpiente negra de Papúa *Pseudechis papuanus*	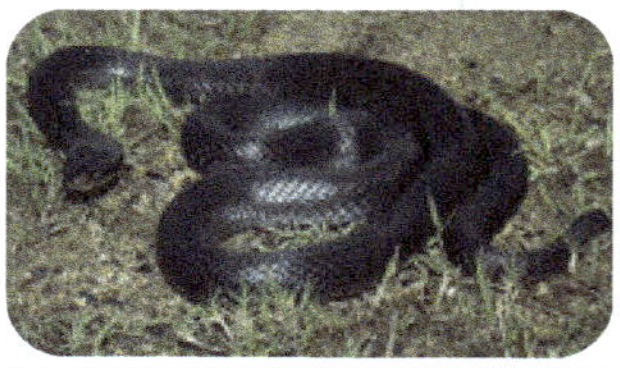	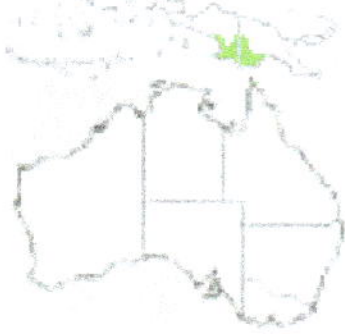	
Mulga manchada *Pseudechis butleri*	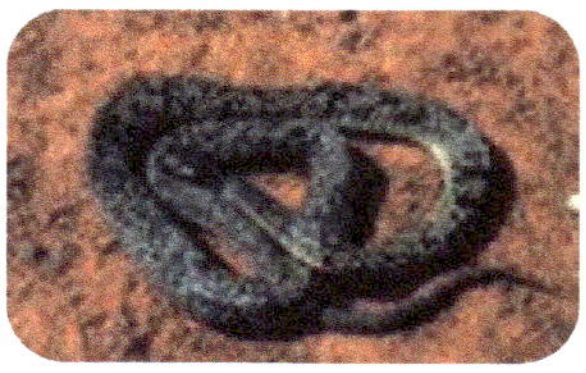	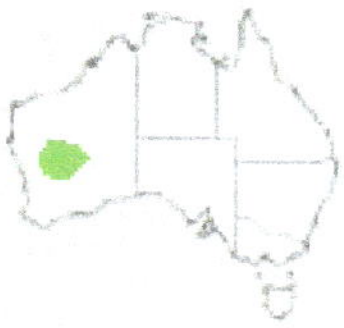	Hemotoxicidad Neurotoxicidad Miotoxicidad
Serpiente del desierto *Pseudechis colletti*	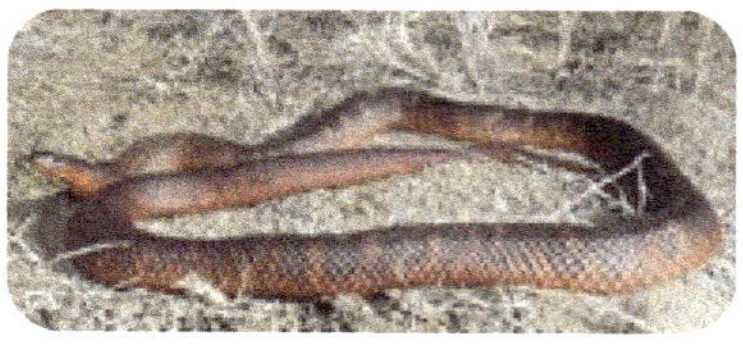	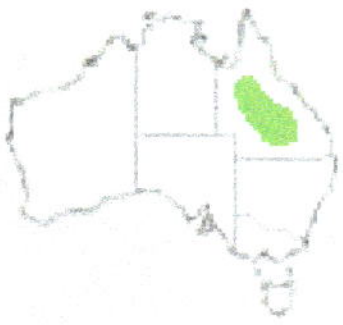	Hemotoxicidad Neurotoxicidad Miotoxicidad

Serpiente de bandas de Stephen *Holocephalus stephensi*	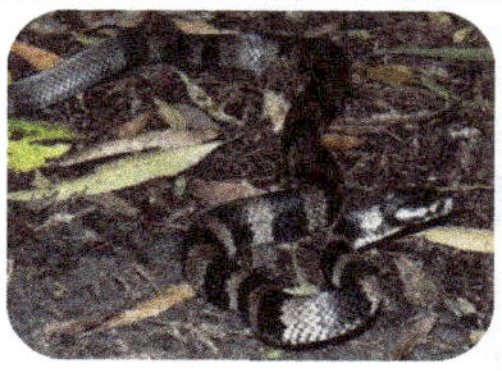	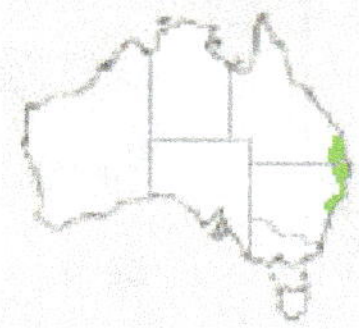	
Serpiente cabeza de cobre pigmea *Austrelaps labialis*	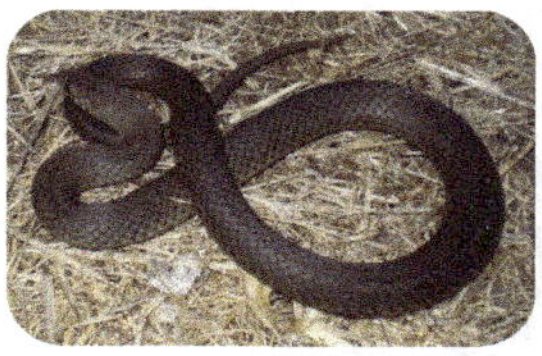	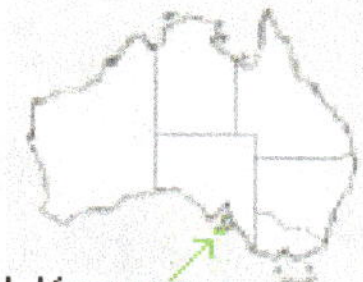 I. Kangaroo	Hemotoxicidad Neurotoxicidad Miotoxicidad
Serpiente cabeza de cobre de las tierras altas *Austrelaps ramsayi*	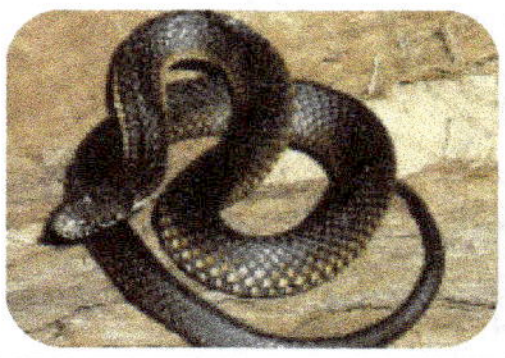	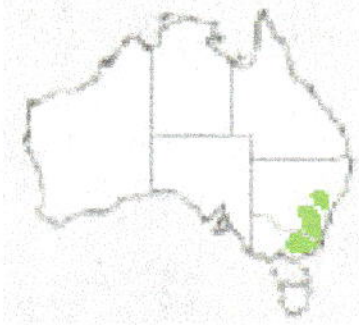	Hemotoxicidad Neurotoxicidad Miotoxicidad
Serpiente tigre negra *Notechis ater*	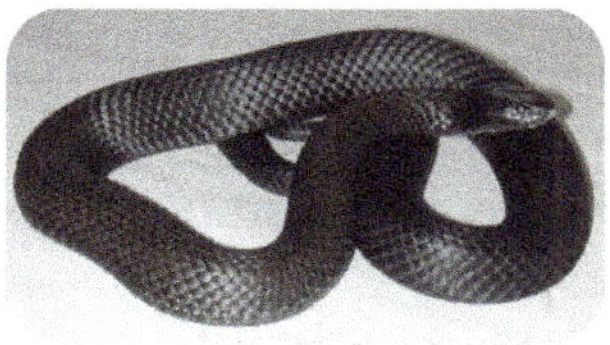	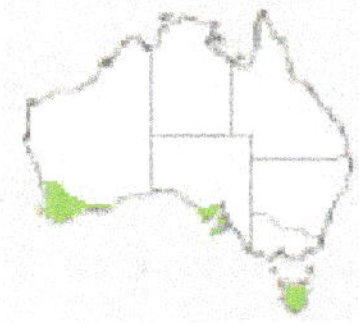	Hemotoxicidad Neurotoxicidad Miotoxicidad
Serpiente tigre negra de la isla Chappell *Notechis ater seventyi*	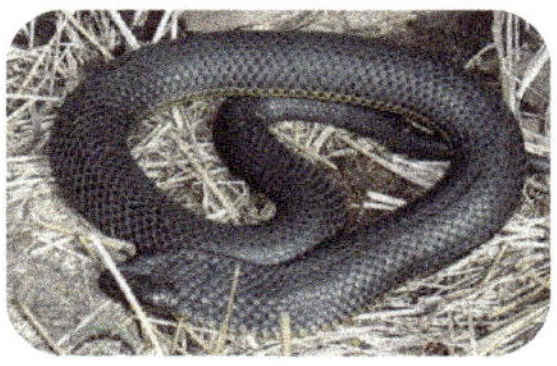	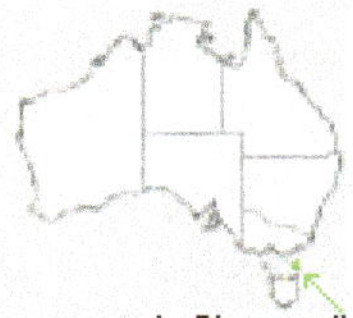 I. Chappell	Hemotoxicidad Neurotoxicidad Miotoxicidad
Cobra marrón del oeste *Pseudonaja nuchalis*	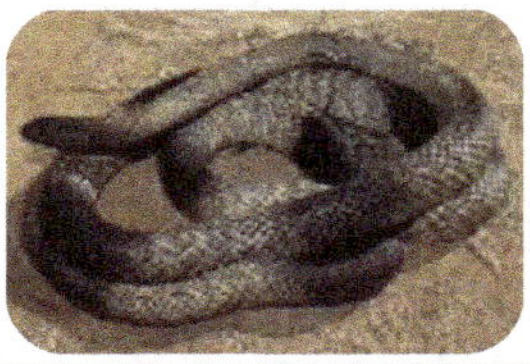	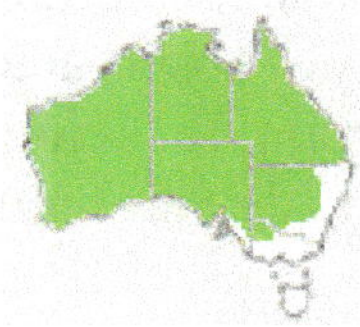	Neurotoxicidad Hemotoxicidad Miotoxicidad
Serpiente marrón de Ingram *Pseudonaja ingrami*	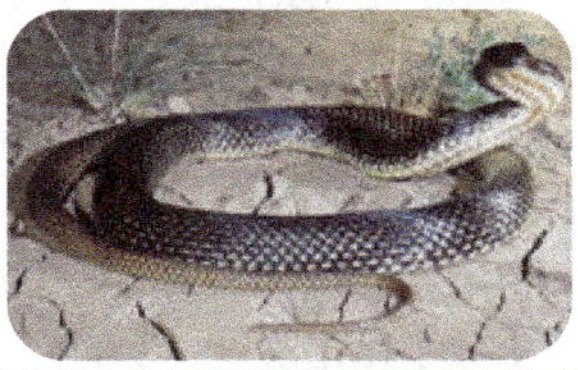	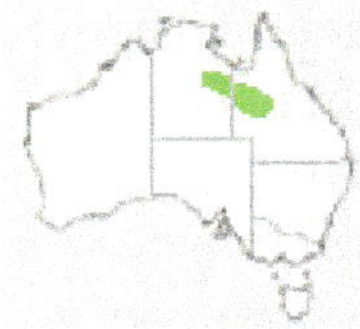	Neurotoxicidad Hemotoxicidad Miotoxicidad
Dugite *Pseudonaja affinis*	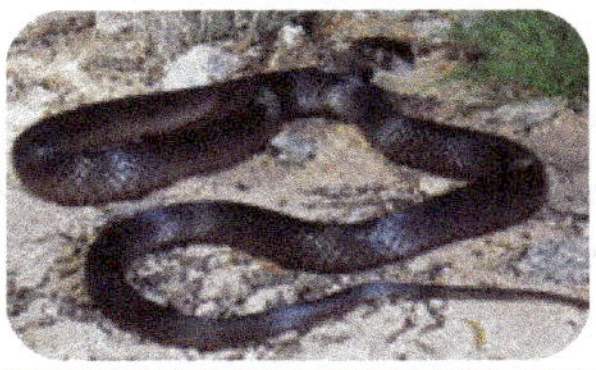	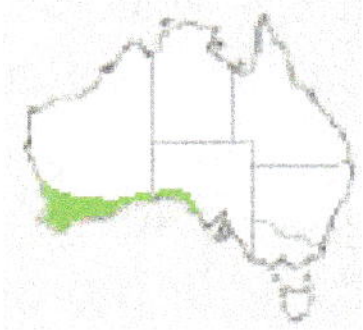	Neurotoxicidad Hemotoxicidad Miotoxicidad
Taipán del interior *Oxyuranus microlepidotus*	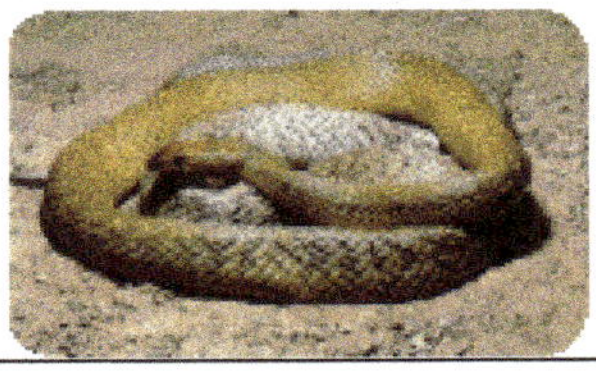	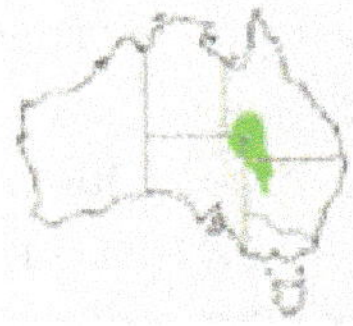	Neurotoxicidad Hemotoxicidad Nefrotoxicidad

Taipán de Papúa *Oxyuranus scutellatus canni*			Neurotoxicidad Hemotoxicidad Nefrotoxicidad
Ikaheka *Micropechis ikaheka*			
Culebra del manglar *Boiga irregularis*			Citotoxicidad Neurotoxicidad

Clínica. Cada uno de los inmunotipos, producidos por diferentes especies de serpientes desarrollan clínicamente unos cuadros sintomatológicos que en algunos casos pueden servirnos de diagnóstico específico y al mismo tiempo de guía a la hora de valorar la administración del antídoto específico y de conocer el número de viales aproximados necesarios para contrarrestar el envenenamiento.

En toda mordedura de estas serpientes la evidencia clínica o de laboratoriodel envenenamiento ya suele estar presente al cabo de 2h de la mordedura, pero si la aplicación de los primeros auxilios junto a la colocación de un vendaje de compresión linfática han sido correctos, se puede retrasar la aparición de los síntomas. Además se deberá tener en cuenta que tras la retirada de la inmovilización se puede producir una rápida precipitación de los síntomas sistémicos. En los casos sospechosos de mordedura donde el periodo de observación es de 6h, se prolongará hasta 12h si ha habido aplicación de una inmovilización.

La mayoría de las mordeduras de serpientes productoras de veneno de inmunotipo Tigre a nivel local son dolorosas y a menudo hay eritema local, inflamación, edema y hematoma en el sitio de la mordedura. De vez en cuando hay una pequeña área de necrosis cutánea y las marcas de la mordedura son generalmente visibles a simple vista. Este tipo de serpientes producen un envenenamiento sistémico, por lo que la mayoría de los pacientes necesitarán terapia con suero antiofídico específico. Las características habituales de envenenamiento sistémico son: dolor de cabeza, náuseas, vómitos, dolor abdominal y colapso a veces. En los niños el colapso se produce precozmente y pueden presentar convulsiones semejantes a la del gran mal. Además suelen presentar linfadenopatías regionales.

La parálisis es una característica común de las mordeduras de las serpientes tigre. El primer signo suele ser la ptosis palpebral, que se desarrolla desde una hasta varias horas después de la mordedura. Puede ser seguida de parálisis progresiva de los músculos oculares, faciales, músculos periféricos y, finalmente el glosofaríngeo que puede poner en peligro la función de la vía aérea. Si no se administra el suero antiofídico puede desarrollarse una parálisis completa de los músculos respiratorios (antes del uso del antídoto la mortalidad alcanzaba el 50%). Se trata de una parálisis presináptica, que una vez instaurada no se revierte por el suero antiofídico, por lo que es esencial que ante los primeros signos de parálisis a nivel facial se instaure el tratamiento específico. Si se instaura una parálisis respitratoria, los pacientes requieren de intubación y ventilación durante un tiempo prolongado (en ocasiones hasta más de un mes).

Pueden presentar miolisis severas especialmente si el tratamiento se retrasa o es inadecuado. Los síntomas habituales que pueden presentarse incluyen debilidad muscular y dolor con el movimiento, mioglobinuria (muestran una orina de color roja o marrón que se parece a la hematuria, dando positivo a la presencia de sangre) y el posterior desarrollo de atrofia muscular. Puede desarrollarse una insufciencia renal secundaria junto a hiperpotasemia grave, una complicación potencialmente mortal que requiere de diálisis.

La coagulopatía por desfibrinación es una característica común de las mordeduras de las serpientes tigre, y puede ser severa como en las producidas por mordedura de serpiente de inmunotipo Marrón, de tal manera que en ocasiones se producen hemorragias intracerebrlaes mortales. La diferencia está en que la coagulopatía de las serpientes con inmunotipo Marrón se autoresuelve de forma lenta sin antídoto, mientras que en las serpientes tigre la coagulopatái se resuelve espontáneamente más rápidamente (15-18h) muchas veces sin necesidad de utilizar el antídoto. Si un paciente acude a urgencias de forma tardía por la mordedura de una serpiente tigre, las pruebas de coagulación pueden aparecer normales aunque persistirá el aumento de los PDF como secuela de la coagulopatía previa.

Las serpientes de inmunotipo Marrón provocan una típica mordedura indolora o casi indolora. Los colmillos al ser pequeños suelen dejar sólo una lesión puntiforme sin eritema local, hematoma o inflamación. De hecho, la picadura puede ser difícil de ver, en ocasiones, sin ayuda de una lupa. Esta lesión tan trivial no debe desdeñarse, ya que aunque sean serpientes que producen poco veneno, éste es altamente tóxico. De entrada cualquier mordedura debe ser considerada y tratada desde le primer momento como letal. Antes del uso del tratamiento con el antídoto específico la tasa de letalidad era del 10%, pero esta baja tasa de letalidad se compensaba por ser el grupo de serpientes que más frecuentemente produce mordeduras en el continente.

Si con la mordedura se ha inyectado una cantidad significativa de veneno el paciente puede desarrollar linfadenopatías regionales, inflamación, un exudado persistente en el sitio de la mordedura, cefalea, náuseas, vómitos, dolor abdominal, coagulopatía grave y, a veces, nefropatía. La parálisis, aunque el envenenamiento haya sido severo, rara vez se observa. No se produce miolisis. Y en los niños pequeños y, ocasionalmente en adultos, puede haber colapso precoz y convulsiones semejantes a las del gran mal. En los casos en los que se produce un envenenamiento masivo por mordeduras múltiples, la hipotensión temprana puede asociarse con arritmias cardíacas y paro cardíaco, probablemente secundario a la oclusión de corta duración de los vasos coronarios producido por trombos generados por los procoagulantes del veneno.

Sin embargo, la coagulopatía es el sello distintivo del envenenamiento por este tipo de serpientes. No hay consumo de fibrinógeno circulante, con producción de productos de degradación. La desfibrinación puede ser total a los 30' de la mordedura. Las plaquetas a menudo no están afectadas, al menos inicialmente. En estos pacientes con desfibrinación completa, el INR es >12 (en realidad el resultado es: infinito), el nivel de fibrinógeno es tan bajo que resulta inmedible, mientras que los PDF están elevados de forma masiva. El paciente está en riesgo de hemorragia grave y puede producirse una hemorragia intracerebral fatal. Debe evitarse cualquier situación o fármaco que cause hipertensión. La administración del antídoto específico es la mejor manera de revertir esta coagulopatía devastadora. El uso de plasma fresco congelado no sólo no es necesario sino que está contraindicado hasta que el veneno que circula ha sido neutralizado con suero antiofídico adecuado, por lo que sólo se realizará la transfusión ciando exista una hemorragia severa con riesgo vital.

El daño renal es el otro gran problema clínico de la mordedura de la serpiente marrón. Se ve sobre todo en adultos, especialmente si han bebido alcohol antes de la mordedura. La causalidad es incierta, probablemente multifactorial, pero pueden incluir la acción directa de toxinas nefrotóxicas del veneno, aunque hasta ahora, no ha podido ser comprobado este mecanismo fisiopatológico. La rehidratación iv temprana y generosa en todos los casos de mordedura por serpientes de este inmunotipo reduce de forma importante el riesgo de daño renal.

El grupo de las serpientes productoras de veneno de inmunotipo Negro (concretamente las especies del género *Pseudechis*) producen una mordedura dolorosa generándose una inflamación y edema que suele abarcar toda la extremidad afectada con una duración de 2-4 días, siendo raro el daño tisular. Clínicamente se caracterizan por la miolisis que producen, en ocasiones grave, y que conlleva al desarrollo de una insufieciencia renal secundaria e hiperpotasemia. La miolisis produce debilidad muscular y dolor muscular con los movimientos de las extremidades, que queda demostrada analíticamente por una mioglobinuria en orina. No hay coagulopatía por desfibrinación aunque los tiempos de coagulación pueden verse aumentados por la presencia de toxinas anticoagulantes: teimpo de protrombina y TTPA elevados, con fibrinógeno y PDF normales. Debido a las neurotoxinas puede haber parálisis neuromuscular, que en la práctica clínica se manifiesta en la mayoría de los casos en forma de ptosis palpebral y cierta debilidad muscular.

Las serpientes que producen el veneno de inmunotipo Víbora tras la mordedura pueden producir dolor local e hinchazón leve seguido de un desarrollo progresivo de parálisis muscular, empezando por una ptosis palpebral, para seguir con los músculos craneofaciales, músculos periféricos y finalmente los músculos respiratorios (hacia las 6h post-mordedura). No suelen producirse coagulopatía por desfibrinación, ni nefropatía, ni miolisis de importancia.

Finalmente las serpientes conocidas como taipán tras su mordedura, que produce dolor y inflamación, provocan un rápido e intenso envenenamiento que incluye cefalea, náuseas, vómitos, colapso parálisis, coagulopatía severa por desfibrinación, miolisis, nefropatía y en los niños convulsiones. La parálisis es grave, con afuncionalidad de los músculos respiratorios a las 2-6h post-mordedura. La coagulopatía es severa con desibrinación completa a la hora de haberse producido la mordedura con riesgo de producirse hemorragias graves incluidas las hemorragias intracerebrales. La miolisis no es tan severa como en otros grupos de ofidios y la nefropatía, que suele ser secundaria, puede llegar a producir en algunos casos necrosis de la cortical renal.

Diagnóstico (test SVDK). En Australia la misma empresa productora de los antídotos ofídicos locales ha desarrollado un kit de inmunoensayo para la detección del tipo de veneno inoculado en una mordedura ofídica. Esto que ayuda a una identificación rápida de la serpiente venenosa que ha producido el ataque y permite una aplicación casi instantánea del antídoto más eficaz. El kit se denomina CSL-SVDK (Snake Venom Detection Kit) y sólo es aplicable para especies australianas. El método es muy práctico en el diseño y uso, detectando cantidades de veneno a nivel de 0’01 ng/ml.

Se debe usar como muestra ideal la recogida de los puntos de inoculación con un bastoncillo. Incluso la muestra obtenida de una mordedura del lugar de inoculación, que se haya lavado previamente, también suele producir un resultado positivo. Si el paciente se presenta ya con síntomas de envenenamiento sistémico, el veneno estará presente en la orina, siendo este fluido una alternativa útil para el muestreo. En cuanto a las muestras de sangre, desafortunadamente, debido a la unión no específica con proteínas del plasma, éstas no son muestras fiables y sólo se recomiendan si la torunda del punto de inoculación o la orina no están disponibles. Si la mordedura se produce a través de la ropa, se puede recoger una muestra de 1-1'5 cm^2 y con ayuda de unas pinzas introducirla en la ampolla de diluyente amarillo parra desprender el veneno que se haya impregnado en la ropa.

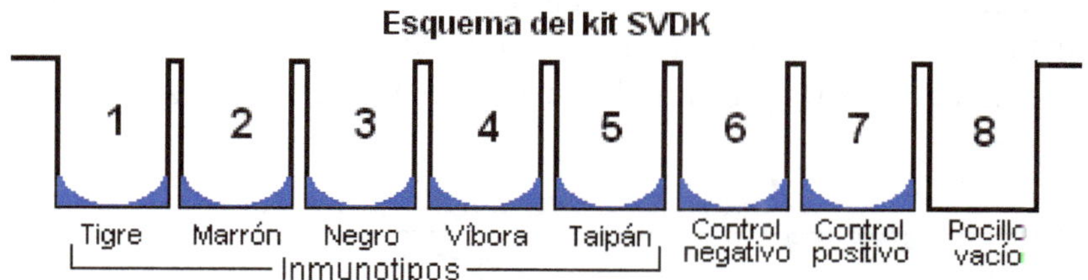

*(Inmunotipos en inglés en el mismo orden: Tiger, Brown, Black, Death Adder, Taipan)

Si finalmente se utiliza una muestra de sangre (incluso puede ser una muestra válida sangre heparinizada), hay que ser prudente a la hora de interpretar el resultado del kit de detección del veneno. Para evitar la coagulación se puede añadir a la sangre anticoagulantes como la heparina, EDTA, oxalato o citrato. Otras veces la víctima aporta a la serpiente, responsable de la mordedura, muerta. En este caso, si la serpiente no es reconocida en cuanto a su especie, se puede recoger con un bastoncillo una muestra de veneno de los colmillos (con cuidado para evitar herirse con los colmillos, ya que estos aún tienen capacidad de producir otro envenenamiento).

Para su realización se tomará un bastoncillo estéril y se humedecerá en el líquido diluyente aportado en el kit de detección (líquido amarillo): tiomersal al 0'01%, que actúa como preservante. A continuación el bastoncillo humedecido se frotará con fuerza sobre el punto de inoculación de los colmillos y en la piel adyacente para recoger el máximo veneno posible. Luego se introduce el bastoncillo de nuevo en el líquido diluyente amarillo y se agita para desprender el veneno. A continuación se tapa el frasco con la disolución y se prepara el dispositivo que posee los ocho pocillos para hacer la determinación (el sistema lleva unas marcas para su correcta orientación para que así el resultado sea leído sin errores). Se colocarán 2 gotas del diluyente preparado con el veneno en cada pocillo, se agitará suavemente y se dejará reposar durante 10' a temperatura ambiente (22-24°C). Tras este lapso de tiempo se debe lavar con agua corriente (o suero fisiológico) con cuidado 7 veces (si se ha utilizado como muestra sangre o se trata de orina, con presencia de hematuria, se realizarán 15 lavados). Luego se invierte y se agita suavemente para eliminar el exceso de agua (sin tratar de secar el agua del interior de los pocillos con ningún artefacto). Tras esto se deben añadir los 2 reactivos de sustrato en el siguiente orden: primero el cromógeno (constituído por solventes orgánicos: la di-metil-formamida y la tetra-metil-benzidina) y a continuación el peróxido (H_2O_2). Se coloca una gota de cada reactivo en cada pocillo, se agita con cuidado para mezclar ambos reactivos con el diluyente y se deja incubar 10' más.

En este último periodo de tiempo es de vital importancia no perder de vista el cambio de coloración que se produce, ya que la secuencia de tiempo en el cambio de color es crucial. Cuando hay un correcto funcionamiento de todos los componentes inmunológicos del test SVDK, el pocillo 6 de control negativo no mostrará ningún cambio de coloración, mientras que en el pocillo 7 del control positivo aparece un viraje de color al azul a los 2-3', el viraje en este pocillo es indicativo de emponzoñamiento por serpiente.

En los pocillos del 1 al 5, las reacciones positivas (viraje a color azul) definen el inmunotipo y el tipo de antídoto monovalente apropiado para el tratamiento. Eso sí, el resultado positivo no indica que deba administrarse el antídoto, sino que sólo es indicativo del tipo de antídoto que el paciente precisará en caso de que se desarrolle clínica de envenenamiento. Se debe tener en cuenta que para un determinado veneno además del pocillo correspondiente, qur virará al azul claramente, otros pocillos pueden virar hacia un color azul pálido, pero en estos lo hará a un ritmo muy lento. Si dos o más pocillos muestran índices similares de desarrollo de color, significa que hay niveles muy altos de veneno en la muestra; como solución se tomará u na gota de la muestra diluida (líquido amarillo + veneno) en una nueva ampolla de diluyente amarillo no utilizada (para conseguir una dilución aproximada de 1:30) y volver a realizar el test con la nueva dilución.

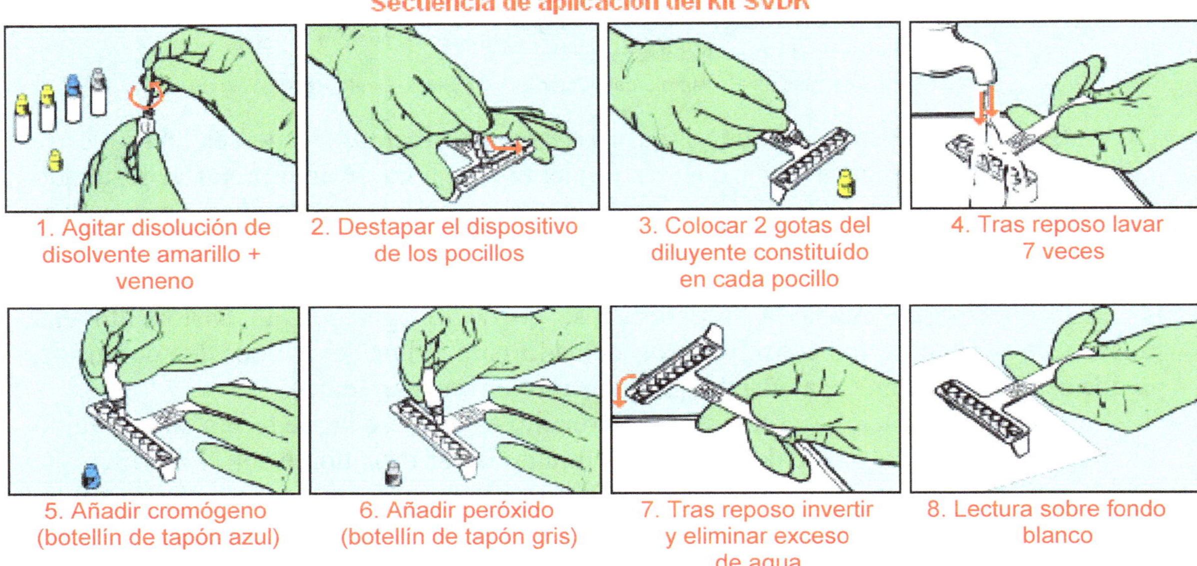

En cuanto a la interpretación de los resultados. Si sólo se produce cambio de coloración en el pocillo 7, significa que no ha habido envenenamiento a los 5 tipos de veneno ofídico más comunes de Australia, pero sin descartarse envenenamiento por otras serpientes. También hay que cerciorarse que no se haya administrado ningún antídoto antiofídico previamente a la deteminación (tanto si la muestra se obtiene de la dermis como si se trata de orina) ya que esto produciría un resultado negativo del test SVDK. El pocillo 8 no posee ningún tipo de reactivo, está vacío, sirve de control al color blanco del fondo sobre el que siempre se debe colocar el kit para su lectura.

La interpretación final tiene ciertas peculiaridades dependiendo de la especie de la serpiente qaue ha producido la mordedura, por lo que además de la detección con el kit CSL-SVDK se deben tener en cuenta los síntomas o síndromes que presenta el paciente. Todo ello queda resumido en las siguientes tablas (A y B).

Cuando se produce el viraje del pocillo 1 junto con el de control, significa que se trata de un envenenamiento por serpientes con el inmunotipo Tigre (Tiger en la acepción inglesa o sajona). Si los efectos sistémicos incluyen desfibrinación, miolisis y a veces asociada a cierto grado de parálisis, entonces probablemente la mordedura se deba a la serpiente tigre del este o a la serpiente marrón del río Clarence. Si los efectos sitémicos sólo muestran desfibrinación se debe pensar en la mordedura por serpientes del género *Holocephalus* (serpiente de cabeza marcada, serpiente de cabeza pálida y la serpiente de bandas de Stephen). Cuando sólo hay presencia de parálisis, la mordedura se debe a la serpiente cabeza de cobre. En todos los casos como antídoto específico se usará el CSL Tiger Snake Antivenom.

En el supuesto de viraje al azul en el pocillo 2 junto al de control, significa que se detecta veneno de inmunotipo Marrón (Brown) producido por varias especies del género Pseudonaja: cobra marrón oriental y la serpeinte conocida como dugite. Si se desarrolla envenenamiento sistémico aparece desfibrinación, coagfulopatia y un mayor o menor grado de daño renal. Es poco probable que aparezca parálisis asociada, y muy excepcionalmente miolisis. Las mordeduras con esta lectura en SVDK deben tratarse con el suero antiofídico específico CSL Brown Snake Antivenom.

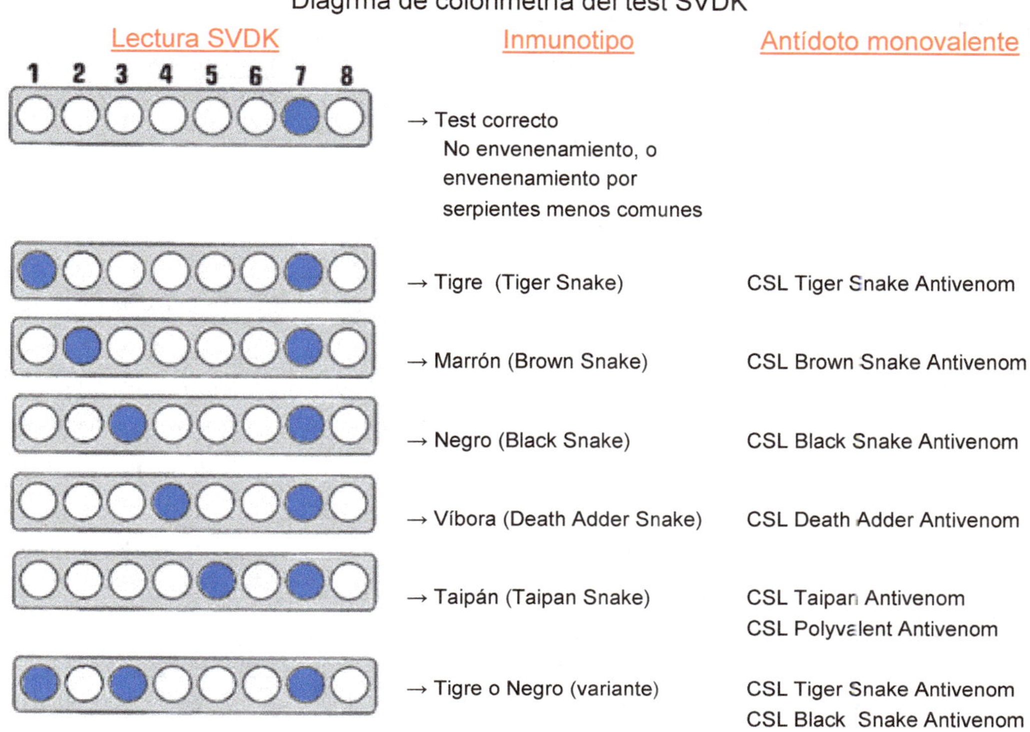

Cuando hay viraje de los pocillos 3 y del control 7 se ha producido mordedura por serpientes que poseen el inmunotipo Negro (Black). Cuando clínicamente se produce miolisis importante, una gran inflamación de la extremidad mordida, coagulopatía anticoagulante y daño renal de diversa entidad se debe pensar en una serpiente marrón del oeste o en la serpiente del desierto. Si los síntomas son una leve miolisis, sin coagulapatía, sin parálisis ni daño renal se pensará en la serpiente negra de vientre rojo o en la serpiente negra de cuello azul. Para todas estas serpientes, incluidas la serpiente negra de Papúa y la mulga manchada se puede usar de forma específica el suero antiofídico CSL Black Snake Antivenom. Sin embargo este antídoto es mejor reservarlo para las mordeduras de la serpiente marrón del oeste y la serpiente del desierto, y para las mordeduras por serpiente no conocida. El resto de serpientes del grupo (ver tabla 46) responden también al antídoto CSL Tiger Snake Antivenom, del cual se precisa menos cantidad para contrarrestar el envenenamiento y es menos costoso.

El cambio de coloración en el pocillo 4, más el de control, detecta el veneno del inmunotipo Víbora (Death Adder). Las serpientes capaces de producir este tipo de veneno son las víboras del género *Acanthophis*. El envenenamiento sistémico produce una parálisis postsináptica, una importante miolisis con cierto daño renal, pero no produce coagulopatía. El envenenamiento clínico debe se tratará con el antídoto específico CSL Death Adder Antivenom.

El cambio de coloración del pocillo 5 con el de control significa que hay presencia de veneno del inmunotipo Taipán (Taipan) producido por las serpientes consideradas más venenosas del mundo: taipán, taipán del interior y taipán de Papúa. El envenenamiento se caracteriza por provocar coagulopatía por desfibrinación, parálisis, miolisis y daño renal. Sus efectos se contrarrestan con el antídoto específico CSL Taipan Antivenom.

Tabla 46: Especies e inmunotipo de veneno

Inmunotipo	Veneno neutralizado (especies)	
Acepción: latina / sajona	**Nombre común**	**Nombre científico**
Tigre / Tiger	Serpiente tigre del este	*Notechis scutatus*
	Serpiente cabeza de cobre	*Austrelaps superbus*
	Serpiente tigre negra	*Notechis ater*
	Serpiente cabeza de cobre pigmea	*Austrelaps labialis*
	S. cabeza de cobre de las tierras altas	*Austrelaps ramsayi*
	Serpiente negra de vientre rojo	*Pseudechis porphyriacus*
	Serpiente marrón del rio Clarence	*Tropidechis carinatus*
	Serpiente negra de cuello azul	*Pseudechis guttatus*
	Serpiente de cabeza marcada	*Holocephalus bungaroides*
	Serpiente de cabeza pálida	*Holocephalus bitorquatus*
	Serpiente de bandas de Stephen	*Holocephalus stephensii*
	Serpientes marinas*	
Marrón / Brown	Cobra marrón oriental	*Pseudonaja textilis*
	Dugite	*Pseudonaja affinis*
	Cobra marrón con bandas	*Pseudonaja guttata*
	Cobra marrón de la península	*Pseudonaja inframacula*
	Cobra marrón del oeste	*Pseudonaja nuchalis*
	Cobra marrón de Ingram	*Pseudonaja ingrami*
Negro / Black	Serpiente negra de Papúa	*Pseudechis papuanus*
	Serpiente negra de vientre rojo	*Pseudechis porphyriacus*
	Serpiente negra de cuello azul	*Pseudechis guttatus*
	Mulga manchada	*Pseudechis butleri*
	Serpiente marrón del oeste	*Pseudechis australis*
	Serpiente del desierto	*Pseudechis colletti*
Víbora / Death Adder	Víbora antártica	*Acanthophis antarcticus*
	Víbora de la muerte del desierto	*Acanthophis pyrrhus*
	Víbora de la muerte	*Acanthophis praelongus*
	Víbora del Pilbara	*Acanthophis wellsi*
Taipán / Taipan	Taipán	*Oxyuranus scutellatus*
	Taipán del interior	*Oxyuranus microlepidotus*
	Taipán de Papúa	*Oxyuranus scutellatus canni*

En las especies marcadas en rojo, con ambos inmunotipos de veneno útiles se usará preferentemente el antídoto específico frente al inmunotipo Negro. En violeta se registran las especies que responden al antídoto específico pero cuyo veneno no es detectado por el test SVDK. * En el caso de las serpientes marinas existe un antídoto especifico además del específico del inmunotipo Tigre: el CSL Sea Snake Antivenom (→Serpientes del Indopacífico).

Otra combinación posible es el viraje de los pocillos 1, 3 y el control 7. Esto es debido a que las serpientes productoras de veneno de inmunotipo Negro (Black) poseen componentes comunes con las serpientes de inmunotipo Tigre (Tiger). En una mordedura por especie desconocida si el cambio de coloración a azul aparece primero en el pocillo 3 y más tarde en el pocillo 1 con un color azul más tenue, se deberá tratar con el antídoto específico CSL Black Snake Antivenom. Si se reconocen las especies se puede afinar más a la hora de administrar el antídoto. Cuando se trate de una serpiente cabeza de cobre, que produce parálisis sin coagulopatía; o se trate de la serpiente negra de vientre rojo o de la serpiente negra de cuello azul que producen miolisis leve sin coagulopatía ni daño renal se usará el antídoto CSL Tiger Snake Antivenom. Si se identifica a la serpiente agresora como la serpiente del desierto, productora de miolisis importante con una gran inflamación de la extremidad mordida, coagulopatía anticoagulante y daño renal de diversa entidad se debe administrar el antídoto CSL Black Snake Antivenom.

Antídotos. Para muchas especies de ofidios australianos existe un suero específico monovalente que viene a contrarrestar el veneno caracterizado por un determinado inmunotipo. Los distintos venenos se han clasificado en 5 inmunotipos diferentes (Tigre, Marrón, Negro, Víbora y Taipán), y cada uno de los antídotos monovalentes fabricados actúa no sólo frente a una única especie, sino sobre todas aquellas que fabriquen el mismo inmunotipo de veneno: en la tabla B se da la relación completa de las diferentes especies y del inmunotipo al que pertenecen.

Los viales preparados de un antídoto determinado vienen expresados en unidades de capacidad neutralizante. Se define como 1 unidad de capacidad neutralizante (UCN) a la cantidad concreta de volumen del antídoto capaz de neutralizar 0'01 mg del veneno en cuestión, en seco.

Con la administración de este tipo de antídotos antiofídicos existe la posibilidad de desarrollar un shock anafiláctico, por ello, en toda administración de los mismos debe tenerse en cuenta esta posibilidad. Así se deberá tener preparada una jeringa de adrenalina 1:1000 y el equipo de reanimación cardiopulmonar. Son más frecuentes las reacciones anafilactoides, sobre todo si se trata de pacientes atópicos o personas que ya hayan recibido previamente otros sueros de origen equino. Así mismo suelen presentar reacciones más frecuentes aquellos individuos que han sido vacunados frente al tétanos con vacunas preparadas en suero equino (práctica que se realizaba en algunos países antes de 1974). El riesgo puede minimizarse diluyendo adecuadamente el antídoto de forma previa a su administración; en adultos la dilución será 1:10 y en niños pequeños de 1:5. Aunque el antídoto se diluya, el número de viales para contrarrestar un mismo grado de envenenamiento en adultos y en niños será el mismo.

Si se produce finalmente la reacción anafiláctica se suspende la administración del antídoto y se procede a suministrar oxígeno e inyectar la adrenalina preparada al 1:1000 por vía intramuscular a las siguientes dosis: en adultos con peso <50 Kg se administran 0'25 ml, en adultos con peso comprendido entre 50-100 Kg se administran 0'5 ml y, en adultos con peso >100 Kg se dan 0'75 ml. En niños menores de 12 años se usa adrenalina 1:10000 inyectándose 0'25 ml por cada año de la edad. Si a estas dosis no hay respuesta o es muy débil, se realizará una nueva administración de adrenalina, esta vez al 1:10000, por vía intravenosa de forma lenta. Este paso puede repetirse cada 5' si el paciente lo precisa. En casos de shock anafiláctico severo pueden administrarse, por vía intravenosa, antihistamínicos y corticosteroides que reducirán el porcentaje de presentación de complicaciones tardías (→Enfermedad del suero), sin embargo serán causa de un inicio retardado del efecto beneficioso de la adrenalina. Tras la resolución del shock anafiláctico se reconsiderará la administración del antídoto antiofídico según la gravedad del cuadro anafiláctico que se haya producido. Algunos autores preconizan el uso de la adrenalina de forma previa a la administración del antídoto, pero todavía hay controversia en esta práctica.

En cuanto a las precauciones a tener en cuenta están las medicaciones previas que toman algunos pacientes. En los tratados con anticoagulantes se puede esperar tener resultados anormales en la pruebas de coagulación, que pueden dificultar la interpretación de sus resultados, en relación con la mordedura de una serpiente hemotóxica. Por otro lado los pacientes tratados con β-bloqueantes, especialmente el propranolol, pueden ser mucho menos sensibles a la adrenalina, por lo que pueden ser difíciles de resucitar si tienen una reacción anafiláctica al antídoto. En estos casos se debe reconsiderar la decisión de comenzar el tratamiento con suero antiofídico. Una situación similar, aunque menos evidente, se produce con la toma de IECA.

A) Antídoto específico anti-inmunotipo Tigre.

Es el denominado CSL Tiger Snake Antivenom® que es específico frente a las serpientes de los géneros *Austrelaps*, *Notechis*, *Pseudechis*, *Tropidechis* y *Holocephalus*. Se fabrica utilizando IgG de plasma de caballo. Cada ampolla contiene 3.000 unidades de capacidad neutralizante contra el veneno y, el volumen promedio de cada ampolla es de 9-12 ml.

Como en la mayoría de antídotos, sólo debe administrarse si hay una clara evidencia de envenenamiento. Debe administrarse por vía intravenosa, a través de un sistema de goteo, diluido al 1:10 en adultos (1:5 en niños pequeños) en una solución isotónica cristaloide (solución salina, de Hartman o dextrosa). En general, cada ampolla debe ser administrada en 15-30 minutos.

En líneas generales, en la mordedura de las serpientes productoras de veneno de inmunotipo Tigre, si el paciente es un niño, un anciano o una persona enferma de base se debe considerar más frecuentemente el uso del antídoto. Si se trata de un adulto sano previamente, el sueo antiofídico es mejor reservarlo para las víctimas que presenten vómitos recurrentes graves, dolor abdominal intenso y cefalea. Si estos síntomas son leves y transitorios no es preciso el uso del antídoto.

Para las mordeduras de serpiente tigre y de la serpiente marrón del rio Clarence, la mayoría de los pacientes necesitarán antídoto. Cualquier evidencia de parálisis, miolisis, coagulopatía o daño renal, o la presencia de síntomas generales de envenenamiento, como vómitos o colapso, será motivo de un uso precoz del suero antiofídico. Se administran inicialmente al menos 2 viales de antídoto, o con 4 viales si hay coagulopatía, parálisis severa, presencia de mordedura múltiple, o se trata de una mordedura producida por la serpiente tigre negra (especie que suele presentar gran tamaño). En caso necesario pueden administrarse más dosis para revertir la coagulopatía, o para reducir el grado de miolisis grave. El alcance y la resolución de la coagulopatía puede ser usada como parámetro guía de la dosificación del antídoto. Cuando las serpientes causantes de la mordedura sean la serpiente

Para las mordeduras de víbora, la proporción de La cantidad de mordeduras producidas por las denominadas serpientes cabeza de cobre, que requieren tratamiento antiofídico, es más incierta. En caso de mordedura por la serpiente cabeza de cobre pigmea es excepcional la necesidad de administrar el antídoto. La dosificación es similar a la de la serpiente tigre: 1 vial inicial, y 2-4 viales si se trata de una mordedura múltiple o el paciente ya muestra signos de envenenamiento sistémico. En estas especies, con poca probabilidad de desarrollar coagulopatía, no es posible tener su resolución como guía de las dosis a administrar.

Si las mordeduras están producidas por especímenes del género *Holocephalus* (serpiente de cabeza marcada, serpiente de cabeza pálida y serpiente de bandas de Stephen) será necesaria la administración del antídoto si aparece coagulopatía, hecho que ocurre en el 50% de sus mordeduras. Inicialmente se tratarán con 2-4 viales, y después pueden añadirse más dosis para revertir la desfibrinación severa de los pacientes.

Las mordeduras por parte de la serpiente negra de vientre rojo y la serpiente negra de cuello azul raramente son mortales. Sólo en casos de envenenamiento severo debe administrarse el antídoto. Como la coagulopatía y y la parálisis no se producen, estos no pueden ser utilizados como criterios para administrar las dosis de antídoto necesarios. En estos casos el parámetro guía es el nivel plasmático de creatinquinasa producida por la miolisis, siempre presente. Se considerará la administración de antídoto cuando la CK ≥2000 UI. Para estas dos especies es preferible usar el CSL Tiger Snake Antivenom®, que no el CSL Black Snake Antivenom®, por dos razones: a igual efectividad se precisan menos viales del primero para controlar el envenenamiento y por tanto los costes del tratamiento son menores.

B) Antídoto específico anti-inmunotipo Marrón.

El antídoto a utilizar frente a los envenenamientos sistémicos provocados por serpientes de inmunotipo Marrón es el CSL Brown Snake Antivenom®. Consiste en IgG obtenida de plasma de caballo. Cada ampolla contiene 1000 unidades de capacidad neutralizante contra el veneno, siendo el volumen promedio de cada ampolla de 4'5-9 ml. La mayoría de los pacientes, que han sufrido mordeduras por este tipo de serpientes, no necesitan suero antiofídico. Sin embargo, si hay alguna evidencia de coagulopatía o nefropatía se administrará dicho antídoto. El parámetro guía lo constituye la determinación del INR; si es >1'5 y <2 se suministrarán 2 viales de antídoto, y para una coagulopatía importante con INR >2 se deberá iniciar la terapia con 4 viales. A las 3h de su administración se hace una nueva titulación y si los resultados no se han normalizado pueden administrarse 2-6 viales más de antídoto hasta revertir la situación.

Como con la mayoría de antivenenos, sólo debe administrarse por vía endovenosa si hay una clara evidencia de envenenamiento. Debe administrarse por vía intravenosa, a través de un sistema de goteo, diluido al 1:10 en adultos (1:5 en niños pequeños) en una solución isotónica cristaloide (solución salina, de Hartman o dextrosa). En general, cada ampolla debe ser administrada en 15-30 minutos.

C) Antídoto específico anti-inmunotipo Negro.

El antídoto específico frente a las serpientes productoras de veneno de inmunotipo Negro es el CSL Black Snake Antivenom®, también obtenido de IgG de plasma de caballo. Cada ampolla contiene 8000 unidades de capacidad neutralizante frente al veneno, con un volumen promedio por cada vial de 30-50 ml. Este antídoto se usa frente a las mordeduras de las especies del género *Pseudoechis*, concretamente de la serpiente del desierto, de la serpiente marrón del oeste y la mulga manchada. Para la serpiente negra de cuello azul y la serpiente negra de vientre rojo también es eficaz, pero se debe usar preferentemente el antídoto específico ati-inmunotipo Tigre.

El antídoto se usará cuando haya evidencia clínica de envenenamiento sistémico. Como la coagulopatía es realtiva, no sirve de parámetro para valorar la posibilidad de administrar el antídoto. En las mordeduras de este grupo de serpientes, siempre que existan síntomas sistémicos como cefalea, naúseas y vómitos persistentes o dolor abdominal se administrará 1 vial de antídoto, y si hay signos de miolisis se administrará un segundo vial de antídoto.

En cuanto a la mordedura si se puede establecer que ha sido producida por la serpiente negra de cuello azul o la serpiente negra de vientre rojo, si el suero CSL Tiger Snake Antivenom® no está disponible, se usará el específico del grupo CSL Black Snake Antivenom®. Estas especies rara vez dan sintomatología sistémica; en cuyo caso será suficiente la administración de 1/3 o 1/2 vial; aunque en los niños pequeños la dosis recomendada es dar 1 vial entero.

El antídoto debe administrarse por vía intravenosa, a través de un sistema de goteo, diluido al 1:10 en adultos (1:5 en niños pequeños) en una solución isotónica cristaloide (solución salina, de Hartman o dextrosa). En general, cada ampolla debe ser administrada en 15-30 minutos.

D) Antídoto específico anti-inmunotipo Víbora.

Se utiliza para neutralizar el envenenamiento sistémico del grupo de serpientes productoras de veneno de inmunotipo Víbora. Producido de IgG de plasma de caballo cada vial contiene 6000 unidades de capacidad neutralizante. Cada vial contiene 25-28 ml. La indicación para la administración del antídoto, en caso de mordedura, para este grupo de serpientes es relativamente sencilla. Cualquier paciente que presente parálisis muscular inicial (ptosis palpebral) es tributario de tratamiento antiofídico específico con CSL Death Adder Antivenom®. La administración de 1 vial suele ser suficiente, pero si la parálisis progresa a pesar de esta dosis inicial se puede administrar un segundo vial. Las neurotoxinas del veneno producen parálisis postsináptica, por lo que si no está disponible el antídoto se pueden utilizar anticolinesterásicos como la neostigmina. Este fármaco es capaz de retrasar o revertir el desarrollo de la parálisis, ya que desbloquea la unión neuromuscular y dejando mayor concentración de acetilcolina disponible como neurotransmisor.

El antídoto, como el resto de ellos, debe administrarse por vía intravenosa, a través de un sistema de goteo, diluido al 1:10 en adultos (1:5 en niños pequeños) en una solución isotónica cristaloide (solución salina, de Hartman o dextrosa). En general, cada ampolla debe ser administrada en 15-30 minutos.

E) Antídoto especifíco anti-inmunotipo Taipán.

Utilizado para contrarrestar el potente veneno de las taipán. Fabricado de IgG obtenidas de plasma de caballo. Cada ampolla del antídot CSL Taipan Antivenom® contiene 12000 unidades de capacidad neutralizante con un volumen promedio de cada vail de 43-50 ml. Antes de la aplicación del suero la mortalidad era prácticamente del 100% de los casos.

Todas las mordeduras de taipán son suceptibles de producir envenenamiento sistémico y por tanto la aplicación del antídoto específico se realizará en todo paciente que muestre el mínimo síntoma de envenenamiento: ante el inicio de cefalea, náuseas, vómitos, dolor abdominal, parálisis muscular (ptosis palpebral, coagulopatía (con inicio de sangrado de las encías o del los puntos de la mordedura), miolisis (dolor muscular o mioglobinuria). En casos iniciales leves se admninistrará 1 vial y si hay desfibrinación grave se administrarán 3 viales, que pueden complementarse según la respuesta del paciente con 5-8 viales más.

El antídoto debe administrarse por vía intravenosa, a través de un sistema de goteo, diluido al 1:10 en adultos (1:5 en niños pequeños) en una solución isotónica cristaloide (solución salina, de Hartman o dextrosa). En general, cada ampolla debe ser administrada en 15-30 minutos.

En las zonas urbanas, las mordeduras de las taipán no suelen ser tan severas. En las ciudades, que no es el hábitat natural de este grupo de serpientes, no suele estar disponible el antídoto anti-inmunotipo Taipán, siendo útil y eficaz el suero polivalente antiofídico.

F) Antídoto polivante antiofídico.

Se utiliza para neutralizar el veneno de la mayoría de serpientes venenosas de Australia. También fabricado con IgG obtenidas de plasma equino, lleva registrado el nombre de CSL Polyvalent Antivenom®. Cada vial contiene 1000 unidades de capacidad neutraliante frente a las serpientes del inmunotipo Marrón, 3000 unidades frente a serpientes tigre, 18000 unidades frente a serpientes de inmunotipo Negro, 6000 unidades frente a las "víboras" australianas y 12000 unidades frente a las taipán. Cada vial contiene 46-50 ml.

Debido al mayor volumen a utilizar, y por tanto mayor probabilidad de generar reacciones adversas y, a su mayor coste, el antídoto polivalente sólo se utiliza cuando: a) no se ha podido identificar la serpiente productora del ataque, y que se trate de un área geográfica donde coincidan más de dos inmunotipos de veneno, lo que equivaldría a mezclar por lo menos 3 antídotos monovalentes; b) en caso de envenenamiento severo donde no se deba retrasar el tratamiento y que se trate de zonas geográficas con presencia de serpientes de dos o más inmnotipos diferentes de veneno; c) en caso de envenenamiento severo y no se disponga del kit de detección SVDK o que éste falle; d) cuando no se disponga del antídoto monovalente específico; e) en caso de agotamiento del stock de viales de antídoto movovalente se usará como sustitutivo temporal mientras se espera la llegada de nuevos viales monovalentes.

Siempre que sea posible, en la práctica clínica, cuando la víctima ha sufrido la mordedura en un área geográfica ocupado por serpientes de sólo 2 inmunotipos diferentes de veneno, cuando se desconoce la especie, se suele administar la mezcla de los dos antídotos específicos monovalentes en vez del suero polivalente.

La administración del antídoto se realizará cuando el paciente comience a presentar síntomas de carácter sistémico. La forma de administración es idéntica a la de los antídotos monovalentes: por vía intravenosa, a través de un sistema de goteo, diluido al 1:10 en adultos (1:5 en niños pequeños) en una solución isotónica cristaloide (solución salina, de Hartman o dextrosa). En general, cada ampolla debe ser administrada en 15-30 minutos.

Tabla (47) representativa de dosis de antídoto a utilizar

Serpiente	Antídoto (Anti-inmunotipo)	Dosis inicial (UCN)	Dosis (casos severos)
Serpiente tigre del este *Notechis scutatus*	Tigre	3000	6000-12000
Serpiente tigre negra *Notechis ater*	Tigre	6000	12000
Serpiente tigre negra de la isla Chappell *Notechis ater serventyi*	Tigre	12000	12000-18000
Serpiente cabeza de cobre *Austrelaps superbus*	Tigre	3000	6000
Serpiente marrón del rio Clarence *Tropidechis carinatus*	Tigre	3000	6000-12000
Víbora antártica *Acanthophis antarcticus*	Víbora	6000	12000
Taipán *Oxyuranus scuttelatus*	Taipán	12000	24000
Taipán del interior *Oxyuranus microlepidotus*	Taipán	12000	24000
Cobra marrón oriental *Pseudonaja textilis*	Marrón	1000	4000
Dugite *Pseudonaja affinis*	Marrón	1000	4000
Cobra marrón del oeste *Pseudonaja nuchalis*	Marrón	1000	4000

Serpiente negra de vientre rojo *Pseudechis porphyriacus*	Tigre	3000	3000
	Negro	6000	6000
Serpiente marrón del oeste *Pseudechis australis*	Negro	18000	36000
Serpiente negra de Papúa *Pseudechis papuanus*	Negro	18000	36000
Desconocida	Polivalente	1 vial	2 vailes

Dosis: en unidades de capacidad neutralizante (UCN). Suero polivalente. 1 vial = 3000 UCN anti-Tigre + 1000 UCN anti-Marrón + 18000 UCN anti-Negro + 6000 UCN anti-Víbora + 12000 UCN anti-Taipán.

Culebra del manglar (*Boiga irregularis*). Se trata de una culebra arborícola habitual de la costa norte y este de Australia, Nueva Guinea e islas aledañas de Melanesia, En 1952 se trasladó, a través de un carguero, de forma accidental a Guam. Ocupó un nicho ecológico sin prácticamente competencia, con un solo ofidio autóctono: la culebra de maceta (*Ramphotyphlops braminus*). Ha llegado a proliferar de tal manera que en algunas zonas de la isla llega a alcanzar densidades de unos 8000-10000 ejemplares/Km^2, constituyendo hoy día un verdadero problema sanitario y socioeconómico. Las pérdidas económicas que ocasiona por fallos en el suministro eléctrico, que afectan a la productividad industrial, se estiman entre 1-4 millones de $/año; así mismo es causa de la disminución de la producción agraria debido a la menor dispersión de las semillas producida por las diezmadas aves. La drástica disminución de algunas especies de aves y lagartos, constitutivos de su dieta han desajustado el equilibrio ecológico favoreciendo la proliferación de mosquitos que provocan brotes inusuales de dengue así como la presencia de una alta tasa de salmonelosis en los neonatos. Incluso la presencia de estas serpientes en las casas y centros comerciales ha alterado en cierta manera la vida urbana, provocando la bajada del valor de la propiedad de los inmuebles en barrios enteros con alta presencia de ofidios.

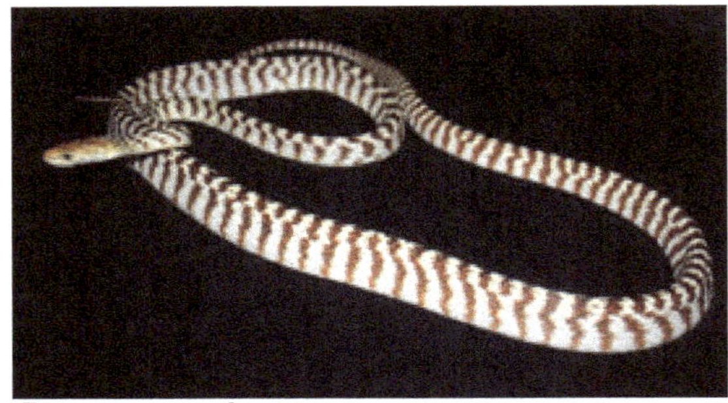

Boiga irregularis

Su hábitat natural no sólo lo constituyen los bosques sino también las praderas y ambientes boscosos con baja densidad arbórea, pudiéndose encontrar hasta altitudes de 1200 m. Frecuenta los árboles, pero también se encuentra en cuevas y en los acantilados de tierra caliza. Durante el día se esconde en las copas de los árboles, en los troncos huecos, en las grietas de las rocas, cuevas, rincones oscuros de las casas; mientras que por la noche se vuelve activa en busca de alimento, frecuentando casas donde hay confinadas aves de corral.

Alcanza una longitud de 1-2 m, aunque se pueden observar ejemplares de hasta 3 m en la isla de Guam, donde las condiciones de supervivencia para esta culebra son ideales. Son de constitución delgada lo que facilita su excepcional capacidad de escalada y lo que le permite pasar a través de pequeños espacios en los edificios en busca de refugio tranquilo durante el día. Su coloración puede variar del marrón al verde oliva lo que facilita su camuflaje entre el follaje de los árboles y arbustos.

Como el resto de Colúbridos posee los colmillos disponibles para canalizar el veneno en la parte posterior de la mandíbula. En su caso los dos últimos colmillos a cada lado de la mandíbula muestran una acanaladura que comunica con una desarrollada gándula de Duvernoy donde almacena el veneno. Cuando se siente amenazada lanza un ataque rápido para morder a su víctima y el envenenamiento se consigue con el reflejo de la masticación que libera el veneno de la glándula y que por efecto capilar a través de las acanaladuras de los colmillos se inocula en la víctima. No está considerada como una de las serpientes peligrosas para el ser humano; pero la experiencia demuestra que no lo es para los adultos, mientras que para niños de corta edad ycon una masa corporal pequeña puede producir problemas moderadamente serios.

Su veneno es citotóxico provocando efectos locales, aunque algún componente del mismo actúa con un cierto efecto neurotóxico. No todas las mordeduras de esta serpiente provocan efectos tóxicos ya que por un lado está la dificultad anatómica de provocar una mordedura efectiva, y por otro lado, el veneno muestra un cambio ontogenético en su actividad (los ejemplares jóvenes fabrican más veneno pero con menor contenido en proteasa y acetilcolinesterasas) además de presentar un efecto taxón-dependiente, es decir las toxinas están diseñadas para actuar frente a presas de forma específica (pájaros, geckos...). El volumen de veneno y de su contenido proteico varía con el tamaño de la serpeinte: en un adulto estándar de unos 1,4-1,5 m se producen unos 500 µl de veneno (un 90% del peso seco corresponde a proteínas). Posee una DL_{50} que oscila entre 18 mg/Kg peso para ejemplares jóvenes y 31 mg/Kg peso en los adultos. Las enzimas más abundantes en su composición son la metaloproteasa azocaseinolítica y la acetilcolinesterasa. Hay presencia de numerosas proteínas con masas moleculares entre 8'5-11 kDa, tamaño que sugiere un efecto neurotóxico. Entre ellas están la irditoxina que actúa como un potente bloqueador de la unión neuromuscular en aves, mientras que en mamíferos muestran un efecto parecido a la α-bungarotoxina, pero con sólo un 30% de efectividos, los péptidos colubratoxina (de 8,4 kDa) y la boigatoxina A (de 8'7 kDa). La boigatoxina A muestra una débil acción neurotóxica a nivel postsináptico de las células musculoesqueléticas y actúa a nivel proximal de la placa motora del músculo liso.

Sintomatología. La alta densidad de culebras ha provocado la extinción de muchos pequeños vertebrados que eran la dieta habitual de estas culebras. Epidemiológicamente atacan sobre todo a niños, recordándoles a los pequeños vertebrados de su dieta. El 1‰ de las visitas de urgencias de los servicios de pediatría son mordeduras por esta culebra. El 82% de los niños mordidos corresponden a edades comprendidas entre pocas semanas de vida y los 6 meses de edad, y el resto de la casuística son niños de edad <4 años. Las mordeduras presentan una fluctuación estacional, con una incidencia alta durante el periodo de junio a noviembre, y de la mitad de casos para el periodo de diciembre a mayo. El máximo pico de incidencia se da en los meses de septiembre, octubre y noviembre coincidiendo con el final de la estación lluviosa.

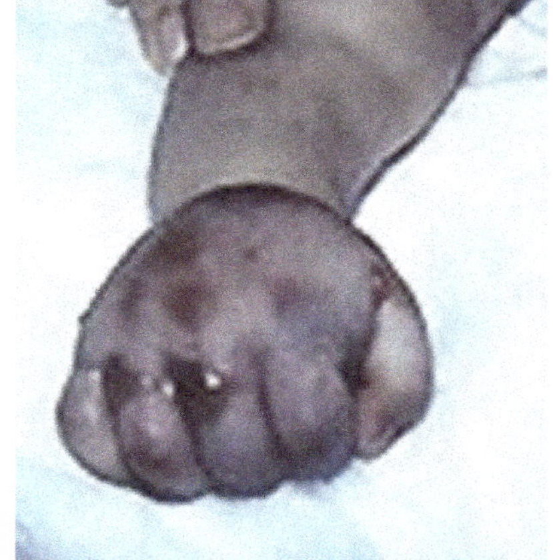
Mordedura de culebra del manglar

La mordedura puede ser múltiple en una zona localizada debido al efecto de masticación que realiza para inocular el veneno. Hay sangrado de la herida, inflamación local y prurito, en definitiva provocando una reacción local muy similar a la producida por una picadura de abeja. Si la inoculación de veneno es importante aparece inflamación y edema a lo largo de toda la extremidad con formación de ampollas y decoloración cutáneas. Los efectos sistémicos que pueden darse en los niños pequeños son: somnolencia, disminución de la percepción sensorial, discreta ptosis palpebral, discreta incoordinación motora, bradicardia y disnea respiratoria. Más raramente hay taquicardia, taquipnea, hipersecreción de las vías respiratorias, movimientos espásticos de las extremidades y enlentecimiento de los reflejos pupilares frente a la luz.

Tratamiento. El trataiento es puramente sintomático con analgésicos como el paracetamol o ibuprofeno tras limpieza de las heridas, aseptización y profilaxis antitetánica si esta no está al día. No existe antídoto específico frente al veneno de la culebra del manglar. En los niños toda mordedura debe ser vigilada en un servicio sanitario durante 6 horas en previsión de que puedan aparecer síntomas sistémicos.

Para los nativos la mejor forma de evitar las mordeduras en los niños consiste en mantener las serpientes alejadas de las casas, separando corrales de la vivienda en sí, y sellando las aberturas alrededor de las ventanas, en los accesorios de plomería, ventilación y aire acondicionado. En la calle se debe evitar dejar a los niños <3 años solos en lugares sin protección.

OFIDIOS DEL INDOPACIFICO
(Serpientes marinas).

Las serpientes marinas, que comprenden aproximadamente unas 70 especies, son el grupo más abundante y más ampliamente disperso de reptiles venenosos en el mundo. Estas serpientes se caracterizan por presentar una cola aplanada en sentido vertical que utilizan a modo de timón cuando nadan de forma ondulante y una nariz que presenta unos orificios con efecto valvular. Las serpientes marinas se encuentran principalmente en aguas tropicales y subtropicales en el Pacífico occidental y en el Océano Índico, a menudo en aguas costeras protegidas y en estuarios. Las aguas de la punta de África (Cabo de Hornos) son demasiado frías para permitir la propagación de las serpientes marinas hacia el Atlántico, que requieren temperaturas ambientales superiores a 20ºC para su supervivencia.

Todas las serpientes marinas son venenosas, en mayor o menor grado, y pertenecen a dos familias (Laticáudidos e Hidrofídidos) que están estrechamente relacionadas entre sí y con las cobras terrestres (Elápidos). La familia Laticáudidos contiene sólo un género (*Laticauda*) con cuatro especies, conocidas con el nombre de kraits marinos. Todas ellas son marinas a excepción de la serpiente de agua dulce (*Laticauda crockeri*) que vive en el lago Te-Nggano de la isla Rennell (Islas Salomón). Por otro lado, los ofidios de la familia Hidrofídidos son las verdaderas serpientes marinas, comprendiendo 16 géneros (entre los que destacan por su interés médico *Enhydria*, *Hydrophis*, *Disteira*, *Lapemis, Pelamis*, *Aypisurus* y *Emydocephalus*) y sólo una especie, la serpiente del lago Taal (*Hydrophis semperi*) habita en agua dulce, concretamente en el lago Taal, al sur de la isla de Luzón (Filipinas).

Entre todas destaca la serpiente marina de vientre amarillo (*Pelamis platurus*), que resulta ser la que tiene la más amplia distribución geográfica; abarca desde las costas occidentales de América del Norte y el sur de la península de Baja California a Ecuador, hasta la costa oriental de África atravesando el Indopacífico. Es una especie que normalmente se encuentra a 1-3 Km de la costa, pero por efecto de las mareas puede alcanzar las playas.

La mayoría de especies de serpientes marinas, a excepción de las especies del género *Pelamis*, se alimentan en el fondo del mar y pasan poco tiempo en la superficie, pudiendo permanecer bajo el mar hasta 2 horas antes de salir a respirar. Los kraits marinos ponen sus huevos en la tierra e incluso buscan grietas en las rocas o en los recovecos de los escombros en las playas donde pasar los periodos de inactividad, mientras que las serpientes marinas verdaderas son ovovivíparas y permanecen toda su vida en el mar.

En general, las serpientes de mar no son agresivas y no atacan a los seres humanos a menos que se les provoque. La primera reacción de una serpiente marina será rehuir el contacto humano. Además poseen una capacidad de apertura bucal muy pequeña asociada a colmillos pequeños, lo que dificulta la mordedura y posterior envenenamiento. Las víctimas más comunes son los pescadores al ser mordidos por las serpientes atrapadas en las redes de pesca. También se producen mordeduras en bañistas que se encuentran de pie en aguas poco profundas, en particular cerca de los estuarios del río, y pisan inadvertidamente a las serpientes. De forma global los envenenamientos por serpientes marinas son más frecuentes en Malasia, en el Sudeste asiático y en el Golfo Pérsico.

El cuadro sintomatológico producido por la mordedura de las serpientes marinas no difiere del accidente elapídico. Para una mayor información: →Accidente hidrofídico, sintomatología y tratamiento.

Tabla geográfica 6: Ofidios venenosos del Indopacífico y su distribución

Serpiente	Identificación	Area geográfica
Serpiente marina de vientre amarillo *Pelamis platurus*	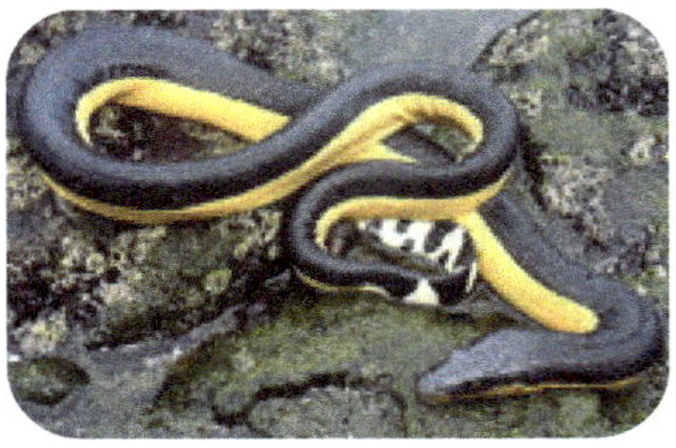	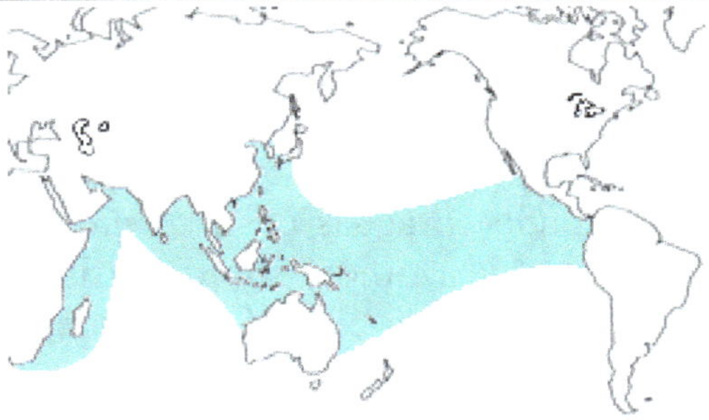
Serpiente de mar de cola ancha grande *Laticauda colubrina*	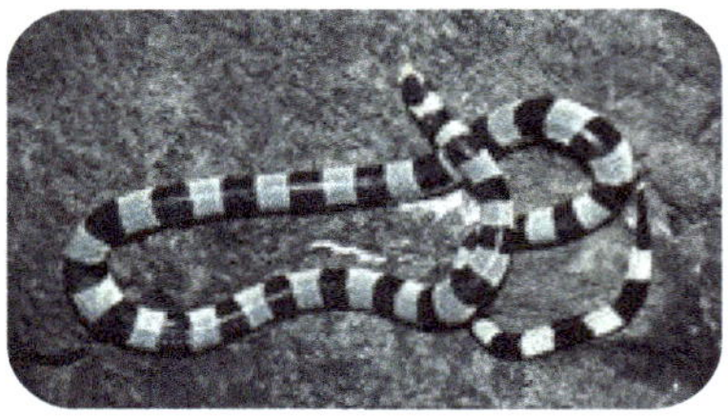	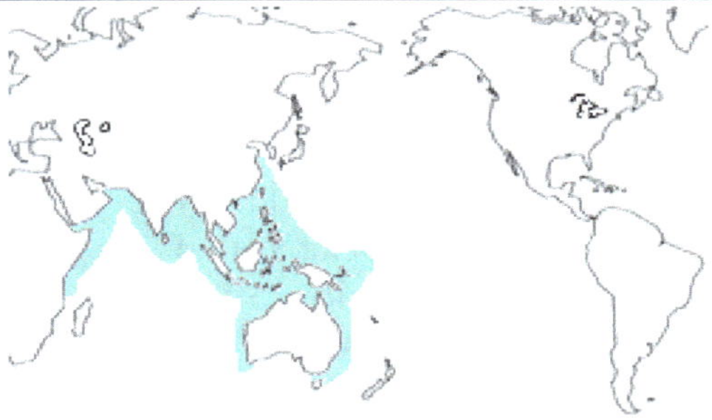
Serpiente marina cabeza de tortuga *Emydocephalus annulatus*	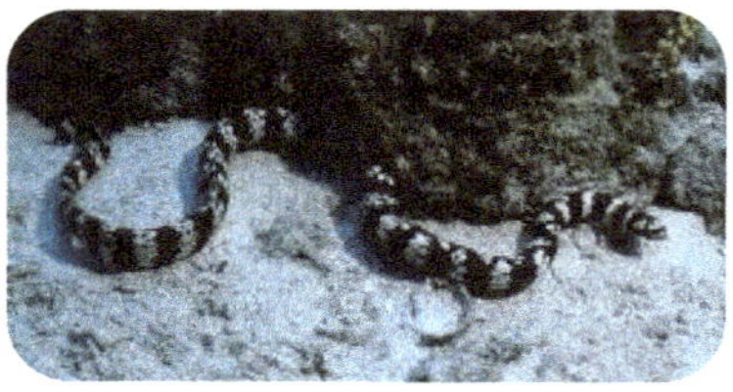	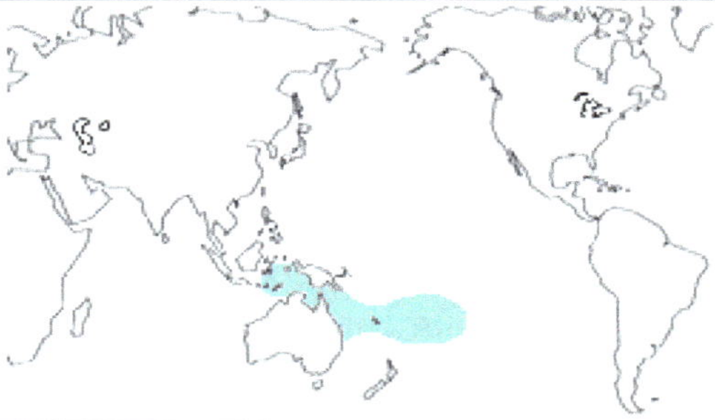
Serpiente marina de pico *Enhydria schistosa*	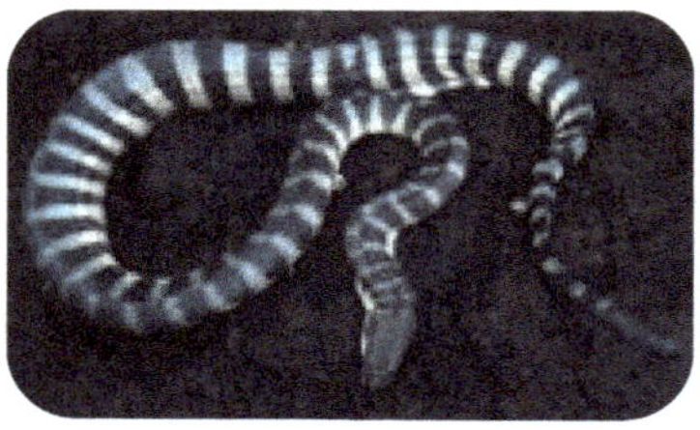	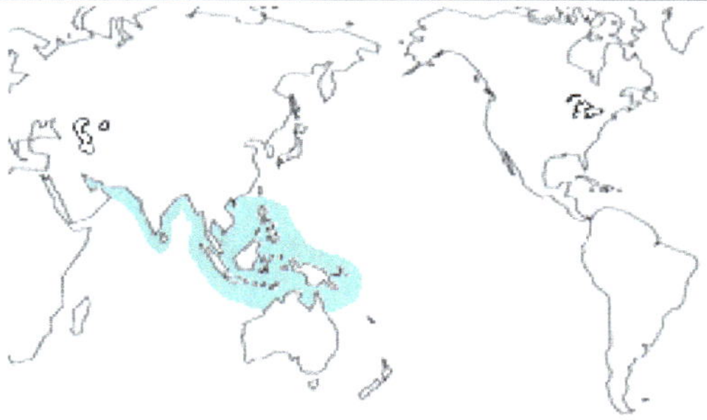
Serpiente oliva de mar *Aipysurus laevis*	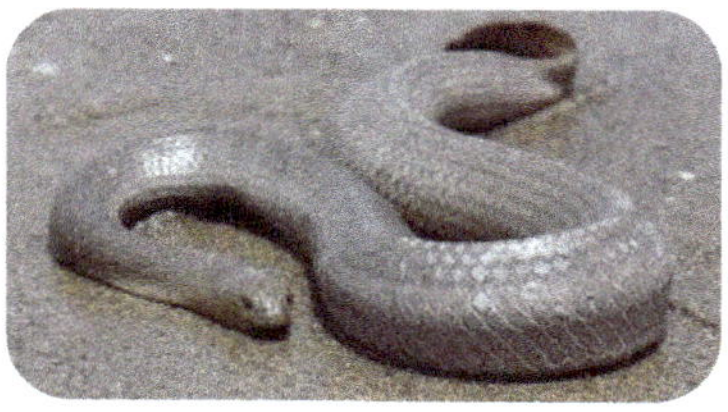	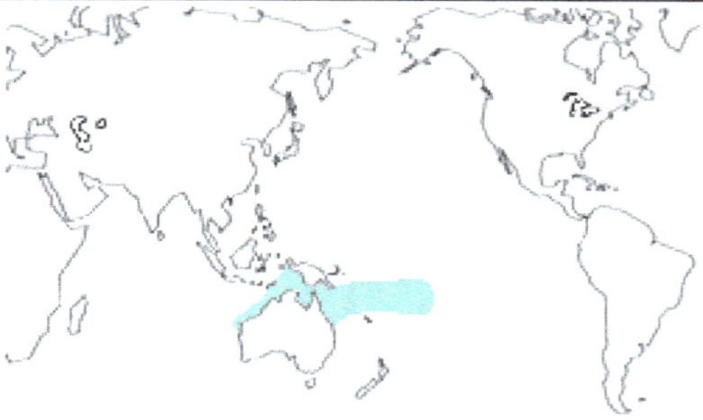

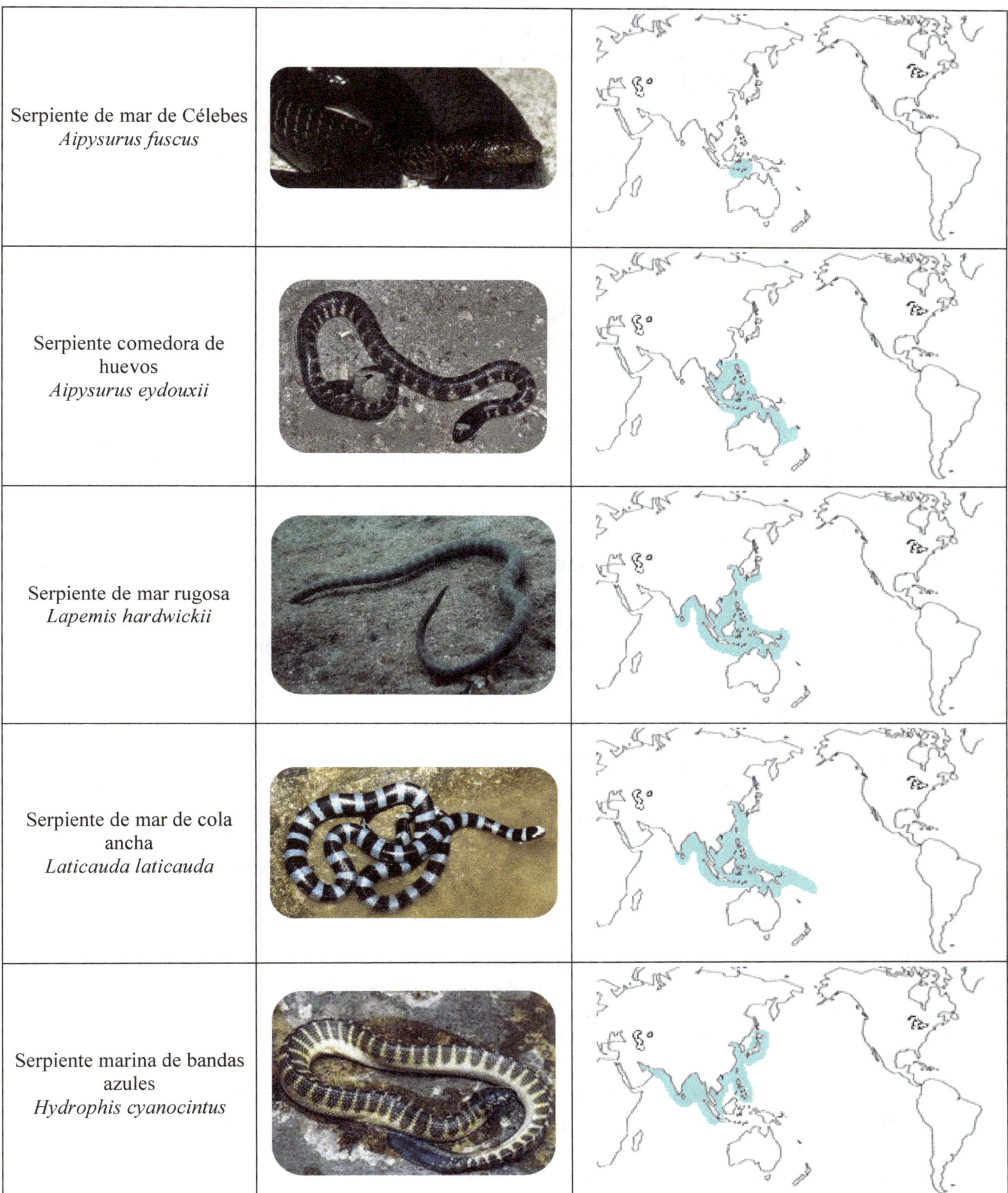

Serpiente de mar de Célebes *Aipysurus fuscus*		
Serpiente comedora de huevos *Aipysurus eydouxii*		
Serpiente de mar rugosa *Lapemis hardwickii*		
Serpiente de mar de cola ancha *Laticauda laticauda*		
Serpiente marina de bandas azules *Hydrophis cyanocintus*		

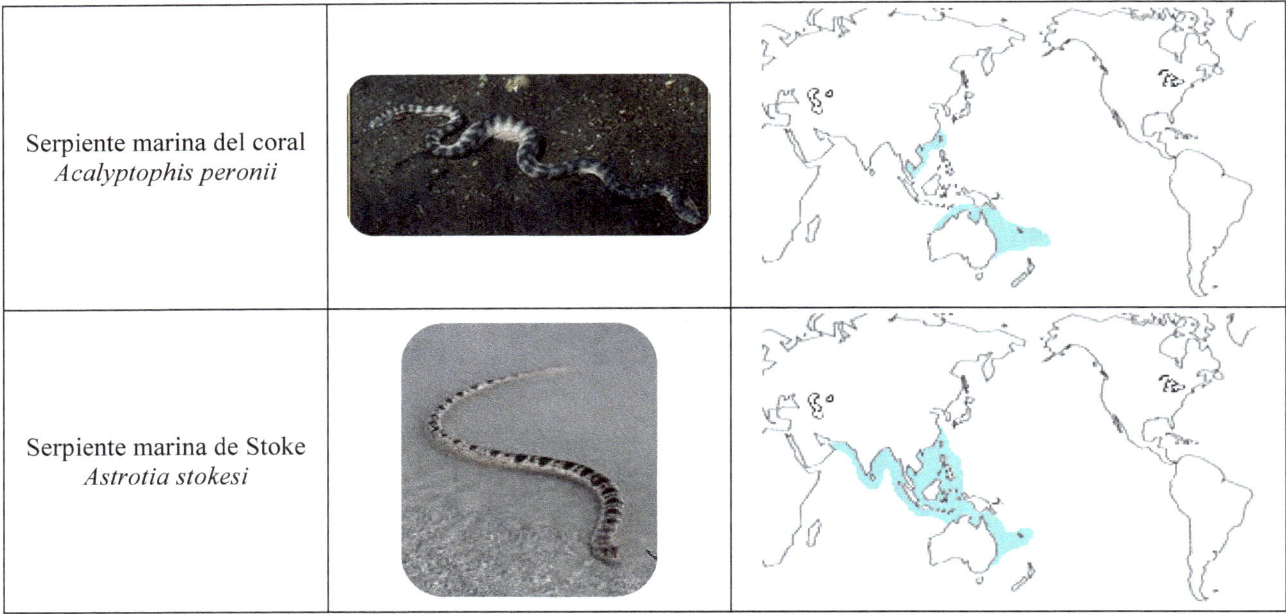

Serpiente marina del coral *Acalyptophis peronii*		
Serpiente marina de Stoke *Astrotia stokesi*		

Sintomatología. →Accidente hidrofídico.

Tratamiento. Tras la mordedura de una serpiente marina se debe aplicar un →vendaje de inmovilización linfática, útil si se aplica de inmediato (en los primeros 5-10' post-mordedura) y debe asegurarse la inmovilidad de la extremidad hasta que el paciente llegue a un centro sanitario. Si el paciente presenta aplicado un torniquete, éste no debería quitarse hasta que se tengan medidas de apoyo disponibles (equipo de reanimación cardiorrespiratoria, acceso intravenoso) a causa del deterioro potencial que se produce tras liberar la extremidad del torniquete. El cuadro clínico (→Accidente hidrofídico) es muy parecido al accidente elapídico. Tanto la incisión como el intento de extracción del veneno en el lugar de la mordedura son ineficaces y no se recomiendan por el riesgo de provocar infecciones secundarias.

La depresión respiratoria y la aspiración son las complicaciones que amenazan de forma inmediata a los pacientes sintomáticos. Así, en el tratamiento (→Tratamiento, Accidente hidrofídico), a nivel hospitalario, se realizará monitorización con ECG para control de la hiperpotasemia y de la función respiratoria, y además se encaminará a mantener una correcta hidratación para controlar la función renal. La depresión respiratoria y la aspiración son las complicaciones que amenazan de forma inmediata a los pacientes sintomáticos. La monitorización ECG debe vigilar las alteraciones producidas por la hiperpotasemia (ondas T picudas, complejo QRS ensanchado y arritmias ventriculares), así como un control sobre la posible insuficiencia respiratoria inminente (presencia de cianosis, aumento de letargo, desorientación, hipoxemia e hipercapnia) y oximetría de pulso. Las medidas de apoyo incluyen la intubación endotraqueal y la ventilación mecánica.

Los pacientes envenenados deben estar bien hidratados para reducir el riesgo de que la mioglobina produzca daño renal: hay una evidencia limitada de que la alcalinización de la orina (pH> 6,5) incrementa el aclaramiento de esta mioglobina. El paciente debe ser controlado de su hiperpotasemia y de los parámetros de función renal al menos una vez al díal. La elevación de la creatinfosfoquinasa >1000 UI/l sugiere la necesidad de mantener una buena diuresis (2-3 ml/Kg peso/hora), en particular si se produce mioglobinuria. La hipocalcemia que aparece durante la rabdomiólisis no suele requerir tratamiento.

La hiperpotasemia es un efecto muy característico en el envenenamiento por serpientes marinas, que pueden alcanzar niveles muy severos con grave riesgo de paro cardíaco, precisando un tratasmiento específico. Para su control pueden utilizarse diferentes recursos capaces de repleccionar el potasio hacia el compartimento intracelular. Se puede dar: a) gluconato cálcico al 10%, una dosis de 5-30 ml por vía ev; b) glucosa (25 g) + 20 UI de insulina rápida, lo que provoca un desplazamiento del K^+ hacia el interior celular; c) β-antagonistas (como el salbutamol o albuterol) por vía inhalatoria (parece inducir un efecto de desplazar el K^+ también a nivel intracelular, pero se neceistan más estudios para evaluar el efecto real de este tipo de tratamiento); d) infusión de bicarbonato (100 ml en infusión al 4'2%) o; e) administración de sulfonato poliestireno de sodio, una resina de intercambio iónico que se administra por vía oral (15g/6h) o por vía rectal (enenma de 30g), aunque su efecto es más lento. Junto a loas medidas farmacológicas en hiperpotasemias severas se debe realizar una hemodiálisis o diálisis peritoneal.

Si el paciente presenta signos de de parálisis neurotóxica (ptosis palpebral, disfagia) se puede realizar el test de edrofonio: se inyecta un vial de este inhibidor de la acetilcolinesterasa y si hay mejoría se pautará neostigmina 1 mg ev en infusión lenta (después 25-100 mg/Kg peso/h) + atropina 0'6 mg ev (a repetir a las 4h).

El antídoto específico (CSL Sea Snake Antivenom®) se utiliza para la neutralización del envenenamiento sistémico de todas las especies de serpientes marinas. Se fabrica a partir de IgG de suero equino. Cada ampolla contiene unos 15-35 ml, con 1000 unidades de capacidad neutralizante (→Antídotos, Ofidios de Oceanía) frente al veneno de la serpiente marina de pico (*Enhydria schistosa*) así como también de la especie terrestre serpiente tigre del este (*Notechis scutatus*). Este suero antiofídico se ha demostrado también ser eficaz, en diversos grados, en la neutralización de una gran variedad de venenos de serpientes marinas, incluyendo a: la serpiente marina de pico (*Aipysurus laevis*), la serpiente marina de Stoke (*Astrotia stokesii*), la serpiente marina de cabeza grande (*Disteira major*), la serpiente marina de bandas azules (*Hydrophis cyanocinctus*), la serpiente de mar elegante (*Hydrophis elegans*), la serpiente de mar de Bengala (*Hydrophis nigrocinctus*), la serpiente marina amarilla con bandas (*Hydrophis spiralis*), la serpiente marina de collar (*Hydrophis stricticollis*), la serpiente de mar rugosa (*Lapemis hardwickii*), el krait marino de bandas negras o erabu de Okinawa (*Laticauda semifasciata*) y la serpiente de cuello delgado (*Microcephalophis gracilis*).

La dosis inicial es de 1 a 3 viales, dependiendo de la severidad y la rapidez de inicio de los síntomas de envenenamiento. Debe administrarse por vía intravenosa, a través de un sistema de goteo, diluido al 1:10 en adultos (1:5 en niños pequeños) en una solución isotónica cristaloide (solución salina, de Hartman o dextrosa). En general, cada ampolla debe ser administrada en 15-30 minutos. Si este antídoto no está disponible puede utilizarse como alternativa el antídoto específico frente a los elápidos australianos con veneno de inmunotipo Tigre (CSL Tiger Snake Antivenom®). Como se trata de antídotos paraespecíficos, hay que saber que 1 vial del antídoto específico frente al veneno de las serpientes marinas equivale a 2-4 viales de suero específico anti-inmunotipo Tigre. Si ninguno de los dos anteriores está disponible puede usarse el antídoto polivalente CSL Polyvalent Antivenom® (→Antídotos, Ofidios de Oceanía). Si no se dispone de ningún suero antiofídico específico se realizará diálisis del paciente de forma inmediata ya que las neurotoxinas de las serpientes marinas tienen un bajo peso molecular que permite ser dializada, además que la diálisis permite ser de ayuda en las hiperpotasemias severas.

MAMIFEROS

(Vampiro, almiquí...)

Son una clase de vertebrados amniotas homeotermos. De las 5416 especies conocidas, la mayoría son vivíparos (con la excepción de los Monotremas: ornitorrinco y equidnas). Se trata de un taxón monofilético, es decir, todos descienden de un antepasado común que se remonta al Triásico. Además comparten toda una serie de novedades evolutivas exclusivas (sinapomorfias) que no aparecen en otros taxones animales. Estas sinapomorfias son las siguientes: a) la mandíbula está formada por un único hueso, b) la articulación de la mandíbula en el cráneo se efectúa entre el hueso mandibular o dentario y el temporal o escamosal siempre; c) presencia de tres huesos en el oído medio (martillo, yunque y estribo) a excepción de los Monotremas que presentan un oído reptiliano; d) presencia de pelo, donde todas las especies lo tienen en mayor o menor medida (aunque sea en estado embrionario); e) presencia de glándulas sebáceas modificadas como glándulas mamarias, capaces de segregar leche para amamantar a sus crías. La ciencia que estudia a los mamíferos se denomina Mastozoología o Teriología.

Durante el final del Cretácico los mamíferos se diversificaron y alcanzaron su papel dominante. El hecho de poder aprovechar los recursos sin tener que competir con animales de mayor envergadura (los dinosaurios desaparecieron durante el Cretácico) favoreció su adaptación incluso a regiones inhóspitas de clima frío y a los hábitos nocturnos y de escasa iluminación. Su capacidad homeotérmica y el pelo, que impide pérdidas de calor, favorecieron la ocupación de nichos ecológicos hasta entonces libres de animales superiores.

Los cambios evolutivos que favorecieron el dominio de este grupo sobre la tierra han involucrado a todas y cada una de sus estructuras orgánicas. El cráneo ha perdido masa, simplificando estructuras, pero amnteniendo resistencia a la vez que permite el desarrollo muscular. Las extremidades dejan de articularse en el tronco para hacerlo por debajo lo que aumenta la movilidad del animal y disminuye el gasto energético. La gestación interna de las crías y el proporcionarles a éstas los alimentos para la primera etapa sin tener que buscarlos (leche) permitió mayor libertad de movimiento a las hembras, y con ello un avance en su capacidad de supervivencia tanto individual como de la especie.

Se trata de un taxón típicamente constituido por especies depredadoras. Los mecanismos defensivos en su mayoría se basan en un fuerte desarrollo muscular. Sólo de forma excepcional existen unas pocas especies capaces de gnerar toxinas que pueden afectar al hombre. Todos los mamíferos venenosos pertenecen a taxones primitivos, lo que no quiere decir que el veneno fuera una característica ancestral de los mamíferos primitivos, sino que este puede haber sido adquirido en una etapa más avanzada de su evolución. Como glándula venenosa acumuladora de veneno sólo existe en el ornitorrinco; la presencia de toxinas en el contenido de la saliva, para favorecer la captura de presas, se da en la musaraña de cola corta de Norteamérica y en el solenodonte; y la presencia de toxinas anticoagulantes en la saliva para favorecer la alimentación se da en algunas especies de Quirópteros.

QUIROPTEROS

Los quirópteros (murciélagos) son un orden de mamíferos placentarios cuyas extremidades superiores se desarrollaron como alas. Con aproximadamente 1100 especies, representan aproximadamente un 20% de todas las especies de mamíferos lo que los convierte en el segundo orden más numeroso de esta clase (tras los roedores). Se encuentran por todo el mundo, excepto las regiones polares, las islas particularmente aisladas o el centro de los desiertos más extensos. Junto con las aves y los ya extintos pterosaurios, los murciélagos son uno de los tres únicos grupos de animales vertebrados capaces de volar. Para conseguirlo, han desarrollado una serie de caracteres destinados a permitir el vuelo. Excepto el pulgar, todos los dedos de las manos están particularmente alargados y sostienen una fina membrana de piel, flexible y elástica, que garantiza la sustentación. Esta membrana está formada por dos capas de piel que recubren una capa central de tejidos inervados, vasos sanguíneos y fibras musculares.

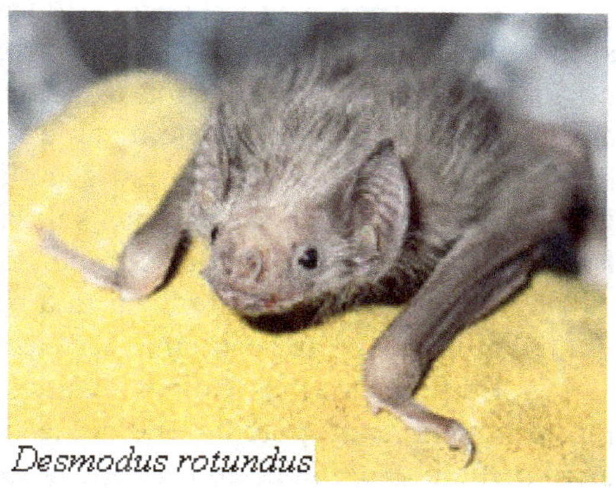
Desmodus rotundus

Vampiro común (*Desmodus rotundus*). Se trata de un murciélago hematófago, mide entre 5'5-9'5 cm de longitud con un peso aproximado entre 20-50 g, y carece de cola. Su habitat va desde México hasta el cono sur de Sudamérica. Se trata de animales de hábitos vespertinos o nocturnos que pasan el día escondidos en troncos huecos o cuevas; y durante la actividad nocturna tienen sitios específicos donde hacen la digestión (debajo de puentes, túnels o árboles). Para procurarse el alimento suelen abarcar un área comprendida entre 8-20 Km alrededor de su lugar de descanso habitual. Son animales gregarios formando colonias de hasta 5000 individuos. Existen otras dos especies de vampiros hematófagos en las regiones tropicales de América: el vampiro de patas velludas (*Diphylla ecaudata*) que suele atacar a aves de corral, y el vampiro de alas blancas (*Diaemus youngi*) que puede atacar gallinas, cerdos y cabras.

El vampiro común se alimenta de sangre de mamíferos de gran tamaño y rara vez ataca al hombre. Su dentadura comprende 24 piezas con dos incisivos grandes que le sirven para abrir superficialmente la piel de su fuente de alimento. Su lengua con unas características morfológicas específicas favorece el sangrado de la víctima. A escala microscópica se observa que las papilas de la región anterior de la lengua están dispuestas para desarrollar un efecto lacerante, con un alto grado de queratinización en la cara anterior y con sus bordes dirigidos hacia atrás, de tal manera que rompen los tejidos de la presa haciendo que el sangraso sea permanente; además la concavidad observada en estas papilas funciona a modo de pala para arrastar el tejido desprendido y su posterior deglución. Las papilas del tercio posterior, sin grado alguno de queratinización, aparentemente participan en la sujeción y conducción de sangre y

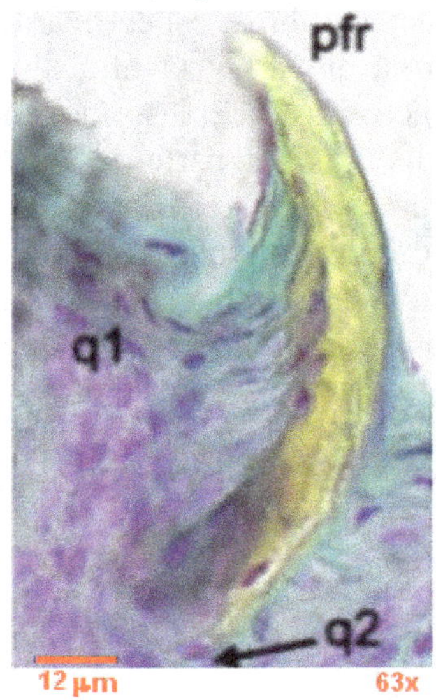

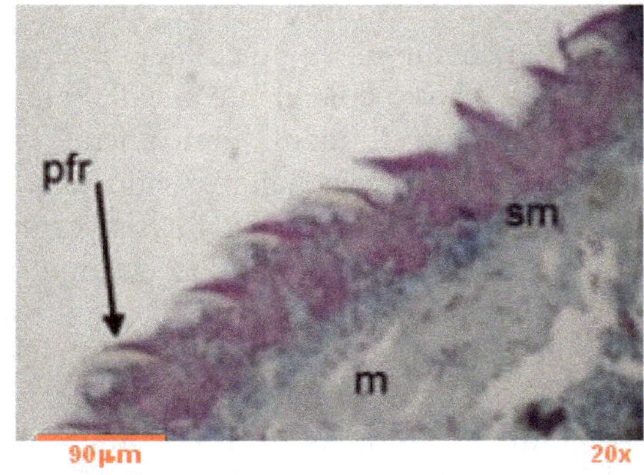

Sección anterior de la lengua de vampiro:
m) mucosa
sm) submucosa
pfr) papila queratinizada
q1 y q2) procesos de queratinización

tejidos para su posterior ingesta, formando un canal sobre la superficie lingual. La musculatura de la lengua está muy desarrollada en todas direcciones, lo que la convierte en un órgano muy móvil, con participación activa en la ingesta. Además el animal utiliza la lengua muscularmente potente para realizar presión sobre las heridas producidas por los incisivos para mantener de forma constante el flujo de sangre por presión, y evitando mecánicamente la coagulación de la misma.

A esta función mecánica de la lengua se suma la presencia de diferentes toxinas anticoagulantes en la saliva. Las sustancias anticoagulantes resultan ser características de cada género y sólo eficaces frente a determinadas especies. Concretamente los anticoagulantes de *Desmodus* son activos frente a sangre humana, vacuna o equina, peor no lo es frente a sangre ovina o canina. Los géneros Diphylla y Diaemus no poseen anticoagulantes activos frente a sangre humana, de ahí que no muerdan al ser humano habitualmente, y sólo cuando escasean las especies típicas de su dieta. Dichas toxinas se fabricarían tanto en las glándulas salivares como en las glándulas linguales existentes. Estas glándulas linguales difieren del resto de vertebrados, ya que poseen células ricas en ribosomas capaces de realizar una secreción mucosa constituida por un complejo de glicoconjugados: mucoproteinas y mucopolisacáridos ácidos carboxilados y fosfatados.

Entre las toxinas anticoagulantes cabe destacar la desmoteplasa, un activador del plasminógeno muy potente que actua lisando rápidamente los coágulos que se forman en el orificio de entrada producidos por los incisivos en la piel de la víctima. Se conocen 4 isoformas de este activador conocidos con las siglas DSPA (Desmodus salivary plasminogen activator): DSPAα_1, DSPAα_2, DSPAβ y DSPAγ. La actividad catalítica de la desmoteplasa (DSPAα_1) requiere un cofactor, el fibrinógeno o fibrina. La desmoteplasa α_1 resulta ser la isoforma con mayor poder anticoagulante. Su secuencia, de 477 aa, comparte una homología del 85% con el anticoagulante recombinante alteplasa (rt-PA) también conocido como activador de plasminógeno recombinante, sin embargo la desmoteplasa es 105.000 veces más activo en presencia de fibrina que en su ausencia, mientras que el factor correspondiente para el rt-PA es de sólo 550 veces. Como efectos fisiológicos cabe destacar que no activa al plsminógeno circulante, no produce degradación de los factores VIII y V ni se produce consumo de fibrinógeno. Posee una vida media de 2,8 h.

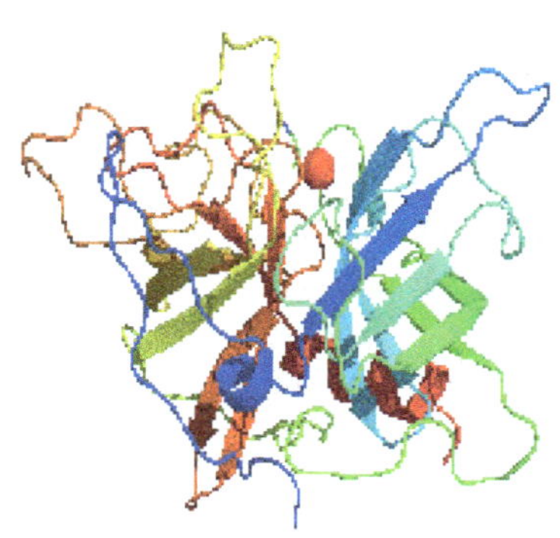

Desmoteplasa

Otro anticoagulante aislado de la saliva es la denominada draculina, una glicoproteína con dos isóformas cada una de las cuales inbibe específicamente la activación de un factor de la coagulación: una isoforma al IXa y la otra al Xa. La desmoplasmina A es otro coagulante aislado y también activador del plasminógeno.

Sintomatología. Epidemiológicamente las mordeduras por parte de quirópteros hematófagos se producen en lugares endémicos de estas especies (Sudamérica) sobre todo durante las estaciones secas. La mayoría de víctimas son niños <15 años sin predilección por ningún sexo, aunque en algunos estudios muestran cierta incidencia mayor en el sexo masculino debido al desarrollo de labores en la selva donde los trabajadores descansan en campamentos mal protegidos. La deforestación y otros cambios en las zonas de hábitat de estas especies, así como cambios en la producción ganadera (habituales víctimas de los vampiros) favorecen el aumento de los ataques sobre el ser humano. Sin embargo la presencia de animales de granja o aves de corral en las cercanías de las viviendas no influye sobre la frecuencia de los ataques al ser humano.

Las mordeduras de vampiro se producen sobre todo durante el descanso nocturno. Se trata de un par de heridas puntiformes localizadas sobre todo en el 1° dedo de los pies (92% de los casos) y después, con menor frecuencia, en el lóbulo del pabellón auricular. Suele ser indolora con sangrado continuo que puede perdurar unas 3-4 horas. La sangre consumida suele ser alrededor de unos 25 ml por cada toma, que suele durar una media hora.

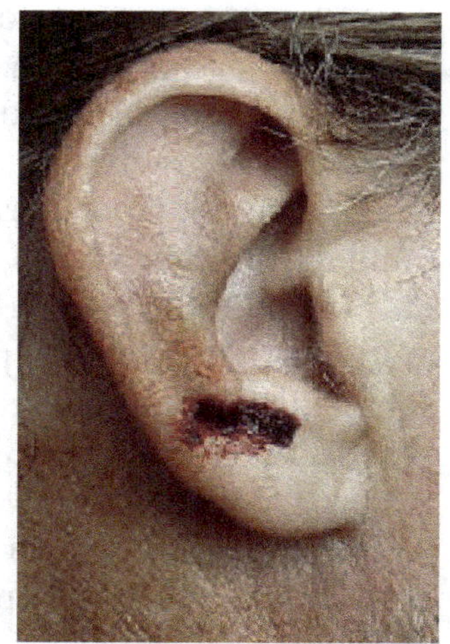
Mordedura de vampiro

Tratamiento. En cuanto al tratamiento se realizará una correcta desinfección de las heridas puntiformes (lavado profuso con agua jabonosa y cura yodada) y se hará compresión discontinua para evitar el sangrado que suele autolimitarse en unas 3-4 horas. Debido a que los pacientes suelen encontrarse con las heridas al despertar, si se sospecha que han pasado más de 6h se realizará antibioterapia con amoxicilina + ácido clavulánico a dosis de 875/125 mg/8h vo, o bien, se puede utilizar como antibiótico alternativo, en casos de alergia, la doxiciclina a dosis de 100 mg/12h vo. Además se trata de un grupo de mamíferos que actúa como un gran reservorio para los lyssavirus, al igual que los murciélagos, y por ello ante cualquier lesión producida por estas especies se realizará profilaxis frente a la rabia (→Rabia).

La mayoría de especies dejan huellas químicas en sus víctimas lo que hace que una misma víctima sufra ataques repetidos en noches sucesivas. Para evitar el primer ataque y sucesivos el único mecanismo preventivo que se ha visto eficaz para el ser humano es el uso de mosquiteras. En el ganado se suelen utilizar sustancias vampiricidas que se aplican tópicamente alrededor de la herida cuando se ha producido el primer ataque, y que en su composición incluyen estricnina o arsénico, por lo que no deben utilizarse en el hombre.

INSECTIVOROS

Los Insectívoros son un antiguo orden de mamíferos placentarios, hoy en desuso. Entre los insectívoros se clasificaban diversos placentarios primitivos que no podían colocarse en otros órdenes. Este orden era, pues, más una conveniencia que un grupo natural. Los caracteres que definían el grupo son claramente plesiomórficos, es decir, rasgos primitivos comunes al tronco ancestral de los mamíferos: su pequeño tamaño, pies plantígrados, con cinco dedos provistos de uñas, pulgar no oponible, hocico prolongado, dentición completa, hábitos nocturnos, alimentación basada en la captura de insectos y de otros pequeños invertebrados.

Musaraña de cola corta del norte (*Blarina brevicauda*). Es un mamífero insectívoro que puede tener un tamaño que oscila entre los 118-139 mm de longitrud con un peso de 18-30 g. Nativa de América del Norte es aproximadamente del tamaño de un ratón casero. Esta musaraña de cola corta es insaciable y come casi constantemente debido a una tasa metabólica muy alta. Las musarañas de cola corta del norte tienen en su saliva unas toxinas venenosas: la blarinatoxina, la soricidina. Esto les permite paralizar y captura presas de mayor tamaño que ella, como los roedores y las ranas, así como paralizar invertebrados como los caracoles y almacenarlos vivos para comérselos después. Las musarañas tienen una visión muy limitada y

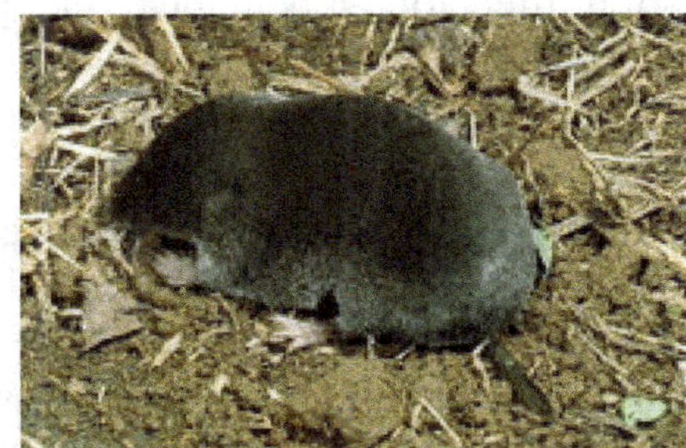
Blarina brevicauda

dependen de un tipo de ecolocación, una serie de chasquidos ultrasónicos, para encontrar su camino en los túneles y madrigueras que excavan. Anidan bajo tierra, recubriendo sus nidos con vegetación y en ocasiones con pelo. No hibernan. Su día lo organizan alrededor de periodos muy activos que duran cerca de cuatro minutos y medio, seguidos por periodos de reposo que pueden duran, en promedio, veinticuatro minutos. Las densidades de la población pueden fluctuar considerablemente de un año a otro e incluso pueden disminuir, requiriendo varios años para recuperarse. La mortalidad en invierno puede llegar al 90% en algunas áreas. Poseen unas glándulas submaxilares y sublinguales donde se produce el veneno, del cual puede almacenar en sus glándulas unos 160 μg.

La blarinatoxina es una proteasa semejante a la calicreína, enzima capaz de dividir cininas, como la bradiquinina, a partir de las proteínas precursoras conocidas como cininógenos. Es una molécula compuesta por 253 aa con una secuencia catalítica tripeptídica que la identifica con las serinproteasas, con un peso molecular de 28 kDa. La DL_{50} por vía ip es de 1 mg. La bradiquinina produce una vasodilatación, contracción del músculo liso, aumento de la permeabilidad vascular y dolor. En ratones, la blarinotoxina causa respiración rápida e irregular, hipotensión, parálisis de las extremidades posteriores y convulsiones. La muerte ocurre generalmente 3-5 horas después de la exposición. La dificultad respiratoria e hipotensión por lo menos en parte es el resultado de la vasodilatación sistémica y la constricción bronquial mediada por la bradiquinina, que es liberada por la toxina. El mecanismo real por el cual el veneno causa la muerte es aún desconocido.

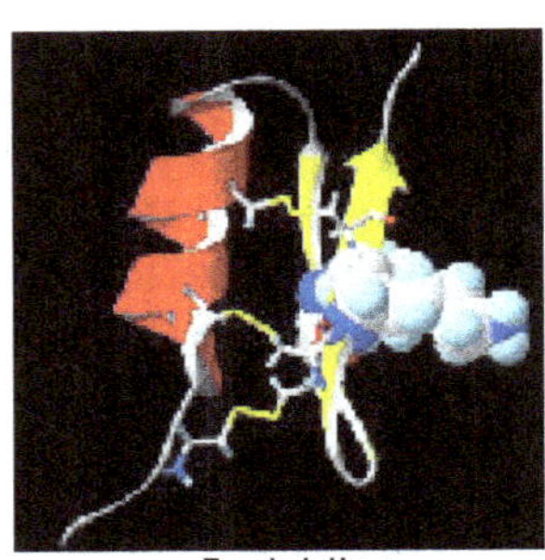
Soricidina

Sintomatología. Dado que los humanos son mucho más grandes que los roedores y las ranas, si son mordidos por esta musaraña, la cantidad de veneno es insuficiente para producir una reacción sistémica, de manera que sólo se produce una inflamación local: sensación de ardor, parestesias leves, enrojecimiento e hinchazón en el lugar de la mordedura, probablemente debido a que la blarinatoxina media la liberación de bradiquinina a nivel local. Dicha inflamación y dolor suele perdurar durante unos días. La otra sustancia diferenciada en la saliva de las musarañas es la soricidina, un pequeño neuropéptido que produce paralisis muscular local al producir bloqueo de los canales de Ca^{2+}.

Tratamiento. La blaritoxina pierde su toxicidad rápidamente a pH>7 y a temperatura ambiente. Por tanto el tratamiento es puramente sintomático. Hielo local para evitar la inflamación local y en caso de mordedura en niños se puede paliar la sensación de quemazón con un antihistamínico tópico. Como en toda mordedura se hará aseptización de la zona cutánea, se comprobará que el paciente esté al corriente de la vacunación antitetánica y se controlará la herida en las siguientes 72h para valorar sobreinfección subcutánea que puede favorecerse por tratarse de lesiones cutáneas puntiformes.

Almiquí (*Solenodon* spp). Es un mamífero placentario del orden de los Insectívoros. También conocido como solenodonte o agouta. Hay dos especies conocidas, una de ellas es endémica de la isla Hispaniola, que comprende Haití y República Dominicana, se trata de *Solenodon paradoxus*; y la otra especie es endémica de Cuba (*Solenodon cubanus*). Este animal fue descubierto en 1861 por el naturalista alemán Wilhelm Peters. Es un animal de unos 30 cm de longitud con una cola larga (15-20 cm), de color castaño rojizo con variaciones hasta el castaño pardo. Su cabeza se caracteriza por por un largo hocico cartilaginoso a modo de pequeña trompa, con patas

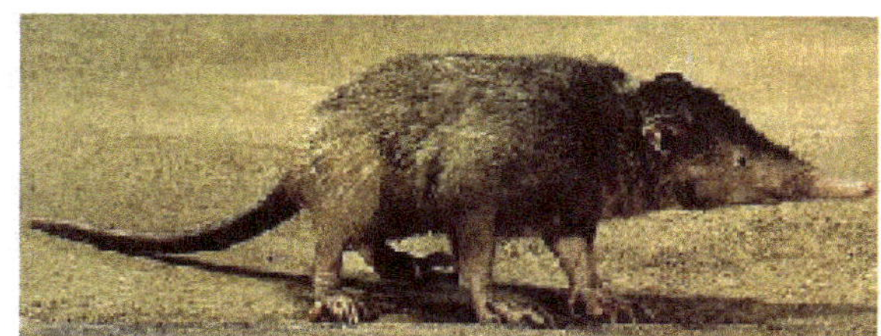
Solenodon spp

y cola carentes de pelo. Posee hábitos nocturmos y se refugia en madrigueras excavadas en la tierra. La hembra tras una gestación de 12 meses pare 1-2 crías.

Su veneno es semejante a la blarinatoxina (→ musaraña de cola corta del norte). El veneno se produce en unas glándulas salivares modificadas cuyos conductos secretores acaban en unos surcos del segundo incisivo del hueso mandíbular. No son inmunes a su veneno, aunque el medio ácido del tubo digestivo desnaturaliza la toxina.

Otros insectívoros con saliva tóxica comprobada son el musgaño patiblanco (*Neomys fodiens*) y el musgaño de cabrera (*Neomys anomalus*). De algunas otras especies se supone que también tienen saliva tóxica pero sin estudios histológicos que lo avalen, como son la musaraña canaria (*Crocidura canariensis*), la musaraña acuática americana (*Sorex palustris*) y el topo europeo (*Talpa europea*).

MONOTREMAS

Los monotremas, también llamados ornitodelfos y amastes, son un orden único de mamíferos de la subclase de los prototerios. Unicos mamíferos actuales que ponen huevos en lugar de dar a luz crías vivas. Sin labios, con un pico córneo y dientes sólo en los jóvenes, carentes de orejas, semejantes por ciertos rasgos a las aves, pues el coracoides es independiente del omóplato, tienen cloaca y ponen huevos telolecitos. Sin embargo, pertenecen claramente a la clase de los mamíferos, ya que poseen pelo, glándulas sebáceas y temperatura superior al medio. Las glándulas no se disponen en mamas como en el resto de los mamíferos, sino que desembocan en dos campos mamarios situados a ambos lados del abdomen, en la base de los pelos Las crías, por carecer la madre de pezones, se alimentan de la leche procedente de las glándulas mamarias que escurre por los pelos abdominales. Son homeotermos, pero con ciertas limitaciones, oscilando su temperatura entre 28-32ºC y presentando ligeras variaciones durante el día en función de la temperatura ambiental.

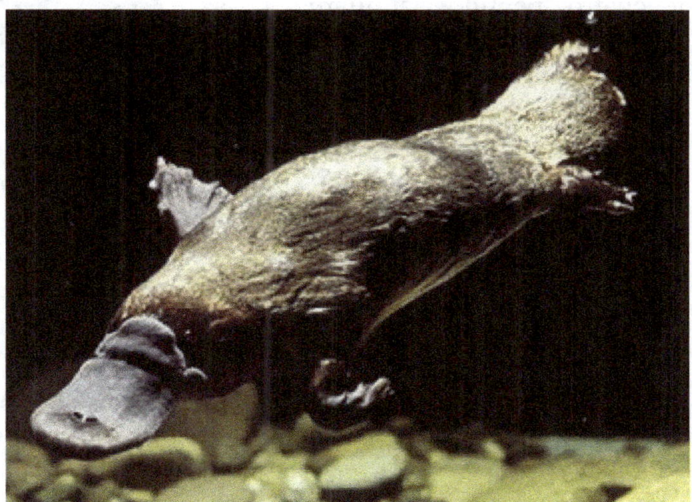
Ornithorhynchus anatinus

Son exclusivos de la fauna australiana, Son animales solitarios cuyos adultos sólo mantienen contacto en la época de celo. Mayoritariamente crepusculares o nocturnos, no descartan abandonar sus madrigueras durante las horas de luz solar, especialmente aquellos individuos que habitan zonas más septentrionales en las que las noches de invierno pueden ser demasiado frías.

Ornitorrinco (*Ornithorhynchus anatinus*). Mamífero semiacuático endémico del este de Australia y de la isla de Tasmania. La extraña apariencia de este mamífero ponedor de huevos, venenoso, con hocico en forma de pico de pato, cola de castor y patas de nutria desconcertó a los naturalistas europeos cuando se lo encontraron por primera vez, llegando incluso a ser considerado por algunos como una elaborada falsificación. El peso varía considerablemente, entre 700 y 2.400 g, y los machos son más grandes que las hembras: los machos miden, en promedio, unos 50 cm mientras que las hembras miden algo menos: unos 43 cm. Hay diferencias significativas en el tamaño medio de una región a otra. Estas diferencias no parecen seguir ninguna regla climática concreta y podría deberse a otros factores ambientales como los predadores o la presencia de humanos. Es uno de los pocos mamíferos venenosos; los machos tienen un espolón en las patas posteriores que libera un veneno capaz de producir un dolor intenso a los humanos.

El veneno se produce en las glándulas crurales del macho, unas glándulas alveolares en forma de riñón conectadas al espolón calcáneo de ambas patas posteriores a través de un conducto con paredes delgadas. El veneno parece tener una función diferente a la del producido por especies no mamíferas; sus efectos no suelen ser letales, pero son lo bastante potentes como para debilitar seriamente a la víctima. Puesto que sólo los machos producen veneno y la producción aumenta durante la época de apareamiento (entre julio y agosto en áreas cálidas y en octubre en las áreas frías del sur del país), se teoriza que es utilizado como arma ofensiva para hacer valer su dominio durante este período. Tanto los machos como las hembras nacen con espolones en el tobillo, pero sólo los del macho son funcionantes liberando veneno.

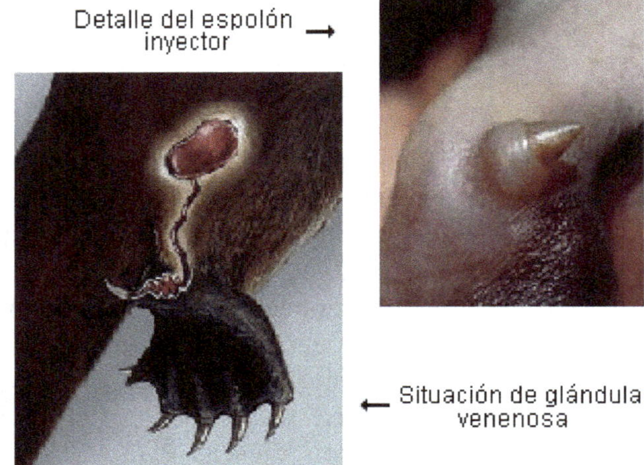

Lo que se sabe es que el veneno del ornitorrinco contiene por lo menos 19 péptidos diferentes y componentes proteicos, entre ellos dos péptidos natriuréticos de tipo C (denominados OvCNPa y OvCNPb) y cuatro péptidos similares a las defensinas (DLP). Los péptidos natriuréticos de tipo C son producidos por las células endoteliales (en la capa más interna de los vasos sanguíneos) en los mamíferos y se han encontrado en el cerebro, intestino y riñón. Su función principal es la de regular el flujo sanguíneo provocando vasodilatación, y además causa la degranulación de los mastocitos al liberarse la histamina de éstos, favoreciendo un importante desarrollo de la inflamación. Esto explicaría la hipersensibilidad y el cuadro doloroso. Las defensinas son péptidos pequeños, que se encuentran en una amplia variedad de invertebrados y vertebrados, cuya función es bactericida, fungicida y antivírica. Curiosamente, las DLP en el veneno del ornitorrinco no poseen actividad antimicrobiana, lo que sugiere que puedan tener, en su lugar, un papel en la mediación de los efectos tóxicos del veneno en su lugar.

Además, el veneno del ornitorrinco es capaz de causar la formación de canales iónicos dependientes de voltaje en las membranas celulares artificiales. Se ha sugerido que estos canales, mediante la alteración de los potenciales de membrana y/o el movimiento de iones de calcio a través de las membranas celulares, son capaces de modular las vías de transducción de señales en las células de modo que afecte negativamente a sus funciones.

Sintomatología. A pesar de que el veneno es lo suficientemente potente como para matar animales pequeños, o incluso perros, no es letal para los humanos. Tras una "picadura", el animal es difícil de desnganchar de la víctima, y aparece un dolor muy severo, inmediato y muy incapacitante junto a tumefacción y edema alrededor de la herida que se extiende gradualmente por el miembro afectado. A este dolor se añade una hiperalgesia a cualquier movimiento del miembro afecto, incluso con la tos o la aplicación de primeros auxilios (agua caliente o packs de hielo); y esta hiperalgesia suele prolongarse durante varias semanas. La extermidad afecta muestra mayor palidez que la contralateral pero sin signos de isquemia. La tumefacción puede genérar en los dedos gran limitación funcional por fibrosis de larga duración.

A las 6 h del envenenamiento pueden aparecer los primeros síntomas sistémicos con diminución de la saturación de O_2, presencia de náuseas y vómitos y febrícula sin signos de infección. En la analítica no existen alteraciónes del hemograma, ni de las enzimas hepáticas o cardíacas, seroalbúmina y proteínas totales; únicamente se constata presencia de VSG elevada. Antes de las 24 h iniciales el dolor se extiende no sólo a la extremidad afecta sino a todo el cuerpo incluso a nivel torácico, globalizándose, y siendo descrito como el dolor producido por una contusión profunda. No hay HTA ni tampoco alteraciones en ECG. Puede aparecer disfagia con enrojecimiento de la mucosa faríngea sin presencia de edema. A las 24 h aparece dolor y calambres musculares. A la semana del envenenamiento se aprecia una atrofia de las masas musculares de la extremidad afecta, siendo la gammagrafía ósea negativa a la hora de determinar la presencia de SDRC-II.

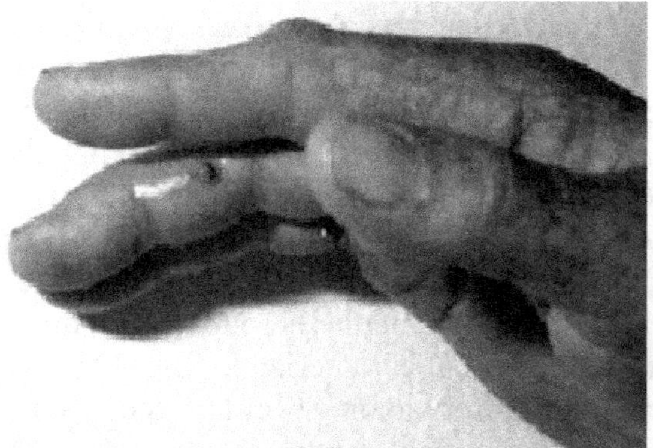
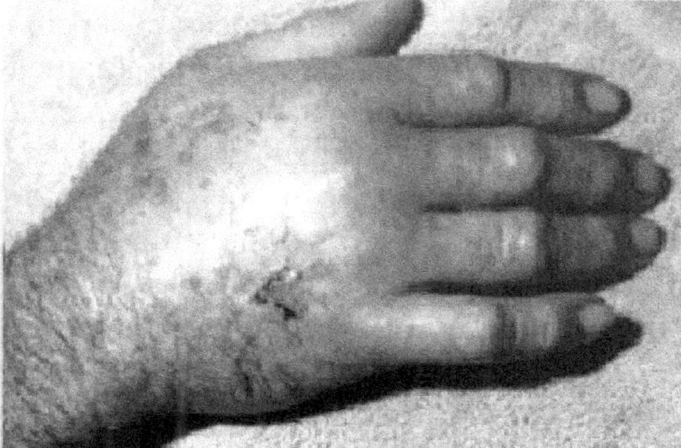

Lesiones por ornitorrinco en dedo y dorso de la mano (con edematización)

Tratamiento. No se debe aplicar ningún tipo de vendaje de compresión ya que el dolor intenso e hiperalgesia empeoran, ni tampoco son eficaces la aplicación de hielo o calor local. Para su traslado se realizará una inmovilización con la extremidad afecta en alto ya que evita la congestión venosa que genere un mayor aumento del dolor. El tratamiento inicial de urgencias frente al dolor se realizará con la administración iv de morfina a dosis de 7'5 mg que se repetirá cada 15' hasta 3 dosis y después iniciar terpaia continuada con morfina a razón de 1'5 mg/hora lo que disminuye el dolor a un nivel tolerable. Es preciso después, para eliminar el dolor, un bloqueo locorregional a base de 20 ml de bupivacaína al 0'5% que puede retierse a las 18-24h siguientes si el dolor reaparece.

La disminución de la saturación de O_2 se tratará con administración de oxígeno por gafas nasales a razón de 2 l/min. Para evitar las náuseas y vómitos se debe administrar 10 mg de metoclopramida por via ev. A las 24 h para la remisión de los calambres musculares se añade sulfato de quinina 300 mg/12h por vía oral, y para el dolor muscular se añade ibuprofeno 400 mg//8h o dexketoprofeno 200 mg/4h sin suspender el tratamiento ev de morfina. Una vez que se produce la mejoría clínica de menor tumefacción en la extremidad e inicio de la remisión del dolor global (aproximadamente al cabo de una semana) puede sustituirse el tratamiento iv de morfina por una pauta de prednisona a 12'5 mg/12h/dia durante un mes para solventar el dolor y la alodinia así como las fibrosis capsulares. La remisión total del dolor y de las limitaciones funcionales se alcanza a los 6-8 meses de la agresión por el animal.

PRIMATES

Se trata de un orden de Mamíferos placentarios euterios. El nombre de "Primates" fue usado por primera vez por Linneo en 1758 en su ordenación taxonómica de los animales; significa "primeros" en latín. Linneo incluyó en su orden Primates a los humanos, monos antropomorfos, monos del Viejo Mundo y monos del Nuevo Mundo, distinguiéndolos del resto de mamíferos, a los que llamó "Secundates" (segundos) y de todos los demás animales, los "Tertiates" (terceros). Con ello, Linneo quiso evidenciar que los monos son los animales más semejantes a los humanos y que, todos juntos, son los organismos "primeros" en la escala zoológica o los más completamente desarrollados del reino animal, en una visión fuertemente antropocéntrica, común en su época.

El grupo de los primates tiene características anatómicas que se encuentran en otros grupos de mamíferos, es decir, no tienen una característica que les sea exclusiva. Sin embargo, poseen ciertos rasgos que en su conjunto permiten identificarlos. Como características de los primates se pueden menciona[r]: manos y pies con cinco dedos (o pentadáctilos), con muy pocas excepciones en las especies vivas; pies plantígrados; pulgar oponible en manos y pies (algunas especies, como el hombre, han perdido la capacidad de oponer el pulgar del pie); dedos de la mano con capacidad de flexión, divergencia y convergencia; huesos de la mano como el escafoides (o navicular), semilunar, piramidal o triquetrum, grande (o central) y pisiforme siempre presentes y discretos: clavículas presentes; dentición poco especializada; uñas planas en lugar de garras (en la gran mayoría de las especies); visión a color y binocular (en diferentes grados); hemisferios cerebrales bien desarrollados y órbitas oculares rodeadas de hueso.

La tendencia evolutiva para los primates se ha caracterizado por conservar ciertas características de su anatomía. Estas son: preservación de cinco dedos en las extremidades; aumento de la motilidad libre de los dedos, especialmente del pulgar; reemplazo de las garras por uñas planas; disminución progresiva de la longitud del hocico; menor dependencia del sentido del olfato y mayor dependencia de la vista; preservación del patrón de cúspide simple en los molares; desarrollo progresivo del cerebro, especialmente de la corteza cerebral; desarrollo progresivo de la verticalidad del tronco; prolongación de los períodos de vida postnatal y desarrollo de los procesos gestacionales relacionados con la nutrición del feto.

No es característico poseer capacidad de producir sustancias toxicas para su defensa o como mecanismo para procurarse alimento. Sin embargo siempre hay una excepción, y en el caso de los Primates se trata del loris perezoso.

Loris perezoso (*Nycticebus coucang*). De hábitos nocturnos y arborícolas. Vive sólo o en pequeños nucleos familiares. Durante el día duerme en las cavidades de árboles o en las rmas de los mismos. Frente a los peligros se queda completamente inmóvil y puede permanecer así durante horas.

Produce unas toxinas, en realidad polipéptidos con efectos inflamatorios, en una glándula braquial ubicada en el centro del codo, que el loris se encargará de llevarlas a la boca. Dichas toxinas son utilizadas por las hembras para untar a los cachorros y así repeler a los depredadores. Los loris perezosos tienen músculos fuertes en las mandíbulas y dientes puntiagudos con bordes cortantes que fácilmente pueden perforar la piel humana. Puesto que son tímidos y fácilmente excitables su mordedura muchas veces es totalmente imprevista inoculando entonces la mezcla de saliva tóxica. Por eso los loris no deben ser adquiridos como animales domésticos, especialmente en las familias con niños.

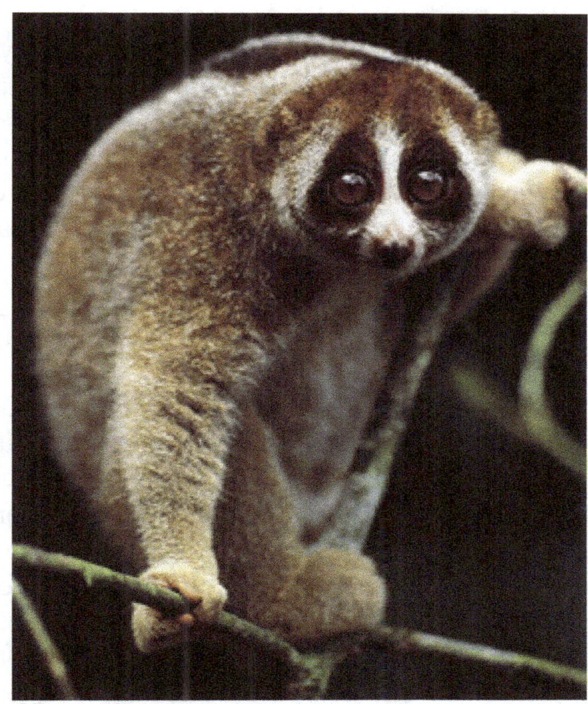
Nycticebus coucang

Sintomatología. Las mordeduras de loris son dolorosas con desgarros de piel, que curan lentamente debido a la flora bacteriana en los dientes y al efecto de la saliva tóxica. Se han descrito casos de shock anafiláctico por las toxinas del loris perezoso. Curiosamente la toxina es una una proteína de aproximadamente 18 kDa compuesto por dos cadenas de 70-90 aminoácidos unidas por uno o más enlaces disulfuro. El N-terminal de estas cadenas presenta el 70% de similitud de secuencias con las dos cadenas de Fel d 1, el principal alergeno del gato doméstico (*Felis catus*). Esta similitud entre la toxina del loris y el alergeno del gato sugiere que exhiben reactividad cruzada inmunogénica, lo que habría favorecido la muerte de algunas personas por shock anafiláctico en países donde es común el loris.

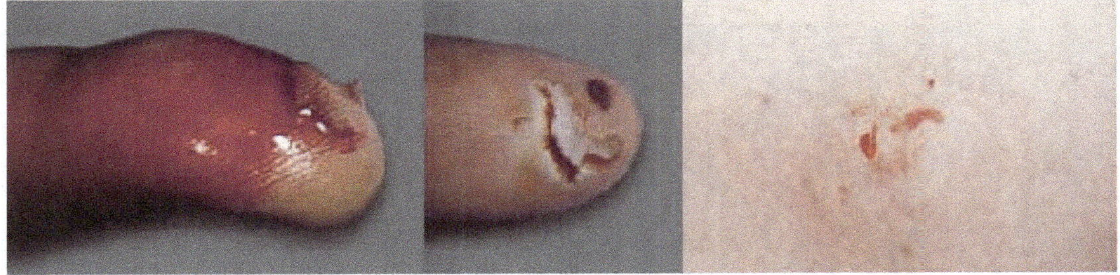
Lesiones por mordedura de loris perezoso

Un riesgo inherente a la mordedura de estos animales es la posible transmisión de la rabia, ya que son reservorios de los lyssavirus. (→Rabia, Parte III Toxinología Ambiental)

CARNIVOROS

Son un orden de los mamíferos placentarios, caracterizados por la forma de sus molares. Toma su nombre de que la mayoría de sus miembros están adaptados al consumo de carne Sus rasgos característicos reflejan un estilo de vida adaptado para la caza: agilidad y velocidad, dientes caninos bien desarrollados para aprehender y matar presas, muelas carniceras para cortar la carne y ojos de visión frontal para calcular bien la distancia.

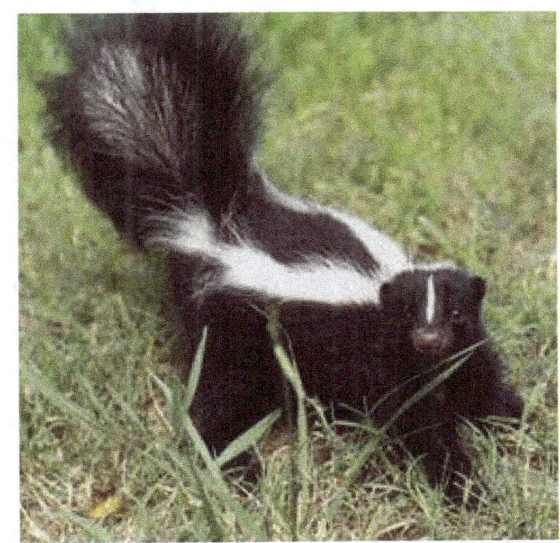
Mephitis mephitis

Mofeta rayada (*Mephitis mephitis*). Pequeño mamífero carnívoro que habita en la zona central de Canadá, en prácticamente todo el territorio de USA y norte de México. Son aproximadamente del tamaño de un gato doméstico: 58-80 cm de longitud incluyendo la cola (ésta mide entre 17-30 cm). Existen diferentes especies de mofetas aunque la más extendida geográficamente es la llamada mofeta rayada. Las mofetas rayadas tienen la piel negra con una raya blanca que comienza en la cabeza y se bifurca en dos rayas hacia los lados del cuerpo hasta la parte psoterior, que se unirán de nuevo cerca de la base de la cola; otra raya va desde el hocico a la frente. La cola es a veces rayada pero en general es una mezcla de pelos blancos y negros.

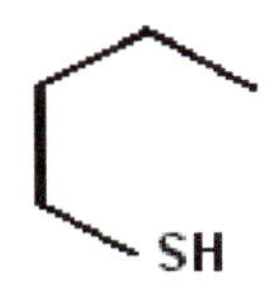

N-butil mercaptano

La mofeta tiene glándulas anales que secretan un líquido maloliente que sirve para marcar su territorio y para defenderse de los enemigos. El líquido defensivo de las mofetas es una molécula sulfurada, a base de N-butil-mercaptano. La DL_{50} de esta sustancia es 399 mg/Kg peso por vía intraperitoneal.

El fuerte olor de esta sustancia puede producir cefalea, náuseas y vómitos. El mayor riesgo corresponde a la afectación ocular ya que produce conjuntivitis importante con lagrimeo y sensación de quemazón a nivel de párpados, que posteriormente puede evolucionar a la formación de pequeñas ampollas en la piel palpebral y descamación posterior. El tratamiento consiste en colocar a la persona afectada en un lugar ventilado para mejorar la cefalea, evitando lugares cerrados, junto con la administración de un analgésico (ibuprofeno 600 mg en dosis única; 400 mg en niños). En la afectación ocular se realizará un lavado profuso con agua fría durante 15' y después se utilizarán colirios antiinflamatorios que contengan derivados corticosteroides (no se aconseja el uso de ungüentos oftálmicos).

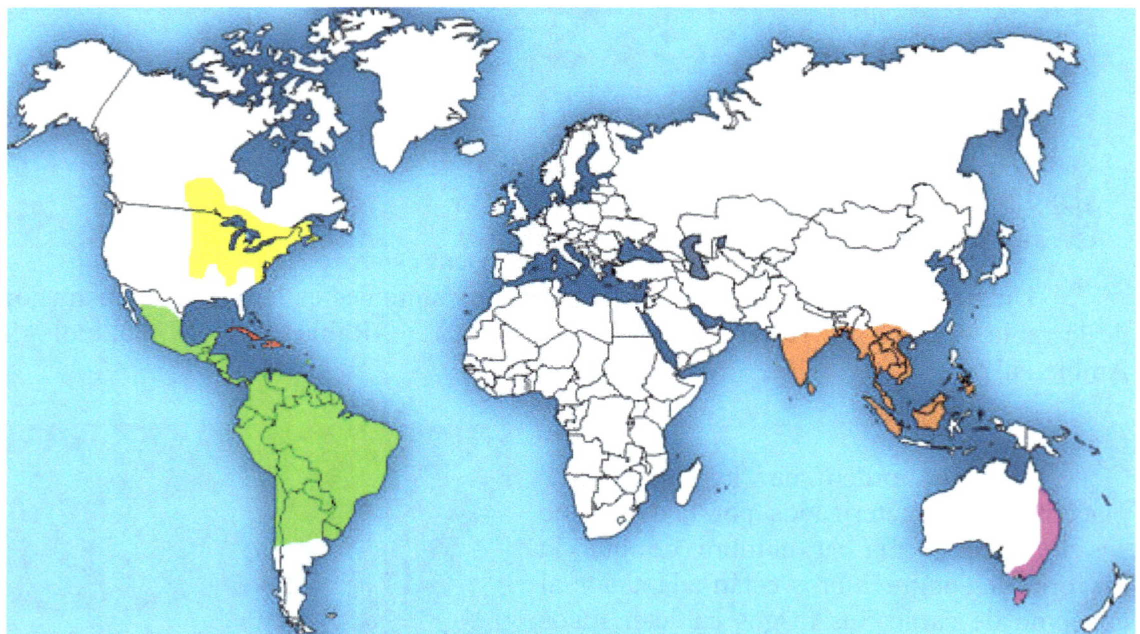

Distribución de mamíferos productores de toxinas:
■ Vampiro común, ■ Ornitorrinco, ■ Almiquí, ■ Musaraña de cola corta, ■ Loris perezoso

FOLIDOTOS

Los folidotos son un orden de mamíferos euterios con el cuerpo recubierto de grandes placas córneas imbricadas, pelos esparcidos entre ellos, sin dientes, y lengua larga que utilizan para capturar insectos. Comprende una única familia en la que se engloban las pocas especies de pangolines que existen, disgtribuidos por Africa y Asia.

Los pangolines son animales tímidos y solitarios, habitualmente nocturnos, que pasan el día dentro de su madriguera. La medida de los pangolines varía entre la especie más pequeña, el pangolín de cola larga (que mide 30-40 cm, pero tiene una cola de entre 60-70 cm) y la más grande el pangolín gigante (75-85 cm y una cola de 65-80 cm).

El sentido del olfato es probablemente muy importante para los pangolines. Así tienen unas grandes glándulas anales que producen una sustancia maloliente compuesta por sustancias céridas y otras semejantes a las que producen las mofetas. Le sirve para la comunicación intraespecífica y debido a su mal olor es utilizada para "marcar" a las crías y evitar el ataque de los depredadores.

Esta sustancia cérida es capaz de producir irritación ocular a semejanza de la que produce el mercaptano de las mofetas, en aquellas personas que se dedican al cuidado de estos animales protegidos por hallarse en peligro de extinción.

PARTE III
TOXINOLOGIA AMBIENTAL

ENFERMEDADES TOXINOLOGICAS POR INGESTA DE ALIMENTOS

En el comportamiento trófico de los seres humanos pueden ocurrir incidencias que alteren la salud. Dichas incidencias, de diferente origen, dan lugar a las denominadas enfermedades transmitidas por alimentos o toxinfecciones alimentarias. En definitiva se define como toxinfección alimentaria a cualquier cuadro clínico sindrómico originado por la ingesta de productos alimenticios y/o agua que contengan agentes etiológicos (químicos o de origen biológico) en cantidades tales que afecten a la salud del consumidor a escala individual o de grupos de población. Estas se producen en cualquiera de las etapas de la cadena alimentaria: producción, transporte, almacenamiento, absorción, distribución y consumo de alimentos.

Las enfermedades transmitidas por alimentos pueden clasificarse, a grandes rasgos, en dos grandes grupos: las transmitidas por agentes químicos, y las de origen biológico. En estas últimas cabe subdividirlas según el agente etiológico: a) enfermedades producidas por organismos y, b) enfermedades producidas por las toxinas propiamente dichas.

Cada día se hace más clara la relación entre el hombre y el mar, cada día dependemos de alimentos de origen marino y nosotros debemos aprender a conservar este medio para nuestra propia supervivencia. Para atender a ésta conservación y uso racional del mismo debemos también conocer sus riesgos toxinológicos. Las toxinas producidas por organismos marinos pueden ser vertidas al medio, o bien ser adquiridas y almacenadas por los organismos marinos (en especial moluscos, crustáceos y peces). Los moluscos acumulan las toxinas en el hepatopáncreas, mientras que a los peces se les clasifica según el tejido donde acumulan las toxinas. Así tenemos peces: ictiosarcotóxicos (acúmulo de toxinas en músculo, piel, hígado e intestino), ictiootóxicos (acúmulo en gonadas y huevos) e ictiohemotóxicos (acúmulo en sangre). Que decir tiene que los ictiosarcotóxicos son los más importantes e incluyen toxinas endógenas (tetrodotoxina, gempylotoxina, ciclostomotoxina...), toxinas contaminantes del medio (ciguatoxina, palitoxina...) y otras derivadas de la acción bacteriana (escombrotoxina).

Los ictiohemotoxismos son cuadros clínicos producidos por el consumo de sangre de ciertos peces o por la inoculación parenteral de dicha sangre e instilación a través de mucosas y heridas. La sintomatología comprende náuseas, vómitos, urticaria y debilidad general. Los agentes tóxicos son termosensibles a 70°C, y su acción farmacológica es similar a la de otras proteasas de efecto anticoagulante y hemolítico. Las especies inculpadas más importantes son: anguila/angula (*Anguila anguila*), congrio (*Conger conger*), morena (*Muraena helena*), atún (*Thunnus thynnus*), la medusa avispón del Mediterráneo (*Carybdea marsupialis*), peces piedra (género *Synanceja*) y especies dulceacuícolas como el siluro, la carpa, la tenca y la trucha arco iris La prevención radica en un buen reconocimiento de las especies implicadas, manipulando cuidadosamente para evitar la entrada por heridas. Se debe comer el pescado suficientemente cocinado y evitar el consumo de las vísceras ya que poseen alto contenido de sangre.

El ootoxismo incluye las intoxicaciones causadas al ingerir gónadas, fundamentalmente huevas de peces, que de una manera permanente, o bien durante la época de desove, son tóxicas. La toxicidad de los ictiootoxismos es proporcional a la cantidad de huevas ingeridas, que dan lugar a observan síntomas gastrointestinales de intensidad variable. Cuando la ingesta es masiva se observan alteraciones cardiovasculares con taquicardias, hipotensión, cianosis y síncope con posible desenlace fatal. Las especies implicadas son numerosas destacando principalmente las especies de consumo habitual procedentes de aguas dulces como el barbo, la carpa, la tenca, el siluro, el esturión, el salmón, la trucha, el lucio y la perca. La prevención consiste en evitar la ingestión de huevas de peces de agua dulce. En el caso del esturión, cuyas huevas tienen un alto valor comercial al ser comercializadas como caviar, solo se deben consumir los productos preparados y envasados con garantías para que no presenten riesgo sanitario.

En el presente apartado del tratado se hace referencia únicamente a aquellas enfermedades estrictamente toxinológicas (ictiosarcotoxismos), por efecto de las biotoxinas marinas liberadas al medio acuático, que actuarán de forma directa o indirecta a través de la cadena trófica marina (toxinas no producidas por peces o moluscos, pero acumuladas en su organismo, paso previo a la intoxicación humana por su ingesta). En la parte de Toxinología general ya se hace referencia a los organismos marinos que producen toxinas endógenas y que por mecanismos de defensa son inoculados o transferidos al ser humano provocando cuadros de envenenamiento agudo. De todos ellos se puede encontrar una descripción exhaustiva en: →Medusas, Corales, Anémonas, →Gasterópodos, →Cefalópodos, →Briozoos, →Equinodermos y →Peces (Osteíctios y Condrictios).

No corresponde a este libro tratar todas aquellas enfermedades de transmisión por alimentos cuya patología, con implicación de toxinas en muchos casos, se deba a la infectación por el propio organismo patógeno (unicelular o pluricelular), ya desarrolladas de forma específica en tratados de Microbiología y Parasitología o Infectología, sino que trataremos exclusivamente las intoxicaciones producidas por las toxinas biológicas producidas por organismos marinos sin que estos estén implicados directamente, es decir sin que haya infección o parasitación. De forma somera en la siguiente tabla se hace una relación de todas las posibilidades etiológicas de las enfermedades que pueden transmitirse por los alimentos: sustancias químicas como los aditivos, metales o sustancias orgánicas que, introducidas en los procesos de elaboración, pasarán a ser "ingredientes" del propio alimento para el consumo; o bien, agentes biológicos proteicos, unicelulares o pluricelulares.

Ni que decir tiene de aquellas sustancias tóxicas contaminantes del medio ambiente, como productos de deshecho de industrias pesadas, productos de degradación de abonos o insecticidas utilizados en tareas agrícolas, deshechos de la combustión vertidos por el tránsito marítimo..., los cuales terminan "contaminando" a la fauna marina y, debido a los escasos recursos de degradación bioquímica de los organismos vivos frente a estos tóxicos, se almacenan y se transportan a través de la cadena trófica alcanzando en su último paso al ser humano.

Se entienden como toxinas libres ambientales aquellas que afectan al ser humano desde el propio medio tras ser liberadas por los organismos marinos (dinoflagelados o cianobacterias): microcistinas. Las de almacenamiento son aquellas toxinas que se acumulan en los diferentes tejidos u órganos de diferentes especies marinas y que se van transfiriendo a través de la cadena alimenticia: saxitoxinas, brevetoxinas, pectenotoxinas, ácido domoico, dinofisitoxinas, palitoxinas...

En definitiva, las toxinfecciones alimentarias, cada vez más frecuentes incluso fuera del contexto geográfico originario por el proceso de globalización del comercio de alimentos, son un indicador directo de la calidad de los alimentos y de la extensión de sus cuadros clínicos hasta ahora poco conocidos. Este proceso obliga a un mayor y profundo conocimiento de estas enfermedades existentes, pero ahora más emergentes, e indica la progresiva y urgente necesidad de que los programas de control de estas enfermedades desarrollen mecanismos eficientes de detección preventiva temprana que serían la mejor medida terapéutica de las mismas.

Tabla 48: Agentes productores de toxinfecciones alimentarias

Agentes químicos	Agentes biológicos
1-Aditivos:	1-Vegetales:
Aromatizantes	Lantana
Colorantes	Flor de Pascua
Conservantes	Lauréola
Antioxidantes	Almorta: latirismo
Edulcorantes	Nueza blanca
Emulgentes	2- Hongos:
Acidulantes/reguladores pH	Setas venenosas
Gelificantes	Hongos microscópicos
Espesantes	3- Bacterias:
Emulsionantes	*Bacillus cereus*
Potenciadores de sabor	*Staphylococus aureus*
Gasificantes	*Clostridium perfringens*
Antiaglomerantes	*Shigella spp*
2-Metales:	*Salmonella spp*
Antimonio (Sb)	*Yersinia enterocolitica*
Arsénico (As)	*Vibrio parahemolyticus*
Manganeso (Mn)	*Vibrio chorerae*
Plomo (Pb): saturnismo	*Clostridium botulinum*
Níquel (Ni)	*Campilobacter yeyuni*
3-Sustancias químicas:	*Listeria monocytogenes*
Hormonas antitiroideas	4-Virus:
Esteroides	Rotavirus
β-Agonistas	Adenovirus
Xenoestrógenos	Parvovirus
Antibióticos:	5- Protozoos/parásitos:
Cloranfenicol	Criptosporidiosis
Sulfamidas	Microsporidiosis
AINEs	*Anisakis spp*
Estilbenos	*Entamoeba histolytica*
Lactosas	*Giardia lamblia*
Nitrofuranos	*Isospori belli*
Nitrosaminas	*Toxoplasma gondii*
Hidrocarburos aromáticos	6-Proteinas (priones)
Hidrocarburos policíclicos	7-Toxinas:
Pesticidas	Libres ambientales
Bifenilos policlorados	De almacenamiento
Dioxinas	

MAREA ROJA

Las algas planctónicas microscópicas de los océanos del mundo resultan críticas para los mariscos bivalvos que se alimentan por filtración (ostras, mejillones, vieiras, almejas), así como para las larvas de crustáceos y peces con escamas comercialmente importantes. De las 5000 especies de algas marinas existentes, aproximadamente 300, bajo condiciones favorables, pueden pasar de pequeñas poblaciones algales a multiplicarse rápidamente y formar densos florecimientos constituidos de millones de células por litro de agua. Estos grandes aumentos de biomasa (floraciones) pueden a veces presentarse en cantidades tan elevadas que decoloran la superficie del mar, en las denominadas "mareas rojas". La palabra "floración" se emplea para indicar el crecimiento explosivo de cualquiera de estos organismos, cuyo color puede variar del rojo indicado comúnmente (las denominadas "mareas rojas") a diferentes tonalidades de amarillo, verde, marrón o azul según el tipo de protista, su profundidades y concentración. Incluso las hay incoloras como las producidas por el alga *Pfiesteria*. Y no todas las floraciones que se producen son tóxicas o peligrosas: los destellos azulados producidos por la noche en los océanos se deben a floraciones de dinoflagelados bioluminiscentes que emiten ráfagas cortas de luz al ser molestados.

La denominación corriente de "marea roja" resulta del hecho que a menudo cantidades masivas de organismos se presentan como franjas rojas sobre la superficie del agua. No están aun totalmente aclaradas las condiciones para la floración de un alga, pero influyen probablemente sobre el fenómeno circunstancias climáticas e hidrográficas. Los crecimientos explosivos ocurren a veces al cambiar las condiciones climáticas, pero otras causales agregadas pueden ser variaciones en las corrientes verticales, la temperatura, transparencia, turbulencia o salinidad de las aguas, la concentración de nutrientes disueltos, los vientos o la iluminación superficial.

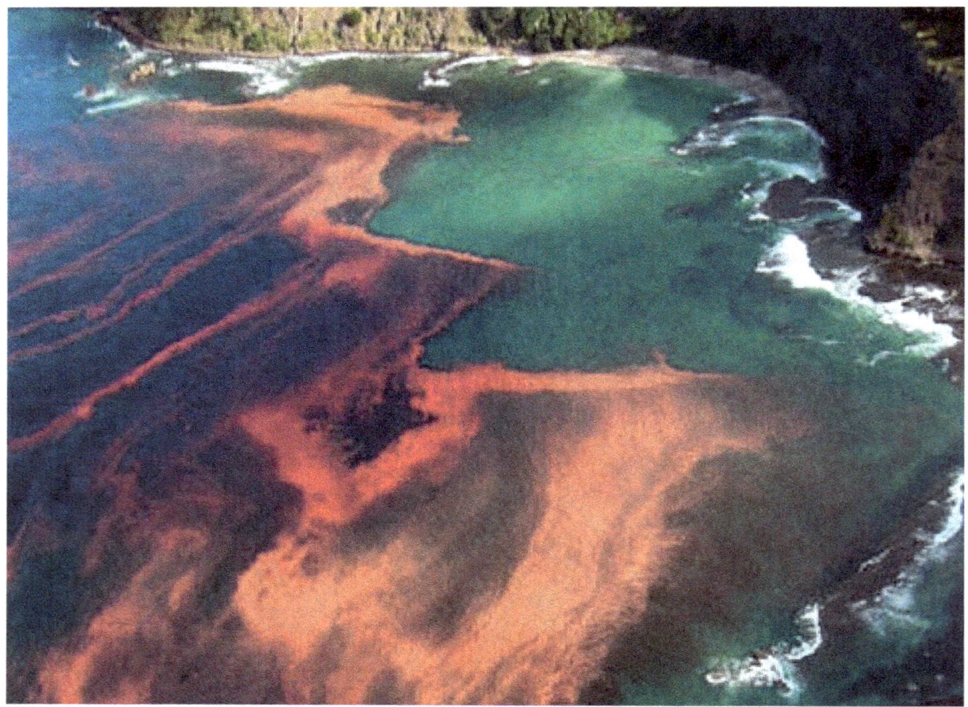

Marea roja

Probablemente el registro más antiguo de los efectos tóxicos de microalgas se remonte al 1291 a.C. y aparece descrito en el Antiguo Testamento (Éxodo 719-21), donde se señala que "*las aguas del río Nilo en Egipto se transformaron en sangre produciendo la muerte masiva de peces y su descomposición*". El primer caso de intoxicación humana por consumo de mariscos tóxicos que está registrado, se produjo el 15 de junio de 1793, en la costa oeste de los Estados Unidos y es descrito por capitán George Vancouver en "*A Voyage of Discovery to the North Pacific Ocean, and Round the World*" publicado en 1798.

Las floraciones algales nocivas han cobrado una connotación alarmante a nivel mundial, debido al aparente incremento de la frecuencia, intensidad y distribución geográfica de estos episodios como resultado del aumento del conocimiento que se tiene del tema, de la acuacultura, de los nutrientes o del transporte de quistes en el lastre de barcos. Muchos de estos florecimientos algales son inocuos y contribuyen de gran manera a la fertilidad de las zonas costeras, sin embargo algunos tienen efectos negativos sobre los niveles tróficos superiores. Entre los impactos nocivos se encuentran la muerte de organismos por taponamiento de sus branquias, por la creación de condiciones hipóxicas ó anóxicas (con poca o nula concentración de oxígeno), así como la acumulación de toxinas en diversos órganos de organismos marinos. Esto último ocasiona intoxicaciones de seres humanos por consumo de productos marinos (moluscos o peces) contaminados con las toxinas generados por diversas especies del fitoplancton, particularmente de dinoflagelados y diatomeas.

No existen razones para suponer que las intoxicaciones con mariscos puedan predecirse a partir de las propiedades de la zona. Las mareas rojas a menudo ocurren cuando aparece una capa superficial estratificada sobre las aguas más frías y ricas en nutrientes como consecuencia del calentamiento o por desplazamientos de agua dulce. Las algas de crecimiento veloz agotan rápidamente los nutrientes en la capa superior, dejando sólo nitrógeno y fósforo por debajo de la superficie de éstas, en la denominada picnoclina. Las algas sin movilidad no acceden fácilmente a esta capa, pero las móviles, como los Dinoflagelados, pueden reproducirse aceleradamente. Muchas nadan a velocidades superiores a los 10 metros diarios, y algunas migran verticalmente todos los días; de día habitan en la superficie, como tomando el sol y, por la noche descienden a la picnoclina para absorber nutrientes. Como resultado pueden súbitamente aparecer floraciones sobre las aguas superficiales, desprovistas de nutrientes, y en apariencia incapaces de sostener crecimientos tan prolíficos.

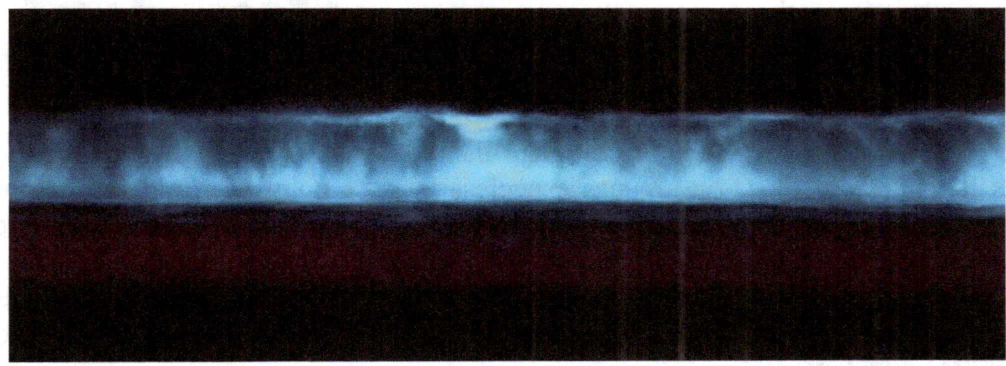

Bioluminiscencia nocturna de marea roja.

Hay evidencias que demuestran que el aporte de sustancias al mar procedentes de aguas domesticas, industriales y de desechos agrícolas estimula floraciones perjudiciales de algas, incluso de especies no tóxicas habitualmente tóxicas, que se conviertan en tales por exposición a regímenes con nutrientes atípicos (por ej. deficiencia de fosfatos). Los cambios en los usos de la tierra, como la deforestación, pueden también causar cambios en la composición de las especies del fitoplancton, aumentando las concentraciones de sustancias húmicas en los desplazamientos de tierras. La precipitación ácida aumenta aun más la movilidad en los suelos de las sustancias húmicas y de los metales traza.

Las floraciones responsables de las mareas rojas pertenecen en su inmensa mayoría a protistas flagelados denominados taxonómicamente Dinoflagelados (o más modernamente Dinofitos). Son organismos unicelulares que forman parte del plancton marino, aunque también los hay de agua dulce y coloniales. Aproximadamente la mitad de estos organismos son fotosintéticos y constituyen el grupo más grande de algas eucariotas, a parte de las Diatomeas. Sus poblaciones se distribuyen en función de la temperatura, salinidad y profundidad del agua. El grupo de organismos fotosintéticos poseen un comportamiento especial: realizan una migración vertical diaria a través de la columna de agua lo que les permite aprovechar la luz en mejores condiciones. A parte de las algas productoras de toxinas y responsables de las mareas rojas, las hay que son endosimbióticas (zooxantelas) de corales, anémonas, invertebrados marinos… desempeñando un papel importante en la biología de los arrecifes coralinos; otros son depredadores de protozoos y otros son formas parásitas.

El rasgo más característico de este grupo unicelular es la presencia de dos flagelos diferentes en su constitución; uno de ellos forma un círculo lateral (flagelo transversal) alojado en una ranura denominada cíngulo, y el otro flagelo se dispone longitudinalmente hacia abajo discurriendo por un surco denominado sulcus. El flagelo transversal proporciona la mayor parte de la fuerza que propulsa al alga y le proporciona un movimiento giratorio característico, mientras que el flagelo longitudinal funciona como timón.

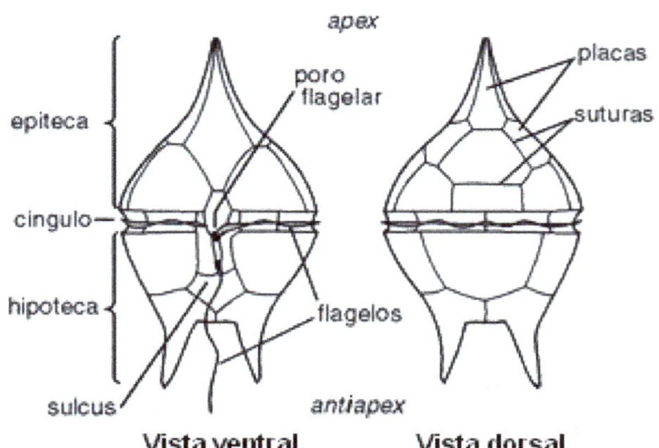

Morfología de los dinoflagelados

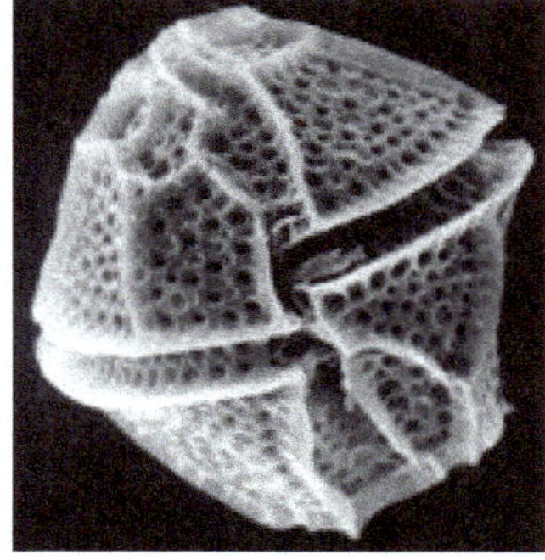
MO: Teca de celulosa

Posee una cubierta celular compleja llamada anfiesma, integrada por vesículas planas llamadas alveolos. En algunas especies, éstas se apoyan en placas de celulosa que conforman una especie de armadura externa denominada teca, que puede presentar diferentes formas según la especie, e incluso según la etapa del ciclo biológico. Los dinoflagelos poseen cloroplastos que contienen clorofilas y xantofilas. Su núcleo (denominado dinocarion) tiene una forma peculiar y sus cromosomas se hallan fijados a la membrana nuclear.

Son organismos haploides que se reproducen por fisión binaria, aunque a veces presentan reproducción sexual. Esta tiene lugar por fusión de dos individuos en situaciones críticas por falta de alimento o inexistencia de luz, dando lugar a una especie de zigoto (planozigoto). Tras unos días pierde los flagelos entrando en una fase no muy diferente a la hibernación formándose el denominado hipnozigoto o quiste. Para ello la membrana se expande abriendo la teca, el protoplasma se contrae y se forma una teca más dura. El quiste recién formado se deposita en el fondo marino y cuando las

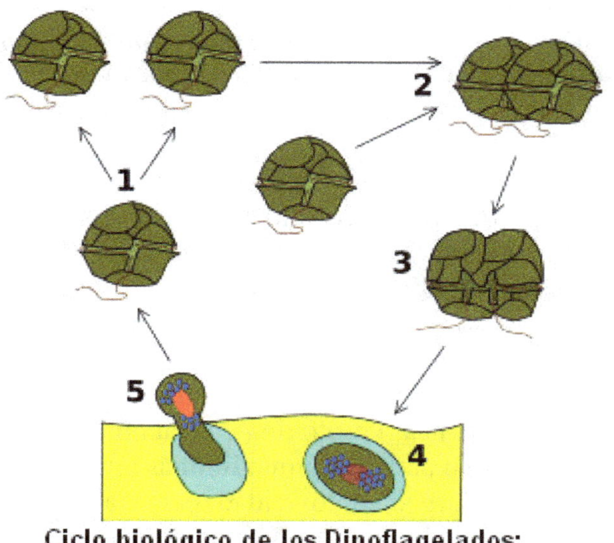

Ciclo biológico de los Dinoflagelados:
1- Reproducción asexual (fisión binaria)
2- Reproducción sexual (fusión)
3- Planozigoto 4- Hipnozigoto
5- Planomeiocito

condiciones vuelven a ser favorables, rompe su teca, pasa por una etapa biológica denominada planomeiocito que después mediante meiosis producirá nuevas células haploides maduras o adultas.

Ni el momento en que aparece una floración, ni la densidad de la población son predecibles. La floración comienza como una pequeña población de células de dinoflagelados tóxicos en fase latente o como quistes de resistencia depositados en el sedimento del fondo. El momento en que los quistes comienzan a germinar y el lugar donde han estado depositados determinan cuando y donde aparecerá una floración. Ciertas condiciones climáticas y medioambientales, como por ejemplo cambios en la salinidad, un aumento de la temperatura del agua, de los nutrientes y de la radiación solar fomentan la germinación de los quistes, que ingresan en un estado vegetativo, en el que se reproducen rápidamente. Una vez desencadenada la floración, se ingresa en una fase de crecimiento exponencial de la población que resulta en un aumento descomunal de la misma. El mayor porcentaje de células tóxicas se registra generalmente en la mitad de esta fase de crecimiento exponencial. A medida que transcurre el tiempo, la floración causa una marcada disminución de nutrientes y del contenido del dióxido de carbono en el agua y degrada las condiciones medioambientales, limitando el crecimiento de la población. Ingresa, entonces, en una fase estacionaria, se estabiliza y el agua adquiere un color rojizo fluorescente, que se conoce como marea roja. La degradación medioambiental continúa y aumenta la muerte celular hasta que la población se destruye. En esta etapa, muchas especies de dinoflagelados forman quistes de resistencia que se hunden al fondo, a la espera de la próxima floración.

Se conocen unas 75 especies productores de potentes toxinas citolíticas, hepatotóxicas o neurotóxicas, peligrosas para el ser humano, mamíferos marinos, peces, aves y otros eslabones de la cadena trófica. Los principales problemas sanitarios se producen cuando las especies tóxicas son consumidas por organismos filtradores (como los Bivalvos) que acumulan las toxinas a niveles que pueden ser incluso letales para el ser humano. No resulta claro por qué producen toxinas algunas especies de microalgas. Las toxinas son metabolitos secundarios sin papel explícito en la economía interna de los organismos productores y son probablemente utilizadas por los organismos productores como una forma de luchar por espacios, combatir la predación o como defensa contra un crecimiento desmesurado de otros organismos.

Losa síndromes de envenenamiento por estas toxinas (llamadas genéricamente ficotoxinas) están bien caracterizados y se conocen los principales compuestos químicos que las producen. Hasta ahora se reconocen unos 11 grupos de toxinas con sus respectivos síndromes. Un grupo de cuadros sindrómicos se desarrollan tras el consumo de organismos filtradores (moluscos): a) mitilismo paralítico, b) mitilismo diarreico, c) mitilismo amnésico, d) mitilismo neurotóxico y, e) intoxicación azaspiracídica. Otros cinco cuadros son producidos por la ingesta de pescado: f) ciguatera, g) clupeotoxismo, h) gempilotoxismo, i) escombrotoxismo y j) tetrodotoxismo. Otro cuadro se produce por contacto e inhalación, sin ingesta de la toxina: pfisteriosis (→Intoxicaciones raras). Y finalmente un cuadro producido por cianotoxinas causantes de intoxicación al ingerir agua contaminada.

Cada día se avanza en el estudio de la biotoxinas marinas y aparecen otras nuevas, aún no relacionadas claramente en el desarrollo de intoxicaciones humanas. Entre ellas tenemos el grupo de las iminas cíclicas entre las que destacan las gimnodiminas, de la que ha habido algún caso esporádico de afectación gastrointestinal muy leve en humanos. Otras iminas cíclicas son los espirólidos (producidas por *Alexandrium ostgenfeldii*), pinnatoxinas, y pteriatoxinas. La toxicidad de las iminas cíclicas (gimnodiminas y espirólidos) si se administran por via intraperitoneal, resultan ser más toxicas que el ácido okadaico, dinofisistoxinas, yesotoxinas, pectenotoxinas y azaspirácidos; con valores DL_{50} de 50-96 µg/Kg peso para las gimnodiminas y una DL_{50} de 40 µg/Kg peso para los espirólidos. Sin embargo, su toxicidad por vía oral es considerablemente menor que la de las toxinas diarreicas. Ambos tipos de compuestos actúan uniéndose a los receptores nicotínicos de acetilcolina de forma competitiva con la α-bunarotoxina y la epibatidina. De las karlotoxinas producidas por *Gymnodinium spp* no se conoce el efecto tóxico. A esta breve lista se añadirán en un futuro nuevas moléculas que quizás tengan implicación en la salud humana.

En España un estudio epidemiológico entre el periodo 2003-2006 mostró un incremento de las intoxicaciones por biotoxinas marinas, de la misma manera que se ha producido a nivel global. Como conclusiones se conoce que la intoxicación más frecuente es la producida por histamina con el consumo de pescado (intoxicación escombroide) seguida de lejos por la intoxicación diarreica por ingesta de marisco. En 2009, de forma anecdótica, se ha producido un primer caso de ciguatera en las Islas Canarias. La presencia de las intoxicaciones sigue un patrón estacional, con predominio en los meses de verano. La temperatura se ha considerado el factor más influyente, al provocar mayor rapidez en el deterioro del pescado debido a una refrigeración inadecuada o a un mantenimiento incorrecto.

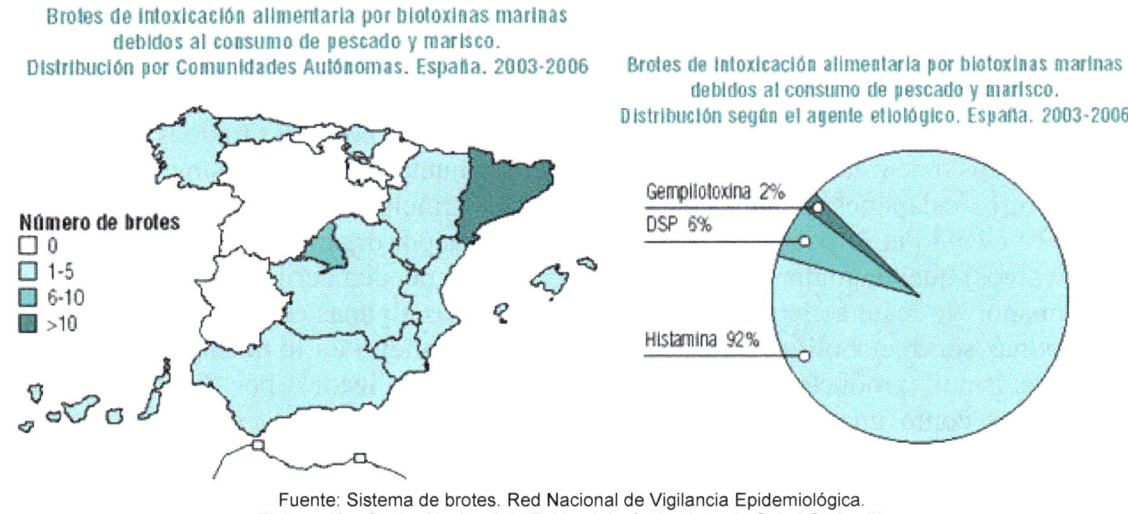

Fuente: Sistema de brotes. Red Nacional de Vigilancia Epidemiológica.
Elaboración: Centro Nacional de Epidemiología. Instituto de Salud Carlos III.
(*DSP: toxina diarreica)

MITILISMO PARALITICO

Las toxinas paralíticas son compuestos que se acumulan en los mariscos que ingieren algas productoras de estas toxinas y la ingestión de estos mariscos contaminados por acumulación de toxinas causa, en el ser humano, la intoxicación paralítica por mariscos. Estas toxinas se encuentran en algunos géneros de dinoflagelados y en algunas especies de algas verdeazuladas. Las especies del género *Alexandrium* (conocido antes como *Gonyaulax*) identificadas como contaminantes de los mariscos son: *Alexandrium tamarensis, A. minutum, A. catenella, A. fraterculus, A. fundyense* y *A. cohorticula.* Otras especies de dinoflagelados, que también se identificaron como fuente de saxitoxinas son *Pyrodinium bahamense* y *Gymnodinium catenatum*. La toxicidad de los dinoflagelados varía según la mezcla de derivados de saxitoxinas, cuya composición difiere según la especie que los produce y/o la región en que se presentan. También existe una variabilidad de toxicidad notable según el momento del ciclo biológico, asi los hipnozigotos o quistes suelen tener concentraciones de toxinas paralíticas entre 10-1000 veces superiores a la de las formas móviles adultas. Además de los Protistas, la especie *Aphanazomenon flos-aquae,* una cianofita de agua dulce, también contiene saxitoxina y neosaxitoxina. Otras cianofíceas implicadas en la producción de toxinas paralíticas son: *Anabaena circinalis*, *Lyngbya wollei* y *Cylindrospermopsis raciborskii*. Además se ha visto presencia de componentes de toxinas paralíticas en mariscos y cangrejos (*Spondylus butler* y *Zosimous acnus*), sin constatarse la presencia de protistas tóxicos.

Los dinoflagelados se desarrollan a temperaturas relativamente altas y con abundante radiación solar, por lo que en Europa y en Sudáfrica los casos de intoxicación y la mortalidad ocurren generalmente entre mayo y noviembre, mientras que en América del Norte ocurren entre julio y setiembre. El tipo de hábitat donde se han observado las intoxicaciones por toxinas paralíticas varía considerablemente y se cree que las condiciones hidrográficas juegan un papel importante. Ciertos factores indirectos, como la fuerza del viento y la turbulencia del agua influyen en la formación de una capa termoclina, es decir una capa de agua de mar superior que no se mezcla con el agua que está por debajo, cuya presencia es de suma importancia.

Las toxinas paralíticas son un grupo de 21 tetrahidropurinas estrechamente relacionadas cuya toxicidad difiere ampliamente. La más tóxica es la saxitoxina, y los dinoflagelados del género *Alexandrium* de zonas de clima tropical o templado son los principales responsables de la producción de esta toxina. Los mariscos que se alimentan de estos dinoflagelados acumulan las toxinas, sin sufrir los efectos nocivos de las toxinas ya que son bastante resistentes. Las toxinas están divididas en cuatro subgrupos: a) carbamato (saxitoxina, neosaxitoxina y las gonyautoxinas GNTX1-4; b) N-sulfo-carbamoil (GNTX5-6); c) decarbamoil (decarbamoilsaxitoxina y decarbamoilneosaxitoxina: dcGNTX1-4); y d) compuestos de desoxidecarbamoil. La actividad tóxica reside en el grupo cetona hidratado o dihidroxi- del anillo heterocíclico de cinco miembros, actividad que desaparece cuando estos grupos se transforman en monohidroxi- por reducción catalítica con hidrógeno. La sustitución de la cadena secundaria con el grupo carbamoil en el anillo heterocíclico de seis miembros por un grupo hidroxilo resulta en una molécula con aproximadamente el 60% de la actividad tóxica original. Las toxinas paralíticas son termoestables en pH ácido (salvo los componentes del N-sulfo-carbamoil), pero inestables en condiciones alcalinas, oxidándose fácilmente.

La acción farmacológica de las toxinas paralíticas es muy similar a la de la tetrodotoxina. Actúan específicamente sobre los canales de Na^{+}, por eso los moluscos

Saxitoxina

no se ven afectados ya que sus nervios y músculos trabajan con canales de Ca^{2+}. El mecanismo por el cual se bloquea el canal de Na^+ dependiente del voltaje ha sido objeto de varios estudios pues la saxitoxina y la tetrodotoxina son los únicos agentes que lo bloquean selectivamente y con mucha afinidad. El canal de Na^+ dependiente del voltaje es una proteína de aproximadamente 250 kDa que atraviesa la membrana plasmática de muchas células excitables. Esta caracterizada por una conducción uniforme, depende del potencial y presenta selectividad iónica. Esta proteína se encuentra en los nervios de los mamíferos, en las fibras del músculo esquelético y en la mayoría de las fibras del músculo cardíaco. Una vez que la célula se despolariza correctamente, la conformación de la molécula del canal de sodio cambia. Se abre un camino acuoso que permite el desplazamiento del ion Na^+ de la fase extracelular hacia el interior de la célula mediante ciertas fuerzas electroquímicas. El flujo de sodio hacia el interior causa un aumento de la fase del potencial de acción. Las membranas también presentan canales de sodio dependientes del voltaje que, cuando se abren, permiten el desplazamiento del K^+ intracelular hacia fuera con la consecuente repolarización. La saxitoxina y otras toxinas paralíticas bloquean el canal de sodio dependiente del voltaje con mucha potencia, enlenteciendo o anulando la propagación del potencial de acción, pero sin afectar el canal de potasio. El tiempo promedio de bloqueo del canal depende de la velocidad de disociación y no de la concentración de toxinas; Sin embargo, la duración de la apertura del canal esta relacionada reversiblemente con la concentración de toxinas y depende de la constante de asociación.

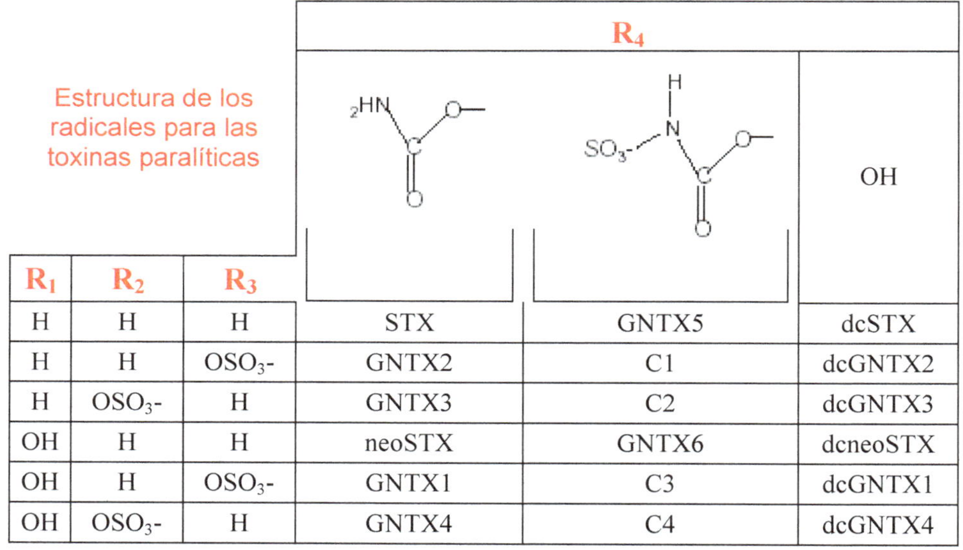

Estructura de los radicales para las toxinas paralíticas

R_1	R_2	R_3	R_4: $H_2N-C(=O)-O-$	R_4: $SO_3^--NH-C(=O)-O-$	R_4: OH
H	H	H	STX	GNTX5	dcSTX
H	H	OSO_3-	GNTX2	C1	dcGNTX2
H	OSO_3-	H	GNTX3	C2	dcGNTX3
OH	H	H	neoSTX	GNTX6	dcneoSTX
OH	H	OSO_3-	GNTX1	C3	dcGNTX1
OH	OSO_3-	H	GNTX4	C4	dcGNTX4

Clave. STX, saxitoxina; GNTX, gonyautoxinas; neoSTX, neosaxitoxina; dcSTX, decarbamoilsaxitoxina.

Saxitoxina	DL_{50} (µg/Kg peso)
Via oral	260-263
Intravenosa	2'4-3'4
Intraperitoneal	9'0-11'6

Sintomatología. La concentración marina causante de las intoxicaciones por toxinas paralíticas en los seres humanos varía considerablemente. Esto se debe principalmente a diferencias de sensibilidad individuales; sin embargo se considera que en los seres humanos entre 120 y 180 µg de toxinas paralíticas pueden ocasionar síntomas leves, entre 400 y 1060 µg pueden causar la muerte y dosis entre 2000 y 10000 µg muy probablemente sean fatales. La tasa de mortalidad de las toxinas paralíticas es muy variable; en brotes recientes en América del Norte y Europa Occidental, no se registró ninguna muerte, sin embargo, la tasa de mortalidad de brotes similares en Asia Sudoriental y en América Latina oscila entre 2-14%. Gran parte de la diferencia se debe a que los brotes del primer mundo ocurrieron principalmente en áreas urbanas, donde las víctimas cuentan con cuidados médicos. En Asia Sudoriental y en América Latina, por el contrario, las intoxicaciones ocurrieron a menudo en áreas rurales, donde los habitantes y médicos locales nunca habían observado este tipo de envenenamiento y dónde muchas veces los recursos médicos son escasos. Se trata de toxinas con una gran capacidad de ser absorbidas a través de la mucosa gastrointestinal y oral, con una DL_{50} de 9 µg/Kg peso (más potente que el cianuro sódico).

En los casos leves, los síntomas clínicos de intoxicación con toxinas paralíticas incluyen sensación de hormigueo de la lengua o entumecimiento alrededor de los labios que generalmente aparece en los primeros 30'-3'5h. Sin duda, esto se debe a la absorción local de las toxinas paralíticas por las mucosas bucales. Luego el hormigueo o entumecimiento se extiende progresivamente por el rostro y el cuello. Hay disfunción de los nervios craneales con disartria, disfonía y disfagia e incluso ceguera temporal. Con frecuencia, el paciente experimenta una sensación de picazón en las puntas de los dedos de las manos y de los pies, cefaleas, mareos, nauseas, vómitos y diarrea y, ocasionalmente, también ceguera temporal. La mayoría de los síntomas aparecen rápidamente (en cuestión de horas), pueden durar varios días y son prácticamente invariables en todos los casos de intoxicación paralítica por mariscos. Estos síntomas están precedidos de una debilidad muscular característica ya que los nervios sensoriales son más finos y tienen internodos más cortos que los nervios motores y son los primeros afectados por cualquier agente de bloqueo axonal.

En intoxicaciones moderadas, la parestesia se extiende a los brazos y las piernas, que presentan también debilidad motriz. El paciente padece también sensación de vahído (como estar flotando y sentirse ligero) y discurso incoherente. Con frecuencia se observan manifestaciones del cerebelo, como ataxia, falta de coordinación motora y dismetría. Los reflejos pueden estar en ocasiones ausentes. Puede haber salivación, taquicardia y diaforesis. En este grado de toxicidad pueden aparecer las primeras dificultades respiratorias que se manifiestan como una sensación de ahogo por constricción alrededor de la garganta.

Finalmente en los casos de intoxicación grave, la parálisis muscular se extiende y se agrava. Aparece una acidosis láctica temprana de causa desconocida. Generalmente, el pulso no presenta anormalidades aumenta los pacientes presentan hipertensión (signo que sí es dosis dependiente de la cantidad de toxina absorbida). En algunos casos, entre 2-24 h tras la ingestión tóxica el paciente presenta dificultades respiratorias graves y puede morir por parálisis respiratoria tanto de los músculos respiratorios torácicos como del diafragma.

Las saxitoxinas tienen carga y son hidrosolubles. Por este motivo se cree que no atraviesan correctamente la barrera hematoencefálica y la mayoría de sus efectos ocurren en los nervios periféricos. El corazón no se afecta directamente, no hay mucha contribución del sistema nervioso central, cuando las toxinas paralíticas son absorbidas a través del tracto gastrointestinal ya que se distribuyen uniformemente en el agua corporal. Los efectos vasculares periféricos consisten en una vasodilatación por efecto de la musculatura lisa vascular, así como de una disminución del tono vasomotor, seguida de un bloqueo de nervios vasoconstrictores; además la saxitoxina bloquea los nervios vasoconstrictores antes que los nervios vasodilatadores. Esto hace de la saxitoxina uno de los agentes hipotensores más potentes, 2-3 µg/kg inyectados vía iv producen una caída de la presión arterial de cerca del 50% del nivel normal; con una dosis menor a 1 µg/kg, la saxitoxina tiene un efecto hipertensivo como respuesta compensatoria a la acción de vasodilatación. En individuos intoxicados con dosis pequeñas de análogos de las saxitoxinas, y si el paciente sobrevive 24 horas, el pronóstico es bueno, pero la debilidad muscular puede persistir durante semanas.

Tabla 49: Gradación de la intoxicación paralítica

LEVE	MODERADA	SEVERA
80-120 µg de saxitoxina	120-300 µg de saxitoxina	300-1200 µg de saxitoxina
Nauseas	Insuficiencia respiratoria	Pupilas dilatadas no reactivas
Vómitos	Parálisis músculos faciales	distonía profunda
Debilidad muscularad	reflejo nauseoso ausente	Parálisis respiratoria
Parestesias labiales	Lengua inmóvil	Hipotensión
Parestesias EEII		Paro cardíaco

Aún no se sabe con certeza cuáles son los efectos del consumo de alcohol en la intoxicación por las toxinas paralíticas. Algunos autores sostienen que el alcohol podría actuar como un agente potenciador de los efectos adversos de las toxinas paralíticas, pero no se conoce aún el supuesto mecanismo mediante el cual aumentaría el riesgo de intoxicación grave. Se sabe que la eliminación de las toxinas paralíticas se realiza, al menos parcialmente, por la orina y el alcohol en est caso podría actuar como un diurético favorecedor de las toxinas haciendo del cuadro grave menos duradero.

Respecto al diagnostico diferencial hay muchas entidades que pueden parecer un cuadro paralizante por ingesta de moluscos El envenenamiento causado por los pesticidas de anticolinesterasa puede ser un diagnóstico diferencial difícil, especialmente si las víctimas del envenenamiento de anticolinesterasa no son vistas hasta que la fase inicial del estímulo colinérgico ha pasado. Las manifestaciones gastrointestinales como nausea, vómito y diarrea, pueden ser motivo de confusión, pero en el envenenamiento por anticolinesterasa los síntomas gastrointestinales se mejoran después de administrar atropina. Otra evidencia es la estimulación colinérgica, como salivación excesiva, lagrimeo y secreción bronquial, así como miosis pupilar; signos que ayudar a diferenciar ambos cuadros clínicamente. En la intoxicación por pesticidas anticolinesterasa, la parálisis muscular resulta de una acumulación de acetilcolina y como resultado da la desensibilización de receptores colinérgicos nicotínicos.

El envenenamiento por consumo de pez globo es otra forma de envenenamiento por comida de origen marino que debe ser diferenciado de la intoxicación paralítica por consumo de moluscos. El agente responsable es la tetrodotoxina y el inicio es agudo, generalmente progresivo y dominan las manifestaciones neurológicas (idénticas a las de la intoxicación paralítica). Aunque la alta incidencia de esta intoxicación ocurre en Japón, hay casos esporádicos en otras regiones. La toxina responsable es químicamente diferente a las toxinas paralíticas, pero tienen una acción común ya que ambas bloquean los canales de sodio de nervios, músculos y otras membranas excitables. La incidencia de nauseas y vómitos es más alta y hay siempre un cierto grado de hipotensión, además existe el antecedente de haber comido pez globo.

El botulismo, envenenamiento causado por la toxina producida por la bacteria *Clostridium botulinum*, también provoca parálisis flácida. El diagnóstico diferencial no es difícil, principalmente porque el periodo de incubación es más largo (de días). La lesión farmacológica específica es en el nervio activado por la liberación de acetilcolina en todas las uniones colinérgicas y hay evidencia de extenso fallo colinérgico. La ciguatera, es una intoxicación que ocurre como resultado del consumo de pescado más que de moluscos, sin embargo es necesario descartarla. Como la saxitoxina, la ciguatoxina afecta los canales de sodio, pero en el caso de la ciguatoxina la permeabilidad se aumenta. La parestesia es el signo clínico predominante en la ciguatera que lo diferencia de la intoxicación paralítica. No existe una prueba diagnóstica de laboratorio, sin embargo, ante la sospecha de presencia de microalgas en el agua, un simple examen permite identificar las microalgas productoras de toxinas paralizantes. Otros diagnósticos diferenciales menos comunes son: polirradiculoneuropatia aguda, síndrome de Fisher, miastenia gravis y la parálisis periódica. Otro diagnóstico aún más raro, es la intoxicación por *Oliva vidua fulminans*, un molusco marino que provoca sintomatología similar a la intoxicación paralítica y que también puede ocasionar la muerte por fallo respiratorio.

Tratamiento. No hay antídoto específico. Se debe considerar a las víctimas desde un punto de vista de tratamiento integral. Si no hubo vómitos espontáneos, se procede a emesis inducida y lavado gástrico para eliminar las fuentes de toxinas aún no absorbidas. En un medio ácido como el gástrico, las toxinas paralíticas tienen mucha carga y el carbón activado las absorbe eficazmente. En el adulto y niños mayores de 2 años la dosis de carbón activado para el lavado gástrico es de 1 g/Kg peso (→Tratamiento, Intoxicación diarréica). Estos pasos son de suma importancia en el tratamiento de niños intoxicados ya que la gravedad de la intoxicación es directamente proporcional a la concentración de toxinas en el cuerpo. En casos moderadamente graves, el objetivo primordial es mantener respirando al paciente. Un monitoreo periódico de pH sanguíneo y gases es importante para asegurarse de una adecuada oxigenación, especialmente para evitar que se produzca acidosis láctica. Los fluidos son esenciales para corregir la posible acidosis, y también facilitar la excreción renal de la toxina. No existe razón para la aplicación de agentes anticolinesterasa para mejorar el funcionamiento muscular, ni tampoco se debe recomendar realizar ejercicio vigoroso ya que la defectuosa ventilación, y posiblemente la circulación, sólo pueden incrementar la producción de lactato.

En casos de intoxicación por toxinas paralíticas sin complicaciones, las vías respiratorias no se obstruyen con excreciones excesivas. La insuficiencia respiratoria se debe a distintos grados de parálisis de los nervios y músculos respiratorios por lo que se recomienda someter al paciente a respiración artificial con presión positiva si es necesario. La acidosis que pudiera presentar el paciente se corrige con terapia de fluidos, que además facilita la excreción renal de toxinas. Resulta eficaz el manejo integral, conservador y tradicional del paciente: si el sobrevive 18 horas, la prognosis es buena y la recuperación total rápida. Algunos autores sostienen que en nueve horas se logra la disminución fisiológica de la concentración de toxinas hasta grados relativamente inofensivos, salvo en casos de concentraciones iniciales de toxinas muy elevadas o en víctimas con disfunción renal.

Algunos estudios indican que la 4-aminopiridina (un bloqueador del canal de K^+) es un antídoto útil para intoxicaciones con saxitoxina. El bloqueo presináptico de canales de K^+ que produce da un alargamiento del potencial de acción y retrasa el flujo de iones K^+, permitiendo una mayor entrada de calcio en terminales presinápticas; y el aumento de calcio libre provoca liberación de acetilcolina disponible en la unión neuromuscular. Así revierte considerablemente los efectos sobre la función respiratoria, el volumen de respiración pulmonar y la tensión arterial a valores normales. También observaron que la 4-aminopiridina prolonga el tiempo de supervivencia y además disminuye la mortalidad. Además se observa que la sustancia revierte el fallo cardiorrespiratorio y los otros efectos letales de la saxitoxina. Su uso junto a respiración artificial y la administración de bicarbonato sódico son útiles para tratar el fallo respiratorio. La 4-aminopiridina, inyectada cuando la función cardiorrespiratoria está en peligro grave, consigue que en cuestión de minutos, el bloqueo del diafragma, la bradipnea, la bradicardia y la disminución de la actividad cortical, fenómenos todos inducidos por la saxitoxina, se restablezcan a grados comparables o superiores a los observados en el grupo testigo. La administración de las dosis de 4-aminopiridina indicadas para restablecer la función respiratoria y cardiovascular no provoca convulsiones ni ataques aunque provoque efectos secundarios menos pronunciados, como excitación cortical y períodos transitorios de fasciculación del músculo esquelético que se consideran nimios en comparación con su notable efecto terapéutico.

Prevención. El control de las biotoxinas marinas es difícil, las enfermedades no pueden prevenirse por completo. Todas las toxinas son de naturaleza no proteica y extremadamente estables. Así, el cocinado, ahumado, secado o salado no las destruye, y no puede predecirse por el aspecto de la carne del pescado o de los productos pesqueros, si el alimento es o no tóxico. La principal medida preventiva es la inspección y muestreo de las zonas de pesca y de los bancos de moluscos bivalvos o poblaciones de gasterópodos, así como el análisis de las toxinas. El bioensayo en ratones se utiliza a menudo para este propósito. El nivel máximo permisible para el consumo o comercialización, es de 80 μg/100 g de carne fresca que se correlaciona con el método de bioensayo en ratones a 400 UR/100 g/tejido. Se entiende como unidad UR a la cantidad de toxina inyectada, la cual podría matar a 1 ratón de 20 g en 15 minutos y es equivalente a 0,18 μg de saxitoxina. Se pueden realizar después otros métodos confirmatorios como la técnica de HPLC (cromatografía líquida de alta resolución). Si se encuentran niveles altos de toxinas, se deben interrumpir las capturas comerciales principalmente de moluscos. La eliminación de toxinas mediante técnicas de depuración puede tener cierto potencial, pero el proceso es lento y costoso. En Japón y Corea se usan arcillas pulverizadas (montmorillonita) para flocular las microalgas y llevarlas al fondo del mar.

MITILISMO DIARREICO

Las toxinas diarreicas son compuestos liposolubles que se acumulan en los tejidos adiposos de los bivalvos, como mejillones, vieiras, ostras y almejas. La ingestión de estos mariscos contaminados por acumulación de toxinas causa, en el ser humano, la denominada intoxicación diarreica por mariscos. Los organismos productores de toxinas diarreicas son, generalmente, los dinoflagelados del género *Dinophysis*, aunque también se determinó que el género *Prorocentrum* produce toxinas diarreicas. Hay siete especies de *Dinophysis* confirmadas como productoras de toxinas diarreicas: *D. fortii* (en Japón), *D. acuminata* (en Europa), *D. acuta*, *D. norvegica* (en Escandinavia), *D. mitra*, *D. rotundata* y *D. tripos,* y los dinoflagelados bentónicos *Prorocentrum lima*, *Prorocentrum concavum* (o *P. maculosum*) y *Prorocentrum redfieldi*. Las toxinas diarreicas halladas en los dinoflagelados heterotróficos *Protoperidinium oceanicum* y *P. pellucidum* parecen indicar que se alimentan de *Dinophysis*. Finalmente se sospecha de otras tres especies de *Dinophysis*: *D. caudata*, *D. hastata* y *D. sacculus*. Esta última presuntamente con concentraciones de ácido ocadaico (110-440 fg/célula) y de dinofisistoxina-1 (8-65 fg/célula) muy bajas pero no exenta de participar en efectos nocivos en el Mediterráneo. En cuanto al grupo de las yesotoxinas, éstas se han aislado de la especie *Gonyaulax polyhedra* y del dinoflagelado marino *Protoceratium reticulatum*.

En lo que atañe a la distribución geográfica se ha visto que en las costas atlánticas de España son muy frecuentes las especies de dinoflagelados: *D. acuminata* y *D. acuta*. En las rías de Pontevedra puede observarse presencia de *Phalacroma rotundatum*, potencial productora de toxinas del grupo del ácido ocadaico.

La producción de estas toxinas varía considerablemente según la especie de dinoflagelado y de los morfotipos estacionales y regionales dentro de una misma especie. Por ejemplo, en el norte de Japón, *D. fortii* contiene altas concentraciones de toxinas en marzo y junio, hecho asociado a una importante acumulación de toxinas en mariscos. Sin embargo, en el sur de Japón en mayo y julio, la toxicidad de la misma especie es mínima y los mariscos no están libres de toxinas. También se observó que la cantidad de células de dinoflagelado por litro, necesaria para contaminar los mariscos es variable. Las áreas más afectadas parecen ser Europa y Japón, aunque, se observa una tendencia creciente en la incidencia de las intoxicaciones diarreicas, o al menos en la presencia de las toxinas, ya que con frecuencia se informa de algas productoras de toxinas diarreicas y de bivalvos tóxicos en zonas nuevas.

Las toxinas diarreicas se clasifican según su estructura química. El primer grupo incluye las toxinas ácidas como el ácido ocadaico y sus derivados, y las dinofisistoxinas (toxinas DTX); el segundo grupo incluye las toxinas neutras y compuestos tipo poliéter lactona del grupo de las pectenotoxinas (toxinas PTX); y el tercero los poliéteres sulfatados y sus derivados, las yesotoxinas.

El primer grupo de toxinas ácidas está formado por varios compuestos lipófilos que se acumulan en el tejido adiposo de los mariscos: el ácido ocadaico y sus derivados, y las dinofisistoxinas (con sus tres isómeros DTX1, DTX2 y DTX3). Estos compuestos son potentes inhibidores de la fosfatasa, propiedad que está relacionada a la inflamación del tracto intestinal y a la diarrea en los seres humanos. Recientemente se determinó que cualquiera de las toxinas progenitoras, es decir el ácido ocadaico, la DTX1 y la DTX2, pueden estar aciladas con una serie de ácidos grasos, saturados e insaturados, desde el C14 al C18, donde la longitud de la cadena del ácido graso puede variar entre C14 y C22 y que el número de insaturación varía entre 0 y 6. Y también se sabe que el ácido graso predominante en la DTX3 es el ácido palmitoílico. Todos estos compuestos acilados presentan también actividad tóxica y, como solo se han detectado en la glándula digestiva de mariscos contaminados, se cree que quizás sean productos metabólicos de las microalgas productoras de toxinas y no *de novo*.

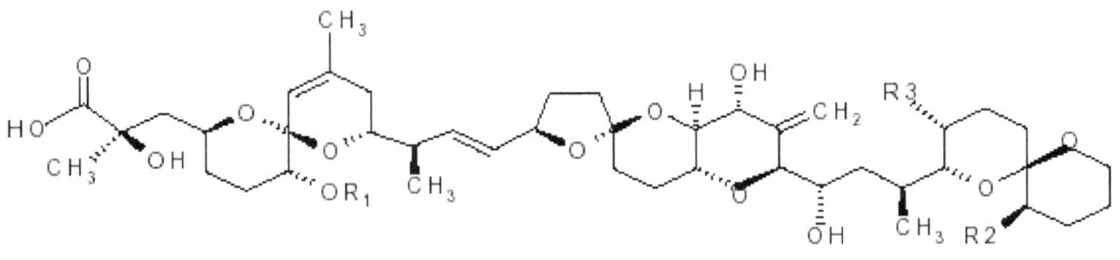

Acido okadaico

El segundo grupo de toxinas, las neutras, está compuesto por lactonas poliéter del grupo de las pectenotoxinas (toxinas PTX). A la fecha se han aislado diez toxinas PTX y ocho de ellas las PTX1, -2, -3, -4, -6, -7 -8 y -9 se han identificado químicamente. La PTX2-CH3 solo se ha detectado en fitoplancton (D*inophysis fortii* en Japón y en Europa), pero nunca en mariscos, por lo que se cree que se oxida en el hepatopáncreas de los mariscos y produce otras toxinas PTX (isómeros: PTX1-CH2OH; PTX3-CHO; PTX6-COOH). A partir del mejillón de Nueva Zelanda, *Perna canalicus* y de *Dinophysis acuta* de Irlanda se determinaron dos moléculas estructurales tóxicas derivadas de PTX2 conocidas como ácido pectenotoxina-2-secoico (PTX2SA) y ácido 7-*epi*-pectenotoxina-2-secoico (7-*epi*-PTX2SA), respectivamente.

Base molecular de pectenotoxinas

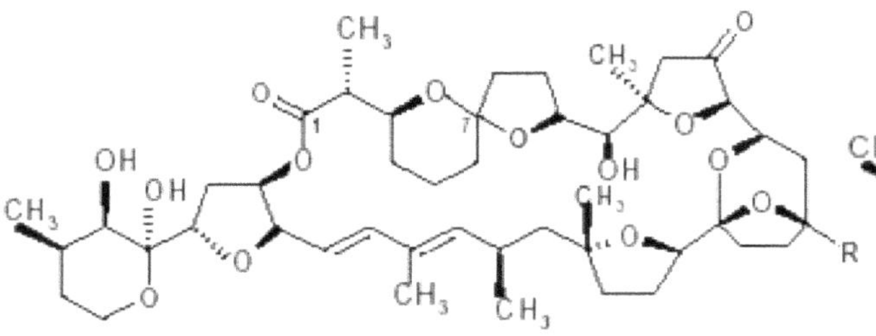

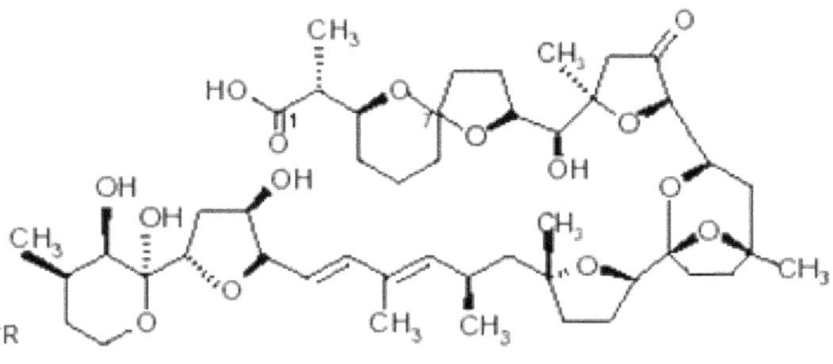

Base molecular de las PTX2SA

El tercer grupo comprende un compuesto sulfatado denominado yesotoxina, un poliéter tipo brevetoxina, y su derivado la 45-hidroxiyesotoxina. La yesotoxina no causa diarrea. En ratones se observó que una administración intraperitoneal de yesotoxina afecta el músculo cardíaco, mientras que la yesotoxina desulfatada daña el hígado. En la glándula digestiva del mejillón mediterráneo, *Mitylus galloprovincialis*, se han identificado, además de la yesotoxina, otros análogos nuevos (la homoyesotoxina, la 45-hidroxihomoyesotoxina, la carboxiyesotoxina y la carboxihomoyesotoxina) y la adriatoxina. La toxicidad depende de la toxina específica, pero parece ligada a la presencia de la función carboxílica en forma libre.

Las yesotoxinas actúan sobre el AMP-c aumentando los niveles citosólicos de Ca^{2+}. Además aumentan la actividad de las fosfodiesterasas, a la que se une de forma reversible, presentando gran afinidad por las fosfodiesterasas I, III y IV y por las exonucleasas I y II. La fosfodiestersa III es la más abundante en el músculo cardíaco, lo que explica el fundamento cardiotóxico de estas toxinas.,

La primera clave para dilucidar el mecanismo de acción de las toxinas diarreicas fue descubrir que el ácido ocadaico provoca una contracción de larga duración del músculo liso de las arterias humanas. Una subunidad de la miosina activa la contracción del músculo liso, por lo que se asume que el efecto del ácido ocadaico se debe a la inhibición de la fosfatasa de la miosina de cadena pequeña. Con posterioridad, se demostró que este ácido es un potente inhibidor de las fosfatasas PP1 y PP2A serina/treonina y que la inhibición de la PP2A es aproximadamente 200 veces superior a la de la PP1. Las fosfatasas proteicas son un grupo de enzimas muy importantes y estrechamente relacionadas con muchos procesos metabólicos esenciales de la célula. La fosforilación y la defosforilación de proteínas son uno de los principales procesos de regulación en células eucariotas. Estos procesos versátiles regulan entre otros el metabolismo, el transporte y la secreción en la membrana, la contractilidad y la división celular.

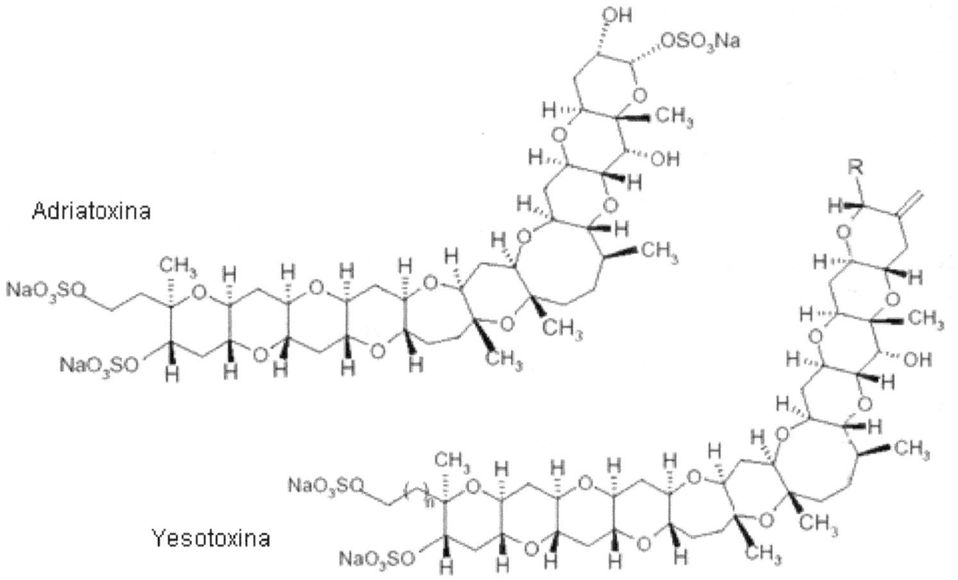

Adriatoxina

Yesotoxina

Algunos autores indican que las fosfatasas, enzimas sensibles al ácido okadaico, como por ejemplo la PP1 y PP2A, participan en el inicio de la mitosis. Según otros autores, la causa de la diarrea en el ser humano es la hiperfosforilación de las proteínas que controlan la secreción de sodio de las células intestinales o un aumento de la fosforilación de las proteínas citoesqueléticas o de unión, responsables de regular la permeabilidad a los solutos; lo que ocasiona una pérdida pasiva de fluidos. El estudio exhaustivo de la actividad y de la estructura, midiendo la inhibición de la actividad de la fosfatasas proteicas, indica que un grupo carboxilo libre de la molécula tóxica es esencial para la actividad ya que los ésteres diólicos y metílicos no inhiben la fosfatasa. Sin embargo, la actividad de los derivados de la amida y del carboxil reducido (ocadaol) es la mitad que la del AO, al igual que la de los compuestos DTX3 naturales.

El ácido okadaico ejerce otras acciones a nivel del organismo. Posee efecto mutágeno y carcinógeno. Como mutágeno se debe a que opera modificando el estado de fosforilación de las proteínas que participan en la reparación o replicación del ADN. Su actividad mutagénica es comparable a la de 2-amino-N_6-hidroxiadenina, uno de los más potentes mutágenos conocidos. Además del ácido okadaico, la dinofisistoxina 1 también tiene efecto carcinógeno. Estas dos sustancias no activan la proteína quinasa C, sino que inhiben la actividad de la fosfatasa proteica 1 y 2A, causando una rápida acumulación de proteínas fosforiladas. Los efectos del ácido okadaico en la fosforilación de proteínas en los sistemas celulares resaltan el potente efecto supresor de tumores de las PP1 y PP2 en células normales. También existe un efecto inmunotóxico por parte del ácido okadaico en monocitos de sangre periférica humana. Así se estudió *in vitro* el efecto que posee en la síntesis de la interleuquina-1 (IL-1): las concentraciones entre 0,1 y 1,0 µg de ácido okadaico/ml inducen una reducción notoria de la producción de IL-1 en los monocitos, y a concentraciones de más elevadas se ocasiona la muerte de las células.

Existen una serie de condiciones ambientales que favorecen o desfavorecen la proliferación de los dinoflagelados y por tanto en la producción de las toxinas. En las aguas costeras donde hay cantidades relativamente altas de fosfato y nitrógeno inorgánicos disueltos se desarrollan poco los dinoflagelados productores de toxinas, mientras que en momentos de baja concentración por consumo del silicato disuelto, situación que suele darse en los meses de verano, hay un gran ambiente favorable a la proliferación de los dinoflagelados. Otras condiciones que fomentan la presencia de los dinoflagelados son la desaparición de las diatomeas, un entorno probablemente limitado en nitratos, temperaturas entre 20 y 23 °C y estratificación térmica. Además de los factores ambientales la síntesis de toxinas diarreicas está limitada al período luminoso y asociada a eventos en el ciclo de división celular. Así la síntesis de DTX4 comienza en la fase G1 del ciclo celular y continúa durante la fase S, mientras que la producción de ácido okadaico y DTX1 ocurre posteriormente, en la fase S y en la fase G2.

Otras toxinas diarreicas son las iminas cíclicas, aunque de poca intensidad sintomatológica. Enrtre ellas destacan las espirolidas y las gimnodiminas (estas últimas sintetizadas por *Gymnodinium breve*). Las gimnodiminas son iminas cíclicas, que tienen efecto más diarreico que neurológico, actúan inhibiendo los receptores nicotínicos de la acetilcolina. Aunque a nivel experimental por vía intraperitoneal se ha visto que su toxicidad supera la de otras biotoxinas marinas (ácido okadaico, dinofisitoxinas, yesotoxinas, pectenotoxinas y azaspiracida) por vía oral es considerablemente mucho menos toxina que el resto de toxinas diarreicas y su efecto sobre la salud humana es inapreciable.

Tabla 50: Toxicidad de algunas biotoxinas marinas

Toxina	DL_{50} (μg/Kg peso)	Efecto fisiológico
Acido okadaico	200	Diarrea; inductor tumoral
Dinofisistoxina 1	160	Diarrea; inductor tumoral
Dinofisistoxina 3	500	Diarrea
Pectenotoxina 1	250	Hepatotoxicidad
Pectenotoxina 2	230	Diarrea; hepatotoxicidad
Pectenotoxina 3	350	Hepatotoxicidad
Pectenotoxina 4	770	Hepatotoxicidad
Pectenotoxina 6	500	Hepatotoxicidad
Yesotoxina	100	Cardiotoxicidad
Hidroxi-yesotoxina	500	
Trinor-yesotoxina	220	
Homo.yesotoxina	100	
45-OH-Yesotoxina	500	Hepatotoxicidad
Desulfo-yesotoxina	500	
Carboxiyesotoxina	500	

Sintomatología. El efecto fundamental de estas toxinas, basado en la inhibición de las proteinfosfatasas PP2A y PP1 provoca trastornos intestinales derivados de la hiperfosforilación de las proteínas, incluidos los canales iónicos, del epitelio intestinal. Para que aparezca sintomatología en el ser humano en los mariscos se deben acumular toxinas en cantidades suficientes, y esto se consigue con tan solo 200 células de

Dinophysis por litro en el medio. Tras la ingesta de marisco contaminado, entre 30'-4h aparece un cuadro clínico cuyos síntomas incluyen diarrea, nauseas, vómitos y dolores abdominales. Después se observa una recuperación completa en un lapso de aproximadamente 3 días. La intensidad de los síntomas varía según la cantidad de toxinas ingerida y generalmente no es necesario hospitalizar al paciente.

El ácido okadaico, la DTX1 y la DTX3 son las toxinas más importantes del grupo desde el punto de vista de la diarrea en el ser humano. La dosis mínima que produce efectos tóxicos en el ser humano es 38,4 y 48 μg de DTX1 y de ácido okadaico respectivamente. El resto de toxinas del grupo, pectenotoxinas y yesotoxinas, tienen un potencial diarreico muy bajo (a excepción de la seicopectenotoxina-2), además de constatarse ha que son hepatotóxica y cardiotóxica respectivamente.

In vitro ha quedado demostrado que una exposición prolongada y continuada de este tipo de toxinas potencia la aparición de tumores en el tracto digestivo.

Tratamiento. El tratamiento es sintomatológico y de soporte con rehidratación del paciente, lavado gástrico y uso de antiespasmódicos. En todo caso de ingestión de tóxicos, y por ende de las toxinas contenidas en organismos de la cadena alimentaria, el lavado gástrico resulta efectivo como medida de descontaminación gastrointestinal para evitar la absorción de éstas toxinas y favorecer su eliminación. Su uso es frecuente en los servicios de urgencias, donde las intoxicaciones agudas pueden llegar a representar entre el 0,5%-2% de los motivos de asistencia, aunque en la actualidad han variado los criterios para realizar este procedimiento y se desaconseja emplearlo de forma rutinaria.

La creación y desarrollo del lavado gástrico para el tratamiento de las intoxicaciones se debe a Kussmal en 1869. Hoy día las indicaciones están limitadas al tratamiento de las hemorragias digestivas altas, en la eliminación de sustancias tóxicas, y en contadas ocasiones como método de diagnosis analizando muestras estomacales extraídas. Respecto a las intoxicaciones y envenenamientos la mayoría de autores coinciden en que se debería practicar la técnica únicamente si existe un riesgo vital para el paciente.

La práctica del lavado gástrico consiste en la introducción de una sonda hueca, de calibre grueso y multiperforada en su extremo distal, que se llevará hasta el estómago para evacuar sangre, tóxicos o cualquier otro tipo de sustancia mediante la irrigación y aspiración de pequeños volúmenes de líquido. En el caso de intoxicaciones se recomiendan sondas Faucher cuyos calibres recomendados son: en lactantes 20 French (1 French = 0'33 mm Ø), en niños entre 22-48 French y en niños mayores de 12 años entre 36-40 French. La cantidad del líquido irrigado dependerá de la edad del envenenado. La recomendación en la edad pediátrica es de 10-15 ml/Kg peso sin sobrepasar los 200-300 ml/ciclo. Para que el procedimiento sea eficaz a la hora de eliminar las sustancias tóxicas ingeridas es aconsejable realizarlo antes de transcurrida una hora desde el momento de la intoxicación. Si se hace posterior a este tiempo se debería valorar la relación beneficio-riesgo, ya que no se asegura la eficacia del procedimiento. Incluso dentro del plazo establecido, está comprobado que la cantidad de tóxico recuperado suele oscilar entre el 29-38% si se realiza dentro de los primeros 20' tras la ingestión, y el porcentaje desciende considerablemente según transcurre el tiempo.

En cuanto a los métodos usados para realizar el lavado gástrico, hay 3 sistemas:

1.- Sistema pasivo. Es un método por gravedad con el uso de un conector en Y que une la bolsa de fluido (por encima del nivel del paciente), la bolsa de drenaje (más baja del nivel del paciente) y la sonda gástrica. Es un sistema cerrado que evita contaminaciones iatrogénicas, pero posee una serie de desventajas: hay resistencia al paso o a la evacuación de líquido por lo que hay que realizar aspiración con jeringa de forma intermitente, no hay agitación del contenido gástrico, se puede producir distensión gástrica, hay un alto porcentaje de absorción y el tiempo de lavado es elevado.

2.- Sistema activo. Es un sistema de jeringa con la que se introduce el líquido, se agita y luego se realiza succión gástrica. La jeringa necesaria para esta técnica debe ser de 50 cc. Eficaz para la evacuación de desechos del estómago. Tiene la desventaja de tratarse de un sistema abierto a través de la conexión y desconexión de la jeringa con riesgo de exposición a líquidos corporales para el personal sanitario y de riesgo de sobreinfección para el paciente tras contaminación por manipulación incorrecta.

3.- Sistema mixto. Es un sistema cerrado de doble jeringa que no requiere desconexión. La jeringa infunde líquido y produce agitación en el estómago permitiendo la extracción de sustancias de forma rápida. La desventaja es el coste elevado de este mecanismo.

Antes de realizar el lavado gástrico se valorará el estado del paciente: nivel de conciencia, estado respiratorio y circulatorio, con estabilización de las constantes vitales, asistencia respiratoria y, canalización venosa junto a monitorización si fuera preciso. Las únicas contraindicaciones, respecto a esta técnica, están relacionadas con el estado del paciente y el tipo de tóxico ingerido:

Paciente	**Riesgos**
- Obnubilado o comatoso	- Riesgo de aspiración. Se intubará previo al lavado gástrico
- Intervenciones recientes del tracto digestivo, enfermedades intestinales o coagulopatías	- Perforación gástrica o hemorragia
- Alteraciones anatómicas: estenosis esofágica, obstrucción nasofaríngea o esofágica	- Perforación esofágica
- Traumatismo craneal, maxilofacial y/o sospecha de fractura de la base del cráneo	- Penetración de la sonda al encéfalo si es insertada vía nasal. Se usará exclusivamente la vía orogástrica
Tipo de intoxicación	**Riesgos**
- Ingestión de álcalis, cáusticos, ácidos o derivados del petróleo	- Rotura esofágica - Favorece el reflujo
- Ingestión de hidrocarburos	- Aspiración y neumonitis química
- Intoxicaciones leves	- No ofrece beneficios y puede aumentar la morbilidad

Cuando se trate de un niño, si éste tiene edad de entender, se le debe explicar al niño la técnica, para obtener su colaboración. En cuanto a la técnica en sí, para poder introducir la sonda, el neonato o niño debe estar en posición sentada. Una vez introducida la sonda se colocará al intoxicado en decúbito lateral izquierdo en Trendelemburg con la cabeza de 10-15° más baja que el resto del cuerpo para impedir el vaciado de los tóxicos que están ubicados a nivel gástrico, hacia el duodeno y para disminuir el riesgo de aspiración pulmonar en caso de vómito.

Se debe valorar la introducción de la sonda por vía nasal u orogástrica. En caso de tratarse de niños mayores y adultos intoxicados por tóxicos o venenos es recomendable la vía orogástrica ya que permite la introducción fácil de sondas de pequeño calibre, que son las más recomendadas a la hora de realizar un lavado gástrico para eliminar toxinas, y además se evitarán lesiones importantes sobre la mucosa nasal. En neonatos y niños pequeños se aconseja utilizar sondas nasogástricas. Para conocer el tamaño adecuado se medirá la longitud de la sonda a introducir: en el paciente se miden las distancias nariz-lóbulo de la oreja-apéndice xifoides para sonda nasogástrica y boca-ángulo de la mandíbula-apéndice xifoides para la sonda orogástrica. Para facilitar su introducción puede lubricarse con vaselina, y si se trata de un niño mayor o adulto colaboradores se el debe instar a tragar saliva para facilitar el acto médico. Una vez introducida se debe comprobar su correcta colocación mediante la introducción de aire y auscultación con fonendoscopio a nivel gástrico, o simplemente, realizado un mínimo aspirado gástrico para ver si se obtiene contenido.

Tras la colocación de la sonda, primero se realizará una aspiración del contenido gástrico antes de instilar el líquido de lavado, para así evitar una distensión gástrica. A continuación se instila la cantidad apropiada de líquido consistente en una solución salina isotónica al 0'9% (o a la mitad 0'45%) a una temperatura de 37ºC para evitar hipotermia. Nunca se instilará agua para evitar alteraciones electrolíticas muy comunes en los niños. Los ciclos serán de 10-15 ml/Kg peso sin sobrepasar los 200-300 ml en un niño. Si la instilación del líquido se realiza por el sistema pasivo se clampará la rama de conexión a la bolsa de drenaje y se dejará infundir la bolsa de irrigación. Si el líquido se introduce mediante sistema activo, se infundirá directamente con la jeringa conectada a la sonda gástrica. Puede facilitar la remoción de las sustancias a eliminar la realización de un masaje suave en la zona del epigastrio.

Finalmente se realizará aspiración suave del líquido instilado mediante jeringa (sistema activo) o drenaje por gravedad (cerrando la conexión a la bolsa de fluido y abriendo la bolsa de drenaje mediante sistema pasivo). Se puede usar también el método de sifón bajando la sonda por debajo del nivel del estómago del intoxicado dejándola fluir en un recipiente. La cantidad de líquido drenado ha de ser aproximadamente igual al líquido irrigado para evitar dilatación gástrica o el pase de los tóxicos hacia el duodeno.

La eficacia del lavado se puede complementar con la adición de soluciones especiales (carbón activado, catárticos, sustancias para el control del sangrado) en aquellos casos que está indicado. Hay que realizar los ciclos que sean necesarios hasta conseguir que el drenaje sea claro. En pediatría, la cantidad total aproximada total de todos los ciclos suele ser entre 2-3 litros; cuando se superan estas cantidades pueden producirse alteraciones hidroelectrolíticas y distensión gástrica.

Las complicaciones son poco frecuentes si el personal sanitario está bien entrenado en el procedimiento y conoce los riesgos. No obstante, pueden ocurrir problemas relacionados tanto con la técnica del sondaje como durante el procedimiento del lavado gástrico. En relación con la introducción de la sonda pueden presentarse: a) lesiones y/o hemorragia en las zonas de paso de la sonda gástrica tanto a nivel nasal, faríngeo como laríngeo, b) complicaciones respiratorias provocadas por la utilización de lubricantes liposolubles (vaselina) que no se disuelven si la sonda entra accidentalmente en bronquios, c) hemorragia conjuntival, en el caso de pacientes no colaboradores, por el esfuerzo, tos o vómitos, d) traumatismo o perforación esofágica y gástrica, e) obstrucción o intubación laringotraqueal (la tos, disfonía o pérdida del llanto nos indicarán que la sonda ha entrado en tráquea y debe ser retirada inmediatamente), f) laringoespasmo en pacientes semiinconscientes y, g) aspiración del contenido gástrico provocado por el vómito.

Las complicaciones relacionadas con el procedimiento del lavado pueden ser: a) bradiarritmias provocadas por estímulo vagal debido al reflejo nauseoso y al estímulo mecánico producido por el lavado, b) taquicardia, c) taquipnea , d) disminución de la saturación de oxígeno, e) HTA, f) hipotermia como consecuencia del lavado gástrico con líquidos fríos (se ha demostrado que el lavado con suero frío alarga el tiempo de protrombina y disminuye la oxigenación), g) aspiración del contenido gástrico o líquido del lavado a los pulmones por disminución del nivel de conciencia y disminución del reflejo nauseoso (que puede desencadenar una neumonía por aspiración), h) distensión gástrica por exceso de líquido dentro del estómago lo que facilitaría el vómito y aumentaría el riesgo de aspiración, i) sangrado gástrico provocado por una succión agresiva, j) alteraciones hidroelectrolíticas (hipernatremia como consecuencia del lavado con grandes cantidades de suero salino, e intoxicación hídrica o hiponatremia por el uso de agua y soluciones hipotónicas), k) paso de tóxico o veneno al intestino delgado por la introducción de excesivo líquido.

MITILISMO AMNESICO

La intoxicación amnésica por mariscos está causada por el ácido domoico, un compuesto natural aislado de diversas fuentes marinas, incluidas las macro y microalgas. El ácido domoico es un aminoácido cristalino soluble en agua. Es un producto de una macroalga roja, *Chondria armata,* y aislado posteriormente de otras varias microalgas rojas como la mediterránea *Alsidium corallinum.* También tiene su origen en las diatomeas *Pseudonitzschia pungens* forma *multiseries*, relacionada en varias ocasiones con brotes de intoxicación humana, y *Amphora coffaeformis*. El ácido domoico es una potente neurotoxina de la clase de los compuestos cainoides, neurotransmisores estimulantes, que se unen a proteínas receptoras específicas en las neuronas, causando su despolarización continuada hasta la ruptura celular.

El ácido domoico por efecto de luz ultravioleta puede transformarse en diferentes isómeros geométricos, y los estudios farmacológicos indican que estos fotoisómeros se unen menos fuertemente con las proteínas receptoras del cainato, sugiriendo que no son tan tóxicas como el propio ácido domoico.

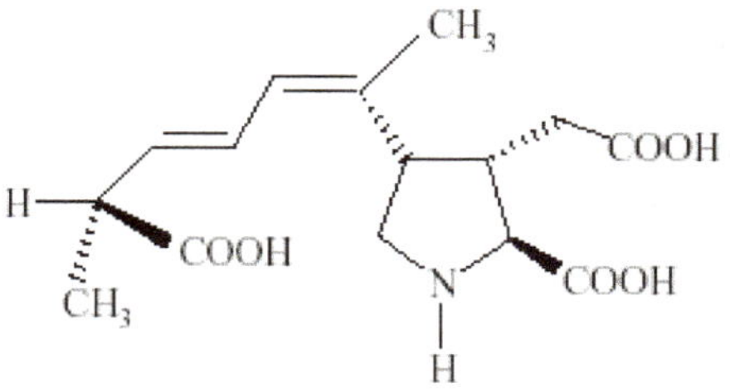

Acido domoico

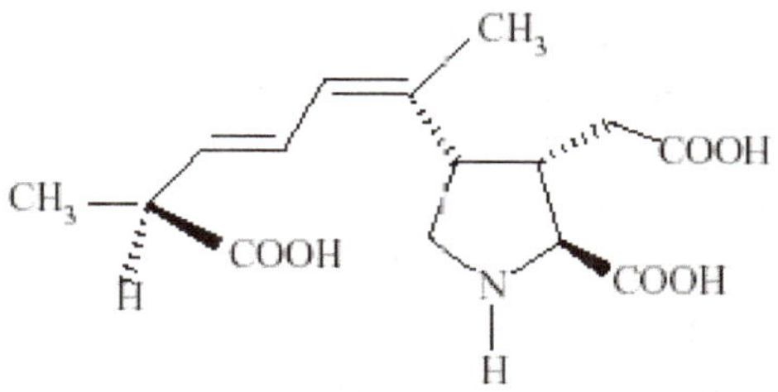

Diastereomero-C5'

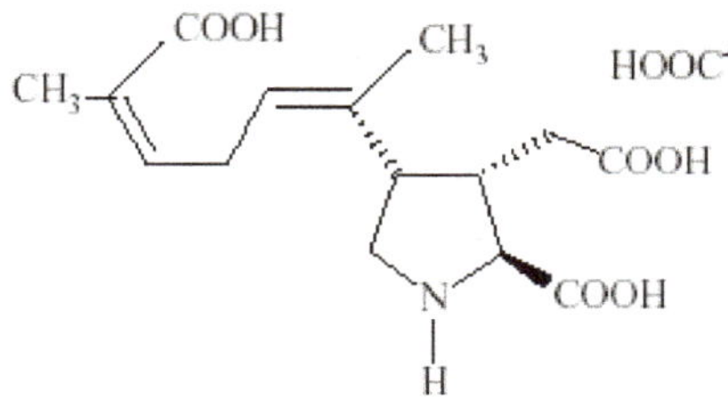

Acido isodomoico A

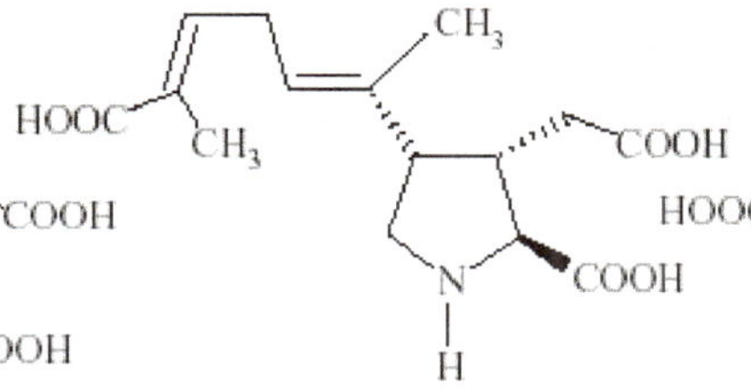

Acido isodomoico B

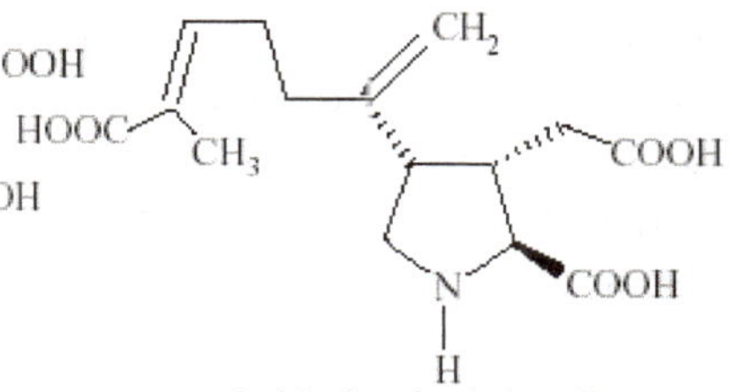

Acido isodomoico C

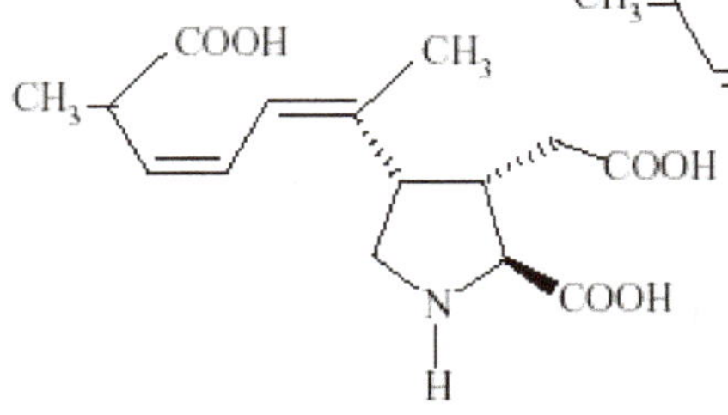

Acido isodomoico D

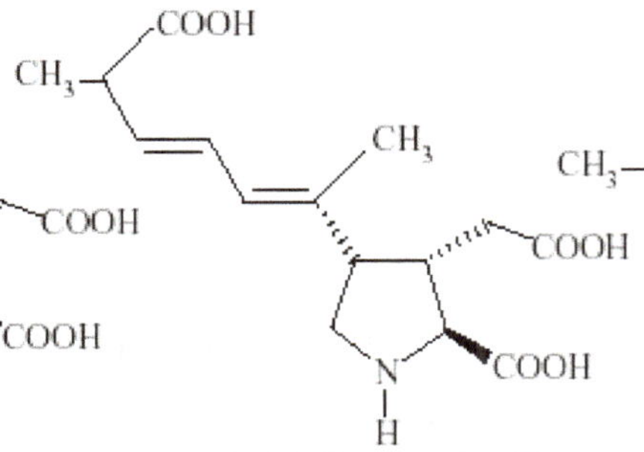

Acido isodomoico E

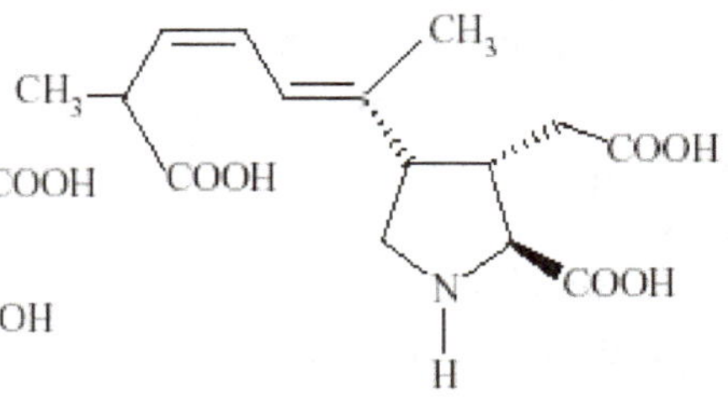

Acido isodomoico F

Se conoce el mecanismo de acción del ácido domoico en receptores de aminoácidos excitables y en la transmisión sináptica. Los aminoácidos excitables, como L-glutamato y L-aspartato, son considerados desde hace tiempo como los neurotransmisores más probables. Se sabe que actúan sobre varios tipos de receptor, de los cuales los mejor caracterizados reciben los nombres de los estimulantes exógenos selectivos N-metil-D-aspartato (NMDA), cainato y quisqualato.

El ácido domoico es un análogo de glutamato que se une con alta afinidad a receptores glutamato del tipo quisqualato. El glutamato y también la subclase NMDA abren los canales de membrana permeables al Na^+, cuyo resultado es la entrada intracelular de Na^+ y despolarización de la membrana. El canal abierto por el receptor NMDA accesible al cainato, quisqualato y al ácido domoico, es además, altamente permeable al Ca^{2+} e induce la entrada del Ca^{2+} a nivel intracelular con efectos letales. Las acciones sobre los receptores NMDA pueden antagonizarse selectivamente mediante concentraciones micromoleculares de iones magnesio; antagonistas orgánicos como el D-2-amino-5-fosfonovalerato y anestésicos disociativos como la fenciclidina. El ácido domoico es un neuroexcitante dos a tres veces más potente que el ácido cainico, con el que está estructuralmente relacionado y hasta 100 veces más potente que el ácido glutámico. Es posible un efecto sinérgico entre el ácido domoico y otros aminoácidos neurotóxicos habitualmente presentes en mejillones. El ácido domoico tiene dos blancos primarios en el sistema nervioso central: la formación hipocampal y sus regiones asociadas involucradas en los procesos de la memoria y, la región de la región peduncular del área postrema y núcleo del tracto solitario asociado con la función visceral.

Las floraciones tóxicas de *Pseudo-nitzschia spp* pueden convertirse en un fenómeno recurrente. El crecimiento y la fotosíntesis óptimos de estas microalgas se da en rangos de temperatura entre 15-20 °C. Sin embargo, se han observado floraciones monoespecíficas de las mismas, a fines de otoño e invierno, con bajas temperaturas prevalentes del agua (-1 a 3 °C). Como la temperatura óptima de crecimiento es muy superior a ésta, es evidente que otros factores influyen en su desarrollo de las floraciones. Así, por ejemplo, los movimientos verticales de agua fría con concentraciones de nitrógeno elevadas pueden estimular el crecimiento de las poblaciones. A finales del verano y otoño, cuando las condiciones hidrográficas se asocian con el final de la estación de los movimientos verticales de aguas, es cuando usualmente son más frecuentes las floraciones debido a las temperaturas superficiales mayores, a la estratificación térmica y a las menores concentraciones de nutrientes. Incluso los nutrientes pueden resultar aún más importantes para el crecimiento del fitoplancton que los efectos directos de los cambios estacionales de temperatura.

La producción de ácido domoico varía ampliamente de una especie a otra dentro del género *Pseudo-nitzschia*, y es vital poder distinguir las especies. No está aún clara la relación entre la producción de ácido domoico por *Pseudo-nitzschia spp.* y las condiciones ambientales. Sin embargo las condiciones en zonas poco profundas con circulación restringida pueden favorecer el estrés requerido para iniciar la producción de ácido domoico, junto con el necesario exceso de nitrógeno inorgánico. También se ha visto que la producción de toxina de la misma especie varía con la zona. También se ha observado una relación entre pulsos de disponibilidad de nitratos y picos de floraciones de *Pseudo-nitzschia spp* cuando hay periodos inusualmente secos a fines del verano, seguidos de intensas tormentas con lluvias a comienzos de septiembre, con gran aumento de la disponibilidad de los nitritos en agua del mar, hecho atribuido fundamentalmente a los desbordes de agua dulce que arrastran los nitritos desde tierra tras las lluvias. Otros factores favorecedores de las floraciones es el bajo contenido de silicatos y fosfatos en el medio.

La síntesis del ácido domoico requiere cantidades importantes de ATP como fuente de energía biogénica. La producción de ácido domoico parece verse favorecida al estresarse el metabolismo primario limitando los silicatos y fosfatos y quizás otros nutrientes esenciales como vitaminas y metales traza. Al estar limitados, estos nutrientes esenciales pueden: a) disminuir el metabolismo primario, haciendo disponibles los precursores necesarios, compuestos de elevada energía y cofactores, y b) favorecer la expresión de genes involucrados en la biosíntesis del ácido domoico. La síntesis del ADN y la progresión a lo largo del ciclo de división celular, que limitaciones de Si y P, enlentecen, prolongando o deteniendo a las células en la etapa del ciclo de división más propicio para producir el ácido domoico. Por otro lado, la limitación de nitrógeno da como resultado una cantidad insuficiente de N celular libre, que restringe la síntesis de esta toxina nitrogenada. Se necesita para la síntesis del ácido domoico una provisión continuada de intermediarios fotofosforilados de alta energía (por ej. ATP y NADPH).

Sintomatología. Los estudios de densidad poblacional de las microalgas indican que podrían requerirse densidades celulares de aproximadamente $3x10^5$ por litro antes de que los mariscos superasen el nivel de tolerancia de ácido domoico para consumo por seres humanos establecido en 20 mg/Kg peso. El ácido domoico es tóxico tanto para el SNC como para el sistema nervioso periférico. Este es un emético que provoca náuseas y vómitos, posiblemente por su efecto sobre el centro del vómito en la zona postrema del cerebro. El ácido domoico, extremadamente neurotóxico, no penetra bien la barrera hematoencefálica. Pero en casos donde la barrera hematoencefálica se está desarrollando todavía, como ocurre en los neonatos, el ácido domoico necesita niveles de exposición 40 veces inferiores, en base al peso corporal que los indicados para adultos, para producir neurotoxicidad. En definitiva produce un síndrome de neuropatía axonal sensoriomotora, amnesia, coma y muerte. Debido a su impacto sobre la memoria, entre otros efectos perjudiciales, la intoxicación ha sido llamada intoxicación amnésica por mariscos, y aunque esta amnesia es muy característica del cuadro de intoxicación en ocasiones puede no presentarse

Los primeros síntomas se notan entre los 15' y las 38 h (mediana 5,5 horas). Los síntomas más comunes son náuseas, vómitos, calambres en pared abdominales, cefalea, diarrea y pérdida de memoria (25 por ciento). La pérdida de memoria y la edad se correlacionan bien: pacientes con <40 años son más susceptibles a diarreas y los >50 años a pérdida de memoria (la pérdida de memoria es fundamentalmente de corto plazo). Los casos más serios que suelen requerir hospitalización (incluso UCI) son los >65 años o con enfermedades previas de base enfermos (diabetes, problemas renales crónicos o hipertensión). Los pacientes en UCI presentaron confusión, coma, mutismo, convulsiones, movimientos de masticación, muecas, hipo, falta de respuesta a estímulos dolorosos, llanto descontrolado o agresividad, profusa secreción respiratoria, presión arterial inestable o arritmias cardiacas.

Algunos pacientes pueden mostrar persistentes defectos neurológicos que pueden perdurar de 7-12 días resolviéndose espontáneamente. Entre los problemas neurológicos persistentes se encuentran: a nivel oftalmológico presentan mirada disconjugada, diplopia y oftalmoplejia; además puede haber convulsiones, mioclonus, déficit de memoria anterior. En estos pacientes un estudio con tomografía de emisión de positrones (PET) muestra un metabolismo de la glucosa disminuido en los lóbulos temporales mediales, y cambios en EMG de axonopatías motoras puras o sensorimotoras. En los pacientes en coma se produce una alta tasa de mortalidad. La autopsia de los mismos revela necrosis y pérdidas neuronales, básicamente en el hipocampo y amígdalas.

La sintomatología se produce dependiendo de la cantidad de ácido domoico consumido, si ésta oscila entre 15-20 mg/persona no habrá afectación, mientras que un consumo de 295 mg/persona produce síntomas neurológicos severos. Suponiendo un peso promedio de 50 a 70 Kg, para no presentar síntomas la ingesta por persona será de 0,2-0,3 mg ácido domoico/Kg pescado; los síntomas leves (siendo principalmente gastrointestinales) aparecen después de consumir 60-110 mg de ácido domoico, equivalente a 0,9 -2 mg/Kg pescado; y Los casos más serios (déficit neurológico severo) consumen de 135-295 mg, equivalentes 1,9-4,2 mg ácido domoico/Kg pescado.

Tratamiento. No existe antídoto para estas toxinas. El tratamiento es sintomatológico y de soporte. Si se realiza tratamiento inmediato se puede realizar lavado gástrico (→Tratamiento, Intoxicación diarreica) y se pueden dar antiácidos para impedir la absorción. Respecto a los casos severos con sintomatología neurológica, se ha visto experimentalmente en animales que el ácido cinurénico resulta ser un protector poderoso y significativo contra la neurotoxicidad, pero no existen estudios clínicos controlados de su efecto en pacientes humanos. Clínicamente se utilizan benzodiacepinas como anticonvulsivantes. También ha quedado demostrado que el impacto de la absorción de las toxinas no se mejora favoreciendo la eliminación renal a base de administrar diuréticos del tipo del probenecid.

MITILISMO NEUROLOGICO

La intoxicación neurológica o neurotóxica por mariscos es causada por unas toxinas denominadas brevetoxinas. Son poliéteres producidos por un dinoflagelado sin blindaje, *Gymnodinium breve* (desde 2000 llamado *Karenia brevis*), estudiado muy profusamente. Recientemente se han descubierto otras especies de *Karenia* capaces de producir brevetoxinas. Las brevetoxinas son tóxicas para peces, mamíferos marinos, aves y seres humanos, aunque no para los mariscos. La intoxicación neurológica por mariscos es considerada endémica en el Golfo de México y la costa este de Florida, donde existen registros de "mareas rojas" desde le temprana fecha de 1844. Una característica poco común del *Gymnodinium breve* es la formación, por acción de las olas, de aerosoles tóxicos que pueden provocar síntomas similares al asma en los seres humanos. En otras latitudes pueden desarrollarse mareas rojas por floraciones desencadenadas por condiciones climáticas poco comunes (lluvias más abundantes y temperaturas inferiores a las habituales) coincidentes con el fenómeno de El Niño.

La forma móvil de *Gymnodinium breve* produce varias neurotoxinas, denominadas colectivamente brevetoxinas, de las que se han aislado e identificado diez brevetoxinas. Además de las brevetoxinas neurotóxicas produce también toxinas hemolíticas aunque en menor cantidad que las brevetoxinas. El organismo de *Gymnodinium breve* es relativamente frágil y se rompe rápidamente por acción de las olas en las playas liberando las toxinas. Durante una marea roja activa en playas, el aerosol contaminado de las olas contiene las toxinas y fragmentos de organismo, tanto en las gotitas como agregadas a las partículas salinas, pudiendo ser arrastrado tierra adentro según el viento y otras condiciones ambientales.

Las floraciones de *Gymnodinium breve* se producen de invierno a verano, y con más frecuencia en otoño. Los cambios en la aparición de las floraciones se correlacionan con las temperaturas del viento y de la superficie del agua, originándose en verano en la costa cuando los vientos son más débiles. Las floraciones de consumen niveles bajos de nutrientes y en las bahías costeras, pueden prolongarse de contar con nutrientes adicionales de origen humano.

La producción de brevetoxinas se ha podido comprobar también en microalgas de la clase Rafidofíceas. Entre ellas destacan *Chattonella antiqua*, *Fibrocapsa japonica*, *Heterosigma akashiwo*, *Chattonella marina*. Estas microalgas aparecen en aguas costeras estancadas y ricas en materia orgánica. Su crecimiento óptimo tiene lugar a temperaturas de 20 a 25 °C, salinidades del 20-30 ‰, intensidades de luz de 60 a 140 $\mu E\ m^2$ y con pH 7,5 a 8,5. A temperaturas inferiores a 15 °C o superiores a 30 °C y salinidades inferiores a 10 ‰ no hay crecimiento. Las floraciones de *H. akashiwo* requieren metales, como hierro y manganeso, además de nitrógeno, fósforo y vitamina B12. Estas sustancias nutritivas son suministradas por desbordes, formación de aguas de fondo de bajo contenido de oxígeno y turbulencias de los sedimentos del fondo inducidas por los vientos.

Las brevetoxinas también se han aislado no sólo en los moluscos sino también en algunos peces, aunque estos acumulan las toxinas en músculo, intestino y estómago en cantidades mucho más bajas.

Las brevetoxinas son neurotoxinas poliéter cíclicas, insípidas, incoloras, estables al calor y a los ácidos y solubles en lípidos. Debido a esta liposolubilidad son capaces de atravesar las membranas celulares fácilmente incluida la barrera hematoencefálica. Estructuralmente son moléculas con anillos (10 a 11 anillos transfundidos) y con pesos moleculares de alrededor de 900 Da. Se trata de unas moléculas relativamente lineales formadas por unos anillos a modo de escalera con una incurvación central que exhibe función de lactona. Al final de la estructura en escalera hay unod reactivos α y β (aldehídos de cadena lateral). Estos reactivos de las brevetoxinas muestran enlaces específicos con los canales de Na^+ dependientes de voltaje, a nivel del recptor 5 de los mismos, a los que se unen activándolos; y esta propiedad de activación es la causante de los efectos tóxicos. Se alteran las propiedades de membrana de las células excitables favoreciendo el flujo de iones Na+ hacia el interior celular, y como resultado de la acción toxinológica los canales de Na+ se vuelven rápidos en el flujo iónico cuyo resultado es una activación persistente y a modo de sacudidas repetitivas. También las brevetoxinas pueden unirse a las membranas de las terminaciones nerviosas autónomas en una posición diferente a los canales de Na+ provocando la liberación de neurotransmisores, predominantemente de acetilcolina.

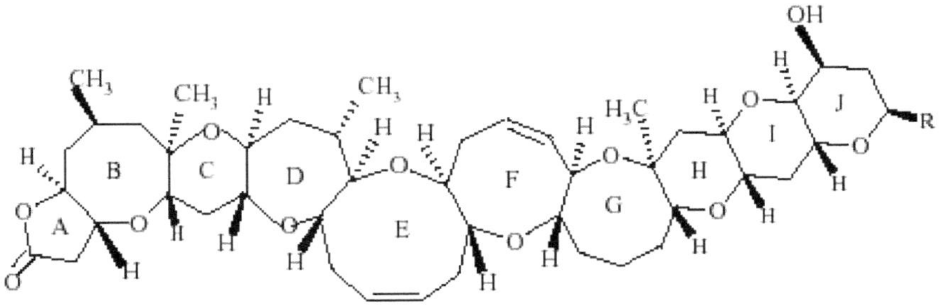

Brevetoxinas A:

PbTx-1,	R = $CH_2C(=CH_2)CHO$
PbTx-7,	R = $CH_2C(=CH_2)CH_2OH$
PbTx-10,	R = $CH_2CH(CH_3)CH_2OH$

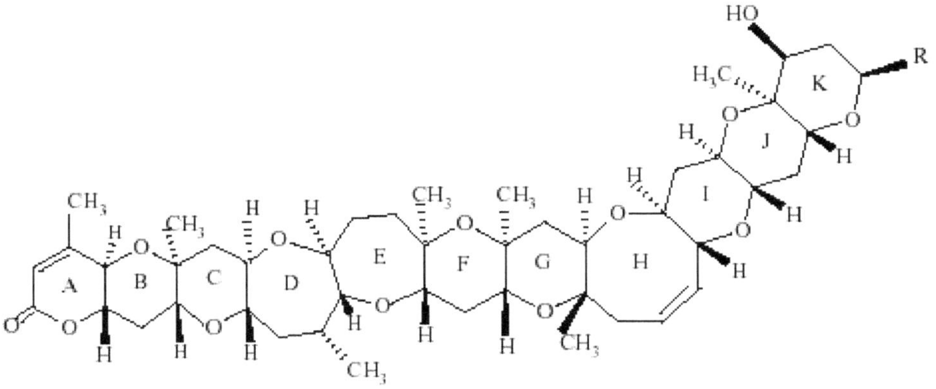

Brevetoxinas B:

PbTx-2	R = $CH_2C(=CH_2)CHO$
oxidadaPbTx-2	R = $CH_2C(=CH_2)COOH$
PbTx-3	R = $CH_2C(=CH_2)CH_2OH$
PbTx-8	R = CH_2COCH_2Cl
PbTx-9	R = $CH_2CH(CH_3)CH_2OH$
PbTx-5	anillo-K acetato de PbTx-2
PbTx-6	anillo-H epóxido de PbTx-2

Las brevetoxinas tipo A son más potentes Entre ellas está la brevetoxina más potente: la PbTx-1 con una DL_{50} de 0,01 mg/20 g animal, por vía intraperitoneal; seguida de la PbTx-3: DL_{50} ip = 0'170 mg/Kg peso, DL_{50} iv = 0'094 mg/Kg peso y DL_{50} vo = 0'52 mg/Kg peso.

Además de las brevetoxinas, se han aislado del *Gymnodinium breve* algunos compuestos ictiotóxicos fosforados que recuerdan a las anticolinesterasas. Un ejemplo, es un compuesto acíclico fosforado con un grupo oximino, y un grupo tiofosfato: la *O*,*O*-dipropil(*E*)-2-(1-metil-2-oxopropilideno)fosforohidrazidotioato-(*E*)oxima:

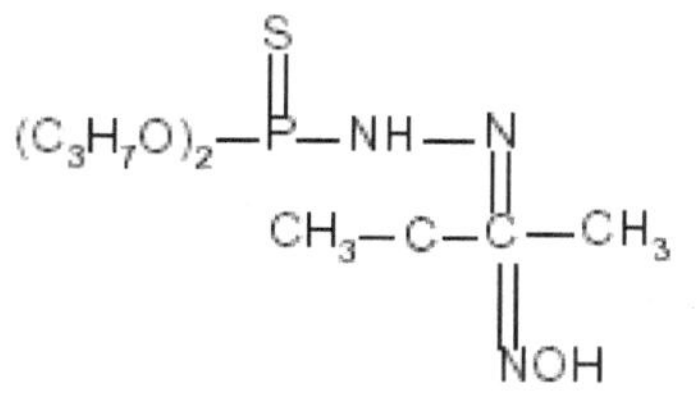

$$(C_3H_7O)_2-\overset{\overset{S}{\|}}{P}-NH-N=C(CH_3)-C(=NOH)-CH_3$$

Otras toxinas producidas por *Gymnodinium breve* son las gimnodiminas y karlotoxinas. Las gimnodiminas son iminas cíclicas, que tienen efecto más diarreico que neurológico, actúan inhibiendo los receptores nicotínicos de la acetilcolina. Aunque a nivel experimental por via intraperitoneal se ha visto que su toxicidad supera la de otras biotoxinas marinas (ácido okadaico, dinofisitoxinas, yesotoxinas, pectenotoxinas y azaspiracida) por vía oral es considerablemente mucho menos toxina que el resto de toxinas diarreicas y su efecto sobre la salud humana es inapreciable.

Sintomatología. Básicamente, cualquier nivel detectable de brevetoxinas por 100 g de tejido de marisco es considerado como potencialmente inseguro para consumo humano. En la práctica, se ha adoptado una toxicidad residual de $\geq$20 UR/100 g de tejido de marisco como valor guía para prohibir el consumo de marisco.

La toxicidad en seres humanos puede darse por tres vías: oral, inhalatoria y dérmica. La vía oral es la más común, ya que las brevetoxinas se acumulan en los mariscos, y su consumo tanto crudos como cocidos, puede causar un síndrome tóxico algo similar a las intoxicaciones paralíticas y ciguatera, aunque menos severo. Los síntomas pueden ser de carácter neurológico y gastrointestinal, apareciendo ambos grupos de síntomas de forma simultánea, aunque después los síntomas gastrointestinales se autolimitan muy rápidamente persistiendo los neurológicos más tiempo. Los síntomas de la intoxicación neurotóxica aparecen entre los 30' y 3 h, duran unos pocos días con náuseas, vómitos, diarrea, escalofríos, sudoraciones, inversión de la sensación térmica (síntoma idéntico a la ciguatera), hipotensión, arritmias, entumecimientos, hormigueo (de alta intensidad), parestesia labial, de la cara y de las extremidades, calambres, broncoconstricción. Con carácter neurológico hay ataxia, pérdida general de coordinación motora, parálisis inicialmente de las extremidades, convulsiones y coma. A nivel de conciencia los pacientes se muestran desorientados, con sensación de opresión laríngea y torácica. Pueden presentarse también alteraciones del ritmo cardíaco como bradicardias y alteraciones oculares con presencia de midriasis. No se han informado hasta la fecha de síntomas crónicos o mortalidad.

La absorción de las brevetoxinas por vía inhalatoria, íntimamente ligada a la absorción dérmica, provoca dificultades respiratorias, así como irritación de la mucosa nasal y de los ojos debido a que estas toxinas, liberadas por efecto de las olas al romper los frágiles organismos *Gymnodinium* breve, estimulan fibras colinérgicas postganglionares. La liberación de la acetilcolina en las terminaciones nerviosas parasimpáticas postganglionares provoca contracciones moderadas de la tráquea. A las irritaciones respiratorias y conjuntivales se añaden catarros con copiosos exudados, rinorrea, tos no productiva, y broncoconstricción. Algunos pacientes refieren mareos, visión en túnel y erupciones de la piel. La irritación y la broncoconstricción son, en las poblaciones normales, rápidamente reversibles al abandonar las playas o al permanecer en zonas con aire acondicionado. Los asmáticos parecen ser, sin embargo, particularmente susceptibles. Además, hay informes anecdóticos de enfermedades pulmonares prolongadas, especialmente en poblaciones susceptibles como ancianos o personas con enfermedades pulmonares crónicas (EPOC). Se considera que la brevetoxina-3 es la toxina primariamente responsable de las molestias respiratorias en seres humanos.

Se ha comprobado que también alcanzan el tejido hepático, sin conocerse exactamente sus consecuencias clínicas. A las 48h puede comprobarse que la máxima eliminación de estas toxinas se produce por la bilis y poco después hay también excreción urinaria. Se desconocen los efectos tóxicos a largo plazo, ya que debido a la buena evolución de los pacientes no se han realizado seguimientos; pero el parecido molecular de las brevetoxinas con las ciguatoxinas, que sí pueden dar lugar a problemas a largo plazo, no descarta la inocuidad toxinológica de las brevetoxinas a largo plazo.

A la ictiotoxina fosforada se le atribuye la inhibición de la acetilcolinesterasa en los tejidos cerebrales dando lugar a hiperactividad, temblores y convulsiones no muy severas. Posee actividad depresora cardiovascular dependiente de la dosis, así a dosis altas (>24 µg/Kg pescado) causa hipotensión y bradicardia reversibles (a dosis experimentales en animales >72 µg/Kg pc iv se produce paro cardíaco y muerte). El tetraetilamonio actúa, a nivel experimental, como antagonista de los efectos cardiovasculares, pero no modifica ni el bloqueo de los receptores colinérgicos e histaminérgicos ni la inhibición de la síntesis de la prostaglandina. Esto indica que probablemente son intermediados los efectos cardiovasculares por bloqueo α-adrenérgico y gangliónico acompañado por modulación de la actividad del canal de K^+.

Las brevetoxinas son inhibidores enzimáticos de las proteinasas lisosomales (conocidas como catepsinas), encontradas en células fagocíticas, como los macrófagos y linfocitos, por lo que se les supone que son causa de inmunosupresión crónica.

Tratamiento. Es de soporte y sintomatológico. El reemplazo de fluidos, la monitorización de las funciones respiratorias, la administración de sedantes y la mitigación del dolor son los puntales básicos del tratamiento ante la falta de antídotos específicos. Es útil la descontaminación gastrointestinal (→Tratamiento, Intoxicación diarreica) con carbón activado si se realiza antes de las 4 primeras horas tras la intoxicación. Debido a la estructura similar a la ciguatoxina puede ser útil el manitol en fases precoces.

De forma experimental en animales se ha visto que los broncoespasmos pueden bloquearse con cromolina y clorfeniramina al tener su efecto sobre los mastocitos. El reciente descubrimiento del antagonista natural de las brevetoxinas conocido como brevenal, producido por *Gymnodinium breve*, puede tener su aplicación terapéutica en el ser humano, aunque de momento se encuentra en ensayos clínicos centrados en su aplicación en los cuadros sintomatológicos respiratorios debidos a inhalación de las brevetoxinas.

La mejor prevención es la detección precoz de las floraciones de los productores de las brevetoxinas y el control posterior del consumo de peces y moluscos que han estado en contacto con la floración. Las biotoxinas neurológicas no se detectan por el sabor ni olor y la cocción de los alimentos no las desnaturaliza. En moluscos se considera que éstos eliminan las toxinas al cabo de 8 semanas post-exposición, mientras que en los peces el bioacúmulo de las brevetoxinas puede perdurar durante un año; siendo mayor el efecto tóxico si se consume el pescado entero (con vísceras) que no sólo los filetes.

INTOXICACION AZASPIRACIDICA

Se trata de un cuadro de reciente identificación y diferenciado de la intoxicación por ingesta de marisco contaminado con biotoxinas diarreicas. Claramente diferente de la anterior por producir una parálisis lenta y progresiva. Se identificó como responsable del cuadro a la azaspiracida.

El origen último de las azaspiracidas probablemente sea un dinoflagelado debido a la estructura poliéter altamente oxigenada y a las apariciones estacionales. Sin embargo, no se encontró ninguna de las especies de fitoplancton tóxicas conocidas en las muestras de agua recogidas an el momento de la intoxicación. Informaciones recientes sugieren que los dinoflagelados *Protoceratum crassipes* o los pertenecientes al género *Protoperidinium spp* son los productores de la intoxicación. Todas las intoxicaciones se han producido en aguas de Irlanda o bien por consumo de marisco provenientes de aguas irlandesas.

Las azaspiracidas difieren de cualquier otra toxina nitrogenada previamente conocida en mariscos o dinoflagelados (prorocentrolida, pinnatoxina, gimnodimina y las espirolidas). Se trata de una molécula de peso molecular 841'5 g/mol, siendo una sustancia oleosa, incolora e inodora. Los anillos de las azaspiracidas poseen disposiciones únicas con una amina cíclica en lugar de un grupo imino cíclico, sin anillo carbocíclico o de lactona. Además de la azaspiracida, con técnicas de RMN y análisis de patrones de fragmentación se han podido identificar hasta 27 moléculas análogas. De todas ellas sólo se conoce la estructura molecular exacta de cuatro de ellas: la azaspiracida 2 y 3 parecen ser genuinas de los dinoflagelados, mientras que la azapiracida 4 y 5 se producen por hidroxilación ya en el organismo de los moluscos.

Estructuras químicas de las azaspiracidas

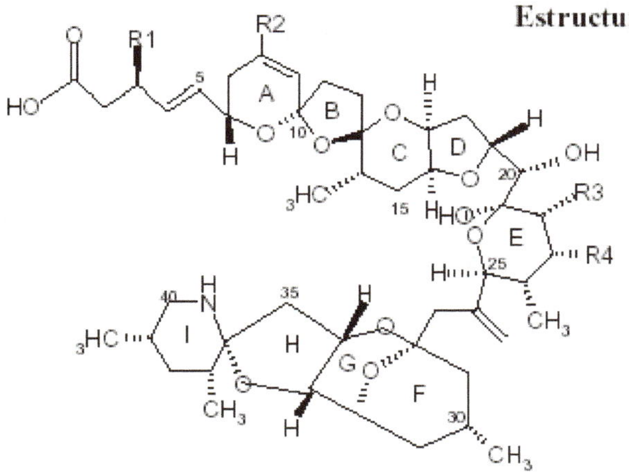

	R_1	R_2	R_3	R_4
Azaspiracida	H	H	CH_3	H
Azaspiracida-2	H	CH_3	CH_3	H
Azaspiracida-3	H	H	H	H
Azaspiracida-4	OH	H	H	H
Azaspiracida-5	H	H	H	OH

La azaspiracida existe como zwiterión (es decir, contiene una carga positiva y otra negativa, pero se comporta eléctricamente como una molécula neutra); lo que le confiere propiedades de detergente y por tanto de poseer mayores posibilidades de interacción con sus dianas biológicas que aún se desconocen. Se postula que sus efectos son debidos a la inhibición de las proteínas fosfatasas tipo serina/treonina. Es una molécula relativamente estable a temperaturas ambientales, pero se degrada por encima de los 90ºC.

Sintomatología. Se sabe poco del cuadro general de efectos por estas sustancias debido a los pocos brotes reconocidos etiológicamente. Es seguro que existe un subregistro de los mismos debido a la gran similitud con la intoxicación diarreica por ingesta de marisco.

A las pocas horas de la ingesta aparece la sintomatología de carácter gastrointestinal con náuseas, vómitos, diarrea grave y calambres estomacales, sin apenas dolor abdominal. El cuadro clínico suele durar 2-3 días autolimitándose con recuperación completa. La información toxinológica conocida se ha inferido de controles in vivo e in vitro.

En estos estudios se ha determinado la DL_{50} por vía intraperitoneal. Para la azaspiracida-1 es de 150 mg/Kg peso, mientras las azaspiracidas-2 y 3 son algo más potentes (con DL_{50} de 110 mg/Kg peso y 140 mg/Kg peso respectivamente). Para las azaspiracidas modificadas en los moluscos tenemos una DL_{50} para azaspiracida-4 y 5 de 470 mg/Kg peso y >1000 mg/Kg peso respectivamente. A dosis de >150 mg/Kg peso de azaspiracida-1 se obtienen in vivo alteraciones en forma de inflamación de la mucosa gástrica con incluso sangrado de la misma, vacuolización y aumento de ácidos grasos en los hepatocitos del parénquima hepático, picnosis en el parénquima pancreático y disminución de tamaño del timo y bazo.

Por vía oral se observa, al cabo de pocas horas de la ingesta, vacuolización, erosión y necrosis de las células epiteliales de las microvellosidades, y atrofia de la lámina propia (signos histológicos muy similares a las que se producen en las enfermedades inflamatorias intestinales como la colitis ulcerosa y la enfermedad de Crohn). También se observa un efecto sobre el sistema inmune con disminución del número de linfocitos (tanto del tipo B como T), observándose en timo, bazo y placas de Peyer del intestino delgado presencia de necrosis linfocitaria. En los linfocitos vivos se observa que las azaspiracidas interactúan con los microfilamentos intracelulares a nivel de la actina F, alterándose la formación de los pseudopodios imprescindibles en la fagocitosis. Inicialmente no hay lesiones sobre corazón, riñón o pulmón (no se han estudiado los posibles efectos sobre SNC).

La recuperación de los diferentes tejidos sigue ritmos propios; a nivel gastrointestinal se tarda 12 semanas, lo que junto a la disminución del número de linfocitos y a su capacidad de fagocitosis, son causa de sobreinfecciones oportunistas intestinales. Se estima que la dosis mínima para producir lesiones gastrointestinales en el ser humano es de 0'4-2 mg/Kg de producto consumido. Se ha constatado que a dosis repetidas de azaspiracidas hay un aumento en la incidencia de tumores pulmonares (en un 3%) y de linfomas.

El tratamiento, ya que no hay antídoto y que la evolución es favorable, sólo es de mantenimiento con reposición hídrica para la diarrea y sintomatológico.

INTOXICACION POR CIANOTOXINAS

Las cianobacterias o algas azulverdosas son organismos que poseen tanto características de algas como de bacterias. Estas producen una gran cantidad de efectos adversos sobre los recursos hídricos y los ecosistemas acuáticos, además de poseer la capacidad de generar toxinas (cianotoxinas) y de liberarlas al medio con efecto toxinológico sobre la salud humana.

Las cianobacterias se aprecian a simple vista como manchas incrustadas sobre la superficie húmeda de las rocas, del suelo o de los árboles y presentarse en forma de almohadillas macroscópicas o en capas viscosas. También pueden vivir flotando libremente (planctónicas) en cualquier tipo de medio acuático. Son organismos móviles y Gram negativos que presentan tanto estructuras típicas de procariontes al no presentar membrana nuclear ni orgánulos subcelulares con una pared celular con características bacterianas aunque su pared constituida de peptidoglicanos es más gruesa, así como de algas con su característica maquinaria fotosintética que contiene pigmentos fotosintéticos denominados ficobiliproteínas (que les confieren no sólo color verde azulado, sino también rojiza o púrpura) como la ficobilina y ficocianina. Estos pigmentos les permiten aprovechar radiaciones con longitudes de onda que muy pocos organismos pueden utilizar. Poseen una gran diversidad morfológica: unas son unicelulares (incluso de <1μ de diámetro), otras multicelulares e incluso filamentosas con varios mm de longitud e incluso especialización celular. Estas últimas en ocasiones presentan ramificaciones y pueden presentarse aisladas o agrupadas en colonias. La estructura colonial se mantiene por un exopolisacárido que se aprecia como un mucílago o una vaina firme. Una de las características importantes de las cianobacterias es su capacidad para poder regular su posición en relación a la columna de agua utilizando vesículas de gas, lo que les permite posicionarse en zonas con mayores recursos tanto nutritivos como lumínicos.

En los últimos años, debido al aumento del progresivo deterioro de las aguas superficiales y a la consiguiente eutrofización de los acuíferos, se producen de manera incontrolable y más frecuentemente floraciones de fitoplancton, principalmente de cianobacterias que pueden tener carácter tóxico. Ocurren generalmente a finales del verano, y están relacionados con una o dos especies predominantes. Se conocen cerca de 40 especies toxigénicas de cianobacterias basándose en una taxonomía morfológica capaces de producir floraciones en ambientes de agua dulce, salobre o marina. La mayoría de las especies y cepas toxigénicas pertenecen a géneros filamentosos multicelulares (*Anabaena*, *Oscillatoria*, *Nostoc*, *Aphanizomenon* y *Cylindrospermopsis*) capaces de producir floraciones en ambientes de agua dulce, salobre o marina aunque las especies más representativas son *Anabaena circinalis* y dentro de las cianobacterias unicelulraes *Microcystis aeruginosa*. Esta especie unicelular causa la mayoría de los problemas de toxicidad probablemente por ser la más cosmopolita de las cianobacterias, que se hace más evidente durante el verano cuando *Microcystis* domina la sucesión anual de cianobacterias.

La eutrofización se debe al excesivo aporte de nutrientes a los acuíferos, sobre todo de fosfatos y nitrógeno, que provienen de aguas residuales tratadas insuficientemente, de residuos agrícolas, abonos, deshechos de industrias de ganado. El crecimiento de las cianobacterias y la formación de floraciones están influenciados por factores físicos, químicos y biológicos. Como resultado del cambio en estos factores ocurren grandes fluctuaciones en los niveles de cianobacterias y toxinas, incluso en algunas especies las variaciones estacionales afectan su producción. Las floraciones persisten en aguas que contienen niveles adecuados de nutrientes inorgánicos esenciales, como nitrógeno y fósforo, temperaturas en el agua de entre 15 y 30 °C y niveles de pH entre 6 y 9, lo que ocurre, generalmente, a finales del verano.

La cantidad de luz necesaria para optimizar el crecimiento depende de las especies. En respuesta a esto, las cianobacterias pueden regular la flotabilidad para adaptarse a las condiciones de luz más adecuadas (sobre todo el género *Mycrocystis*). La flotabilidad es controlada principalmente por la producción de carbohidratos a partir de la fotosíntesis. Este mecanismo de control deja de funcionar cuando la concentración de dióxido de carbono es muy baja. A pesar de que la flotabilidad no puede ser controlada por la noche, estos organismos flotarán en la superficie debido a su reducido contenido en carbohidratos como resultado de la respiración nocturna. Las corrientes de agua y la turbulencia son dos factores que perjudican el crecimiento de las cianobacterias debido a la incapacidad de éstas para mantener una posición en el agua. Mientras, las fuertes lluvias producen un incremento en los niveles de nutrientes del agua por lo que es un factor que ayuda a la floración.

La formación de espuma en la superficie es influenciada por condiciones de agua calma o parcialmente estancada. Inicialmente deben existir condiciones de alta presión barométrica, luz y vientos moderados, acompañados por una constante circulación del agua donde un gran número de cianobacterias mantendrán su posición tomando ventaja de estas condiciones. Si el viento deja de soplar, con una velocidad <3 m/seg, y la circulación disminuye, las cianobacterias adquieren flotabilidad positiva; sino pueden ajustar la flotabilidad las floraciones flotarán en la superficie formando espuma.

Los dos factores principales que han demostrado afectar la producción de toxina son la temperatura y la luz. La temperatura óptima para la producción de toxinas es entre los 20 y 25 °C, lo que sugiere que las cianobacterias son más tóxicas durante períodos de temperaturas cálidas y en áreas tropicales. La intensidad de la luz, más que la calidad de esta, es un factor importante en la producción de *Microcystis aeruginosa.* La toxicidad de esta cianobacteria se incrementa, con un leve incremento de la intensidad de la luz, en 40 microeinstein/m^2 por segundo por lo tanto la toxicidad decrece cuanto más profunda se encuentre la cianobacteria en el agua.

Además algunas especies de cianobacterias dominan sobre el resto de organismos fitoplanctónicos debido a una serie de características que les dan cierta ventaja competitiva. Así en aguas eutróficas, donde los nutrientes en exceso producen gran turbidez del agua, hay baja radiación solar pero suficiente para el desarrollo y crecimiento de las cianobacterias y no de otros organismos. Su capacidad de "flotabilidad" con las vesículas de gas les permite colocarse en la zona de la columna de agua con mayores nutrientes para su desarrollo. Y finalmente tienen bajos requerimientos de nitrógeno además de poseer en su citoplasma gránulos de reserva de fosfatos.

Las cianobacterias producen gran variedad de compuestos, considerados metabolitos secundarios, por no realizar funciones principales en los propios organismos que las producen, entre ellas las mencionadas cianotoxinas. Estas sustancias se generan y se acumulan durante la producción de los fotopigmentos. En condiciones ambientales desfavorables las cianobacterias mueren liberando estas sustancias al medio; aunque se ha visto que en cianobacterias jóvenes puede haber liberación de estas sustancias sin muerte celular. La naturaleza química de las cianotoxinas es muy diversa como péptidos cíclicos, alcaloides y polisacáridos. Normalmente se clasifican atendiendo a los efectos que producen: dermatotoxinas, neurotoxinas, hepatotoxinas, citotoxinas y toxinas irritantes.

A. Dermatotoxinas. Se trata de alcaloides como la aplisiatoxina y la lyngbyatoxina producidas por especies de los géneros *Lyngbya*, *Oscillatoria* y *Schizothrix*.

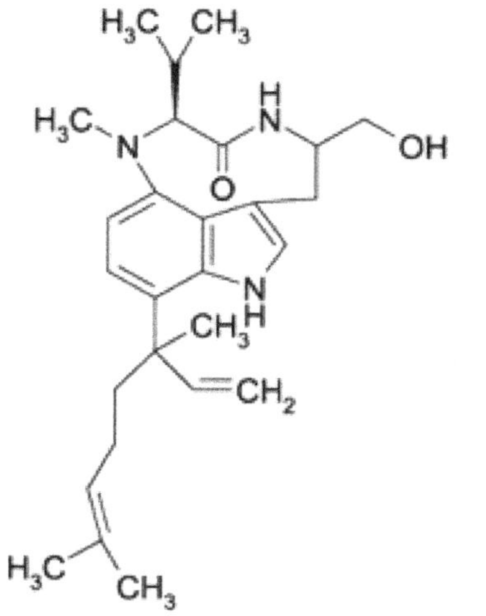

Lyngbyotoxina-A

Aplisiotoxina

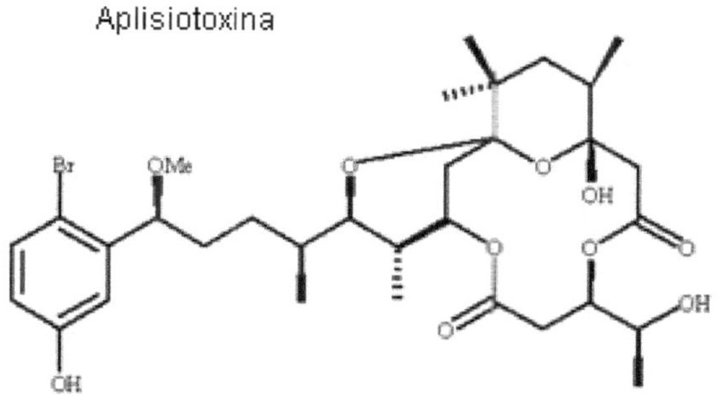

B. Hepatotoxinas. Son consideradas las cianotroxinas más importantes tanto por su abundancia en la naturaleza (en agua dulce) como por la elevada toxicidad que presentan. Son sustancias hidrosolubles y extremadamente estables no siendo destruidas por los oxidantes más utilizados en el tratamiento de aguas, como por ejemplo la cloración, incluso llegan a aguantar la ebullición del agua (hasta 300ºC) donde están disueltas sin desnaturalizarse, además de soportar pH extremos y resistir la hidrólisis enzimática. Entre ellas destacan las microcistinas y la nodularina.

1.- Las microcistinas son las que están más implicadas en intoxicaciones de animales y seres humanos. Están producidas por las cianobacterias planctónicas de los géneros *Anabaena*, *Microcystis* (de este género proviene su denominación) *Planktothrix*, *Nostoc*, *Anabaenopsis* y *Oscillatoria* y por cianobacterias bentónicas del género *Hapalosiphon*. Se trata de heptapéptidos cíclicos que contiene tanto aminoácidos proteicos como no proteicos, con presencia de una cadena lateral de aminoácidos específica que hasta el momento sólo ha sido encontrada en microcistinas y nodularina. Las microcistinas consisten en un anillo peptídico de siete aminoácidos de los cuales cinco no pertenecen a proteínas mientras que los dos restantes sí; estos dos aminoácidos son los que permiten reconocer los distintos tipos de las aproximadamente 50 formas de microcistinas mientras que los demás aminoácidos son más o menos constantes entre las variantes de microcistinas. Usando las iniciales de los dos aminoácidos distintos, cada microcistina es designada con un nombre dependiendo de los aminoácidos variables que completan su estructura. La mas común y potencialmente tóxica es la microcistina-LR la cual contiene los aminoácidos leucina (L) y arginina (R) en las dos posiciones variables.

La cadena aminoacídica que se une al anillo heptapéptido es común a todas las microcistinas y también está presente en las nodularinas. Esta cadena α es considerada la responsable de la toxicidad de estos péptidos.

Aunque se considera a las microcistinas como metabolitos secundarios, dada su complejidad de estructura y de su biosíntesis se especula con alguna función que resulte beneficiosa para las cianobacterias. Así parece que está implicada en la detoxificación de metales del interior de la célula, al ser capaz de unirse al sulfato de Cu y de Zn, además de actuar como quelante intracelular manteniendo bajos los niveles libres de

Fe^{2+}. Ultimamente se ha descubierto una proteína transportadora de la misma y parece funcionar a nivel extracelular como molécula de señalización coordinando el comportamiento de cianobaceterias vecinas y favoreciendo la agregación para formar colonias.

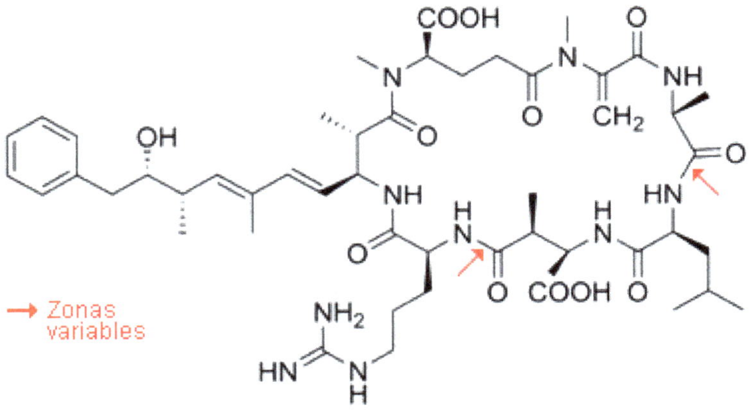

Zonas variables

Microcistina-LR

Las células diana de las microcistinas son los hepatocitos y los macrófagos, y de forma secundaria la células intestinales y renales. La vía principal de acceso de estas sustancias es la vía biliar; ingresarían desde el ileon, ya que esta parte del intestino posee gran cantidad de transportadores de la bilis. A nivel subcelular son inhibidores específicos de las fosfatasas PP1 y PP2A de serina y treonina, las cuales regulan multitud de procesos biológicos. Su inhibición altera el equilibrio enzimático acumulándose fosfoproteínas que terminarán produciendo muerte celular. También se desorganizan los microtúbulos, filamentos y microfilamentos intracelulares. Esto es debido a la inhibición de las PP1 y PP2A desorganizándose primero los microtúbulos, después los filamentos intermedios y finalmente los microfilamentos. La pérdida de filamentos intermedios de citoqueratina asociada a fosforilación puede estar relacionada con la actividad potencial de promotor tumoral por parte de las microcistinas.

También estimulan el mecanismo de liberación de metabolitos del ácido araquidónico a través de la vía del glutatión que reacciona con el coenzima A (CoA) inhibiendo la actividad de las enzimas acetil-CoA-acetiltransferasa y acetil-CoA-sintetasa bloqueando la reabsorción del ácido araquidónico libre y aumento la síntesis de prostaglandinas. Hay síntesis y liberación de prostaciclinas (6-ceto $F_1\alpha$) y tromboxano B_2, aunque no se produce liberación de los tipos $F_2\alpha$ ni E_2. El tromboxano deriva a A_2, inestable, pero uno de los más fuertes mediadores de la agregación plaquetaria. La 6-ceto $F_1\alpha$ deriva de la prostaglandina I_2 que actúa como inhibidora de dicha agregación. En macrófagos alveolares las toxinas inducen al factor de necrosis tumoral α (TNF-α) e interleuquina 1 (IL-1). Estas citoquinas juegan un papel importante en la producción de shock por microcistinas e inducen la producción del factor activador de plaquetas y de ciclooxigenasas, y éstas inducen la liberación de las prostaglandinas $F_2\alpha$, E2 y tromboxano B_2, que actúan como mediadores químicos de los procesos inflamatorios. A nivel renal la afectación celular es parecida a la producida sobre los hepatocitos por activación de la fosfolipasa A_2 y ciclooxigenasa.

2.- La nodularina es producida por el género *Nodularia*. Se trata de un pentapéptido no ribosómico compuesto por la misma cadena aminoacídica que las microcistinas, unida a un grupo de metildehidrobutirina y a aminoácidos no proteogénicos. Se conocen unas 8 moléculas diferentes que se clasifican atendiendo al grado de metilación, composición e isomerización de sus aminoácidos. Es una potente inhibidora de las fosfatasas PP1 y PP2A, y en menor medida de la PP2C. Es promotora de hepatocarcinogénesis.

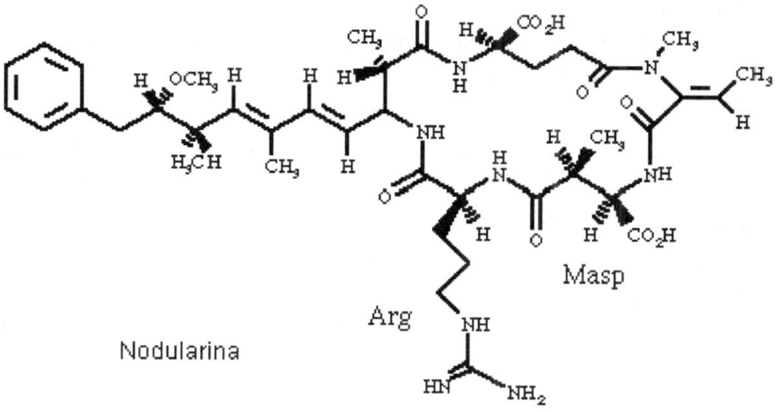

Nodularina

C. Citotoxinas. Este grupo está representado fundamentalmente por la cilindroespermopsina, que algunas clasificaciones la incluyen como un tipo más de las hepatotoxinas, pero no sólo tiene como órgano diana al hígado, sino que tiene efecto citotóxico sobre bazo, riñón, timo, corazón, pulmón, glándulas adrenales e intestino. Se trata de un alcaloide tricíclico que proviene del ácido guanidinoacético. Está producida por cianobacterias de los géneros *Cylindroespermpsis*, *Umezakia*, *Aphanizomenon* y *Raphidiopsis*.

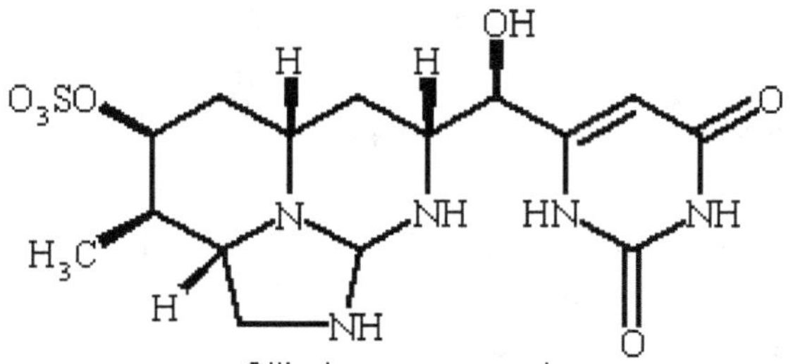

Cilindroespermopsina

Se trata de una molécula muy hidrosoluble de tipo zwiterión (es decir tiene carga + y – en su estructura pero se comporta de forma neutra). Es muy estable incluso en condiciones extremas: resiste temperaturas de hasta 100ºC y pH extremos. Parece que actúa inhibiendo la síntesis proteica en los microsomas hepáticos por disminución del citocromo P450, además de afectar, aunque en menor medida, la síntesis y excreción de lipoproteínas. Esta toxina es de las más sensibles al tratamiento con oxidantes y tratamientos de agua para desnaturalizar a las cianotoxinas. A nivel hepático a dosis bajas produce necrosis centrilobular, y a dosis altas crea necrosis panlobular. Los últimos estudios demuestran que también tiene efecto neurotóxico: inhibe la liberación de acetilcolina con disminución de la velocidad de conducción nerviosa y produce degeneración axonal.

Esta toxina se había descrito inicialmente en aguas tropicales o cálidas, pero recientemente se ha descubierto en aguas europeas, y en particular en España a altas concentraciones.

D. Neurotoxinas. Son toxinas de carácter alcaloide y de bajo peso molecular que afectan al SNC. Son menos comunes que las hepatotoxinas, aunque de efectos más rápidos y severos. Entre ellas destacan las anatoxinas, saxitoxinas, y el BMMA. Las anatoxinas potencian el efecto de las microcistinas si coinciden en el intoxicado. Se trata de toxinas termolábiles, polares y que no atraviesan la barrera hematoencefálica a diferencia de las sustancias organofosforadas, y por tanto no inhiben las colinesterasas del SNC.

La mayoría de neurotoxinas son alcaloides o compuestos organofosforados neurotóxicos. Entre las anatoxinas destacan la anatoxina-a (producida por las cianobacterias de los géneros *Anabaena*, *Microcystis*, *Oscillatoria*, *Phormidium* y

Aphanizomenon), la antoxina-a(s) (producida por el género *Anabaena*) y la homoanatoxina-a (producida por el género *Phormidium*).

La anatoxina-a (con peso molecular de 165 Da) fue llamada inicialmente "factor de muerte muy rápida" (VFDF). Se trata de una amina secundaria bicíclica muy hidrosoluble. Es un potente bloqueador neuromuscular post-sináptico inhibiendo a la acetilcolinesterasa, como muchos insecticidas organofosforados, e impide la degradación de la acetilcolina ligada a los receptores nicotínicos ocasionando sobrestimulación muscular. Al activar a estos receptores se produce una entrada de iones Na^+ que genera un potencial de acción que causa la contracción del músculo. En un proceso fisiológico normal, la acetilcolinesterasa metabolizaría el neurotransmisor permitiendo que el receptor retorne a su estado de reposo y el músculo se relaje. Pero como la anatoxina-a no posee un grupo éster, que permite la unión y acción de la acetilcolinesterasa no puede ser metabolizada por ésta (ni por ninguna otra enzima eucariota) con lo que los canales de Na^+ permanecen abiertos.

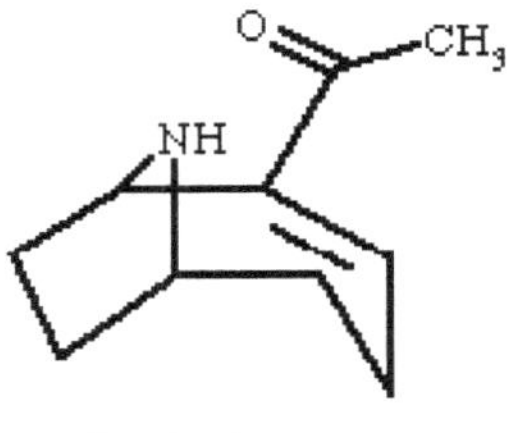

Anatoxina-a 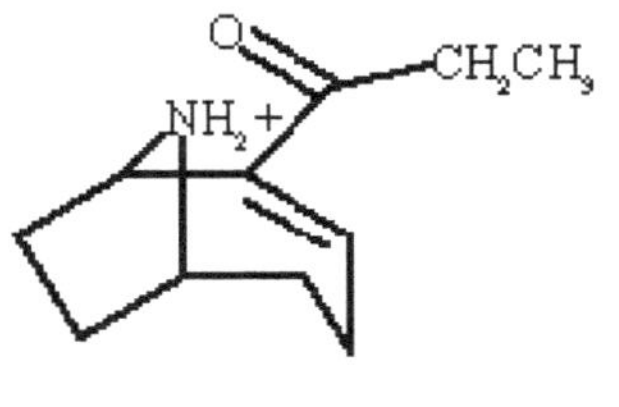   Homoanatoxina-a 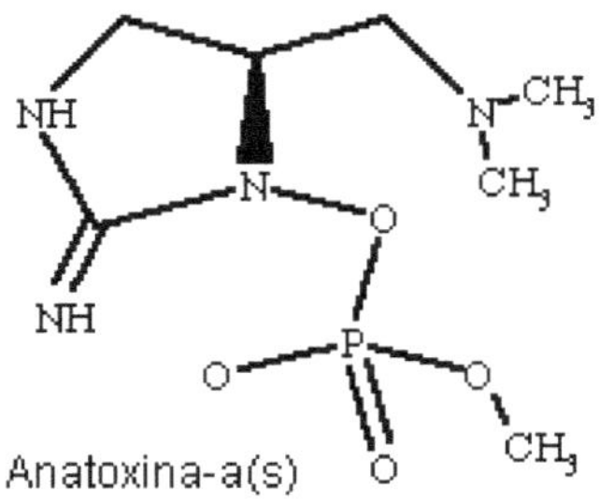   Anatoxina-a(s)

La anatoxina-a es estable en la oscuridad, mientras que la luz solar induce una rápida degradación de la misma, que presenta por tanto una vida media de 1-2h, proceso que se acelera en medios alcalinos. Esta inestabilidad molecular a la luz permite que la toxina desaparezca rápidamente del medio haciendo que las intoxicaciones sean extremadamente raras. La homoanatoxina-a actúa de igual manera a la antoxina-a.

La antoxina-a(s) es una molécula liposoluble que se acumula en las membranas celulares. Es el único fosfonato biológico similar a los plaguicidas y a las sustancias agresivas organofosforadas. Es más estable en soluciones ácidas que en las neutras o alcalinas. A diferencia de las otras anatoxinas, no es una agonista de los receptores nicotínicos. Actúa fosforilando a la serina en el centro activo de la colinesterasa inactivando de forma irreversible a la acetilcolinesterasa. Existe una gran diferencia de susceptibilidad respecto a esta toxina por parte de diferentes especies animales, debida ala diferencia del distinto pH gástrico.

Las saxitoxinas son producidas sobre todo por dinoflagelados provocando la denominada →intoxicación paralítica, pero también hay cianobacterias capaces de producirlas. Entre ellas tenemos a los géneros *Anabaena*, *Aphanizomenon*, *Lyngbya* y *Cylindroespermopsis*.

Finalmente otra sustancia producida por cianobacterias de los géneros *Nostoc*, *Planktothrix* y *Cylindroespermopsis* es la BMMA (β-metilamina-L-alanina), que curiosamente también se encuentra en las semillas de unas plantas denominadas cícadas. Se trata de una molécula que produce efectos neurodegenerativos. Es un aminoácido no proteinogénico muy semejante al aminoácido no esencial alanina.

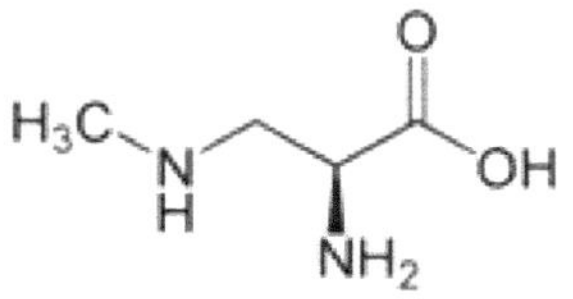

BMMA

E. Toxinas irritantes lipopolisacáridas. Se trata de componentes habituales de la pared bacteriana Gram (-), también generados de la lisis celular de las cianobacterias. Se trata de sustancias que disparan la producción de interferón e interleuquinas.

Tabla 51: Toxicidad de las cianotoxinas (DL_{50} ip en mg/Kg peso)

Toxina	DL_{50} ip	Toxina	DL_{50} ip
Aplisiatoxina	300	Anatoxina-a	250-375
Microcistina-LR	50	Anatoxina-a(s)	20-40
Microcistina-YR	70	Homoanatoxina-a	200
Nodularina	30-50	Cilindroespermopsina	50-110

Epidemiología. Cabe destacar que el número de casos comprobados por intoxicación por cianotoxinas es relativamente elevado, pero la mortalidad debido a estas intoxicaciones ha sido baja. Sin embargo, el hecho de que los síntomas a dosis subletales sean parecidos a muchas toxinfecciones gastrointestianles, hace que el registro de los casos de intoxicación por cianotoxinas esté subvalorado. La concienciación sobre este tipo de intoxicaciones es bastante reciente, y los casos bien documentados son pocos.

El registro tóxico de las Cianobacterias en el ser humano se remonta a pocos años atrás: en 1979, en Australia, 140 niños sufrieron hepatoenteritis por contaminación del agua con *Cilindroespermpsis*. Otro episodio en 1996 con la muerte de más de 60 personas en Brasil, en la ciudad de Caraurú, por fallo hepático agudo desató la alarma: se trataba de pacientes con insuficencia renal en la que se contaminó el agua utilizada durante la hemodiálisis por cianobacterias. En un primer momento el envenenamiento fue denominado “síndrome de Caraurú”. El agua para la hemodiálisis contenía 19’5 μg/l de microcistinas. Finalmente en 2004 una mujer falleció en USA con sospecha de hepatitis alcohólica pero estudios posteriores revelaron la causa exacta: consumo crónico de suplemento dietético contaminado con *Anabaena* (y contenido de microcistinas de 2’6-4 μg/g peso seco).

En cuanto a los efectos crónicos, concretamente de las microcistinas, En zonas rurales de China se ha visto que la incidencia de cáncer de hígado está claramente relacionada con el abastecimiento hídrico siendo la incidencia bastante superior en las comunidades que se surten de agua superficial con cianobacterias que en las que beben aguas de origen subterráneo.

Sintomatología. Los peligros para la salud se pueden dar por dos vías, una de contacto directo y otra por ingestión. El contacto directo se da en partes expuestas (oídos, ojos, boca y garganta) o por contacto de zonas que quedan debajo del traje de baño o buceo, donde se acumulan algas y cianobacterias que por fricción se produce su rotura celular y liberación de sus contenidos. El baño permite la entrada por las diferentes mucosas descritas (ojos, oídos y boca) y la inhalación de aerosoles (mucosas nasal y bucal) que se producen inevitablemente durante el baño y aún más si se nada o se practica esquí acuático que forman microgotas que en parte se degluten de forma inaparente. El riesgo es mayor si se trata de microgotas procedentes de las espumas del agua contaminada.

Por la vía oral, el cuadro clínico, se puede producir por la ingesta de agua contaminada, por el consumo de animales que han consumido agua contaminada igualmente, o por consumo de vegetales regados con agua contaminada. También las personas con enfermedades de la piel y alergias de contacto son más susceptibles a padecer estas intoxicaciones por el contacto con el agua o por exposición a aerosoles. Las cianotoxinas tienen un efecto mayor en los niños ya que el consumo de agua por unidad de peso corporal es mayor que en los adultos, además de poseer mayor susceptibilidad biológica a las cianotoxinas. Algunas cianotoxinas son ingeridas a través del pescado contaminado por estar medrando en aguas contaminadas o por alimentarse de cianobacterias.

La lyngbyatoxina y aplisiotoxina son irritantes cutáneos. La primera de ellas produce dermatitis vesicante, semejante a una quemadura, con inflamación cutánea. Además la lyngbyotoxina es un potente promotor tumoral por activación de la proteinquinasa C.

Las microcistinas pueden producir cuadros de toxicidad aguda y crónica. En cuanto a la toxicidad aguda son causa de hepatotoxicosis aguda. Las microcistinas absorbidas a nivel del ileon por medio de los receptores de los ácidos biliares cuando alcanzan los hepatocitos provocan su retracción con la consiguiente pérdida de contacto entre ellos y las células que forman los capilares sinusoides. El hígado pierde entonces su estructura y desarrolla graves lesiones internas, formando en las zonas de pérdida de contacto una especie de vacuolización que provocará la afluencia de sangre capilar y generando una hemorragia intrahepática. Esto ocasiona edema hepático que se demostrada por la presencia clínica de hepatomegalia. Todos estos fenómenos fisiopatológicos producen necrosis celular con insuficiencia hepática aguda. Además hay en los primeros minutos de la intoxicación (entre 15-30') elevación de los niveles séricos de bilirrubina, fosfatasa alcalina, γ-GT, GOT, GPT y LDH; yen fase inicial hiperglucemia que se transformará horas después en hipoglucemia. Otros síntomas que aparecen son una diarrea sanguinolenta por enteropatía aguda hemorrágica secundaria al shock y a la situación de hipocoagulabilidad desencadenada por la propia insuficiencia hepática. Las alteraciones analíticas respecto a la coagulación son aumento de los tiempos de coagulación y plaquetopenia. A dosis bajas de ingesta de microcistinas puede presentarse dolor abdominal, náuseas, vómitos, diarrea acuosa, cefalea, tos seca, cianosis, disminución de reflejos, neumonías atípicas y elevación de enzimas (γ-GT, GOT, GPT).

Si sólo ha habido contacto cutáneo con las microcistinas se producen irritaciones cutáneas y oculares, náuseas, mareos e incluso una gastroenteritis aguda. En los niños como hemos dicho, así como en pacientes con hepatopatía crónica, nefrópatías y en alcohólicos la susceptibilidad y sintomatología de las intoxicaciones es mayor.

Por vía inhalatoria las microgotas de microcistinas pueden desarrollar una neumonía química. Cuando se produce una necrosis hepática masiva se genera un cuadro hemorrágico y shock hipovolémico que conduce a la muerte, que se puede producir en las primeras 4-24h o pocos días después, precedida por temblor muscular, palidez, distrés respiratorio y coma.

Se ha demostrado así mismo una acción inmunomoduladora de la microcistina-LR sobre los leucocitos polimorfonucleares a concentraciones por debajo del límite guía recomendado por la OMS (1 μg/l), por lo que el consumo de aguas contaminadas con cainobacterias podría inducir una disminución de la inmunidad frente a las infecciones, al aumento de fenómenos alérgicos y al aumento de tumores a medio-largo plazo. No existen datos fehacientes que determinen los efectos crónicos de estas sustancias, aunque una exposición continuada puede producir hepatopatía crónica y ser causa de cáncer primario de hígado. A nivel de gestación se ha visto que las microcistinas, que atraviesan la barrera placentaria, producen un aumento de defectos congénitos en exposiciones producidas durante el primer trimestre de embarazo.

Respecto a la anatoxina-a su efecto neurotóxico se debe a que actúa como un antagonista colinérgico induciendo una sobreestimulación de las células musculares. Como resultado de la misma el paciente presenta temblores, convulsiones, mareos, pérdida de la coordinación motora muscular y calambres seguidos de fatiga muscular hasta su parálisis; los primeros músculos en afectarse son los respiratorios por lo que se produce un progresivo distrés respiratorio y finalmente la muerte por parada respiratoria. La antoxina-a(s) da un cuadro hipercolinérgico, además de la sintomatología anterior, caracterizado por hipersalivación (la "s" de sialorrea le da el nombre a la toxina: anatoxina-a(s)), lagrimeo, rinorrea e incontinencia urinaria y fecal.

La cilindroespermopsina produce la intoxicación habitualmente por consumo de pescado que ha estado medrando en aguas contaminadas o ha consumido cianobacterias del medio. El efecto tóxico se produce de forma lenta apareciendo los primeros síntomas a las 24-120h tras la ingesta. Hay síntomas de hepatitis y lesión renal con presencia de hematuria y diarrea sanguinolenta con gran pérdida de fluidos y electrolitos por lesión gastrointestinal asociada. El paciente se muestra anoréxico y debido a la gran pérdida de fluidos puede desarrollarse un shock hipovolémico/acidótico el cual puede dar letargia (signo de mal pronóstico). En el timo actúa como inmunotoxina produciendo lisis masiva de los linfocitos en la capa cortical, mientras que sobreviven en la zona medular. Es una sustancia de inhibe la síntesis de la globina. Su DL_{50} por vía oral es de 4'4-6'9 mg/Kg peso.

La BMMA es una toxina neurodegenerativa y parece estar implicada en enfermedades neurodegenerativas como la esclerosis lateral amiotrófica (ELA), el complejo Parkinson-demencia y en la enfermedad de Alzheimer. Curiosamente en el pueblo chamorro de Guam existía una altísima incidencia de ELA y de complejo Parkinson-demencia con presencia de altos contenidos de BMMA en las autopsias. En este caso se debía, no a la ingesta de agua contaminada, sino al uso de harinas producidas con semillas de cícadas que contienen un alto contenido de BMMA. A nivel experimental se ha podido observar que esta molécula activa los receptores de glutamato AMPA-kainato y se impulsa la producción de radicales de oxígeno.

Debido al efecto sobre el SNC por parte del BMMA se produce atrofia muscular de las extremidades, degeneración no reactiva de células del asta anterior de la médula, degeneración y pérdida parcial de las neuronas piramidales de la corteza motora, déficit de conducción en la vía motora central, cambios neuropatológicos de las células de Betz del córtex motor. Los pacientes muestran alteraciones del comportamiento.

Respecto a la BMMA se desconoce casi todo. Serán necesarios en el futuro estudios que confirmen su asociación con enfermedades neurovegetativas, cuales son los mecanismos de bioacumulación y los mecanismos tóxicos concretos sobre el SNC e incluso estudios tróficos para determinar las rutas de exposición en el ser humano y su posible prevención.

Tratamiento. No existen antídotos para estas toxinas. El tratamiento es de soporte y sintomatológico. En casos graves de toxicidad aguda por microcistinas se debe realizar lavado gástrico con carbón superactivado o con resina de colesterolamina de intercambio iónico para evitar su absorción (→Tratamiento, Intoxicación diarréica). Se debe reponer sangre para contrarrestar la hemorragia intrahepática aguda y el estado de hipocoagulabilidad, fluidoterapia con suero glucosalino, administración de insulina (en la fase inicial hiperglucémica) y bicarbonato sódico.

Antes se realizaba pretratamiento con atropina, en las intoxicaciones con anatoxinas, ya que antagonizaba los antagonistas parasimpático-miméticos y alargaba la supervivencia (visto en clínica veterinaria) pero la muerte seguía aconteciendo por fallo respiratorio ya que la atropina no suprime la actividad colinérgica sobre receptores nicotínicos en los músculos respiratorios ni los efectos sobre los receptores muscarínicos de los sistemas circulatorio y respiratorio. Tampoco es eficaz, en la intoxicación por anatoxinas, el uso de oximas.

De forma experimental se ha podido observar que el tratamiento precoz con vitamina E protege parcialmente al hígado y que algunos inhibidores de los transportadores pueden antagonizar los efectos tóxicos de las microcistinas siendo la rifampicina el más efectivo, evitando las lesiones graves hepáticas y la muerte de los in toxicados si se administra antes de los 30' de la ingesta de las microcistinas.

Prevención. La mejor forma de controlar las intoxicaciones derivadas del uso de los recursos hídricos es justamente la vigilancia de las aguas mediante controles que permitan detectar la presencia de las toxinas y después distribuir agua libre de toxinas, teniendo claros unos criterios de análisis y de normas preventivas en el uso de posibles aguas contaminadas. No sólo la salud humana está en juego sino la cría de ganado que será después sacrificado para el consumo humano. Las cianobacterias deben ser controladas ya que su presencia puede suponer un problema cuando se utiliza como agua de riego, ya que se contaminan las plantas para destino humano o forraje de animales y porque obstruyen las válvulas de riego y aspersión dificultando el propio riego. Incluso obstruyen los filtros destinados a la potabilización del agua.

Las medidas a corto plazo sería informar sobre el riesgo producido por las cianotoxinas y brindar información sobre la calidad de las aguas. Incluir información sobre el grado de contacto con el agua en actividades acuáticas. Y a largo plazo: restaurar la calidad del agua a niveles ideales de transparencia (>2m) y eliminar las floraciones de cianobacterias.

Desde el punto de vista legislativo existen pocos países que determinen leyes concretas respecto a la presencia de cianotoxinas en aguas de consumo. España es uno de los pocos países con reglamentación donde se ha adoptado el valor de 1 μg/l, para un promedio de peso de 60 Kg/persona, como valor guía de presencia de cianotoxinas en aguas tolerables para el consumo (RD 140/2003). Sin embargo este valor guía, adoptado posteriormente por la OMS, se refiere a la microcistina-LR pero no a otras microcistinas también frecuentes en nuestro medio (microcistina-RR) u otros tipos de cianotoxinas como la cilindroespermopsina muy frecuente en nuestras aguas o la anatoxina encontrada en nuestros embalses. Algunos autores proponen un valor guía de 0'01 μg/l en casos de exposición crónica por la correlación entre cáncer primario de hígado y presencia de microcistinas en el agua. En agua potable se considera como valor guía la presencia de ≤0'5 μg/l de microscistina-LR o de ≤1 μg/l para el total de microcistinas. Todos estos valores de referencia son provisionales ya que la base de datos aún es muy limitada y cada día se desarrollan investigaciones que aportan nuevos datos sobre la toxicidad de las cianotoxinas.

La detección de las floraciones se realiza de visu, o bien por la presencia de coloraciones azuladas o formación de espumas superficiales. Otras veces menos evidentes se puede saber de la presencia de cianobacterias en las aguas por la producción de compuestos secundarios que dan unos olores característicos: la sensación de olor a moho (debido a la presencia de 2-metilsoborneol) y olor parecido al plaguicida lindano (producido por la geosmina) son muy característicos.

La remoción de las cianobacterias presentes en el agua se puede realizar eliminando la estratificación de las aguas, minimizando la incorporación de nutrientes, utilización de aguas profundas más que las superficiales y no utilizar alguicidas (sulfato de Cu) ya que provocan muerte celular y liberación de toxinas8 en algunas normativas se permite su uso y restringir el uso de esta agua tratada durante 5 días). Una forma útil para eliminar las floraciones masivas de cianobacterias es mantener las concentraciones de P por debajo de 0'01 μg/l lo que impide una proliferación suficiente de cianobacterias capaces de producir riesgo moderado o alto para la salud humana.

Los procesos de potabilización de agua que funcionan en las plantas potabilizadoras no son los más adecuados para retener a las cianotoxinas. Para su eliminación es mejor una combinación de varias técnicas como son: coagulación-filtración, oxidación con Cl, ozonización + luz UV, adsorción con carbón activado y ósmosis inversa. De todas las cianotoxinas, las microcistinas son las más estables a todo tipo de cambios y tratamientos, por eso para su degradación se requiere un tratamiento a reflujo con ácido-6-N-hidroxiclórico y ácido trifluoroacético.

La toma de la muestra de agua para el control de presencia de cainotoxinas se realiza tras la floración, al final del verano o principios de otoño generalmente, con muestreo de todos los puntos representativos del cuerpo de agua de las zonas que puedan afectar al hombre (y al ganado). Se debe tener en cuenta que las microcistinas se isomerizan con la luz, por lo que se recogerán y transportará la muestra en recipientes de vidrios oscuros (color caramelo). Para determinar la concentración total la muestra se somete a ultrasonidos, liofilización o congelación-descongelación para obtener las toxinas libres, o por extracción de fase sólida. Para su cuantificación se pueden utilizar tanto métodos biológicos como físicoquímicos.

La presencia masiva de cianobacterias en las aguas también conlleva otros problemas relacionados con su uso, potencialmente perjudicial, en actividades recreativas y turísticas. En cuanto a las aguas destinadas a actividades recreativas o turísticas no hay legislación alguna, aunque hay recomendaciones guía por parte de la OMS. Este organismo propone que se usen las cantidades de cianobacterias como valor guía, ya que no se conocen todas las cianotoxinas, y por tanto medir la concentración de cierta toxina no asegura la falta de toxicidad del medio. A nivel europeo existe una directiva (2006/7/CE) sobre aguas de baño, recogida por la legislación española (RD 134/2007) que incluye la necesidad de determinar la potencialidad tóxica de cada cuerpo de agua, y en caso de producirse afloramientos de cianobacterias, evaluar los riesgos para la salud humana, pero deja a criterio de cada país miembro el establecimiento de los niveles de cianobacterias límite para prohibir las actividades recreativas acuáticas.

De forma general se han definido una serie de niveles guía, bastante consensuados por diferentes países, que cuantifican el riesgo para la salud humana y las medidas a tomar:

Tabla 52: Riesgo de los cuerpos de agua tras afloramientos de cianobacterias

Grado	Nivel guía	Riesgo	Actuación
Leve	20.000 células cianobacterias/ml 10 µg/l clorofila a 2'4 µg/l microcistinas	Riesgo de alergias enf. gastrointestinales de baja frecuencia a corto plazo	señalizar riesgo
Moderado	100.000 cél. cianobacterias/ml 50 µg/l clorofila a 20 µg/l micorcistinas	Alergia y enf. gastrointestinal de corto plazo; potencial de enfermedad a largo plazo	restricción baño
Elevado	1.000.000 cél. Cianobacterias/ml 2 mg/l microcistinas presencia de espumas	Riesgo de envenenamiento agudo; alergias y enf. gastrointestinales a corto plazo; enfermedades a largo plazo en exposición crónica	prohibición de actividades recreativas de contacto con el agua

En cuanto a los niveles de seguridad para la microcistina-LR, la más preocupante para la salud humana, el NOAEL (Nivel sin efectos adversos observables) está en 40 µg/Kg peso/día basándose en las lesiones histopatológicas hepáticas y alteraciones enzimáticas séricas, el LOAEL (Nivel de efectos adversos bajos) se ha determinado en 100 µg/Kg peso/día y la IDT (Ingesta diaria tolerable) es de 0'067 µg/Kg peso/día tanto de agua como de leche, adoptándose como medida de seguridad una IDT de 0'04 µg/Kg peso/día.

En definitiva la mejor prevención de las intoxicaciones agudas y del efecto tóxico a largo plazo por parte de las cianotoxinas es favorecer el desarrollo e innovación tecnológica para su detección precoz, así como el desarrollo de técnicas de eliminación e incorporar sistemas de vigilancia y control de la presencia de cianobacterias y sus toxinas en las redes de suministro de agua en las épocas calurosas del año.

ESCOMBROTOXISMO

Se trata de una intoxicación química, la más frecuente de todas por ingesta de pescado en Europa y la segunda a nivel mundial, también conocida como escombroidosis, escombrotoxicosis, intoxicación escombroide o intoxicación por histamina. La ingesta es de peces con alto contenido en histidina, tanto de la familia de los escombroides (atún, bonito, caballa) como no escombroides (jurel, sardina, arenque, salmón, escolar). Se trata siempre de pescados con presencia de músculo rojo, en los que hay presencia de L-histidina libre.

Tabla 53: Pescados relacionados con escombrotoxicosis

Familia	Nombre científico	Nombre común
Arrípidos	*Arripis trutta*	Salmón australiano
Clupeidos	*Sardinops sagax*	Sardina
	Amblygaster sirm	Sardinela manchada
Corifaénidos	*Coryphaena hippurus*	Llampuga, mahi-mahi
Escomberesócidos	*Cololabis saira*	Paparda del Pacífico
Escómbridos	*Auxis thazard*	Melva
	Euthynnus affinis	Barrilete
	Euthynnus alletenatus	Bacareta
	Euthynnus lineatus	Bacareta negra
	Katsuwonas pelamis	Bonito de altura
	Sarda orientalis	Bonito rayado
	Sarda sarda	Bonito
	Scomber scombrus	Caballa
	Scomber japonicus	Estornino
	Scomberomorus cavalla	Carite lucio
	Scomberomorus maculatus	Carite atlántico
	Scomberomorus regalis	Carite
	Thunnus alalunga	Atún blanco, bonito del Norte
	Thunnus albacares	Rabil
	Thunnus obesus	Patudo
	Thunnus thynnus	Atún
Xífidos	*Xiphias gladius*	Pez espada
Carángidos	*Trachurus trachurus*	Jurel
	Caranx caballus	Palometa dorada
Gempílidos	*Ruvettus prestiosus*	Escolar, pez lima
	Lepidocybium flavobrunneum	Escolar negro
	Gempylus serpens	Escolar de canal
Centrolófidos	*Centrolophus niger*	Romerillo

La intoxicación se produce al consumir estos tipos de pescado, con altos contenidos de L-histidina, de otras aminas biógenas (putrescina, cadaverina, espermita) y compuestos vasoactivos, que no han tenido un tratamiento óptimo de conservación, y en los que la histamina se forma a partir de la L-histidina por la descomposición bacteriana producida sobre todo por la especie *Acromobacter histamineum* (y por otras especies histaminoformadoras de los géneros *Vibrio*, *Clostridium*, *Lactobacillus*, *Salmonella*, *Klebsiella*, *Plesiomonas*, *Morganella*, *Proteus*, *Serratia*, *Enterobacter*...). La histamina transformada, gracias a la descarboxilación producida por la enzima histidina-descarboxilasa, se denomina escombrotoxina.

Los niveles altos de histamina pueden alcanzarse antes que los pescados presenten signos de descomposición o caracteres organolépticos desagradables (sabor metálico, picante). Las bacterias histaminoformadoras están presentes en el ambiente marino, y generalmente existen en las agallas e intestino de los peces. Tras la pesca, en los peces muertos los mecanismos de defensa dejan de funcionar y dejan de inhibir el crecimiento bacteriano, y las bacterias comienzan a producir niveles altos de histamina en un amplio rango de temperatura. Una vez formada y puesta en marcha la enzima histidina-descarboxilasa, ésta puede seguir produciendo histamina en el pescado aunque ya estén inactivas las bacterias, incluso dicha enzima se mantiene funcional a temperaturas próximas a la congelación (a dicha temperatura es estable, no se degrada, pudiéndose reactivar rápidamente tras la descongelación). La histamina formada no se destruye ni por el calor ni con la congelación.

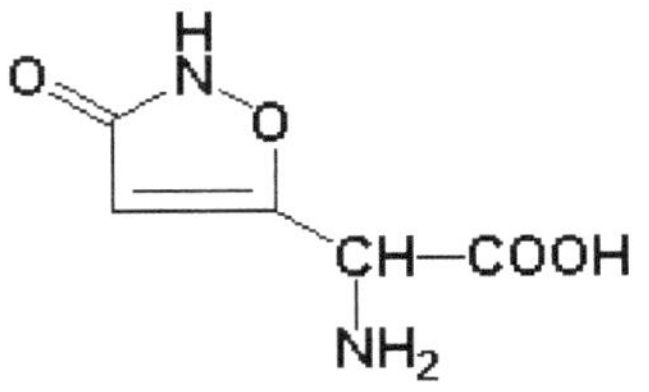

Escombrotoxina

Aminas biógenas

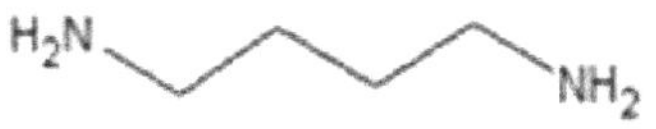

Putrescina

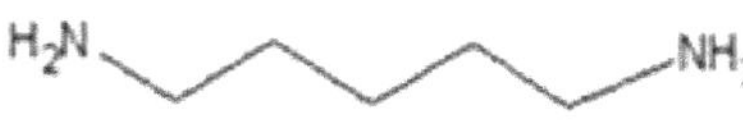

Cadaverina

Desde el punto de vista fisiopatológico existe cierta controversia en considerar como responsable directo de los efectos toxinológicos únicamente a la histamina. La histamina por vía oral es rápidamente metabolizada por los enzimas digestivos alcanzando una pobre absorción intestinal, y parte de la histamina absorbida se metaboliza ya en la propia mucosa intestinal y en el hígado. Por ello se cree que el efecto toxinológico se debe a la presencia de aminas biógenas en el pescado que intensifican la actividad de la histamina, facilitan su absorción e interfieren en su metabolización. Otros autores sugieren que en el pescado existirían aminas biógenas u otras toxinas no identificadas que producirían una liberación de la histamina endógena, contenida en mastocitos y basófilos, que añadiría su efecto a la histamina absorbida provocando altas dosis de histamina libre provocando la escombrotoxicosis.

Sintomatología. El pescado fresco contiene una cantidad de histamina cercana a 0'1 mg/100 g pescado, mientras que los peces "afectados" tienen rangos desde 20-400 mg/100 g pescado (la FDA americana considera riesgo para la salud a partir de 50 mg histamina/100 g pescado). Existe la clasificación de Ianistea que clasifica a los alimentos según el grado de toxicidad que poseen en relación a los niveles de histamina que contienen; así tenenos: normal (contenido de histamina <5mg%), elevado (5-10 mg%), tóxico (10-100 mg%) y altamente tóxico (>100 mg%).

A pesar de intentar graduar el nivel de toxicidad, la escombrotoxicosis aparece sólo en el 50% de las personas que ingieren pescado mal conservado o tratado; y en ancianos, pacientes bajo tratamiento con isoniacidas y en pacientes con enfermedad alérgica o asma puede aparecer sintomatología a niveles de 1 mg%. Esto es así ya que la histamina no sólo está implicada en fenómenos de intoxicación alimentaria sino que es una sustancia química importante asociada al desarrollo de reacciones alérgicas.

Desde el punto de vista alergológico es importante distinguir entre alergia a productos pesqueros de un episodio de intoxicación escombroide. El diagnóstico diferencial se debe realizar por la epidemiología: hay antecedente de la ingesta de pescado donde el paciente refiere el sabor metálico o picante del pescado consumido, la aparición de los síntomas simultáneamente en varias personas, además de indagar en los antecedentes alérgicos.

Clínicamente los síntomas por intoxicación por histamina suelen ser principalmente neurológicos y cutáneos, ejerciendo acción sobre el sistema cardiovascular, glándulas endocrinas y músculo liso. Los síntomas iniciales pueden aparecer a los 5'-30' tras la ingesta o varias horas después dependiendo de la concentración de histamina. Se puede hacer una gradación de la intoxicación (clasificación de Smart) en leve moderada y severa. En la intoxicación leve los síntomas son fácilmente confundibles con el inicio de una reacción alérgica, y aparecen por efecto vasomotor como congestión facial, entumecimiento, hormigueo, gusto picante y metálico, cefalea pulsátil, quemazón de la boca, y por efecto excitosecretor hay hipersalivación y formación de aftas bucales, lagrimeo, y sudoración alrededor de la boca en caso de angioedema. Después la reacción cutánea se transformará en un rash en cara, cuello y parte superior del tronco. Las áreas cutáneas afectadas son de color rojo brillante, caliente y con prurito, pero a diferencia de la urticaria de carácter alérgico no hay hinchazón de la piel. Además puede haber palpitaciones, náuseas, vómitos y diarrea. También puede haber en ocasiones de forma inicial hipotensión, disfagia y mareo.

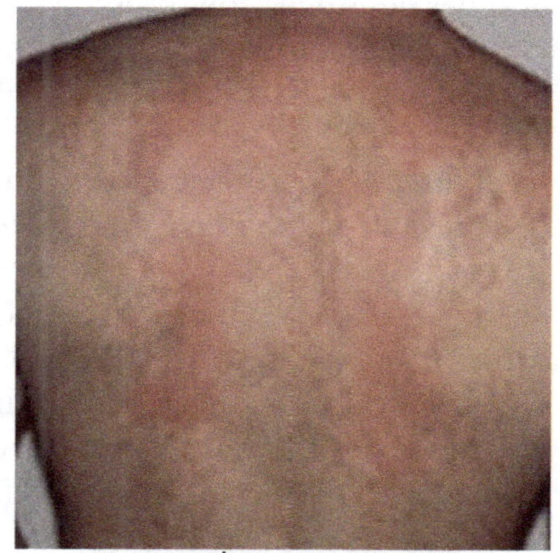
Rash cutáneo escombroideo

En los casos de intoxicación severa hay broncoespasmo, distrés respiratorio y flutter auricular en aquellos pacientes con patología de base cardiopulmonar. En el resto de pacientes se puede observar pérdida transitoria de visión, taquicardia auricular e incluso bloqueo auriculoventricular, taquicardia y en pacientes asmáticos sibilancias.

Debido a que la histamina se metaboliza por medio de las enzimas monoaminooxidasas, los cuadros son más severos suelen darse en los pacientes que toman medicación que inhiben dichos enzimas como son la isoniacida y los antidepresivos tipo IMAO (brofaromina, fenelzina, tranilcipromina, moclobemida, toloxatona, isocarboxazida…).

El diagnóstico se realiza por la clínica aunque en estudios analíticos de orina y sangre puede observarse elevación de histamina (valor normal 0-7 mg/dl), aunque no suele precisarse de esta determinación para iniciar el tratamiento. También es definitivo, cuando hay sospecha de intoxicación escombroide, analizar un fragmento del pescado sospechoso y confirmar la presencia de tasas altas de histamina.

Se debe realizar el diagnóstico diferencial con la anafilaxia, síndrome de shock tóxico, envenenamiento por picadura de himenópteros (abejas, avispas) ciguatera, gempilotoxismo, tetrodotoxismo, intoxicación por disulfiram o metronidazol, mastocitosis, síndrome de Zollinger-Ellison, feocromocitoma, síndrome carcinoide y con el síndrome del restaurante chino (reacción al glutamato monosódico).

Tratamiento. El tratamiento dependerá de la gravedad de la intoxicación. En casos leves se debe mantener al paciente en observación 2h con monitoreo cardíaco para valorar posibles alteraciones cardíacas. Se debe considerar la posibilidad de lavado gástrico con carbón activado en caso de que la víctima acuda muy pronto a un centro sanitario, o por una ingesta de gran cantidad de pescado, ya que entonces puede que no haya dado tiempo a absorberse totalmente a las toxinas (→Tratamiento, Intoxicación diarreica). También en esta fase son útiles los antihistamínicos como la difenhidramina a dosis de 5 mg/Kg peso/día repartido en tomas cada 6h.. El tratamiento de elección son los antagonistas H2 como la cimetidina a dosis de 300 mg vo/iv cada 6-8h (adultos) y 200 mg vo/8-12h o a razón de 10 mg/Kg peso iv en dosis única (en niños). También se puede utilizar ranitidina: en adultos a 150 mg vo/12h o 50 mg iv/8-12h, y en niños a 75 mg vo/8-12h o 1 mg/Kg peso iv en dosis única.

En los casos moderados para el rash cutáneo persistente son útiles los antihistamínicos de forma parenteral. Para los síntomas gastrointestinales y la pérdida hídrica por la diarrea se realizará reposición líquida con suero salino administrando en adultos 1 litro en 1 hora, y en niños a dosis de 50 ml/Kg peso durante la primera hora y después continuar con otros 50 ml/Kg peso durante las dos horas siguientes.

En grado severo, aunque raro, puede aparecer broncoespasmo que se tratará con agonistas β2-adrenérgicos como el salbutamol, que actúa estimulando la adenilciclasa y convirtiendo el ATP en AMP-c y produciendo broncodilatación al actuar sobre los receptores β2 del músculo liso bronquial y sin apenas efecto sobre la contractibilidad del músculo cardíaco. Se administra en forma de nebulizaciones: en adultos o niños mayores de 5 años nebulizará con 2'5-5 mg/4-6h diluidos a 1/100 o 1/50 con agua destilada estéril o con suero salino normal, mientras que en niños <5 años una dosis de solución equivalente de salbutamol de 0'02-0'04 mg/Kg peso. Se usará con precaución en pacientes diabéticos e hipertiroideos. Otra forma de tratar el broncoespasmo es utilizar el bromuro ipratropio a dosis (en adultos y niños >6 años) de 40 µg/6h (2 inhalaciones cada 6h) y en niños <6 años nebulizar 500 µg repartidos en tres inhalaciones a administrar espaciadas 20'. Se debe tener precaución con este fármaco en pacientes con hipertrofia prostática, glaucoma y estenosis vesical. Además ambos fármacos actúan sinérgicamente potenciándose sus efectos.

En los casos excepcionales de presencia de disfunción grave de miocardio y refractaria a tratamiento se deberá utilizar un marcapasos de asistencia biventricular entre 4-8 días. Una vez resuelto el cuadro de intoxicación escombroide se aconseja mantener el tratamiento con antihistamínicos durante una semana; para este fin se aconseja el uso de cetirizina, loratadina o fexofenadina.

Tabla 54: Grados de intoxicación escombroide y criterios de tto. (clasificación de Smart modificada)

GRADO	SINTOMAS	TRATAMIENTO
Leve	Rash cutáneo	Observación (2h)
	Taquicardia	Antihistamínicos
Moderado	Rash cutáneo persistente	Oxigenoterapia
	Taquicardia	Acceso IV
	Cefalea	Antihistamínicos parenterales
	Síntomas gastrointestinales	Antagonistas H1, H2
Severo	*síntomas anteriores* +	Ingreso hospitalario
	Angioedema	Soporte vital avanzado
	Compromiso vía aérea	Fluidoterapia iv.
	Broncoespasmo	Epinefrina
	Hipotensión/hipertensión	Antihistamínicos parenterales
	Flutter auricular	Antagonistas H1, H2
	Criterios de ingreso en UCI	Nebulización de broncodilatadores

Prevención. Está encaminada a una correcta manipulación y conservación del pescado recién capturado para evitar la descomposición y proliferación bacteriana que favorezca la formación de escombrotoxina, sabiendo que sus producción se incrementa considerablemente y rápidamente por encima de 15ºC (rango de acción entre 5-90ºC). Se considera una temperatura ideal de conservación a <4'4ºC. Durante el proceso de manipulación, durante el fileteado de las piezas congeladas se puede aumentar el riesgo de escombrotoxismo. Por ello es importante el control de calidad en todas las fases de procesado de la industria alimentaria, sobre todo en este tipo de productos ya sean procesados o frescos, además de controlar los niveles de histamina permitidos en los productos pesqueros mediante extracción alcohólica y determinación por espectroscopia fluorescente. La legislación europea no permite la comercialización de pescado que posea unos niveles de histamina ≥100 ppm.

Otros factores son imponderables, y hacen de esta intoxicación muy variable dentro de un mismo grupo de afectados. Por un lado existe la susceptibilidad individual a la que se añade la variabilidad de la concentración de histamina en porciones de pescado, que incluso pueden provenir de la misma pieza. Se sabe que la descomposición bacteriana con formación de histamina se inicia en el intestino y de aquí se difunde al resto del organismo por proximidad, así los filetes más próximos al intestino tendrán mayor contenido en histamina que los obtenidos en zonas alejadas del mismo. También en el proceso de descongelación para el fileteado y la fabricación de conservas enlatadas, las zonas de superficie están expuestas a mayor temperatura ambiental y por tanto a condiciones favorables para mayor formación de histamina que no las zonas centrales de las piezas aún congeladas.

TETRODOTOXISMO

El tetrodotoxismo es un cuadro más de intoxicación por ingesta de pescado, en este caso de pez globo, una exquisitez culinaria muy típica pero no exclusiva de Japón, no exenta de riesgos. La molécula implicada en este envenenamiento es una neurotoxina conocida como tetrodotoxina, considerada uno de los venenos más potentes del medio marino. La mayoría de peces globo viven en aguas cálidas (tropicales y subtropicales) con una distribución mundial muy determinada: se extienden desde la latitud 63ºN a la 47ºS. Estos peces suelen ser de hábitos solitarios, viviendo a no más de 300 m de profundidad, principalmente en zonas de arrecifes de coral. De adulto puede alcanzar un tamaño que oscila entre 30-50 cm dependiendo de la especie. Su nombre se debe a que cuando está asustado o herido, puede ingerir agua en grandes cantidades que almacena en el estómago; éste se distiende hasta deformar el cuerpo del pez convirtiéndolo en un auténtico globo que evita que pueda ser ingerido por sus depredadores. Además la piel del pez globo está parcialmente cubierta por espinas que se erizan al adquirir forma globulosa lo que coayuda a dificultar su predación. Estos peces son inmunes a la toxina debido a que la proteína que conforma los canales celulares de Na^+ es diferente al resto de especies, lo que impide su unión. Los peces globo pertenecen al orden de los Tetraodontiformes, taxón que incluye las siguientes familias: Tetraodóntidos, (peces globo propiamente dichos), Diodóntidos (peces puercoespín), Cantigastéridos (peces ballesta); Mólidos (peces luna) y Triodóntidos (con la única especie del pez globo de tres dientes). En la actualidad hay por lo menos 40 especies de peces globo que han demostrado ser muy venenosos, pertenecientes en su mayoría a la familia Tetraodóntidos.

Aunque previamente se pensaba que el envenenamiento por tetrodotoxina se producía casi exclusivamente a partir de la intoxicación por peces globo, la evidencia más reciente ha mostrado que la toxina también se puede encontrar en una amplia variedad de organismos acuáticos, anfibios y otros, aparentemente sin relación, incluidos géneros de bacterias (*Vibrio*, *Aeromonas*, *Photobacterium*, *Plesiomonas*…)

Tabla 55: Organismos con presencia demostrada de tetrodotoxina o derivados toxicos

TAXON	ORGANISMO	Localización de toxina
Platelmintos		Cuerpo entero
Turbelarios	*Planiocera spp*	
Nemertinos		
	Lineus fuscoviridis	
	Tubulonus punctatus	
	Cephalothrix linearis	
Moluscos		
Gasterópodos	*Niotha lineata*	
	Charonia sauliae	Glándula digestiva
	Tutufa lissotoma	
	Zeuxis siquijorensis	
	Niotha clathrata	
	Babylonia japonica	
	Cymatium echo	
	Pugilina temotora	
	Polinices didyma	

Cefalópodos	*Hapalochlaena maculosa*	Glándula postsalivar
	Hapalochlaena lineata	
Anélidos		
Poliquetos	*Pseudopotamilla occelata*	
Artrópodos		Todo el cuerpo
Crustáceos	*Atergatis floridus*	
	Zozymus aeneus	
	Demania reynaudi	
Xifosuros	*Carcinoscorpius rotundicauda*	Huevas
Quetognatos		
	Parasagitta spp	Cabeza
	Flaccisagitta spp	
Equinodermos		
Asteroideos	*Astropecten polyacanthus*	Todo el cuerpo
	Astropecten scoparius	
	Astropecten latespinosus	
Vertebrados*		
Anfibios	*Taricha granulosa*	
	Taricha torosa	Piel, huevas, ovarios,
	Triturus spp	músculo, sangre
	Cynops ensicauda	
	Notophthalmus spp	Piel, huevas, ovarios,
	Atelopus chiriquiensis	
	Atelopus varius	Piel
	Colostethus spp	
Peces		
Tetraodóntidos	*Takifugu spp*	Piel, hígado, ovarios
	Tetraodon fangi	
	Tetractenos glaber	
	Amblyrhynchotes richei	
	Arothron stellatus	
	Arothron reticularis	
	Sphaeroides maculatus	
Góbidos	*Yongeichtys nebulosus*	Todo el cuerpo
	Radigobius caninus	Cabeza, gónadas
	Clevelandia ios	
	Prachaeturichtys palynema	Músculo, cabeza
	Gilichthys mirabilis	Hígado, ovarios
	Acanthogobius flavinamus	
	Gobius criniger	Piel, vísceras, gónadas
	Chelonodon patoca	
	Lagocephalus lagocephalus	
Diodóntidos	*Diodon hystrix*	

*En Vertebrados la localización de la toxina se da de forma individualizada para cada especie, mientras que para el resto de taxones se da de forma global para todo el grupo.

En los peces de la familia Tetraodóntidos se ha podido descubrir la presencia de colonias del vibrión *Vibrio alginolyticus* en las vísceras de estos peces, que forman una especie de simbiosis, donde los gérmenes fabrican tetrodotoxina que después los peces distribuyen por su organismo para evitarser depredado. Para el resto de especies el origen de la tetrodotoxina sigue siendo un misterio. La distribución irregular de tetrodotoxina en especies tan diferentes sugiere que la toxina se adquiere a través de la cadena alimentaria como consecuencia del consumo de algas marinas tóxicas. La evidencia que apoya esta hipótesis es el descubrimiento de tetrodotoxina producida por bacterias del género *Pseudomonas* aislada del alga roja *Jania* y a la diferencia observada en cuanto a toxicidad entre peces globo de la misma especie dependiendo de la región donde habitan. Algunos investigadores opinan, sin embargo, que la capacidad de sintetizar tetrodotoxina por parte de diversos organismos marinos y anfibios puede ser simplemente una coincidencia del desarrollo genético debido a su alto valor de cara a la supervivencia de la especie que la produce. El hallazgo de glándulas exocrinas únicas para la secreción de tetrodotoxina en el pez globo, así como su almacenamiento en las glándulas postsalivares del pulpo de anillos azules admite la posibilidad de que algunas especies sean capaces de producir la toxina.

La tetrodotoxina es un compuesto amino (una perhidroquinazolina) con un peso molecular de 319 Da. Es una base monoacídica con un pK_a de 8'5 en solución acuosa. Es soluble en agua, pero se descompone fácilmente en condiciones fuertemente ácidas o alcalinas siendo estable en un amplio rango de pH (3-8'5). La toxicidad puede ser anulada por la acción de hidróxido de sodio al 2% durante 90'. Debido a que la toxina no es proteica, es relativamente estable al calor y al frío. Su DL_{50} es de 8 μg/Kg peso. Además de esta toxina, los peces globo (como peces criptotóxicos) también presentan en sus tejidos otras sustancias derivadas de la tetrodotoxina que resultan ser de menor toxicidad: anhidrotetrodotoxina, 4-epi-tetrodotoxina y ácido tetradónico.

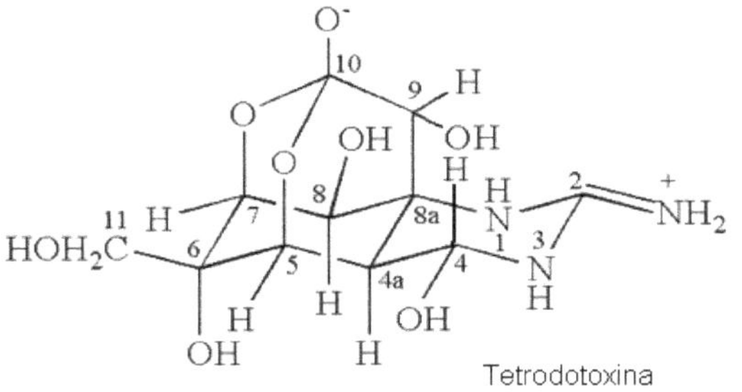

Tetrodotoxina

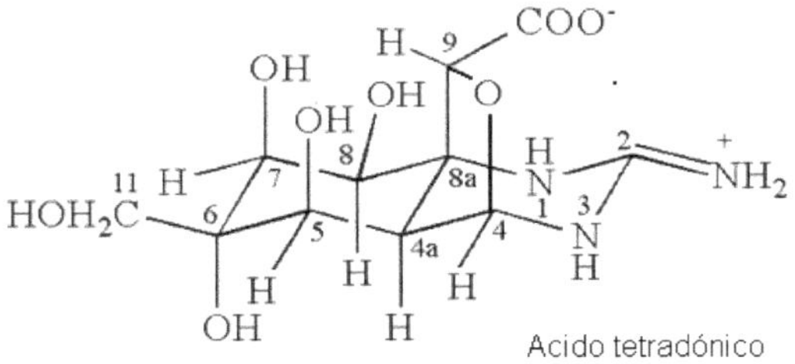

Acido tetradónico

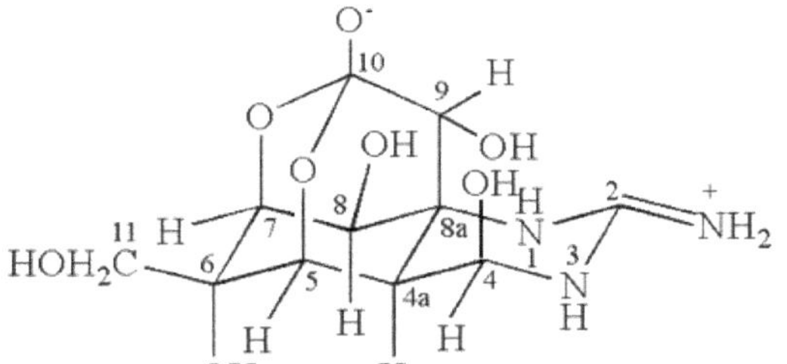

4-epi-Tetrodotoxina

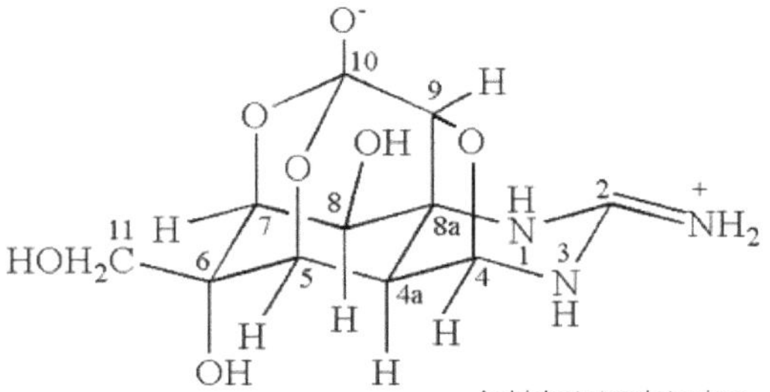

Anhidrotetrodotoxina

Aunque la tetrodotoxina es una de las toxinas marinas más potentes, se sabe poco acerca de su modo de acción. La evidencia actual indica que esta toxina suprime la propagación de los potenciales de acción a través de un bloqueo neuronal selectivo de los canales de Na^+ dependientes de voltaje. En algunos experimentos se ha demostrado que, a altas concentraciones, reduce la producción de acetilcolina y disminuye la actividad de la citocromo oxidasa y de la acetilcolinesterasa. La tetrodotoxina es de aproximadamente 160.000 veces más potente que la cocaína en el bloqueo de la conducción axonal de las neuronas sensoriales.

Fisiopatología. La depresión respiratoria es el signo clínico más destacado del efecto tóxico que produce la tetrodotoxina. Esta produce la depresión respiratoria por parálisis directa de los músculos diafragmáticos, y no por depresión del centro respiratorio medular. Los músculos respiratorios, sobre todo el diafragma, son muy sensibles al efecto de la tetrodotoxina (se considera que con un 4% de la DL_{50} ya hay efectos sobre la respiración), y esta mayor vulnerabilidad con respecto a otros músculos esqueléticos o incluso del propio nervio frénico se debe a la mayor irrigación sanguínea, lo que conlleva a una más rápida llegada y a una mayor proporción de toxina en estos músculos. Además de la inhibición de la musculatura respiratoria, la tetrodotoxina es capaz de producir depresión del reflejo de la tos y relaja la musculatura lisa bronquial.

Otro síntoma importante es la severa hipotensión asociada o no a bradicardia. La hipotensión se atribuye a un efecto directo de vasodilatación periférica más que a una depresión de la actividad cardíaca. También se piensa que la hipotensión está causada principalmente por la disminución de la resistencia vascular periférica en lugar de afectar al corazón o al centro vasomotor. La hipotensión parece deberse a una combinación de un efecto relajante directo sobre el músculo liso de las paredes vasculares (a dosis bajas) y al bloqueo de la conducción nerviosa vasomotora (a dosis altas). En raras ocasiones puede aparecer hipertensión que puede ser debida a una exagerada respuesta a estímulos simpáticos.

La primera acción sistémica de la tetrodotoxina es el bloqueo de la conducción nerviosa, primero sobre nervios periféricos, sin bloquear en ningún momento la placa motora, y después alcanza al SNC, concretamente los centros respiratorio y vasomotor. El vómito, como síntoma, representa una acción central de la tetrodotoxina.

Esta toxina bloquea las respuestas del SNA, y como consecuencia de ello se puede producir una disminución de la secreción gástrica, midriasis, hipersalivación e hiperglucemia. La sintomatología, a raíz del efecto sobre el SNA, es semejante a la que se produce por una intoxicación por organofosforados o carbamatos. Los nervios del SNA muestran mayor resistencia al efecto de la toxina que los nervios somáticos; además se sugiere que las terminaciones nerviosas parasimpáticas se bloquean antes que las terminaciones simpáticas, y que los tramos nerviosos postganglionares se afectan con menos severidad que los tramos nerviosos preganglionares colinérgicos.

Sintomatología. La clínica muestra múltiples signos y muy abigarrados. Existe la clasificación de Fukuda que gradúa la sintomatología en cuatro grados que indica el grado de toxicidad alcanzado (a mayor grado, mayor gravedad clínica y peor pronóstico). Los síntomas aparecen generalmente a los 5'-45' de la exposición; en algunos casos incluso durante la ingesta sin que la víctima haya tenido tiempo de terminar de comer.

En el primer grado de intoxicación como síntoma inicial aparece parestesia oral que poco a poco se extiende a las extremidades y tronco. Otros síntomas de esta primera fase incluyen alteraciones del gusto, mareos, dolor de cabeza, sudoración y miosis que genera visión borrosa. Estos pueden estar acompañados por hipersalivación y síntomas gastrointestinales: náuseas, vómitos, hiperemesis, hematemesis, hipermotilidad intestinal, diarrea y dolor abdominal.

A un segundo grado de envenenamiento le corresponden síntomas neuromusculares adicionales, como unas parestesias avanzadas generalizadas, parálisis de las falanges que se extenderá a las extremidades, midriasis, y la pérdida de los reflejos pupilares y corneales. En esta fase pueden aparecer dificultades respiratorias. En el tercer grado de intoxicación los pacientes experimentan más síntomas neuromusculares: parestesia de la laringe que puede dar lugar a disfagia y afagia, disartria, letargo, falta de coordinación muscular, ataxia, parálisis de pares craneales (el primer par craneal que se afecta es el VII) y fasciculaciones musculares. Los pacientes refieren sensación de flotar junto a entumecimiento. Aparecen síntomas cardiovasculares y pulmonares como hipotensión, y más raramente hipertensión; bloqueo vasomotor, arritmias cardíacas como bradicardia sinusal, taquicardia, alteraciones de la conducción auriculoventricular nodo e incluso asistolia. Puede haber cianosis, palidez y disnea. También pueden presentarse ciertos síntomas dermatológicos como una dermatitis de tipo exfoliativo, petequias y ampollas y también se observa con frecuencia.

Finalmente el cuarto grado de intoxicación implica una insuficiencia respiratoria, hipotensión extrema, convulsiones y pérdida de reflejos osteotendinosos y de reflejos espinales. Aunque algunos pacientes pueden presentar deterioro de sus facultades mentales que incluso pueden evolucionar hasta el estado de coma, la mayoría de los pacientes siguen siendo plenamente conscientes hasta inmediatamente antes de la muerte. Esta ocurre generalmente entre las 6-24 horas postexposición, considerándose que la supervivencia por encima de 24h da un buen pronóstico. La muerte es ocasionada por parálisis ascendente progresiva que alcanza a los músculos respiratorios (la mortalidad en este tipo de envenenamientos alcanza al 1% de las víctimas). Rara vez se han registrado reacciones anafilácticas por este envenenamiento.

El estudio analítico sanguíneo no contribuye al diagnóstico, aunque se puede observar un alargamiento de los tiempos de coagulación sanguínea, hipopotasemia, hipocalcemia, elevación de las transaminasas (GOT, GPT y γGT), hiperglucemia y leucocitosis.

Tabla 56: Grados de tetrodotoxismo (clasificación de Fukuda)

Grado	Manifestaciones clínicas
I	Parestesia oral con/sin síntomas gastrointestinales
II	Parestesias generalizadas con ROT presentes
III	Incoordinación muscular, disfonía, disfagia, depresión respiratoria, dolor torácico, cianosis, hipotensión
IV	Coma, parálisis respiratoria, hipotensión severa, paro cardíaco

Se debe realizar el diagnóstico diferencial con aquellas intoxicaciones con cuadros parecidos como la intoxicación paralítica por ingesta de moluscos (a causa de las saxitoxinas) y la ciguatera (ciguatoxina), así como la intoxicación por compuesto organofosforados o carbamatos. En estos casos una buena anamnesis nos orientará el cuadro clínico. También con cuadros miasténicos: miastenia gravis, síndrome miasténico de Eaton-Lambert (enfermedad autoinmune que afecta a los canales de Ca^{2+} y no del Na^{+}, muchas veces de origen paraneoplásico) cuya diferenciación se realiza por EMG.

La tetrodotoxina puede detectarse, en casos clínicos donde los antecedentes quedan poco claros, mediante estudios por espectrometría de masas y cromatografía de gases, métodos poco prácticos y al alcance de pocos hospitales. Más frecuentemente se usan métodos de bioensayo en ratón. Para ello se hace una dilución obtenida de la muestra sospechosa causante de la intoxicación y se administra intraperitonealmente a ratones; un resultado $\geq$200 UR resulta ser letal para el ser humano ($\rightarrow$Métodos de bioensayo).

Tratamiento. De momento no existe antídoto disponible; está en fase de experimentación animal un suero con Ac monoclonales frente a la tetrodotoxina con buenos resultados. El tratamiento es de soporte y sintomatológico.

En intoxicaciones con atención precoz del paciente debe intentarse que el veneno no se absorba; si no hay vómitos espontáneos se darán eméticos (como la apomorfina) procurando que no se produzcan aspiraciones. Si sólo han transcurrido 1-3h de la ingesta puede realizarse un lavado gástrico ya que la tetrodotoxina provoca un enlentecimiento del vaciado gástrico y puede conseguirse eliminar parte de la toxina no absorbida (→Tratamiento, Intoxicación diarreica). Además como la toxina es menos estable en un medio alcalino se puede añadir una solución de bicarbonato sódico al 2% a la hora de realizar el lavado gástrico.

Criterios de ingreso en UCI

- Depresión respiratoria severa: ↑ disnea
  ↑ frecuencia respiratoria
  dificultad de movilizar secreciones bronquiales o saliva
  alteración de gases en sangre arterial
- Hipotensión: con alteración de la perfusión
  alteración de la función renal
  oliguria y/o shock
- Arritmia cardíaca o alteraciones de la conducción
- Disfunción neurológica: coma
  arreflexia
  midriasis fija
- Convulsiones
- Complicaciones: neumonía por aspiración
  fallo cardíaco congestivo

En el tratamiento es primordial tener como objetivo mantener una ventilación y circulación adecuada ya que el paro respiratorio y la hipotensión severa son las dos causas principales de muerte en este tipo de intoxicados. La oxigenoterapia está indicada en pacientes con hipoxia, hipoventilación o distrés respiratorio. En aquellos pacientes con dificultad para movilizar las secreciones bronquiales o la propia saliva, aumento de la disnea, hipo o hiperventilación y con alteración de los gases arteriales se procederá a realizar una intubación endotraqueal que asegure una correcta ventilación asistida. Debido a su estado vigil la intubación se acompañará de sedación. La traqueostomía para solucionar la depresión respiratoria no suele ser necesaria ya que con tratamiento la depresión respiratoria se remonta dentro de las primeras 24h.

Para la hipotensión se debe hacer una correcta fluidoterapia basada en el nivel de presión arterial, la cantidad de micción, el gasto cardíaco, la resistencia sistémica vascular y la presión venosa central (PVC). Con la fluidoterapia se debe conseguir una diuresis óptima de 40 ml/h, que favorece la eliminación de la tetrodotoxina por vía renal desde fases precoces de la intoxicación. Se pueden utilizar agentes vasopresores o inotrópicos. Entre estos últimos los más eficaces son la anfetamina, fenilefrina y norepinefrina debido al efecto que ejercen sobre los receptores α-adrenérgicos postsinápticos, mientras que la epinefrina debido a su efecto sobre los receptores β-adrenérgicos es menos efectiva. También resulta eficaz la dopamina, mientras que la atropina es de segunda elección a menos que exista bradicardia. Se debe mantener al paciente monitorizado con ECG para controlar las arritmias e incluso puede ser necesaria la inclusión de un marcapasos temporal para solventar los casos en que aparezcan graves alteraciones de la conducción.

En los raros casos de aparición de hipertensión, que suele ocurrir en pacientes previamente hipertensos, debido a que la crisis puede durar poco tiempo, debe tratarse con antihipertensivos que posean una duración de su efecto corta como el nitroprusiato sódico.

En la práctica clínica se utilizan otros fármacos coadyuvantes pero sin estar refrendados por estudios clínicos prospectivos. Así se da edrofronio ya que aumenta la concentración de la acetilcolina en las uniones neuromusculares aunque no se sabe como puede ser beneficioso ya que parece ser que la tetrodotoxina no actúa a nivel de la placa motora. Otros tratamientos incluyen cisteína, antihistamínicos (parecen disminuir la HTA), naloxona, derivados de la veratrina, Ca y O_2 hiperbárico. La hemodiálisis no parece ser beneficiosa debido a la elevada solubilidad que posee la tetrodotoxina, y más cuando el cuadro clínico suele responder en pocas horas al tratamiento convencional.

En pacientes que alcanzan el cuarto grado de intoxicación con presencia de signos de disfunción cerebral severa (coma, arreflexia, pupilas midriáticas fijas y otros signos de daño cerebral) si se produce un paro cardiorrespiratorio, a la hora de realizar las maniobras de resucitación se deben tener en cuanto estos signos como propios de la intoxicación y no como fracaso de respuesta a las maniobras, por lo que no se debe abandonar la aplicación de las maniobras de resucitación de forma temprana.

Se considera que la evolución será favorable cuando la víctima no muere en las primeras 24h de intoxicación. Una vez superada la intoxicación, alrededor de 24-48h, no quedan secuelas, pero tampoco induce inmunidad para posteriores exposiciones. De forma global la mortalidad por esta intoxicación oscila entre el 40-60%.

Prevención. Aproximadamente el contenido tóxico de un pez globo podría ocasionar la muerte de unas 30 personas adultas. A pesar de ello, el pez globo es una exquisitez culinaria tradicional de Japón, denominada *fugu*, donde se consumen una docena de especies desde hace siglos (tabla siguiente), a pesar de las muertes que se producen anualmente por su ingesta (actualmente entre 40-50 personas/año, y en su mayoría en ambiente doméstico). Debido a la elevada mortalidad que se produjo en este país asiático en 1958 (alrededor de 180 muertes) se reglamentó por ley la preparación de este alimento que desde entonces sólo pueden llevar a cabo cocineros que han realizado un curso de adiestramiento y manipulación oficial que dura 3-5 años con un examen final muy riguroso.

Habitualmente este pescado se consume crudo cortado en finas láminas (*sashimi*) y presentado con la forma de un crisantemo, la flor símbolo de la muerte en la cultura japonesa; y menos veces cocinado, aunque esta última forma de preparación no elimina ni desnaturaliza la toxina debido a que ésta no es proteica, por lo que es relativamente estable al calor y al frío. Las formas de preparación como guisar, freír, hervir o preparado al horno durante horas no destruye la toxina. El almacenamiento frío a -15ºC durante 12 horas o la exposición a la luz solar durante 20 días tampoco afecta a la actividad de la toxina.

El músculo (filetes) es la parte que habitualmente contiene menos concentración de toxina, pero en cantidad suficiente para apreciar la "exquisitez" culinaria, que no es otra que el efecto del veneno al paralizar la transmisión nerviosa de los nervios sensitivos que finalizan en las papilas gustativas del paladar y de la lengua, que los comensales explican como un adormecimiento, cosquilleo y ligero ardor en la boca acompañado de sensación de euforia. El hígado y los ovarios son las vísceras con mayor concentración de toxina, por lo que en principio está prohibido su consumo, pero algunos gourmets arriesgan su vida consumiendo también estas partes.

El fugu es procesado en mataderos especializados donde sólo trabajan matarifes con licencia oficial. Tanto en los mataderos como en los restaurantes se realiza un estricto control de los restos venenosos no consumibles del pez así como de las herramientas utilizadas en el proceso de elaboración. Habitualmente los restaurantes que sirven fugu se localizan en las cercanías de las zonas portuarias, donde se hallan los mataderos especializados. De esta manera se aseguran que el pescado sea fresco, aunque en algunos restaurantes mantienen a los peces globo vivos hasta que un cliente los solicite.

La toxicidad del pez globo también varía con el ciclo reproductivo y la estacionalidad. Se sabe que los peces globo hembra contienen una gran concentración de la toxina en los ovarios, y alcanza su máximo hacia mayo y junio en pleno ciclo reproductivo (fase de desove). Estacionalmente los peces globo presentan menos niveles de toxina entre octubre y marzo.

Especies de pez globo consumidas en Japón y toxicidad asociada

Especie	Ovario	Testes	Hígado	Piel	Intestino	Músculo	Sangre
Takifugu niphobles	A	B	A	M	A	B	
Takifugu poecilonotus	A	M	A	M	M	B	
Takifugu pardalis	A	B	A	M	M	T	T
Takifugu vermicularis	A	T	A	M	M	B	
Takifugu porphyreus	A	T	A	M	M	T	
Takifugu obscurus	A	T	M	M	M	T	
Takifugu chrysops	M	T	M	M	B	T	T
Takifugu rubripes	M	T	M	T	B	T	T
Takifugu xanthopterus	M	T	M	T	B	T	
Takifugu stictonotus	M	T	M	B	T	T	
Lagocephalus inermis	T	T	M	T	T	T	
Lagocephalus lunaris	T	T	T	T	T	T	
Sphaeroides pachygaster	T	T	T	T	T	T	
Canthigaster rivulata	T		B	M	B	T	

A: alta toxicidad; M: media; B: baja; T: trazas.

La prevención debe consistir en un consumo inteligente y con sentido común. Japón es el país asiático que ofrece más garantías para el consumo, mientras que en otros países asiáticos del Indo-Pacifico el consumo es más arriesgado (Taiwán, Bangladesh…). Se deben consumir los filetes de las especies con menos toxicidad (ver tabla), a ser posible machos y lo más frescos posibles. Se deben escoger restaurantes acreditados con chef de cocina con licencia oficial. El periodo de consumo con menos riesgo va desde octubre a marzo y el máximo riesgo corresponde a los meses de desove (mayo y junio), sabiendo que la forma de preparación del pescado no influye para nada en la desnaturalización de la toxina. Para los turistas que no quieran consumir pez globo, deben saber que su piel a veces se utiliza como un ingrediente más de las ensaladas, y que en la carta de los restaurantes viene especificada con el nombre de *yubiki*.

Se han dado casos de intoxicación por pez globo en países occidentales tras la importación de filetes de pez globo; y en ocasiones como ocurrió en Francia se debió a un error en el etiquetado del tipo de filetes comercializados. Para evitarlo se deberían exigir controles muy rigurosos de entrada de estos productos, con certificación del procesamiento correcto en origen por un matadero especializado y por personal cualificado y con licencia oficial, así como indicación del sexo de la pieza, fecha de captura y de procesamiento, y del nivel de contenido en tetrodotoxina especificada en unidades UR (→métodos de bioensayo). Sabiendo que la mínima concentración letal para el ser humano es de 200 UR se debería exigir que las piezas para la importación no superen las 100 UR; prohibir la importación de vísceras como el hígado y ovarios, y que las piezas se transporten congeladas sin pérdida de la cadena de frío.

CIGUATERA

La ciguatera es el tipo más frecuente de intoxicación debida al consumo de carne de pescado de escamas y aletas contaminada por toxinas. Resulta de ingerir ciertos pescados que contienen toxinas que viajan a través de la cadena alimentaria. Se caracteriza por manifestaciones gastrointestinales, neurológicas y cardiovasculares y en este orden, tanto desde el punto de vista de su aparición en el tiempo, como por su severidad. Fue descrita en 1606 en el Pacífico Sur: el cuadro clínico se consignó en 1774 en Nueva Caledonia por el navegante británico James Cook, quien describió los síntomas clínicos observados en su tripulación afectada, que coinciden con los hoy conocidos. Poco después, en el año 1787 en Cuba, a la intoxicación se le se llamó ciguatera al resultar de la ingesta de un molusco univalvo, el caracol marino turbapica (*Turbo pica*) llamado en esta región cigua. De alguna forma, el término "cigua", pasó a designar una intoxicación causada por la ingesta de pescados de arrecifes tropicales. Entre la gente de mar, de forma anecdótica, se le conoce como "ciguata" y se dice que se presenta en los meses en cuyo nombre no está la letra "r"; esto es, durante el tiempo de temporales y ciclones (mayo, junio, julio y agosto).

Esta intoxicación tiene lugar principalmente en regiones marinas tropicales y menos en regiones subtropicales, en un cinturón geográfico que va alrededor del mundo entre las latitudes 35° norte y 35° sur, en el que queda incluido el Caribe, las penínsulas de Yucatán y La Florida, las islas hawaianas, la Polinesia Francesa y Australia; considerando al Caribe y las Islas Indo-Pacíficas como áreas endémicas.

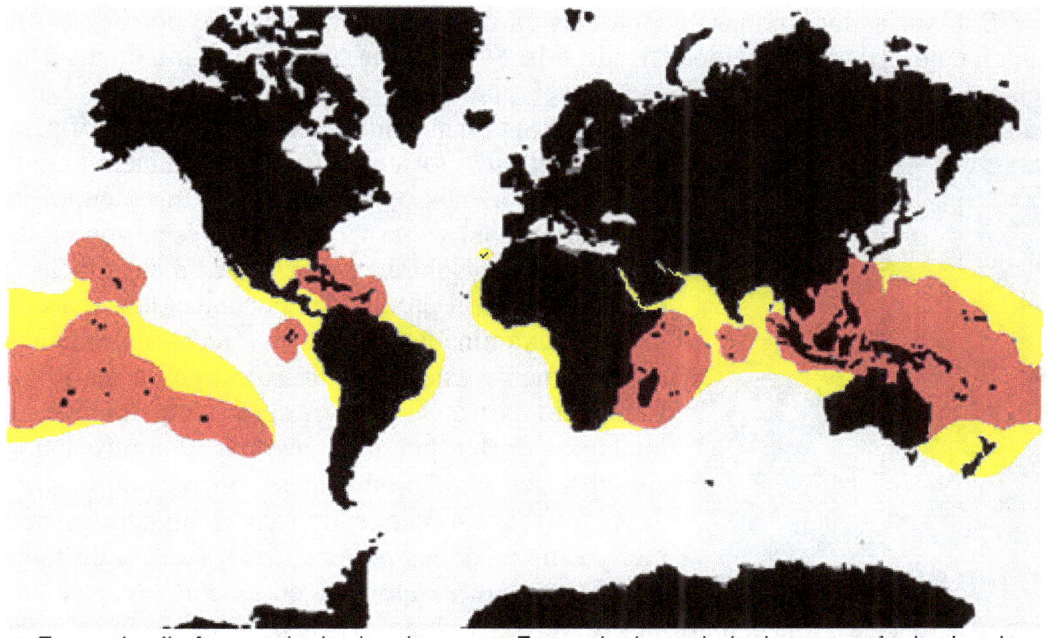

Zonas de alta frecuencia de ciguatera — Zonas de riesgo bajo de presencia de ciguatera

Mapa de las áreas de distribución endémica de la ciguatera

En el pasado la intoxicación con ciguatera en los seres humanos se ubicaba fundamentalmente en las regiones costeras, a menudo en comunidades indígenas isleñas. Sin embargo, como consecuencia del incremento del comercio, del consumo de frutos de mar y del turismo internacional se han globalizado las poblaciones afectadas. Actualmente, la ciguatera es el tipo de intoxicación alimentaria más común, a nivel mundial, causada por productos de mar, estimándose que mundialmente entre 10000 a 50000 personas sufren anualmente de la enfermedad generando un problema sanitario global. Ya se ha dado incluso un primer caso de esta enfermedad en territorio español, concretamente en Fuerteventura (Islas Canarias). No se ha asociado nunca con la ciguatera ningún indicador como la marea roja, un fenómeno superficial muy visible, asociado a las intoxicaciones por mariscos.

Etiología. Las toxinas responsables de la enfermedad son producidas por un dinoflagelo que se adhiere a las superficies del coral muerto y a las algas del fondo marino. Junto con la hierba marina, son consumidos por pequeños peces herbívoros y éstos, a su vez, sirven de alimento a peces carnívoros de mayor tamaño, lo que condiciona que las toxinas del dinoflagelo viajen por la cadena alimentaria hasta llegar a los grandes peces depredadores. De los cientos de variedades del fitoplancton, que es la base de la cadena alimentaria, aproximadamente una docena de ellos son tóxicos entre los que se cuentan los dinoflagelos, los primesiofitos y los cloromonados. Entre los dinoflagelos, *Gambierdiscus toxicus* es el que principalmente se relaciona con la ciguatera. Eventualmente estas algas pueden florecer en gran abundancia y se convierten, con la luz solar, en biomasa. Un mililitro de agua de mar puede contener miles de algas tóxicas que se expanden a amplias zonas del mar dándole el color rojo a café, de donde deriva el nombre de "marea roja". En condiciones ambientales determinadas, las algas pueden tomar la forma enquistada y así vivir durante años. Condiciones naturales como tormentas, huracanes o erupciones volcánicas modifican la ecología y es cuando estas algas tóxicas florecen brutalmente. Estos cambios también pueden ser inducidos por el hombre como sucede en los naufragios, establecimiento de fondeadores, puertos de abrigo, prácticas de bombardeo, operaciones de minería y dragado, construcciones y blancos militares. Estas actividades llevadas a cabo por el hombre pueden alterar de froma importante la ecología de estos microorganismos.

Son varias las toxinas encontradas en una amplia variedad de pescados. Aparte de las ciguatoxinas, se han identificado a la escaritoxina, la maitotoxina, una sustancia semejante a la palitoxina (ostreocina), el gambierol y el ácido okadaico. Sólo las ciguatoxinas, gambierol y la maitotoxina han sido aisladas del dinoflagelado *Gambierdiscus toxicus*. Este dinoflagelo contiene precursores menos polares de la toxina (denominadas gambiertoxinas) y que ya en el pez, éstas son oxidadas a formas más polares y por ende, más tóxicas. Las maitotoxinas son producidas por todas las cepas de *G. toxicus* examinadas hasta la fecha, produciendo, aparentemente, cada cepa un solo tipo de maitotoxina. Las maitotoxinas se encuentran principalmente en los intestinos de los peces herbívoros. Por otro lado, las ciguatoxinas lque producen solamente algunas cepas de *G. toxicus*, se encuentran en el hígado, músculos, piel y espinas de los peces carnívoros de gran tamaño. *Gambierdiscus toxicus* vive en asociación epifítica con microalgas marinas rojas, marrones y verdes (géneros *Turbinaria ornata*, *Amphiroa spp.*, *Halimeda opuntia* y *Jania spp.*) que colonizan los arrecifes de coral dañados, apareciendo también en forma libre en los sedimentos y restos de coral.

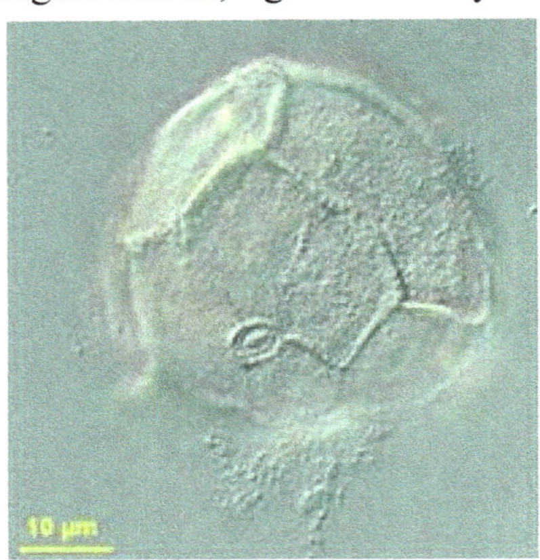

Gambierdiscus toxicus

Otros dinoflagelados, que pueden tener su papel en la producción de toxinas asociadas con la intoxicación por ciguatera son *Prorocentrum concavum*, *P. mexicanum*, *P. rhathytum*, *Gymnodinium sangieneum* y *Gonyaulax poliedra*.

Gambierdiscus toxicus es de crecimiento lento y se distribuye alrededor del trópico entre los 32° N y 32° S. Parece ser más prolífica en aguas poco profundas alejadas de influencias terrestres; y la mayor parte de las zonas en las que la ciguatera es endémica se caracterizan por aguas con salinidad oceánica. La baja salinidad y una alta intensidad lumínica afectan negativamente el crecimiento de la *G. toxicus*. Las profundidades preferidas por la *G. toxicus* se sitúan entre los 1 a 4 m, que crecen mejor con un 11% del total de luz solar y que su abundancia máxima tiene lugar a temperaturas del agua de unos 30°C. Además incrementa su desarrollo en presencia de silicatos y óxidos de los suelos linderos y con restos de las algas mencionadas. A pesar de conocerse todos estos condicionantes la presencia y proliferación de *G. toxicus* resulta impredecible y su abundancia no refleja necesariamente su potencial de producción de gambiertoxinas. Algunas investigaciones indican que ciertas bacterias se encuentran en asociación simbiótica con los dinoflagelados y que juegan un papel en la elaboración de toxinas por parte de los dinoflagelados en simbiosis, ya que estas bacterias producen nutrientes que son asimilados por los dinoflagelados y resultan necesarios para producir toxinas. Los géneros de bacterias implicadas en estos procesos son *Nocardia*, *Pseudomonas*, *Vibrio*, *Aeromonas*, *Flavobacterium* y *Moraxella*. En las últimas décadas, se han ido acumulando evidencias de que los desarrollos turísticos y militares, que perturban los arrecifes, incrementan el riesgo de aparición de ciguatera al aumentar el sustrato béntico para el crecimiento de los dinoflagelados.

Las ciguatoxinas se han identificado como compuestos lipídicos poliéteres solubles formados por 13 a 14 anillos unidos por enlaces éter con una estructura muy rígida del tipo escalera, con un nitrógeno cuaternario, estables en el jugo gástrico. Son resistentes al calor, a la congelación y conservan su toxicidad a pesar de la cocción y de exponerse a condiciones ácidas o básicas suaves. Su molécula se fija a la bicapa lipídica de la membrana celular. Se une y abre los canales de Na^{2+}, permitiendo la entrada de este ión a la célula. La presencia de mayor sodio intracelular, ejerce fuerza osmótica la que produce mayor ingreso de agua intracelular e hinchazón de las células de Schwan y de los axones. En estas condiciones, cuando llegan nuevos estímulos existe salida del sodio intracelular en exceso, en intercambio con calcio extracelular. Finalmente, las células tienen mayor concentración de calcio, el que actuando como segundo mensajero condiciona anormalidades en las células del epitelio intestinal, terminando en diarrea. La ciguatoxina también evoca potenciales de acción espontáneos en el músculo estriado y en el miocardio.

Estructura de las ciguatoxinas del Caribe (C) y Pacífico (P)

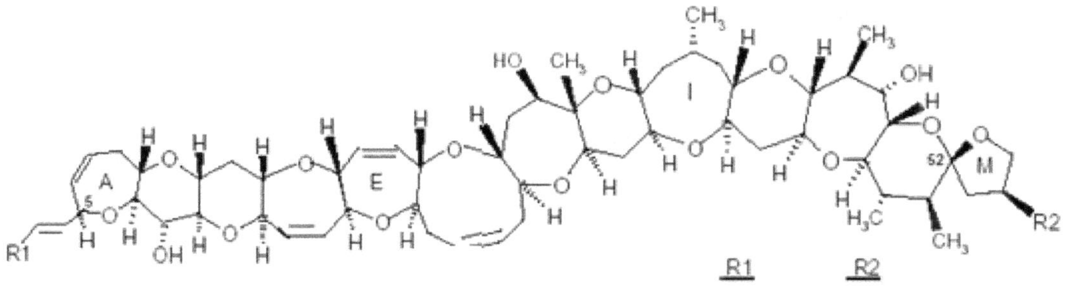

	R1	R2
(P)-CTX-1:	$^{1}CH_2OHCHOH$	OH
(P)-CTX-3 (P-CTX-2):	$^{1}CH_2OHCHOH$	H
(P)-CTX-4B (P-CTX-4A):	$^{1}CH_2CH$	H

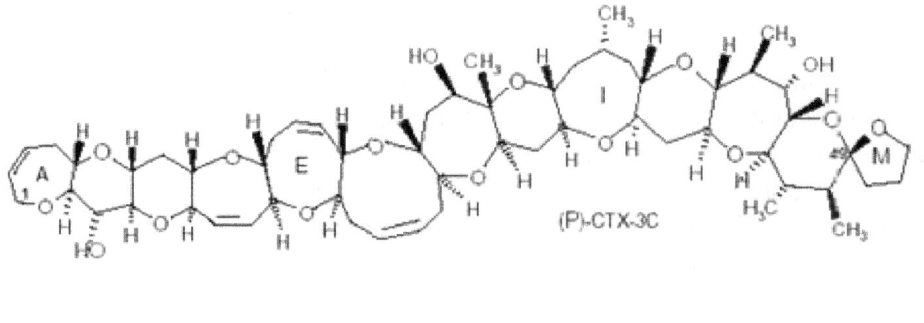

(P)-CTX-3C

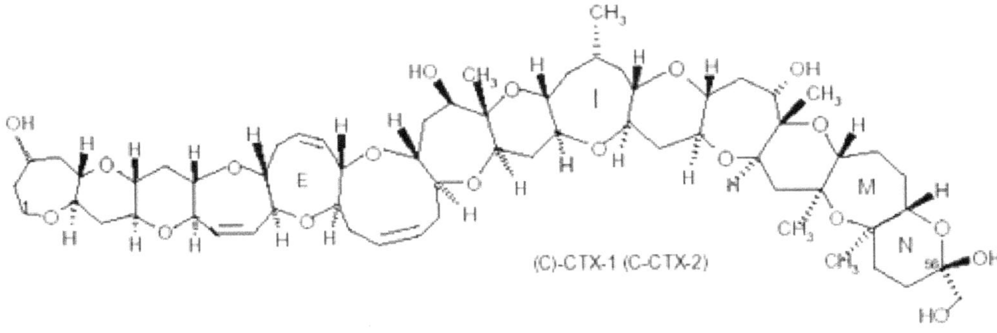

Se pueden distinguir dos grupos “regionales” de ciguatoxinas (CTX): las toxinas del Caribe (C-CTX) y las del Pacífico (P-CTX), que tienen estructuras muy relacionadas, distinguibles entre sí por cromatografía. La presencia de diferentes familias de toxinas puede ser la causa de las diferencias en los síntomas de las ciguateras de las regiones del Pacífico y del Caribe. Es posible que las ciguatoxinas del Caribe se originen en un pequeño número de toxinas precursoras, similares a la ciguatera del Pacífico donde una gambiertoxina (la GTX-4A) puede dar origen a por lo menos cuatro ciguatoxinas que acumulan los peces. Probablemente diferentes cepas de *G. toxicus* sean capaces de producir diferentes disposiciones de toxina con poliéteres.

En zonas del Pacífico, la principal y más potente ciguatoxina es la ciguatoxina-1 Pacifico (P-CTX-1) con un riesgo para la salud humana a concentraciones de 0’08-0’1 μg/Kg pescado. Las ciguatoxinas del Caribe (y las del Océano Índico) difieren de las del Pacífico en que son menos polares y por tanto menos patógenas; la principal es la C-CTX-1, que se encuentra en peces carnívoros y representa un riesgo para los seres humanos a niveles superiores a 0,1 μg/kg pescado.

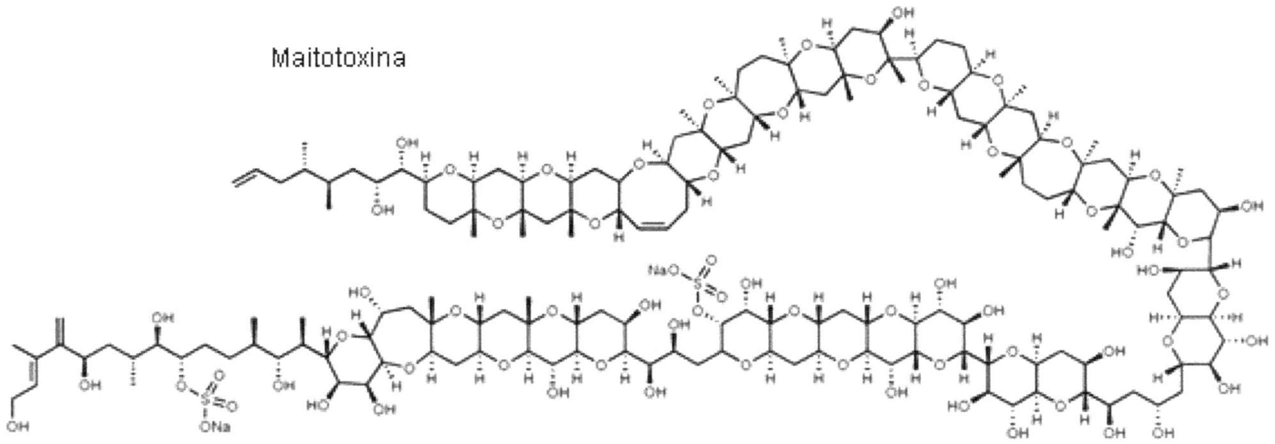

La maitotoxina es también un poliéter soluble en agua. Experimentalmente se ha demostrado que es más tóxica que la ciguatoxina. La maitotoxina actúa puede actuar en presencia de la tetrodotoxina (un conocido bloqueador de los canales del Na^+), lo que hace improbable que su acción sea directa sobre los canales de éste ión. En realidad es un potente activador agonista de los canales del Ca^{2+} de la membrana celular de múltiples tipos celulares. Aunque la maitotoxina produce aumento del calcio intracelular, se ha demostrado que actúa aún en presencia del nifedipino y el verapamilo (conocidos calcio-antagonistas). Por lo anterior, se piensa que la maitotoxina activa alguna enzima de membrana, que iniciaría la cascada de la proteína G, con la liberación final del calcio del retículo endoplásmico hacia el citosol. Se trata de la mayor ficotoxina producida por *G. toxicus*, aunque no parece intervenir de manera ostensible en el desarrollo de la ciguatera; a pesar de ello, de forma experimental se trata de una toxina que inyectada intraperitonealmente da lugar a lesiones patológicas severas de corazón, estómago, hígado y timo.

El calor y la congelación no afectan a las toxinas y el cuadro clínico puede hacerse presente en todo lugar y momento, aún en lugares lejanos a las costas en los que habitualmente el pescado está contaminado al ser transportado para su consumo. Las toxinas responsables del cuadro no son teratogénicas, aunque sí son excretadas por la leche materna.

Se ha informado que en diferentes especies de pez loro se ha podido aislar una toxina denominada escaritoxina, menos polar que la CTX-1. A juzgar por sus propiedades cromatográficas conocidas, la escaritoxina parece corresponder a una mezcla de CTX-4A y de CTX-4B.

Sintomatología. El cuadro clínico se caracteriza por manifestaciones gastrointestinales, neurológicas y cardiovasculares, en este orden, tanto visto desde su cronología como por su severidad. El inicio tóxico del cuadro puede presentarse entre 20'-30h tras la ingesta de pescado contaminado (aunque lo habitual es entre 3-5h). La duración promedio del cuadro clínico es de 2-3 semanas, hablándose de una fase aguda que puede prolongarse hasta 6 meses.

Los signos y síntomas gastrointestinales son los que predominan en este cuadro clínico por su severidad y por ser los más tempranos en presentarse. Los pacientes tienen diarrea líquida abundante y vómitos, que rápidamente pueden llevarlos a la deshidratación y shock hipovolémico. En estos casos, la reposición inmediata de agua y electrólitos es imperativa. También pueden existir hipersalivación, náuseas y dolores abdominales. Se ha sugerido que las toxinas estimulan directamente la secreción de fluido intestinal sin existir ningún daño tisular y que este proceso de secreción está mediado por el calcio como segundo mensajero. El diagnóstico se hace de forma clínica ya que todas las pruebas de laboratorio de rutina son normales y no existe ninguna prueba de laboratorio que confirme el diagnóstico. La hipertermia y el síndrome febril no existen, toda vez de que no se trata de una enfermedad infecciosa, como tampoco existe leucocitosis con desviación a la izquierda, lo que hace el diagnóstico diferencial con otras entidades que cursan con diarrea acentuada ya de carácter infeccioso.

Lo que es distintivo en esta entidad son las manifestaciones neurológicas, especialmente la hipersensibilidad al frío y la inversión de las sensaciones calor/frío. Es muy característico de esta intoxicación el sentir ardor en la punta de los dedos o en la lengua al entrar en contacto con hielo. Pueden existir parestesias periorales, en la lengua y extremidades que evolucionen a alodinia, cefalea, mareos, vértigos, ataxia, temblores, rigidez del cuello, sensación de dientes flojos o de "caída" de los mismos, hipersensibilidad en los pezones que solamente ha sido consignada en mujeres, artralgias y mialgias. Estas manifestaciones pueden ser tempranas y habitualmente siguen, en un tiempo inmediato, a las manifestaciones gastrointestinales. Los síntomas neurológicos se pueden prolongar por semanas o meses, incluso tras su resolución pueden presentarse periodos cortos de reagudización de los síntomas tras ingesta de alcohol, nueces, semillas, huevo o conservas de pescado. En casos de intoxicación grave puede aparecer parálisis facial, ataxia, hemiparesias y convulsiones. Pueden presentarse en formas más avanzada rigidez e hiperreflexia como signos de decorticación cerebral, coma y muerte del paciente.

Se ha demostrado que las sensaciones, descritas por los pacientes como "hormigueo", "dolor profundo", "entumecimiento", "quemadura" y "toque eléctrico" son generadas por fibras nociceptivas C-polimodales tanto de la piel como de tejidos profundos, y que la intensidad de estas sensaciones depende de la intensidad de descarga de estas mismas fibras. La sensación paradójica de la temperatura, también conocida como inversión calor/frío, no es más que un resultado exagerado de sensibilidad, sin que exista confusión de las sensaciones calor/frío.

Otro grupo de síntomas son de carácter neuropsiquiátrico como alucinaciones, problemas de concentración, trastornos de memoria, depresión, mareo, incoordinación motora y pérdida de equilibrio.

Los síntomas cardiovasculares acontecen en dos fases; en una primera fase hay bradicardia e hipotensión arterial, sugestiva de la activación directa de canales de Na^+ dependientes de voltaje, y después una segunda fase con hipertensión y taquicardia.

En cuanto a síntomas generales, los pacientes pueden presentar debilidad, sequedad de mucosas, prurito en palmas de las manos y plantas de los pies y vértigo. Puede haber disuria, molestia que se incrementa con la ingesta de alcohol, de pescado y con la actividad sexual. Puede haber a nivel ocular midriasis, visión borrosa, fotofobia y ceguera transitoria. A niel dermatológico puede producirse alopecia, caída de las uñas y exacerbación de un acné previo. A nivel muscular una complicación posible es una polimiositis posterior a la fase aguda, posiblemente por ruptura fibrilar que libera proteínas intracelulares que provocan reacciones de hipersensibilidad y formación de Ac antimúsculo estriado. L sintomatología general suele ir remitiendo a las 10h de la intoxicación, mientras que los síntomas neurológicos pueden persistir desde varios días a varios meses en los casos graves.

En el Océano Pacífico predominan los síntomas neurológicos y con mayor frecuencia de agravamiento y coma, mientras que en el Mar Caribe los síntomas gastrointestinales son un aspecto dominante de la enfermedad en las primeras 12h seguido de síntomas neurológicos periféricos. Esta diversidad en los síntomas es una clara evidencia de las diferentes ciguatoxinas aisladas de peces tanto de aguas del Pacífico como del Caribe. Una tercera clase de ciguatoxinas probablemente subyace al diferente patrón de comportamiento de los síntomas observados en el Océano Indico, donde los peces con ciguatera provocan un conjunto de síntomas neurológicos y neuropsiquiátricos asociados que recuerdan las intoxicaciones alucinógenas, con falta de coordinación, perdida del equilibrio, alucinaciones, depresión mental y pesadillas, agregadas a los típicos síntomas de la ciguatera. Los peces con ciguatera del Océano Indico están más frecuentemente contaminados con niveles letales de toxina.

Durante meses o años los pacientes pueden sufrir recurrencias de los síntomas neurológicos, nunca de los síntomas cardiovasculares o gastrointestinales. Los desencadenantes de estas recurrencias pueden ser la ingesta de determinados alimentos o la actividad física. Los alimentos implicados son: alcohol, nueces, cafeína, conservas de pescado, huevo, carne de pollo o cerdo y algunos pescados frescos. En cuanto a la actividad física, con deshidratación, parece que favorecería la movilización de depósitos residuales de ciguatoxinas almacenadas en el tejido adiposo que reentrarían en el torrente circulatorio provocando la recurrencia de los síntomas.

La mortalidad bajo tratamiento es muy escasa (0'1%) y suele ocurrir por severa deshidratación y shock cardiovascular en las fases iniciales de la intoxicación o por fallo respiratorio como resultado de la parálisis de los músculos respiratorios, hecho que acontece en zonas con pocos o nulos medios técnicos de soporte ventilatorio.

Respecto al diagnóstico se realizará de forma clínica, aunque se prevee que a no tardar mucho estarán disponibles tests analíticos para la determinación de las ciguatoxinas en sangre. El "gold standard" del diagnóstico sería confirmar la presencia de ciguatoxinas en los peces consumidos mediante métodos de laboratorio adecuados. La FDA tiene protocolizados dos tipos de métodos. 1) ensayo in vitro sobre células de neuroblastomas de ratón con el uso de uabaína-veratridina y, 2) análisis químico por espectrometría de masas en cromatografía líquida (LC-MS).

El diagnóstico diferencial se debe realizar con la intoxicación neurotóxica y paralítica por mariscos, la intoxicación escombroide, botulismo, enterovirus, intoxicación por pesticidas organofosforados, meningitis eosinofílica y la esclerosis múltiple.

Tratamiento. No existe antídoto para esta intoxicación. Se debe realizar lavado gástrico utilizando siempre carbón activado para absorber las toxinas que aún pueda haber en el tracto digestivo, a dosis de 1 g/Kg peso, además de rehidratar al paciente para reponer las pérdidas por los vómitos y diarreas con el uso de suero salino iostónico o soluciones de Ringer-lactato (→Tratamiento, Intoxicación diarreica). Se ha consignado que la administración de gluconato de calcio también ayuda a revertir los síntomas neurológicos de la ciguatera. Este medicamento se administra en la fase inicial aguda por vía ev al 10% cada 8h, para después pasar a tratamiento oral.

El tratamiento fundamental es el uso del manitol, por vía intravenosa, en el curso de las primeras 72 horas de iniciado el cuadro clínico. Su beneficio se relaciona con su capacidad osmótica, ya que puede actuar sobre el edema axonal y encefálico. Como diurético podría acarrear toxinas hacia la orina. También, como la ciguatoxina es rica en grupos oxidrilo, que se fijan al manitol, éste actúa como un efectivo removedor de radicales libres. Además parece prevenir la cronicidad del cuadro. Este tratamiento de elección se administra a dosis de 0'5-1 g/Kg peso/día en disolución al 20%, en dosis única diaria que se recomienda administrar en una solución de 250 ml en 30-45'.

Se recomienda el diazepam y la carbamazepina para las convulsiones y la ansiedad. Indometacina para el dolor articular, tocainida para las parestesias y la ciproheptadina para el prurito. Igualmente se ha consignado el uso del ácido ascórbico y la vitamina B para la sintomatología neurológica y metamizol o gabapentina (nunca opiáceos) para casos de dolor extremo. Para dolores menos extremos es útil el paracetamol y el nifedipino. La amitriptilina, primeramente indicada para el tratamiento de la depresión, a dosis de 25 mg/12h por vía oral ha mostrado efectividad en las manifestaciones neurológicas de la entidad como las parestesias, prurito e incluso la cefalea; ésta aumenta la cantidad de norepinefrina en el sistema nervioso central y regula a los canales de sodio. Se ha consignado beneficio con el uso de la fluoxetina en la fatiga crónica a que lleva la enfermedad.

Criterios de ingreso en UCI:

- Hipotensión sin respuesta a fluidos
- Bradicardia sin respuesta a la atropina
- Trastorno electrolítico severo
- Coma sin respuesta al manitol
- Convulsiones sin respuesta al manitol

La fase de hipotensión y bradicardia puede ser abolida con el uso de atropina a dosis de 0'5 mg/cada 5' hasta conseguir mantener un ritmo cardíaco de unas 60 latidos por minuto. En la segunda fase de hipertensión y taquicardia los síntomas pueden ser bloqueados con reserpina y propanolol. En los estados de distrés respiratorio o pacientes en coma se realizará intubación endotraqueal para soporte ventilatorio.

Como norma general no se recomienda utilizar opiáceos o barbitúricos ya que conduce a una hipotensión, y porque además los opiáceos interfieren con el metabolismo de la maitotoxina potenciando su efecto.

Prevención. La transmisión de persona a persona es excepcional, aunque en algún caso se pueden aparecer síntomas gastrointestinales pasados de una madre al feto o a los lactantes. También puede haber molestias transitorias genitales en parejas sexuales activas. La prevención es difícil ya que los peces contaminados por ciguatoxinas no presentan ningún olor o sabor que los diferencie, si siquiera por la apariencia o por el comportamiento en los acuarios antes de ser sacrificados para el consumo. La contaminación tampoco es atribuible a la manipulación inadecuada de los alimentos, ni a su almacenamiento ni a los métodos de preparación del pescado. Debido a que las ciguatoxinas son estables al calor, cocinar, calentar, congelar, hornear o freir el pescado no elimina o desactiva a las toxinas. Los peces contaminados pueden permanecer tóxicos durante años, aun con dietas no tóxicas. La relación de peces que se consumen implicados en esta intoxicación se da en la siguiente tabla:

Tabla 57: Especies de peces causantes de ciguatera

Nombre científico	Nombre común	Zona geográfica
Acanthurus linearis	pez cirujano	Indopacífico
Albula vulpes	pez banana; quijo	mundial (mares cálidos)
Balistes carolinensis	pez ballesta	Atlántico, Golfo de México
Caranx latus	ojón	Atlántico
Carcharinus longimanus	jaquetón; lamia	mundial
Cheilinus undulatus	napoleón	Indopacífico
Chlorurs gibbus	pez loro	Indopacífico
Epinephelus fuscogutattus	mero tigre	Indopacífico
Epinephelus morio	charna americana	Atlántico occidental
Gymnothorax javanicus	morena gigante	Indopacífico
Lachnolainus maximus	pargo gallo; pez perro	Atlántico occidental
Megalops atlanticus	sábalo real; tarpón	Atlántico occ., Golfo de México
Mugil capurri	salmonete	Atlántico oriental
Ocyurus chysurus	pargo canane	Atlántico centrooriental
Plectropomus maculatus	mero manchado	Atlántico occidental
Sparus coeruleus	pez loro azul	Pacífico occidental
Scomberomorus maculatus	pez sierra común	Atlántico occidental
Seriola fasciata	medregal listado	Atlántico occidental
Sphyraena barracuda	barracuda	Atlántico occidental
Synphorus nematophorus	pez chino	Indopacífico
Xiphias gladius	pez espada	Pacífico occ., Mediterráneo, Atlántico, Indopacífico

Se sabe que se puede desarrollar más comúnmente toxicidad severa al ingerir las vísceras del pescado (cabeza, hígado, gónadas) y en mucha menor proporción en los filetes de pescado. Además se puede minimizar el riesgo de intoxicación si se realiza consumo de pequeñas porciones de pescado (<50 g) de diferentes especies, habiendo más riesgo si se consumen piezas de pescado grandes (>200 g) de una única especie. También se sabe que cuanto mayor es el tamaño y la edad del pez, que va acumulando las toxinas a lo largo de su vida, también hay más riesgo. Así es preferible consumir peces cuyo peso corporal no exceda de 3 Kg, o para mayor seguridad que no sobrepase 1,35 Kg peso. Sin embargo, muchas veces no hay forma alguna de saber el tamaño del pescado del cual se cortó la carne servida o el filete. Las carnes derivadas de órganos, incluso las huevas, parecen contener concentraciones más elevadas de toxinas y deben evitarse.

La fuente principal de casos de ciguatera es la pesca deportiva (79%). Si se pudiera educar e informar para evitar el consumo de cabezas, vísceras y huevas de peces de arrecifes y de peces capturados en zonas con ciguatera conocida, los casos probablemente disminuirían drásticamente.

INTOXICACIONES RARAS

Clupeotoxismo.

El clupeotoxismo es un cuadro de intoxicación alimentaria causado por el consumo de sardinas y arenques de la familia de los Clupeidos y de anchoas de la familia Engraulidos, así como por jurel alicorta en las costas japonesas.. Extremadamente raro, ha sido difícil determinar cual era la toxina causante, y tras un largo estudio y análisis de los brotes habidos, se ha confirmado que se trata de toxinas del grupo de las palitoxinas (con DL_{50} <100 ng/Kg peso tanto por vía intravenosa como intraperitoneal), ya conocidas por ser producidas por los corales *Palithoa toxica* (conocido como coral blando) y *Parazonathus axinellae*.

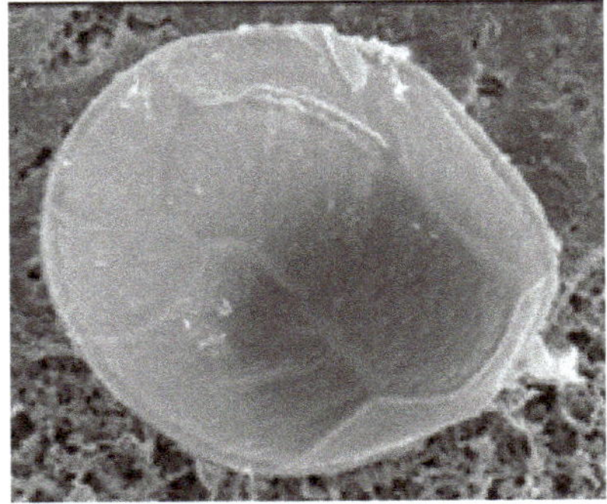
Ostreopsis lenticular

Los dinoflagelados implicados en este tipo de intoxicación alimentaria se localizan a nivel del Pacífico tropical, siendo la especie productora *Ostreopsis siamensis*, que produce floraciones durante el verano austral con temperaturas ideales del agua entre 15-25ºC. En esta especie no sólo se ha identificado la ostreocina D, sino también otra toxina del mismo grupo denominada mascarenotoxina. En el otro lado del mundo, en el Caribe, concretamente en los alrededores de Puerto Rico, la toxicidad está relacionada con otro dinoflagelado béntico (*Ostreopsis lenticular*), responsable de la producción de ostreocina, cuya máxima toxicidad se da entre octubre y diciembre, precedida por varios meses de exposición (de agosto a septiembre) a temperaturas del agua superficial consistentemente elevadas.

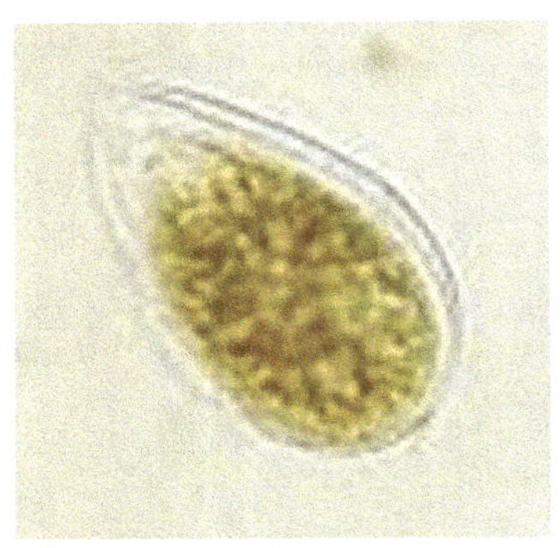
Ostreopsis siamensis

La ostreocina D tiene una estructura molecular muy parecida a la palitoxina y se comporta de una manera similar. Se trata de una larga cadena de carbono a modo de doble banda con con isomerismo cis/trans. Esta estratégica complejidad molecular dificulta la obtención de una sustancia que pueda inactivarla. La ostreocina D es un activador de los canales de Na^+, una potente hemolisina, un inhibidor de la ATPasa Na^+/K^+, y además actúa como un catión ionóforo.

Ostreocina D

Diferencia con palitoxina

Desde el punto de vista bioquímico las palitoxinas se unen selectivamente a la bomba de Na^+/K^+ATPasa y transforma a esta bomba de membrana en un canal permeable de cationes monovalentes. Se postulan tres mecanismos de acción de éstas toxinas: en primer lugar las palitoxinas abren un canal catiónico no selectivo, produciéndose despolarización de la membrana, con un flujo de salida de K^+ y un flujo de entrada de Na^+. Tras la despolarización de la membrana se abren los canales de Ca^{2+} dependientes de voltaje en las terminaciones sinápticas, en las células cardíacas y en las células musculares lisas, y mientras se llena la célula de iones Na+ el intercambiador de Na^+/Ca^{2+} capta el Ca^{2+} en todos estos tipos celulares. El aumento de la concentración de Ca^{2+} es la señal que estimula la liberación de los neurotransmisores en las terminaciones nerviosas, de histamina por los mastocitos y de factores vasoactivos por las células endoteliales vasculares. También induce las contracciones del músculo estriado y liso. Otro efecto que produce el aumento de la concentración de Ca^{2+} es la puesta en marcha de las fosfolipasas A_2 y C.

Además la palitoxina produce la apertura de un canal específico para iones H^+ que se traduce en la activación del intercambiador de Na^+/Ca^{2+}. Otros investigadores sugieren una actividad de la concentración de Ca^{2+} independiente de los canales de Ca^{2+} dependientes de voltaje. En definitiva se cree que la palitoxina posee más de un sitio de acción en las células excitables y actúa como un agonista de los canales de baja conductancia transfiriendo los iones Na^+, K^+, Ca^{2+} e H^+.

Sintomatología. El cuadro de intoxicación se instaura muy rápidamente, y puede diferenciarse clínicamente de la ciguatera, a pesar de la similitud molecular de las toxinas implicadas. Desde el punto de vista fisiológico las palitoxinas tienen su blanco en las células musculares del corazón provocando una vasoconstricción severa que da lugar a un cuadro de espasmo muscular con una rápida reducción de la función de los vasos sanguíneos del corazón y de los pulmones. Otro efecto es la hemólisis con destrucción de la serie roja de la sangre. Todos estos efectos en su conjunto producen hipoxemia tisular.

Tabla 58: Sintomas princeps en intoxicación (palitoxina/ostreocina D)

Síntomas por palitoxina	Síntomas por ostreocina D
Vasoconstricción	Disnea
Hemorragia	Parálisis
Ataxia	Ataxia
Debilidad muscular	Cianosis
Orina negra	Exoftalmos
Fibrilación ventricular	Diarrea severa
Hipertensión pulmonar	Convulsiones*
Isquemia	(*a veces)
Muerte <6h	Muerte <24h

Los síntomas incluyen un sabor metálico amargo o agrio, náuseas, vómitos e hipersialorrea. A nivel cutáneo se detecta piel fría y húmeda, cianosis, sin sudoración. Hay parestesias en la lengua y labios, escalofríos, entumecimiento articular, vértigo, cefalea muy intensa, midriasis, convulsiones y calambres musculares. Hay presencia de dolor abdominal con diarrea severa. A nivel cardiovascular se produce taquicardia e hipotensión arterial con pulso débil. A nivel de conciencia hay agitación y nerviosismo. En las víctimas aparece tras los calambres musculares una progresiva parálisis muscular que también afectará a la musculatura respiratoria provocando disnea y posterior fallo respiratorio, que junto a la entrada en coma del paciente, conlleva a la muerte que suele acontecer antes de 24 h.

Tratamiento. En cuanto al tratamiento sólo los vasodilatadores administrados prontamente y por vía intracardíaca consiguen revertir los síntomas de las intoxicaciones por las palitoxinas. Los más eficaces, experimentalmente hablando, son la papaverina y el nitrato de isosorbide. Si una persona sabe que se puede exponer a estas toxinas, puede realizarse de forma preventiva tratamiento con hidrocortisona, concretamente una hora antes de la exposición, consiguiéndose cierta protección.

Gempilotoxismo.

Se trata de un cuadro de intoxicación de escasa gravedad por la ingesta de pescado que contiene gempilotoxina. Esta toxina es un éster ceroso indigerible contenido en peces tropicales y subtropicales, generalmente de las familias Gempílidos y Centrolófidos, como el escolar negro (*Lepidocybium flavobrunneum*), el escolar o pez lima (*Ruvettus prestiosus*), el escolar de canal (*Gempylus serpens*), y el romerillo (*Centrolophus niger*); este último posee un elevado contenido de aceite que no incluye ésteres cerosos sino triglicéridos y éteres de diacilglicéridos (escualenos). La gempilotoxina se halla destruida por todo el organismo: carne, espinas y en el aceite extraiído de estos pescados, además de utilizarlo en el sistema de flotación, muy rico en estos aceites. Estos compuestos tiene un gran efecto purgante, por lo que también son conocidos como "peces del aceite de ricino" (en países sajones: *castor-oil fishes*). El contenido de aceite en la carne oscila entre el 18 y el 25%, con un contenido de más del 90% de ésteres cerosos, siendo el más representativo el $C_{34}H_{66}O_2$. Además de esta toxina, estos peces, tienen un alto contenido en histidina.

Sintomatología. La diarrea, que se produce al ingerir el aceite contenido en la carne y las espinas, suele ser de instauración precoz e intensa, aunque generalmente autolimitada y sin dolor. La diarrea oleosa y con un característico color anaranjado también se conoce con el nombre de keriorrea; aunque no siempre se presenta como tal, sino que en un 30% de casos la diarrea es acuosa. La keriorrea se produce por irritación del colon al acumularse los ésteres en el recto, y en estos casos no hay pérdida hídrica corporal. La diarrea acuosa parece deberse a la irritación de la pared intestinal por parte del ácido hidroxioléico presente en los aceites del pescado. El inicio de los síntomas se produce a la 1h del consumo con una media de unas 2-3h, y en caso de que la presentación sea de diarrea acuosa, el inicio de los síntomas se hace más tardío (pueden aparecer hasta 36h después de la ingesta). Además de la diarrea los pacientes presentan cefalea, hiperperistaltismo, náuseas y vómitos. En el 50% de los casos hay calambres abdominales.

El tratamiento es puramente sintomático y solo es necesaria la fluidoterapia en caso de presencia de diarrea acuosa.

Prevención. La intoxicación obedece generalmente a un fraude alimentario ya que estos peces se comercializan engañosamente como meros, y no hay que olvidar que estos peces son comestibles sólo bajo determinadas especificaciones de cocinado que eliminan los ésteres tóxicos. La mejor medida es preparar el pescado asado a la parrilla lo que destruye la mayor parte de los ésteres cerosos. El riesgo se minimiza si el consumo de la pieza de pescado no es superior a 170 g.

En la Comunidad Económica Europea, para su comercialización, deben ir envasados especificando que se trata de peces sub-tropicales (con género y especie incluidas) y además deben ir reseñadas las instrucciones de preparado y cocinado adecuadas para la eliminación de los ésteres cerosos.

Pfisteriosis.

A finales de la década de los 80 y principios de los 90 se produjeron unos episodios de muerte masiva de peces en el estuario de la bahía de Cheasepeake en Virginia y de las costas de Carolina del Norte, junto a problemas respiratorios, cutáneos y neurológicos de los bañistas. En 1988 se identificó a unos nuevos dinoflagelados, no conocidos hasta la fecha, como responsables de los efectos nocivos: *Pfiesteria piscicida* y *Pfiesteria shumwayae*, que deben su nombre en honor a la bióloga Lois Ann Pfiester, gran especialista en dinoflagelados. *Pfiesteria* es un género de dinoflagelados heterótrofos cuyas proliferaciones se han asociado a incrementos masivos de algas y episodios de gran mortandad piscícola en las costas del este de USA, y por dicho motivo el cuadro clínico fue denominado inicialmente "síndrome del estuario asociado a *Pfisteria*". Hoy día se sabe, tras métodos de detección molecular que su distribución es mundial. La biología de este género de dinoflagelados y su papel en la mortalidad de peces y sus efectos sobre la salud humana siguen estando sujetas a controversia debido a los resultados contradictorios obtenidos en las investigaciones llevadas a cabo. El ciclo biológico de estas especies es muy complejo (se han descrito hasta 24 fases) pasando por varias fases tóxicas, y otras en estudio que también son presuntamente tóxicas entre ellas una fase ameboide.

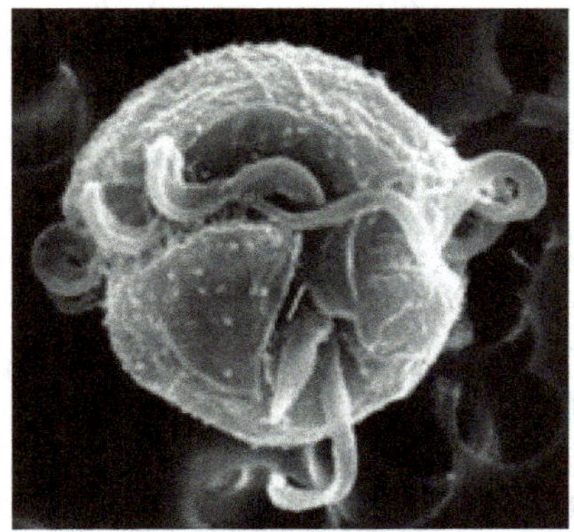

Pfiesteria piscicida

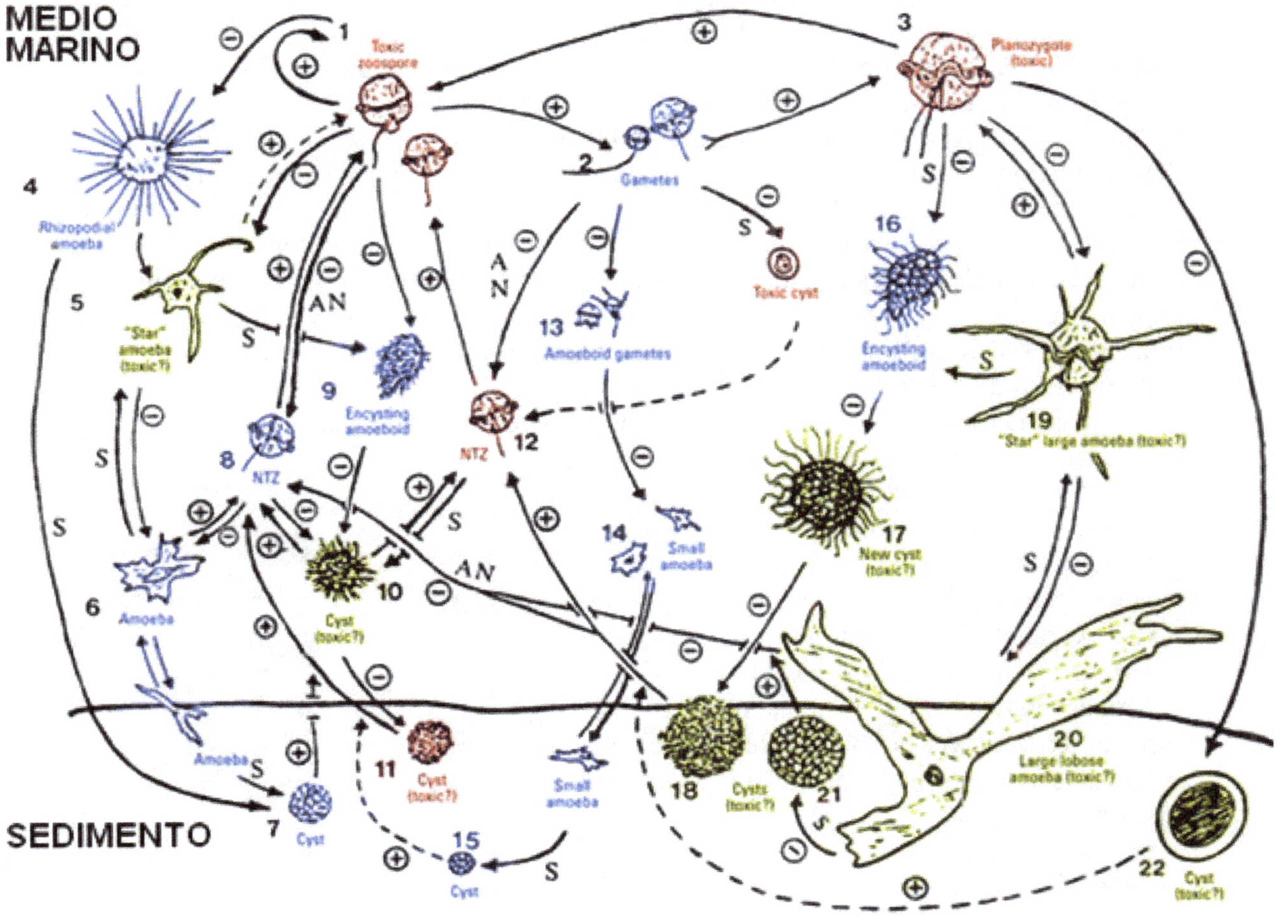

MEDIO MARINO

SEDIMENTO

Fases tóxicas Fases no tóxicas Fases presuntamente tóxicas

Ciclo biológico de *Pfisteria spp.* (según descripción original: Timo Springer, 1990)

Todavía no se ha alcanzado a caracterizar molecularmente a las toxinas involucradas en los efectos nocivos. Se conoce la existencia de dos toxinas, altamente inestables, que actuarían provocando los fenómenos lesivos tanto a nivel de síntomas neurológicos, respiratorios, como gastrointestinales. Las toxinas contienen átomos metálicos orgánicos. El metal les confiere una alta toxicidad que se debe a que éste media la producción de radicales libres. Este tipo de toxinas son muy inestables y efímeras debido a la naturaleza de los radicales; muy lábiles en su forma pura, mantienen su actividad tan sólo 2-5 días antes de que toda actividad tóxica se pierda. En el medio marino se considera que suelen perdurar unas 48h descomponiéndose rápidamente en presencia de luz blanca, con las variaciones del pH y bajo efecto de calor prolongado.

Sintomatología. En los seres humanos existe una mínima casuística de los efectos tóxicos por estas neurotoxinas con átomos metálicos. En personal de laboratorio se han producido de forma accidental exposiciones prolongadas tanto de la forma respiratoria por inhalación de la toxina en forma de aerosol en presencia de ambiente húmedo, como por contacto directo con la piel de las extremidades superiores. El cuadro clínico se manifiesta por presencia de alteraciones neurológicas, sin conocerse el mecanismo de acción de estas neurotoxinas, hay sintomatología respiratoria, y presencia de alteraciones gastrointestinales (náuseas, vómitos) y lesiones dérmicas.

La encefalopatía que se produce es leve y transitoria con presencia de labilidad emocional, cefalea, déficit de memoria a corto plazo con presencia de un síndrome orgánico amnésico, confusión, y alteración de las funciones de orden superior. Hay una ralentización del estado mental con disminución de la fluidez del habla, que se hace vacilante, dificultad de lectura (alexia), y cambios de personalidad. Todo ello lleva a pensar en una alteración de las estructuras frontotemporales aunque los estudios con RMN son normales, y el PET con fluorodesoxiglucosa no muestra alteraciones corticales o subcorticales. Los pacientes pueden pasar por fases de euforia y otras de desorientación con afectación del aprendizaje. El paciente puede presentar calambres musculares pero la EMG de extremidades y los ROT se mantienen normales. También se afecta el SNA con hiperreactividad del mismo manifestándose con alteraciones del ritmo cardíaco, de la presión arterial y de la temperatura corporal. Una vez eliminada la exposición al tóxico la recuperación neurológica se alcanza a las 6 semanas quedando mínimas alteraciones residuales; no descartándose posibles afectaciones a largo plazo, aún por estudiar y determinar.

El diagnostico diferencial del cuadro neurológico se debe realizar con un accidente vascular transitorio (TIA), epilepsia, amnesia global transitoria, enfermedades desmielinizantes, otras encefalopatías tóxicas o infecciosas y con enfermedades hepáticas, pancreáticas o renales con repercusión en el SNC. A nivel de laboratorio se ha podido objetivar una elevación de las enzimas hepáticas, GOT y GPT, con niveles que superan en dos veces los niveles normales; Además hay presencia de disminución de fósforo en sangre.

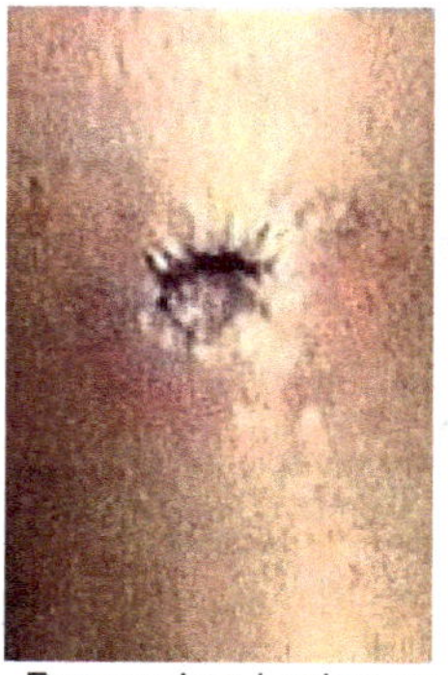
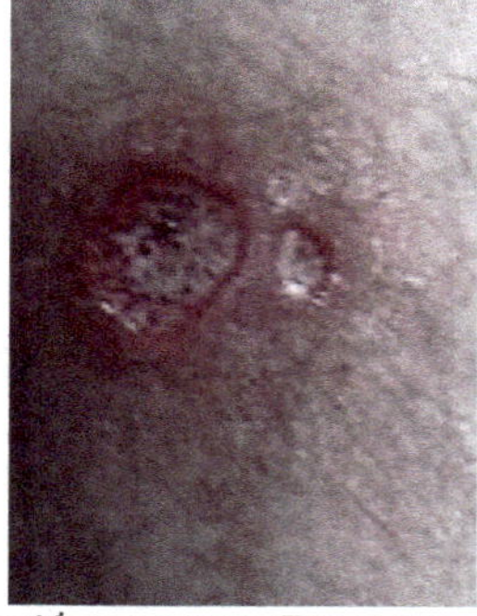

Presuntas lesiones cutáneas por *Pfiesteria*

La inhalación de la toxina en aerosol produce un agravamiento de cuadros respiratorios previos (asma, EPOC). Tras la fase de intoxicación puede quedar de forma residual fatiga con el esfuerzo físico, que previamente no existe.

Las lesiones cutáneas tienen apariencia inicial de una dermatitis eczematosa e hiperhidrosis de la palma de las manos. Sobre la dermatitis se desarrollan lesiones ulcerosas de unos 2-4 mm de diámetro que fácilmente se sobreinfectan y evolucionan tórpidamente. La biopsia de dichas lesiones revela cambios microhemorrágicos inespecíficos sin marcada eosinofilia. En intoxicaciones por *Pfiesteria piscicida* las lesiones cutáneas se producen por las toxinas, mientras que en *P. shumwayae*, parecen ser debidas a microdepredación directa sin actuación de las toxinas. A nivel ocular por contacto puede haber conjuntivitis y visión borrosa.

Crinotoxismo.

Existen una serie de peces que se protegen de los depredadores gracias a la producción de una serie de toxinas en unas células ampuliformes situadas en piel y distribuidas por todo el cuerpo. Estas toxinas se limitan a la piel sin estar contenidas en la carne ni órganos internos. En estos casos el peligro de intoxicación es menor habida cuenta que estas toxinas, en general, se destruyen durante la cocción. No es de extrañar encontrar, en cartas de restaurantes o mercados de muchos rincones del planeta, peces crinotóxicos para el consumo humano ya que el riesgo sólo existe si se manipulan o se preparan de forma inadecuada.

Las crinotoxinas se han desarrollado de forma independiente en muchos grupos diferentes de peces. Se conoce muy bien su presencia en los jaboneros (Gramístidos), peces cofre y peces vaca (Ostrácidos), en algunas morenas como la morena amarilla (Murénidos), peces sapo (Batracoídidos), chafarrocas (Gobiesócidos), gobios (Góbidos) y el lenguado pavo real (Soléidos). También se ha encontrado como un mecanismo más de defensa en peces globo (Tetraodóntidos), bagres marinos (Plotosidos) y peces león (Pteroinos). No obstante se sabe muy poco de todas estas toxinas, tanto desde el punto de vista estructural como toxinológico. Se trata de venenos letales para otros peces, en definitiva de ictiotoxinas, con carácter hemolítico a concentraciones de $1{:}10^6$. La mayoría de estas toxinas son inestables y pierden su efecto con las altas temperaturas de la cocción o con la congelación.

La toxina más estudiada es la ostracitoxina, que es la única conocida del grupo capaz de no degradarse con la cocción y la congelación. Las pardaxinas son péptidos ictiotóxicos con una marcada similitud a la melitina, el principal constituyente del veneno de los Apidos (abejas) y las pavoninas son ésteres de glucósidos N-acetilglucosamínidos que en ensayos de laboratorio han sido capaces de repeler a tiburones.

Sintomatología. El contacto con peces crinotóxicos puede causar irritaciones cutáneas sobre todo cuando las toxinas se ponen en contacto con heridas o pequeñas laceraciones. Sobre estas zonas lesionadas de la piel se aprecia una sensación de hormigueo constante que se autolimita a las pocas horas. El contacto con mucosas como la uretra produce gran escozor y quemazón. No se conocen efectos sistémicos en el ser humano de dichas toxinas.

El tratamiento consistirá en lavado profuso con agua caliente (entre 43-45ºC) durante 20-30' para desnaturalizar a las crinotoxinas y tratamiento sintomatológico con antihistamínicos tópicos.

Ictiogallotoxismo.

La bilis de los peces de agua dulce se utiliza en la medicina tradicional china para aumentar la agudeza visual y la salud en general. Se ingiere cruda y es ampliamente recetada en todo el Lejano Oriente. Se conocen seis especies de ciprínidos responsables de la intoxicación cuando su bilis es absorbida: la carpa común asiática (*Cyprinus carpio*), la carpa plateada (*Hypophtalmichthys molitrix*), la carpa herbívora

(*Ctenopharyngodon idellus*), la carpa negra (*Mylopharyngodon piceus*), la carpa cabezona (*Aristichthys nobilis*) y la carpilla ikan-temoleh (*Probarbus julients*).

La molécula responsable se denomina 5-α-ciprinol que sufre una sulfatación en la vía biliar de los ciprínidos. La toxicidad por vía oral del 5-α-ciprinol sulfato en los seres humanos se debe probablemente al resultado de ser absorbidos por el sistema de transporte de los ácidos biliares conjugados a nivel del ileon a un ritmo superior a su depuración hepática por secreción canalicular. Como resultado, se acumula en el hepatocito y en el plasma, causando hepatotoxicidad y hemólisis. También la toxicidad renal es característica de la ingestión de sulfato de 5-α-ciprinol sulfato, el cual una vez se halla en los túbulos renales proximales produce una metabolización del óxido nítrico a su metabolito nitrito alterándose la vía de la fosfolipasa C; finalmente se disminuye la liberación de la enzima dipeptidasa renal (en realidad una ectoenzima glicosilfosfatidilinositol), anclada dentro de los túbulos renales proximales, y que estaría implicada en el desarrollo de la insuficiencia renal.

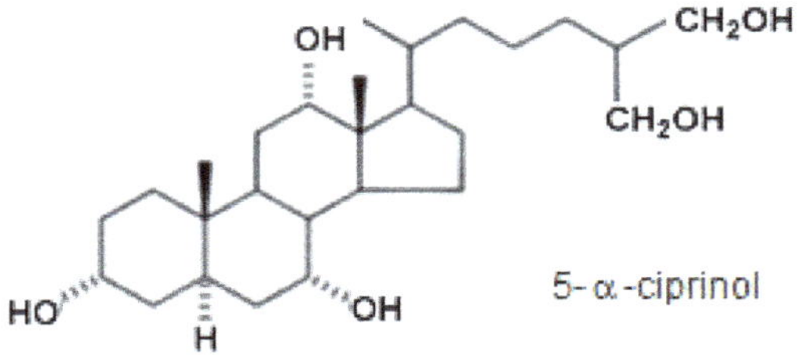

A los 30-60' después de la absorción de esta "medicina" tradicional se instaura un cuadro digestivo con dolor abdominal, vómitos y diarrea. La mayoría de los pacientes presentan, en las horas siguientes, una alteración hepática grave con aparición de ictericia y un cuadro renal caracterizado por el desarrollo de una insuficiencia renal aguda. El tratamiento es sintomático y la función hepatorrenal se normaliza desde pocos días a varias semanas.

Enfermedad de Haff.

Esta enfermedad en realidad es una intoxicación que se produce después de la ingestión de peces de agua dulce de los lagos fríos o de especies marinas atrapadas en aguas estancadas frías. Este tipo de intoxicación se produce de forma epidémica. Se ha descrito en Polonia, Suecia, Rusia y recientemente también en USA. Concretamente los peces implicados en esta intoxicación son la carpa búfalo de boca grande (*Ictiobus cyprinellus*) y el salmón salvaje. Las toxinas implicadas no se conocen, pero algunos autores mencionan el papel de las cianobacterias que se desarrollarían en determinadas condiciones en el agua fría, y contaminarían la cadena alimentaria con sus toxinas. Las supuestas toxinas serían estables al calor elevado, por lo que la forma de cocción del pescado, sea cual sea, no produce la desnaturalización de las mismas.

El periodo de incubación suele oscilar entre 6-21h. El cuadro clínico se caracteriza por miopatía con rigidez muscular rápida y severa junto a mialgias generalizadas. A nivel analítico hay gran elevación de la creatinquinasa (se eleva a una media de 12.700 UI/l cuando la cifra media normal suele ser <300 UI/l) originada por una rabdomiolisis muy intensa. En el pico máximo de la CK, la fracción MB siempre es <5%. Otras enzimas musculares también se elevan como LDH, GOT y GPT. La mioglobina se eleva: el nivel medio de la mioglobina máxima es de 6.900 UI/l (el límite superior del rango normal es de 100 UI/l). Además hay hiperpotasemia, acidosis, insuficiencia renal y arritmias cardíacas. El cuadro clínico a menudo se complica con alteraciones del ritmo cardíaco (taquicardia), hipertensión arterial y cambios en la temperatura corporal. Los pacientes presentan una orina de color café marrón oscuro. En esta intoxicación no aparece fiebre, ni anomalías neurológias, ni hepatomegalia o esplenomegalia. Tras la recuperación los pacientes presentan debilidad muscular y fatiga durante varios meses.

Debido a la rigidez muscular inicial, si la intoxicación es severa, los pacientes pueden precisar respiración artificial debido a la parálisis de los músculos respiratorios. El tratamiento al comienzo de la intoxicación consiste en el mantenimiento de la función renal con la ingesta de líquidos, reposición de electrolitos e incluso la administración de manitol o bicarbonato. En pacientes con una evidente insuficiencia renal puede resultar beneficiosa una depuración extrarrenal.

OTRAS INTOXICACIONES

Cada día se descubren y se aíslan nuevas moléculas tóxicas producidas por diferentes especies de dinoflagelados o cianobacterias. Entre ellas cabe destacar la cooliatoxina (DL_{50} 1 mg/Kg peso) con supuesto efecto en SNC producida por *Coolia monotis*; las karlotoxinas producidas por el género *Karlodinium spp* que produce la muerte en peces e invertebrados por lisis masiva de la membrana celular; el prorocentrolide, un compuesto macrocíclico derivado de un ácido graso que incorpora una hexahidroisoquinolina, producido por el dinoflagelado *Prorocentrum lima…*

Sin embargo todavía no se han podido relacionar con cuadros de intoxicación en personas, debido a que no existen métodos de detección eficaces para las mismas y por el desconocimiento de sus mecanismos de acción y sus efectos nocivos. O simplemente porque son tan escasos los casos clínicos presentados que no se puede determinar la sintomatología general ni inferir un tratamiento específico de los mismos, y por tanto hoy por hoy existe la incapacidad de poder diferenciar los cuadros característicos de estas toxinas con respecto a los conocidos. Seguramente en un futuro no muy lejano sean causa de cuadros sindrómicos diferenciables de los descritos hasta la fecha. De momento la tabla anterior da un esbozo de algunos de estos cuadros de incipiente caracterización sintomatológica.

Todas estas intoxicaciones se producen por el consumo de peces u otros vertebrados ictiosarcotóxicos (es decir animales que acumulan las biotoxinas marinas en músculo, piel, hígado e intestino). De todas maneras se ha podido comprobar que en las especies descritas en la tabla, las estructuras con mayor acúmulo de toxinas son los huevos. La época más propicia de las intoxicaciones va desde mayo a septiembre.

1.- **Quelonitoxismo**. Es la intoxicación más frecuente, y la peor posible de origen marino con una alta tasa de mortalidad que ronda el 50%. En las zonas geográficas donde se consume carne de tortuga, los nativos realizan un "test cutáneo" para comprobar si su carne es toxica o no: aplican unas gotas de sangre sobre el dorso de antebrazo o de la mano y si aparece una reacción dérmica significa que la carne no es consumible. Estudios recientes han demostrado la presencia de un compuesto próximo a la lyngbyotoxina producida por algas cianofíceas.

Este tipo de intoxicación tiene un periodo de latencia de unas 24h de promedio (el inicio del cuadro oscila entre 3h y 4 días). En la fase inicial se asocian signos gastrointestinales (diarrea, vómitos, calambres y dolor abdominal más comúnmente epigastralgia), cutáneomucosos (frialdad en partes acras de las extremidades), neurosensitivos (vértigo, prurito, sudoración, parestesias peribucales), presencia de fiebre y astenia creciente. En las formas leves de intoxicación los síntomas remiten en unas semanas. En casos moderados a los signos anteriores se asocia una inflamación del tubo digestivo con presencia de disfagia, hipersalivación, sequedad de la mucosa labial con formación incluso de lesiones costrosas, glosoestomatitis con lesiones mucosas semejantes a quemaduras a nivel bucofaríngeo y es característica la aparición tardía de unas pápulas rojas del tamaño de una cabeza de alfiler en la lengua que terminan por ulcerarse. Las úlceras que terminarán presentándose en toda la lengua y cavidad bucal son características de este tipo de intoxicación.

La instauración de los casos graves puede diferirse hasta 7 días tras el inicio del cuadro clínico. En estos casos graves se instaura un cuadro de shock hemorrágico con somnolencia progresiva, además de alteraciones multiviscerales con evolución hacia un coma hipotónico y arrefléxico. Hay también distrés respiratorio por dificultad de eliminar las secreciones bronquiales, citolisis hepática moderada, alteraciones de la coagulación y a veces presencia de nefropatía. La muerte se produce por fallo multiorgánico.

En cuanto al tratamiento, en las formas leves y moderadas es sintomático, favoreciendo los vómitos o lavado gástrico (→Tratamiento, Intoxicación diarreica) junto a limpieza de la mucosa bucal para evitar la mayor absorción posible, administración de antisecretores y protectores gástricos. En las formas moderadas la resolución, con soporte, se da hacia las 3 semanas. En las formas graves el paciente precisa de ingreso en UCI con utillaje para manjar una posible parada cardiorrespiratoria y rehidratación. Está indicada una fibrogastrocopia para valorar el alcance de las lesiones del tubo digestivo y por sonda nasogástrica se administrarán antisecretores, vitamina K_1 y antihemorrágicos. La mejor prevención es abstenerse de consumir carne de tortuga, ya que estos son animales protegidos según la Convención de Washington.

No se debe confundir el quelonitoxismo con un síndrome coleriforme que se produce después de la ingestión de huevos crudos de tortuga golfina (*Lepidochelys olivacea*), característico de América Central. Esta intoxicación alimentaria se debe al crecimiento excesivo, en los nidos de esta especie de tortuga, del vibrión *Vibrio mimicus* que produce toxinas coléricas.

2.- **Carchatoxismo**. La ingesta de determinados escualos produce un cuadro de intoxicación debido al efecto de las carchatoxinas A y B, toxinas liposolubles cuya concentración más alta se da en el hígado y tejidos grasos. Además parte de la intoxicación producida al consumirse el hígado de tiburón se debe a las altas concentraciones de vitamina A que posee éste órgano. El inicio de los síntomas se produce a las 2-12h post-ingesta con predominio de alteraciones neurológicas de intensidad variable, mientras que los síntomas digestivos son más inconstantes (náuseas, vómitos, dolor abdominal y alternancia en el ritmo deposicional con diarreas y estreñimiento). Se trata de un cuadro semejante a la ciguatera con predominancia de los síntomas neurológicos centrales. Como síntomas neurológicos presentan parestesias en extremidades y peribucales, disestesias superficiales asociadas a mialgias y artralgias, hay síndrome vertiginoso y alteraciones visuales. Si el consumo es de tiburón martillo (*Sphyrna lewini*) hay presencia de fiebre y astenia creciente. En cuanto a la alteración del nivel de conciencia puede ir desde una obnubilación simple hasta el coma profundo. Las víctimas pueden presentar ataxia, disfagia y disartria. Hay alteraciones cardiovasculares: bradicardia o arritmia que conlleva al colapso cardiovascular. A nivel respiratorio puede haber bradipnea por fallo de los músculos respiratorios y edema pulmonar.

En las formas leves y moderadas el tratamiento inicial es realizar lavado gástrico con carbón activado (→Tratamiento, Intoxicación diarreica) seguido de tratamiento sintomático asociado a vitaminoterapia (administración de vitamina B_1, B_6 y B_{12}), gluconato cálcico y rehidratación oral. En las formas graves se colocará una vía central para administrar manitol, 250 ml/h (a razón de 1 g/Kg peso) además de pautar drogas inotrópicas positivas, ventilación asistida y pueden ser útiles los antihistamínicos y corticoides. Tras superar el cuadro clínico se aconseja no ingerir ningún tipo de pescado ni alcohol durante 8 semanas. De forma preventiva se aconseja no comer nunca hígado de tiburón.

En el Atlántico Norte, se describe la intoxicación por ingesta de tiburón de Groenlandia (*Somniosus microcephalia*), también conocido como tiburón boreal. Si su carne se conserva mal, acumula con rapidez trietilamina causante de problemas digestivos. En general, la mala conservación de carne de pescado cartílaginoso da lugar a la formación de derivados amino (con olor a amoníaco), cuya ingestión puede dar lugar a alteraciones digestivas.

Tabla 59: Intoxicaciones raras en el ser humano

Sindrome	Vector	Tasa de mortalidad
Carchatoxismo	Tiburones:	7-30%
	Tiburón de rabo manchado (*Carcharhinus sorrah*)	
	Tiburón martillo (*Sphyrna lewini*)	
Quelonitoxismo	Tortugas:	7-28%
	Tortuga laúd (*Dermochelys coriácea*)	
	Tortuga carey (*Eretmochelys imbriata*)	
	Tortuga boba (*Caretta caretta*)	
	Tortuga verde (*Chelonia mydas*)	
	Tortuga golfina (*Lepidochelys olivácea*)	
Clupeotoxismo	Sardinas/arenques:	20%
	Sardinela manchada (*Amblygaster sirm*)	
	Arenque de bandas azules (*Herklosichthys quadrimaculatus*)	
	Sardinela gibosa (*Herklosichthys punctatus*)	
	Jurel alicorta (*Decapterus macrosoma*)	
Ictioalienotoxismo	Peces herbívoros:	0%
	Pez conejo de manchas blancas (*Siganus sutor*)	
	Falso abadejo (*Epinephelus fasciatus*)	
	Pez loro de bandas azules (*Scarus ghobban*)	
	Ranisapo pescador (*Antennarius hispidus*)	
	Gregorio negro (*Stegastes nigricans*)	
	Salema (*Sarpa salpa*)	
	Sigano nebuloso (*Siganus luridus*)	
	Pardete (*Mugil cephalus*)*	
	Falso mújol (*Neomyxus leuciscus*)*	
	Salmonete de banda dorada (*Mulloides flavolineatus*)*	
	Pez chivo (*Upeneus taeniopterus*)*	
Ictiootoxismo	Peces:	0%
	Barbo de río (*Barbus fluviatilis*)	
	Barbo de Risso (*Barbus meridionalis*)	
Xantitoxismo	Moluscos:	50%
	Cangrejo de once manchas (*Carpilius maculatus*)	

*especies de peces tóxicos en el área oceánica de las Islas Hawaii

3.- **Ictioalienotoxismo**: producido por la ingesta de filetes o la cabeza de determinados pescados se caracteriza por afectación del SNC con presencia de alucinaciones. Se trata de peces herbívoros de los arrecifes que se alimentan de corales, algas y detritos orgánicos. Entre ellos destacan las lisas (familia Mugílidos), salmonetes (Múlidos), peces conejo (Sigánidos), salemas tropicales (Kifósidos), y algunos peces cirujano (Acantúridos). Las intoxicaciones son frecuentes en el océano Indico, aunque la mayoría se dan en el Pacifico entre los melanesios y polinesios donde estos peces son utilizados en rituales religiosos. En el Mediterráneo se produce casos de este tipo de intoxicación por la ingesta de salema (*Sarpa salpa*), un pez de la familia de los Espáridos de poca entidad culinaria que suele observarse en pequeños cardúmenes en los espigones portuarios y que únicamente se consume en Francia, Túnez e Israel. Desde el 2008 se ha introducido en el mediterráneo el sigano nebuloso (*Siganus luridus*) a través del Canal de Suez y ya ha sido causa de auténticas intoxicaciones en Israel en cuyas costas, este pez, ya está bien establecido. Cualquiera que sea la región, los peces no son tóxicos todo el año, sino sólo unas pocas semanas o meses lo que hace sospechar el papel de algunas toxinas ingeridas por los peces como causantes finales del ictioalienotoxismo.

En el área marítima de las Islas Hawaii se conocen una serie de especies capaces de producir intoxicación alucinatoria. Se trata de especies que fuera del Pacífico no son tóxicas; se trata del pardete (*Mugil cephalus*), el falso mújol (*Neomyxus leuciscus*), el salmonete de banda dorada (*Mulloides flavolineatus*) y del pez chivo (*Upeneus taeniopterus*). Las toxinas se acumulan en la cabeza y es sólo la ingesta de esta parte la que produce fenómenos alucinatorios. La intoxicación es frecuente en los meses de verano, pero debido a la información sanitaria en las islas, no ha habido ningún caso de ictioalienotoxismo desde 1995. Los registros previos, sobre incidencia y localización de las especies, fueron eliminados por el gobierno USA durante la Guerra Fría debido al excesivo interés mostrado por la URSS sobre drogas nerviosas, entre las que están las ictioalienotoxinas.

La clínica mejor estudiada es la que se produce por las especies de las Islas Mascareñas. Los síntomas aparecen a los pocos minutos (máximo 2h) tras la ingesta y se prolongarán durante algo más de 24h. La clínica está dominada por un cuadro neurológico con mareos, pérdida de la coordinación, falta de coordinación motora, pérdida de equilibrio, prurito, alteración de la sensibilidad térmica en la boca y la garganta (ardor de garganta) y debilidad muscular. El paciente suele quejarse de una gran constricción torácica con sensación de muerte inminente y presencia de alucinaciones visuales y auditivas, delirios, agitación y vivencias de pesadillas aterradoras. Los trastornos digestivos (náuseas, vómitos, dolor abdominal) son posibles, pero son leves y poco frecuentes.

En las Islas Mascareñas, sobre todo en la isla de Reunión, los adolescentes consumen voluntariamente un pez herbívoro conocido como gregorio negro (*Stegastes nigricans*) buscando los efectos alucinógenos de sus toxinas. Su ingesta provoca una intoxicación benigna (conocida por los lugareños como la *saoulaison*) que evoluciona favorablemente en pocas horas, pero con efectos de embriaguez semejante a la producida por el alcohol. Sus toxinas, no identificadas molecularmente todavía, son hidrosolubles y termoestables. El plazo de aparición de los signos clínicos varía desde pocos minutos a unas horas, con presencia de excitación psicomotriz acompañado de sensación de embriaguez con alteraciones del equilibrio y de la coordinación motora. Hay alucinaciones visuales y auditivas, alguna vez de angustia, además de trastornos del sueño con insomnio e incluso pesadillas. Los síntomas suelen perdurar 24h para después mantenerse un estado de astenia durante bastantes semanas. A estos efectos alucinógenos propios se le suman los del alcohol, drogas o medicamentos que habitualmente se consumen junto con el pescado en cuestión.

No existe un tratamiento específico y lo fundamental es evitar cualquier comportamiento hetero o autoagresivo ya que las alucinaciones son experimentadas por los pacientes como fenómenos muy desagradable (animales monstruosos, sensación de muerte inminente). Debido a la evolución siempre favorable (los síntomas suelen durar unas 24 h) se tratará con sedantes tipo benzodiacepinas y en formas con sintomatología más severa se pueden pautar neurolépticos. En algunos casos tras recuperarse la normalidad psíquico-neurológica puede quedar como secuela una amnesia retrógrada.

De forma preventiva, para aquellos turistas que no quieran tener experiencias alucinatorias, se recomienda evitar el consumo de pescados desconocidos, sobre todo si son herbívoros, o por lo menos evitar la ingesta de la cabeza y de las vísceras donde hay mayor concentración de las toxinas. Según los propios consumidores los especímenes con poca grasa poseen un poder alucinatorio más potente.

4.- **Xantitoxismo**. Intoxicación que hasta la fecha sólo se reconoce producida por unas pocas especies y con origen diverso. La generada por el cangrejo de once manchas (*Carpillus maculatus*) se debe a una toxina muy parecida a las saxitoxinas y que causan un cuadro clínico parecido a la intoxicación paralítica por consumo de moluscos.

Clínicamente se caracteriza por un cuadro digestivo de aparición precoz con vómitos, náuseas, hipersalivación y diarrea. En los casos graves aparece fatigabilidad muscular importante, convulsiones, parálisis flácida y distrés respiratorio por fallo de los músculos respiratorios. Las víctimas tiene riesgo de sufrir descompensaciones cardiorrespiratorias y algunos evolucionan al coma. El tratamiento es sintomático y lavado gástrico precoz para evitar la absorción de la toxina (→Tratamiento, Intoxicación diarreica).

Otros cangrejos marinos tropicales, que habitan en zonas intermareales rocosas y arrecifes de coral hasta profundidades de unos pocos metros, son capaces de envenenamientos mortales en los seres humanos. Debido a que habitan hasta profundidades de unos pocos metros es fácil que pescadores, recolectores, buceadores y turistas los cojan con redes, trampas o incluso sólo con las manos.

Hay confirmadas 6 especies venenosas: *Demania alcalai*, *Atergatis floridus*, *Zosimus aeneus*, *Lophozozymus pictor*, *Demania toxica* y *Demania reynaudii*. Las tres primeras citadas son las que han producido casos de intoxicación mortal, y concretamente *Demania alcalai* es especialmente muy tóxico entre enero y octubre. Las toxinas de estos cangrejos son generalmente neurotoxinas que afectan al sistema nervioso y además son potentes vasoconstrictores; son solubles en agua y no se destruyen por ebullición. Son toxinas pertenecientes al grupo de la palitoxina o tetrodotoxina. No son secretadas por los cangrejos, sino por pequeños animales zoantídeos, y se acumulan en determinadas especies de cangrejos que los utilizan para la defensa contra los depredadores.

El cuadro clínico observado después de la ingestión de estos cangrejos tropicales es el siguiente: fatiga, sudoración, vómitos, diarrea, calambres musculares, bradicardia, insuficiencia renal, convulsiones y dificultad respiratoria. El tratamiento de estas intoxicaciones es sintomático: anticonvulsivantes, ventilación asistida y reanimación cardiovascular.

Por último, el cangrejo de los cocoteros (*Bigrus latro*) que, de hecho, se trata de un cangrejo ermitaño gigante, es el responsable en las islas del Pacífico de una intoxicación con trastornos digestivos, dolor de cabeza, escalofríos, debilidad muscular y artralgias. Pero hasta la fecha no se ha identificado ninguna toxina responsable.

5.- **Ictiootoxismo**. Esta intoxicación es característica de Europa meridional, también conocida como cólera de los barbos. Se produce tras la ingesta de huevas de peces de agua dulce. Sobre todo están implicados el barbo de río (*Barbus fluviatilis*) y el barbo de montaña o barbo de Risso (*Barbus meridionalis*) típico de Cataluña y Levante hasta el río Júcar; aunque se han registrado casos de intoxicación tras la ingesta de huevas de carpas, tencas y lucios.

Se sabe que sólo los huevos no fecundados son tóxicos, y que la ingesta de hembras grávidas no supone ningún problema toxinológico. Su toxicidad se debe a los fosfolípidos de reserva que hay en la yema para el desarrollo de los futuros alevines, que resultan indigeribles para los seres humanos.

El cuadro clínico incluye dolor abdominal, diarrea acuosa, vómitos, ansiedad, malestar. El riesgo de deshidratación con hipotensión arterial y oliguria es importante; aunque la pérdida de agua se detiene en 10-12h. La hospitalización suele ser necesaria para mantener el equilibrio electrolítico. Los antidiarreicos están contraindicados ya que son ineficaces con esta diarrea.

Tabla 60: Cuadro sintomatológico en intoxicaciones raras

Signos clínicos		Peces								Tiburones		Tortugas	
		Escárridos	Clupeidos	Tetraodóntidos	Sigánidos	Serránidos	Carángidos	Antennáridos	Escómbridos	S. lewini	C. sorrah	C. mydas	E. imbricata
Generales	Astenia	(+)										(+)	
	Fiebre									(+)		(+)	(+)
	Sudoración											(+)	(+)
	Cefalea				(+)	(+)			(+)			(+)	(+)
Digestivos	Vómito	(+)	(+)	(+)	(+)	(+)	(+)	(+)	(+)	(+)	(+)	(+)	(+)
	Diarrea	(+)	(+)	(+)	(+)	(+)	(+)	(+)	(+)	(+)	(+)	(+)	(+)
	Dolor abdominal	(+)	(+)	(+)						(+)	(+)	(+)	(+)
Cutáneo-mucosos	Ulceración bucal												(+)
	Estomatitis				(+)	(+)							(+)
	Quemadura peribucal				(+)	(+)				(+)			(+)
	Prurito									(+)			(+)
	Descamación									(+)			
	Conjuntivitis												(+)
Neurológicos	Vértigo				(+)	(+)						(+)	(+)
	Alteración de la marcha									(+)			(+)
	Obnubilación									(+)			(+)
	Coma		(+)							(+)			(+)
	Muerte	(+)	(+)	(+)						(+)			(+)

BIOTERRORISMO

Las toxinas son producidas por muchos y diversos organismos, desde microbios a organismos superiores (tanto animales como plantas), y muchas de ellas son susceptibles de ser utilizadas en guerras o en actos terroristas. Los avances tecnológicos en los procesos industriales y en ingeniería biomolecular, en particular la ingeniería genética permiten la modificación de agentes naturales con el fin de incrementar sus características nocivas para uso militar, o la creación de nuevos agentes patógenos o nuevas toxinas. Así se considera a las toxinas y péptidos biológicamente activos como agentes biológicos, entendiéndose como tal a aquel que provoca enfermedad o deterioro en el hombre, plantas y animales.

Los agentes biológicos o "armas biológicas" no son nada nuevos en la historia del hombre. Aunque el descubrimiento de los microorganismos y sus toxinas no se inició hasta finales del siglo XIX, ya existen relatos en la Antigüedad con el uso de este tipo de "armas": Thessalos, un médico-escritor griego del siglo I a.C., en uno de sus relatos sobre la guerra entre la Liga de Delfos y la ciudad de Kirrha (595-585 a.C.) narra cómo el tirano Clístenes al mando de la Liga griega en el asedio a la ciudad, tras descubrir las tuberías secretas que abastecían de agua a la ciudad, y bajo la recomendación de Nebros, el médico de sus tropas, se elaboraron grandes cantidades de veneno de eléboro para contaminar el agua, y de esta manera, con la población debilitada, la ciudad fue tomada en 585 a.C. El mencionado Nebros era antepasado de Hipócrates, y parece ser que éste gestó la idea del Juramento Hipocrático a raíz de estos hechos, para evitar el uso de la medicina en contra de los seres humanos.

Otro relato que nos ha dejado la historia se produjo durante la Alta Edad Media, en 1097 en el asedio de la ciudad turca de Nicea, se introdujeron cadáveres de apestados para propagar la enfermedad dentro de la ciudad. En otro episodio, acaecido en 1846, los tártaros catapultaron restos humanos de apestados a los barcos genoveses con el mismo fin. Como toxinas propiamente dichas, aunque buscando sobre todo el efecto mecánico del dolor, en la Guerra de los Treinta Años (1618-1648) se usaron colmenas unidas entre sí que se catapultaban para atacar a la caballería enemiga haciendo que las abejas enfurecidas picaran a caballos y jinetes enemigos.

Para que un agente biológico se considere de uso militar debe cumplir con los criterios de Rosbury basados en: contagiosidad directa, dosis mínima infectiva, vía de infección o intoxicación, periodo de incubación, periodo de aparición de los primeros síntomas, supervivencia en el medio, facilidad de reproducción, facilidad de almacenamiento, estabilidad de los productos almacenados y la existencia o no de profilaxis o terapia. Todos estos criterios reducen ostensiblemente la lista de posibles toxinas para uso militar y en consecuencia susceptibles de uso bioterrorista.

Las moléculas biológicas tóxicas, tanto toxinas proteicas y policíclicas como los péptidos relacionados con los péptidos endógenos se les considera agentes biológicos por su origen y su acción es semejante a la de cualquier tóxico químico. Algunas de estas toxinas son mucho más tóxicas que los agentes químicos pero mucho más difíciles de producir en cantidad para crear un arsenal.

Según la estructura química se considera que hay dos familias de toxinas: a) no proteicas de peso molecular bajo, moléculas capaces de alterar el funcionamiento de los canales de Ca^{2+} (como las saxitoxinas) o de alterar la síntesis de las proteínas (como los tricotecenos) y, b) peptídicas o proteicas que pueden alterar las principales funciones fisiológicas y provocar graves alteraciones funcionales y conductuales (como la toxina botulínica, enterotoxinas).

El mecanismo tóxico no depende de su origen ni de su peso molecular, presentando muy variadas estructuras químicas. Los de procedencia orgánica son más sutiles que los propios agentes químicos inorgánicos. Así para que una sustancia tóxica orgánica pueda ser un instrumento de terroristas tiene que ser de fácil obtención y preparación, de fácil transporte y de gran difusión, además de ser de elevada patogeneidad y que produzca una gran letalidad entre los expuestos.

La mayoría de las toxinas que pueden ser utilizadas en guerras o actos terroristas son neurotoxinas. En principio una toxina tendrá más valor cuanto más tóxica sea. Hay unas 19 toxinas extremadamente tóxicas cuya DL_{50} es menor de 0'05 μg/kg en ratón (→Mecanismo de acción de los venenos).

En el Protocolo de Ginebra de 1925 se las incluyó entre las armas biológicas y el artículo I del Convenio CPABT firmado en 1972, que prohíbe el desarrollo, producción y almacenamiento de armas bacteriológicas incluye a otros agentes microbianos o toxinas, sea cual se a su origen o método de producción o destrucción. La Convención de París de 1993 ratificó la prohibición del desarrollo, producción, almacenamiento y empleo de armas químicas. Curiosamente en el manual de la OTAN de 1996 se señala que las toxinas no poseen las características de los agentes biológicos de inefectividad, virulencia, patogeneidad, periodo de incubación y transmisibilidad. Según el Centro de Control y Prevención de Enfermedades del ejército de Estados Unidos los agentes prioritarios para ataques bioterroristas son: la viruela, el carbunco (ántrax), la tularemia, la toxina botulínica y las fiebres hemorrágicas (Ebola, Marburg, Lassa y Junin). Sin embargo son factibles el ántrax, la toxina botulínica y el virus de la viruela (parece ser de su existencia en dos laboratorios de alta seguridad militar, uno en Estados Unidos y otro en Rusia, secuela de la guerra fría).

TOXINA	DL_{50} (μg/kg)
T. Botulínica	0'00005
T. Tetánica	0'0001
Enterotoxina B estafilocócica	0'05
Tarichatoxina	0'5
Batracotoxina	3
Saxitoxina	9

Para que una toxina sea potencialmente usada por terroristas, como hemos dicho, éstas deben ser de fácil obtención con poca tecnología. Las toxinas de origen orgánico cumplen esta condición primordial ya que se conoce su estructura pudiéndose fabricar, las de molécula pequeña, por síntesis química, mientras que otras tras clonar genes por ingeniería genética en microorganismos se puede obtener la proteína tóxica en grandes cantidades.

Otra característica necesaria para su uso sería su dificultad de detección. Las toxinas orgánicas no son detectadas por los mecanismos de alarma frente a sustancias químicas convencionales. Otra ventaja es que son estables en su almacenamiento y en el ambiente. Lo que limita sus posibles usos es que no son volátiles y son termolábiles por lo que sólo es factible su uso en aerosoles o por contaminación del agua potable.

Respecto a las vías de exposición cada toxina tiene unas características químicas y estructurales que determinarían su forma de utilización. En exposiciones aéreas el diámetro aerodinámico de las partículas determinara que se retengan o no en el aparato respiratorio. Así el diámetro más útil es el de 0'5-5 μm, que se retendrán en el pulmón, mientras que partículas tóxicas de menor tamaño no quedan retenidas en las vías respiratorias y las de un tamaño superior al indicado quedan retenidas en el moco.

La entrada digestiva se puede alcanzar tras contaminación del agua o los alimentos. El depósito de aguas para uso ciudadano lo hace más asequible para alcanzar una mayor población. La depuración con hipoclorito puede ser suficiente para descontaminar el agua, así como el uso de la ósmosis inversa.

La prevención específica se basará en vigilar el agua y el aire teniendo en cuenta que ninguna toxina es detectable por el color, olor o sabor. La identificación definitiva de una posible toxina puede demorarse unas 2 h. Los mejores test son los inmunológicos, que son caros, ya que deben incluir anticuerpos específicos para cada toxina. Las muestras para su transporte y ulterior determinación en el laboratorio deben introducirse en envases de politetrafluoroetileno y ser mantenidas en ambiente seco y frío.

Los análisis que se pueden realizar sobre fluidos y tejidos corporales suelen ser ineficaces ya que las concentraciones de las toxinas para provocar sus efectos son tan ínfimas que resultan indetectables. Un método bastante eficaz es tomar muestras de moco nasal donde se suelen retener, y para ello se usarán escobillones que después de tomar la muestra se deben guardar en nevera hasta su estudio definitivo. El estudio definitivo puede realizarse con: a) método ELISA sensible a concentraciones de 1-10 ng/ml y el resultado se obtiene en unas 4 h; b) determinación de la PCR que puede detectar restos nucleicos de la fuente de la toxina y, c) inmunoensayo + PCR con alta sensibilidad al combinar la determinación de la IgG o IgM específicas en los afectados.

Existen vacunas frente a toxinas inmunógenas que actúan a modo de superantígeno. Algunas toxinas convertidas en toxoides estimulan mucho la inmunidad. Para su empleo se debería saber cual va a ser la utilizada por los terroristas y así poner en marcha la producción de estos antígenos, que son de larga elaboración, y tras su aplicación deben pasar de 4-6 semanas para ser eficaces, y en caso de vacunas muertas que necesitan de varías dosis para crear inmunidad se necesitarían de 12-15 semanas para su efecto definitivo protector. En caso de riesgo inminente se puede iniciar una rápida vacunación incluso anticipando las dosis de recuerdo a la 2ª y 10ª semanas que estimularían a los linfocitos B, pero aún así no todos los vacunados quedarían protegidos. Todo ello las hace una solución a corto plazo poco viable.

La inmunización mediante suero obtenido de animales vacunados protegería durante un mes con el consiguiente riesgo de reacciones alérgicas o la enfermedad del suero. El uso de IgG humana no tiene esos inconvenientes y protegería hasta 6 meses, pero es cara y escasa en su obtención. La IgG específica se debe administrar antes de la aparición de los síntomas, sino la toxina ya se ha fijado a su diana y no es modificada por las inmunoglobulinas.

El tratamiento genérico frente a un intoxicado es mantener normales las constantes vitales fisiológicas (presión arterial, saturación de O_2...). Para ello se deberá colocar una vía hemática, central a ser posible, para poder inyectar expansores de volumen y fármacos vasoactivos frente al shock si se presenta, e intubar al paciente que presente distrés respiratorio grave, y oxigenoterapia en casos de lesión de la membrana alveolocapilar, o el uso de oximas en caso de efecto por toxinas anticolinesterásicas.

Si la entrada es el aparato digestivo, se debe hacer un lavado gástrico con polietileno-glicol o carbón superactivado (que incluso puede ser eficaz frente a las toxinas que penetran por vía cutánea).

Las toxinas de origen orgánico, en general, contaminan muy poco la piel, las ropas y objetos en comparación con los agentes químicos inorgánicos por lo que la descontaminación, como parte de la prevención y control de la expansión de la toxicidad, es menos importante. Un lavado profuso con agua jabonosa es suficiente y si se puede añadir hipoclorito sódico al 1% el efecto antiséptico es mejor. El tratamiento de los pacientes no conlleva apenas riesgo para el personal sanitario ya que las toxinas no son volátiles. Sólo se tomarán medidas en exposiciones producidas por la toxina botulínica y la enterotoxina B estifilocócica.

Antrax.

El ántrax o carbunco se transmite por la infección de la bacteria *Bacillus anthracis*. La infección se produce al contacto con animales enfermos o productos animales contaminados, no habiendo transmisión entre humanos. Como arma biológica se usan las esporas a difundir por medio aéreo y de contacto (el vehículo hasta ahora utilizado ha sido en sobres por correo postal).

El periodo de incubación de la enfermedad es desde 2 días hasta 6 semanas postexposición. Los síntomas tras inhalación aparecen en dos fases, una primera con un síndrome febril inespecífico seguido de una segunda fase al cabo de 3-4 días en la que aparecen necrosis hemorrágica, edema del mediastino, pleuritis, neumonía, meningitis y sepsis, con muerte entre 1-3 días.

El contacto cutáneo crea una lesión papular tras una fase vesicular que al cabo de 2-6 días se transforma en una escara negra, que dejará una cicatriz permanente tras su resolución. Puede dar lugar a linfangitis regional, linfadenopatía y síntomas sistémicos consistentes en fiebre, cefalea y malestar general.

El diagnóstico de las muestras respiratorias, de sangre y LCR se puede realizar mediante hemocultivo, ágar y ágar-sangre. Las muestras ambientales se deben incubar en atmósfera aerobia convencional a 37ºC observándose crecimiento en 18-24 h. La tinción gran muestra bacilos gruesos capsulados con un diámetro superior a 1 µm. Para detectar la toxina se usara el método inmunoblot.

Los pacientes con ántrax no precisan de un aislamiento especial para su tratamiento. Las precauciones van encaminadas sobre todo para minimizar el riesgo de contagio del personal sanitario. Se trata de una enfermedad transmisible por contacto, no por aire, por lo que la denominada protección estándar es suficiente. Esta protección incluye evitar el contacto con los fluidos corporales y piel no íntegra, para lo cual es fundamental la higiene de las manos y el uso de los llamados equipos de protección individual (guantes, batas, mascarillas y gafas de protección ocular) para evitar el efecto de salpicaduras de fluidos en la manipulación o por el uso de técnicas de enfermería (inyecciones, punciones, curas). La higiene de las manos se realizará fundamentalmente por lavado con una solución de agua jabonosa sobre base alcohólica durante como mínimo 60''. La higiene de las manos se realizará antes y después de atender al paciente y antes y después de usar los equipos de protección individual. Se deberá desechar los equipos de protección individual en contenedores específicos destinados para la incineración.

Por otro lado las precauciones del ámbito protector se refieren a la protección del propio paciente, ya mermado por la enfermedad, a la hora de minimizar la presencia de esporas fúngicas dispersas en el aire destinado a éstos pacientes. Se deberá tener una buena metodología a la hora de desinfectar el utillaje y mobiliario de la habitación donde se halle el paciente, más que del propio tipo de desinfectante a utilizar. El utillaje de higiene personal del paciente será de material desechable. La ropa del paciente y de la cama tras su uso será embolsada en la habitación en bolsas de plástico gruesas (no menor de 180 mg/cm^2) para ser manipuladas y procesadas convenientemente (hay que saber que el lavado industrial no asegura la descontaminación). La descolonización del paciente es básica con lavados, a diario, con jabón antiséptico de clorhexidina (al menos durante 5 días) si las condiciones del paciente lo permiten. Si se precisa de para pruebas complementarias es preciso no trasladar al paciente y realizarlas con equipos portátiles.

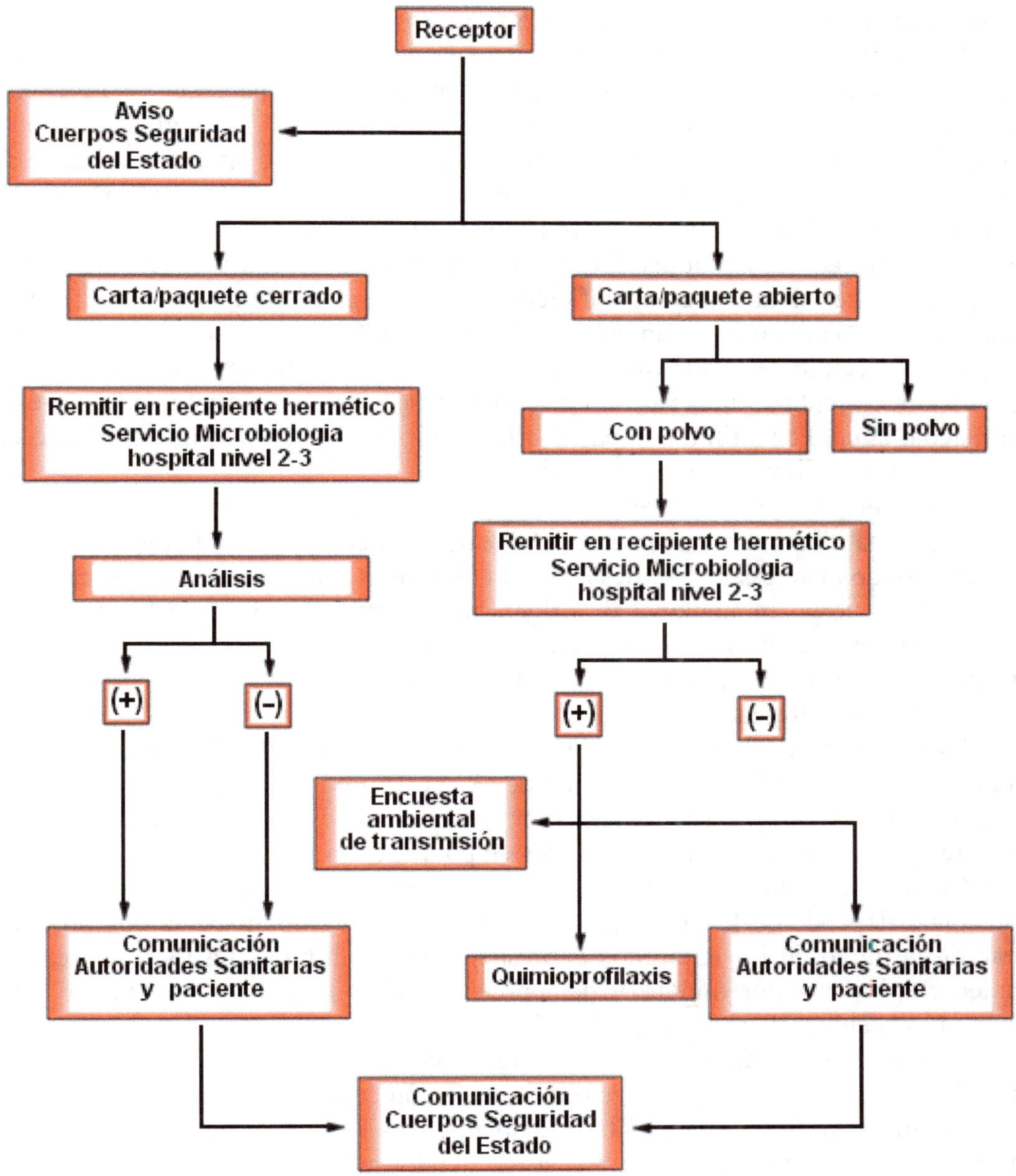

Algoritmo de actuación en ataque por ántrax

Si se trata de pacientes pediátricos se realizarán las mismas medidas que para los adultos ya mencionadas, con la salvedad del uso de juguetes. En niños se debe dejar usar los juguetes por el efecto psicológico beneficioso que reporta en ellos en situaciones de ingreso y aislamiento, pero los juguetes destinados a estos pacientes deben ser fáciles de desinfectar y no deberán ser nunca peluches o juguetes hechos de tela. Tras su uso deben desinfectarse inmediatamente antes de guardarse con otros juguetes "limpios".

Las personas expuestas a las esporas, y tras confirmarse poco después que se trata de ántrax, se iniciará tratamiento antibiótico, antes del inicio de la sintomatología, a base de ciprofloxacino por vía oral a dosis de 500 mg/12h durante 8 semanas en adultos y a dosis de 15 mg/Kg peso durante 8 semanas en niños (la dosis máxima no debe superar la cantidad de 1 g/día). Existe una vacuna sólo disponible en Estados

Unidos para uso pre-exposición para el personal militar. La tasa de letalidad en los afectados por vía inhalatoria sin tratamiento y con síntomas es superior al 90%.

El transporte de las muestras ya bien sea de camino al hospital, de un centro sanitario a otro, o dentro del hospital desde la obtención en el paciente y su traslado al laboratorio, sigue unas recomendaciones básicas basadas en una normativa publicad por un comité de expertos de Naciones Unidas para el transporte de artículos peligrosos. El transporte de muestras biológicas se compone de dos recipientes, uno primario, otro secundario y un recipiente externo de transporte. El primario será un recipiente estanco a prueba de filtraciones, etiquetado y que contenga la muestra. Este recipiente irá envuelto en material absorbente, suficiente para evitar el choque con el recipiente secundario. El recipiente secundario también estanco y a prueba de filtraciones protegerá al recipiente primario. Finalmente el recipiente externo de transporte albergará al recipiente secundario y su contenido y será de un material que lo proteja del daño físico o agua. Por último con papel adhesivo irá identificada la muestra tanto en el recipiente primario como en el secundario.

Desde el punto de vista epidemiológico el ántrax adquirido por vía inhalatoria produce una letalidad prácticamente del 100% de los afectados. Desde los atentados por correo en Estados Unidos se han desarrollado diferentes vías terapéuticas destacando el uso de un anticuerpo monoclonal de origen bacteriano, el raxibacumab, que con una sola dosis ha demostrado en los ensayos clínicos una alta supervivencia, incluso tras la aparición de los primeros síntomas de la enfermedad.

Toxina botulínica.

Es considerada la toxina de origen orgánico más letal. Dentro del ámbito militar se conoce como agente X. Desde el punto de vista empírico su DL_{50} es e 0'00005 µg/kg. Haciendo cuentas 50 µg son capaces de matar a 150 personas, 0'25 mg serían suficientes para matar a 1 millón y con 25 g se podría eliminar toda la humanidad.

Cuando una toxina se vierte al aire, su dispersión depende de varios factores. En primer lugar depende de la LCt_{50} que es la cantidad de toxina dispersa que produce la muerte en la mitad de los expuestos expresado en mg · min/m^3. La LCt_{50} depende del volumen respiratorio por minuto y del porcentaje de polvo o aerosol que se retiene durante la exposición. Para la toxina botulínica la LCt_{50} es de 0'0225 mg · min/m^3. Además hay que tener en cuenta la dispersión vertical en el aire y los factores meteorológicos. Para la toxina botulínica se necesitaría dispersar 1'5 Kg para matar a la mitad de los expuestos, siendo más efectiva en zonas húmedas o durante la noche cuando la humedad ambiental aumenta.

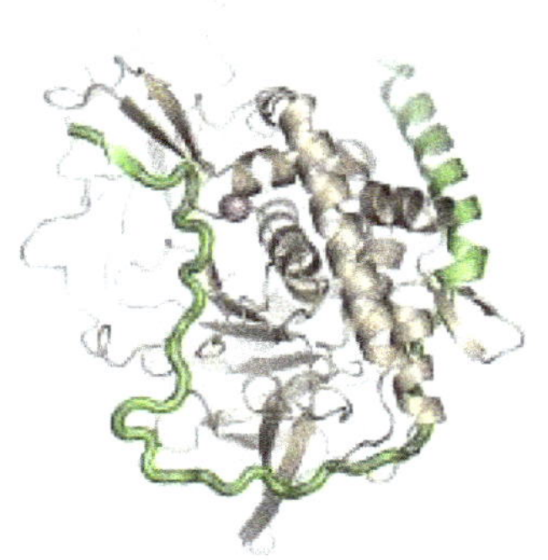

Estructura molecular de la toxina botulínica

Se conoce como toxina botulínica a un polipéptido producido por la bacteria *Clostridium botulinum* que comprende hasta 7 serotipos inmunológicos diferentes de acción neurotóxica (A, B, Cα, Cβ, D, E, F y G) que se diferencian entre sí inmunológicamente y por su grado de toxicidad pero no por el mecanismo de acción. La toxina está formada por dos cadenas polipeptídicas unidas por un puente disulfuro, con un número total de 19 aminoácidos entre los que predominan la tirosina, el ácido aspártico y la treonina. La toxina con mayor DL_{50} es la toxina A (ver tabla). En laboratorio se demuestra que las toxinas A, B, D y E se desnaturalizan en 5' a temperatura de 80ºC, mientras que para las del tipo Cα y Cβ se precisan 30' a la misma temperatura.

En la toxina botulínica se diferencia la cadena pesada (100 kDa) llamada H que es la responsable de la fijación específica de la toxina a las neuronas colinérgicas así como de su interacción. La otra cadena, más corta y ligera (50 kDa) denominada L es la responsable del bloqueo de la liberación del neurotransmisor acetilcolina. La activación neurotóxica requiere la rotura del puente disulfuro de las cadenas, posibilitando la interiorización de la cadena L en cuya secuencia se encuentra el dominio proteínico responsable de la inactivación proteolítica de diversas proteínas del complejo SNAP-SNARE de la sinapsis, lo que impide la exocitosis.

Las proteínas de la maquinaria exocitótica sintaxina-1, SNAP-25 o sinaptotagmina también regulan la actividad de los canales de calcio, por unión al dominio de interacción de proteínas sinápticas del bucle que une los dominios II y III de la subunidad α1 de los canales de Ca^{2+}. Esta unión podría optimizar el acoplamiento entre la señal de calcio y la exocitosis, incrementando la eficiencia de la liberación de los neurotransmisores. Además, la interacción de sintaxina 1A inhibe los canales de calcio de los tipos N y P/Q en sinaptosomas de corteza cerebral favoreciendo la inhibición del canal por proteínas G. Pues bien, la hidrólisis de sintaxina con toxina botulínica revierte esta modulación incrementando la actividad del canal. Dado que la sintaxina 1A posee dominios de interacción tanto con los canales de calcio como con las subunidades Gβγ, podría actuar como una chaperona forzando la interacción entre ambos y promoviendo, por tanto, la inhibición tónica por proteínas G. Recientemente se ha observado que la proteína SNAP 25 endógena regula negativamente la actividad de los canales de calcio de tipo P/Q en terminaciones sinápticas glutamatérgicas del hipocampo.

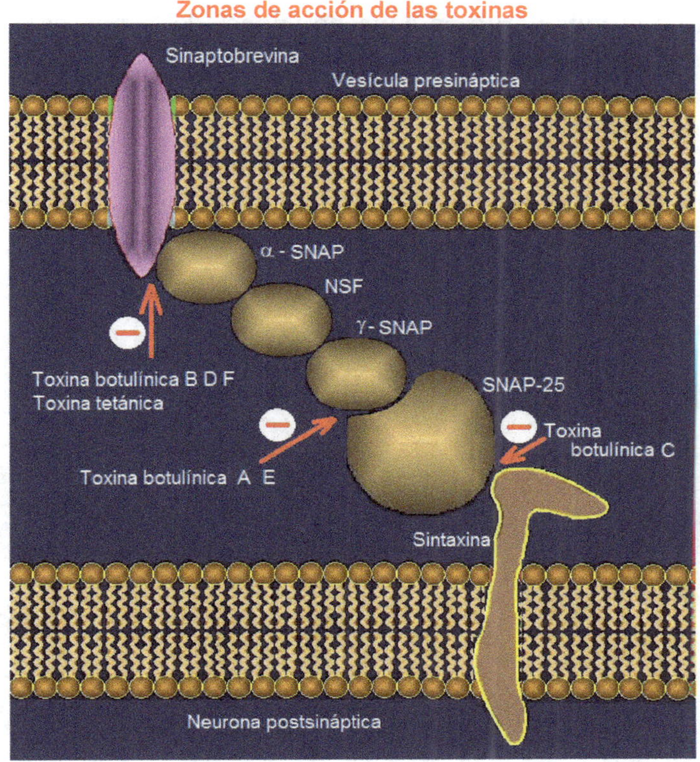

Los serotipos B, D, F y G de la toxina botulínica actúan mediante la digestión proteolítica de la sinaptobrevina entre el enlace peptídico Gln76-Phe77 imposibilitando su acción en el proceso de exocitosis del neurotransmisor. Los serotipos A y E actúan mediante la proteólisis del SNAP-25, mientras que el serotipo C lo hace por rotura de la sintaxina. El conocimiento de este proceso ofrece una nueva vía de tratamiento para la intoxicación por esta neurotoxina ya que, al ser mediadas sus acciones por una actividad endopeptidasa dependiente de Zn^{2+}, sería posible utilizar inhibidores de esta endopeptidasa como el captopril (fármaco derivado del veneno de un ofidio).

Clínicamente la intoxicación por la toxina botulínica se parece mucho a la producida por la atropina y tubocurarina, pero su diferencia está en que no se observa perturbación ni excitación del SNC. La toxina inhibe la liberación de la acetilcolina a nivel de las terminaciones nerviosas del sistema parasimpático y de las terminaciones motoras.

El paciente tras la intoxicación presenta al cabo de 1-2 días mareo, cefalea global, diplopía y dificultad del reflejo de la acomodación. Después se afecta la actividad motora voluntaria y aparece dificultad para deglutir y hablar. Las secreciones quedan inhibidas con sensación de sequedad en la boca. La debilidad muscular siempre se presenta de forma descendente a través del cuerpo: primero hay afectación de cinturas escapulares, luego la parte superior de los brazos, la parte inferior de los brazos, los muslos y luego las zonas gemelares; hay atonía de la vejiga urinaria y finalmente hay parálisis respiratoria.

Existe una antitoxina que es eficaz en reducir la gravedad de los síntomas si se administra a principios del curso de la enfermedad. El tratamiento consiste en mantener la respiración con un pulmón artificial ya que la parálisis respiratoria tiende a ceder espontáneamente al cabo de unas semanas.

El uso más factible de la toxina botulínica es por medio de contaminar el agua potable. La contaminación por medio de aerosol provocaría una muy baja concentración del tóxico, pero al añadir de forma directa la toxina en el agua se produciría un mayor efecto. Sin embargo el hipoclorito en concentraciones de 5 mg/l es suficiente para que en 30' destruya la toxina botulínica.

Virus de la viruela.

En este caso el "arma biológica" es un organismo vivo completo. El virus de la viruela fue erradicado gracias a una campaña internacional realizada y dirigida por la Organización Mundial de la salud, que consideró erradicada la enfermedad a finales de 1979. Solo existen muestras del virus en el mundo en dos laboratorios de alta seguridad ubicados en Estados Unidos y Rusia.

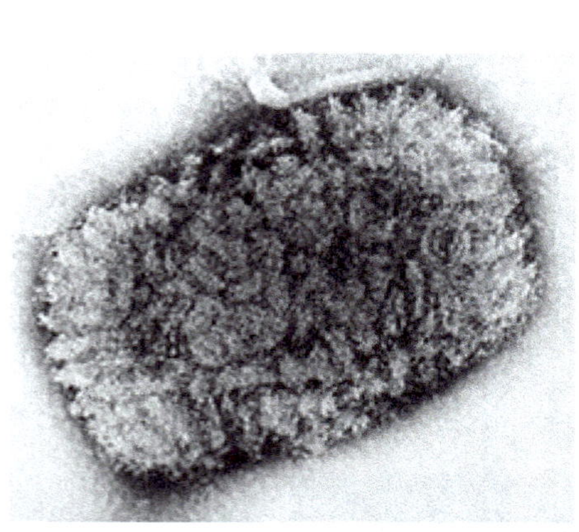

Virus de la viruela (MO)

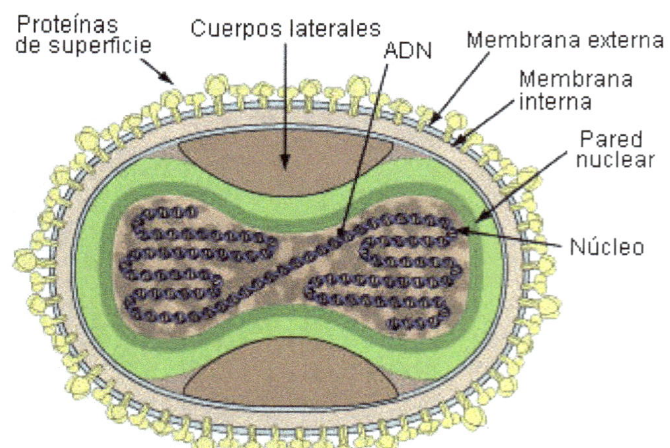

Estructura molecular

Es un virus que se disemina fácilmente por vía aérea, transmitiéndose de persona a persona incluso al contacto con la ropa. Su periodo de incubación es de 7-17 días. Los síntomas de la viruela consisten en fiebre alta, rash maculopapular de inicio en mucosa bucal y faríngea para después extenderse a cara y pabellones auriculares y después al resto del tronco y extremidades. En 1-2 días el rash cutáneo se transforma en vesicular y luego pustular. Las pústulas son redondas, tensas y profundamente incrustadas en la dermis. Las costras pueden evolucionar a escaras. Se considerará contagioso al paciente mientras existan costras sin caerse.

La toma de muestras se realizará con las máximas precauciones asépticas y por personal vacunado preferentemente. Las muestras con virus se pueden obtener por raspado de las macropápulas o costras, o de la serosidad de vesículas o pústulas. Debido al alto nivel infeccioso de las muestras se remitirán al laboratorio con medidas de seguridad. Se confirmará el diagnóstico por examen directo donde la tinción de Giemsa pone de manifiesto la presencia de los cuerpos de Guarnieri.

Es fundamental el aislamiento del paciente para limitar la proliferación de la enfermedad. En pacientes con sospecha se les colocará de inmediato hasta su aislamiento en el centro hospitalario una mascarilla tipo FFP2. Se tomarán las medidas tipo estándar (→Antrax) además de tomar medidas para evitar la transmisión por las gotitas de Pflugge en el ambiente. Respecto a los equipos de protección individual se usarán como mascarillas los denominados protectores respiratorios de partículas que filtran el aire inhalado (evitan el paso de partículas menores de 5 μm) debiendo cubrir nariz y boca. Hay diversos tipos de protectores respiratorios en función de la eficacia mínima de filtración y de la fuga total hacia el interior. En Europa los protectores respiratorios certificados y homologados son el FFP1 (con una eficacia total mínima del 78%), el FFP2 (del 92%), FFP3 (del 98%), mientras que en Estados Unidos son el N95 (del 95%) y el N99 (del 99%). Para el personal de atención del paciente, si no está vacunado frente a la viruela deberá utilizar el protector tipo FFP3, mientras que para el personal sanitario vacunado es suficiente una mascarilla convencional para evitar la sobreinfección del paciente por parte del personal sanitario.

Los pacientes con sospecha de viruela serán aislados en habitaciones con sistemas de ventilación de presión negativa, que sean capaces de hacer 12 renovaciones del aire por hora. La salida de aire de la habitación debe llegar directamente a zonas seguras del exterior, lejos de otras salidas de aire del edificio y de zonas de tránsito de personas. El aire no debe ser recirculado a otros circuitos de aire. Esta habitación poseerá puerta con cierre automático, y el suelo, techo, paredes, ventanas y enchufes deben estar perfectamente sellados para evitar circuitos de aire ajenos al aislamiento. La habitación debe estar equipada con una monitorización del gradiente de presiones. Y se prohíbe tener plantas o flores en la habitación.

Respecto a los contactos del paciente se pondrán en cuarentena durante 17 días en los que se realizará una monitorización de las constantes vitales, en especial la temperatura corporal. Una temperatura superior a 38'3ºC sugiere enfermedad, y por tanto debe confirmarse por análisis complementarios. La tasa de letalidad de la enfermedad sin tratamiento es de un 30%.

Respecto a la enfermedad existe una vacuna eficaz, además de que la población mundial nacida antes de 1980 está vacunada. La vacuna contra la viruela se elabora a partir de un virus vivo relacionado con la viruela llamado vaccinia (que no es el virus de la viruela). Esta vacuna estimula el sistema inmunológico para que reaccione contra el virus vaccinia y se haga inmune a él. La inmunidad al virus vaccinia también crea inmunidad a la viruela. La vacuna así obtenida está contraindicada en personas inmunodeprimidas, en pacientes trasplantados recientemente, en madres en periodo de lactancia, niños menores de 12 años y en personas infectadas por el virus VIH así como las personas que conviven o tienen contacto con infectados por dicho virus VIH. En pacientes gestantes y en personas con ezcema alérgico debe administrarse conjuntamente con la inmunoglobulina antivaricelosa. Según la cantidad de vacuna disponible serían las autoridades sanitarias quienes evaluarían los grupos poblacionales a vacunar para erradicar el brote epidémico de origen bioterrorista. Además está en estudio el impacto que se produciría sobre la epidemiología de un brote de éste virus con el uso de antivirales de última generación como el cidofovir (antiviral de uso clínico en caso de efecto secundario a la vacuna antivariólica).

Es altamente improbable su utilización por parte de bioterroristas porque es casi imposible su obtención, por la baja letalidad que provocaría debido a que gran parte de la población mundial aún está vacunada, y porque existe una terapia eficaz frente al virus.

Neurotoxinas.

Hay sustancias químicas tóxicas producidas por organismos vivos que son susceptibles de ser utilizadas como agentes de guerra. Algunas toxinas de origen natural pueden ser también sintetizadas *in vitro*. Se han descrito programas de investigación de toxinas con fines bélicos en distintos países, lo que ha llevado a la inclusión de las toxinas en la Convención para la Prohibición de Armas Biológicas y Toxínicas (CPABT) y en la Convención para la Prohibición de Armas Químicas (CPAQ). No se considera apropiada la inclusión de las toxinas dentro del concepto de agente biológico. Las toxinas no poseen las principales características intrínsecas de los agentes biológicos que condicionan su potencial como agentes de guerra: infectividad, virulencia, patogenicidad, período de incubación y transmisibilidad8. Sin embargo, al ser sustancias químicas, poseen propiedades que las hacen más próximas a los agentes químicos de guerra, por lo que deberían considerarse como tales. Todas las toxinas encajan en la definición de sustancia química tóxica del tratado CPAQ, que entiende como tal a "*toda sustancia química que, por su acción química sobre los procesos vitales, pueda causar la muerte, la incapacidad temporal o lesiones permanentes a seres humanos o animales. Quedan incluidas todas las sustancias químicas de esa clase, cualquiera que sea su origen o método de producción, y ya sea que se produzcan en instalaciones, como municiones o de otro modo*". La dificultad para incluir a las toxinas de origen natural en la definición de agente químico o agente biológico de guerra ha llevado a que en algunos casos se hable de ellas como de "agentes de espectro medio".

Dentro de las toxinas de origen natural las neurotoxinas con actividad colinesterásica serían las idóneas para utilizarlas como armas de guerra. Entre las neurotoxinas de este tipo se encuentran la anatoxina-a(s), el onchidal y las fasciculinas con actividad anticolinesterásica importante que dan lugar a intoxicaciones con síndromes colinérgicos, muy parecidos a los que presentan las intoxicaciones por insecticidas organofosforados y por agentes neurotóxicos de guerra como el tabún (N,N-dimetilfosforamidocianidato de O-etilo), el sarín (metilfosfonofluoridato de O-isopropilo) o el agente VX (metilfosfonotiolato de O-etilo + S-2-diisopropilaminoetilo). Todas las neurotoxinas mencionadas tienen una importante actividad inhibitoria de la acetilcolinesterasa (AChE) y cuyas intoxicaciones están relacionadas con síndromes de transmisión neuromuscular: la anatoxina-a(s) es un éster fosfórico de una N-hidroxiguanidina cíclica producida por cianobacterias del género *Anabaena* (→Intoxicación por Cianobacterias); las fasciculinas son toxinas polipeptídicas presentes en los venenos de serpientes mambas del género *Dendroaspis* (en Ofidios, Veneno: →Neurotoxinas), y, el onchidal es un éster del ácido acético de naturaleza lipófila producido por algunos moluscos del género *Onchidella* (en Gasterópodos, →Lapa negra).

Las anatoxinas son toxinas que se obtienen de, al menos, 4 géneros de cianobacterias (algas verde-azuladas): *Anabaena*, *Aphanizomenon*, *Microcystis* y *Oscillatoria*. La anatoxina-a se caracteriza por ser un potente agonista de receptores nicotínicos. La homoanatoxina-a, un derivado de la anatoxina-a, inicialmente fue sintetizada pero poco después se descubrió que se produce de forma natural por las especies *Oscillatoria rubescens* y *Oscillatoria formosa*. La anatoxina-a(s) es un éster fosfórico de una N-hidroxiguanidina cíclica producida por *Anabaena flos-aquae* y en la especie *Anabaena lemmermannii*. La anatoxina-a(s), a diferencia de la anatoxina-a y la homoanatoxina-a, no tiene acción agonista sobre receptores nicotínicos, sino que presenta actividad anticolinesterásica. La anatoxina-a(s) es un inhibidor irreversible de la AChE que actúa igual que los insecticidas organofosforados y los agentes neurotóxicos de guerra, fosforilando la serina de la tríada catalítica en el centro activo de la AChE. Sin embargo, a diferencia de éstos, se observa que oximas como la pralidoxima y la trimedoxima tienen escasa capacidad de reactivación de la AChE inhibida por anatoxina-a(s), debido probablemente a que el complejo anatoxina-a(s)-AChE pueda sufrir rápidamente un proceso de "envejecimiento" (un segundo proceso bioquímico que da lugar a una AChE fosfonilada mucho más estable y difícil de reactivar), formándose un complejo más estable y resistente al ataque nucleofílico de las oximas, de ahí la necesidad de administrar un reactivador de la AChE de forma inmediata.

Los signos clínicos característicos son un incremento de la salivación y el lagrimeo, incontinencia urinaria, defecación, fasciculaciones y fallo respiratorio, seguido de la muerte. Puesto que la anatoxina-a(s) es más estable en soluciones ácidas que en soluciones neutras o alcalinas, la diferencia de pH estomacal podría explicar la distinta susceptibilidad de diferentes especies animales a sufrir la intoxicación. Estudios de toxicidad aguda en ratones a los que se administraba anatoxina-a(s) por vía intraperitoneal (i.p.) dieron un valor DL_{50} de 40-60 μg/Kg peso, semejante al obtenido para el agente neurotóxico VX. La muerte inducida por anatoxina-a(s) es debida principalmente a los efectos de la hiperactividad colinérgica sobre receptores nicotínicos en los músculos respiratorios, pero también se debe a los efectos sobre receptores muscarínicos de los sistemas circulatorio y respiratorio. La anatoxina-a(s) es una molécula polar y, por lo tanto, no es capaz de atravesar la barrera hematoencefálica e inhibir la AChE en el sistema nervioso central. Con la preadministración de atropina se consigue antagonizar los efectos parasimpaticomiméticos y el tiempo de supervivencia puede ser mayor, pero no se evita la muerte por fallo respiratorio debido a la inactividad de la atropina para antagonizar la hiperactividad colinérgica sobre receptores nicotínicos.

Las fasciculinas, producidas por las mambas del género *Dendroaspis*, son polipéptidos inhibidores de la AChE, que se denominaron así porque producían fasciculaciones prolongadas, durante 5-7 h, cuando se administraban a ratones en dosis de 0,05-3 mg/Kg peso via ip. Otros signos clínicos que se dan son sialorrea, lagrimeo, rinorrea y fallo respiratorio, característicos de los compuestos con actividad anticolinesterásica. Las fasciculinas no atraviesan la barrera hematoencefálica. La estructura de las 3 fasciculinas conocidas presenta un núcleo rico en puentes disulfuro con tres bucles dispuestos como los dedos centrales de una mano. Las fasciculinas no se fijan a la tríada catalítica del centro activo de la AChE, sino que actúan como inhibidores no competitivos uniéndose al sitio aniónico periférico de la enzima que se encuentra en el borde de la garganta de 20 Å que lleva hasta el centro activo de la AChE. De esta manera quedaría bloqueada la superficie de entrada a la garganta de la AChE, impidiendo la llegada de los sustratos hasta el centro activo. La inhibición es prolongada, la AChE puede permanecer inactivada hasta 5 días. La preadministración de atropina a dosis elevadas sólo prolonga la supervivencia sin evitar la muerte por fallo respiratorio.

El onchidal es el principal componente lipófilo presente en la secreción de las especies de moluscos *Onchidella binneyi*, *Onchidella patelloides*, *Onchidella borealis* y *Onchidella nigricans*. El onchidal tiene la capacidad de inhibir de forma irreversible la AChE. El mecanismo de acción inhibitorio parece ser distinto al del resto de agentes anticolinesterásicos conocidos. El onchidal interacciona con el centro activo de la AChE. Sin embargo, la incapacidad de las oximas para la reactivación de la AChE inhibida por el onchidal indica un posible proceso de "envejecimiento" o un mecanismo de acción en el cual no se produce una acilación de la serina de la tríada catalítica. De hecho, la presencia en la molécula del onchidal de un grupo funcional aldehído con un doble enlace αβ-insaturado permitiría un ataque nucleofílico por parte de distintos aminoácidos de la AChE. El que el onchidal sea un sustrato de la AChE permite plantear la posibilidad de que esta molécula actúe como un "sustrato suicida" y que durante la hidrólisis del onchidal podría formarse un intermediario capaz de inhibir de forma irreversible la enzima. Así durante la hidrólisis podría formarse un enol que por tautomerización daría un derivado 1,4-dialdehído que reaccionaría con una lisina de la AChE para formar un anillo pirrólico. Curiosamente este derivado 1,4-dialdehído del onchidal, conocido como ancistrodial, está presente en la secreción protectora de las termitas de la especie *Ancistrotermes cavithorax*.

Teniendo en cuenta que las vías de absorción de las neurotoxinas con efecto anticolinesterásico incluyen la vía inhalatoria, la vía oral y, menos frecuentemente, la vía dérmica, su empleo táctico en operaciones militares o en atentados terroristas sería factible. La mayoría de las toxinas conocidas no son sustancias volátiles como la mayoría de los agentes químicos de guerra y requerirían su diseminación en forma de aerosol. Algunos de los problemas que plantea la diseminación de toxinas en forma de aerosol incluyen: la obtención de partículas con un diámetro aerodinámico de 0,5-5 μm, que favorece el depósito, la retención y la absorción alveolar, y que es también adecuado para que la diseminación afecte a grandes extensiones de terreno a favor del viento; la neutralización de las cargas electrostáticas de las partículas para evitar su coagulación, y la estabilización de las toxinas para evitar su alteración durante el almacenamiento, en los sistemas de diseminación o una vez diseminadas en el ambiente. Un riesgo adicional a tener en cuenta en la diseminación de toxinas en forma de aerosol es la posible re-aerosolización, posterior al momento de diseminación del agente, que podría dar lugar a nuevos casos de intoxicación, siendo fundamental la descontaminación inmediata para evitar problemas derivados de la contaminación secundaria. En el caso de las toxinas peptídicas se podrían diseminar en forma de aerosol combinadas con inhibidores de endopeptidasas para potenciar su absorción y toxicidad.

Las intoxicaciones por neurotoxinas con actividad anticolinesterásica darían lugar a signos clínicos y síntomas semejantes a los producidos por los agentes neurotóxicos de guerra, pero sin síntomas dependientes de l SNC lo que puede hacer pensar, erróneamente, en una intoxicación leve por agentes neurotóxicos. Otra complicación a la hora de identificar el posible agente causal de la intoxicación estaría en que los detectores portátiles comerciales están pensados para detectar únicamente agentes químicos de guerra convencionales (neurotóxicos, vesicantes, cianogénicos y neumotóxicos) y tóxicos industriales químicos habituales. Incluso equipos como los espectrómetros de masas portátiles pueden incorporar un ordenador con bases de datos de espectros de agentes químicos de guerra y tóxicos industriales químicos, pero no incluyen espectros de sustancias como el onchidal ni son capaces de identificar toxinas polipeptídicas, que por su elevado peso molecular no son volátiles o son termolábiles.

Para la identificación del agente sería necesario llevar a cabo una toma de muestras y su envío a un laboratorio de referencia para su posterior análisis. Este proceso requeriría cierto tiempo hasta conocerse de forma inequívoca el agente causal de la intoxicación, y no ayudaría a la elección y el inicio de forma inmediata del tratamiento antidótico adecuado. El tratamiento de las intoxicaciones por neurotoxinas anticolinesterásicas, además del tratamiento de soporte y sintomático, incluye el tratamiento antidótico con atropina, pero los distintos estudios indican que las oximas reactivadoras son ineficaces por los peculiares mecanismos de inhibición de la AChE que presentan estas neurotoxinas. La atropina tiene también una eficacia limitada debido a su acción sobre receptores muscarínicos, pero no sobre receptores nicotínicos. Además su uso como armas de destrucción masiva estaría limitado por su difícil producción en grandes cantidades y su posterior diseminación en forma de aerosol.

Toxinas internautas.

El comercio mundial de productos farmacéuticos falsificados mueve cada año unos 75.000 millones de $, y en un rincón de este comercio se encuentra la toxina botulínica a dosis mínimas dentro de un preparado comercial destinado, en la inmensa mayoría de casos, a suavizar estéticamente las líneas de expresión, sobre todo faciales. Esta sustancia difiere del resto del comercio fraudulento porque se trata de la toxina más mortífera que conoce la ciencia. Esta neurotoxina, por su potencia, es considerada por muchos Estados Mayores militares como el arma biológica con mayor poder de letalidad. En 1 g de toxina hay 14.285 dosis letales por vía oral, 1'25 millones de dosis letales por vía inhalatoria y 8'3 millones de dosis si se prepara para administración inyectable. Hoy día el botulismo por contaminación de alimentos enlatados es altamente improbable, sólo se da por contaminación de heridas en drogadictos.

Su fabricación por parte de laboratorios ilegales y de oscuros traficantes o intermediarios en su comercialización por todo el mundo, mayoritariamente a través de internet, debe ser motivo de alarma y preocupación más que cualquier otro fraude farmacéutico debido a los riesgos inherentes que lleva la falta de controles en su producción y distribución ilegal. La propia demanda, en aumento, de nuestra sociedad para usos estéticos abusivos está favoreciendo la proliferación de fabricantes no autorizados. El turismo médico en auge, que oferta tratamientos a bajo precio en paises en desarrollo, incluidos los tratamientos estéticos con toxina botulínica, es otra causa que favorece la proliferación de empresas ilegales productoras y distribuidores que habitualmente no tienen controles gubernamentales detrás.

Existen sólo 7 laboratorios autorizados en todo el mundo que pueden fabricar la toxina botulínica con calidad faramcéutica y pocos más autorizados a fabricar la toxina con calidad analítica, es decir, no para uso humano sino para aplicaciones industriales y científicas como la producción de vacunas. Un estudio realizado en 2009 comprobó que el 20% de muestras analizadas de viales falsificados no contenían toxina alguna, pero el 80% restante contenían restos de toxina en cantidades variables. La mayoría de estas ventas fraudulentas se producen en internet por supuestas empresas, siempre desubicadas, que se definen a sí mismas como proveedores "oficiales" o "certificados". Cualquiera que sea el origen de estas empresas, der alguna manera tienen acceso a toxina falsificada por ser ellos mismos productores o poseen mecanismos de acceso a laboratorios ilegales o incluso a laboratorios autorizados donde podrían comprar toxina botulínica genuina.

Esta toxina, que hace poco tiempo, era relativamente inaccesible, se ha convertido en una sustancia de fácil obtención y casi de "fabricación casera". Ningún otro "agente peligroso" o arma biológica / química posee esta facilidad de producción. La bacteria que produce la toxina botulínica (*Clostridium botulinum*) se encuentra de forma natural en el suelo y sólo precisa de un ambiente anaerobio para su crecimiento. Cualquier licenciado en biología con acceso a un laboratorio estándar estaría en condiciones de fabricar toxina pura en un par de meses, ya que las "instrucciones" de manejo de la bacteria se han difundido ampliamente por internet. La calidad de esta toxina, producida casi de forma casera, dependería de la cepa; la utilizada en laboratorios autorizados, denominada Hall, es la que produce mayores concentraciones de toxina. Si la adquisición y/o producción de toxina persigue fines terroristas, el uso más factible y sencillo sería la vía oral al contaminar cultivos o recursos hídricos; si la adquisición persigue fines criminales cualquier forma de administración no resultaría complicada.

Desde siempre los esfuerzos de la comunidad internacional en materia de seguridad para impedir la proliferación de armas biológicas o químicas, llevadas a cabo por gobiernos, se centraban en limitar la demanda, ejerciendo presiones comerciales para que ningún país llegara a desarrollarlas, a restringir la compra de material e instrumental necesario para su producción y a encaminar esfuerzos para la reducción progresiva de los arsenales existentes. En el último decenio incluso se ha llegado a intervenir militarmente: la II Guerra de Irak (2003) se originó con la excusa de buscar y destruir las supuestas armas biológicas y químicas producidas por el régimen baaista.

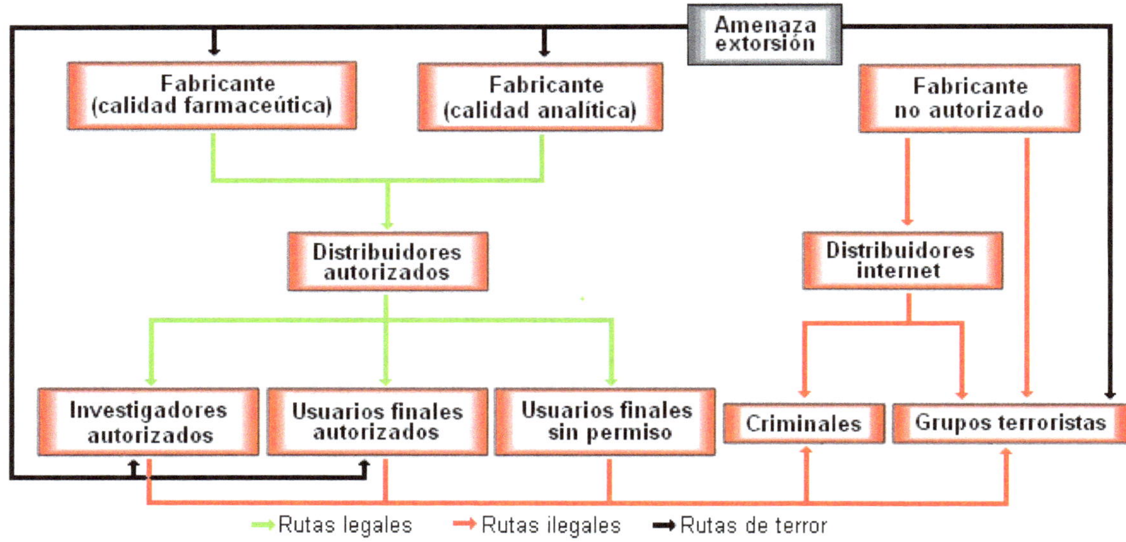

Pero la producción ilegal de toxina botulínica crea una situación nueva porque no son los gobiernos quienes buscan suministros para su fabricación, sino empresas, muchas de ellas ilegales y sin escrúpulos, con el único interés del lucro. Y tras la demanda hay consumidores, entre los que pueden encontrarse grupos terroristas. Este hecho coloca a la producción de toxina botulínica en una amenaza más inmediata que el resto de armas biológicas o químicas.

Para limitar la amenaza los laboratorios han tomado medidas para que sus productos sean menos falsificables, con aplicación de números de serie en los viales en los que debería añadirse un código bidi que contuviera información de la cepa originaria, fecha de producción, laboratorio productor…asociado a un registro central que permita su identificación, ruta de distribución y uso final, en lo que vendría a denominarse registro de hoja de ruta. Otro elemento introducido por los laboratorios para evitar la falsificación ha sido el uso de hologramas en el etiquetado de los viales auténticos. Sobre los posibles viales caducados en destino se debería tener un control (hoja de ruta de retorno) para certificar su destrucción en el laboratorio productor.

En cuanto a los profesionales (investigadores, médicos, cosmetólogos) los gobiernos deberían exigir una titulación especial específica que permitiera el uso de la toxina botulínica, haciendo hincapié en el adiestramiento a este colectivo autorizado del correcto uso y control de la hoja de ruta de cada vial. Algo parecido a las exigencias de la FDA para el uso de la talidomida con fines terapéuticos tras su autorización desde 1998 en USA.

Con estos mecanismos se minimizarían o se evitarían extravíos o desvíos malintencionados hacia empresas fraudulentas de reventa o hacia distribuidores ilegales desde laboratorios productores autorizados; se evitarían ventas a terceros por parte de profesionales autorizados para su uso.

Pero las medidas tomadas por los laboratorios no son suficientes. Por parte de los gobiernos, y más concretamente por los ministerios o departamentos nacionales de salud / sanidad se debería hacer: 1) creación de un departamento con especialistas que inspeccionen y controlen las compras de los viales, así como comprobar, en los casos necesarios, que las hojas de ruta de los viales demuestren el uso correcto de los mismos y; 2) promover campañas publicitarias para que los posibles consumidores finales conozcan los riesgos inherentes del uso de la toxina, y así mismo, generar una concienciación respecto al fraude que pudiera acarrear problemas de salud al administrar una sobredosificación aleatoria por parte de viales falsificados o por malpraxis por uso de personal no autorizado o cualificado (del que ya se han producido varios casos en USA), y llegar a una concienciación más solidaria del grave riesgo poblacional o nacional que supone la compra de este producto falsificado.

Todas las medidas actuales y futuras anti-falsificación favorecerán que el consumidor final exija calidad del producto que evite accidentes y rechace las falsificaciones con la consiguiente disminución de laboratorios ilegales ante la menor demanda.

Finalmente las fuerzas de seguridad nacional, por mecanismos inherentes a su funcionamiento, podrían realizar estudios sobre alijos e incautaciones de viales falsificados. El estudio del ADN bacteriano, de los metales y elementos traza del agua y otros compuestos en la preparación de la toxina, así como la determinación de contaminantes ambientales presentes (esporas, polen) en las muestras podrían crear una "huella" comercial propia de cada fabricante ilegal. Esto permitiría saber el número de fabricantes ilegales, así como nuevos emergentes, la identidad de las cepas utilizadas y su posible origen, la ubicación de los laboratorios fraudulentos y de los proveedores de materia prima, lo que facilitaría su detención. Todo en base a una colaboración estrecha entre cuerpos de seguridad nacional de diferentes países y/u organismos intergubernamentales o internacionales.

En una escala menor se halla el comercio, a través de internet, de venta de toxinas teóricamente obtenidas de organismos vivos (arañas, serpientes, peces venenosos, insectos…). Existen múltiples empresas o laboratorios que anuncian la venta de pequeñas dosis de estos venenos, e incluso de las toxinas que los componen, a precios muy módicos y asequibles a la economía del ciudadano medio.

En este caso se trata de toxinas que no tienen interés si se pretenden fines terroristas: la vía oral que sería ideal es ineficaz en la mayoría de estas sustancias que se desactivan en el medio digestivo, además de precisarse dosis relativamente altas (en comparación con las toxinas utilizadas como armas biológicas) para producir la muerte de una sola persona. En el mercado se pueden conseguir venenos y toxinas que se sabe a cincia cierta que son letales para el ser humano, pero también otras sustancias que de forma natural no afectan al ser humano, pero que serían letales si se administraran de forma inyectable; como ejemplo está la toxina fabricada por la hormiga cosechadora, una de las toxinas más potentes producidas por seres pluricelulares, pero con unos quelíceros tan pequeños que son incapaces de lacerar la piel humana.

Todas estas sustancias son un arma ideal si se pretenden fines criminales (asesinato, suicidio). El control de las ventas de tantos y variados venenos sería bastante infructuoso, por ello se debería exigir control por parte de los laboratorios, claro está autorizados en su producción y venta, en llevar un registro minucioso de los compradores y el uso a que se destina (investigación, producción de antídotos, tratamientos por parte de las toxinas denominadas →epotoxinas…). Los viales deberían llevar elementos que evitaran también la falsificación y de esta manera la venta por parte de laboratorios no autorizados. Los gobiernos deberían crear un registro de los laboratorios autorizados en la producción y venta de estas sustancias y de ésta manera facilitar la labor de las fuerzas de seguridad para clausurar aquellos laboratorios ilegales con venta fraudulenta de toxinas venenosas.

Debido a la facilidad actual de su compra, ante un asesinato, homicidio o suicidio que deba esclarecerse, queda el uso de estos venenos o toxinas, aún pareciendo ciencia-ficción, como una sospecha más. La forma de administración es a través de inyección intradérmica, por lo que la sospecha puede realizarse en base a la presencia de lesiones puntiformes cutáneas.

PARTE IV
PATOLOGIA / INMUNOLOGIA

REACCIONES DE HIPERSENSIBILIDAD

El ser humano para defenderse de las agresiones por agentes patógenos, entendiendo como tales a agentes bio-orgánicos (bacterias, hongos, virus, priones...) o agentes químicos (toxinas provenientes de venenos, alérgenos, metales...), pone en marcha sus mecanismos de defensa. Estas están constituidas por las barreras naturales del cuerpo (piel y mucosas) y por factores de respuesta inmunológica inespecíficas (células fagocitarias) y específicas (anticuerpos). Su función consiste en tolerar los constituyentes orgánicos propios y eliminar lo extraño. Durante el desarrollo evolutivo se han producido en los seres humanos una serie de cambios en el sistema inmune que ha permitido un reconocimiento específico de los antígenos constituyentes de los agentes patógenos y que es fundamental en la defensa contra ellos. La alteración de este sistema tan específico puede originar patologías que, dependiendo de la naturaleza del individuo, pueden tener distinta potencialidad patogénica. En determinadas circunstancias las respuestas inmunitarias del paciente también alteran los tejidos normales. Las alteraciones del sistema inmunitario pertenecen a uno de los tres grupos siguientes: reacciones de hipersensibilidad, autoinmunidad y estados de deficiencia congénita o adquirida.

Las reacciones de hipersensibilidad son procesos patológicos que resultan de las interacciones específicas entre antígenos (Ag) y anticuerpos (Ac) o linfocitos sensibilizados. El término hipersensibilidad se refiere a la excesiva o inadecuada respuesta inmunitaria frente a antígenos ambientales (en el caso que nos ocupa se trata de las toxinas que forman parte de los venenos) que causan inflamación tisular y malfuncionamiento orgánico.

Gell y Coombs clasificaron los mecanismos inmunopatogénicos o reacciones de hipersensibilidad en 4 tipos. En cada uno de ellos participan de forma secuencial diferentes tipos de células y mediadores solubles.

- Hipersensibilidad tipo I: son reacciones en las que los Ag se combinan con inmunoglobulinas (Ig) E específicos que se hallan fijados por su extremo Fc (fracción cristalizable) a receptores de la membrana de mastocitos y basófilos de sangre periférica. Los términos de hipersensibilidad inmediata, atopía y alergia son sinónimos de hipersensibilidad tipo l.

- Hipersensibilidad tipo II: son reacciones mediadas por la interacción de Ac IgG e IgM preformados con Ag presentes en la superficie celular y otros componentes tisulares.

- Hipersensibilidad tipo III: son reacciones producidas por la existencia de inmunocomplejos (IC) circulantes de Ag- Ac que al depositarse en los tejidos provocan activación de fagocitos y daño tisular.

- Hipersensibilidad tipo IV: son reacciones de hipersensibilidad celular o mediada por células, causadas por linfocitos T sensibilizados al entrar en contacto con el Ag específico, pudiendo producir una lesión inmunológica por efecto tóxico directo o a través de la liberación de sustancias solubles (linfocinas).

A) Hipersensibilidad Tipo I:

Corresponde a las reacciones de hipersensibilidad inmediata que se producen, dentro de los 15 minutos desde la interacción del Ag con la IgE preformada, en personas previamente sensibilizadas a ese antígeno. En primer lugar se produce la entrada del Ag por piel o mucosas del árbol respiratorio o tracto gastrointestinal y son captados por las células presentadoras de Ag, que estimulan a los linfocitos Th2 a secretar un patrón de citoquinas (especialmente IL4) que a la vez estimulan a linfocitos B- Ag-específicos para producir IgE específica, y ésta se fija a receptores de mastocitos y basófilos, células productoras de IgG1 e IgE. En esta primera etapa se produce la sensibilización al alérgeno: cuando se halla nuevamente expuesta al Ag se produce la unión del mismo a la IgE específica fijada a la membrana de dichas células y conduce a la degranulación. La degranulación del basófilo tiene lugar por fusión de los gránulos entre sí y liberación de su contenido como un todo, mientras que en la célula cebada los gránulos se funden directamente con la membrana. La capacidad de liberación de histamina de los basófilos varía según las personas (0 y 90-100%); sin existir correlación con el número de receptores de IgE expresados. Los esteroides inhiben la desgranulación de basófilos pero no de las células cebadas.

En definitiva la degranulación da lugar a la liberación de mediadores vasoactivos e inflamatorios (histaminas, factores quimiotácticos, leucotrienos, factor activador de plaquetas) que causan vasodilatación, aumento de la permeabilidad capilar, hipersecreción glandular, espasmo del músculo liso e infiltración tisular de eosinófilos y otras células inflamatorias, responsables de la sintomatología. Estas reacciones tempranas se acompañan a las 2-4 horas de una reacción de fase tardía que se produce después del contacto con el Ag, con infiltración de células inflamatorias. Además, las linfocinas pueden provocar la liberación de histamina en basófilos, que es adicional a la provocada por IgE-Ag. Una de las linfocinas, es el factor liberador de histamina, que participa en la respuesta inespecífica de las reacciones de hipersensibilidad tipo I.

La capacidad de inducir la síntesis de IgE es una propiedad específica de la IL-4 (induce la transcripción de los genes Ce); síntesis que puede ser regulada por otras citocinas como la α-TNF, IL-5 e IL-6 que promueven la diferenciación de linfocitos B a células plasmáticas productoras de IgE (respuesta secundaria). Las citocinas TH1 como α-IFN, β-IFN, IL-10 y β-TGF, van a bloquear la síntesis de IgE. Concretamente, el β-TGF bloquea la transcripción del gen, frenando la síntesis de IgE. Para que se produzca IgE es necesaria una segunda señal, además de la IL-4, mediada por la interacción del Ag CD40 de la membrana del linfocito B con su ligando en la superficie de los linfocitos. Las características principales de la IgE son:

a) Termolabilidad de Fc de IgE en la unión al receptor (Rc) , pero la porción Fab no lo es: la capacidad de sensibilización de la IgE reside en la porción Fc de la IgE y desaparece con el calentamiento a 56 ºC y 30 minutos, pero no se altera la porción Fab. Sirve para distinguir IgE de otros Ac que pueden sensibilizar a los mastocitos, como la IgG1 (no es termolábil).

b) Capacidad de unión a mastocitos y basófilos que llevan Rc de IgE de tipo I (alta afinidad).

c) El tiempo de semivida es de 2-3 días, pero los mastocitos quedan sensibilizados unas 12 semanas después de la sensibilización pasiva con suero atópico con IgE.

d) Presencia de 5 dominios en las cadenas pesadas. Las diferencias entre la IgE y las inmunoglobulinas tipo IgG1 se expresan en la siguiente tabla:

PROPIEDADES	IgE	IgG1
Dominios de las cadenas pesadas	5	4
Peso molecular	188.000	146.000
Hidratos de Carbono	12%	2-3%
Semivida	2-3 días	21 días

e) La zona de unión al Rc de IgE está en CH3 y CH4, sin existencia de región bisagra. La unión del Rc de IgE a su ligando produce activación de fosfolipasas C por medio de fosforilación en tirosinas o a través de proteína G. La activación de las fosfolipasas A_2, C y D da lugar respectivamente a la producción de ácido araquidónico,

IP3 y DG. El IP3 produce un aumento de calcio libre intracelular, mientras que el DG activa a la PKC. Todo esto desencadena la exocitosis.

Como se ha mencionado las reacciones de hipersensibilidad tipo I son vulgarmente conocidas como alergia o atopia. El término alergia fue definido por von Pirquet como: "una capacidad alterada del organismo para reaccionar ante substancias ajenas". Actualmente se define como enfermedad debida a una respuesta del sistema inmune a un antígeno comúnmente inocuo. El término atopia está ligado a este fenómeno; los individuos atópicos, muestran tendencia exagerada a responder a alergenos comunes del medio ambiente.

Las enfermedades alérgicas se expresan debido a una compleja interrelación entre los factores genéticos y ambientales, y los síntomas están mediados por Ac tipo IgE. Existen tres mecanismos genéticos que regulan la respuesta alérgica:

1) Respuesta general. Entre los factores genéticos se sabe que existe una predisposición genética relacionada al sistema HLA para la producción de IgE. En estudios de familias atópicas se han identificado regiones en el cromosoma 11q y 5q, que parecen ser determinantes en la aparición de la atopia. Así en relación al cromosoma 5q se expresan las citocinas IL-3, IL-4, IL-5, IL-9, IL-13 y el GM-CSF; mientras que el cromosoma 11q expresa características para receptores de alta afinidad para IgE. Además, la respuesta de IgE está ligada a la región MHC II y afecta la reacción a alergenos específicos. El HLA-B8 y HLA-Dw3 se hallan en un alto porcentaje de enfermos alérgicos y se asocia a niveles elevados de IgE. Así mismo el HLA-B8 está relacionado con el control de la respuesta inmunitaria por parte de los linfocitos T reguladores.

2) Determinación de los niveles totales de IgE. Hay presencia de un gen dominante que mantiene bajos los niveles de IgE. Se transmite por herencia dominante.

3) Hiperrespuesta alergeno-específica ligada a HLA. Esta respuesta la dan mejor los alérgenos de bajo peso molecular y en baja concentración (como por ejemplo el alérgeno de la ambrosia de peso molecular 5000 y que se asocia al HLA-Dw2/DR2 y niveles elevados de IgE.

El estado de atopia y la susceptibilidad asociada, pueden verse influenciados por factores ambientales: contaminación ambiental, nivel de exposición del alérgeno, infecciones virales como el herpes simple, el estado nutricional yla dieta e, infecciones crónicas persistentes.

Los alergenos son los antígenos que estimulan la formación de Ac tipo IgE. Son poderosos agentes inmunógenos que aun se encuentran insuficientemente caracterizados. Los alergenos pueden ser proteínas o glicoproteínas que forman parte de productos naturales (pólenes, ácaros, moléculas componentes de venenos en los taxones animales menos evolucionados) o compuestos (medicamentos) que una vez en el organismo se unen a proteínas transportadoras y pueden activar la síntesis de IgE. Los alergenos se clasifican según la vía de entrada.

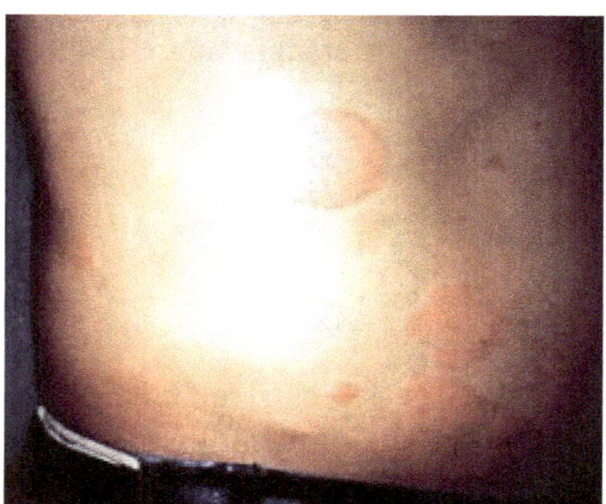
Urticaria, reacción a picadura de formícidos

En cuanto a las manifestaciones clínicas, la inflamación mediada por IgE es responsable de reacciones que por lo general son localizadas afectando a un órgano en particular (vías respiratorias, aparato digestivo, piel…) o bien provocar reacciones sistémicas como el shock anafiláctico. Se engloban en este tipo de hipersensibilidad las siguientes patologías: reacción a picaduras de insectos, rinitis alérgica, conjuntivitis alérgica, asma alérgico, alteraciones cutáneas (urticaria, angioedema, dermatitis atópica), alergia a agentes físicos (frío, luz solar, calor, traumatismo leve), alergia alimentaria, alergia a fármacos, alergia al látex y anafilaxia.

Esta última, la anafilaxia, es una reacción alérgica sistémica provocada por la liberación de histamina y otros mediadores; es de inicio súbito y dura menos de 24 horas, produciendo síntomas que pueden amenazar la vida: edema laríngeo, angioedema, obstrucción de vía aérea inferior, hipotensión con colapso circulatorio, vómitos profusos, diarrea incoercible, urticaria. Los síntomas asociados con hipotensión incluyen: incontinencia, colapso, diaforesis, cianosis, vómitos, mareos, disnea y nauseas; y los síntomas asociados con cianosis: confusión, estridor, disnea, hipotensión y sibilancias.

Es útil para su diagnóstico la elaboración de una buena historia clínica, consignando los antecedentes personales en relación con el ambiente (variaciones estacionales, exposición a ambientes específicos: animales, polvo, humo del tabaco), la edad de comienzo de los síntomas y la historia familiar (predisposición hereditaria). También es útil la recolección de datos inespecíficos de las pruebas de laboratorio (eosinofilia, niveles de IgE).

Las pruebas cutáneas tienen excelente aplicación en la identificación de los alérgenos permitiendo confirmar la hipótesis diagnóstica y también en el diagnóstico diferencial entre cuadros alérgicos y no alérgicos. La prueba cutánea clásica para la hipersensibilidad tipo I es la reacción de habón o eritrema. El Ag es introducido en la piel e induce la liberación de mediadores preformados, aumentando la permeabilidad vascular, edema local y prurito. Las reacciones cutáneas tienen una fase inmediata y otra tardía que es más larga y potente, pero que no se busca en la prueba cutánea. La reacción inmediata esta provocada por un infiltrado de PMN y la tardía por basófilos. La positividad de la prueba cutánea generalmente guarda relación con el RAST (prueba de laboratorio para investigar la presencia de IgE antígeno-específica en sangre).

Hay varios métodos para realizar la reacción de habón o eritrema: la prueba del pinchazo, la prueba Prick y la prueba intradérmica, que consisten en colocar el extracto alergénico en contacto con las células cutáneas, las cuales reaccionan liberando mediadores inflamatorios locales que promueven la formación de una pápula con eritema manifestando la presencia de IgE específica.

Para la prueba del pinchazo se deposita una gota de antígeno sobre la piel y luego se pincha a través de la gota con una aguja o lanceta en forma perpendicular a la piel (ángulo de 90º). Los resultados se obtienen a los 15-30' y la respuesta se considera positiva cuando la pápula es mayor de 3 mm de diámetro con halo de hiperemia. Siempre es necesaria la utilización de dos controles intrínsecos a las pruebas. La prueba Prick modificada (método de Pepys) se realiza colocando una gota del extracto en la piel y luego con una aguja hipodérmica fina se atraviesa la gota insertándola en la epidermis en un ángulo de 45° con el bisel hacia arriba. Tras esto se levanta suavemente la punta de la aguja para elevar una pequeña porción de la epidermis sin que ella sangre. En la prueba intradérmica se inocula una dosis de una dilución de un extracto estéril suficiente para provocar la formación de una ampolla de 1-2 mm. Es más sensible que el *prick* o la puntura pero es más dolorosa, causa irritación y mayor riesgo da reacciones anafilácticas. Además se han reportado falsos positivos.

Otras pruebas que tienen utilización específica son: 1) la prueba "*prick by prick*", un método alternativo utilizado para el diagnóstico de alergia alimentaria que consiste en punzar un alimento con una lanceta y luego realizar un prick en la piel del paciente. Tiene alta sensibilidad, pero también efectos adversos graves y anafilaxia en pacientes hipersensibilizados. 2) Prueba de radioalergenoabsorción (RAST): detecta la IgE sérica Ag-específica. Se utiliza cuando no es posible efectuar las pruebas cutáneas. 3) Prueba de liberación de histamina por los leucocitos: se realiza *in vitro*, y detecta la IgE Ag-específica sobre basófilos sensibilizados midiendo la liberación de histamina inducida por el Ag. 4) Pruebas de provocación: Son consideradas el "*gold standard*" del diagnóstico en las reacciones alérgicas a alimentos y medicamentos; se realiza mediante la administración por vía oral del producto sospechoso a dosis crecientes y se observa si hay reacción alérgica. Se utiliza cuando la positividad de una prueba plantea dudas.

Tipos de hipersensibilidad, clasificación de Gell y Coombs (esquemas de Rotit et al, 2001)

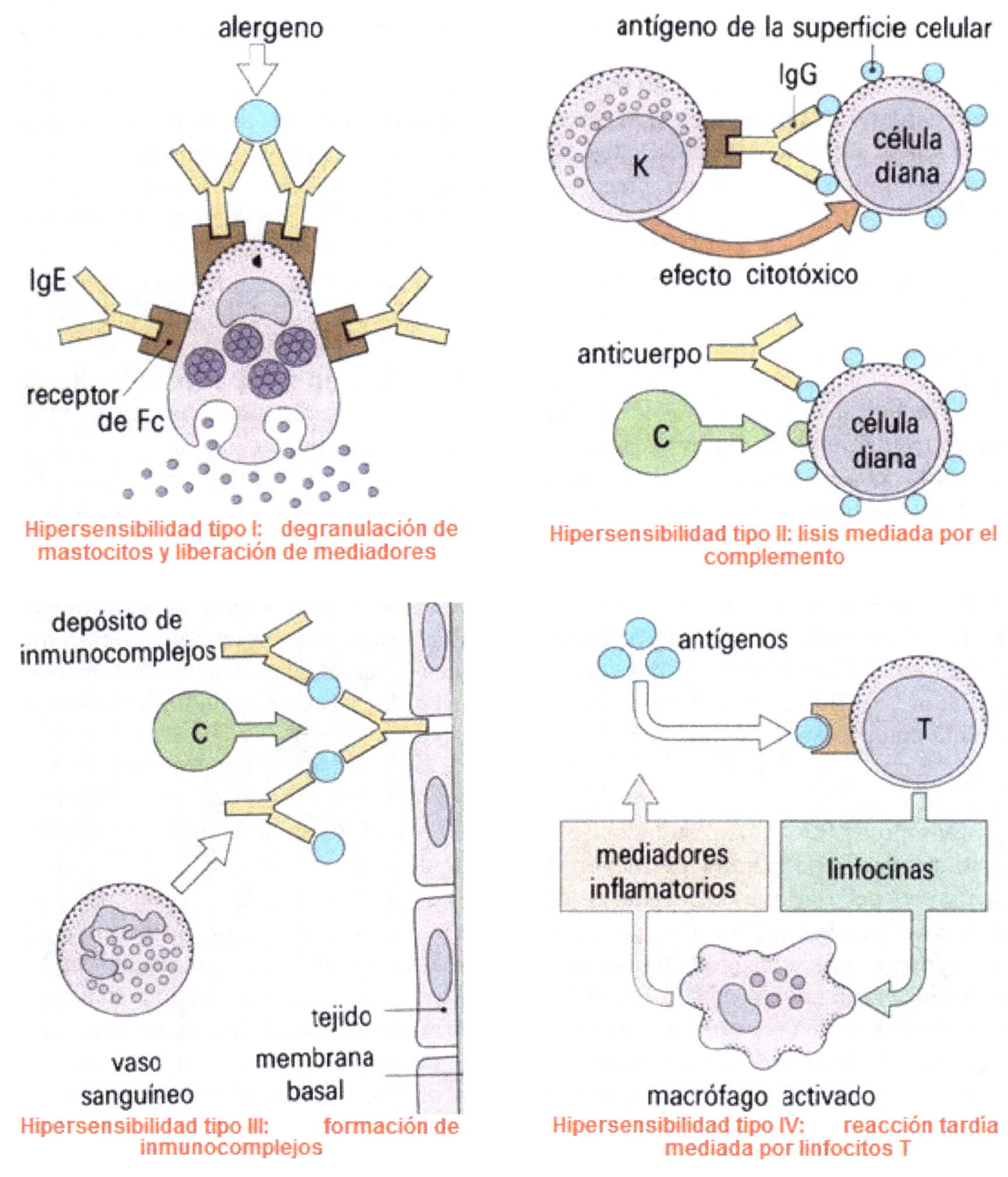

Hipersensibilidad tipo I: degranulación de mastocitos y liberación de mediadores

Hipersensibilidad tipo II: lisis mediada por el complemento

Hipersensibilidad tipo III: formación de inmunocomplejos

Hipersensibilidad tipo IV: reacción tardía mediada por linfocitos T

B) Hipersensibilidad Tipo II:

Los tres mecanismos de lesión mediada por Ac son: la citotoxicidad dependiente de Ac, las reacciones dependientes del complemento, y la reacción de hipersensibilidad antirreceptor. 1) Citotoxicidad dependiente de Ac: no implica la fijación del complemento sino que exige la cooperación de leucocitos (monocitos, neutrófilos, eosinófilos y células "*killer*" naturales). Estas células se unen por sus receptores a la porción Fc de la IgG, que se halla fijada en la célula diana, y producen la lisis celular sin fagocitosis. 2) Reacciones dependientes del complemento: puede producir lisis directa cuando el Ac IgM o IgG reacciona con el Ag presente en la superficie celular y activa al complemento, o bien las células se hacen sensibles a ser fagocitadas por la fijación del Ac o del fragmento C3 a la superficie celular. Muchos medicamentos inducen este tipo de hipersensibilidad, provocando Ac dirigidos contra receptores o sobre la superficie de las plaquetas. 3) Reacción de hipersensibilidad antirreceptor: los Ac son dirigidos contra los receptores de la superficie celular pudiendo alterar o modificar su función.

Cabe destacar que este tipo de hipersensibilidad se halla implicado en la patogenia de numerosas enfermedades autoinmunitarias, donde los Ac son dirigidos contra Ag propios atacando o destruyendo diferentes tejidos: reacciones transfusionales, enfermedad hemolítica, del recién nacido, anemias hemolíticas, púrpura trombocitopénica inducida por Ac, leucopenia, pénfigo-penfigoide, anemia perniciosa, trombocitopenia neonatal, rechazo del injerto agudo temprano de órgano trasplantado, síndrome de Goodpasture, hipersensibilidad a fármacos (penicilina), miastenia gravis, enfermedad de Graves-Basedow, enfermedad de Raynaud, diabetes, tombocitopenia inducida por medicamentos (los Ac son dirigidos contra receptores plaquetarios llevando a su destrucción).

Para poder determinar este mecanismo de lesión inmunológica se dispone de las siguientes pruebas:1) La prueba de Coombs directa: detecta el Ac y el complemento sobre los hematíes. Para la prueba se utiliza antisuero de conejo, uno para la Ig y otro para el complemento; cuando estos reactivos se mezclan con hematíes revestidos con Ig o complemento se produce la aglutinación. 2) La prueba indirecta de la antiglobulina: detecta el Ac circulante contra los Ag de los hematíes. Se utiliza suero del paciente que se incuba con hematíes del mismo grupo sanguíneo y se realiza la prueba de antiglobulina sobre los hematíes. La aglutinación confirma la presencia de Ac. 3) Microscopía fluorescente: para detectar la presencia de Ig o de complemento en el tejido (prueba directa), o Ac circulante (prueba indirecta). 4) Pruebas antirreceptor: para detectar Ac contra receptores.

C) Hipersensibilidad Tipo III:

Los inmunocomplejos (IC) se forman por la unión del Ac al Ag, ya sea en la circulación o en localizaciones extravasculares donde se localizó primero el Ag. Los IC serán patógenos de acuerdo a sus características físico-químicas. Dependerá de la carga (aniónica o catiónica), de la valencia del Ag, de la avidez del Ac, de la afinidad del Ag por distintos componentes tisulares y de diversos factores hemodinámicos. También son determinantes el estado funcional del sistema mononuclear fagocítico y del tamaño del IC: si son pequeños serán eliminados por la orina, si son de gran tamaño serán captados por los fagocitos, pero si son de tamaño intermedio circularán por sangre y podrán depositarse en diferentes tejidos provocando lesiones. Los IC activan al complemento poniendo en marcha una secuencia de reacciones que llevan a la migración de células polimorfonucleares y la liberación en los tejidos de enzimas proteolíticas lisosomales y factores de permeabilidad responsables de la inflamación aguda.

Las enfermedades pueden ser generalizadas cuando los complejos se forman en la circulación y se depositan en diferentes tejidos, como pueden ser arterias de pequeño calibre, glomérulos renales y la membrana sinovial de articulaciones, por lo que las manifestaciones clínicas corresponderán a procesos vasculíticos, nefríticos y artríticos; o bien, pueden ser localizadas cuando el depósito se realiza en un tejido determinado.

La reacción de Arthus es una reacción localizada que se define como un área localizada de necrosis tisular debida a una vasculitis aguda por IC. Experimentalmente se produce mediante la inyección intracutánea de un Ag en un animal hiperinmunizado que contiene Ac circulantes contra ese Ag. De esta forma se producen grandes IC que se depositan y provocan reacción inflamatoria local al cabo de algunas horas con una máxima intensidad a las 4 a 10 horas. Se forma un área de edema con intensa hemorragia y a veces ulceración.

Pertenecen a este grupo la enfermedad del suero (reacción a la administración de antídotos), reacción frente a la administración de fármacos, vasculitis cutánea (en su fisiopatogenia están implicados los medicamentos), eritema nodoso (se hallan implicados los anticonceptivos orales, sulfonamidas y bromuros), lupus eritematoso sistémico, artritis reumatoidea, poliarteritis, crioglobulinemia, neumonitis por hipersensibilidad, aspergilosis broncopulmonar, glomerulonefritis aguda, glomerulonefritis membranoproliferativa crónica y enfermedad renal asociada.

Las pruebas diagnósticas que actualmente se han desarrollado para detectar los IC depende de la capacidad de éstos para reaccionar con el complemento (prueba de unión al Ciq) o bien en la interacción de los IC que contienen componentes del complemento, con los receptores celulares (prueba con *células raji*).

D) Hipersensibilidad Tipo IV:

Es un proceso de hipersensibilidad tardía mediada por los linfocitos T y sus productos solubles; se trata de un reclutamiento de linfocitos T específicamente sensibilizados e inducidos a producir citoquinas que mediarán la inflamación local. La fase de sensibilización comienza cuando el alergeno ingresa en la piel por primera vez, es procesado y presentado a los linfocitos T que reconocen al Ag junto con las moléculas de clase II del MHC en una célula presentadora de Ag; esto induce a la diferenciación de las células T hacia células Th1 quienes liberan citoquinas importantes para el desarrollo de la hipersensibilidad. Este periodo dura 1-2 semanas. A medida que trascurre la respuesta inmune, el Ag es eliminado, sin embargo quedan las células T "memoria" específicas capaces de reconocer a su Ag al ser reestimuladas por él, de diferenciarse y proliferar como células efectoras. Por lo tanto, tras un segundo contacto con el Ag los linfocitos T "memoria" específicos lo reconocerán y en una rápida acción determinarán la cascada de eventos que dará lugar a una respuesta inflamatoria típica de la sensibilidad tardía. Para este segundo periodo se requieren unas 24 horas para que la reacción se haga evidente y el máximo se produce entre 48 y 72 horas. La inflamación generada en este caso se caracteriza por una gran infiltración de células mononucleares, con predominio de induración sobre el edema.

Para la hipersensibilidad retardada se describen 4 criterios: a) son imprescindibles las células T; b) las células T se observan en la misma lesión; c) es imposible la sensibilización en individuos con aplasia tímica y; d) las sensibilizaciones previas se bloquean mediante tratamiento con suero antilinfocítico.

Este patrón de respuesta inmunitaria es fundamental frente a diversos patógenos intracelulares, virus, hongos, protozoos y parásitos. Sin embargo en determinadas circunstancias se puede producir daño hístico dando lugar a los siguientes eventos clínicos:

a) Dermatitis por contacto: Se ha demostrado cerca de 3000 sustancias químicas que son alergenos por contacto, representando un 80% sobre 20% que representan las reacciones alérgicas, las sustancias más comúnmente implicadas son: níquel, cobalto, mercurio, relojes, botones y hebillas de metal, cuero, así como los componentes que se añaden al látex en su fabricación, aceleradores, antooxidantes, derivados del tiurán, carbamatos, derivados de la tiourea, fenoles y los derivados aminos.

b) Neumonitis por hipersensibilidad.

c) Rechazo de un aloinjerto.

d) Granulomas por organismos intracelulares.

e) Encefalomielitis post vacunación antirrábica.

f)Algunas enfermedades autoinmunes (tiroiditis, esclerosis múltiple, enfermedad inflamatoria intestinal).

g) Hipersensibilidad medicamentosa: la reacción aparece sólo después de haber estado expuesto al fármaco y una vez desarrollada la hipersensibilidad puede ser producida por dosis mínimas. Las características clínicas son restringidas: reacciones liquenoides, necrólisis epidérmica tóxica, Síndrome de Stevens-Jonhsons, exantemas cutáneos, eritema polimorfo y erupciones fijas por drogas: sulfonamidas, betalactámicos, antiepilépticos; fotoalergias por medicamentos de aplicación tópica o sistémica provocada por el contacto de una sustancia fotosensibilizante y exposición a radiación lumínica; exige una sensibilización previa para que se produzcan las lesiones. Entre los agentes etiológicos de interés se hallan las sulfonamidas, tetraciclinas, antiinflamatorios y anestésicos tópicos, salicilatos, clorpromazina, prometazina, tiazidas, y sustancias químicas como las fragancias, cosméticos, protectores solares que absorben energía radiante de la luz ultravioleta o de la luz visible dando una fotosensibilidad cutánea. Y finalmente nefritis intersticial aguda: una reacción renal alérgica debida por lo común a penicilinas (meticilina), también se han involucrado a la sulfamida, diuréticos, antimicrobianos y a la cimetidina.

Las pruebas para evaluar la hipersensibilidad retardada se realizan a través de métodos epicutáneos (test del parche) e intracutáneos. En las pruebas epicutáneas se utilizan los supuestos alergenos responsables sobre la piel del paciente empleando apósitos y manteniendo el contacto durante 48 horas, luego se retiran los alergenos y se evalúa la respuesta entre media y una hora y se reevalúa a las 72-96 horas. La respuesta es positiva si aparece una reacción eccematosa en el lugar de la prueba consistente en un eritema con cierta induración y en ocasiones formación de vesículas. En las pruebas intracutáneas el prototipo es la reacción de tuberculina y el método utilizado es la reacción de Mantoux, consiste en la inyección intradérmica de 0,05 a 0,10 ml de solución antigénica utilizando aguja con el bisel hacia arriba en ángulo de 15° a 20° con respecto a la piel. La reacción comienza en horas y alcanza su máximo a las 48 hs, momento para realizar la medición teniendo en cuenta solamente la pápula y no el eritema.

Enfermedad del suero. Las características esenciales de la enfermedad del suero son rash cutáneo, fiebre y poliartritis, que empiezan 1-2 semanas después de la primera exposición al agente responsable, y que se resuelven en pocas semanas. Aunque los pacientes pueden parecer muy enfermos y con disconfort, durante la fase febril aguda, el pronóstico es excelente. El origen del término "enfermedad del suero" se debe a von Pirquet y Schick, quienes publicaron un libro con el título "*Die Serumkramkheit*" en 1905. Los autores describían una enfermedad que se desarrollaba en algunos pacientes tras la administración de suero de caballo, el cual se suministraba con una antitoxina para el tratamiento de la difteria y la escarlatina.

La enfermedad del suero es el ejemplo prototipo de hipersensibilidad tipo III. La reacción requiere la presencia del antígeno, que al coincidir con los anticuerpos dirigidos contra el antígeno, lleva a la formación de complejos inmunes Ag-Ac. Normalmente, estos complejos deben ser eliminados por el sistema mononuclear fagocítico, aunque si este sistema no está funcionando bien, o se encuentra saturado por la carga de inmunocomplejos, entonces su exceso alcanza la circulación y se deposita en los tejidos, o de forma directa en los tejidos involucrados. La presencia de complejos inmunes en el parénquima tisular desencadena la respuesta inflamatoria.

Después de la inmunización primaria de la proteína por un antígeno, los anticuerpos IgM, por lo general, comienzan a desarrollarse 7-14 días más tarde, mientras que los anticuerpos IgG aparecen unos días después de los IgM. Si la proteína extraña todavía está presente en la circulación cuando aparecen estos anticuerpos, el antígeno y los anticuerpos pueden combinarse para formar inmunocomplejos. En la enfermedad del suero las IgG son la inmunoglobulina predominante en la formación de inmunocomplejos, aunque después de la exposición inicial al antígeno, también hay participación de las IgM en los inmunocomplejos.

La relación antígeno-anticuerpo es fundamental para el tipo de formación de inmunocomplejos. La curva de precipitación de Heidelberger, para la formación de complejos Ag-Ac, demuestra que los inmunocomplejos pequeños se forman en condiciones de exceso de antígeno o de anticuerpo. Estos pequeños complejos son ineficaces a la hora de la activación del complemento o en su unión a receptores Fc de baja afinidad y causan un daño mínimo o nulo cuando se depositan en los tejidos. Sin embargo, los inmunocomplejos de tamaño intermedio o grande que se depositan en los tejidos son capaces de activar el complemento y reclutar células inflamatorias de manera más eficiente.

La activación del complemento lleva a la formación de fragmentos de complemento, incluyendo C3a, una potente "anafilotoxina" que produce la degranulación de los mastocitos, la liberación de histamina, y el desarrollo de la urticaria. El fragmento del complemento C5a es un potente atrayente químico para los neutrófilos.

La activación del complemento también facilita la eliminación de los inmunocomplejos mediante el recubrimiento de inmunocomplejos solubles con fragmentos del complemento. Los inmunocomplejos recubiertos de complemento, a continuación, se unen a los eritrocitos, que expresan el receptor para fragmentos de C3a en su superficie. Estos eritrocitos unidos a los inmunocomplejos son posteriormente eliminados por el sistema mononuclear fagocítico (principalmente en las células del bazo y de Kupffer del hígado).

Los inmunocomplejos, con y sin fragmentos del complemento, también se eliminan de la circulación en forma de complejos solubles al unirse a los receptores para la porción Fc de las IgG en las células del sistema fagocítico mononuclear.

La enfermedad del suero clásica está originada por la administración de una proteína que actúa como antígerno y que no es de origen humano, como ocurre con la administración de sueros preparados frente a diferentes casos de envenenamientos por animales. Existen además una serie de factores de riesgo que favorecen su desarrollo: la dosis, la duración y naturaleza de la proteína heteróloga, así como la edad del paciente. También se ha visto que la hipergammaglobulinemia también puede ser un factor de riesgo, aunque esta observación se basa en un número pequeño de casos.

Respecto a la dosis, cuanto más alta sea, mayor probabilidad hay de desarrollar la enfermedad. Esta observación se hizo ya en la descripción original de von-Pirquet, quien señaló que la enfermedad del suero se desarrolla en más de 80% de los pacientes que reciben dosis superiores a 100 ml de antisuero, mientras que enferman sólo un 10-15 % de los pacientes que reciben menos de 20 ml de antisuero. Sin embargo, se ha observado que pequeñas dosis de proteínas extrañas pueden conducir al desarrollo de la enfermedad del suero en algunas situaciones. Por ejemplo, la reacción a la vacuna antirrábica de células diploides humanas puede surgir de la reacción al suero fetal bovino utilizado para hacer crecer las células en los cultivos de tejidos.

La incidencia de la enfermedad del suero puede ser muy alta para algunos agentes. Así el 40-80% de los pacientes tratados con sueros antiofídicos (para mordeduras de serpientes) pueden desarrollar la enfermedad del suero. Además la enfermedad del suero puede desarrollarse después de la exposición inicial de un paciente a un medicamento o, incluso, después de la exposición. La exposición intermitente a una proteína heteróloga está asociada a tasas más altas de enfermedad del suero en comparación con la exposición continua.

Sintomatología. Los síntomas más comunes de la enfermedad del suero son el rash cutáneo, fiebre, malestar general y poliartralgias o poliartritis que presentan 1-2 semanas después de la primera exposición al agente responsable, y se resuelven en pocas semanas tras la retirada del agente causante. En los pacientes que previamente han sido expuestos al agente, el síndrome empieza antes (de 1 a 7 días) y la enfermedad tiene un inicio más grave y explosivo.

Las manifestaciones cutáneas de la enfermedad del suero son variables. Casi todos los pacientes diagnosticados con la enfermedad del suero desarrollan una erupción cutánea pruriginosa, que a menudo es la primera manifestación clínica. Las membranas mucosas no están involucradas, lo que puede ser una característica útil para distinguir la enfermedad del suero de otros cuadros clínicos similares. Puede haber lesiones por la urticaria, que suelen ser más duraderas que las producidas por otras causas. Frecuentemente el rash cutáneo comienza alrededor del punto de inyección intramuscular o subcutáneo (como en el caso que nos ocupa de los sueros frente a envenenamientos animales). La lesión más característica es un rash urticariforme o serpiginoso macular que se inicia en la parte antero-inferior del tronco, región inguinal, periumbilical o región axilar, y se extiende para involucrar a la espalda, parte superior del tronco y extremidades. Los cambios en la piel pueden ser prominentes en la parte lateral de los pies y las manos, en la planta y parte lateral del pie, o en la línea divisoria entre la cara palmar y dorsal de los dedos y manos. Otras manifestaciones pueden incluir una púrpura evidente, erupciones morbiliformes, pápulas o lesiones maculopapulares, eritema palmar, livido reticularis, y hemorragias periungueales. Puede haber también eritema multiforme con erupciones de tipo cíclico, mientras que las erupciones tipo vasculitis son infrecuentes. Las erupciones suelen durar desde pocos días a 2 semanas. No se producen úlceras, infecciones o cicatrices secundarias.

Prácticamente todos los pacientes diagnosticados de enfermedad del suero presentan fiebre, que suele ser >38'5ºC con malestar antes y durante la fase febril. La fiebre de la enfermedad del suero se caracteriza por picos altos con retorno a la normalidad en el mismo día. Los rigores son inusuales. La fiebre es remitente, pero no tiene ningún patrón predecible en el tiempo, oscilando entre 37'5ºC y 40ºC.

Las artralgias son una característica, aunque inconstante, de la enfermedad del suero, apareciendo en aproximadamente dos tercios de los pacientes. Las articulaciones comúnmente afectadas son las MCF, rodillas, muñecas, tobillos y hombros, aunque también se describe el dolor en columna vertebral y articulaciones temporomandibulares o como dolor mandibular puro.

Por un lado, la hipersensibilidad es común con la palpación y el movimiento, y que además puede ser severa, por otro, la inflamación y el eritema debido a la artritis se producen sólo en una minoría de los pacientes. La participación artrálgica tiende a ocurrir después del inicio del rash cutáneo, y se resuelve antes que la propia erupción cutánea. Puede haber mialgias en los brazos y muslos.

Otros síntomas menos comunes incluyen cefalea inespecífica, visión borrosa, edema (incluyendo edema facial o periférico), linfadenopatías (especialmente en ganglios linfáticos regionales que drenan el sitio de inyección de la proteína heteróloga), esplenomegalia, uveítis anterior, y la neuropatía periférica, incluyendo síndrome de Guillain-Barré. Hay toda una variedad de manifestaciones gastrointestinales: inflamación intestinal, náuseas, diarrea y ocasionalmente presencia de melena.

A nivel analítico hay elevación de VSG y PCR. El recuento completo de sangre con frecuencia demuestra neutropenia, con el desarrollo de linfocitos reactivos plasmocitoides (tanto en forma de linfocitosis como leucopenia). Puede haber presencia de trombocitopenia leve y eosinofilia. Los reactantes de fase aguda no específicos (VSG y PCR) se elevan durante la fase activa de la enfermedad del suero y los pacientes con edema presentan hipoalbuminemia. Durante la enfermedad del suero, el análisis de orina muestra proteinuria leve en aproximadamente la mitad de los pacientes, y concretamente en estos pacientes con proteinuria también se puede desarrollar una hematuria leve y transitoria. En ocasiones la creatinina sérica se eleva hasta aproximadamente el doble del valor de referencia, pero la disfunción renal tiende a resolverse en pocos días.

En los episodios graves, el estudio del complemento muestra una disminución de entre C3, C4 y del CH50, lo que refleja su consumo. Hay elevación de inmunocomplejos circulantes, que pueden medirse mediante la prueba de unión en fase líquida de C1q y con el ensayo de células Raji. Ahora bien, los cambios en el complemento y en los niveles de inmunocomplejos no son paralelos a la evolución clínica de la enfermedad del suero.

Las características histológicas del rash de la enfermedad del suero son variables y no son específicas para la enfermedad del suero. Los hallazgos más típicos en biopsias de piel, en pacientes que desarrollan la enfermedad del suero por antígenos de origen equino, es la presencia de leves infiltrados perivasculares constituidos por linfocitos e histiocitos, con ausencia de necrosis de los vasos. La inmunofluorescencia demuestra la presencia de IgM y C3, aunque no de IgG. En otra minoría de pacientes se evidencia una vasculitis leucocitoclástica con participación de neutrófilos y presencia de necrosis fibrinoide. La tinción inmunohistoquímica o inmunofluorescencia con anticuerpos específicos puede revelar la presencia de IgG y C3 en las paredes de las pequeñas arteriolas y capilares.

El diagnóstico diferencial incluye enfermedades virales que cursan con exantema, vasculitis por hipersensibilidad, fiebre reumática aguda, meningitis aguda o infección gonocócica, enfermedad de Still. Y en los niños la enfermedad de Kawasaki es una posibilidad adicional. Otras posibilidades de diagnóstico diferencial son la púrpura de Schönlein-Henoch, sinovitis postvírica, mononucleosis infecciosa, apendicitis y urticaria crónica idiopática.

En las virasis exantemáticas hay presencia de fiebre, rash cutáneo, malestar y mialgias y/o artralgias, un cuadro idéntico a la enfermedad del suero y muy difíciles de diferenciar. En estas virasis las artralgias no son tan intensas como en la enfermedad del suero además de que puede haber presencia de lesiones mucosas o faríngeas, no presentes en la enfermedad del suero.

En las vasculitis por hipersensibilidad no es frecuente su asociación a artralgias, y de estar son poco importantes. La vasculitis urticariforme puede asociarse a lupus eritematoso sistémico, o bien, ser el primer síntoma del denominado síndrome de vasculitis urticariforme por hipocomplementemia, muy frecuentemente asocia a la presencia de hipocomplementemia y autoanticuerpos frente al componente C1q.

La fiebre reumática aguda presenta típicamente una artritis migratoria con una importante inflamación articular, en comparación a las simples artralgias de la enfermedad del suero. La auscultación cardíaca, carditis y una historia previa de infección estreptocóccica reciente con serología positiva puede sugerirnos la fiebre reumática aguda como diagnóstico. La meningococcemia es aguda y además de los signos meníngeos, hay lesiones purpúricas y pústulas que no se presentan en la enfermedad del suero.

En el síndrome de Reiter hay fiebre y dolor articular, pero este síndrome se diferencia al presentar afectación de las mucosas (estomatitis, uretritis) y conjuntivitis. Además la artritis se muestra con inflamación y de forma recurrente. Las lesiones cutáneas asociadas a este síndrome, como la balanitis circinada, no tienen nada en común con la enfermedad del suero. También debe hacerse el diagnóstico diferencial con el síndrome de Stevens-Johnson en una fase incipiente, aunque en este caso se origina frente a la administración de un fármaco y no tras la administración de antídotos frente a envenenamientos por animales.

La enfermedad de Still (artritis reumatoidea juvenil) puede presentarse con fiebre, artralgias, oligoartritis o periartritis y rash cutáneo. La erupción típica de esta enfermedad es evanescente, apareciendo durante la fase febril y presentando variaciones circadianas en consonancia con las variaciones de la temperatura del paciente y después se desvanece a las pocas horas. La enfermedad de Still es recurrente en el tiempo, mientras que la enfermedad del suero desaparece, como máximo a las 2-3 semanas tras la supresión del agente etiológico.

La enfermedad de Kawasaki en los niños se manifiesta por fiebre, rash y edema de las manos, lo que puede semejar una enfermedad del suero. Los cambios periféricos en las extremidades, como son, el eritema en palmas y plantas o el edema en pies o manos (en la fase aguda) y la posterior descamación periungueal (fase de convalecencia) difiere de las artralgias en la enfermedad del suero. Además en esta enfermedad se presenta afectación de las mucosas (boca y conjuntiva) inexistentes en la enfermedad del suero.

Tratamiento. El objetivo primario del tratamiento es identificar el agente causante. Cuando se trata de una proteína heteróloga que actúa de antídoto, el antecedente de su administración, tras producirse un envenenamiento, es obvio; ya no es así cuando el agente causal es un fármaco. El fundamento del tratamiento consiste en mejorar los síntomas que aparecen como resultado de la deposición de los inmunocomplejos en los diferentes tejidos.

Hay tres grupos fundamentales de fármacos a utilizar en la enfermedad del suero. Por un lado están los antihistamínicos que se utilizan para combatir la urticaria y prurito. Los bloqueadores tipo H1 son capaces de bloquear la liberación de histamina como consecuencia de l aumento de permeabilidad vascular. También algunos antihistamínicos de segunda generación son capaces de reducir la liberación de aminas vasoactivas.

El fármaco utilizado es la difenhidramina con efectos anticolinérgicos y sedativos. Está contraindicado en neonatos y prematuros. La dosis a utilizar en el adulto es de 10-50 mg/6-8h (tanto por vía oral como ev o im) sin exceder los 400 mg/día; mientras que la dosis pediátrica es de 5 mg/Kg peso/día o bien de 150 mg/m^2 superficie corporal/día, a dividir en cuatro tomas, es decir cada 6 h, sin exceder los 300 mg/día. Suele producir efectos depresores en el SNC en el adulto y está contraindicado su uso en pacientes alcohólicos ya que pueden desarrollar reacciones semejantes a las que produce el disulfiram. En niños pequeños da lugar a excitabilidad.

Los AINEs se usan para controlar la fiebre y los trastornos de dolor muscular o artritis, gracias a la inhibición sobre la ciclooxigenasa-1 (COX-1). Son suficientes el uso de ibuprofeno o naproxeno. El ibuprofeno, del grupo del ácido propiónico, tiene un buen perfil de seguridad y puede usarse en los niños sin prácticamente efectos secundarios. La dosis en el adulto es de 400-600 mg/4-6 h sin exceder los 3200 mg/día;

mientras que en los niños la dosis es de 10-40 mg mg/Kg peso día vo a repartir en cuatro tomas (cada 6 h). En los casos que existe grave disfunción renal a causa de la enfermedad del suero, se debe evitar su uso ya que, como efecto fisiometabólico, reduce el flujo sanguíneo renal al producir una disminución de las prostaglandinas con la subsecuente descompensación renal, cuya función ya está afectada por la enfermedad. En este caso es preferible el uso de naproxeno.

Finalmente los corticosteroides se utilizar en casos severos debido a sus propiedades inmunosupresoras. El fármaco a utilizar es la prednisona, que posee propiedades de retención de sales y un gran poder antiinflamatorio. La dosis del adulto es de 60-80 mg/día vo, mientras que en niños es de 1-2 mg/Kg peso/día. Su administración se prolonga duranrte pocos días hasta la resolución del cuadro clínico. En caso de tener que administrarse en pacientes bajo tratamiento con diuréticos debe monitorizarse los niveles de K^+ por el riesgo de hipokaliemia. Se tendrá precaución en pacientes con glaucoma, irregularidades menstruales, en pacientes con osteoporosis o en fase de tratamiento de fracturas, ulcus, pancreatitis, esofagitis, vértigo, enfermedad de Cushing, cataratas y en niños tras pasar (en los 3 meses previos) varicela o sarampión.

De forma experimental se ha realizado, como tratamiento, una plasmaféresis sanguínea en pacientes sometidos a trasplante renal y que desarrollaron una enfermedad del suero grave y que persisitió a pesar del tratamiento con esteroides sistémicos. Los pacientes tratados experimentaron una resolución completa de todos los síntomas tras realizar 1-2 plasmaféresis. La corroboración de este procedimiento como terapéutica alternativa aún precisa de estudios más reglados.

RABIA

Etiología. Esta enfermedad es una de las zoonosis más antiguas conocida, todavía vigente. Aunque algunos países se han declarado libres de la rabia clásica siguen existiendo reservorios en los animales salvajes, y hoy día todavía está mundialmente distribuida (con la única excepción de Nueva Zelanda). Esta enfermedad animal, que afecta a todos los Mamíferos, y que puede transmitirse al ser humano, está causada por lyssavirus pertenecientes al orden de los Mononegavirales y familia de los Rhabdoviridos.

En última instancia el agente causal de la rabia no es otro que una cadena negativa de ARN vírico. Este genoma, no segmentado, tiene 12 kilobases de largo, polaridad negativa (3'→5') y codifica 5 proteínas virales: la nucleoproteína N, la P fosfoproteína, la matriz de la proteína M, la glicoproteína G y la polimerasa L. El lyssavirus tiene forma de bala con una longitud que oscila entre 100-300 nm y un diámetro de 75 nm. Este virus se compone de dos estructuras funcionales: la bicapa lipídica y la ribonucleocápside. La bicapa lipídica forma una cubierta con una especie de proyecciones espiculares que corresponden a trímeros de la glicoproteína G, responsables del reconocimiento y de la unión a los receptores potenciales de las células huésped. Esta proteína G es esencial para la patogeneidad del lyssavirus y para la inducción de la respuesta inmune. La ribonucleocápside interna, formada por el genoma ARN, es una estructura helicoidal íntimamente asociada a la proteína N, la polimerasa L y a la fosfoproteína P; esta última actúa de cofactor e interactúa con los componentes proteicos celulares durante el transporte axoplásmico. Este complejo proteico más la estructura helicoidal aseguran la transcripción y replicación del genoma en el citoplasma. Entre ambas estructuras se halla la matriz de proteína M, responsable de la morfología en forma de bala a medida que el virus se forma.

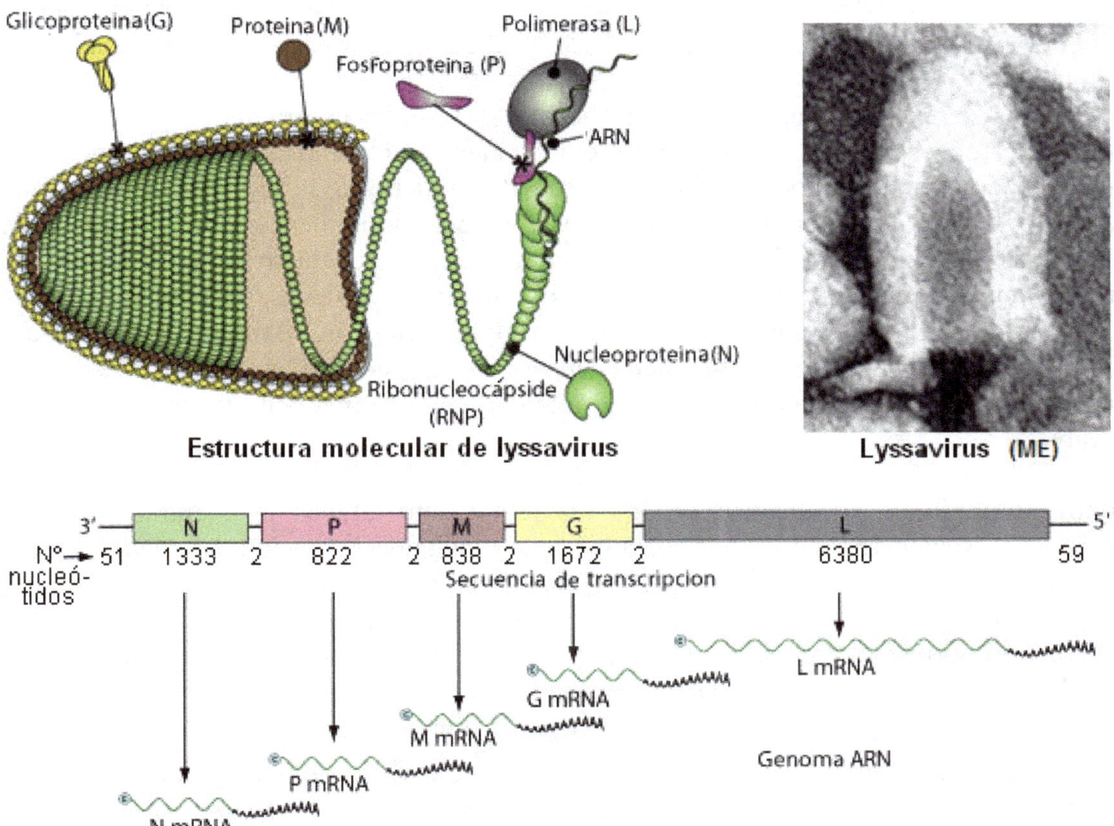

Estructura molecular de lyssavirus

Lyssavirus (ME)

El género *Lyssavirus* está constituido por 7 genotipos diferentes a los que se han añadido otros 4 descubiertos recientemente. Todos los genotipos están segregados en dos filogrupos: el filogrupo 1 incluye a los genotipos I, IV, V, VI y VII, y el filogrupo 2 engloba a los virus africanos de los genotipos II y III. Los virus de cada filogrupo difieren en sus propiedades biológicas de patogeneidad, en la capacidad de inducción de la apoptosis y en el reconocimiento del receptor celular. El genotipo I (conocido por las siglas RABV) es el agente causal de la rabia clásica transmitida por mamíferos y murciélagos americanos. El resto de lyssavirus son transmitidos por diferentes especies de murciélagos, su principal reservorio. Todos los lyssavirus causan encefalitis, indistinguibles genotípicamente, que son mortales para cualquier mamífero. Todos los restantes genotipos, de forma excepcional también pueden afectar al ser humano.

Tabla 61: Clasificación de los lyssavirus

TIPO	GEN.	VECTOR/RESERVORIO	DISTRIBUCIÓN
Lyssavirus (RABV)	I	Mamíferos carnívoros murciélagos	Mundial (excepto Nueva Zelanda)
Virus Lagos (LBV)	II	Murciélagos frugívoros	Africa
Virus Mokola (MOKV)	III	?	Africa subsahariana
Virus Duvenhage (DUVV)	IV	Murciélagos insectívoros	Africa / Sur de España
Lyssavirus europeo 1 (EBLV1)	V	Murciélagos insectívoros	Europa
Lyssavirus europeo 2 (EBLV2)	VI	Murciélagos insectívoros	Europa
Lyssavirus australiano (ABLV)	VII	Murciélagos insectívoros y frugívoros	Australia
Virus Aravan (ARAV)		Murciélagos insectívoros	Asia Central
Virus Khujand (KHUV)		Murciélagos insectívoros	Asia Central
Virus Irkut (IRKV)		Murciélagos insectívoros	Siberia Oriental
Virus Cáucaso occ. (WCBV)		Murciélagos insectívoros	Cáucaso

Filogrupo 1, Filogrupo 2.

El uso de anticuerpos monoclonales (MAb) dirigidos contra los antígenos víricos de la nucleocápside o la glicoproteína, o la secuenciación de fragmentos genómicos determinados ha hecho posible la definición de numerosos subtipos dentro de cada serotipo. Los sitios antigénicos conservados en la nucleocápside permiten el reconocimiento de todos los lyssavirus con recientes preparaciones comerciales de anticuerpos conjugados antirrábicos, que se utilizan en pruebas de diagnóstico con muestras de cerebro. Existen dos filogrupos de lyssavirus con distinta patogenicidad e inmunogenicidad. Los sitios antigénicos conservados en RABV, DUW, EBLV y ABLV permiten la neutralización cruzada y la inmunidad cruzada mediante vacunación contra la rabia.

Existe poca o nula protección cruzada contra MOKV o LBV por vacunación contra la rabia, y la mayoría de los antisueros antirrábicos no neutralizan estos lyssavirus. Recientemente se han aislado de murciélagos euroasiáticos cuatro nuevos virus relacionados con el de la rabia (los virus de murciélago Aravan, Khujand, Irkut y Cáucaso occidental) y se han descrito como nuevas supuestas especies de *Lyssavirus*. Existe una protección reducida con una vacunación anterior a la exposición, o con profilaxis convencional contra la rabia después de la exposición, en el caso de estas nuevas cuatro variantes del virus de la rabia en los murciélagos

Epidemiología. El máximo reservorio del virus de la rabia clásica en Europa es el zorro común (*Vulpes vulpes*), mientras que para las zonas más septentrionales de

Europa y parte de Asia como reservorio está el perro mapache (*Nyctereutes procyonoides*). En América se distinguen diferentes ciclos de rabia independientes producidos por diferentes especies: mapache (*Procyon lotor*), zorrillos (*Memphetis spp*), zorro común (*Vulpes vulpes*), zorro gris (*Urocyon cinereoargenteus*), coyote (*Canis latrans*) y zorro ártico (*Alopex lagopus*). En Australia el reservorio se da en los zorros voladores (*Pteropus alecto*). En Africa, la mayor parte de Asia, América latina y Oriente Medio siguen siendo regiones donde los perros siguen siendo los principales reservorios y transmisores de la enfermedad.

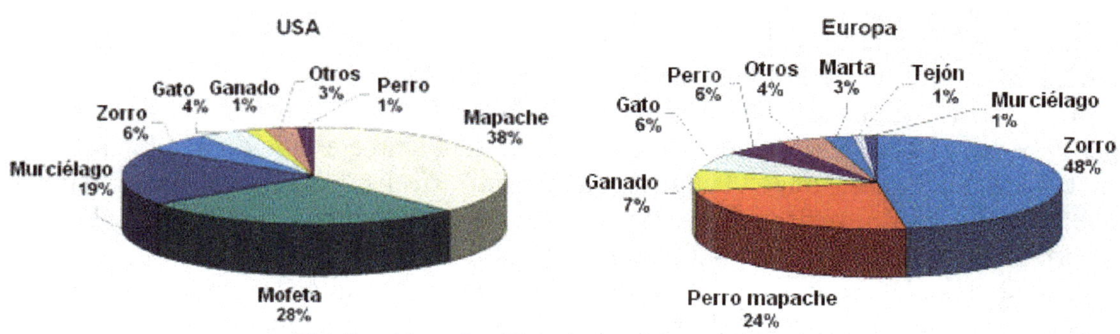

Distribución epizoótica de la rabia en USA y Europa

En los países más endémicos la probabilidad de ser mordido por un perro depende de la densidad poblacional de los perros, que pueden alcanzar densidades poblacionales de hasta 1000 perros/Km^2 (Sri Lanka), considerándose que en poblaciones caninas de ≤4'5 perros/Km^2 difícilmente se mantiene la rabia canina.

Para el resto de gentotipos caracterizados hasta ahora el gran reservorio son los murciélagos. Para cinco genotipos son los vectores exclusivos, y sólo el gemotivo I (RABV) incluye también vectores terrestres. Todos los genotipos excepto el II (virus Lagos) han producido casos de enfermedad en el ser humano. Existen unas 900 especies de murciélagos en el mundo, de las cuales 32 son nativas de Europa. Todas ellas son especies insectívoras inofensivas para el ser humano, además estas especies europeas están en peligro de extinción, por lo que se regularizó su protección mediante la Directiva 92/43/CEE. Los murciélagos duermen en los árboles o en zonas subterrestres como cuevas, sótanos o minas, donde además hibernan. Dentro de los edificios prefieren áticos, vigas o áreas detrás de persianas. Debido a la excepcionalidad de los ataques a personas no es necesario desalojar las colonias de murciélagos próximas a zonas habitadas.

Otros mamíferos pueden contraer la rabia y de forma excepcional transmitirla directamente al ser humano (los pocos casos excepcionales se han dado en el Viejo Mundo y Australia) o de forma indirecta tras infectar a ganado previamente. En Europa se ha observado que el murciélago hortelano (*Eptesicus serotinus*) es el reservorio del lyssavirus EBLV1, mientras que los lyssavirus EBLV2 están asociados al murciélago de ribera (*Myotis daubentonii*) y al murciélago de los estanques (*Myotis dascyneme*). Sin embargo los murciéalgos no contraen fácilmente esta enfermedad. Un reciente estudio serológico en el murciélago ratonero grande (*Myotis myotis*) en las Islas Baleares halló anticuerpos en un 36% de los especímenes estudiados. Dado que no se observó que la presencia de anticuerpos estuviese relacionada con la supervivencia de los murciélagos, parece que tienen cierto grado de resistencia innata, lo que los convierte en reservorios ideales del virus. También se han encontrado anticuerpos en murciélagos de otras especies: murciélago hortelano (*Eptesicus serotinus*), murciélago ratonero gris (*Myotis nattereri*), murciélago grande de herradura (*Rhinolophus ferrumequinum*), murciélago común (*Pipistrellus pipistrellus*) y murciélago de cueva (*Miniopterus schreibersii*).

Otros animales que pueden presentar rabia son los pequeños roedores, ratas, ratones, hámsters, jerbos, ardillas, cobayas, liebres y conejos, pero no se ha producido nunca paso de la enfermedad de este tipo de animales al ser humano. La transmisión de la rabia de una persona infectada a otra sana por medio de besos, mordeduras, relaciones sexuales, o por lactancia es más que excepcional.

Al contrario de la rabia salvaje, la rabia con carácter urbano, está considerada por la OMS como una enfermedad desatendida. Los perros callejeros siguen siendo los máximos responsables de la mayoría de muertes humanas en los países en desarrollo de Asia y Africa donde realmente sufren la carga de esta enfermedad con un 95% de total mundial de las muertes calculadas en unas 55.000 personas/año (en Asia 31.000 y en Africa 24.000). Entre el 30-60% de las muertes resultan ser niños menores de 15 años, ya que son los niños los que mantiene un mayor contacto con animales, sobre todo perros y gatos, tanto domesticos como vagabundos. Como ejemplo de la rabia selvática, en USA, se producen unas 20 muertes/año. Aún así el número de muertes estimado puede ser inferior al real, ya que sólo en India se estima que se producen unas 20.000 muertes/año y en Africa unas 24.000 muertes/año.

Se calcula que unos 2.500 millones de personas habitan en zonas consideradas endémicas y que más de 10^6 de personas al año reciben tratamiento profiláctico para evitar mordeduras de animales rabiosos o de riesgo. Por ello se siguen promoviendo campañas masivas de vacunación en animales y se hacen esfuerzos para un mejor acceso de las personas a los tratamientos adecuados postexposición. En América Central y del Sur tras las campañas masivas de vacunación en los años 80 se consiguió reducir espectacularmente la rabia tanto en animales como seres humanos, y actualmente tienen una incidencia de 0'01-0'02 muertes/100.000 habitantes.

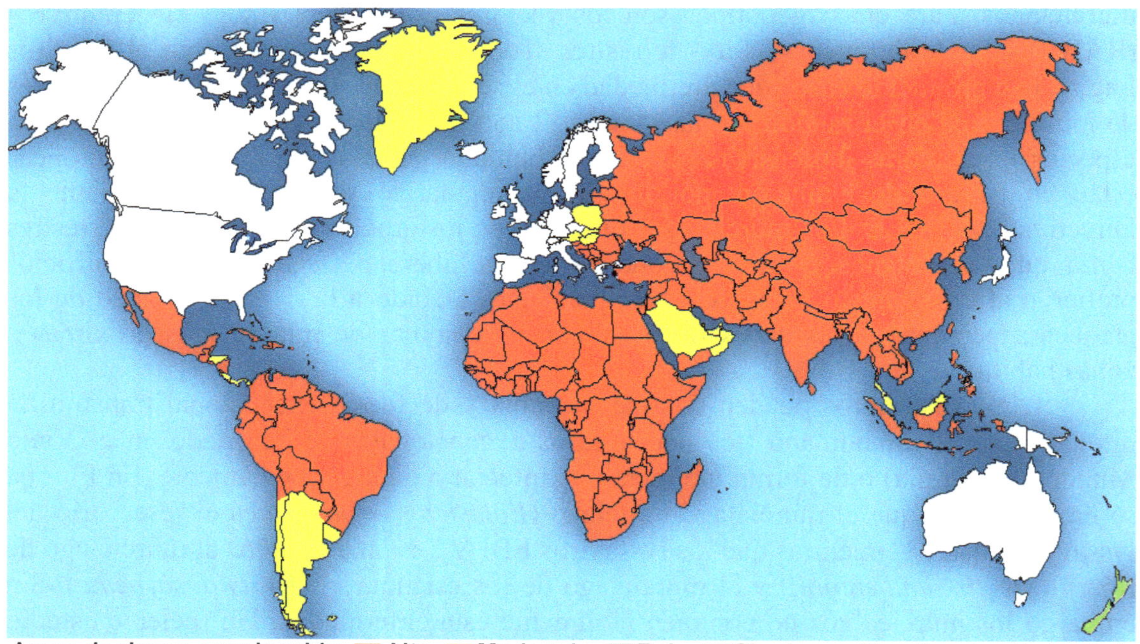

Areas de riesgo para la rabia: Alto, Moderado, Bajo, Sin riesgo. Zona libre de rabia (según la OMS): territorio en el que no se ha producido ningún caso de rabia humana, ni en ningún animal, ni en ningún murciélago durante un periodo de 2 años.

Patogenia. La forma más común de transmisión de la rabia es por la mordedura de un mamífero infectado, que a través de la saliva cargada de virus los inoculan, a través de las soluciones de continuidad cutánea, directamente en el músculo y tejidos subcutáneos, o bien, por contacto directo con las mucosas. Hay que saber que el virus no atraviesa la piel intacta. Tras una mordedura el riesgo de infección por rabia oscila entre el 5-80%, pero es unas 50 veces mayor que el riego de infección si la lesión cutánea es una rascada, en cuyo caso el riesgo oscila entre 0'1-1%. Si las mordeduras por animales rabiosos no son tratadas, la mortalidad oscila entre el 38-75%, dependiendo de diferentes factores: la gravedad de las lesiones cutáneas, la localización de las mismas, así como la carga viral presente en la saliva del animal. Cuando se trata de lesiones epidérmicas superficiales, son más infectivas las mordeduras de murciélagos que no las de carnívoros terrestres, debido a que los genotipos de lyssavirus que transmiten estos mamíferos voladores se reproducen más rápidamente en células neuronales y a temperaturas más bajas que los virus de la rabia clásica (RABV). Hoy día aún se desconoce la ruta que sigue el virus para entrar desde el epitelio a las neuronas, y desde estas cómo alcanza el SNC.

Existen otras vías de inoculación, pero muy raras. La vía inhalatoria es excepcional, dándose casos accidentales en laboratorios de producción de vacunas, o puede darse en ambientes de cuevas habitadas por numerosos murciélagos infectados. Otras veces la transmisión de la rabia se ha producido ocasionalmente tras el trasplante de órganos, sobre todo de córnea, aunque también se han dado casos al trasplantar órganos sólidos (riñón, hígado, pulmón, páncreas, segmento arterial...). Entre bóvidos se ha demostrado, en casos de rabia paralítica, transmisión transplacentaria.

La posibilidad iatrogénica de transmitir la rabia en una transfusión no se ha producido hasta hoy día. Incluso no se ha evidenciado viremia por rabia tanto en animales como seres humanos ya que el virus parece ser estrictamente intra-neuronal durante la fase de incubación de la enfermedad. No hay evidencias de que los donantes de sangre aparentemente sanos pueden transmitir la rabia, incluso si se encuentran en fase de incubación de la enfermedad.

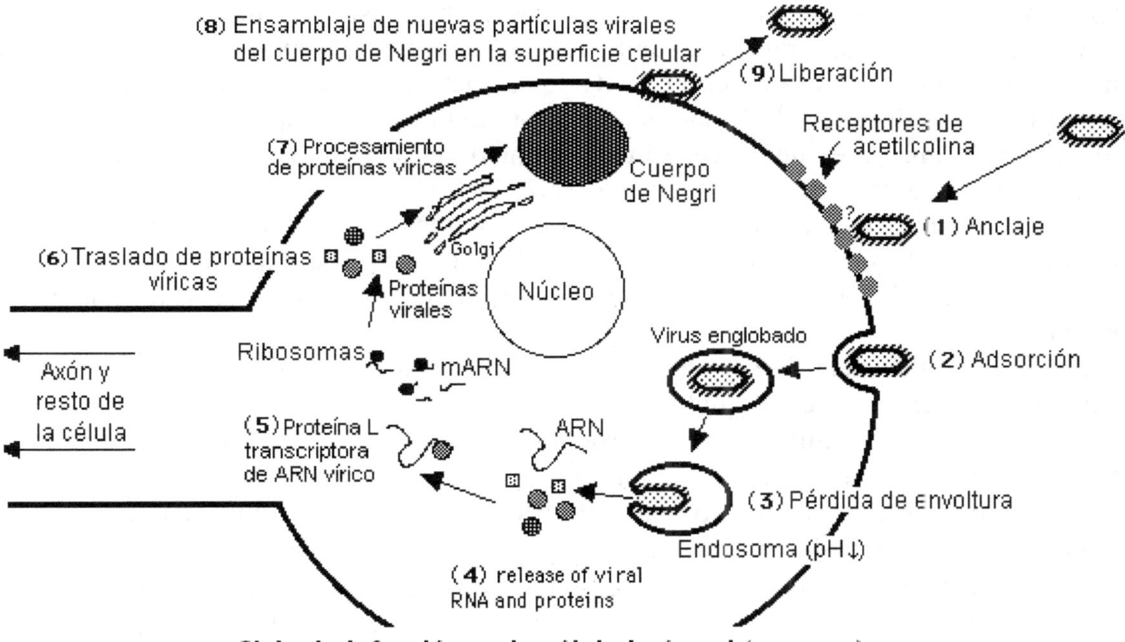

Ciclo de infección en la célula huésped (neurona)

El virus de la rabia se desplaza por los nervios periféricos, a través del sistema de transporte axonal rápido, hacia el SNC a una velocidad de alrededor de 50-100 mm por día. Este movimiento es estrictamente retrógrado, lo que indica que la infección se produciría a través de los nervios sensoriales y motores; pero la invasión del SNC debido a la acción de la glicoproteína G sólo reconoce los receptores de la vía motora y, por tanto, no se produce a través de la vía nerviosa sensorial.

El período de incubación varía desde 2 semanas a 6 años (con una media de 3-52 semanas) de acuerdo a la cantidad de inóculo viral y el sitio de inoculación. Las mordeduras en la cabeza, cara, cuello y manos, y en particular cuando se acompañan de sangrado, ofrecen el más alto riesgo y generalmente están asociados con un período de incubación más corto. El virus de la rabia puede permanecer en el tejido muscular durante largos períodos y en determinadas circunstancias, esta larga permanencia puede proporcionar una oportunidad de respuesta inmune por parte del huésped y dar tiempo a tratamiento postexposición.

Uno de los aspectos más sorprendentes de la inmunopatología de la rabia es la falta, casi total, de una respuesta inflamatoria en el SNC caracterizada por infiltrados perivasculares de células mononucleares, gliosis local y neuronofagia. Las lesiones se presentan en la mayoría de las áreas del SNC, pero con frecuencia son más graves en el tronco cerebral. Esto contrasta con otras enfermedades virales del SNC, en las que la inflamación es la característica patológica más importante. Estas observaciones sugieren que la responsable del desenlace fatal de la rabia en condiciones normales es la disfunción neuronal, en lugar de la muerte neuronal.

En contraposición al papel protector de la inmunidad, los propios mecanismos inmunes (incluso los que generalmente se cree que dan protección) a menudo tienen atributos patológicos dependiendo de la extensión de la infección cuando entran en juego una serie de efectores inmunes. Este es el caso de las reacciones que se producen en el tejido nervioso. La respuesta inmunitaria, frente al virus de la rabia, provocada después de la exposición al virus puede prevenir la rabia, lo que indica que la patogeneidad de una cepa particular del virus puede depender de su capacidad de propagación sin inducir una respuesta inmunitaria protectora, en el que el neurotropismo del virus es un elemento clave en este proceso. Otros aspectos de la naturaleza del propio virus tienen una gran capacidad para que éste induzca una respuesta protectora inmunitaria antivírica: la glicoproteína G es la meta para la mayoría de anticuerpos antivíricos neutralizantes y además es un potente inductor de la apoptosis en las células infectadas, lo que ya es un proceso inmunogénico de la rabia. Las propias células del sistema inmunológico se infectan, y esto sería la forma de transportar al virus desde zonas pobremente inervadas a otras más ricas, como los ganglios linfáticos, lo que facilitaría la propagación del virus hacia el SNC. Esto podría explicar cómo el virus puede entrar en el sistema nervioso cuando se introduce a través de los trasplantes de órganos.

Las células del SNC y del sistema inmunitario pueden compartir funciones similares: la secreción de citoquinas inmunomoduladoras, la respuesta a las citoquinas, y la presentación de antígenos. Estas propiedades permiten el contacto físico entre los dos sistemas como cuando la microglía y/o astrocitos presentan antígenos a las células T. Hay un circuito complejo de interacciones mediadas por las citoquinas, especialmente durante la infiltración de células mononucleares o linfocitarias en el SNC. Inicialmente la secreción de citoquinas tipo IFN-γ por parte de infiltrados de células T activadas podría inducir a los astrocitos y microglía a expresar antígenos de la clase I y II del complejo mayor de histocompatibilidad (MHC) y los prepara para la producción de citoquinas posteriores. La activación de astrocitos y microglía puede contribuir al inicio y/o propagación de las respuestas inmunitarias e inflamatorias intracerebrales. Una serie de mediadores presentes en el SNC, tales como prostaglandinas, citoquinas IFN-α, IFN-β e IFN-γ, y neuropéptidos endógenos como la noradrenalina y péptido vasoactivo intestinal, puede suprimir estas respuestas mediante la inhibición de la expresión de antígenos de clase I y II de MHC y de la producción de citoquinas por parte de las células gliales. La inducción y regulación definitiva abajo de una mínima respuesta inmune y baja producción de citoquinas en el SNC depende de varios factores: una interacción dinámica entre una serie de células inmunes periféricas y el SNC, el estado de activación de estas células, la presencia de citoquinas e interleuquinas con efectos pleiotrópicos (IFN-γ, IL-1, IL-6, IFN-α, y otros), la concentración y la ubicación de estas citoquinas en el SNC, y la secuencia temporal en que una determinada célula responde a las citoquinas.

En estudios experimentales se han investigado las posibles alteraciones en la neurotransmisión, mediada por acetilcolina, de las neuronas infectadas así como la transmisión defectuosa de otros neurotransmisores diferentes a la acetilcolina, de importancia en la patogénesis de la rabia, como son la serotonina y el ácido gamma-aminobutírico (GABA). En la infección por virus de la rabia, hay mecanismos complejos implicados en la muerte o la supervivencia de las neuronas tanto in vitro como in vivo. Utilizando diferentes cepas virales y vías de inoculación se ha observado que la apoptosis, que depende de la producción de macromoléculas y requiere de energía, podría ser una protección en lugar de un mecanismo patogénico en las infecciones por virus de la rabia ya que la inoculación de pocos virus patógenos induce mayor apoptosis que no un mayor número de virus patógenos. Por lo tanto, la preservación de las neuronas y la limitación de esta transmisión, por inhibición de la apoptosis, de la inflamación y destrucción de las células T que invaden el SNC en respuesta a la infección, es crucial para la neuroinvasión del virus de la rabia y la transmisión a otro animal.

Una vez infectado el SNC, el virus se transmite por vía axoplásmica anterógrada hacia los nervios periféricos invadiendo tejidos y glándulas secretoras adyacentes como las glándulas salivares. Una vez que alcanza y se reproduce en estas glándulas se considera que el ciclo infeccioso de la rabia se ha completado. La máxima carga viral se concentra en determinados tejidos o fluidos corporales como son el tejido nervioso, el fluido cerebroespinal y la saliva.

Sintomatología. La rabia en humanos puede manifestarse en forma de encefalitis (denominada forma furiosa) o en forma de parálisis (denominada forma muda o paralítica). En ambas formas clínicas el tronco cerebral está implicado aunque no existan signos clínicos de disfunción en esta parte del cerebro. Las variaciones clínicas se dan debido a la diferencia de tropismo en el lugar de la inoculación (mordedura), o del diferente tropismo del SNC, a la ruta de difusión utilizada o a la activación de la cascada inmunológica en el tronco cerebral. La forma paralítica se da en el 30% de casos, con una evolución de signos clínicos más tórpida y no tan evidente como la forma furiosa, lo que dificulta y retrasa el diagnostico y la profilaxis post-exposición.

La lesión cutánea puede ser muy variada, desde una rascada o herida que presente aspecto superficial epidérmico a otra con graves laceraciones y desgarros incluso de tejidos subcutáneos. Las manifestaciones clínicas pueden ser divididas en cinco etapas: periodo de incubación, pródromos, fase neurológica aguda, coma y muerte. La duración de la fase de incubación, de tiempo variable, depende de la distancia entre el punto de inoculación y el SNC, de la densidad de terminaciones nerviosas en la zona de la mordedura, la carga viral y la cepa del virus.

Tras este periodo aparece una fase prodrómica indistinguible de otras enfermedades con presencia de fiebre, cefalea, síntomas gastrointestinales (náuseas, vómitos), debilidad, anorexia, ansiedad. El primer signo clínico, que inicia la fase neurológica aguda, es la aparición de un dolor neuropático que afecta a la zona cutánea lesionada por la mordedura. Después le siguen los signos clásicos de afectación cerebral (encefalitis o mielitis), que incluyen espasmos en respuesta a estímulos táctiles, auditivos, visuales u olfativos. Hay aerofobia e hidrofobia, este último el signo más clásico de la rabia con presencia de espuma en la boca producida por los espasmos faríngeos. Se alternan períodos de lucidez con otros de agitación, confusión y signos de disfunción autonómica. Los espasmos ocurren en casi todos los pacientes con rabia en los que la excitación es prominente. Sin embargo, los espasmos inspiratorios espontáneos usualmente ocurren de manera continua hasta la muerte. La excitación es menos evidente en la rabia paralítica, y los espasmos fóbicos aparecen sólo en el 50% de estos pacientes.

Tabla 64	EXPOSICIÓN	FASES CLINICAS				
		Incubación	Pródromos	Fase neurológica aguda	Coma	Complicaciones y muerte
Duración	—	20-90 días	2-10 días	2-7 días	0-14 días	Varios meses
Signos clínicos	Heridas de diversa índole Hemorragia Lesiones de tejidos subcutáneos	Dolor no neuropático y parestesias perilesionales	Fiebre Anorexia Náuseas Vómitos Cefalea Letargia Debilidad	Hiperventilación Hipoxia Afasia Incoordinación Paresias, parestesias Dolor neuropático Hidrofobia Espasmos faringeos Confusión Delirio Alucinaciones Marcada hiperactividad Ansiedad, agitación Disfagia Signos SNC	Disfunción hipofisaria Hipoventilación Apnea Hipotensión Arritmias Paro cardíaco Coma	Neumotórax Trombosis intravascular Infección secundaria

Si el paciente está muy agitado, hipertenso y con taquiarritmia, se debe tener en cuenta la posibilidad diagnóstica de que se trate de una "tormenta" del SNC mediada por catecolaminas. Esto puede causar cardiomiopatía si no se tratan. En este contexto también puede haber bradiarritmias y asistolia.

Los síntomas que no son los clásicos se pueden observar en pacientes con rabia inoculada por murciélagos y consisten en dolor neuropático, dolor radicular, déficit motor o sensitivo, y movimientos coreiformes de la extremidad mordida durante la fase prodrómica. Hay signos locales como hemiparesia o pérdida hemisensorial, ataxia, síndrome vertiginoso de Hener, siendo frecuentes las crisis convulsivas y las alucinaciones. Pueden presentarse, mioclonías y hemicorea, agitación durante la noche y periodo de calma durante el día; puede ocurrir una eyaculación espontánea y repetitiva, parafasia, debilidad facial y bulbar con conservación de la fuerza en los brazos, o en otras ocasiones presentan debilidad bilateral. La disfunción de los nervios periféricos puede explicar los signos de denervación de órganos y la parálisis motora, bulbar y diafragmática. Hay pérdida de la función pupilar (dilatación fija de las pupilas, anisocoria) que son los primeros signos de disautonomía en la rabia. La pérdida de reflejos corneales y oculovestibular es común, pero no reflejan necesariamente muerte cerebral a causa de la neuropatía sensorial. Los pacientes no presentan espasmos fóbicos o hiperactividad autonómica.

Lesiones de inoculación

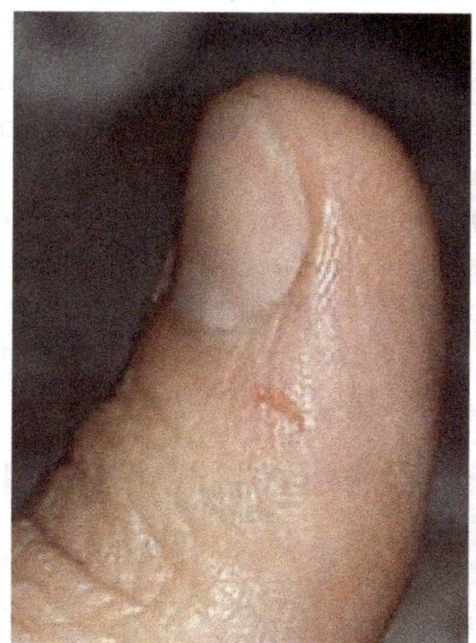
Mordedura de murciélago

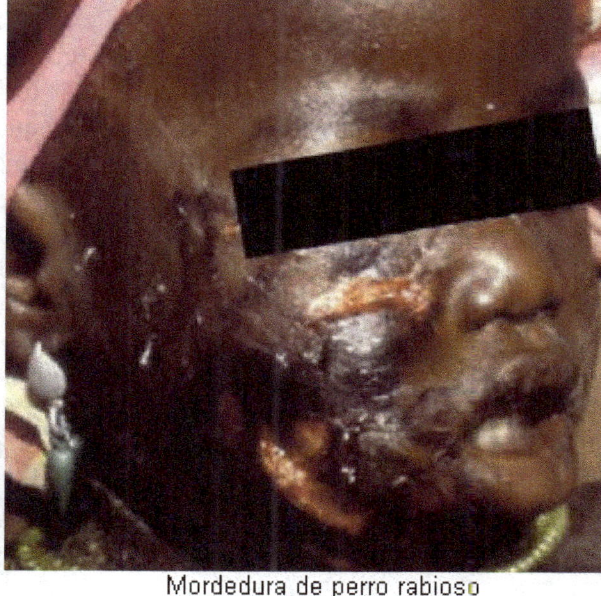
Mordedura de perro rabioso

Durante el coma hay aumento de los espasmos en fase inspiratoria, aunque si se trata de la forma paralítica hay debilidad extrema. La disfunción renal es secundaria a la deshidratación. La presencia del virus en el nódulo sinusal o auriculoventricular provoca cambios en la función y en el ritmo cardiaco y desarrolla una miocarditis. El coma precede a la insuficiencia circulatoria, que es la causa principal de muerte; presentándose una hematemesis, en el 30% -60% de los pacientes, aproximadamente 6 horas antes de la muerte.

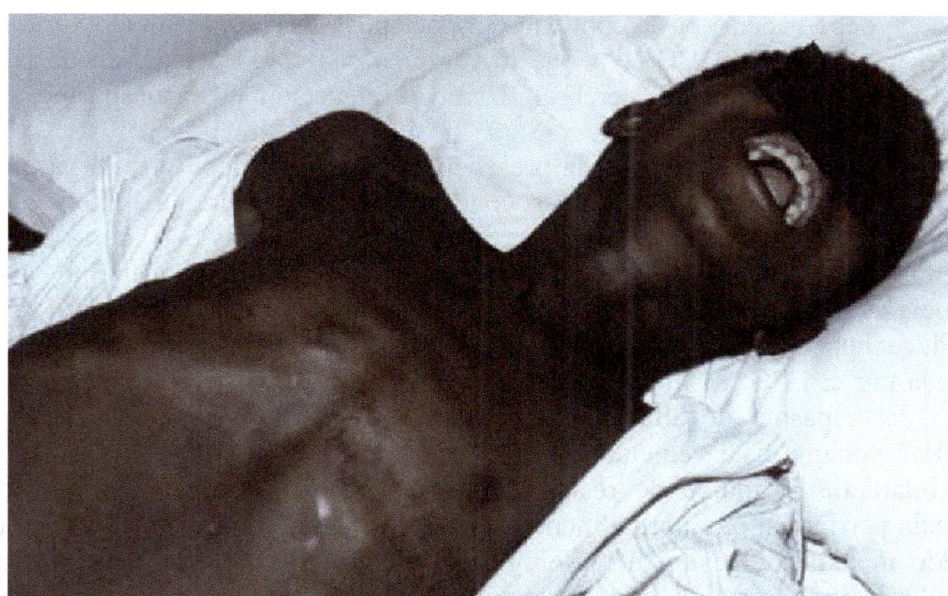
Espasmo hidrofóbico

Una vez que se inicia la fase clínica, la rabia es inevitablemente fatal. El transcurso de la enfermedad puede ser relativamente rápido, la muerte se produce entre 1-5 días del inicio de los síntomas, o bien, puede llegar a prolongarse hasta unos 3 años. Sólo se conocen 3 casos que hayan superado esta enfermedad (todos ellos con rabia en su forma paralítica), sin haber realizado profilaxis pre o post-exposición, dejando en ellos secuelas neurológicas: demencia, trastornos de personalidad, reacción dolorosa a estímulos, ceguera, sordera, o puede dejar secuelas semejantes a la enfermedad de Parkinson (espasticidad, temblores y movimientos involuntarios).

La resonancia magnética, realizada con las debidas precauciones en estos pacientes potencialmente infecciosos, puede ser útil en el diagnóstico. La presencia de imágenes en T2 anormales, mal definidas, medianamente hiperintensas que involucran al tronco cerebral, hipocampo, hipotálamo, sustancia blanca subcortical y profunda y, sustancia gris cortical y profunda son indicativos de rabia, independientemente del tipo clínico. El refuerzo con contraste de gadolinio (Gd^{64}) es mucho más demostrativo en etapas posteriores, cuando los pacientes han entrado en estado de coma. El patrón de captación del contraste distingue a la rabia de otras encefalitis víricas, no por la zona de distribución, sino por la apariencia de la imagen T2. El TAC cerebral es inespecífico pero puede ser útil para valorar la evolución del edema cerebral severo que se produce en la rabia transmitida por murciélagos.

Edad	5HIAA	HVA
	nmol/l	nmol/l
< 6 meses	150-800	310-1100
6 meses - 1 año	114-336	295-932
2 - 4 años	105-299	211-871
5 - 10 años	88-178	144-801
11 - 16 años	74-163	133-551

El estudio sobre líquido cefalorraquídeo muestra la presencia de déficit de tetrahidrobiopterina (BH_4), cuyas cifras de normalidad oscilan entre 7-8 nmol/l. El déficit de BH_4 hace disminuir al ácido homovanílico (HVA) y al ácido 5-hidroxiindolacético (5-HIAA), ambos edad-dependientes (en la tabla inferior se adjuntan valores normales). Además hay aumento de ácido quinolínico (entre 10-100) y una acidosis láctica leve pero progresiva asociada a glucosa normal; y muy excepcionalmente puede haber pleocitosis linfocítica (5-30 células/mm^3).

Uno de los efectos fisiopatológicos que se producen en la rabia es un vasoespasmo arterial cerebral. La detección de esta complicación se puede realizar de forma sencilla con una eco-Doppler transcraneal. La interpretación de los resultados de esta prueba debe hacerse en el contexto del paciente ya que el resultado varía según el valor del hematocrito, $PaCO_2$, y el gasto cardíaco, así como del déficit de BH_4 en el SNC al reducir la perfusión cerebral. Una vez detectado el vasoespasmo se puede confirmar mediante angio-TAC.

La eco-Doppler determina la presencia evolutiva de dos tipos de vasoespasmo. En el tipo 1 (denominado espasmo vasoconductor) la sangre circula a alta velocidad en la arteria cerebral media de forma bilateral. Aparece a los días 6-10 de la fase clínica, etapa en la que sobreviene el estado de coma clínico de la rabia. En este tipo el índice de resistencia es normal. Además cuando la velocidad máxima de la sangre es > 400 cm/s se produce una actividad convulsiva eléctrica seguida de la supresión de actividad registrada por el EEG. El tipo 2 (espasmo arteriolar distal) aparece exactamente 7 días después del espasmo de alta velocidad (a los 13-17 días de la fase clínica) y se caracteriza por una baja velocidad del flujo sanguíneo en la arteria cerebral medial de forma bilateral. El índice de resistencia está aumentado, pero a pesar de la alta resistencia periférica, que normalmente sugiere edema cerebral, no hay edema cerebral detectado mediante el examen radiológico. La presión intracraneal es muy baja por ventriculostomía o punción lumbar, lo que sugiere la pérdida de volumen sanguíneo cerebral. Este vasoespasmo tipo 2 se asocia con un aumento agudo de proteínas en el LCR, así como acidosis láctica y pirúvica en el LCR. En los casos que se ha realizado la autopsia después de un espasmo de tipo 2, no hay evidencia de trombosis, endarteritis obliterante u otro proceso vascular, sólo se evidencia una venulitis convencional compatible con la encefalitis.

Diagnóstico. El diagnóstico de la rabia por métodos de laboratorio, tanto en humanos como animales in vivo, es esencial para la aplicación de la profilaxis postexposición. Además existen pruebas diagnósticas específicas para comprobar y/o confirmar el diagnóstico de la rabia en fase post-mortem.

Las pruebas serológicas pueden ayudar pero los anticuerpos frente al virus de la rabia se han detectado en sólo el 20% de los pacientes no vacunados cuando las pruebas se realizan entre 1-26 días después de la aparición de la enfermedad. Los mismos anticuerpos aparecen más tarde en el líquido cefalorraquídeo.

Otra posibilidad diagnóstica es realizar una biopsia de piel, que específicamente se toma de la zona de la nuca. Se debe obtener una pieza de 5-6 mm de diámetro, y al menos debe contener 10 folículos pilosos con la suficiente profundidad para contener nervios cutáneos localizados en la base de los folículos. En estas biopsias se recomienda realizar 20 preparaciones seriadas para poder detectar las inclusiones de la nucleocápside vírica alrededor de los folículos pilosos. La sensibilidad es del 82% cuando la prueba se lleva a cabo dentro de los 4 días después del inicio de la enfermedad y del 60% cuando se realiza entre 5-8 días después de la infección. Mediante la técnica de fluorescencia de antígenos (FAT) se pueden buscar "huellas" en muestras corneales, cuyo resultado va a depender de la calidad de la muestra enviada al laboratorio, aunque es una técnica con una sensibilidad del 42% y una especificidad del 100%. La biopsia cerebral no suele realizarse y tampoco es útil para el diagnóstico de la rabia, pero cuando se realiza hay que conocer que la obtención de la muestra de la región frontal o temporal realizada en el primer día de la enfermedad puede dar como resultado un falso negativo.

Los cuerpos de Negri se corresponden con agregados de proteínas víricas, pero las técnicas clásicas de tinción solo detectan la afinidad de estas estructuras por colorantes acidófilos. Cuando se quieran aplicar técnicas anatomopatológicas como son las tinciones de Giemsa o Mann, en busca de los cuerpos de Negri, se utilizarán preparaciones preferentemente del asta de Ammón en el hipocampo, córtex o núcleos basales. Un frotis de tejido no fijado se puede teñir por el método de Seller y obtener el diagnóstico en 1 hora (aunque hoy día no se utiliza por su baja sensibilidad). En general, las pruebas histológicas, como la de Mann, se realizan con material fijado después de su inclusión en parafina, y el resultado se obtiene en 3 días. Estas técnicas tienen la ventaja de que el equipo de laboratorio que se requiere es barato y se evita la necesidad de mantener las muestras frías una vez fijadas. Cualquiera que sea el método de tinción empleado, la evidencia de infección reside en la presencia de cuerpos acidófilos intracitoplásmicos.

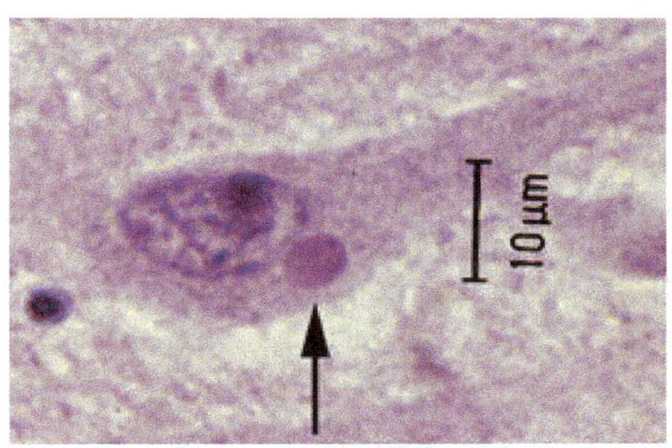

Cuerpo de Negri (flecha)

Las pruebas de laboratorio sobre secreciones y fluidos biológicos como la saliva, líquido cefalorraquídeo, suero, lágrimas y tejidos se pueden utilizar para diagnosticar la rabia; y no son útiles ni el esputo ni las secreciones traqueales. Son necesarios 0'5 ml tanto de suero (no sangre completa) y líquido cefalorraquídeo para aplicar técnicas de inmunofluorescencia indirecta. Las muestras o fluidos obtenidos deben conservarse a ≤ -20 ºC, y en ellos nunca se han de añadir aditivos o conservantes. Un resultado positivo es indicativo de rabia (en suero si no ha habido profilaxis previa a la extracción), pero un resultado negativo no excluye la posibilidad de infección. Se aconseja hacer muestras seriadas de la prueba ya que los resultados negativos pueden deberse a la excreción intermitente del virus.

Así en el laboratorio se puede realizar una identificación inmunoquímica del antígeno del virus de la rabia. Para ello se pueden emplear pruebas de inmunofluorescencia (FAT) o pruebas inmunoquímicas. La prueba más utilizada en el diagnóstico de la rabia es la FAT, que recomiendan tanto la OMS como la OIE. Es un test rápido y sensible, el "*gold standard*" para el diagnóstico de la rabia tanto en animales como seres humanos. Sin embargo, el test FAT puede llevar a un resultado falso negativo cuando la rabia proviene de un murciélago o de un caballo. La prueba puede hacerse directamente sobre un frotis, y puede utilizarse también para confirmar la presencia del antígeno de la rabia en cultivo celular o en tejido cerebral de ratones que se han inoculado para el diagnóstico. La FAT produce resultados fiables en pocas horas en el 95–99% de los casos. La sensibilidad de la FAT depende de la muestra (grado de autolisis y calidad de muestreo del cerebro, del tipo de lyssavirus y de la eficacia del personal del equipo de diagnóstico. Para el diagnóstico directo de la rabia, se preparan frotis de una mezcla compuesta por tejido cerebral que incluya el tallo cerebral, se fijan con acetona fría de grado alto y se tiñen con una gota del conjugado específico. Los conjugados fluorescentes contra la rabia se pueden preparar en el laboratorio. Los comercializados son conjugados policlonales específicos para el virus completo o para la proteína de la nucleocápside vírica, o pueden contener diferentes MAb. En la prueba, los agregados específicos de proteínas de la nucleocápside se identifican por su fluorescencia. Antes de su utilización, se debe comprobar la especificidad y sensibilidad de estos conjugados fluorescentes contra la rabia respecto a las variantes del virus predominante a nivel local. La FAT se puede utilizar en muestras conservadas en glicerol. Si la muestra se ha conservado en formalina, solo se puede emplear FAT después de que la muestra se haya tratado con un enzima proteolítico. No obstante, con muestras fijadas con formalina y digeridas, la FAT siempre resulta menos fiable y más lenta que cuando se realiza con muestras frescas.

En las pruebas inmunoquímicas el anticuerpo puede conjugarse con una enzima como la peroxidasa en vez de con isotiocianato de fluoresceína (FITC). Este conjugado se puede utilizar para el diagnóstico directo con la misma sensibilidad que el FAT pero debe tenerse cuidado con el riesgo de resultados positivos falsos inespecíficos. Este riesgo se reduce mucho con una cuidadosa formación de los técnicos. Debe resaltarse que esta técnica requiere un paso de incubación más que la FAT. El conjugado con peroxidasa puede emplearse con cortes finos de tejidos fijados con formalina para pruebas inmunohistoquímicas.

Otras formas de diagnóstico analítico en el laboratorio consisten en la detección de la replicación del virus de la rabia después de la inoculación por medio de cultivos celulares o por pruebas de inoculación intracraneal en ratones. Estas pruebas detectan la infectividad de una suspensión de tejidos en cultivos celulares o en animales de laboratorio y deben emplearse si la FAT da resultados inciertos o cuando la FAT es negativa.

Para el diagnóstico rutinario de la rabia se utilizan, en la prueba de los cultivos celulares, líneas celulares de neuroblastoma, como la CCL-131 de la Colección Americana de Cultivos Tipo (ATCC). Las células se cultivan en medio de Eagle modificado por Dulbecco (DMEM) con 5% de suero fetal bovino (FCS) y se incuban a 36C° con un 5% de CO_2. Su sensibilidad es comparable a la de las células de riñón de hámster neonato (BHK-21). Esta línea celular es adecuada para los aislamientos de cepas de virus sin ningún paso de adaptación, pero debe ser analizada, antes de su empleo, para comprobar su susceptibilidad a las variantes predominantes del virus local. La presencia del virus de la rabia en las células se revela por FAT. El resultado de la prueba se obtiene después de 18 horas, por lo menos (un ciclo replicativo del virus en las células); generalmente la incubación se prolonga hasta 48 horas y en algunos laboratorios hasta 4 días. Esta prueba es tan sensible como la de inoculación en ratón. Si existe en el laboratorio una unidad de cultivos celulares, esta prueba debería sustituir a la de inoculación en ratón ya que evita el uso de animales vivos, es menos costosa y da resultados más rápidos. Para mayor seguridad del resultado, es deseable realizar más de un tipo de prueba con cada muestra.

Respecto a las pruebas de inoculación en ratón, se inoculan intracerebralmente de cinco a diez ratones de 3–4 semanas (12–14 g), o una camada de ratones recién nacidos de 2 días. El inóculo es el sobrenadante clarificado de un homogeneizado de material cerebral al 20% (córtex, asta de Ammon, cerebelo, médula oblonga) en una solución isotónica tamponada con antibióticos. Los ratones deben anestesiarse para reducir el dolor de la inoculación. Los ratones jóvenes se observan diariamente durante 28 días, y cada ratón muerto se examina para rabia mediante FAT. Para obtener resultados más rápidos con ratones recién nacidos, es posible analizar por FAT un ratón a los 5, 7, 9 y 11 días post-inoculación. Cualquier muerte durante los 4 primeros días se considera inespecífica (debida al estrés, las infecciones bacterianas, etc.)

Esta prueba *in-vivo* debe evitarse cuando sea posible teniendo en cuenta las normas sobre bienestar animal. Además, es cara y no proporciona resultados rápidos (en comparación con las pruebas de inoculación *in-vitro*), pero, cuando la prueba resulta positiva, se puede aislar una gran cantidad de virus de un único cerebro de ratón para identificación de la cepa. Otra ventaja de esta prueba de baja tecnología es que puede aplicarse fácilmente en situaciones en que no se dispone del entrenamiento y la infraestructura requerida para otras pruebas (por ejemplo, la de cultivos celulares).

En suero se puede utilizar un test diagnóstico muy rápido, la denominada prueba rápida de inhibición de foco fluorescente (RFFIT) que mide el título de anticuerpos neutralizantes frente a la rabia, o bien, sirve para determinar un valor para la concentración de anticuerpos contra la rabia. Todo ello en contraposición a la prueba de enzimoinmunoensayo ELISA, una variación de la prueba inmunoquímica que detecta el antígeno de la rabia pero sólo útil para análisis epidemiológicos amplios. El inconveniente del test RFFIT es que se debe trabajar con virus vivos de la rabia, y son pocos los laboratorios autorizados y capaces de realizar este tipo de determinación serológica; pero sigue siendo una de las pruebas autorizadas internacionalmente para evaluar la eficacia de las vacunas.

La tipificación de los virus puede proporcionar información epidemiológica muy útil y debería realizarse en laboratorios especializados (como los laboratorios de referencia de la OIE o de la OMS) utilizando anticuerpos monoclonales (MAb), sondas de ácido nucleico, o la reacción en cadena de la polimerasa (PCR), para detectar ARN vírico, seguida por secuenciación de ADN de áreas genómicas para tipificar el virus. Esto permite hacer distinciones entre los virus vacunales y una cepa natural de campo, y, posiblemente, determinar el origen geográfico de esta última. La aplicación de la técnica PCR, con amplificación de la secuencia de bases del ADN, muestra el mayor nivel de sensibilidad, pero puede producir resultados falsos positivos o falsos negativos y sólo debe utilizarse en combinación con otras técnicas convencionales.

En el estudio de LCR se demuestra la presencia de déficit de tetrahidrobioterina (BH4). El déficit se produce al menos en la 1-2ª semana de la aparición de la enfermedad, y sin tratamiento puede prolongarse por encima de 2 meses. La BH4 es oxidada por la luz y el oxígeno a pH fisiológico en una variedad de productos finales que no pueden ser detectados cuantitativamente. Por eso, para la determinación válida de BH4 se deberá recoger la muestra de LCR en un tubo que contenga antioxidantes e inmediatamente congelarla en hielo seco. En general las pterinas se recogen en un tubo que contiene 1 mg/ml (volumen final) de ditioeritritol (DTE) y 1 mg ml de ácido dietilenotriaminopentaacético (DETAPAC). La congelación instantánea sin conservantes, en la cabecera del paciente, puede ser una muestra útil. Cuando se recoge LCR se produce un gradiente de depósito en el tubo por parte de las pterinas: los primeros 0,5 ml de LCR se deben utilizar para determinar los neurotransmisores, los segundos 0,5 ml se utilizan de reserva, y los 0,5 ml finales (los más caudales) se usan para determinar las pterinas.

Para el diagnóstico post-mortem se puede hacer un estudio biópsico de muestras de tejido cerebral, que puede obtenerse por trepanación, por vía transorbital o trans agujero magno. Las muestras se conservaran en glicerina y se congelarán, sin usar soluciones de formaldehido. La cantidad de antígenos que pueden encontrarse en el tejido cerebral varía de una región a otra. El tálamo es la región con mayor cantidad de antígenos seguido de la protuberancia y bulbo raquídeo; el cerebelo, hipocampo (asta de Ammon) y otras partes cerebrales dan falsos negativos (en un rango que oscila entre el 4-11%). Las técnicas de detección molecular no se recomiendan actualmente para el diagnóstico postmortem de la rabia de forma rutinaria.

Desde el punto de vista clínico se podría descartar la rabia cuando un paciente mantiene un estado neurológico alterado sin cambios en un periodo ≥ 3 semanas, hecho sumamente insólito en esta enfermedad. El diagnóstico diferencial de la rabia incluye otras encefalitis víricas como la causada por arbovirus como la encefalitis equina japonesa, la encefalitis por los virus del Nilo oriental y Nilo occidental, enterovirus, hinepavirus como el virus Nepah, y encefalitis herpética. De enfermedades como la porfiria hepática aguda con trastornos neuropsiquiátricos y signos de disfunción autonómica. Con el abuso de sustancias o sus consecuencias como la abstinencia alcohólica o delirium tremens, síndrome serotoninérgico agudo debido a la administración de inhibidores de la recaptación de serotonina, el tétanos. Enfermedades de origen neurológico como el síndrome de Guillain-Barré, la encefalitis de Bickerstaff, o su variante la enfermedad de Miller-Fisher y la mielitis transversa. Accidentes con efectos neuroparalíticos, accidentes cerebrovasculares, epilepsia, intoxicación por compuestos similares a la atropina, la poliomielitis y tumores cerebrales.

Tratamiento. Los esfuerzos para prevenir un desenlace fatal, hasta hace poco, han fracasado. La rabia en humanos avanza hacia la muerte en pocos días tras la aparición de los síntomas, aunque el tratamiento médico paliativo de la encefalitis puede prolongar la supervivencia de 133 días a 34 meses. La administración de cualquier vacuna contra la rabia antes de la aparición de los primeros síntomas clínicos es la medida que produce la máxima supervivencia hasta la fecha.

El tratamiento combina los medicamentos antivirales y antiexcitatorios así como el control de las funciones vitales, mientras que la respuesta inmunitaria natural combate la infección viral. En su ayuda se aplica la vacuna antirrábica en varios lugares por vía intradérmica (la vía intramuscular necesita más tiempo, por lo menos una semana, para producir inmunidad mientras que la vía intradérmica acelera la respuesta inmune). La inmunoglobulina antirrábica (humana o equina: favorecen la eliminación del virus) puede utilizarse en la fase post-inoculación, pero su administración intratecal puede conducir, en raros casos, a edema cerebral grave asociado con riesgo de hernia cerebral. También se administran anticuerpos monoclonales (anticuerpos neutralizantes frente al virus de la rabia administrados por vía parenteral y por vía intratecal); antivirales como la ribavirina y amantadina (con demostrada actividad antiviral in vitro), interferón-alfa (administrado por vía intravenosa o intratecal a través de un catéter intracraneal desde un reservorio de Ommaya); ketamina (un anestésico que tiene efecto contra la rabia al interactuar con la actividad antagonista de los receptores N-metil-D-aspartato); las benzodiazepinas y los barbitúricos.

Los corticosteroides no deben utilizarse (en modelos de ratón, el uso de corticosteroides aumenta la tasa de mortalidad y acorta el período de incubación). Además los corticosteroides pueden reducir el paso de los agentes terapéuticos a través de la barrera hematoencefálica. Por lo tanto, la administración de corticosteroides no se recomienda para el tratamiento de la rabia, excepto para el tratamiento de la insuficiencia suprarrenal secundaria.

Protocolo de Milwaukee.

Se trata de un tratamiento experimental, puesto en marcha en 2004, basado en inducir el coma en la víctima para preservar al cerebro mientras otras drogas antivirales, y la puesta en marcha del propio sistema inmunitario con la fabricación de Ac, sean capaces de eliminar el virus. Todavía no está aprobado por la propia FDA y estadísticamente los resultados no son concluyentes debido a que está basado en una experiencia muy limitada de casos, además de que las bases fisiopatológicas que maneja implican controversia al desaprobar muchos fármacos utilizados hasta ahora de forma paliativa. Con este protocolo se consiguió el primer superviviente de la enfermedad en el cual no se utilizaron productos biológicos (vacuna antirrábica, inmunoglobulina humana antirrábica) por realizarse un diagnóstico tardío; desde entonces se ha aplicado en contadas ocasiones pero, hasta hoy día, la supervivencia total alcanza el 20%.

El protocolo se basa en dos conceptos básicos de la enfermedad: la infección por virus de la rabia (cepas de tipo salvaje) no es citolítica y sólo levemente inflamatoria. La muerte es atribuible principalmente a la disfunción reversible de la médula espinal y nervios periféricos y no debido a la destrucción irreversible del cerebro. Esta disfunción puede ser suprimida temporalmente mediante la inducción de una sedación agresiva. En segundo lugar, en los supervivientes de la rabia, a través del cuidado médico intensivo, rara vez se detecta el virus hasta dos semanas después de la aparición de los síntomas, aunque después de este periodo los virus residuales pueden ser detectados en el cerebro durante las siguientes 1-2 semanas. Pero en todos los casos de supervivencia la respuesta inmune natural es evidente en la segunda semana de la enfermedad y es suficiente para eliminar el virus.

La aplicación del protocolo de Milwaukee se realiza en pacientes previamente sanos con edades comprendidas entre 5-55 años, sin afectación del sistema inmunitario. Su aplicación se realiza una vez exista el diagnóstico de certeza por parte del laboratorio, y siempre que no se haya realizado profilaxis antirrábica ya que el tratamiento agresivo del protocolo asociado al uso de productos biológicos antirrábicos ha provocado en ocasiones el denominado fenómeno de la muerte rápida.

El paciente debe ser tratado en una UCI con restricción del personal sanitario a su cuidado para minimizar el número de personas que puedan necesitar profilaxis antirrábica. El aislamiento es necesario porque evita al mínimo los estímulos sobre el paciente que agravaría la sintomatología (espasmos hidrofóbicos) y alivian la ansiedad y el dolor. La inducción del coma se realiza con ketamina (anestésico disociativo) a dosis de 1-2 mg/Kg peso/h asociado a una benzodiacepina (diazepam, alprazolam o midazolam) para equilibrar el metabolismo y los efectos alucinatorios de la ketamina. Esta sedación profunda, que revierte la disautonomía severa del paciente, debe mantenerse entre 7-10 días y sólo se permite alguna pausa durante la primera semana del coma inducido para realizar exploraciones neurológicas, pero haciendo decrecer muy lentamente el coma ya que la estimulación del paciente puede provocar asistolia y variabilidad de la frecuencia cardíaca durante 24h (disautonomía severa). Tras este intervalo de tiempo, de 7-10 días de sedación, hay menos riesgo de que se produzcan, a través del SNA, arritmias letales de origen cerebral por lo que puede disminuirse la sedación. Puede considerarse la posibilidad de control neurológico mediante el estudio de respuestas evocadas visuales, estudios de conducción nerviosa y PESS (potenciales evocados somatosensitivos) para evaluar mejor la progresión y la recuperación del paciente frente a la rabia durante el coma inducido, y evitar así la disautonomía grave en los primeros días.

Los pacientes se deshidratan a causa de la fiebre y la hidrofobia y además como el hipotálamo está afectado normalmente en la rabia se producen trastornos del metabolismo hídrico. Clásicamente, hay un período inicial de secreción excesiva de hormona antidiurética (ADH), que si no se diagnostica prontamente producirá edema cerebral, a lo que le sigue en un plazo de 1-3 días una diabetes insípida. Se debe conseguir una rehidratación euvolémica por medio de suero salino o cristaloides normotónicos equivalentes para corregir la deshidratación. Se debe monitorizar la PVC, y la natremia con controles cada 12h además de evaluar la diuresis cada 4-6h. La restricción de agua libre es eficaz en el tratamiento de la secreción excesiva de ADH. La diabetes insípida puede ser grave, prolongada y periódica. Debido a que la ADH es un potente supresor de la respuesta febril, la diabetes insípida puede estar asociada con la hipertermia. La administración en bolus de vasopresina para el tratamiento de la diabetes insípida puede exacerbar la hipertensión y causar vasoespasmo sin oposición de las arterias craneales, por eso se recomienda un cuidadoso control del flujo sanguíneo intracraneal. Se debe considerar la suplementación con 2 mg/Kg peso/día de tetrahidrobiopterina (BH_4) oral durante el periodo de uso de la vasopresina.

Cuando exista una diabetes insípida o una hipotensión refractaria al tratamiento se debe evaluar la función tiroidea, los niveles de cortisol y de hormona de crecimiento que suelen ser muy deficitarios en fases tempranas de la rabia. Por ello se recomienda su monitorización semanalmente, tratándose sólo los casos que presenten un severo déficit, ya que se ha observado asociación entre reposición suprafisiológica y aumento de mortalidad. Si se añade un seguimiento semanal de la prolactinemia, se tiene un índice muy útil de la integridad funcional del hipotálamo.

El estudio de LCR muestra siempre una disminución de la tetrahidrobiopterina (BH_4) y de ácido quinolínico y ocasionalmente de la coenzima Q10. Desde el punto de vista funcional bioquímico la BH_4: 1) se utiliza en el tratamiento de la fenilcetonuria, y a pesar de metabolizar la fenilalanina no hay aumento de la misma ni en sangre ni en LCR; 2) es esencial para la síntesis de los neurotransmisores de la catecolamina, es decir, la dopamina, la noradrenalina y adrenalina interactuando sobre la enzima tirosinahidroxilasa; 3) es esencial para la síntesis también de neurotransmisores serotoninérgicos, es decir, la serotonina y la melatonina al actuar sobre la enzima triptófanohidroxilasa.; 4) es esencial para el correcto funcionamiento y para la transducción de señales en el cerebro por la enzima óxidonítrico sintetasa (NOS). Además BH_4 es también oxidado enzimáticamente durante la síntesis de citrulina y óxido nitroso (NO) a qBH_2; una alteración de la relación de BH_4 y su metabolito estable oxidado 7,8-BH_2, desdobla la enzima NOS generando un superóxido en vez de óxido nitroso, que conduce a una vasoconstricción paradójica (llamada disfunción endotelial) y; 5) es un cofactor esencial para la alquil-glicerol monooxigenasa, por lo que en caso de déficit (de la BH_4) se genera acúmulo de alquil-glicerol que es un precursor de l factor activador de las plaquetas (PAF), y éste promueve la necrosis neuronal además de ser un verdadero mediador de anafilaxia, edema vasogénico y shock de carácter vasodilatador (o vasoconstrictor en determinados lechos vasculares como el renal).

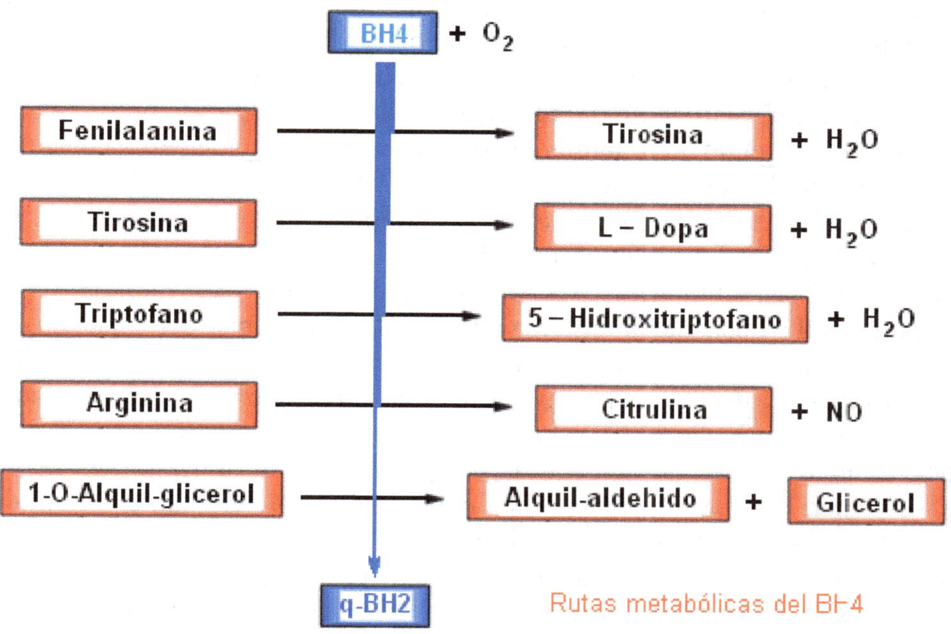

Rutas metabólicas del BH4

La rabia es una enfermedad casi exclusivamente neurotrópica, en la que se afectan casi exclusivamente las neuronas nitrérgicas, es decir las que precisan de la presencia de la enzima óxidonitrico sintetasa (NOS). Estas neuronas nitrérgicas son las que inervan la adventicia de la mayoría de los vasos hasta las arteriolas terminales. De esta manera regulan el 10% de la circulación sanguínea sistémica y >50% del flujo sanguíneo cerebral. Para la correcta síntesis de esta enzima y de todas sus isoformas precisa de concentraciones adecuadas de BH_4 y de su metabolito cerebral 7,8-BH_2. Su déficit genera disminución de la perfusión cerebral sobre todo de la región cerebral anterior ya que recibe inervación de tipo nitrérgico a través de los ganglios geniculado y pterigopalatino. Además existe inervación nitrérgica a nivel dela arteria carótida interna por lo que disminuye el flujo cerebral de entrada. A nivel medular se produce daño isquémico por alteración de la circulación posterior, también inervada por neuronas nitrérgicas.

Aunque se demuestre déficit de BH_4 en el LCR en fases tempranas de la enfermedad, no se debe corregir. Hasta ahora en todos los supervivientes de rabia no se administró BH_4 de forma continua sino sólo como coadyuvante a los vasopresores para corregir la diabetes insípida. Después, en la fase de rehabilitación a los 4-6 meses de evolución de la enfermedad, se pauta a dosis altas (10-12 mg/Kg peso/12h) siempre que se haya comprobado el déficit de BH_4 o de neurotransmisores.

En el LCR, como hemos dicho, hay elevación temprana y persistente del ácido quinolínico: con concentraciones entre 1-100 μM (normal entre 0'01-0'03 μM). Este es un metabolito del triptófano que se forma por la inflamación mediada por el γ-interferón. Sus concentraciones, en LCR, son más extremas que las que se encuentran en la malaria cerebral y en la demencia por VIH, y dentro del rango de las que se encuentran en la meningitis bacteriana. Además este ácido es un agonista de los receptores de glutamato NMDA y por lo tanto excitotoxina. Su actividad es antagonizada por el ácido quinurénico (que se encuentra bajo en la rabia) y por la ketamina (antagonista del receptor NMDA con efecto neuroprotector, y que además resulta ser el anestésico disociativo utilizado para producir el coma inducido). La amantadina actúa también como neuroprotector frente a la neurotoxicidad producida por la alta concentración de ácido quinolínico. Debido a todas estas alteraciones bioquímicas se recomienda control de LCR una vez por semana con determinaciones de la BH_4, neopterina, lactato, ácido homovanílico (HVA) y ácido 5-hidroxiindolacético (5-HIAA) ya que estos últimos suelen disminuir a consecuencia del déficit de BH_4.

La vitamina C es un antioxidante celular permeable capaz de preservar la BH_4 en su forma activa. De hecho en tratamientos previos al protocolo de Milwaukee realizados asociando difenilhidantoína y ácido ascórbico (vit. C) se consiguieron 2 casos de supervivencia, pero no se llegó a demostrar virológicamente, por ningún laboratorio, que se tratara de rabia. La vitamina C está añadida como excipiente en los preparados comerciales de BH_4, aún así, se deben dar suplementos de vitamina C por vía profiláctica enteral a dosis de 500 mg/día además de suplementar con zinc (Zn).

Las complicaciones cardíacas matan al 20% de los pacientes de rabia. Por lo general, se trata de trastornos de la conducción que van desde la asistolia o bradicardia a taquicardia supraventricular. La asistolia puede ocurrir sin pródromos o acontece con frecuencia cuando se asocian taquicardia e hipertensión. Estos trastornos del ritmo se pueden solventar con una sedación más profunda o con el mantenimiento de una oxigenación normal (normoxia arterial e hipercapnia leve) y de la capacidad de transportar oxígeno (hemoglobina >10 mg%) por lo que pueden ser necesarios ventilación asistida y transfusiones sanguíneas. Esta recomendación es la misma para el tratamiento de donantes de órganos con muerte cerebral, y es que la rabia imita muchos aspectos de la muerte cerebral. En trastornos del ritmo, como una bradicardia severa o bloqueo de conducción, si se utiliza para su tratamiento el isoproterenol, se deberá ser prudente limitando la dosis y la duración del efecto ya que aumenta el flujo sanguíneo cerebral y la presión intracraneal.

La hipotensión progresiva puede deberse a la pérdida de la síntesis de catecolaminas en la médula suprarrenal, por ello deben medirse las catecolaminas en sangre u orina en esta situación. En situación de hipotensión leve en fases tempranas de la enfermedad, ésta responde a vasopresores suplementados con 2 mg/Kg peso/día de tetrahidrobiopterina (BH_4). Si a una disfunción cardíaca (bradicardia) y a la hipotensión en progresión se le añade hipotermia se debe pensar en un hipotiroidismo que suele aparecer a la 3ª semana de la evolución de la enfermedad con presencia de niveles bajos de TSH, T3, rT3 y T4.

La aplicación de un coma inducido anestésico requiere de ventilación. La ventilación asistida es probable que sea necesaria durante 2-3 semanas dada la ontogenia de la respuesta inmune y por la parálisis asociada que produce la rabia. Los pacientes deben someterse a intubación endotraqueal o a una traqueotomía con el fin de proteger las vías respiratorias de la aspiración secundaria a la profusa salivación y a la parálisis bulbar. La traqueotomía electiva, en ocasiones, se ha asociado con descompensación neurológica, cuando se efectúa durante los períodos de alto riesgo de vasoespasmo (6-14 días de hospitalización) o de edema cerebral subagudo. Por tanto la traqueotomía electiva se debe realizar en el momento del diagnóstico o después de que se produzca la respuesta inmune y esté excluido el riesgo de edema cerebral subagudo (después de 14 días). Con la intubación endotraqueal y los cuidados de la misma se pueden favorecer los espasmos reflejos que pueden eliminarse aplicando lidocaína al 1% en hipofaringe y tráquea.

La glándula salival es el único órgano donde el simpático y parasimpático son capaces de estimular la secreción (sialorrea). En la rabia se sospecha que el estímulo es simpático. La salivación profusa en los enfermos puede alcanzar una producción de 1,5 a 6 litros/día, que se hace máxima en el momento de la encefalitis aguda y después se repite durante la convalecencia. Esta salivación profusa es un riesgo importante para la aspiración, ya que se trata de secreciones muy viscosas, y puede contribuir a los espasmos reflejos y la deshidratación. Su origen simpático hace pensar que los anticolinérgicos podrían ayudar, pero se hallan formalmente contraindicados por el alto riesgo de taquiarritmias que producen en estos enfermos, así el lavado broncoalveolar de las secreciones puede ser una buena solución paliativa.

La rabia es una enfermedad febril en la fase prodrómica y en la fase de encefalitis aguda. Las causas teóricas de la fiebre en la rabia pueden incluir: 1) la deficiencia en la hormona antidiurética, ya que ésta es un importante regulador negativo de la temperatura corporal; 2) el síndrome de la serotonina, como consecuencia de los desajustes de la dopamina y serotonina durante la carencia de biopterina; 3) el desacoplamiento de la fosforilación oxidativa (debido a las deficiencias metabólicas de los cofactores que participan en el transporte de electrones); 4) por presencia de hipernatremia leve y; 5) de origen sistémico por sobreinfección o inflamación del SNC.

La fiebre es considerada, generalmente, beneficiosa durante el transcurso de las infecciones virales, pero se vuelve ominosa en los casos de encefalitis cuando supera los 40,5ºC. En pacientes afectos de rabia, si la T<38'9ºC no debe tratarse, y por encima de este límite los antipiréticos no se han mostrado eficaces, ni tampoco las compresas frías. La única medida eficaz que ha demostrado ser capaz de disipar la fiebre de forma rápida es el cambio de la temperatura del aire ambiental (que se modificará cuando la T>39,5ºC y en casos de hipotermia severa con T<36ºC). En ocasiones, en los pacientes afectos de rabia, se consigue disminuir la fiebre de la fase prodrómica al realizar la inducción del coma terapéutico, aunque hacia los 12 dias suele reaparecer con motivo del inicio del desarrollo de Ac neutralizantes en LCR. Sin embargo en este momento la presencia de fiebre pude indicar sobreinfección bacteriana o fúngica y su diagnóstico diferencial es difícil. A nivel analítico puede observarse un recuento y fórmula leucocitaria normal o, a veces, se muestra una discreta leucocitosis con moderada desviación a la izquierda. Los controles analíticos sucesivos para determinar si hay presencia de sepsis o no pueden ser negativos, y únicamente cuando se produce una respuesta inmune frente a la rabia puede elevarse la PCR y el recuento plaquetario ($>1x10^6/mm^3$).

Por ello el uso de antibióticos con carácter profiláctico no se recomienda ya que el curso de la enfermedad es muy prolongado por lo que se favorecería la aparición de resistencias. Desde el final de la fase prodrómica puede aparecer un estado de poiquilotermia (variable según la T ambiente) que hace difícil la valoración de presencia de febrícula como síntoma incipiente de sobreinfección. Se recomienda, que de forma preventiva, se realicen analíticas de control y cultivos seriados (de tubo endotraqueal, urocultivo y hemocultivo). En caso de presencia de cultivos (+), ser realizará antibioterapia empírica que debería limitarse a 3-5 días de tratamiento, hasta que los cultivos se negativicen.

La rabia progresa hacia una paresia generalizada y parálisis flácida tras la fase aguda y hasta que sobreviene el coma. Esto es evidente, por lo general en los primeros 10 días de la enfermedad. Hay parálisis de la musculatura bulbar que se asocia frecuentemente con alteraciones del control de los esfínteres de la vejiga o anal. La paresia es semejante a la que acontece en algunas enfermedades del asta anterior, axonopatías o enfermedades desmielinizantes como la enfermedad de Guillain-Barré.

Estos pacientes que permanecen inmóviles pueden desarrollar TVP de las extremidades. La profilaxis de la misma se realizará administrando heparina 10 UI/Kg peso/hora. Para esta profilaxis se recomienda utilizar heparina no fraccionada antes que heparina de bajo peso molecular, ya que su efecto es reversible en caso que deba realizarse cualquier procedimiento neuroquirúrgico. Otra posibilidad profiláctica es el uso de medias de compresión o medias inflables, pero en algunos pacientes se ha producido aumento de la T corporal en relación al uso de estos mecanismos de compresión. La terapia física debe realizarse de forma regular durante el período de coma terapéutico y mientras exista paresia para evitar las contracturas articulares.

Otro aspecto importante a tener en cuenta en el tratamiento del paciente es su estado nutricional. La rabia puede complicarse con un edema cerebral secundario a la hiponatremia que se produce por el exceso de secreción de la hormona antidiurética (ADH) o por pérdida de sal. En los pacientes encamados, sedados, paralizados y con ventilación asistida se suele sobreestimar los requerimientos nutricionales. Esta sobrestimación puede conllevar a un exceso de agua libre que en los pacientes afectos de rabia complicará el tratamiento de la hiponatremia y del edema cerebral.

La OMS ha publicado los requerimientos calóricos que necesitan estos pacientes encamados, inmóviles, sedados y ventilados. Los denominados requerimientos energéticos en reposo (REE) varían según la edad y el sexo, y aunque existen diferentes fórmulas para su cálculo, las más aceptadas son las siguientes:

REE (varón): 66 + 13'75·(peso) + 5·(altura) – 6'76·(edad)
REE (mujer): 655 + 9'56·(peso) + 1'85·(altura) – 4'68·(edad)
REE (niño): 0'02606 · (peso) + 0'04129 · (altura) – 0'08369 · (edad) – 0'497
REE (niña): 0'02606 · (peso) + 0'04129 · (altura) – 0'08369 · (edad) – 0'808

Los REE vienen determinados en MJ/dia; el peso se expresa en Kg, la altura en cm y la edad en años.

La nutrición enteral se administrará por sonda nasoyeyunal, usando fórmulas isotónicas, ya que esto permite suplementar con sodio en caso necesario. Respecto al nivel de sodio en sangre se debe mantener >140 mEq/l durante los 2 primeras semanas de hospitalización, teniendo monitorizada la presión intracraneal. Se restringirá el aporte de agua libre sin sobrepasar los 100 ml de agua por cada 100 Kcal.

En el tratamiento es fundamental conseguir una neuroprotección en tanto en cuanto se espera a la respuesta inmune frente al virus de la rabia. En este protocolo como hemos dicho se utilizan 3 fármacos para inducir esta neuroprotección: ketamina, midazolam y amantadina. Estos son potencialmente protectores del cerebro y de la médula espinal. La ketamina es un medicamento esencial usado por sus propiedades como anestésico disociativo, por ser un "antiviral" específico para la rabia, y por su potencial como agente neuroprotector que no antagoniza competitivamente los receptores excitotóxicos de glutamato del N-metil-D-aspartato (NMDA). El hallazgo reciente del aumento de ácido quinolínico en el LCR en enfermos de rabia humana es un argumento adicional para el uso de la ketamina ya que ésta inhibe la toxicidad mediada por el ácido quinolínico. Además no está contraindicado su uso en caso de desarrollo de edema cerebral. La ketamina es administrada a dosis de 1-2 mg/Kg peso/h, alcanzados durante las primeras 24 horas. En todo caso no deben alcanzarse dosis ≥ 3,0 mg/Kg peso/h ya que se asocia con insuficiencia renal progresiva y reversible.

El alcohol bencílico es un conservante, presente en concentraciones especialmente altas de ketamina, que puede causar una acidosis metabólica (acidosis hipúrica) con presencia de lactato sérico bajo. La dosis de alcohol bencílico no debe superar los 100 mg/Kg peso/día. La acidosis asociada se alcanza con una dosis acumulada de 362 mg/Kg peso.

La amantadina, como la ketamina, es un antagonista del NMDA y también es activo contra virus de la rabia sumándose al efecto de la ketamina. La amantadina se administra por sonda nasoyeyunal a dosis de 2,5 mg/Kg peso/12 horas (con un máximo de 100 mg cada 12 horas si el peso es >40 Kg). El midazolam se utiliza para equilibrar la ketamina, ya que además de sedar al paciente, bloquea los receptores del ácido α-amino-3-hidroxi-5-metil-4-isoxazol propiónico (AMPA) y activa los receptores del ácido γ-aminobutírico (GABA). El midazolam es valorado en un rango de 0,5 a 2,0 mg/Kg peso/h (la relación ketamina:midazolam idónea es 2:0 ó 1:1). Esta asociación reduce al mínimo la apoptosis neuronal producida por la ketamina en determinados núcleos de los neonatos Las benzodiazepinas son, de efecto, netamente inferiores a la hora de inducir una sedación completa con pérdida de la amplitud de onda en el EEG durante 2 semanas. Cuando, para intentar alcanzar este fin, se utilizan altas dosis de benzodiacepinas se puede utilizar otro agonista del GABA, el fenobarbital a dosis bajas de 3 mg/Kg peso.

No se deben usar los barbitúricos hasta que la respuesta inmune esté bien establecida ya que estos fármacos son potentes inmunosupresores (orden de potencia: tiopental > pentotal > fenobarbital) que afecta principalmente a la proliferación de linfocitos a dosis clínicas y retrasa la aparición de Ac específicos frente a la rabia. Dicho retraso se da en pacientes que reciben dosis de choque de barbitúricos o que tienen niveles altos séricos de fenobarbital. En cuanto al propofol, aunque produce una supresión rápida y completa de la actividad en el EEG, tiene efecto vasoconstrictor por lo que su uso debe monitorizarse ya que el vasoespasmo cerebral es uno de los hechos fisiopatológicos más prominentes en la rabia.

Ultimamente, dado el curso relativamente sin complicaciones durante la inducción del coma, se piensa en prolongar este estado con fármacos menos tóxicos, como el diazepam o alprazolam en vez de midazolam. El diazepam es más soluble en lípidos y controla mejor los reflejos del tronco cerebral, además de que su vida media es más larga: de 30-60 h (30-100 h de los metabolitos del diazepam) frente a 2,5 h del midazolam.

La interrupción de la sedación se debe realizar de forma lenta y gradual. Esta interrupción gradual se iniciará cuando los títulos de Ac específicos contra la rabia en el LCR sean > 1:1024 por IFA o >1:89 por RFFIT (cerca de 0.9 UI), o bien, cuando existe evidencia de denervación miocárdica, que se demuestra por la pérdida de frecuencia cardiaca y la variabilidad de la presión arterial. La ketamina puede ser disminuida gradualmente (cada pocas horas) en un 50% con cada día transcurrido hasta alcanzar una tasa basal de 0,5 mg/Kg peso/h. Las benzodiazepinas se pueden reducir en un 10% su dosis todos los días o cada dos días. Respecto a la amantadina debe mantenerse su administración durante 1-2 semanas tras la disminución del resto de neuroprotectores.

Respecto a la complicación del vasoespasmo cerebral debe hacerse una prevención del mismo. Para ello resulta eficaz la administración de nimodipino durante 3 semanas. Si se ha instaurado ya el vasoespasmo tipo 1, éste responde bien con BH_4 a 2 mg/Kg peso/8 h por vía oral oral o a nitroprusiato a dosis muy bajas (0,1-0,2 μg/Kg peso/min); mientras que en pacientes pediátricos se usará nicardipino a dosis de 0'5 μg/Kg peso/min). Para este tipo también ha resultado eficaz la administración sublingual de nifedipino a dosis de 0'1 mg/Kg peso apareciendo la mejoría a los 15' y efecto máximo a las 6h, aunque produce taquicardia (con dosis en un rango de 0'01-0'04 mg/Kg peso apenas hay taquicardia leve y sin efectos sobre la presión arterial). El nicardipino es más eficaz como vasodilatador cerebral que el nimodipino, pero tiene mayor riesgo de producir edema cerebral vasogénico. El vasoespasmo tipo 2 responde también a BH_4 a 7 mg/Kg peso/8 h por vía oral (dosis máxima en adulto de 300 mg) asociado a 0,5 g/Kg peso/día de L-arginina por vía ev. Por otro lado las estatinas aumentan la síntesis de BH_4 evitando así la rarefacción microvascular del vasoespasmo tipo 2.

También se debe realizar tratamiento antiviral. Los antivíricos utilizados en la rabia son la ribavirina, y los anestésicos ketamina y amantadina ya que poseen efecto antivírico. La ribavirina es un antiviral de amplio pero con el inconveniente farmacocinético de no cruzar bien la barrera hematoencefálica. Además, por añadidura, también tiene el invonveniente de producir una mayor disminución de BH_4 al depleccionar los depósitos de guanosina y se asocia a pancreatitis y hemólisis con una dosis acumulada de 276 mg/Kg peso. Otro efecto indeseable que provoca es la depresión y el retraso de la inmunidad humoral, al distorsionar el efecto de la respuesta inmune hacia un fenotipo inflamatorio determinado: las células Th 1. El efecto inmunosupresor se prolonga hasta 5-7 días después de suspender la administración de la ribavirina. Finalmente no produce aclaramiento de la carga viral al comprobarse la PCR de la saliva o en biopsias cutáneas; conociéndose que el aclaramiento de la carga viral se debe al linaje de linfocitos Th 2.

Así no debe usarse de forma aguda, siendo sólo útil en la profilaxis de la infección miocárdica por el virus de la rabia. También es capaz de modular la respuesta inmune vigorosa asociada al edema cerebral subagudo. Aunque en este sentido, para controlar el edema puede utilizarse micofenolato, un inmunosupresor más conocido que comparte el mismo mecanismo bioquímico de acción, o bien, una dosis de corticosteroides en bolus.

El α-interferón (IFN-α) muestra cierto potencial de profilaxis en los modelos animales, pero es ineficaz en el tratamiento de la rabia humana tanto administrado sistémicamente como por vía intratecal. Hay numerosos efectos tóxicos sobre el SNC asociados al tratamiento con IFN-α, incluyendo psicosis y diplejía espástica. Además el IFN-α suprime la acción de linfocitos los CD4 y la producción de anticuerpos específicos.

Si el paciente adquirió la rabia tras un trasplante y se halla bajo tratamiento inmunosupresor importante, se deberá considerar la interrupción del tratamiento. Si uno de los inmunosupresores es el micofenolato, asociado a disminución de BH_4, se determinarán los niveles de biopterinas y neurotransmisores en LCR. Además no se utilizarán ni ribavirina ni barbitúricos.

Durante el tratamiento basado en el protocolo de Milwaukee el paciente permanecerá aislado para evitar los contagios. Dicho aislamiento finaliza bajo una serie de condicionantes. Como la transmisión del virus de la rabia se realiza por la saliva y las lágrimas, el paciente podrá dejar el aislamiento cuando se detecten títulos de Ac neutralizantes específicos determinados por RFFIT $<3,0$ UI en dichos fluidos y cuando exista ausencia de genoma vírico en 3 muestras seriadas de saliva (muestran congeladas a la cabecera del paciente a -80ºC hasta la determinación de la PCR por un laboratorio de referencia experto en rabia).

La historia natural, tras superar la rabia, deja una serie de secuelas que incluyen parálisis casi total por neuropatía periférica y pérdida sensorial, muy evidente durante el primer mes de rehabilitación postinfección, así como una falta de condición física significativa como resultado de los cuidados intensivos prolongados. Todos los supervivientes muestran pronunciados trastornos del movimiento, compromiso del discurso por disfunción de los músculos que actúan en el lenguaje, alteración de la nutrición oral, del sueño y de otras actividades de la vida diaria. Es esencial que el paciente sea derivado a un servicio de rehabilitación. Todos los pacientes en esta fase presentan deficiencias probadas en tetrahidrobiopterina (BH_4), deficiencia de dopamina y alteración del metabolismo de la serotonina. También esta fase de convalecencia se caracteriza por la presencia de broncoespasmos reactivos, respondiendo bien al tratamiento con salbutamol nebulizado. Hay presencia de una acidosis láctica residual leve, taquicardia persistente con disminución de la contractilidad miocárdica y pancreatitis.

Es inusual una recuperación rápida de la mayoría de las funciones en los pacientes. El patrón sugiere un trastorno mitocondrial, y la ribavirina, resulta ser un tóxico a nivel mitocondrial, pero de forma muy variable. Por eso se postula que las secuelas son un trastorno adquirido mitocondrial asociado a la rabia debido al tratamiento antiviral. La espectroscopia de protones cerebral (SPECT) muestra bajas concentraciones de ANA de forma difusa, lo que sugiere este trastorno mitocondrial.

Durante el periodo de RHB es cuando está indicado el tratamiento con aporte de BH_4. Así en los pacientes con BH_4 disminuido tras titulación en LCR y/o deficiencia de la dopamina se administrará de forma enteral BH_4 (10-20 mg/Kg peso/día) durante 3-6 meses para permitir una correcta rehabilitación. En estos pacientes suplementados con BH_4 debe hacerse un control seriado de la respuesta terapéutica mediante punciones lumbares hasta confirmar niveles normales de BH_4.

En todo momento, durante el transcurso de la enfermedad, se deben tener claros los criterios diferenciales para certificar una muerte cerebral. La patogénesis de la rabia, que incluye la encefalopatía con neuropatía periférica, puede imitar la muerte del tronco cerebral. La muerte cerebral generalmente conduce a un paro cardíaco o hipotensión refractaria con disfunción de múltiples órganos y sistemas junto a un edema cerebral refractario en cuestión de horas. La muerte cerebral de la rabia se comporta de manera similar, e incluso en los periodos de instauración del vasoespasmo tipo 2 puede presentarse un edema cerebral refractario durante varios días de difícil diferenciaciación con el que se produce en la muerte cerebral. Por eso es difícil utilizar los criterios convencionales para su diagnóstico (EEG, examen neurológico).

Por ello son necesarios los exámenes neurológicos a intérvalos, que se realizarán pasados los 10 primeros días de hospitalización para evitar el máximo riesgo de disautonomía grave. El examen neurológico durante las primeras 3 semanas de cuidados intensivos puede ser falsamente coherente con la muerte cerebral (o *locked-in*) y no debe considerarse una indicación para suspender la atención médica.

La disminución de la actividad del EEG asociado al vasoespasmo de las arterias cerebrales es reversible con suplementos de BH_4 y con vasodilatadores. La pérdida de actividad en el EEG o en el monitor BIS de sedación profunda, o bien, el aplanamiento del EEG son coherentes con el vasoespasmo de la arteria cerebral o edema cerebral agudo y no debe ser considerado una indicación para la suspensión del tratamiento si no se demuestra la ausencia de flujo sanguíneo cerebral.

La exploración del flujo sanguíneo cerebral mediante SPECT (con Tc^{99} HMPAO, un derivado oxima) puede ser atípico o de bajo flujo incluso con presencia de pérdida de neuronas corticales y no será diagnóstico de muerte cerebral. Por eso, ante la presencia de flujo sanguíneo cerebral, la única forma clara de diagnosticar la muerte cerebral es mediante una biopsia cerebral.

En los pacientes que muestran un patrón estereotipado de asociado al vasoespasmo tipo 2, que progresa a la pérdida neuronal o edema cerebral refractario, la presencia de los siguientes síntomas pueden interpretarse como criterios de la futilidad del tratamiento médico: disminución brusca de la actividad en el EEG después de 10 días de hospitalización (a menos que exista una causa explicativa: espasmo arterias cerebrales aguda y generalizada de tipo 1 o edema cerebral tras breve paro cardíaco, asfixia o acto quirúrgico) asociado con $a + b + c$, siendo:

a) diabetes insípida.

b) proteínas en el LCR> 250 mg/dl.

c) lactato en LCR >4 mM.

Dado que estos criterios se basan en un número de casos, se recomienda realizar la biopsia de la corteza cerebral para confirmar la pérdida irreversible de las neuronas y, por lo tanto, la falta de esperanza para una recuperación significativa.

Prevención. La mejor manera de contrarrestar esta enfermedad es teniendo unas pautas claras de profilaxis. Se pueden diferenciar dos tipos de prevención, por un lado la profilaxis preexposición en personas de riesgo y la prevención postexposición en las víctimas de animales. Los productos biológicos a disposición para la profilaxis son las inmunoglobulinas antirrábicas (→B. Profilaxis postexposición) y las vacunas antirrábicas.

La primera vacuna antirrábica fue desarrollada y aplicada por primera vez en 1885 por Louis Pasteur. Desde entonces se han desarrollado diferentes tipos de vacuna antirrábica, cada vez más modernas y con menos efectos secundarios. Aún así, no se han realizado ensayos controlados ramdomizados ni estudios de cohortes con grupos control en el ser humano. Los datos sobre la eficacia de las vacunas se deducen de la experiencia de la profilaxis postexposición en sujetos expuestos a la rabia canina confirmada por laboratorio Se puede hacer una evaluación indirecta de la eficacia de las vacunas mediante estudios de inmunogenicidad comparando los títulos de anticuerpos neutralizantes inducidos por la vacuna testada con los de una vacuna de referencia en la que se conoce su eficacia protectora.

Las vacunas utilizadas hoy día se producen en preparaciones de tejido nervioso (VTN) o sobre cultivos celulares (VCC). Las vacunas VTN son más fáciles y baratas de obtener por lo que se siguen utilizando en los países en desarrollo, aún con el inconveniente de que son más reactógenas que las VCC pudiendo provocar efectos neurológicos secundarios (alrededor de 0'3-0'8 individuos/1000 vacunaciones) como encefalomielitis o polineuritis grave, en alguna ocasión fatal, debido a la presencia de proteínas contaminantes. Además las VTN son menos potentes por lo que se precisa de un mayor número de dosis para inmunizar al paciente (hay regímenes o pautas de hasta 23 dosis). La más moderna de todas ellas es la SMB, en la que cada dosis hay una protección de 1,3 UI.

Las VCC están compuestas de virus que han sido inactivados tras multiplicación sobre huevos embrionados o sobre cultivos celulares. Estos últimos se realizan sobre células fetales de *rhesus*, sobre células renales de hámster sirio, en células renales de mono verde africano (células Vero), en huevos embrionados de pollo o pato y en fibroblastos diploides humanos. En las vacunas VCC cada dosis (0'1 ml) contiene una protección de 2'5 UI. La vacunación induce rápidamente una elevada respuesta humoral. La vacuna de células diploides humanas (HDCV) es la que tiene la mayor inmunogenicidad y provoca la producción de anticuerpos por encima del nivel considerado protector en el 99% de los vacunados después de la tercera dosis. Con la vacunación completa, se detectan títulos de anticuerpos protectores por lo menos durante 2 años, entre el 88-99% de los vacunados.

A. La profilaxis preexposición está destinada a personal de riesgo como investigadores, veterinarios o analistas de laboratorio que trabajen en laboratorios con alta concentración de virus de la rabia (laboratorios de diagnóstico o de producción de vacunas antirrábicas, sobre todo si se fabrican vacunas animales con virus atenuados), veterinarios, cuidadores de animales, guardas forestales, veterinarios de los laboratorios de mataderos. En el personal sanitario al cuidado de pacientes afectos de rabia, así como a los parientes que han tenido contacto con el paciente, También se debe realizar este tipo de prevención en turistas, sobre todo niños, que viajen a zonas endémicas de alto riesgo y sobre todo si realizan viajes de aventura a zonas rurales con centros urbanos u hospitales alejados del destino. Además debido a que el 50% de víctimas son niños de

<15 años en áreas endémicas, se deben promover campañas de vacunación en estas zonas para disminuir la incidencia de la enfermedad.

Existen dos pautas o regímenes de administración de las vacunas destinadas a la profilaxis preexposición: una intramuscular y otra intradérmica. En la intramuscular se administran dosis de 1-0'5 ml en función del tipo de vacuna en los días 0-7-28 (que puede adelantarse al día 21). La vacuna en el adulto se debe aplicar en la región deltoidea y en niños <2 años se aplica en la cara anterolateral del muslo; nunca se aplicará en región glútea ya que la respuesta inmunitaria que produce es menos fiable. La administración intradérmica a dosis de 0'1 ml en los días 0-7-28(ó 21) es una alternativa aceptable a la administración intramuscular clásica, aunque requiere de un adiestramiento técnico del personal que deba realizarla: su aplicación con jeringas de 1 ml y aguja corta y fina debe crear un habón intradérmico visible, si no se produce dicho habón se aplicara una nueva dosis para conseguirlo. Cuando se trate a personas que estén tomando quimioprofilaxis antipalúdica con fosfato de cloroquina (nativos de zonas endémicas de malaria o turistas) la profilaxis antirrábica sólo se puede hacer por vía intramuscular si se trata de vacunas tipo VCC.

La administración de dosis de recuerdo sólo se recomienda en personal que está expuesto a un riesgo continuo o en contacto frecuente con virus de la rabia. En estos casos, la dosis de recuerdo se administrará a intervalos dictados por controles regulares serológicos donde se determine la presencia de anticuerpos neutralizantes antirrábicos. Se aconseja que los controles serológicos se realicen cada 6 meses, y se considera una protección mínima un título de Ac neutralizantes ≥0'5 UI/ml. En caso de no poder realizar controles regulares se aconseja la revacunación cada 2 años.

Otras medidas a tener en cuenta para evitar la transmisión de la enfermedad, con carácter iatrogénico, hace referencia a los donantes de órganos y/o sangre. Cuando se realicen trasplantes, antes del mismo, el donante (si es posible) o en su defecto familiares y amigos deben ser historiados respecto a cualquier episodio de contacto físico con murciélagos o mordeduras por otros mamíferos en cualquier parte del mundo. Los pacientes con estos antecedentes no deben ser aceptados como donantes, incluso si la profilaxis postexposición se llevó a cabo. No hay exámenes de detección que permitan diferenciar si los donantes potenciales están infectados. Se ha recomendado que en los donantes, en particular en aquellos que muestren síntomas neurológicos, se descarte la rabia.

En cuanto a la donación de sangre el aplazamiento de un año de la donación después de la profilaxis postexposición a la rabia sigue siendo una precaución razonable, a pesar de que se conoce que el virus no circula en sangre. Para tratamientos preexposición es suficiente una prórroga de 4 semanas.

B. Para un correcto uso de los métodos de profilaxis postexposición las víctimas o pacientes deben categorizarse según el tipo de contacto que han tenido (ver tabla). En la categoría III el contacto con los murciélagos puede ser de cualquier tipo, incluso si se trata de un murciélago que que introduce en una habitación con personas durmiendo, aunque presuntamente no haya habido contacto se recomienda la profilaxis, maxime si se trata de niños que duermen solos, personas de la tercera edad y deficientes mentales. Debido a los mecanismos de transmisión no se considera de riesgo alguno el contacto con orina, sangre o heces de un presunto animal rabioso.

El primer paso de la profilaxis post-exposición es el correcto manejo de las heridas producidas por el animal. Primeramente se hace limpieza de la herida, que debe realizarse de inmediato con jabón y agua abundante a chorro durante al menos 15'. Si no se dispone de jabón se utilizará solo agua recomendándose entonces el lavado profuso durante 30'. Otros métodos de desinfección antiviral que han demostrado eficacia son el amonio cuaternario, el alcohol de 70º o la solución acuosa de povidona yodada al 10%. Cuando se trate de heridas encuadradas en víctimas de la categoría II con heridas de pequeño tamaño y no transdérmicas no se realizará la sutura de las mismas, mientras que para la categoría III en las que hay exposición o lesión de estructuras nobles subcutáneas se debe administrar primero una inmunoglobulina antirrábica y después esperar entre 12-24h para suturar. En ambas categorías donde hay lesiones cutáneas se añadirá la vacunación antitetánica, si no se está al día, y antibioterapia con amoxicilina/ácido clavulánico a dosis de 500/125 mg cada 8h.

Tabla 65: Categoria y tratamiento en exposiciones a la rabia

<table>
<tr><th>Categoría</th><th>Tipo de contacto</th><th>Tratamiento</th><th>Otros</th></tr>
<tr><td>I
(no exposición)</td><td>Tocar/alimentar animales
Lameduras sobre piel intacta</td><td>Ninguno (si los datos del contacto son fiables)</td><td>Lavar zonas de contacto como profilaxis de zoonosis</td></tr>
<tr><td>II
(exposición menor)</td><td>Mordisco en piel descubierta
Arañazos, abrasiones leves sin sangrado</td><td>Tto. de la herida
Iniciar vacunación*
No sutura</td><td rowspan="2">Administrar vacuna antitetánica
Antibioterapia: amoxicilina + ácido clavulánico</td></tr>
<tr><td>III
(exposición grave)</td><td>Mordeduras profundas o lesiones transdérmicas
Lameduras sobre piel lesionada
Contacto de membrana mucosa con saliva
Exposición a murciélagos</td><td>Tto. de la herida
Inmunoglobulina IGRH
Iniciar vacunación*
Sutura 12-24h tras IGRH</td></tr>
</table>

*Si al finalizar el periodo de observación para el animal, este no ha presentado signos de enfermedad, se suspende la vacunación. Si se trata de un animal muerto, se hace estudio analítico en laboratorio, y si las pruebas fiables para detectar rabia son negativas se suspende la vacunación.

La administración de la inmunoglobulina antirrábica se utiliza en el caso de que el individuo esté encuadrado en la categoría III o en la II si se trata de una persona inmunodeprimida. Se dispone de inmunoglobulina antirrábica humana (IGRH), y de inmunoglobulina antirrábica equina (IGRE) o de fragmentos purificados de la misma $F(ab')^2$ más rápida de efecto y con menos probabilidad de desarrollar la enfermedad del suero (<1-2% de inmunizados con aparición de los síntomas 1 semana después de la inmunización). Cuando está indicada la aplicación de IGRH, se administrará el mismo día del accidente a la dosis de 20 UI/Kg peso, y si se trata de IGRE a 40 UI/Kg peso. Actualmente se aconseja que la dosis total se administre alrededor y dentro de la herida, y si no es posible poner la dosis total a nivel local por circunstancias anatómicas, la sobrante se aplicara por vía intramuscular en otra zona pero siempre alejada del lugar de la administración de la vacuna. Si las lesiones son múltiples con una superficie para la aplicación de la inmunoglobulina muy amplia y no es suficiente la IGRH calculada, entonces se diluirá en suero fisiológico para poder aplicarla en todas las zonas lesionadas.

La inmunoglobulina antirrábica humana puede interferir el desarrollo de la respuesta inmune a las vacunas de virus atenuados durante un periodo de 3 meses para la rubeola, parotiditis y varicela y de 4 meses para el sarampión. Si el paciente ha recibido alguna de estas vacunas 2 semanas antes de la IGRH, se debe hacer un control de Ac protectores para determinar si necesitan una dosis adicional de vacuna. Como cualquier inmunoglobulina a nivel serológico altera los resultados del test de Coombs.

En cuanto a la vacunación antirrábica postexposición existen una serie de factores a tener en cuenta a la hora de tomar la decisión de emprender la profilaxis. Entre ellas está la localización geográfica donde se ha producido la agresión (zona de alto/bajo riesgo), la probabilidad de infección rábica según la especie de animal de que se trate, el tipo de categoría en la que se englobe a la víctima (ver tabla anterior), las características clínicas del animal (posibilidad de realizar vigilancia del animal durante 10 dias o de someterlo a pruebas de laboratorio que confirmen o no la infección). La vigilancia de 10 días sólo es aplicable a perros, gatos y hurones, para el resto de mamíferos incluidos los murciélagos no se aplican periodos de vigilancia, sino que se sacrifica al animal, si ha sido capturado, para estudios de laboratorio y se inicia la vacunación en la víctima. (→Mordeduras; Tabla de decisión de profilaxis antirrábica).

En los países desarrollados el estado vacunal del animal no debe ser considerado un motivo para renunciar a la profilaxis. La vacunación en perros se considera correcta si han recibido al menos dos dosis de una potente vacuna antirrábica, la 1ª dosis con < 3 meses de edad y la 2ª dosis entre 6-12 meses de edad y con revacunaciones cada 2 años; los perros menores de 1 año se consideran no vacunados; en animales domésticos (perros y gatos) cuyo inicio de vacunación sea posterior al año de edad, deberán tener dos dosis inoculadas con un intervalo de tiempo entre 6-12 meses. A pesar de esta pauta se deberá vigilar al animal responsable durante 10 días ya que la inmunización puede fallar por una incorrecta o incompleta administración de la vacuna, por una pobre calidad de la vacuna utilizada o por un déficit de salud del propio animal que merme una adecuada respuesta inmunitaria.

En las víctimas la administración de vacunas para la profilaxis postexposición puede realizarse por vía intramuscular y por vía intradérmica. Para cada una de las vías existen dos regímenes o pautas de inoculación diferentes. Todas ellas validadas por la OMS, aunque siempre recomiende y promocione la vía intramuscular y con vacunas tipo VCC.

Tabla 66: REGIMENES DE PROFILAXIS FRENTE A LA RABIA

Profilaxis	Vía	Régimen	Pauta	Vacunas
Preexposición	IM		Dosis: 1 - 1 - 1 Días: 0 - 7 - 28	HDCV PCEC
	ID*		Dosis: 1 - 1 - 1 Días: 0 - 7 - 28	
Postexposición	IM	Essen	Dosis: 1 - 1 - 1 - 1 - 1 Días: 0 - 3 - 7 - 14 - 28	HDCV PCEC
		Zagreb	Dosis: 2 - 1 - 1 Días: 0 - 7 - 21	HDCV PCEC
	ID	Thai Red Cross	Dosis: 2 - 2 - 2 - 0 - 2 Días: 0 - 3 - 7 - 14 - 28	PVRV PCEC / PDEV
		Oxford	Dosis: 8 - 0 - 4 - 0 - 1 - 1 Días: 0 - 3 - 7 - 14 - 28 - 90	HDCV PCEC

Vía: IM (intramuscular), ID (intradémica), ID*(vía de uso dependiendo de autorización expresa en cada país; en España no está recomendada su utilización).Vacunas: HDCV (de células diploides humanas), PCEC (purificada de células de embrión de pollo), PDEV (purificada de células de embrión de pato), PVRV (purificada de células Vero).

En el régimen Essen se administra una dosis de vacuna los días 0-7-28 en región deltoidea, y si se trata de un niño <2 años se inoculará en cara anterolateral del muslo. El régimen Zagreb es un método rápido de vacunación con la administración, el primer día, de 2 dosis a repartir en ambas zonas deltoideas y después seguido de 1 dosis los días 7-21; este régimen no debe asociarse a la inoculación de IGRH si se trata de la categoría de contacto III, sino que debe utilizarse el régimen Essen. En el régimen Thai Red Cross se administran dos dosis (0'1-0'2 ml dependiendo del tipo de vacuna) intradérmicamente en los días 0-3-7-28, inoculándose en ambas regiones deltoides. En los regímenes intradérmicos siempre se administra como dosis una 1/5 parte de la dosis a administrar por vía im. Para el régimen de Oxford se inocularán 8 dosis en el dia 0 (2 dosis a repartir en cada zona deltoidea, otras 2 dosis a repartir en cada zona supraescapular, otras 2 dosis a repartir en caras anterolaterales de muslos y 2 dosis últimas a repartir en cuadrantes inferior de pared abdominal), y en el día 7 se administran 4 dosis (2 en regiones deltoideas y 2 en regiones anterolaterales de muslos).

En caso de reexposición a la rabia se puede realizar una revacunación corta. Las vacunas, sobre todo las VCC, inducen también memoria inmunológica que se caracteriza por activarse rápidamente una respuesta serológica después de una dosis de recuerdo (*booster*). Son suficientes dos dosis de vacuna estándar intramuscular los días 0-3 (de 1 ml a 0'5 ml dependiendo del tipo de vacuna) y si se trata de vacuna intradérmica, también la pauta se hará los días 0-3 (0'1-0'2 ml dependiendo del tipo de vacuna). Se tratará localmente la herida pero esta vez aunque el paciente esté encuadrado, según el contacto, en la categoría III no se aplica la inmunoglobulina antirrábica. En casos de reexposición donde el paciente no muestre títulos ≥0'5 UI/ml de Ac neutralizantes, haya realizado profilaxis previa con vacunas poco potentes de tipo VTN, o se trate de pacientes inmunodeprimidos (por tratamiento inmunoterápico o enfermos de SIDA) se realizará la vacunación completa de nuevo. En el caso especial de pacientes con SIDA si el recuento de CD4 es <300/µl, se debe hacer una titulación de anticuerpos neutralizantes para determinar si precisa más dosis de vacuna antirrábica.

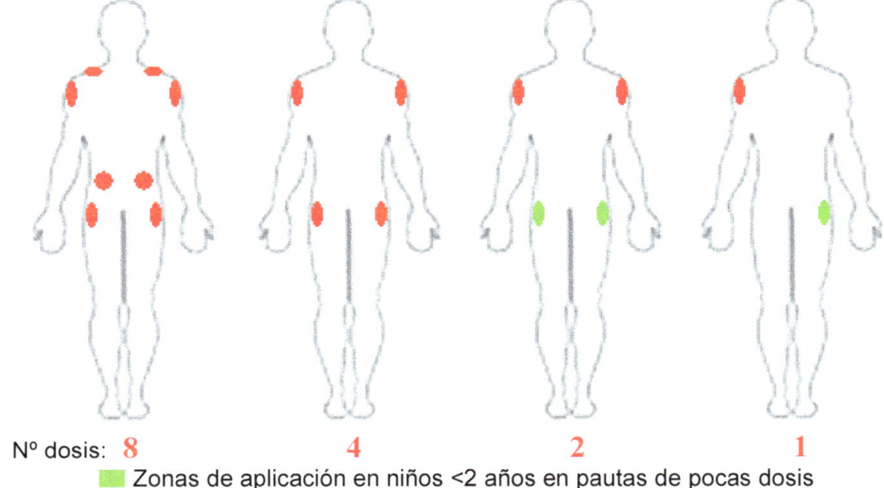

El embarazo, el periodo de lactancia, la infancia, la tercera edad o una enfermedad de base no son contraindicaciones para la profilaxis postexposición. En áreas endémicas los pacientes pueden tardar en acudir a los centros sanitarios, como la enfermedad tiene un periodo de incubación promedio de 3-52 semanas, por lo que se tratarán con los mismos criterios como si la agresión del animal hubiera sido reciente.

Las reacciones secundarias debido al uso de vacunas del tipo VCC son escasas. Se describen, como en otros muchos tipos de vacunas, reacciones locales como dolor, eritema e induración en el lugar de inoculación; además puede haber reacciones sitémicas leves como astenia, cefalea y malestar general. Las manifestaciones más adversas consisten en urticaria, artritis y angioedema.

La vacuna antirrábica puede administrarse de forma simultánea con otras vacunas, siempre que sean inactivadas y en lugares anatómicos diferentes a la utilizada para la antirrábica. Como interacciones el uso de corticoides o inmunosupresores puede afectar a la respuesta inmune por lo que es aconsejable realizar una determinación del título de Ac neutralizantes para valorar la respuesta a la vacuna administrada.

La administración intramuscular de la vacuna contra la rabia, una vez que se han presentado los primeros síntomas de la fase aguda, ya no tiene ningún beneficio aparente. Es más, la vacuna de la rabia produce alteraciones de la barrera hematoencefálica por lo que en algunos casos se ha observado una aceleración y agravamiento de la enfermedad con presencia del denominado fenómeno de la "muerte rápida". En algún caso donde se han administrado dosis elevadas de inmunoglobulinas antirrábicas se ha producido un viraje de la enfermedad, transformando la rabia clásica en rabia "paralítica" con las secuelas previsibles de esta: daño histológico en médula espinal, presencia de convulsiones y espasmos tónicos. Como las inmunoglobulinas e interferones no atraviesan la barrera hematoencefálica se preconizó la administración de los Ac específicos directamente en el LCR, a nivel lumbar o ventricular, pero no tiene efecto beneficioso ya que la carga viral, , al tratarse de una encefalitis, se halla en tejido parenquimatoso.

Gestión de muestras/animales. Una parte fundamental para poder realizar la profilaxis antirrábica de forma precoz y eficazmente consiste en gestionar adecuadamente a los animales que han producido las lesiones y que son sospechosos de padecer rabia. Como el virus de la rabia se inactiva rápidamente, las muestras refrigeradas para diagnóstico deben enviarse al laboratorio por el medio más rápido posible. Las condiciones de envío deben considerarse parte de la "cadena de diagnóstico de la rabia".

Se debe utilizar instrumental esterilizado para la recogida de las muestras y no se utilizarán desinfectantes sobre o cerca de los tejidos que vayan a servir de muestra para el cultivo bacteriológico o para aislamientos víricos.

Las muestras para el laboratorio normalmente se obtienen del cerebro por apertura del cráneo en una sala de necropsias y se toman las muestras apropiadas. Este paso puede ser arriesgado si el técnico de laboratorio no está entrenado o se realiza en condiciones de campo. En tales casos existen dos métodos posibles de tomar algunas muestras de cerebro sin abrir el cráneo: 1- Ruta del foramen occipital para muestreo del cerebro: se introduce en el foramen occipital en dirección al ojo una pajita de beber de 5 mm o una pipeta desechable de plástico de 2 ml. Pueden tomarse muestras del bulbo raquídeo, la base del cerebelo, el hipocampo, el córtex y la médula oblonga. Debe tenerse en cuenta la encefalopatía espongiforme bovina (EEB) en el diagnóstico diferencial de todo ganado bovino considerado "sospechoso de rabia". Para ambas enfermedades se pueden tomar muestras del cerebro utilizando la "espátula de cerebro o herramienta" desarrollada para muestreos de tejidos para EEB, en vez de una pajita o una pipeta. Las muestras tomadas son relativamente fáciles de reconocer, dependiendo del área del cerebro muestreada. 2- Ruta retro-orbital para muestreo del cerebro: en esta técnica se utiliza un trócar para hacer un agujero en la parte posterior de la cavidad ocular y luego se introduce una pipeta de plástico a través de este hueco. Las partes del cerebro muestreadas son las mismas que en la técnica anterior, pero se toman en la dirección opuesta.

En general, tras la recogida, las muestras para examen microbiológico deben refrigerarse hasta su envío o si este no se realiza en las primeras 48 horas, aunque en la rabia este supuesto no se debe dar, ya que de la prontitud del diagnóstico dependerá la profilaxis de la víctima. Se ha de saber, sin embargo, que el almacenamiento prolongado a –20°C puede resultar perjudicial para el aislamiento de virus. Cuando no es posible enviar muestras refrigeradas, se pueden utilizar otras técnicas de conservación. La elección de conservantes está estrechamente ligada al tipo de prueba que se va a usar en el diagnóstico:

I) La formalina inactiva el virus, por lo que no se pueden utilizar pruebas de aislamiento. Para los estudios histopatológicos, se cortarán bloques de tejido que no excedan de 0,5 cm de grosor y 1–2 cm^2 y se colocarán en formalina al 4–10% en tampón neutro, que debería ser, al menos, diez veces el volumen de la muestra de tejido; además hay que asegurarse de que los tejidos fijados con formalina no estén congelados. Una vez fijados, se les puede quitar la formalina y enviarlos al laboratorio, siempre que se mantengan húmedos y estén protegidos (por ejemplo, envolviendo los tejidos en toallas de papel empapadas con formalina y en botes con tapón de rosca herméticamente cerrados). El diagnóstico, con este tipo de muestras, depende entonces de la utilización de una prueba modificada y menos sensible como la inmunofluorescencia directa (FAT), la inmunohistoquímica o la histología.

II) Si el material cerebral se mantiene en una mezcla de glicerol al 50% en solución salina tamponada con fosfato (PBS), la infectividad puede durar varios días a temperatura ambiente. La mezcla glicerol/PBS reduce la actividad bacteriana y, por tanto, protege contra los efectos químicos y biológicos de la putrefacción. No protege contra el descenso del título provocado por las condiciones térmicas y, en consecuencia, como en la rabia es termolábil, el título vírico descenderá durante el almacenamiento en glicerol/PBS. En condiciones normales de transporte en el trópico, esta protección sólo puede ser eficaz unos cuantos días. Así, siempre que sea posible, las muestras en glicerol/PBS deben mantenerse refrigeradas. Como el virus no se inactiva en glicerol/PBS, con estas muestras se pueden utilizar todas las pruebas de laboratorio.

Es fundamental la información que ha de enviarse con las muestras. Deben poderse identificar perfectamente las muestras individuales mediante métodos adecuados. Los instrumentos de marcado deben poder resistir las condiciones de uso; por ejemplo, la humedad o la congelación (utilizando un marcador de escritura indeleble). El lápiz tiene tendencia a borrarse en los contenedores, y las etiquetas, pegadas al plástico, se desprenden cuando se almacenan a –70°C. La información y el historial del caso siempre deberían acompañar a las muestras al laboratorio y deberían colocarse en un sobre de plástico, por fuera del embalaje de transporte.

Los especímenes deben enviarse al laboratorio por el procedimiento más rápido disponible. Si las muestras deben llegar al laboratorio antes de 48 horas, se deben enviar refrigeradas. El Reglamento sobre Mercancías Peligrosas (DGR) tiene requisitos explícitos sobre el embalaje y la expedición de especímenes para diagnóstico en todos los medios comerciales de transporte aéreo. En algunos países se exigen requisitos similares para los envíos terrestres y por servicio postal, y deberían consultarse dichos requisitos antes del envío. Los requisitos para el transporte aéreo se especifican de forma detallada en las publicaciones de la IATA (Asociación Internacional para el Transporte Aéreo), que son actualizadas cada año.

El DGR especifica que las sustancias infecciosas (incluidos los especímenes que puedan contener patógenos que afectan a los humanos o los animales) se designan como Categoría A y B y asignadas a UN2814 o UN2900. La categoría A se define como una: *"sustancia infecciosa que se transporta de tal forma que, cuando se da una exposición a la misma, es capaz de causar invalidez permanente, la muerte o una enfermedad fatal en los humanos o en los animales sanos"*. Las sustancias infecciosas que se ajustan a esa definición y afectan a los humanos, entre ellas los agentes zoonósicos como la rabia, se designan como UN2814 y se les asigna la etiqueta de envío "sustancia infecciosa que afecta a los humanos"; las que sólo afectan a los animales se designan como UN2900 y se marcan con la etiqueta "sustancia infecciosa que afecta a los animales".

Como norma general, los embalajes destinados a las sustancias infecciosas y las muestras de diagnóstico constan de tres capas: a) un recipiente primario estanco en el que se coloca la muestra; b) un recipiente secundario estanco que contiene material absorbente en cantidad suficiente para absorber todo el líquido de la muestra en caso de fuga y; c) una envoltura exterior para proteger el recipiente secundario de las influencias exteriores (deterioro físico y agua) durante el transporte. El recipiente primario o el embalaje secundario utilizados deben poder resistir, sin pérdidas, una presión interna que produzca una diferencia mínima de presión de 95 kPa y temperaturas entre -40°C y +55°C. Se colocará hielo, hielo seco u otro refrigerante alrededor del embalaje secundario o alternativamente en un sobreembalaje con uno o más bultos completos correctamente marcados. Deberán colocarse soportes interiores para mantener el embalaje secundario en su posición, después de que el hielo o hielo seco se haya fundido. Si se utiliza hielo, el embalaje exterior deberá ser estanco. Si se utiliza hielo seco, el embalaje exterior deberá permitirla salida del dióxido de carbono. El recipiente primario y el embalaje secundario deben mantenerse íntegros a la temperatura del refrigerante utilizado así como a las temperaturas y presiones a que pudieran estar sometidos el recipiente y el embalaje secundario durante su transporte en caso de pérdida de refrigeración. El embalaje debe soportar un peso de 4 Kg, debe resistir una prueba de caída desde 1,2 metros y, al menos, la superficie del envoltorio exterior debe tener una dimensión mínima de 100 mm × 100 mm.

El etiquetado exterior debe incluir el símbolo de transporte de materias biológicas (tres lunas crecientes sobre un circulo) con el numero 6 indicativo de peligrosidad en la esquina inferior. La anotación debe ser en forma de un cuadrado dispuesto en un ángulo de 45° (en forma de diamante), cuyos lados deben medir, al menos, 50 mm; el grosor de la línea debe ser de al menos 2 mm. y las letras y números deben tener 6 mm de alto. En la parte exterior del envoltorio adyacente a la marca en forma de diamante debe anotarse el nombre adecuado de envío “Espécimen de diagnóstico”, “Espécimen clínico” o “Sustancia biológica categoría A” con letras de 6 mm de altura, o bien, el indicativo internacional UN2814.

TETANOS

La enfermedad del tétanos es conocida desde la antigüedad. Se conocía la relación entre las heridas y los espasmos musculares o convulsiones que conducían a la muerte del afectado. La primera alusión escrita de la enfermedad la realizó Hipócrates en un marinero, quien describió los síntomas del tétanos como una hipercontracción de los músculos esqueléticos. Pirogov, en 1867, fue el primero que planteó la relación de la enfermedad con un microorganismo. Poco después, en 1884, la toxina del tétanos fue aislada por Arthur Nicolaier, y descrita como una toxina parecida a la estricnina derivada de organismos anaeróbicos. La etiología se dilucidó ese mismo año por Antonio Carle y Giorgio Rattone, quienes demostraron la transmisión del tétanos por primera vez (la reproducción del tétanos en conejos se logró al inyectar pus, proveniente de un caso humano de tétanos letal, en el nervio ciático de los animales).

En 1889, *Clostridium tetani* fue aislada de una víctima humana por Kitasato Shibasaburō, y un año más tarde, junto con von Behring sentaban las bases de la inmunidad contra esta enfermedad, al demostrar que los animales eran protegidos cuando se inoculaban con la toxina modificada por tratamiento con yodo, o bien que los anticuerpos antitoxina protegían a los animales. En 1897, Edmond Nocard demostró que la antitoxina tetánica inducía inmunidad pasiva en humanos y era eficaz en la profilaxis y tratamiento de la enfermedad. Finalmente la vacuna toxoide tetánica se desarrolló por P. Descombey en 1924, y fue usada ampliamente para prevenir el tétanos inducido por heridas de guerra en la II Guerra Mundial.

Epidemiología. El tétanos es una rara enfermedad en el mundo desarrollado pero sigue siendo una causa importante de mortalidad en los países en desarrollo. Se estima que se producen entre 800.000-1.000.000 de muertes anuales por esta enfermedad (unas 210.000 en el sudeste asiático y 152.000 en Africa). Estas cifras incluyen unos 580.000 casos anuales de muerte por tétanos neonatal, hecho que intentó erradicar la OMS en 1995 al considerarla como una de las enfermedades infecciosas más letales en el periodo neonatal. La mortalidad por esta enfermedad neonatal se concentra en los países más pobres, en los cuales, algunas prácticas relacionadas con el parto aumentan el riesgo para la infección como la aplicación de sustancias no estériles al cordón umbilical tales como arcilla o mantequilla. Con las campañas realizadas no se consiguió erradicar totalmente la enfermedad en edad neonatal, pero en 2002 sólo se produjeron 180.000 muertes (que se corresponde a una disminución de la enfermedad de un 78%) Y eso a pesar de considerarse al tétanos neonatorum como una de las enfermedades con mayores problemas de subregistro. Hoy día el tétanos neonatal sigue siendo el 5-7% del total de la mortalidad neonatal mundial; y entre los 90 países menos desarrollados en los que la enfermedad es endémica, tan sólo 9 concentran el 80% de las muertes.

Por el contrario, en los países industrializados la mortalidad es baja. Gracias a las campañas nacionales de vacunación desde 1940 la enfermedad decreció drásticamente. La incidencia anual de tétanos en USA es de 0'16 casos/millón de habitantes, y en Europa está a la cabeza de incidencia Italia con 0'2 casos/millón de habitantes. El grupo de mayor riesgo, en contraer la enfermedad, es la población con edad ≥60 años, y es desproporcionadamente alto en mujeres >64 años. Un estudio reciente ha demostrado que la población de la tercera edad está insuficientemente protegida con presencia de Ac antitetánicos sólo en el 31% de este grupo poblacional.

En las últimas dos décadas otro fenómeno, en los países desarrollados, ha hecho incrementar la presencia de tétanos en la población comprendida entre 25-60 años: se trata de la drogadicción por vía parenteral o subcutánea que ha incrementado el número de muertes en individuos jóvenes (en USA el 15% de los casos de tétanos en los últimos 10 años se ha producido en drogadictos). Sobre todo se trata de heroinómanos debido a que utilizan quinina como diluyente de la droga, que resulta ser un compuesto que facilita el crecimiento de *Clostridium tetani*.

La incidencia en España está alrededor de 0'5 casos año/100.000 habitantes. En el decenio 1997-2007 se produjeron 25 casos de tétanos, y en todos los casos no habían recibido las 3 dosis recomendadas de la primovacunación. La mayoría de casos se han dado en personas relacionadas con la agricultura y la ganadería o en individuos >60 años residentes de zonas rurales. Esto es así ya que la bacteria se encuentra habitualmente en el suelo, así como en el intestino y heces de caballos, ovejas, ganado bovino, ratas, conjeos, pollos, gatos y perros. En el medio rural se considera que la bacteria es ubicua.

Etiología. El género *Clostridium* está integrado por más de 100 especies. Se trata de bacilos Gram (+), anaerobios, esporulados, habitantes normales de suelo y sedimentos marinos; además, algunas especies se encuentran en el intestino de animales aportados desde los alimentos del suelo, y además se puede aislar también del intestino humano. Unas 20 especies son toxigénicas y se asocian con patología. Según las manifestaciones clínicas, los cuadros relacionados con clostridios pueden agruparse en: a) neurointoxicaciones, que incluyen el tétanos y el botulismo, b) gangrenas o mionecrosis, relacionadas con un numeroso grupo de especies productoras de toxinas necróticas, entre las que sobresale *Clostridium perfringens* por su alta incidencia, c) colitis pseudomembranosa asociada con *Clostridium difficile* y, d) diarrea asociada con las enterotoxinas de *Clostridium perfringens*.

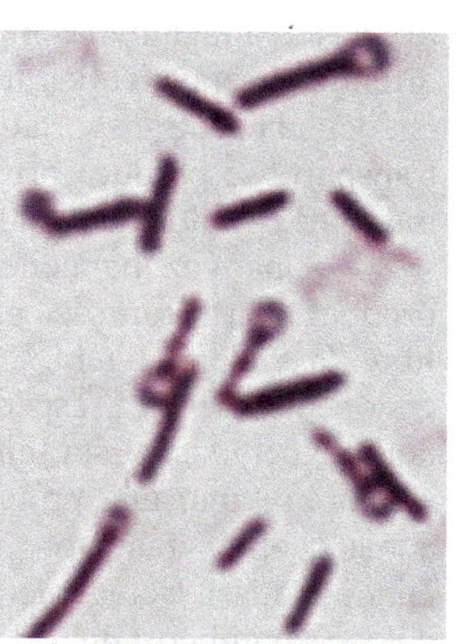

Bacilos de *Clostridium tetani* y formación de esporas

El tétanos está producido por un bacilo Gram (+): *Clostridium tetani*. Es un bacilo móvil y obligado anaerobio formador de esporas. Posee un tamaño que oscila entre los 0,5-1,7 μm de ancho por unas 10 μm de largo. Es considerado un anaerobio estricto, que requiere una atmósfera compuesta por un 85% de nitrógeno, un 10% de hidrógeno y un 5% de CO_2 para su desarrollo. Como todo bacilo anaerobio es incapaz de utilizar el oxígeno como aceptor final de hidrógeno; carece de citocromo y de citocromoooxidasa y es incapaz de destruir el peróxido de hidrógeno porque carece de catalasa y peroxidasa. Aunque sí puede fermentar una gran variedad de azúcares e incluso digerir proteínas.

A medida que la bacteria madura, desarrolla una endospora terminal, que le da al microorganismo su apariencia característica, ya que estas esporas de *Clostridium tetani* son de mayor diámetro que la célula vegetativa, por lo cual ésta toma el aspecto de palillo de tambor. Además estas esporas son extremadamente resistentes al calor y a la mayoría de los antisépticos, no se destruyen de forma completa por ebullición, y sólo se consiguen destruir en un autoclave a 1 atm de presión a 120ºC durante 15'. Es un bacilo que crece difícilmente en los cultivos, lo que hace que el diagnóstico de la enfermedad sea fundamentalmente clínico. Este bacilo produce sus efectos tóxicos gracias a una potente exotoxina, cuyo ADN viene expresado por un plásmido. Muchas veces la presencia del bacilo no indica infección ya que no todas las cepas contienen el plásmido productor de la exotoxina.

Patogenia. Bajo condiciones anaerobias, cuando se encuentra en tejido necrótico o infectado, el bacilo secreta dos toxinas: la tetanospasmina y la tetanolisina. La tetanolisina es capaz de dañar el tejido local, de otro modo viable, que rodea la infección y de optimizar las condiciones para la multiplicación bacteriana. La tetanospasmina conduce al síndrome clínico de tétanos. Esta toxina puede constituir más del 5% del peso del organismo. Se trata de un polipéptido de dos cadenas de 150000 Da, que inicialmente está inactivo. La cadena pesada H (100 000 Da) y la cadena ligera L (50 000 Da) están unidas por un lazo de la proteasa sensible a las proteasas tisulares que la rompen dejando un puente disulfuro que une las dos cadenas. El extremo carboxilo de la cadena pesada se une a la membrana neuronal y el extremo aminoterminal facilita la entrada en la célula. La cadena ligera actúa a nivel presináptico para evitar la liberación de neurotransmisores en las neuronas afectadas. La tetanospasmina liberada se extiende por el tejido subyacente y se une a los gangliósidos GD_{1b} y GT_{1b} en las membranas de las terminaciones nerviosas locales. Si la carga de toxinas es alta, algunas moléculas pueden entrar en el torrente sanguíneo desde donde se difunden hasta envolver a las terminales nerviosas de todo el cuerpo. Luego la toxina es endocitada y transportada por el axón de forma retrograda al cuerpo celular. El transporte se produce primero a través de las neuronas motoras de la médula espinal y más tarde por los nervios sensitivos y nervios del SNA.

Una vez ha penetrado en el cuerpo celular de las neuronas inhibitorias se produce una rotura del puente disulfuro entre las dos cadenas de la toxina quedando libre la cadena ligera. La cadena L actúa en el citosol como una específica zinc endopeptidasa-Zn^{2+} específica para los componentes de las proteínas del aparato de neuroexocitosis. Esta endopeptidasa derivada de la tetanospasmina se une a la sinaptobrevina, una proteína de membrana ubicada en las vesículas sinápticas y que actúa como receptor (Bioterrorismo, →Toxina botulínica). Concretamente la endopeptidasa actúa mediante la digestión proteolítica de la sinaptobrevina entre el enlace peptídico Gln76-Phe77. En la médula espinal la inhibición de la liberación de neurotransmisores inhibidores como glicina, ácido γ-aminobutírico (GABA) y noradrenalina, en sinapsis no colinérgicas implica que su ausencia lleve a una parálisis espástica. Los síntomas aparecen cuando se ven afectadas las interneuronas inhibitorias de la médula espinal, junto con la difusión de la toxina hacia el tronco cerebral y el mesencéfalo. Este último paso incluye la transferencia retrógrada a través de las hendiduras sinápticas por un mecanismo que no está claro.

Las primeras neuronas afectadas son las motoneuronas α perdiendo su efecto inhibitorio. Más tarde se ven afectadas también las neuronas simpáticas preganglionares en los cuernos laterales y los centros parasimpáticos. Igualmente se afectan las neuronas motoras reduciéndose la liberación de acetilcolina en la hendidura neuromuscular. Este efecto es similar a la acción de la toxina botulínica con la que está estrechamente relacionada, lo que produce una parálisis flácida. Sin embargo, en el tétanos el efecto desinhibitorio sobre la neurona motora supera cualquier disminución de la función en la unión neuromuscular. También pueden verse afectados centros medulares e hipotalámicos.

Además se ha visto en estudios experimentales en el molusco *Aplysia californica,* que también actúa sobre las sinápsis colinérgicas, aunque el efecto es unas 100 veces más leve que en las no colinérgicas.

La tetanospasmina tiene un efecto cortical convulsivo en estudios con animales. El efecto que produce antes de su unión en la placa neuromuscular conduce a una debilidad considerable mediante espasmos y podría explicar tanto la parálisis de los nervios craneales observada en el tétanos cefálico como las miopatías observadas después de la recuperación de la enfermedad. En otras especies, el tétanos produce una enfermedad caracterizada por una parálisis flácida.

La descarga desinhibida e incontrolada de las neuronas motoras eferentes en la médula y el tronco cerebral llevan a la rigidez muscular y a espasmos intensos, que pueden confundirse con convulsiones. La inhibición del reflejo de los grupos musculares antagonistas se pierde. Los espasmos musculares son intensamente dolorosos y de tal potencia que pueden dar lugar a fracturas óseas y roturas tendinosas. Los músculos de la mandíbula, la cara y la cabeza son a menudo los primeros afectados debido a que el trayecto axonal es más corto. Después le siguen los músculos periféricos, del tronco y las extremidades, aunque los músculos de manos y pies quedan relativamente a salvo.

La desinhibición del SNA conduce a alteraciones en el control autonómico, con hiperactividad simpática y a un exceso en los niveles de catecolaminas en plasma. La unión neuronal de la toxina es irreversible y la recuperación del paciente requiere del crecimiento de nuevas terminaciones nerviosas, lo que explica la duración prolongada del tétanos.

Sintomatología. La vía de entrada del microorganismo suele ser una herida. No sólo las heridas contaminadas con tierra, estiércol o producidas por un metal oxidado puede llevar al tétanos, sino que puede aparecer como complicación de quemaduras, úlceras, mordeduras de animales venenosos o no, gangrena, necrosis, infecciones del oído medio y abortos sépticos. Puede adquirirse tras inyecciones intramusculares, técnicas de tatuaje por puntura o tras cirugía. Las lesiones pueden ser triviales y hasta en el 50% de los casos la lesión se produce en el interior de los domicilios y no se considera lo suficientemente grave como para buscar tratamiento médico. En un 15-25% de los pacientes, no hay evidencia de una herida reciente. En el caso de neonatos la puerta de entrada es el cordón umbilical en partos asépticos.

El período de incubación, el tiempo que transcurre desde la lesión inicial a la aparición del primer síntoma, tiene un promedio de 10 días, con un rango de 1-60 días. Este periodo de incubación es tan variable porque depende de la dosis y sitio de la herida. El tiempo de latencia (tiempo desde el primer síntoma al primer espasmo) varía entre 1-7 días. Los tiempos de incubación y latencia más cortos se asocian con una enfermedad más grave. La primera semana de la enfermedad se caracteriza por rigidez muscular y espasmos, que aumentan en gravedad. La alteración autonómica por lo general comienza varios días después de los espasmos y persiste durante 1-2 semanas. Luego los espasmos se reducen transcurridas 2-3 semanas, aunque la rigidez puede persistir mucho más tiempo. Finalmente la recuperación de la enfermedad se produce por el nuevo crecimiento de las terminales de los axones y por la destrucción de la toxina.

Clínicamente hay una tríada clásica: rigidez, espasmos musculares y disfunción autonómica. La rigidez de cuello, el dolor de garganta y la dificultad para abrir la boca son a menudo los primeros síntomas. El espasmo del masetero causa trismus, y luego este espasmo se extiende progresivamente a los músculos faciales, que junto a las arrugas de la frente y de la comisura labial, causan la típica expresión facial de "risa sardónica", y los músculos de la deglución causan disfagia. La rigidez de los músculos del cuello lleva a la retracción posterior de la cabeza que, junto a la rigidez del tronco que provoca su arqueamiento, da lugar a la posición en opistótonos. Además hay dificultad respiratoria con disminución de la distensibilidad de la pared torácica.

Además de aumento del tono muscular, hay episodios de espasmos musculares. Estas contracciones tónicas tienen una apariencia similar a convulsiones que afectan a grupos musculares agonistas-antagonistas. Estos espasmos pueden producirse de forma espontánea o ser provocados por estímulos táctiles, visuales, auditivos o simplemente emocionales. Los espasmos pueden variar en severidad y frecuencia, pero pueden ser lo suficientemente potentes como para causar fracturas y avulsiones-arrancamientos de tendones. Los espasmos pueden concatenarse y constituir una secuencia casi continua en el tiempo, lo que lleva a una insuficiencia respiratoria. Los espasmos faríngeos suelen ir seguidos de espasmos de laringe y se asocian con la aspiración y la obstrucción aguda de las vías respiratorias, complicación potencialmente mortal.

En la forma más común de tétanos, el tétanos generalizado, los músculos de todo el cuerpo están afectados. Los músculos de la cabeza y el cuello son, generalmente, los que se afectan en primer lugar con una progresiva expansión caudal de la rigidez y de los espasmos hasta abarcar todo el cuerpo. El enfermo mantiene en la cama característicamente una "posición de firme". Luego el compromiso se generaliza y empeora afectando músculos respiratorios, alterando la ventilación y la expulsión de secreciones traqueobronquiales. Los músculos del cuello y la espalda entran en espasmo severo produciendo la característica posición arqueada del paciente conocida como opistótonos. El diagnóstico diferencial incluye infecciones orofaciales, reacciones distónicas de drogas, hipocalcemia, envenenamiento por estricnina, y la histeria.

Con una menor carga de toxinas puede verse un tétanos local que sólo afecta a las zonas periféricas del organismo, con espasmos y rigidez presentes en unas áreas limitadas del cuerpo. La mortalidad, en estos casos, es muy reducida. Una excepción en este tipo de tétanos lo constituye el denominado tétanos cefálico con origen en una herida de la cabeza donde se afectan los nervios craneales, predominando clínicamente una parálisis en lugar de espasmos, pero la progresión a un tétanos generalizado es común y con una mortalidad alta.

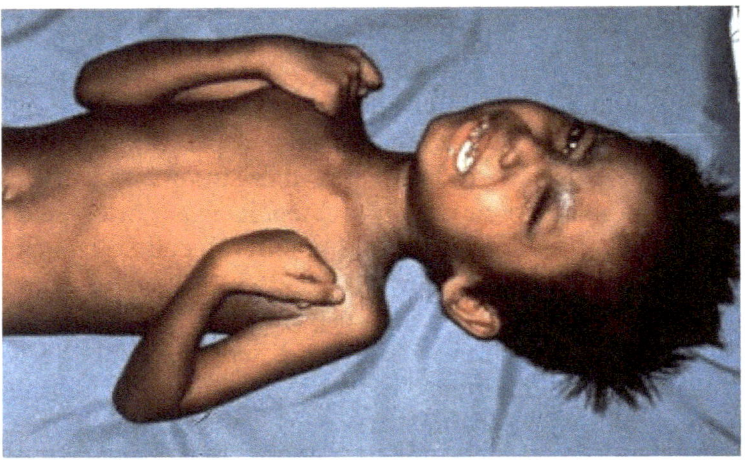
Tétanos generalizado: espasmos musculares + risa sardónica

El tétanos neonatal es causa de más de un 50% de las muertes por el tétanos a nivel mundial, siendo excepcional en los países desarrollados. Los recién nacidos presentan dentro de la primera semana de vida una breve historia de inapetencia, vómitos, y "convulsiones". La epilepsia, la meningitis y la sepsis son diagnósticos diferenciales para este grupo de edad. Los espasmos suelen generalizarse y la mortalidad es alta. La falta de higiene umbilical es la causa de la enfermedad, que sería totalmente prevenible por vacunación materna, incluso durante el embarazo.

Con el desarrollo de los cuidados intensivos se hizo evidente que el tétanos grave se asociaba con una marcada inestabilidad autonómica, siendo el sistema nervioso simpático el más afectado. Clínicamente, el aumento del tono simpático provoca taquicardia persistente e hipertensión. Incluso puede haber fiebre y una marcada vasoconstricción. La denominada "tormenta autonómica" genera una marcada inestabilidad cardiovascular, donde una hipertensión severa y taquicardia pueden alternarse con una profunda hipotensión, bradicardia o un paro cardiaco recurrente. Estas alteraciones son el resultado principalmente de alteraciones rápidas de la resistencia vascular sistémica más que por alteraciones del trabajo cardíaco. Durante estas "tormentas" los niveles de catecolaminas en plasma se elevan hasta 10 veces, alcanzando niveles similares a los observados en el feocromocitoma; entre ellas la norepinefrina se eleva más que la adrenalina. Clínicamente parece predominar la hiperactividad neuronal sobre la hiperactividad medular suprarrenal. Además del sistema cardiovascular, otros efectos autonómicos incluyen salivación profusa, aumento de las secreciones bronquiales, éstasis gástrico, íleo, diarrea e insuficiencia renal severa.

Puede haber afectación del sistema nervioso simpático con inducción de lesiones en el núcleo vagal, que puede llevar a una actividad vagal excesiva con presencia de hipotensión, bradicardia y asistolia.

Tabla 67: Clasificación de Ablett (severidad del tétanos)

Grado	Síntomas
I: Leve	Trismus leve/moderado Espasticidad local en progresión No afectación respiratoria No espasmos No disfagia, o leve
II: Moderada	Trismus moderado Rigidez Espasmos leves/moderados de corta duración Dificultad respiratoria moderada (frec. resp. >30x') Disfagia leve
III: Grave	Trismus grave Espasticidad generalizada Espasmos de larga duración ↑ Frecuencia respiratoria (>40x') Apnea Disfagia severa Taquicardia (frec. Cardíaca >120x')
IV: Muy grave	*Síntomas grado III +* Disfunción sistema autonómico HTA ↑↑↑ ≈ Hipotensión Taquicardia ≈ Bradiacardia

Ha habido relativamente pocos estudios sobre los efectos del tétanos en el sistema cardiovascular. Uno de los problemas inherentes a estos estudios es la dificultad de discriminar que efectos hemodinámicos corresponden a complicaciones o al propio tratamiento, los cuales enmascaran los verdaderos efectos de la enfermedad en sí. El tétanos grave (grado III de Ablett) no complicado se caracteriza por una circulación hipercinética. Siempre hay taquicardia con hipertensión, con aumento del volumen sistólico y una baja resistencia vascular sistémica con una presión normal de llenado tanto del lado izquierdo como del derecho. El estado hipercinético se exagera más durante la fase espástica y es menos marcado durante los períodos de relajación muscular completa.

Durante las tormentas autonómicas con inestabilidad cardiovascular marcada, los pacientes suelen fluctuar desde un estado de hiperestimulación con hipertensión (presión arterial de hasta 220/120 mmHg) y taquicardia (frecuencia cardíaca de 130/190 latidos/min) a otro estado de depresión profunda con hipotensión (tan baja como 70/30 mmHg), bradicardia (50-90 latidos/min) y descenso de la PVC (reducción de 6 a 1 cm de H_2O). La monitorización invasiva ha demostrado que estos cambios son resultado de una alteración rápida en el índice de resistencia vascular sistémica (IRVS), pasando de 2300 a menos de 1000 dinas/m^2. La circulación hipercinética es, en gran parte, debida al aumento de la actividad simpática basal y de la actividad muscular, con un menor efecto de la temperatura central elevada. El IRVS por debajo de lo normal se debe a la vasodilatación extensa en los músculos metabólicamente activos. Como la proporción de aporte de oxígeno no se altera en el tétanos, el aumento de la demanda debe ser suministrado por un aumento del flujo sanguíneo y el mal control de los espasmos exagera este efecto. En definitiva, el sistema cardiovascular en el tétanos sin complicaciones imita al de los pacientes sanos sometidos a ejercicio intenso. Los pacientes con grado IV de Ablett parecen ser menos capaces de aumentar el rendimiento cardíaco y, por tanto, son más susceptibles a la hipotensión y shock profundo durante la fase aguda tormentas vasodilatador. El mecanismo no está claro, pero pudiera estar relacionado con la retirada brusca de la estimulación catecolamínica o por una acción directa de la toxina tetánica en el miocardio.

A nivel pulmonar los espasmos de la pared torácica y la rigidez muscular del diafragma y del abdomen dan lugar a un efecto mecánico respiratorio restrictivo. La presencia de espasmos laríngeos y faríngeos predice la insuficiencia respiratoria o la obstrucción de la vía aérea con riesgo para la vida, mientras que la tos pobre, debida a la rigidez, junto a los espasmos y la sedación producen un alto riesgo de atelectasias y de neumonías. La incapacidad para tragar saliva que se produce de forma abundante, la secreción bronquial profusa, los espasmos faríngeos, el aumento de la presión intra-abdominal y la estasis gástrica son los mecanismos que aumentan el riesgo de aspiración, que suele ser muy común.

El desajuste entre ventilación/perfusión también es común en los enfermos y, en consecuencia, la hipoxia es un hallazgo constante en el tétanos moderado o grave, incluso aún cuando el tórax radiológicamente se vea limpio. En la respiración, las tensiones de oxígeno comúnmente oscilan entre 5,3-6,7 kPa son comunes. El aporte de oxígeno y su utilización pueden verse comprometidos sin que exista patología pulmonar sobreañadida. El síndrome de distrés respiratorio agudo se puede presentar como una complicación específica del tétanos. La hiperventilación puede producirse por varias causas: el miedo, alteraciones autonómicas, o por la alteración de la función del tronco cerebral. La hipocapnia (pCO_2 4,0-4,6 kPa) es habitual en la enfermedad leve o moderada, mientras que la hiperventilación durante las fases de "tormenta" autonómica" puede dar lugar a hipocapnia severa (PCO_2 <3,3 kPa). En la enfermedad grave se producen espasmos con prolongada hipoventilación e incluso apneas. La propia sedación, el agotamiento y la alteración de la función cerebral también pueden conducir a insuficiencia respiratoria. Alteraciones renales

En el tétanos leve, la función renal se conserva, mientras que en la enfermedad severa es frecuente observar una reducción de la tasa de filtración glomerular y una alteración de la función tubular renal. Las causas que contribuyen a la insuficiencia renal son: la deshidratación, la sepsis, la rabdomiolisis, y las alteraciones en el flujo sanguíneo renal secundario debido a aumentos repentinos de las catecolaminas. La insuficiencia renal puede ser oligúrica o poliúrica. La histología renal puede mostrar una necrosis tubular aguda, o bien, ser normal.

Diagnóstico. Es un bacilo Gram (+) en cultivos frescos; aunque, en cultivos viejos puede decolorarse fácilmente y aparecer teñido como Gram (-). A diferencia de otras especies del género, se puede aislar en agar sangre, incubado a 35° C a un mínimo de 24 horas, donde aparece como un organismo β-hemolítico.

Cuando la bacteria se cultiva en un medio líquido se obtienen los típicos bacilos de 0,5 µm de ancho por unas 10 µm de largo. Pero, si ese caldo se inocula en un medio sólido, como agar sangre o agar tripticasa soya, cuya concentración de agar es de aproximadamente el 1,5%, la bacteria expresa el fenómeno de "*swarming*". Este se caracteriza por la formación de una película homogénea, lisa y muy tenue de crecimiento, que en 24-48 h puede cubrir totalmente una placa de Petri de 9 cm de diámetro, cuando el inóculo se depositó en el centro. Una tinción de Gram de esa película muestra bacterias filamentosas de más de 100 µm de largo, y la tinción de flagelos muestra que esas bacterias presentan miles de flagelos. Por lo menos diez especies más del género presentan este fenómeno; sin embargo, morfológicamente las películas de crecimiento son diferentes y en algunos casos, los bacilos hiperflagelados son cortos.

Posiblemente la especie que muestra este fenómeno con más intensidad es *Clostridium tetani*; la cual se comporta como inerte ante una serie de pruebas bioquímicas, incluyendo utilización de carbohidratos; por lo que obtiene su energía de la utilización de aminoácidos, liberando productos volátiles de olor desagradable, lo que caracteriza el cultivo de muchos agentes anaerobios.

Tratamiento. El tratamiento específico incluye las estrategias siguientes: la estabilización del paciente, la protección de la vía aérea, la prevención de la absorción de la tetanospasmina (mediante el uso de gammaglobulina humana antitetánica 3000-6000 UI por vía im para bloquear la toxina no fijada y circulante) y la eliminación de *Clostridium tetani* con antibióticos como el metronidazol a dosis de 500 mg/6 h, ó bien, 1 g/12 h iv durante 7-10 días.

La primera actuación en el tratamiento, obviamente, consiste en desbridar quirúrgicamente las heridas. La penicilina se ha utilizado ampliamente, como cobertura antibiótica postcirugía durante muchos años pero es un antagonista de GABA y se asocia en ocasiones con convulsiones. Por eso el metronidazol es el antibiótico de elección. Este es seguro y los estudios comparativos con la penicilina sugieren por lo menos idénticos buenos resultados, pero sin convulsiones secundarias iatrogénicas. La eritromicina, tetraciclina, cloranfenicol y clindamicina son aceptados como alternativas en casos de alergia.

Para el control de la rigidez y los espasmos es fundamental evitar la estimulación innecesaria, siendo además la base del tratamiento farmacológico la sedación con benzodiazepinas. Estas aumentan el agonismo del GABA, mediante la inhibición de un inhibidor endógeno de los receptores GABA. El diazepam puede administrarse por vías diferentes, es barato y ampliamente utilizado, pero a largo plazo algunos de sus metabolitos de acción prolongada (oxazepam y desmetildiazepam) pueden acumularse y producir un estado de coma prolongado. Por el contrario el midazolam se puede utilizar con menos acumulación aparente. Se debe realizar una sedación adicional proporcionada por los anticonvulsivos, en particular el fenobarbital (que mejora aún más la actividad del GABA) y fenotiazinas como la clorpromazina. Otras veces se ha utilizado el propofol para la sedación con una recuperación rápida al detener su administración.

Cuando la sedación por sí sola es insuficiente, pueden requerirse agentes bloqueadores neuromusculares y una ventilación con presión positiva intermitente durante un período prolongado. Tradicionalmente se ha utilizado el pancuronio, sin embargo, éste inhibe la recaptación de catecolaminas y puede empeorar la inestabilidad autonómica en los casos graves (empeoramiento de la hipertensión y la taquicardia). Por estos motivos puede sustituirse por el vecuronio que está libre de efectos secundarios cardiovasculares, pero es de corta duración. Hoy se experimenta atracurio que tiene como ventaja la no alteración de la función renal y hepática, aunque puede acumularse laudanosina, un metabolito del atracurio que es epileptogénico. Se prefiere el uso de agentes de acción prolongada, ya que se prestan a la administración en forma de bolus intermitentes en lugar de exigir la infusión. Si bien el uso prolongado de agentes bloqueadores neuromusculares aminosteroides (vecuronio, pancuronio, pipecuronio, rocuronio y pancuronio) mediante perfusión, se han asociado con una neuropatía y miopatía grave, en los enfermos con tétanos dichas complicaciones no se han dado.

La sedación con propofol permite el control de los espasmos y la rigidez sin el uso de fármacos bloqueadores neuromusculares. El examen de la EMG y la función neuromuscular durante la administración de bolus de propofol muestra una reducción del 80% en la actividad EMG sin alteración de la función en la unión neuromuscular. Sin embargo, los niveles utilizados están más cerca del efecto anestésico y por ello su uso precias de ventilación mecánica. En algunos estudios seriados se ha utilizado el baclofeno intratecal (un agonista de receptores $GABA_B$) con mayor o menor éxito. Esta técnica es invasiva, costosa y precisa de ventilación artificial. Las dosis variaron desde 500-2.000 μg/día, administrada en bolus o por perfusión y, en todos los informes, un número significativo de pacientes desarrolló coma y depresión respiratoria que requirió ventilación. En algunos casos, los efectos adversos fueron reversibles con flumazenilo, un antagonista $GABA_A$.

Otra forma de controlar los efectos musculares consiste en utilizar El uso de dantrolene, que controla los espasmos refractarios, no siendo necesarios entonces los fármacos bloqueadores neuromusculares. Con este fármaco se mejora la situación clínica del paciente al detenerse los espasmos paroxísticos.

Existen diferentes enfoques para el tratamiento de la disfunción autonómica, auqne en todos ellos hay una falta de estudios comparativos o controlados. Los métodos no farmacológicos de prevención de la inestabilidad autonómica dependen de la fluidoterapia (que puede alcanzar hasta 8 l/día). Desde el punto de vista farmacológico la sedación es a menudo el primer tratamiento, siendo utilizados con frecuencia las benzodiazepinas, los anticonvulsivantes y la morfina. La morfina es particularmente beneficiosa para la estabilización cardiovascular sin producir compromiso cardíaco. Las dosis varían entre 20-180 mg/día. Los mecanismos por los que actúa la morfina incluyen la sustitución de la acción de los opioides endógenos, la reducción de la actividad simpática refleja y la liberación de histamina. Entre las fenotiazinas, la clorpromazina, resulta útil como sedante. Los anticolinérgicos y antagonistas α-adrenérgicos también pueden contribuir a la estabilidad cardiovascular.

Inicialmente los agentes bloqueadores β-adrenérgicos, como el propranolol, se utilizaban para controlar los episodios de hipertensión y taquicardia, aunque se generaba un riesgo de hipotensión profunda, edema pulmonar grave y muerte súbita. El labetolol, que combina efectos bloqueadores α y β-adrenérgicos, ha sido utilizado sin ninguna ventaja sobre el propranolol se (posiblemente debido a que su actividad α es mucho menor que su actividad β) y la mortalidad se mantuvo alta. En los últimos años, un agente de acción corta, el esmolol, se ha utilizado con éxito y, que a pesar de mantener elevadas las concentraciones arteriales de catecolaminas, produce una muy buena estabilidad cardiovascular.

La muerte súbita cardíaca es una característica del tétanos grave. La causa no está clara, pero las posibles explicaciones incluyen la pérdida repentina del control simpático, la presencia de catecolaminas inductoras de daño cardíaco y aumento del tono parasimpático o "tormentas" parasimpáticas. La persistencia del bloqueo β-adrenérgico podría exacerbar el efecto de estas causas debido al inotropismo negativo o a la actividad vasoconstrictora sin oposición, dando lugar a insuficiencia cardíaca aguda, dado que las crisis del sistema simpático se asocian con una alta resistencia vascular sistémica y a un gasto cardíaco normal o bajo. Por eso no se recomienda el uso exclusivo de fármacos β-bloqueantes adrenérgicos de acción larga.

Se han utilizado, con éxito, agentes bloqueadores α-adrenérgicos postganglionares como betanidina, guanetidina y fentolamina asociados al propranolol, junto a otros agentes similares como trimetafán, fenoxibenzamina y reserpina. Una desventaja observada en este grupo de fármacos es que la hipotensión inducida puede ser difícil de revertir, pudiendo producirse taquifilaxia y, tras ser retirado su uso, puede desarrollar otro episodio de hipertensión.

Algunos autores sostienen la idea de que el tétanos es una enfermedad que se produce por "exceso" de acetilcolina. Por eso, para controlar con éxito los disturbios autonómicos se puede utilizar atropina iv (con dosis de hasta 100 mg/h). Esta dosis extremadamente alta no produce únicamente un bloqueo muscarínico y nicotínico, sino también un bloqueo del sistema autónomo, con sedación central, e incluso un bloqueo neuromuscular. El bloqueo sobre el sistema nervioso parasimpático se demuestra tras la reducción ostensible de las secreciones y sudoración.

La clonidina, un agonista α_2-adrenérgico se ha utilizado por vía oral o parenteral, con éxito variable. Actuando de forma central, reduce el flujo simpático y, por lo tanto, reduce la presión arterial, la frecuencia cardíaca, y la liberación de catecolaminas de la médula suprarrenal. A nivel periférico inhibe la liberación de norepinefrina de las terminaciones nerviosas. Otros efectos útiles son su marcado efecto de sedación y como ansiolítico. Dos informes del caso reportado resultados opuestos, uno con un buen control y un sin alteración de la inestabilidad hemodinámica. Con el uso de clonidina a dosis de 2 μg/Kg peso iv/8h se obtiene una mortalidad significativamente más baja que en los que no la reciben. En ocasiones se ha utilizado bupivacaína administrada por vía epidural y espinal para reducir la inestabilidad cardiovascular. Pero con esta práctica se necesita administrar catecolaminas, de forma obligada, para mantener una presión arterial adecuada.

El sulfato de magnesio se ha utilizado tanto en los pacientes ventilados artificialmente, para reducir la alteración autonómica, como en pacientes sin ventilación, para controlar los espasmos. El sulfato de magnesio es un bloqueador neuromuscular presináptico, bloquea la liberación de catecolaminas de los nervios y la médula suprarrenal, reduce la capacidad de respuesta del receptor a las catecolaminas liberadas, es un anticonvulsivo y un vasodilatador. Actúa como antagonista del calcio en el miocardio y en la unión neuromuscular e inhibe la liberación de la hormona paratiroidea para reducir el calcio sérico. Su sobredosis causa debilidad y parálisis, con supuesta sedación central. También puede producir hipotensión y bradiarritmia

Para obtener una concentración sérica adecuada que permita obtener el efecto terapéutico deseado, es necesario un control seriado del sulfato de magnesio y del calcio. En todos los casos, su uso provoca una debilidad muscular, por lo que se hace evidente el uso de ventilación asistida. Una forma clínica de observar si los niveles séricos de sulfato de magnesio están dentro del rango terapéutico, es valorando la presencia del reflejo rotuliano (su ausencia indica un nivel inadecuado de sulfato de magnesio). Sin embargo, para que su uso sea más rutinario en el tratamiento del tétanos grave, se precisan más estudios sobre el efecto fisiológico que produce sobre la función neuromuscular y sus repercusiones en el tratamiento.

Existen varios fármacos que tendrían un potencial terapéutico importante a tener en cuenta en guías de protocolo frente al tétanos en un futuro próximo. Entre ellos está el valproato sódico que actúa impidiendo la acción de la GABA-aminotransferasa, lo cual inhibe el catabolismo de GABA. En estudios con animales se ha visto que este efecto previene los efectos clínicos de la toxina tetánica. Los inhibidores de la enzima conversora de angiotensina también pueden ayudar mediante la inhibición de la síntesis de la angiotensina II, la cual aumenta la síntesis de la noradrenalina y su liberación de las terminaciones nerviosas. La dexmedetomidina, un agonista más potente α_2-adrenérgico que la clonidina, también puede tener su efecto al reducir la hiperactividad simpática. Por último, la adenosina, que reduce la liberación de noradrenalina presináptica y antagoniza los efectos inotrópicos de las catecolaminas, también tendría un potencial terapéutico teórico.

La pérdida de peso es universal en el tétanos. A esto contribuyen una serie de factores: la incapacidad para tragar, las alteraciones autonómicas de la función gastrointestinal, el aumento de la tasa metabólica (por la fiebre y la actividad muscular) y la enfermedad grave prolongada. Por lo tanto, se debe establecer una nutrición enteral lo antes posible que además se asocia a una menor incidencia de complicaciones. Si además se realiza por gastrostomía percutánea se evitan las complicaciones asociadas a la alimentación por sonda nasogástrica y se realiza fácilmente en una UCI bajo sedación. Los casos graves de tétanos generalmente requieren un ingreso en UCI durante aproximadamente 3-5 semanas.

Tabla 68: Complicaciones del tétanos

Sistema	Complicación
Vías aéreas	Aspiración
	Laringoespasmo, obstrucción
	Sedación asociada a obstrucción
Respiratorio	Apnea
	Hipoxia: tipo I (atelectasia, aspiración, neumonía)
	tipo II fallo respiratorio (espasmo laringeo, sedación excesiva)
	Síndrome de distrés respiratorio agudo SDRA
	Complicación por ventilación asistida prolongada (neumonía)
	Complicaciones de traqueostomía (estenosis traqueal)
Cardiovascular	Taquicardia, hipertension arterial, isquemia, hipotensión
	Taquiarritmia, bradiarritmia
	Asistolia
	Fallo cardíaco
Renal	Insuficiencia renal aguda
	Estasis e infección urinaria
Gastrointestinal	Estasis gástrico
	Ileo
	Diarrea
	Hemorragia digestiva
misceláneo	Pérdida de peso
	Tromboembolia
	Sepsis y fallo multiorgánico
	Fractura vertebral por espasmo muscular
	Avulsión tendinosa por espasmo muscular

Las complicaciones infecciosas son comunes en toda enfermedad grave prolongada, entre éstas el tétanos, que suele darse en forma de neumonía asociada a la ventilación. Asegurar la vía aérea al inicio de la enfermedad y la prevención de la aspiración y la sepsis son los pasos lógicos para minimizar este riesgo. Como la ventilación artificial es necesaria durante varias semanas, se aconseja utilizar la traqueostomía antes que la intubación. El método de dilatación percutánea parece particularmente adecuado para los pacientes con tétanos. La prevención de las complicaciones respiratorias también implica un cuidado bucal meticuloso, fisioterapia respiratoria, y la succión traqueal de forma regular ya que la salivación y las secreciones bronquiales son mucho mayores que en otros pacientes.

Ante cualquiera de estas intervenciones se precisa de una sedación adecuada, ya que estas situaciones pueden desencadenar en estos pacientes un cuadro de espasmos musculares incontrolados junto a una alteración autonómica. Otras medidas importantes en el manejo rutinario de pacientes con tétanos, como con cualquier enfermedad grave a largo plazo, incluyen la profilaxis del tromboembolismo, de la hemorragia gastrointestinal y de las úlceras por presión. Y no debe subestimarse la importancia del apoyo psicológico al paciente.

Las causas de muerte, expresión última de las complicaciones, varían considerablemente de acuerdo con las instalaciones disponibles. En los países en desarrollo, donde no cuentan con instalaciones para el cuidado intensivo y un apoyo ventilatorio prolongado, las muertes por tétanos grave superan el 50% y se deben a la obstrucción de las vías respiratorias, a la insuficiencia respiratoria e insuficiencia renal, a las infecciones nosocomiales, especialmente la neumonía asociada al ventilador, a la sepsis generalizada, al tromboembolismo y a la hemorragia gastrointestinal como causas más destacadas (todas ellas causan el 80% de las muertes). En África, la mortalidad por el tétanos neonatal, sin ventilación artificial, registró en la década de los 90 una tasa del 79%. Con la simple disponibilidad de una ventilación asistida esta mortalidad se reduce a cifras que oscilan entre el 40-11%.

La atención intensiva moderna evita la muerte por insuficiencia respiratoria aguda, pero como resultado de la misma, en los casos graves se hacen más evidentes los trastornos autonómicos. El 40% de las muertes después de la introducción de los cuidados en la UCI son resultado de una muerte cardiaca súbita y un 15% como consecuencia de complicaciones respiratorias. En los países desarrollados sería aceptable conseguir una tasa de mortalidad que oscilase alrededor del 10%. La mortalidad varía con la edad del paciente. En los países desarrollados, la tasa de mortalidad en adultos <30 años puede acercarse al 0%, pero en >60 años es del 52%.

Profilaxis. El tratamiento profiláctico incluye la correcta aplicación de los esquemas de inmunización, la higiene y limpieza quirúrgica de las heridas. El tétanos no se transmite de una persona a otra, y es la única enfermedad que es infecciosa, pero no contagiosa, prevenible con una vacuna. Una infección con Clostridium tetani no produce inmunidad y por tanto puede volver a contraer la enfermedad, de modo que la vacuna debe ser administrada tan pronto como el paciente se haya recuperado.

La incidencia de tétanos en España ha ido disminuyendo. La vacunación generalizada de la población desde la infancia ha producido una disminución de la susceptibilidad al tétanos por parte de la población adulta. Desde la inclusión de la vacunación en el calendario infantil (2 dosis en 1965, 3 dosis desde 1967 y 6 dosis desde 1975) las cohortes mostraron una prevalencia de Ac antitetánicos protectores (≥0'01 UI/ml) superior al 80%, y en los nacidos después de 1982 la tasa de estos Ac protectores supera el 97%. Hasta hace poco tiempo la pauta correcta profiláctica de 6 dosis de toxoide tetánico durante la infancia se completada con revacunaciones cada 10 años durante la edad adulta a partir de los 25 años. La estrategia vacunal actualmente ha cambiado. La tradición de revacunar cada decenio se debía, en buena parte, a la menor eficacia del toxoide no adsorbido que se utilizaba antes, aunque en España desde los años 60 se viene utilizando vacuna adsorbida.

Otro argumento definitivo, para este cambio de estrategia en la vacunación antitetánica, se basa en los últimos estudios realizados en Dinamarca y Holanda donde individuos vacunados con 3 dosis y otros con 6 dosis mantenían títulos protectores de Ac entre el 80-95% de los casos 40 y 45 años más tarde. Además la elevación del título de Ac tras dosis de recuerdo es proporcionalmente mayor cuanto más bajo es el título previo a la vacunación, es decir, cuanto más tiempo ha transcurrido desde que se administró la última dosis. Así no serían necesarias dosis de recuerdo repetidas cada poco tiempo. En la mayoría de países se mantienen las dosis de primovacunación y dosis de recuerdo en la infancia y atendiendo a los últimos estudios realizados en cohortes de adultos han considerado diferentes estrategias en las dosis de refuerzo.

En España, la vacunación en los adultos, que no hayan recibido una primovacunación correcta, sigue siendo la misma con una primera dosis a administrar con motivo de algún episodio concreto en la vida del individuo: un accidente con presencia de herida, una operación quirúrgica, con motivo de un embarazo (se evitará así además la posibilidad de tétanos neonatal), ingreso en una institución geriátrica, consulta del viajero (con motivo de un viaje a países exóticos)... Si los adultos habían recibido una primovacunación incompleta recibirán las dosis pendientes con independencia del tiempo transcurrido desde la primera o segunda dosis. En los adultos bien vacunados sólo serán necesarias 2 dosis de recuerdo (1ª dosis a los 10 años del final de la primovacunación, y la 2ª dosis de recuerdo no necesariamente a los 10 años del primer recuerdo).

Los niños vacunados con el calendario vigente actual (con 6 dosis entre el nacimiento y los 14 años) no necesitarán dosis de refuerzo cada 10 años; será suficiente un refuerzo a los 65 años para mantener un título protector de Ac antitetánicos y prolongarlo durante la vejez.

En países desarrollados la efectividad de los esquemas de vacunación relegan el tétanos a casos esporádicos en los ancianos, mientras que en países en desarrollo sigue siendo un problema importante a cualquier edad. La prevalencia muestra una curva bimodal, debido al tétanos neonatal y al de los ancianos. Por esta razón, se ha sugerido que la presencia de tétanos neonatal es indicativa de subdesarrollo, ya que es un reflejo de la deficiencia de la cobertura de los esquemas de vacunación y de un manejo inadecuado del parto.

La prevención del tétanos y la posible eliminación del tétanos neonatal constituyen una de las metas de la OMS y su éxito se basa en aumentar la cobertura de los programas de vacunación y promover prácticas higiénicas y seguras durante el parto. Sin embargo, esos programas deben mantenerse siempre vigilados, pues el agente causal de tal enfermedad siempre estará presente; pues se trata de un habitante normal de los suelos. Eso significa, que aún cuando lleguen a desaparecer los casos de tétanos, la bacteria seguirá en el ambiente; por lo tanto, el control de la enfermedad siempre dependerá de la vigencia y efectividad de esas medidas preventivas. En este punto, no deben confundirse los determinantes epidemiológicos de esta enfermedad con otros padecimientos virales, como la viruela o la polio, que se han erradicado. En esos casos, la ausencia prolongada de casos hace que el agente desaparezca del ambiente, algo que no ocurrirá con el tétanos.

VACUNOLOGIA

VACUNA ANTIRRABICA

Caracterización.

Las vacunas contra la rabia preparadas de la cepa original 1885 de Pasteur y sus cepas derivadas (virus Pasteur, Pitman-Moore, etc.), y de cepas aisladas más recientemente (Flury, Street-Alabama-Dufferin conocida por las siglas SAD, Vnukovo y Kelev), protegen contra todas las cepas del genotipo 1 aisladas hasta la fecha. Las vacunas convencionales contra el virus de la rabia pueden no suministrar una adecuada protección cruzada contra otros lyssavirus, especialmente en el filogrupo II; no existe protección contra el virus Mokola ni el recientemente descrito virus West Caucasian de murciélago. Usando vacunas con virus de la rabia convencional se ha demostrado neutralización cruzada contra dos virus del filogrupo I: EBLV tipo-1 y EVLV tipo-2. Los principios que rigen la preparación de las vacunas inactivadas contra la rabia son idénticos a los vigentes para las que se usan en humanos o en animales, aunque en las vacunas para animales se puede añadir un adyuvante.

También resultan eficaces las vacunas recombinantes (por ejemplo, glicoproteína recombinante del virus de la rabia expresada en poxvirus). Las vacunas antirrábicas recombinantes no son vacunas vivas. Se preparan insertando ácido nucleico no infectante de la rabia en un vector como el poxvirus vacunal o canaripoxvirus.

La eficacia profiláctica con vacuna sola después de la exposición solamente se ha demostrado en humanos, pero incluso en estos casos se recomienda administrar adicionalmente inmunoglobulina antirrábica. En los animales se aplican diferentes estándares a las vacunas con virus vivos modificados tras sucesivos pases en animales, huevos o cultivos celulares, para reducir su virulencia en el animal, que a las vacunas preparadas con virus inactivados. Ambos tipos de vacunas (inactivadas o recombinantes) tienen sus ventajas e inconvenientes, pero los dos tipos pueden utilizarse para inmunizar a animales por períodos entre 1-3 años. En algunos países no se aceptan las vacunas con virus vivos atenuados ya que se considera que mo son adecuadas para proteger animales no vacunados previamente que se hayan expuesto a la infección.

Toda manipulación del virus durante la producción y ensayo de las vacunas debe adaptarse a las estrictas precauciones de seguridad especificadas por la OMS, la OIE (Organización Internacional para la Salud Animal) y las directrices y normas nacionales de cada país.

Control de inóculos.

a) Características del inóculo. Resulta adecuada cualquier cepa del serotipo 1 que demuestre proteger contra los virus naturales de la rabia (que se encuentren actualmente en el país donde se va a usar la vacuna). La cepa de virus utilizada debe tener propiedades biológicas (patogenicidad) y antigénicas (tipificadas por MAb) bien conocidas. Si se trata de animales y se emplea una vacuna viva, el inóculo primario de virus no debe causar la rabia clínica. Deben probarse realizando un inoculo, en un nervio importante o en sus inmediaciones, una dosis diez veces superior al título vírico contenido en una dosis del producto final propuesto.

b) Método de cultivo. Se debe preparar y mantener a –70°C, o a temperatura inferior, un stock de células primarias del virus de inóculo, cuyos subcultivos se utilizarán para la producción de la vacuna. La multiplicación del virus se comprueba por titulación durante el crecimiento del virus de inóculo.

c) Validación como vacuna. Antes de autorizar una vacuna deben establecerse evidencias de su eficacia mediante inoculaciones de desafío en los animales vacunados y en animales control. La prueba de desafío debe realizarse después de la vacunación, al final del período en que el fabricante manifiesta que se mantiene la inmunidad. La cinética de producción de anticuerpos debe determinarse también para establecer la correlación entre el título de anticuerpos y la resistencia al desafío.

La eficacia de la vacuna producida se determina por estudios con cada especie a la que va dirigida, vacunada previamente según se recomiende. La protección al final del período de inmunidad se controla midiendo los anticuerpos neutralizantes específicos y por desafío con el virus de la rabia. Las condiciones experimentales de este desafío deben reflejar las condiciones naturales de la infección. El virus desafío debe ser preparado preferentemente a partir de cepas locales. En los ejemplares vacunados con vacunas inactivadas, el porcentaje de seroconversión y el nivel medio de anticuerpos permiten una buena prognosis para superar el desafío. Se debe establecer la correlación entre la potencia, en la especie en cuestión, y el valor antigénico determinado en ratones.

A efectos de autorizar una vacuna, se deben realizar pruebas de seguridad en la especie a la que va dirigida. En el caso de las vacunas con virus vivos que se utilizan, para animales, en campañas de vacunación oral (incluyendo las vacunas recombinantes), las pruebas de seguridad también deben realizarse en aquellas otras especies que viven en las áreas de vacunación y que podrían estar expuestas a la vacuna. La estabilidad de la vacuna se determina probando lotes después de un almacenamiento dilatado, generalmente después de 1–2 años. A veces se utiliza un procedimiento de envejecimiento acelerado, manteniéndola a 37°C durante 1 semana. El tiempo de validez o vencimiento manifestado por el fabricante se comprueba por la autoridad nacional. En general es de 12–18 meses para las vacunas líquidas y de 24 meses para las liofilizadas.

Método de producción.

Cualquiera que sea el método adoptado, se debe prestar una especial atención a la calidad del substrato. Tanto los animales como los huevos deben ser SPF, y los cultivos celulares, como las líneas BHK, deben cumplir con los estándares internacionales de esterilidad e inocuidad.

Cuando se trata de cultivos celulares, estos se infectan con cepas del virus de la rabia adaptadas al cultivo celular y se incuban a 35–36°C. Estos se pueden utilizar como vacunas con virus vivos (como en las vacunas Flury y SAD) o como vacunas inactivadas después de la adición de fenol (vacuna Semple) o cualquier otro compuesto, como la betapropiolactona. Los cultivos también pueden utilizarse para obtener virus vectores (por ejemplo poxvirus) que lleven el gen que codifica la expresión de la glicoproteína del virus de la rabia.

Durante la producción se controla la multiplicación de los virus en uno de los sustratos antes mencionados y se recoge el virus en el tiempo más apropiado, normalmente a los 4–6 días de la inoculación de los animales, los huevos o los cultivos celulares. El virus obtenido se suspende en una solución tamponada a una dilución que provoque una antigenicidad óptima. Si se necesita, la suspensión se inactiva o liofiliza. Se recomienda un adyuvante para las vacunas con virus inactivados, así como para otros antígenos de la vacuna que puedan incorporarse a vacunas polivalentes.

También se puede inocular una cepa modificada de virus, adaptada a huevos, en huevos embrionados de pollo SPF, que se incuban a 38°C durante 5–6 días. El virus se recoge en forma de tejidos embrionarios infecciosos y normalmente se liofiliza y se emplea como una vacuna viva. Ejemplos de estas vacunas son las que contienen la cepa Flury con pocos pases en huevo (LEP), o la cepa variante más deseable con muchos pases en huevo (HEP), que es más segura para algunas especies animales como el gato.

Las vacunas obtenidas de tejido nervioso en animales ya no se consideran seguras o eficaces y han caído en desuso.

Control de procesos.

Consiste en el seguimiento del crecimiento vírico para obtener un título óptimo y asegurar la ausencia de contaminación microbiana indeseable. En las vacunas con virus vivos, debe establecerse la cinética del crecimiento vírico para asegurar un título final de virus que se correlacione con la protección deseable de las especies concretas. En las vacunas con virus inactivados, deben evaluarse las propiedades inmunogénicas del producto final mediante técnicas *in vitro* (por ejemplo, en ELISA, inmunodifusión en medio sólido, pruebas de unión a anticuerpo o tinción de células infectadas). Estas estimaciones indicarán el tiempo óptimo para recoger los virus de los cultivos celulares.

Control de calidad.

Son muchos los factores que influyen en los elementos y los requisitos necesarios de un programa de gestión de calidad. Dichos factores son: los materiales utilizados en la producción de productos biológicos deben ser esterilizados y/o probados antes de su uso para asegurar la ausencia de contaminantes. Sobre el producto biológico conseguido debe comprobarse la esterilidad de las muestras mediante técnicas que permitan la detección de bacterias, hongos o micoplasmas contaminantes. Además se verificará la estabilidad, la potencialidad y actividad biológica así como la duración de la inmunidad, en este caso de la vacuna obtenida.

a) Esterilidad. Los materiales de origen animal deben esterilizarse, obtenerse de animales sanos que, en la medida de lo posible, deberán de estar libres de patógenos que puedan transmitirse desde la especie de origen a la especie que se va a vacunar, o a cualquier otra especie en contacto con ellas. Los virus del inóculo inicial y los de cualquier línea celular continua utilizada para el crecimiento de los virus deben estar libres de bacterias, hongos, micoplasmas, virus no relacionados y otros patógenos que puedan transmitirse desde la especie de origen a la especie humana, o a cualquier otra especie en contacto con ellas.

Cada lote de vacuna debe pasar una prueba de la inactivación del virus vacunal. Dicha prueba se realiza mediante la adicción de un conservante. El proceso de inactivación y las pruebas utilizadas para detectar el virus vivo después de la inactivación deben ser validadas y debe demostrarse que son las apropiadas para el objetivo perseguido. Algunos países exigen que cada lote de vacuna supere una prueba de ausencia de micoplasmas. En otros casos puede ser necesaria la realización de pruebas para determinar la ausencia de algunas bacterias específicas, por ejemplo, pruebas para detectar *Salmonella, Mycobacterium tuberculosis* y *M. paratuberculosis, Brucella* spp. y *Leptospira* spp.

Las pruebas normalizadas para la detección de bacterias y hongos indeseables en materiales de partida, lotes de inóculo o en el producto final son: la prueba de la filtración en membrana o la prueba de la esterilidad por inoculación directa. En la técnica de la filtración en membrana, se usa un filtro con un tamaño de poro nominal no superior a 0,45 µm y un diámetro de al menos 47 mm. Si el material es acuoso o débilmente lipídico se deben usar filtros de nitrato de celulosa; si el material tiene un elevado contenido alcohólico, lipídico o de adyuvantes lipídicos se deben usar filtros de acetato de celulosa. El filtro se humedece con 20–25 ml de diluyente A o B inmediatamente antes de verter el contenido del recipiente o recipientes que se vayan a ensayar. El diluyente A se emplea para los productos o materiales acuosos: se disuelve 1 g de hidrolizado péptico de tejido animal en agua hasta completar un litro, se filtra o centrifuga para clarificar, se ajusta el pH a 7,1+0,2, se distribuyen en frascos alícuotas de 100 ml, y se esterilizan al vapor. El diluyente B se emplea para los materiales o productos lipídicos: se añade 1 ml de polisorbato 80 a 1 litro de diluyente A, se ajusta el pH a 7,1+0,2, se distribuyen en frascos alícuotas de 100 ml, y se esterilizan al vapor.

Si la muestra biológica ensayada tiene propiedades antimicrobianas, se lava la membrana tres veces con aproximadamente 100 ml del diluyente apropiado (A o B) después de la aplicación de la muestra. A continuación se transfiere la membrana entera a los medios de cultivo, cortada asépticamente en partes iguales y colocadas en los medios, o bien los medios se transfieren a la membrana en el aparato de filtración. Cuando la muestra contenga mertiolato como conservante, se usa el medio de tioglicolato líquido (FTM) y la membrana se incuba tanto a 30–35°C como a 20–25°C. Si la muestra ensayada contiene un agente biológico inactivado sin mertiolato como conservante, se usa el medio FTM a 30–35°C y medio de soja y caseína hidrolizada (SCDM) a 20–25°C. Cuando se trata de una muestra biológica que se ha de analizar contenga virus vivos, se utiliza el medio SCDM para su incubación a ambas temperaturas. Recientemente se ha sugerido que se utilice agar sulfito-polimixina-sulfadiazina para potenciar la detección de *Clostridium* spp.

Si se elige la inoculación directa a los medios de cultivo, se emplea una pipeta estéril o una jeringa con aguja para transferir asépticamente el material biológico de modo directo a los medios líquidos. En caso de que la muestra ensayada tenga propiedades antimicrobianas, se debe determinar la proporción del inóculo respecto al volumen del medio de cultivo antes del comienzo de la prueba. Para determinar el volumen correcto de dicho medio a fin de invalidar la actividad antimicrobiana, se usan 100 unidades formadoras de colonias (CFU) de los microorganismos control. Si la muestra analizada contiene mertiolato como conservante, se emplea el medio FTM en tubos de ensayo que se incuban tanto a 30–35°C como a 20–25°C. Después de un tiempo de incubación adecuado, el crecimiento debería ser claramente visible. Si la muestra ensayada contiene un agente biológico inactivado sin mertiolato, o una bacteria viva, se usa el medio FTM a 30–35°C y el medio SCDM a 20–25°C. Si se trata de una muestra con virus vivos, se usa el medio SCDM a ambas temperaturas de incubación. Si la vacuna con bacterias inactivadas contiene clostridios, o algún componente de los clostridios, es preferible usar el medio FTM suplementado con 0,5% de extracto de carne (FTMB) en lugar de FTM. También puede ser aconsejable la utilización de FTM y SCDM en todas las pruebas.

Los materiales biológicos que son susceptibles de contaminación vírica y que no pueden ser esterilizados antes de su uso, como el caso de suero de origen animal para la fabricación de vacunas o antídotos específicos, las células de cultivo primario, las líneas celulares o los stocks de virus para inoculación, deben ser ensayados antes de su correspondiente uso. Existen pruebas descritas para detectar virus contaminantes mediante el efecto citopático (CPE), la hemoadsorción, la hemoaglutinación, las técnicas con anticuerpos fluorescentes u otros métodos adecuados, como por ejemplo, la reacción en cadena de la polimerasa (PCR) y el enzimoinmunoensayo (técnicas ELISA).

b) Inocuidad. Las pruebas de seguridad de los lotes de vacunas con virus inactivados se llevan a cabo mediante la inoculación en cultivo celular o intracerebralmente en ratones para detectar virus viables. Para las vacunas vivas contra la rabia, usadas en animales, debe realizarse una prueba de seguridad adecuada para cada lote de vacuna en la especie hospedadora concreta. Por lo menos tres, y preferiblemente cinco o seis animales de la especie hospedadora en cuestión deben recibir una dosis equivalente a diez veces la dosis de campo recomendada por la vía normal de administración. Los animales deben observarse durante 180 días para reacciones adversas atribuibles a la vacuna.

c) Potencia/actividad biológica. La cantidad de virus presente en las vacunas vivas atenuadas y en las recombinantes se determina mediante titulación. Una vez establecida una correlación entre la actividad de la vacuna en la especie a la que va dirigida y los títulos víricos, las titulaciones representan unos indicadores fiables de la eficacia de la vacuna. Esto se realiza utilizando cultivos celulares o por inoculación intracerebral de ratones lactantes (en ratones solo es posible con unos cuantos virus atenuados). Las vacunas recombinantes deben controlarse para la expresión de la proteína de la rabia hasta asegurar que la estabilidad de la expresión se mantiene en el proceso de producción. El título del vector puede usarse entonces como un indicador fiable de la eficacia de la vacuna. Para las vacunas con virus inactivados, la correlación entre la potencia en la especie a la que van dirigidas y el valor antigénico estimado en ratones representa un indicador fiable de la actividad de la vacuna. En EE.UU. la potencia de la vacuna se establece por la prueba del NIH (National Institutes of Health). En otras partes tiene gran aceptación la prueba de la Farmacopea Europea. De acuerdo con ésta última se inoculan grupos de al menos diez ratones de 3–4 semanas con dosis decrecientes únicas de vacuna, o con dos dosis, separadas por 1 semana, según la prueba del NIH. Se compara un número suficiente de diluciones para determinar la dilución a la que el 50% de los ratones se protegen contra una inoculación intracerebral de desafío 14 días después.

Para la calibración de estándares nacionales existe una vacuna internacional estándar de la OMS, de modo que los resultados de la prueba de antigenicidad se pueden expresar en unidades internacionales (UI). La prueba no es válida a menos que:

i) Tanto para la vacuna examinada como para la preparación estándar, la PD_{50} (dosis de protección al 50%) se encuentre entre la mayor y la menor dosis proporcionada a los ratones.

ii) La titulación de la suspensión del virus de desafío muestre que 0,03 ml de la suspensión contenía 25 DL_{50} intracraneales de ratón (MIC DL_{50}). La dosis de desafío debe estar entre 12–50 DL_{50} para que la prueba sea válida.

iii) El intervalo de confianza (p = 0,95) para la prueba no debe ser menor del 25% ni superior al 400% de la potencia estimada: el análisis estadístico debe mostrar una notable pendiente sin desviaciones importantes de la linealidad o el paralelismo de las líneas dosis-respuesta.

La vacuna es apta si la potencia estimada es superior a 1 UI por dosis prescrita más pequeña. También se puede utilizar una prueba simplificada a efectos de anticipar cuáles son las vacunas que tienen la probabilidad de tener un valor antigénico $\geq$1 UI por dosis. Esta prueba se emplea como prueba de investigación aproximada para reducir el número de ratones utilizados en las pruebas de control de la potencia de la vacuna.

d) Duración de la inmunidad y estabilidad. Debe establecerse la duración de la inmunidad inducida por el producto autorizado, en la especie a la que va dirigida, con un protocolo de vacunación definido. Después de esto, no se prueba cada lote. El vencimiento (la caducidad) que se propone se debe comprobar mediante las pruebas adecuadas. Estos experimentos incluyen pruebas biológicas y de estabilidad físico-química, y deben realizarse sobre un número suficiente de lotes de vacuna mantenidos en las condiciones recomendadas. La termoestabilidad de las vacunas con virus vivos en forma líquida suele ser baja. En las vacunas liofilizadas con virus inactivados la estabilidad suele garantizarse por 2 años a 4°C. En estas vacunas con virus inactivados pueden utilizarse conservantes (formalina, mertiolato), cuya naturaleza y cantidad de los mismos debe cumplir las normas nacionales de control.

PARTE V
LESIONES POR ANIMALES

MORDEDURAS

El contacto ser humano-animal es un hecho cotidiano para la mayoría de la gente en una gran diversidad de ámbitos: desde las granjas agropecuarias a los animales domésticos en calidad de mascotas, hasta los animales salvajes ya bien sea por el creciente turismo de aventura, por contactos profesionales (veterinarios, empleados de zoos, trabajadores de circos...) o por la creciente presión demográfica del hombre sobre los hábitats de vida salvaje. En este contexto no es de extrañar que, como resultado de este estrecho contacto, las lesiones por mordeduras sean causadas por una gran variedad de animales domésticos y salvajes. La mayoría de estas heridas son lesiones menores y, en muchas ocasiones, no se busca atención médica para su solución ya que los pacientes se auto-administran los primeros auxilios. En general, en los países industrializados, la mayoría de pacientes que presentan lesiones por mordedura de grado moderado a severo buscan alguna forma de atención médica debido a que se trata de heridas complicadas ya de entrada o porque se ha complicado con una sobreinfección.

Hay pocos estudios sistemáticos que permitan sacar conclusiones que permitan protocolizar las conductas sanitarias a seguir en cada caso. Dentro de estos escasos estudios sistematizados se ha intentado definir la presentación clínica, la epidemiología, la bacteriología y el tratamiento de las heridas por mordedura. Incluso estos estudios sistemáticos se limitan generalmente a las mordeduras por perros y gatos e implican series relativamente pequeñas en cuanto a número de pacientes.

PERROS

En España se calcula que 4 de cada 10.000 niños menores de 15 años son mordidos por perros cada año, lo que representa el 1% de las atenciones prestadas en los servicios de urgencias. El 80 % de las mordeduras por animales domésticos corresponden a las producidas por perros, seguidas de las producidas por gatos, reptiles y monos en orden decreciente. En este orden no se incluyen las mordeduras por seres humanos, que estadísticamente es la 3ª causa de todas las mordeduras.

Respecto a las mordeduras por canes existen 2 picos de máxima incidencia: a los 1- 4 años y a los 11-13 años. Son más frecuentes en varones y durante los meses de verano. Acostumbran a ocurrir en el domicilio por la interacción entre el niño y la mascota familiar o de un conocido (el 90% de las mordeduras se produce por la propia mascota o la del vecino). En el intervalo de edad 1-4 años la mordedura en la cara es la más frecuente (el 78% de casos son lesiones en la nariz, boca y regiones periorbitarias), mientras que en el resto de niños son las piernas las más afectadas (en el otro pico de edad sólo un 18% de las mordeduras se producen en la cara). Los niños son los más afectados debido a su menor tamaño corporal, y a la mayor frecuencia de conductas que motivan ataques por parte del animal (suelen morder por miedo a sentirse agredidos, porque le tiran de los pelos, de la cola o le quitan la comida) y, la relativa dificultad para escapar si son atacados. El grupo de edad entre 5-9 años es el que presenta con mayor frecuencia un síndrome postraumático; hasta 55% de los niños lo pueden presentar y aún estar presente hasta 1 mes más tarde. Influye también el que el animal esté enfermo y el carácter agresivo de ciertas razas.

En nuestro medio se ha producido una creciente preocupación social debido al aumento de casos por mordedura de perros en niños, sobre todo por razas consideradas peligrosas, con resultado fatal. Como consecuencia se ha decretado la Ley 50/1999 por la que se regulan las obligaciones de los dueños y/o portadores de perros cuando estos utilicen los espacios públicos y, que en su caso de agresión por parte del anima y de causar lesiones en una persona, puedan ser determinantes a la hora se establecer la responsabilidad penal o civil de su dueño o portador.

Tienen la calificación de potencialmente peligrosos los animales domésticos o de compañía pertenecientes a la especie canina incluidos dentro de una tipología racial, que por su carácter agresivo, tamaño o potencia de mandíbula tengan capacidad de causar la muerte o lesiones a las personas. Para cuantificar y determinar si una raza es peligrosa o no se tiene en cuenta el peso corporal (>20 Kg), el perímetro torácico (<60-80 cm), y que posean mandíbulas fuertes y boca profunda. Aunque no se especifica por ley de forma cuantitativa la potencia de la mordida para considerar a un perro peligroso, se sabe que las mordeduras de los perros oscilan entre una presión mandibular de 67,5-204 Kg/cm^2. El resultado siempre es una lesión por machacamiento que se acompañará de laceraciones, avulsiones o abrasiones de los tejidos superficiales y profundos.

Las razas incluidas son: american staffordshire terrier, pitbull terrier, staffordshire bull terrier, presa mallorquin, presa canario, fila brasileiro, mastín napolitano, dogo argentino, rottweiler y tosa japonés; y en general todos los animales descendientes de estas razas que presenten rasgos étnicos de las mismas. Curiosamente no se incluye el dobermann, un perro habitualmente implicado en ataques a personas.

Para poder determinar si la agresión por parte del animal doméstico es constitutivo de infracción penal o si sólo pueden derivarse responsabilidades administrativas y civiles, para su dueño o portador, habremos de tener en cuenta por un lado la gravedad de las lesiones o la cuantía de los daños y por otro el tipo de incumplimiento de las normas administrativas, reguladoras de la materia, por parte del portador del animal y que serán determinantes para establecer el grado de imprudencia en la producción de los hechos. De ahí la importancia de la cumplimentación de la documentación legal cuando se aplique el protocolo para tratamiento de éstas lesiones (ver más adelante).

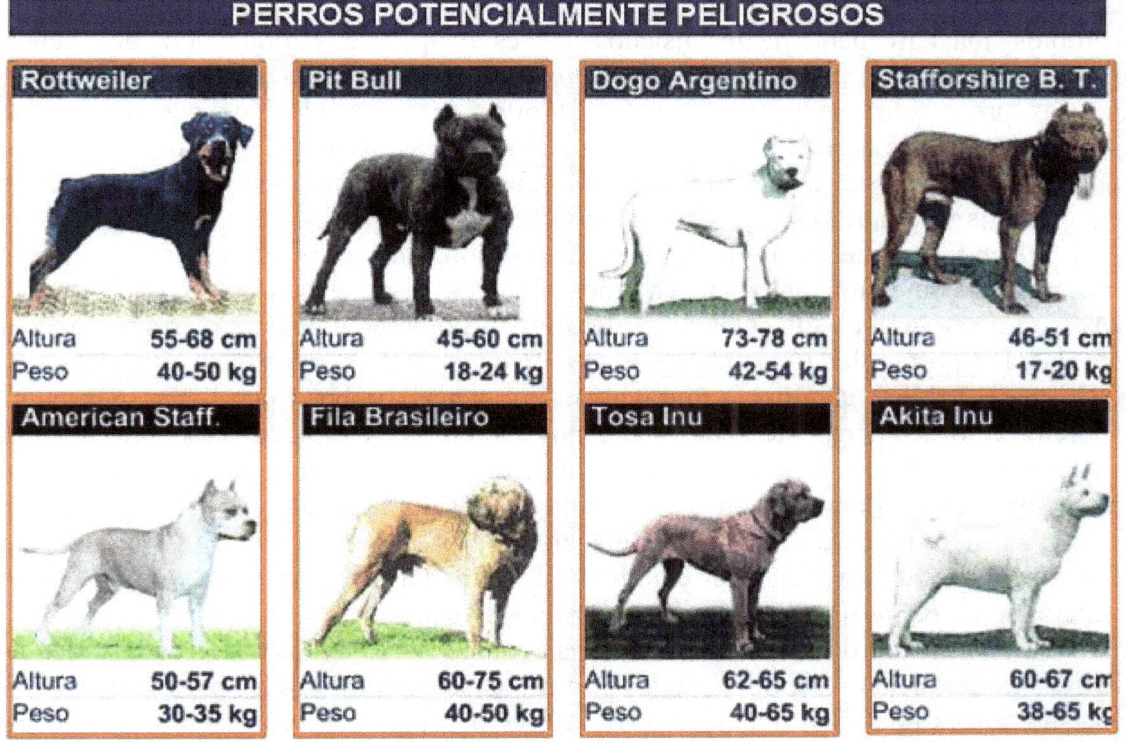
PERROS POTENCIALMENTE PELIGROSOS
Rottweiler
Altura 55-68 cm
Peso 40-50 kg
Pit Bull
Altura 45-60 cm
Peso 18-24 kg
Dogo Argentino
Altura 73-78 cm
Peso 42-54 kg
Stafforshire B. T.
Altura 46-51 cm
Peso 17-20 kg
American Staff.
Altura 50-57 cm
Peso 30-35 kg
Fila Brasileiro
Altura 60-75 cm
Peso 40-50 kg
Tosa Inu
Altura 62-65 cm
Peso 40-65 kg
Akita Inu
Altura 60-67 cm
Peso 38-65 kg

Las lesiones que se presentan pueden ir desde simples contusiones y/o pequeñas abrasiones hasta graves laceraciones cutáneas con lesiones de estructuras subcutáneas que pueden dejar secuelas permanentes. Los perros de razas más agresivas pueden ejercer una presión de más de 30 atmósferas con sus mandíbulas sobre la presa, lo que hace posible la aparición de lesiones significativas por prensión y desvitalización tisular.

Un hecho muy importante respecto a las lesiones por animales es la posibilidad de infección. Se estima que entre el 15-20% de las heridas por mordeduras de perro se infectan. La mediana del intervalo entre la mordedura y la aparición de los primeros síntomas de infección es de 24 horas. Por ello se debe realizar una anamnesis dirigida a descartar cofactores que induzcan mayor riesgo de desarrollo de una sobreinfección bacteriana como puede ser una diabetes mellitus, estados de inmunocompromiso, alteraciones cutáneas de la zona afectada, asplenias funcionales o anatómicas, mesenquimopatías e insuficiencia hepática, entre otras. Hay otros factores, inherentes a la propia lesión, que aumentan el riesgo de infección, tales como heridas profundas, heridas que requieren desbridamiento quirúrgico, lesiones por prensión y penetrantes y heridas en las manos. Incluso aquellas personas sin evidencias clínicas de infección en el momento de la consulta médica tienen probabilidad de presentar colonización por bacterias aeróbicas y anaeróbicas en sus heridas, así como los pacientes que acuden más de 8 h después de la lesión. En estos casos a menudo tienen hallazgos clínicos de infección como celulitis localizada, abscesos y dolor; sintomatológicamente pueden presentar fiebre o febrícula, adenopatías y leucocitosis.

El espectro bacteriológico de las mordeduras por perros varía de unas especies a otras (ver tabla 66) aunque la mayoría de las infecciones tienen una etiología polimicrobiana. Además de la flora microbiana residente en la boca de estos animales, los patógenos también pueden provenir de la dermis del receptor de la mordedura o del medio físico circundante en el momento de la agresión. La microbiota oral del animal agresor no sólo contiene la "flora normal" sino que también está influenciada por la flora de sus presas ingeridas. Algunos de estos patógenos son transitorios, mientras que otros pueden permanecer tiempo incorporados a la flora del animal. Los patógenos aerobios más frecuentemente aislados en este tipo de heridas son del género *Pasteurella,* como *P. multocida* y *P. canis,* que se encuentran en el 50-75% de las heridas provocadas por gatos y en el 20-50% de las producidas por perros. Las infecciones de las heridas ocasionadas por mordeduras de perros y gatos, en general, pueden complicarse con formación de abscesos, artritis séptica, osteomielitis, endocarditis y compromiso del sistema nervioso central.

Habitualmente las sobreinfecciones producidas por mordedura de perros presentan crecimiento tanto de gérmenes aerobios como anaerobios (en el 48% de casos). En este tipo de infecciones, se desarrollan proporcionalmente más abscesos que heridas de tipo purulento, siendo las menos frecuentes las heridas no purulentas en las que se desarrollan celulitis o linfangitis. En menos proporción (42%) se produce sobreinfección únicamente por patógenos aerobios; en cuyo caso el tipo de sobreinfecciones que se producen es diferente a la flora mixta: son más frecuentes las infecciones de tipo no purulento, después las heridas purulentas, y en poca proporción se desarrollan abscesos. Las sobreinfecciones por anaerobios exclusivamente son excepcionales, desarrollándose entonces siempre un absceso (del que se aíslan generalmente *Bacteroides tectus* y *Porphyromonas gulae*).

Las especies de *Pasteurella* son más comunes tanto en los abscesos como en las heridas no purulentas con linfangitis. Además, las heridas infectadas por *Pasteurella* se asocian con la aparición más rápida de infección comparadas con las producidas por estafilococos o estreptococos. La especie que está más presente en las infecciones por mordedura de perro es *Pasteurella multocida.* Se trata de un cocobacilo Gram (-) que provoca una intensa respuesta inflamatoria con dolor y aumento de volumen en las primeras 24-48 h de tras el accidente, con celulitis localizada que puede evolucionar hacia la formación de un absceso, fiebre, adenopatías regionales y linfangitis en aproximadamente el 70% de los casos. Las complicaciones descritas para este germen son: bacteriemia, artritis séptica, osteomielitis, septicemia, meningitis (especialmente en pacientes inmunocomprometidos), endocarditis, peritonitis y neumonía. En heridas cercanas a las articulaciones y hueso siempre debe descartarse artritis séptica, tenosinovitis u osteomielitis. *Pasteurella multocida* es sensible a bencilpenicilina, cefalosporinas de 3ª generación, cloranfenicol y tetraciclina; y presenta resistencia a cloxacilina, cefalosporinas de 1ª generación, eritromicina y clindamicina.

Las bacterias aeróbicas más comúnmente causantes de las infecciones por mordeduras de perros son estreptococos, estafilococos, *Moraxella catarrhalis*, *Corynebacterium* del grupo G (los más frecuentes), *Corynebacterium minutissimum*, *Corynebacterium aquaticum*, *Corynebacterium jeikeium*, *Corynebacterium afermentans*, *Corynebacterium* del grupo E, *Corynebacterium pseudodiphteriticum*, *Corynebacterium freiburgense*, *Neisseria weaveri*, *Neisseria zoodegmatis*, *Neisseria animaloris*, *Neisseria subflava*, *Bacillus firmus*, *Bacillus circulans*, *Bacillus subtilis*, *Pseudomonas aeruginosa*, *Pseudomonas vesicularis*, *Pseudomonas diminuta*, *Actinomyces viscosus*, *Actinomyces neuii*, *Brevibacterium* spp, *Gemella morbillorum*, *Escherichia coli*, *Klebsiella oxytoca*, *Klebsiella pneumoniae*, *Lactobacillus lactis*, *Citrobacter amalonaticus*, *Citrobacter koseri*, *Flavobacterium* del grupo IIa, *Flavobacterium brevis*, *Micrococcus lylae*, *Enterococcus avium*, *Enterococcus malodoratus*, *Stenotrophomonas maltophilia* y *Proteus mirabilis*.

Staphylococcus aureus y *Streptococcus mitis* son los patógenos más comúnmente aislados de su género respectivo. Dentro de los estafilococos por orden decreciente pueden encontrarse *S. epidermidis*, *S. warneri*, *S. intermedius*, *S. hominis*, *S. auricularis*, *S. cohnii* y *S. xylosus*. En cuanto a los estreptococos se aíslan *S. mutans*, *S. pyogenes*, *S. sanguis* biotipo I y II, *S. intermedius*, *S. constellatus*, *S. equinus*, *S. agalactiae*, *S. dysgalactiae* y estreptococos del grupo G β-hemolíticos. Tanto estreptococos como estafilococos se aíslan más frecuentemente de heridas no purulentas con linfangitis. Otros microorganismos aeróbicos menos comunes pero potencialmente invasivos incluyen *Bergeyella zoohelcum* y *Capnocytophaga canimorsis*, *Pasteurella septica*, *Pasteurella dagmatis*, *Eikenella corrodens* y bacterias NO-1 (non oxidizer group 1) como *Flavimonas oryzihabitans*, *Dermabacter hominis*, *Oerskovia* spp, *Pediococcus damnosus* y *Stomatococcus mucilaginosus*.

Entre los agentes anaeróbicos estrictos se encuentran, en orden decreciente: *Bacteroides fragilis*, *Fusobacterium nucleatum*, *Bacteroides tectus*, *Prevotella heparinolytica*, *Propionibacterium acnés*, *Prevotella intermedia*, *Peptostreptococcus anaerobius*, *Porphyromonas macacae* y *Porphyromonas cansulci*. Otros anaerobios menos frecuentes son *Tannerella forsythia*, *Campylobacter gracilis*, *Campilobacter ureolyticus*, *Porphyromonas canoris*, *Porphyromonas cangingivalis*, *Prevotella zoogleoformans*, *Eubacterium* spp, *Fusobactgerium rusii*, *Fusobacterium gonidiaformans*, *Fusobacterium alocis*, *Bacteroides tectus*, *Bacteroides fragilis*, *Bacteroides ovatus*, *Porphyromonas circundentaria*, *Porphyromonas levii*, *Prevotella melaninogenica*, *Prevotella denticola*, *Propionibacterium acidipropionici*, *Prevotella bivia*, *Propionibacterium freudenreichii*, *Peptostreptopcoccus asaccharolyticus*, *Lactobacillus jensenii*, *Veillonella párvula*, *Porphyromonas salivosa* y *Fusobacterium canifelinum*. La mayoría de anaerobios aislados de las heridas son producotres de β-lactamasas, y la especie *Fusobacterium canifelinum* es intrínsecamente resistente a las fluoroquinolonas.

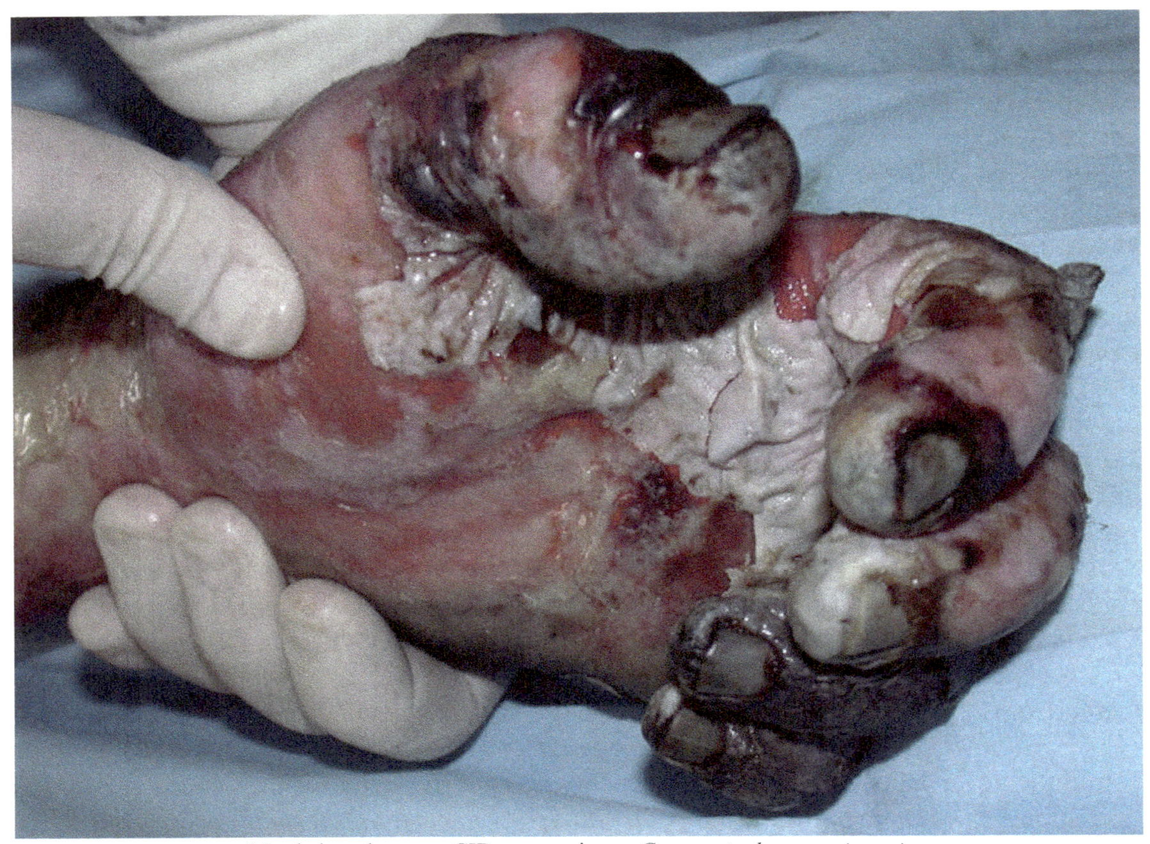

Mordedura de perro: CID por sepsis por *Capnocytophaga canimorsis*

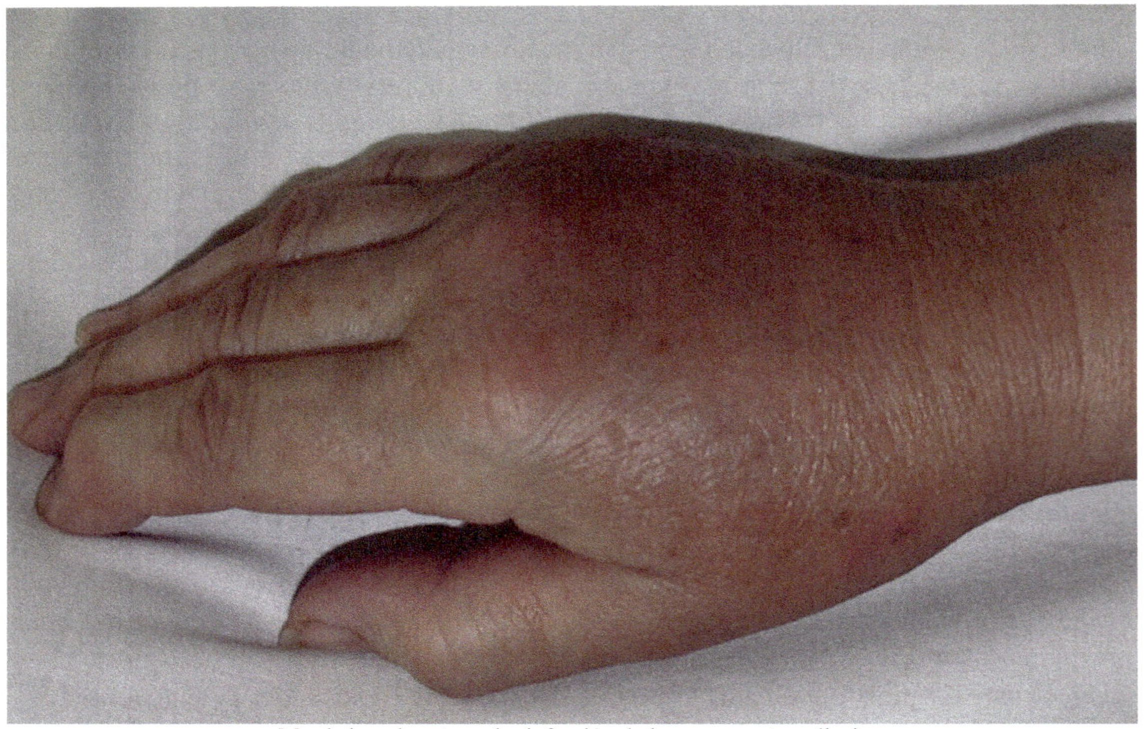

Mordedura de gato: sobreinfección de la mano, pasteurellosis

Capnocytophaga canimorsis es un bacilo Gram (-), de crecimiento lento y delicado, que también forma parte de la microbiota oral de perros y gatos. En cultivos el rango de días para su crecimiento oscila en 6-14 días, y siempre que el cultivo se realice en ágar-sangre de caballo o ágar-chocolate en una atmósfera enriquecida con CO_2. Ultimamente se ha sugerido realizar un test rápido de detección de éste patógeno realizando una tinción de Gram en muestras obtenidas de lesiones petequiales. Clínicamente produce infección en pacientes asplénicos, con insuficiencia hepática o inmunodeficiencias. En estos pacientes se ha descrito un cuadro septicémico de evolución rápidamente progresiva, similar a una meningococcemia; puede producir además endocarditis, meningitis, insuficiencia renal y coagulación intravascular diseminada, con una tasa de mortalidad del 25%. El tratamiento de elección es la penicilina, siendo además susceptible a clindamicina, cefalosporinas de 3ª generación, cloranfenicol, rifampicina, doxiciclina, vancomicina, imipenem y quinolonas. Su resistencia a las quinolonas es rara. La especie *Capnocytophaga cynodegmi* también se encuentra en la flora oral del perro. Se relaciona con infecciones de piel y tejidos blandos, aislándose en cuadros de bacteriemia, celulitis y neumonía, y en un caso excepcional se relacionó con una meningitis que desarrolló una purpura fulminans en una paciente esplenectomizada.

Tabla 69: Resumen de flora bucal en animales domésticos (mascotas y de granja)

Perros	Gatos	Cerdos
Staphylococcus	*Pasteurella*	*Pasteurella aerogenes*
Streptococcus	*Actinomyces*	*Pasteurella multocida*
Eikenella	*Propionibacterium*	*Bacteroides*
Pasteurella	*Fusobacterium*	*Proteus*
Proteus	*Clostridium*	*Actinobacillus suis*
Klebsiella	*Wolinella*	*Streptococcus*
Haemophilus	*Peptostreptococcus*	*Flavobacterium*
Capnocytophaga canimorsus	*Staphylococcus*	*Mycoplasma*
Bacteroides	*Streptococcus*	**Herbívoros**
Moraxella	*Bartonella henselae*	*Actinobacillus lignieresii*
Corynebacterium	**Reptiles**	*Actinobacillus suis*
Neisseria	*Aeromonas hydrophila*	*Pasteurella multocida*
Fusobacterium	*Pseudomonas pseudomallei*	*Pasteurella caballi*
Prevotella	*Pseudomonas aeruginosa*	*Staphylococcus hyicus*
Porphyromonas	*Proteus*	**Primates**
Aves	*Enterococcus*	*Bacteroides*
Clostridium tertium	*Clostridium*	*Fusobacterium*
Aspergillus niger	*Serratia*	*Neisseria*
Streptococcus bovis	*Staphylococcus*	*Peptostreptococcus*
Pseudomonas aeruginosa	*Bacteroides*	*Hemophilus*
Peces	*Edwardsiella tarda* (en tortugas)	*Eikenella*
Vibrio vulnificus	**Roedores**	*Streptococcus*
Erysipelothrix rhusiopathiae	*Francisella tularensis*	*Enterococcus*
Mycobacterium marinum	*Streptobacillus moniliformis*	*Staphylococcus*
Edwardsiella tarda	*Spirillum minus*	*Enterobacteria*
Aeromonas	*Salmonella*	*Herpesvirus B simio*

Las especies *Neisseria weaveri* y *Neisseria canis* se asocian a infecciones respiratorias en pacientes con bronquiectasias. Finalmente las bacterias NO-1 (non oxidizer group 1) son bacterias recientemente relacionadas con mordeduras producidas por perros y gatos, causantes de infecciones localizadas. El tratamiento específico en estos casos es la cloxacilina y una combinación de antimicrobianos como amoxicilina, ceftriaxona, cefazolina y penicilina.

HUMANOS

Las mordeduras por seres humanos tienen las tasas más altas de infección y complicaciones. La mayoría de las mordeduras por seres humanos se producen durante reyertas, aunque entre un 15-20% tienen lugar durante la actividad sexual. Las mordeduras oclusivas se pueden encontrar en cualquier parte de la anatomía, pero la mayoría se observan en las manos y brazos en los hombres, mientras que en las mujeres pueden verse mordeduras en mamas y genitales. Las lesiones en los puños constituyen las formas más graves y comunes de mordeduras por seres humanos. En este tipo de mordedura, el paciente generalmente golpea el puño de su mano dominante contra los dientes de otra persona, por lo cual se producen pequeñas heridas sobre las articulaciones metacarpofalángicas de esa mano, que pueden llegar a alcanzar el grado de verdaderas fracturas abiertas.

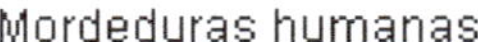
Mordeduras humanas

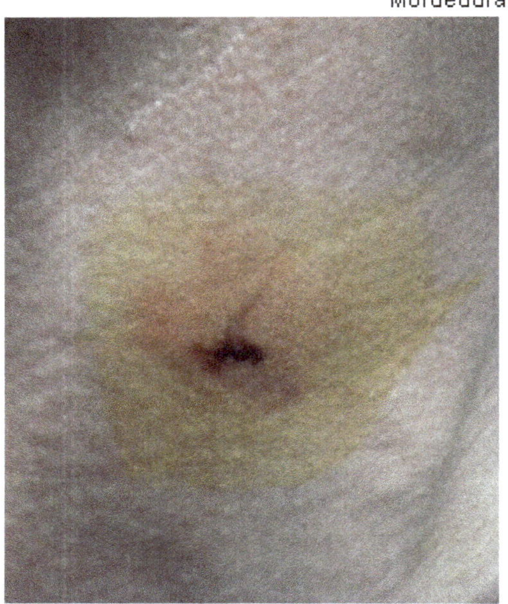
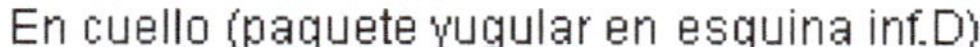
En cuello (paquete yugular en esquina inf.D)

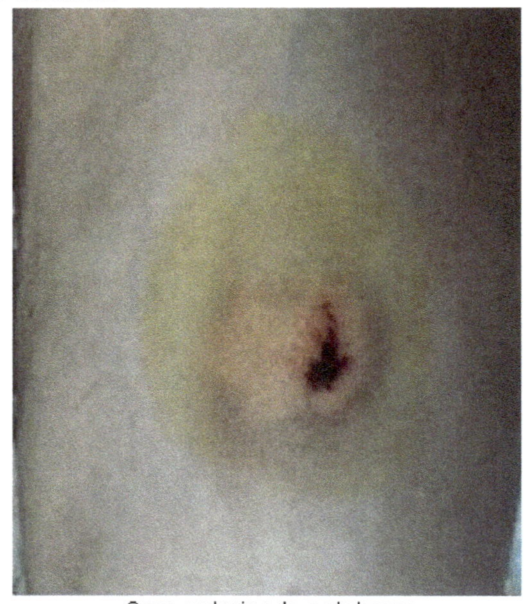
Cara anterior de antebrazo

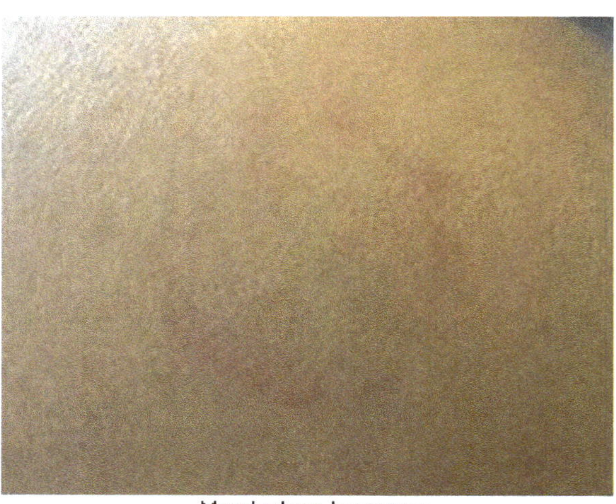
Mordedura humana

Para evitar las connotaciones legales que comporta la agresión la mayoría de los individuos con éstas lesiones acuden en busca de atención 5 a 7 días después de la mordedura, cuando ya tienen signos de infección de la herida tales como tumefacción, eritema y limitación en el movimiento articular de la mano. Los patógenos más comúnmente involucrados en las infecciones causadas por mordeduras de seres humanos son: *S. aureus, S. epidermidis, Streptococcus viridans, Eikenella corrodens, Haemophilus influenzae* y bacterias anaeróbicas productoras de betalactamasas. Estas mordeduras pueden complicarse con celulitis, artritis séptica, osteomielitis y sepsis. Debido a que la piel que recubre las articulaciones metacarpofalángicas brinda escasa protección a las estructuras subyacentes, las mordeduras en las manos (especialmente en los puños) tienen mayor riesgo de infección de los tejidos de partes blandas, espacio articular y tendones. Entre ellas destaca *Eikenella corrodens* que puede diseminarse y producir endocarditis, infecciones endovasculares y sepsis. Los pacientes infectados con esta bacteria pueden no tener manifestaciones clínicas hasta después de una semana de producida la mordedura.

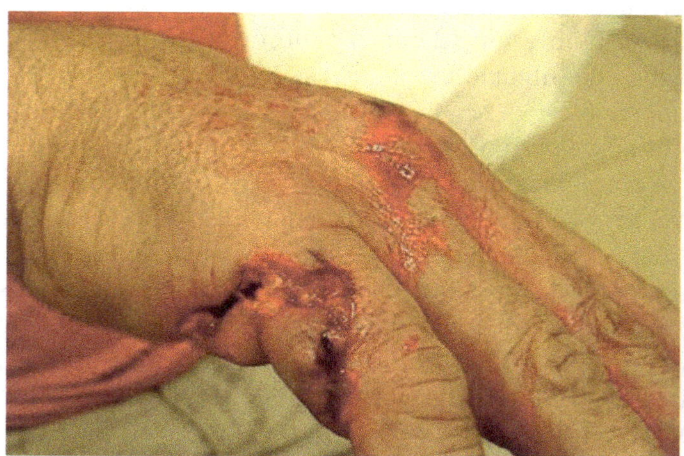

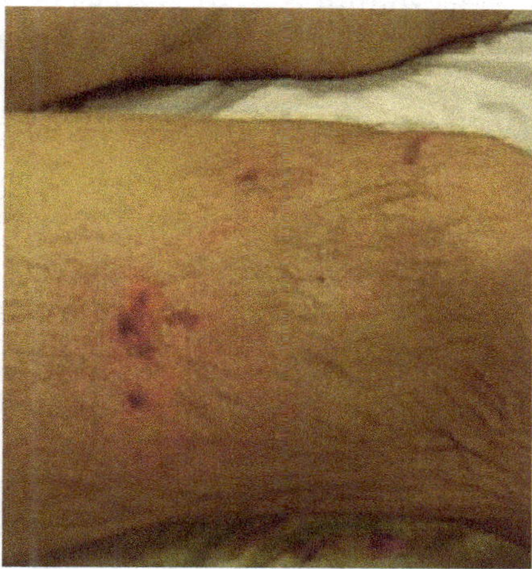

Lesiones por mordedura de perro

Respecto al tratamiento no hay guías elaboradas basadas en la evidencia. Así el tratamiento de las heridas por mordedura, a fin de evitar las sobreinfecciones y otras complicaciones orgánicas más severas, requiere un enfoque estandarizado.

PROTOCOLO DE ACTUACION EN MORDEDURAS DE ANIMALES

Las actuaciones que se deben seguir en toda lesión por animales sean domésticos (perros y gatos…) o no, deben atender a cuatro aspectos fundamentales: A) Tratamiento de la lesión, B) Profilaxis de las posibles complicaciones, C) Inmunización: profilaxis antitetánica y valoración de vacunación antirrábica, D) Tratamientos específicos y, finalmente, E) Documentos legales.

A) Tratamiento inicial de la lesión.

1º- Lavado profuso de la herida con una solución jabonosa al 20% seguido de irrigaciones a alta presión de suero salino fisiológico para el interior de la herida con agujas de calibre 18-19 y jeringa de 30-50 cc. Se considera que la herida está limpia tras haber irrigado con 200 cc. En casos de sospecha de infección se procederá a recogida de muestra de la profundidad de la herida antes de la irrigación profunda para proceder a su cultivo y realización del consiguiente antibiograma.

2º- Revisión de la herida para valorar lesiones de estructuras nobles: lesiones tendinosomusculares, paquetes vasculonerviosos y tejido óseo.

3º- Estudios complementarios: a) Rx: Se realizará cuando las lesiones cutáneas sean adyacentes a huesos de pequeño calibre (diámetro inferior a 1,5 cm) en adultos, y en todos los casos de ser la víctima un niño. b) TAC craneal: cuando las lesiones afecten al cráneo, en niños menores de 2 años, y haya presencia de línea fracturaría o presencia de enfisema subcutáneo en cuero cabelludo.

4º- Realización en todos los casos de fotografías de las lesiones.

5º- Desbridamiento de los tejidos necróticos en toda herida extensa y reparación de las estructuras nobles subcutáneas si las hubiera.

6º- Sutura de la herida. Existe cierta controversia en este punto, aunque hay unanimidad en seguir las directrices siguientes.

Sutura SI: a) toda herida superior a 2 cm de longitud si no han transcurrido 8h desde el momento de la agresión.

b) heridas en zonas cutáneas altamente irrigadas (cara), aún incluso de forma diferida (>24h) tras profilaxis antibiótica y disminución del edema.

Sutura NO: a) heridas con más de 8h de evolución.

b) heridas con longitud inferior a 2 cm (o puntiformes)

c) heridas con signos de infección.

d) heridas en manos y pies.

e) toda herida producida por gatos.

B) Profilaxis de las posibles complicaciones.

Toda herida de origen animal tiene alto riesgo de infectarse. Las infecciones por esta causa son siempre polimicrobianas: por un lado los microbios procedentes de la saliva del animal y por otro los propios de la flora cutánea de la víctima. En estudios epidemiológicos se comprueba una tasa de infección en heridas de perro que oscila entre 15-20%, con un promedio en el inicio de los síntomas de 24h, mientras que las producidas por gatos tienen una tasa de infección superior, entre 30-50%, y un periodo de inicio de los síntomas más corto, unas 12h.

Deben tratarse profilácticamente las heridas en los siguientes casos:

a) Heridas, sin signos de infección evidente, si la evolución es superior a 8h.
b) Heridas con signos de infección.
c) Heridas de regiones de alta tasa de infección: manos, cara, cuello y región genital.
d) En pacientes con patología de base: hepatopatía, diabetes, vasculopatía de EEII, lupus eritematoso sistémico e inmunodepresión.
e) En pacientes tras mastectomía, esplenectomía, recambio valvular cardíaco y prótesis articulares.
f) En niños con historia de cardiopatías congénitas con riesgo de endocarditis infecciosa.
g) Heridas penetrantes.
h) Heridas que requieran reparación quirúrgica de estructuras subcutáneas.
i) Toda herida producida por gatos.

La flora microbiana de perros y gatos incluye agentes aerobios y anaerobios, de ahí que la actuación profiláctica antimicrobiana incluya antibióticos de amplio espectro. Las recomendaciones de uso son las siguientes en heridas sin infección establecida:

1.- Amoxicilina + acido clavulánico (50mg/kg peso/dia cada 8h, máximo 3g/día). Se sustituirá en pacientes alérgicos a la penicilina por clindamicina + 1 fluoroquinolona (en adultos) y clindamicina + trimetroprim-sulfometoxazol o cefalosporina de amplio espectro en niños mayores de 8 años; para menores de 8 años y pacientes gestantes se realizará tratamiento con eritromicina. El tratamiento se realizará durante 7 días por vía oral

2.- En caso de infección establecida, con presencia de dolor, tumor y rubor se procederá a la misma recomendación que la anterior por espacio de 14 días.

3.- En pacientes con infección local severa, fiebre, sepsis, osteomielitis, inmunodeprimidos y con patología de base se procederá a su ingreso y tratamiento antibioterápico endovenoso por espacio de 3-6 semanas. Se tratará en niños con amoxicilina + ácido clavulánico (100mg/kg peso/día cada 8h) y en adultos con ampicilina o sulbactam + gentamicina.

C) Inmunización

1.- Vacunación antitetánica. Toda herida de origen animal, de forma obligatoria, debe estar protegida frente al tétanos. Así la profilaxis a seguir es:

a) En pacientes bien vacunados con la última dosis puesta en menos de un año no requieren inmunización.

b) En pacientes con vacuna al corriente, con la última dosis puesta hace más de un año, administrar dosis de recuerdo.

c) En pacientes mal vacunados o no vacunados se procederá a realizar la vacunación completa (3 dosis, 4 dosis en niños) y se administrará 1 dosis de gammaglobulina (250 UI).

2.- Vacunación antirrábica.

Para la profilaxis frente al riesgo de la rabia se deberá tener en cuenta los condicionantes del animal: procedencia, origen y situación del mismo. Según estos condicionamientos la conducta a seguir se resume en la tabla siguiente:

Tabla 70: Toma de decisión en profilaxis antirrábica

	Autóctono o zona libre de rabia*	Zona endémica de rabia	Vigilancia animal (10 días)
Animal doméstico conocido	No profilaxis	Vigilancia del animal	ENFERMO: Iniciar o continuar profilaxis
	Vigilancia del animal	Inicio profilaxis	SANO: No profilaxis (o suspender)
Animal doméstico desconocido	Vigilancia del animal + Inicio Profilaxis		ENFERMO: Completar profilaxis
			SANO: Suspender profilaxis
Animal doméstico desaparecido	Gammaglobulina antirrábica (III) + Vacuna antirrábica		

*Zona libre de rabia canina clásica: Albania, Finlandia, Grecia, Islandia, Irlanda, Italia, Noruega, Portugal, España (excepto Ceuta y Melilla), Suecia, Macedonia, Reino Unido e Irlanda del Norte. Según la OMS un territorio está libre de rabia cuando en un territorio no se han registrado ningún caso de rabia humana, ni en animales incluidos el reservorio de murciélagos durante 2 años y además las estructuras públicas mantienen abierto al menos un centro acreditado capaz de realizar estudios de laboratorio y anatomopatológicos específicos para confirmar o descartar casos de rabia (el único estado que cumple estas características es Nueva Zelanda).

Forma de administración.

a) Vacuna antirrábica. Utilizar la cultivada en células diploides humanas (HDCV) a dosis de 1 ml tanto en niños como adultos en los días 0, 3, 7, 14 y 28. Inocular en zona deltoidea.

b) La gammaglobulina antirrábica humana se administra a dosis de 40 UI/Kg peso tanto en niños como adultos (1 vial de 2ml = 300 UI). Se administra la mitad de la dosis alrededor de la herida y la otra mitad por vía im en glúteo. Si se ha administrado la HDCV previamente, la gammaglobulina puede administrarse sólo en los 7 días siguientes.

Administrar HCDV y gammaglobulina en zonas cutáneas no coincidentes y jeringuillas diferentes. Se debe saber que este tipo de profilaxis antirrábica confiere inmunidad durante un periodo corto de tiempo. Para inmunidad de mayor duración se precisan 14 dosis de vacuna antirrábica, o 28 dosis si se administra junto con la gammaglobulina antirrábica.

D) Tratamientos específicos.

El tratamiento profiláctico antibioterápico para evitar las infecciones secundarias es un tema de actual controversia. No está indicado en todos los casos; así en heridas limpias y superficiales sólo se recomienda controlar su evolución. Hay pocos estudios que evalúen el uso de antibacterianos profilácticos: en un meta-análisis sobre el uso de amoxicilina/ácido clavulánico se encontró que el riesgo relativo de infección con el uso de este antibiótico fue del 0,56 (IC 95% 0,38-0,82). En una revisión de Cochrane que comprendió varios trabajos ramdomizados, en los que se comparó antibioterapia profiláctica *versus* placebo o no intervención, se concluyó que el régimen profiláctico no parece disminuir la tasa de infección en mordeduras causadas por perros o gatos, y que el tipo de heridas, ya sea punción o laceración, no tiene influencia en la eficacia de la profilaxis. Sin embargo, se encontró una diferencia estadísticamente significativa en la disminución de la tasa de infección en las mordeduras inferidas por humanos.

El manejo correcto inicial de las heridas (aseptización, desbridamiento, irrigación y cierre cutáneo si está indicado) reduce en sí el riesgo de infección secundaria. En cambio cuando se trate de heridas de alto riesgo se deberá proceder a antibioterapia profiláctica. Las condiciones que hacen sospechar un alto riesgo de infección son: pacientes con poca higiene corporal, heridas producidas en las manos y pies, heridas con gran atricción subcutánea, heridas puntiformes producidas por gatos, y latencia de tiempo hasta acudir a un servicio médico >8h. En definitiva primero se valorarán los criterios de valoración racional (tabla 68) y a continuación los criterios de actuación (tabla 69).

Tabla 71: Criterios de valoración en la elección de agente antimicrobiano

PRINCIPIO DE PROFILAXIS	OBJETIVO
Espectro antimicrobiano	Debe cubrir la mayoría de patógenos probables que causan la infección.
Eficacia clínica	Demostrada superioridad del antimicrobiano comparado con el placebo para reducir la frecuencia de infecciones.
Eficacia microbiológica	El fármaco debe superar la concentración inhibitoria mínima (CIM) del patógeno sospechoso y dependiendo de su índice farmacocinético, dichas concentraciones deberán estar presentes el mayor tiempo posible en el lugar de la infección (tiempo dependientes: betalactámicos) o en cantidades varias veces superiores a la CIM del patógeno (concentración dependientes: fluoroquinolonas).
Especificidad	Se debe reservar para otras circunstancias los antibióticos de amplio espectro de nueva/última generación garantizando la administración del producto menos tóxico.
Duración	Suministrarse por el tiempo más corto posible, idealmente en dosis única, ya que la administración prolongada se asocia a toxicidad e incremento de costes.
Costo	Si todos los objetivos anteriores se cumplen, entonces se debe elegir el más económico.

El tratamiento antibiótico a utilizar dependerá del tipo de animal causante y de las características que presente la herida (sobreinfección, tiempo transcurrido desde la lesión) y de la propia idiosincrasia del paciente (hipersensibilidad medicamentosa, enfermedades de base). En la siguiente tabla (criterios de actuación) se hace una relación de los antibióticos de 1ª elección y de los alternativos, que deben cubrir tanto gérmenes aerobios como anaerobios estrictos.

TABLA 72: Antibioterapia (y tto. antiviral) profiláctica en lesiones por mascotas

Tipo de mordedura	Antibiótico de elección	Antibiótico alternativo
Humanos Perros	Amoxicilina-clavulánico 875/125 mg/8h vo 2-0'2 g/6-8h iv	Clindamicina 300 mg/6-8h vo 600 mg/8h iv Ciprofloxacino 750 mg/12h vo 400 mg/12h iv
Gatos	Amoxicilina-clavulánico 875/125 mg/8h vo 2-0'2 g/6-8h iv	Cefuroxima acetilo 500 mg/12h vo Ceftriaxona 1g/12h iv Doxiciclina 100 mg/12h vo
Reptiles y Aves	Amoxicilina-clavulánico 875/125 mg/8h vo	Ceftriaxona 1g/24h im ó iv
Roedores (y murciélagos)	Amoxicilina-clavulánico 875/125 mg/8h vo 2-0'2 g/6-8h iv	Doxiciclina 100 mg/12h vo
Primates	Aciclovir 800 mg/5 veces dia/2 semanas ó Valaciclovir 1000 mg/8h vo/2 semanas + Amoxicilina-clavulánico 875/125 mg/8h vo 2-0'2 g/6-8h iv	
Peces	Cefalexina 2 g dia/ 10 días + Levofloxacino 750 mg/dia	Amoxicilina-clavulánico 875/125 mg/8h vo o Doxiciclina 100 mg/12h vo
Infección establecida	Piperacilina-tazobactam 4-0'5 mg/6-8h iv Imipenem o Merapenem 1 g/6-8h iv	*Realizar antibiograma*

De acuerdo a los hallazgos microbiológicos, por cultivo, y al posterior antibiograma se procederá al reajuste del tratamiento de las mordeduras. De forma genérica ante la presencia de *Pasteurella multocida* se recomienda el uso de amoxicilina/ácido clavulánico durante un plazo de 3-5 días, pero dependiendo de las condiciones y evolución de la herida se puede alargar; así, en caso de una celulitis, debe tratarse por espacio de 10-14 días. En pacientes alérgicos a penicilina puede usarse clindamicina, que cubre a anaerobios estrictos, *C. canimorsus*, *Streptococcus* sp, *S. intermedius* y *S. aureus*, pero no a *Pasteurella multocida,* así que debe asociarse a cotrimoxazol, que incluye a *P. multocida y E. corrodens*. La doxiciclina puede estar indicada en niños a partir de los 8 años de edad y en mujeres no embarazadas. El uso de macrólidos está limitado por la resistencia de *P. multocida*, que tiene aproximadamente un 20% de susceptibilidad a estos antimicrobianos. Otra alternativa de manejo es la ceftriaxona por vía intramuscular. Se utilizarán como criterios para la hospitalización de un paciente, infección causada por *Pasteurella*, aquellos que presenten fiebre, escalofríos, celulitis rápidamente progresiva y lesiones con compromiso articular, tendinoso u óseo.

GATOS

Las mordeduras causadas por gatos siguen en frecuencia a las producidas por perros, representan entre 3 y 15% de todas las mordeduras ocasionadas por animales, y en el 90% de los casos la agresión se produce sobre los dueños. Es más frecuente en adultos (y más en mujeres) que en niños, con un promedio de edad de 19,5 años, con un 44% de los casos en personas >40 años. Si bien los gatos tienen menor fuerza de mordida en comparación con los perros, poseen dientes afilados y finos, por lo cual el 85% de las lesiones son penetrantes. Las heridas por punción tienen más riesgo de infección comparadas con otros tipos de mordeduras y por ende las tasas de infección asociadas con las mordeduras de gato son mayores que las producidas por los perros. Se estima que el 30-50% de las heridas por mordedura de gato se infectan. La mediana de tiempo entre la mordedura y la aparición de los primeros síntomas de infección es más corto en las mordeduras de gato en comparación con las de perro (12 horas versus 24 horas, respectivamente). Hasta dos tercios de las mordeduras de gato se producen en las extremidades superiores, principalmente en las manos.

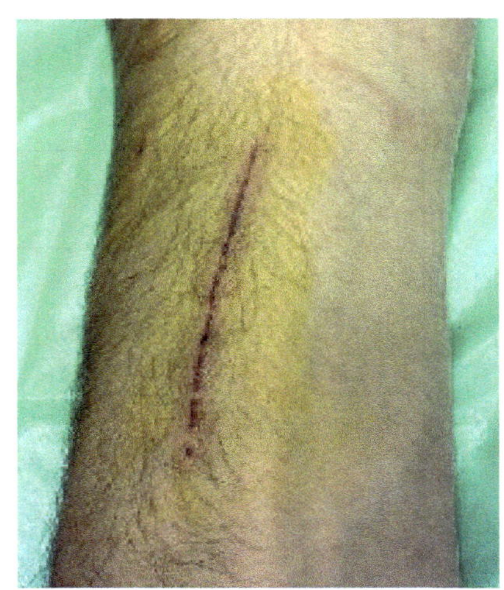

Arañazo de gato

El agente aislado con mayor frecuencia en infecciones secundarias a mordedura por gatos es *Pasteurella multocida*, siendo posible encontrarla en el 75% de las heridas. Otros agentes infecciosos son similares a los encontrados en mordeduras infectadas producidas por perros, aislándose en un 60% de casos tanto aerobios como anaerobios estrictos. Se han descrito casos de infección producidas por *Capnocytophaga canimorsus*, que se encuentra en la flora oral en el 18% de los gatos. Además de los gérmenes descritos anteriormente para los perros, en menor proporción se encuentran gérmenes de los géneros *Alcaligenes*, *Erysipelothrix*, *Riemerella*, *Rothia*, *Aeromonas*, *Pantoea*, *Rhodococcus* y *Streptomyces*.

Un agente importante transmitido por las mordeduras o arañazos de gatos es *Bartonella henselae.* Se ha aislado de la pulpa dental y de la sangre de estos animales y su transmisión entre gatos sería favorecida por la pulga del gato (*Ctenocephalides felis*). Los portadores más frecuentes de este germen son los cachorros callejeros (en algunos estudios se ha encontrado, en gatos asintomáticos, una prevalencia de bacteriemia del 44% y anticuerpos séricos en un 96%). No debe desdeñarse la zoonosis que transmite este patógeno conocida como enfermedad por arañazo de gato, que se presenta en un 75-85% de los casos con lesiones cutáneas. *Bartonella henselae* posee un crecimiento difícil en los medios de cultivo específicos (sangre de conejo y ágar-chocolate) por lo que puede identificarse su presencia por tests de inmunofluorescencia indirecta o por técnicas moleculares como la PCR. Recientemente se ha implicado como patógeno productor de esta misma enfermedad a la especie *Bartonella clarridgeiae*, que debe tenerse en cuenta en aquellos pacientes con serorreactividad negativa frente a *Bartonella henselae*. La enfermedad, aunque característicamente se presenta como una lesión localizada en la zona del rasguño o mordedura, puede cursar con adenopatías en la región de drenaje correspondiente y en un 15-25% de casos se presenta con manifestaciones atípicas como síndrome de Parinaud, síndrome febril prolongado con compromiso hepatoesplénico, osteomielitis de focos múltiples, encefalitis y neurorretinitis y otras. En pacientes inmunocomprometidos se puede presentar como un cuadro febril prolongado, con compromiso endocárdico, peliosis hepática, esplenitis y angiomatosis bacilar (esta última especialmente presente en pacientes con SIDA).

Francisella tularensis es un cocobacilo pleomórfico Gram (-), que puede ser transmitido por gatos infectados, que la adquieren comiendo conejos o ratones infectados, que la pueden transmitir a su vez por una mordedura o arañazo. En el hombre se manifiesta como una forma úlcero-glandular, localizada en las extremidades superiores en aproximadamente el 80% de los casos y puede desarrollar como neumonía. Este diagnóstico debe considerarse en pacientes mordidos por gatos que tengan celulitis o neumonía, con aspecto séptico, y que vivan en zonas de endemia. *Yersinia pestis* también puede transmitirse por mordedura causadas por gatos en zonas geográficas donde prevalece esta enfermedad; sin embargo, este mecanismo de transmisión es el menos frecuente.

ROEDORES

Para las mordeduras del resto de animales que trataremos no hay estadísticas fiables, y los efectos de sus mordeduras y tratamientos especificados se basane en la recopilación de pocos casos.

En mordeduras por hámsters se puede producir compromiso óseo por *Acinetobacter* spp y peritonitis por *Pasteurella aerogenes* y *Pasteurella pneumotropica.* El hámster además puede transmitir el virus de la coriomeningitis linfocitaria, un arenavirus que produce, en la mayoría de los casos, una infección asintomática en el hombre. Se han descrito casos de meningitis aséptica, encefalitis, mielitis transversa, orquitis, parotiditis, miocarditis y neumonía causadas por este virus. Los recién nacidos son altamente vulnerables a esta infección: su adquisición por vía vertical produce compromiso grave del SNC con hidrocefalia y coriorretinitis. Los roedores, especialmente ratones y hámsters, son el reservorio natural de esta infección. La seroprevalencia de este virus de en roedores puede variar de 6,9 a 12,7% y varía según la época del año siendo mayor en verano.

La mordedura producida por hámster tiene riesgo de provocar tétanos pero no de rabia. Con esta mordedura se han descrito ya varios casos de reacciones anafilácticas graves; el alergeno responsable de esta reacción se encuentra en la saliva del animal y está en etapa de identificación.

En cuanto a los ratones como mascota, tienen la posibilidad de transmitir la "fiebre por mordedura de rata" que se debe a dos gérmenes: *Streptobacillus moniliformis,* bacilo pleomórfico Gram (-) que requiere de condiciones de microaerofilia para su desarrollo, y *Spirilum minus* (predominante en ratas de Asia y Africa). Estos agentes pueden encontrarse en los dientes y encías de las ratas y se transmiten con la mordedura. Cerca del 50% de las mordeduras ocurren en personal de laboratorio y la otra mitad en niños <12 años de edad.

La fiebre por mordedura de rata se caracteriza por la presencia de fiebre de carácter recurrente acompañada de escalofríos, exantema máculopapular ubicado en extremidades, palma y planta de pies y manos con una poliartralgia de tipo migratorio descrita en el 50% de los casos. La herida generalmente está sana en el momento de iniciarse el cuadro febril. El período de incubación varía entre 3 días y 3 semanas. Son complicaciones de ésta la neumonía, miocarditis y abscesos en diferentes localizaciones, endocarditis (con mayor frecuencia en pacientes con valvulopatías). Puede haber parotiditis y artritis que lleve al daño permanente de la articulación comprometida. Un 13% de los casos no tratados tienen un curso fatal, aunque la mayoría se resuelve espontáneamente en dos semanas. La forma espirilar de esta enfermedad (producida por *Spirilum minus*) se caracteriza por un tener un período de mejoría aparente de la herida, seguido de ulceración, adenopatías regionales, exantema y artritis ocasional.

Para prevenir esta afección por mordedura de rata es suficiente el aseo de la herida con un desinfectante apenas se ha producido el accidente. El tratamiento de elección es bencilpenicilina administrada durante 7 días, seguida de tratamiento oral de 7-21 días más, dependiendo de la evolución; en algunos casos se ha descrito resistencia a penicilina. En caso de alergia o resistencia a la penicilina puede usarse tetraciclina (existe limitada experiencia con el uso de eritromicina, clindamicina y ceftriaxona).

En cuanto a las cobayas se han documentado sobreinfecciones de sus mordeduras por *Pasteurella* spp, *Actinobacillus equuli* y *Haemophylus influenzae*.

PEQUEÑOS MAMIFEROS

Las mordeduras causadas por conejos, ardillas, hurones y perrillos de las praderas son de raras, pero las heridas que producen son bastante profundas y pueden comprometer espacios articulares y hueso. Los conejos pueden transmitir *Pasteurella multocida* y en zonas endémicas se han asociado a la transmisión de *Francisella tularensis*. Las mordeduras causadas por ardillas son particularmente infrecuentes y hasta la fecha, en los pocos casos registrados no se han producido sobreinfecciones. Así, no se recomienda el uso de profilaxis antibiótica en este tipo de mordeduras por la baja frecuencia de infección. Sí un lavado profuso de la herida y revisión de la inmunización antitetánica; aunque, por otra parte, los conejos y ardillas tienen baja probabilidad de transmitir la rabia.

Los hurones son mascotas exóticas también de reciente introducción en nuestro medio. Estos animales pueden atacar en forma inesperada, sin provocación alguna, ocasionando un grave daño especialmente en niños. La microbiota normal de los hurones no ha sido bien descrita, aunque se han referido infecciones por *Pasteurella*, *Corynebacterium*, *Rothia*, *Porphyromonas gulae*, y *Fusobacterium*. Se han dado casos de infecciones recurrentes por *Mycobacterium bovis*. En el manejo inicial se recomienda observar las medidas generales recomendadas para la atención de todas las mordeduras. Estos animales pueden transmitir rabia por lo que es necesaria la observación y la profilaxis postexposición. Los hurones, por norma, deben recibir vacunación antirrábica, que se indica a partir de las 12 semanas de vida, siendo obligatoria su aplicación en algunos países.

Los perrillos de la pradera son mascotas importadas y exportadas a través del mundo. Esta situación ha facilitado la introducción de nuevos agentes patógenos y su salto a otras especies, con el riesgo de llegar a establecerse en los animales nativos y hacerlos portadores. Los perrillos de la pradera pueden transmitir *Francisella tularensis* y *Yersinia pestis*. Durante mayo y junio del 2003 se describió en USA un brote de viruela del mono en humanos, que fue transmitido por esta mascota. El mecanismo de transmisión fue el contacto directo con secreciones y por mordeduras. Los perrillos de la pradera no son reservorios naturales de esta infección pero son el mejor ejemplo de cómo se puede generar un salto de agentes patógenos entre diferentes especies, con posterior transmisión al hombre. Se han descrito casos de rabia asociados a estas mascotas y de reacción anafiláctica grave en humanos, secundarias a mordeduras, al igual que las producidas por los hámsters.

SIMIOS

Los simios se han ido incorporando lentamente como mascotas no tradicionales. La mayoría de las mordeduras causadas por primates que están en cautiverio se relacionan con actividades de investigación, zoológicos y circos. La frecuencia de mordeduras producidas por este tipo de animales es desconocida. Se trata de unas de las mordeduras más dramáticas ocasionadas por animales debido al tamaño corporal del agresor y a la fuerza que pueden aplicar en la mordida. Son más frecuentes en varones y comprometen por lo general a las extremidades superiores.

El manejo inicial incluye un lavado abundante con agua o solución salina fisiológica estéril, lo más copioso posible, previa obtención de muestra para cultivo de la herida. Y se debe considerar el riesgo de tétanos. Los microorganismos aislados de estas heridas son similares a lo encontrado en mordeduras humanas: *Streptococcus* α-hemolíticos, *Eikenella corrodens*, *Neisseria* spp, *Haemophilus parainfluenzae, Enterococcus* spp, anaerobios estrictos como *Bacteroides* spp, *Fusobacterium* spp y ocasionalmente enterobacterias como *Escherichia coli*. Además pueden encontrarse en orden decreciente de frecuencia: *Fusobacterium nucleatum*, *Peptostreptococcus micros*, *Actinomyces* spp, *Actinobacillus*, spp, *Wolinella* spp, *Capnocytophaga* spp, *Campylobacter* spp y espiroquetas. El tratamiento antimicrobiano debe contemplar la presencia de estos agentes; pero a pesar de su uso las heridas pueden complicarse con osteomielitis, tenosinovitis y celulitis subcutáneas que generan, por fibrosis, contracturas en flexión.

Cuando se producen lesiones por primates del Viejo Mundo (Gibraltar), por simios de Asia y del norte de Africa, existe un alto riesgo de transmisión de enfermedades víricas. Concretamente la contaminación por herpesvirus B simio (conocido también como herpesvirus-cercopitecino I) de forma sistémica da lugar a una encefalopatía grave con una mortalidad del 70-80%, además del herpesvirus-cercopitecino 8 y el virus simio-40, todos ellos procedentes de los macacos. En caso de lesiones por chimpancé es más probable la transmisión del virus simio-esponjoso. La infección, endémica entre los macacos, es asintomática o escasamente sintomática en ellos y puede permanecer de forma latente en los ganglios sensitivos y reactivarse cada cierto tiempo con diseminación a través de la saliva, conjuntiva o secreciones genitales, lo que ocurre en condiciones de cautiverio, estrés, enfermedad o inmunosupresión. Los macacos en cautiverio con más de 2,5 años de vida son seropositivos en un 100% y con esa edad tienen una seroprevalencia de 20%.

La transmisión al hombre es poco frecuente. El riesgo de infección es mayor en heridas profundas difíciles de limpiar, ubicadas en cara, cuello y tórax, por la mayor facilidad que tendría el virus de ascender al SNC. El período de incubación varía de 2 días a 5 semanas (habitual entre 5 y 21 días). Hasta la fecha se han reportado alrededor de 50 casos en humanos. Las manifestaciones clínicas de la infección por este virus son: exantema de tipo vesicular en la zona de la mordedura con linfadenopatía proximal, aparición de parestesias de la extremidad afectada a las 3 semanas de evolución, fiebre, mialgia, dolor abdominal, sinusitis y conjuntivitis. Puede progresar hacia el compromiso hepático y pulmonar, compromiso de SNC o periférico, o un pródromo de fiebre, escalofríos y mialgias, seguido de encefalomielitis con meningismo, náuseas, vómitos, confusión, diplopia, compromiso de pares craneales y ataxia. Pueden presentarse convulsiones, hemiplejía, hemiparesia, fallo respiratorio y coma.

Por dicho motivo ante lesiones por primates es imperativo realizar un tratamiento lo más inmediato posible. Una vez ocurrida la mordedura se debe lavar la zona expuesta por lo menos durante 15 minutos: en caso de estar afectada una mucosa se empleará solución salina fisiológica estéril y, si se trata de una lesión cutánea se usarán soluciones yodadas o clorhexidina. Se debe evaluar al paciente e indicar aciclovir oral o valaciclovir en el caso de lesiones con un lavado inadecuado, sospecha de infección por virus B en el macaco agresor (animal debilitado, estresado o con lesiones orales o genitales) y en lesiones profundas o localizadas en cara, cuello y tórax.

Como pauta de profilaxis antiviral tras exposición se usará específicamente Aciclovir como primera opción o valaciclovir como alternativa. El aciclovir tiene afinidad por la enzima vírica timidinakinasa y, una vez fosforilada, produce la interrupción de la replicación viral cuando actúa sobre la ADN-polimerasa. Tiene actividad contra una serie de virus del herpes, incluyendo el herpesvirus B. Con su uso los pacientes experimentan menos dolor y una más rápida resolución de las lesiones cutáneas cuando se utiliza dentro de las 48 h del inicio del exantema; y además puede prevenir los brotes recurrentes. La dosis de aciclovir es de 800 mg/5 veces/día durante 2 semanas, o bien, como alternativa se puede pautar valaciclovir a dosis de 1 g/8h durante 14 días. Cuando aparece sintomatología vírica, tanto si hay o no compromiso del SNC, se pauta ganciclovir a 15 mg/Kg peso/12h por vía ev.

ANIMALES DE GRANJA

Las lesiones producidas por animales de granja (colmillos, garras, picos...) conllevan siempre contaminación microbiana debido al contacto con tierra, heces, estiércol y abonos. La tasa de infección alcanza un 98% aún incluso tras limpieza de las mismas.

Destacan por su morbilidad las lesiones producidas por los cerdos. En los cultivos de muestras, procedentes de las heridas producidas por los colmillos y dientes, crecen *Staphylococcus* spp, *Streptococcus milleri*, *Streptococcus sanguis*, *Streptococcus suis*, bacterias difteroides, *Pasteurella multocida*, *Haemophilus influenzae*, *Actinobacillus suis*, *Flavobacterium* IIb like, *Bacteroides fragilis*, bacilos gramnegativos anaerobios estrictos y *Mycoplasma* sp. En estos casos debe solicitarse cultivos en medios especiales, que deben ser observados durante un período prolongado. También en las heridas por estos animales puede aislarse *Pasteurella aerogenes*, que es característica del tracto digestivo de los cerdos. En granjeros y familiares de estos se ha encontrado una alta prevalencia de colonización nasal por patógenos MRSA. Los antibacterianos recomendados, ante una herida grave, son la asociación de amoxicilina/ácido clavulánico + ciprofloxacino. La infección causada por *Streptococcus suis* es inusual. En el hombre puede producir bacteriemia, meningitis que deja como secuela una alteración auditiva en aproximadamente el 50% de los casos, endocarditis y shock séptico con fallo multiorgánico múltiple y muerte en el 5% de los casos; ocasionalmente puede haber artritis y neumonía.

En cuanto a la flora bucal de los caballos, y por tanto posibles patógenos de las sobreinfecciones por mordedura de estos animales herbívoros se aíslan: *S. aureus*, *Neisseria* spp, *Pasteurella caballii*, *Streptococcus anginosus*, *Actinobacillus lignieresii*, *Actinobacillus suis*, *Actinobacillus equuli*, *Bacteroides fragilis*, *Bacteroides ureolytica*, *E. coli*, *Prevotella melanogenica*, *Prevotella heparinolytica*, *Staphylococcus aureus*, *Streptococcus mutans* y *Yersinia* spp. También en las víctimas puede desencadenarse una reacción anafiláctica, producida por lipocalinas, proteínas que se encuentran en altas concentraciones en la saliva de los caballos. Finalmente las mordeduras de ovejas se han relacionado a infecciones por *Actinobacillus* spp. En mordeduras por burros es frecuente la sobreinfección por *Staphylococcus hyicus*. En un solo caso registrado de sobreinfección por mordedura de oveja, el patógeno resultó ser *Actinobacillus lignieresii*.

AVES

Las lesiones producidas por picotazos de aves (cotorras, loros, guacamayos, búhos…) son muy infrecuentes. Cuando se producen sobreinfecciones, éstas suelen ser muy graves, como un caso comunicado por picotazo de un gallo que generó un absceso cerebral secundario en el que se aislaron los gérmenes *Streptococcus bovis*, *Clostridium tertium*, *Aspergillus niger* y *Clostridium tetanii*. En agresiones producidas por lechuzas y cisnes se han descrito celulitis por *Bacteroides* spp y *Pseudomonas aeruginosa,* respectivamente.

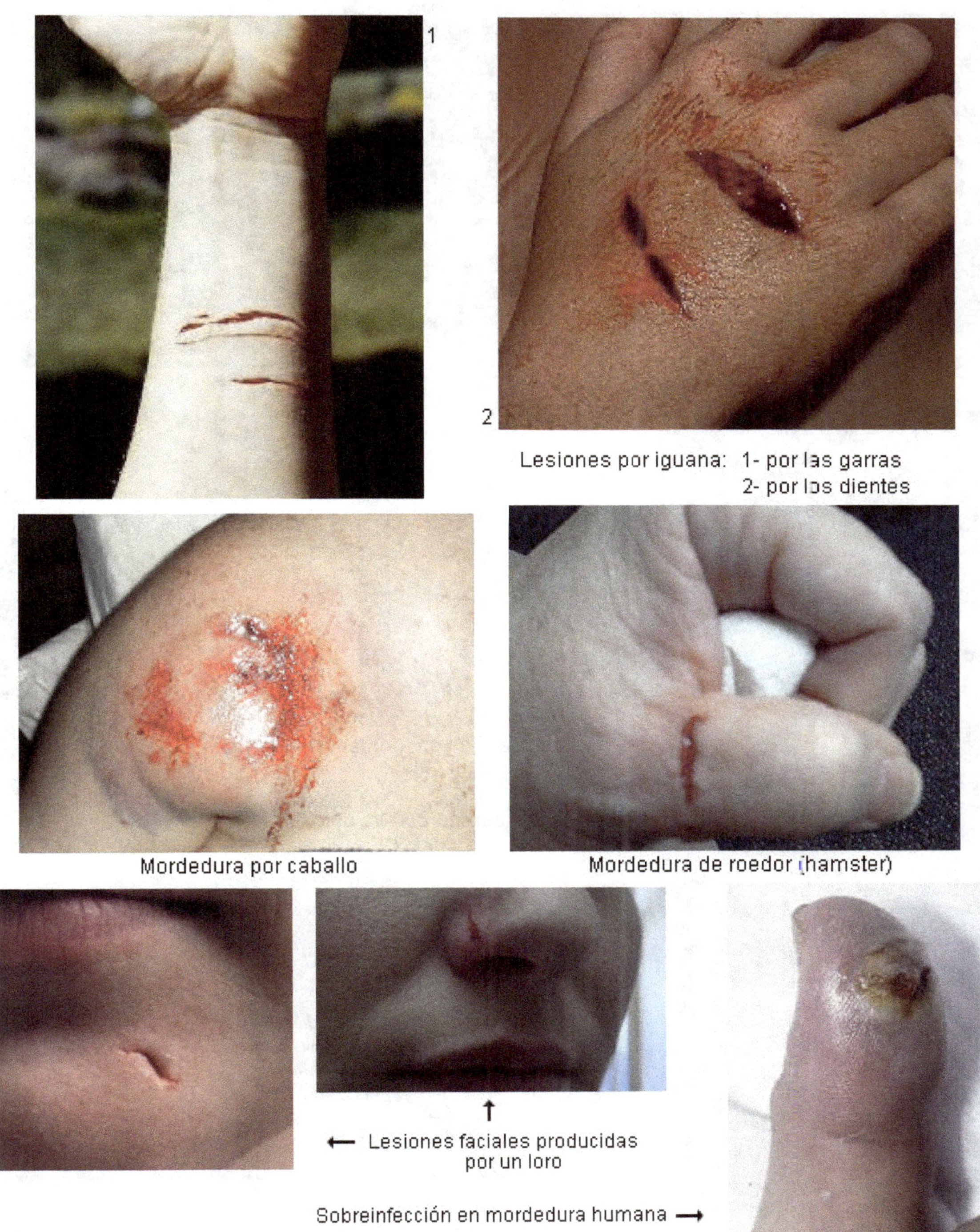

Lesiones por iguana: 1- por las garras
2- por los dientes

Mordedura por caballo

Mordedura de roedor (hamster)

← Lesiones faciales producidas por un loro

Sobreinfección en mordedura humana →

REPTILES

Los reptiles, especialmente las iguanas, son mascotas exóticas que han ido aumentando en popularidad. El riesgo de salmonelosis transmitido por estas mascotas agente es bien conocido, en cambio el riesgo de mordedura o lesiones por las garras es poco habitual. Las lesiones son generalmente superficiales con abrasiones, laceraciones y heridas punzantes. Se han publicado casos de trauma facial tratados con antimicrobianos locales y sistémicos sin complicaciones. En algo caso se ha producido celulitis por *Serratia marcescens*. La herida debe manejarse con irrigación, se revisará la inmunización anti-tetánica del afectado y se indicarán antimicrobianos profilácticos.

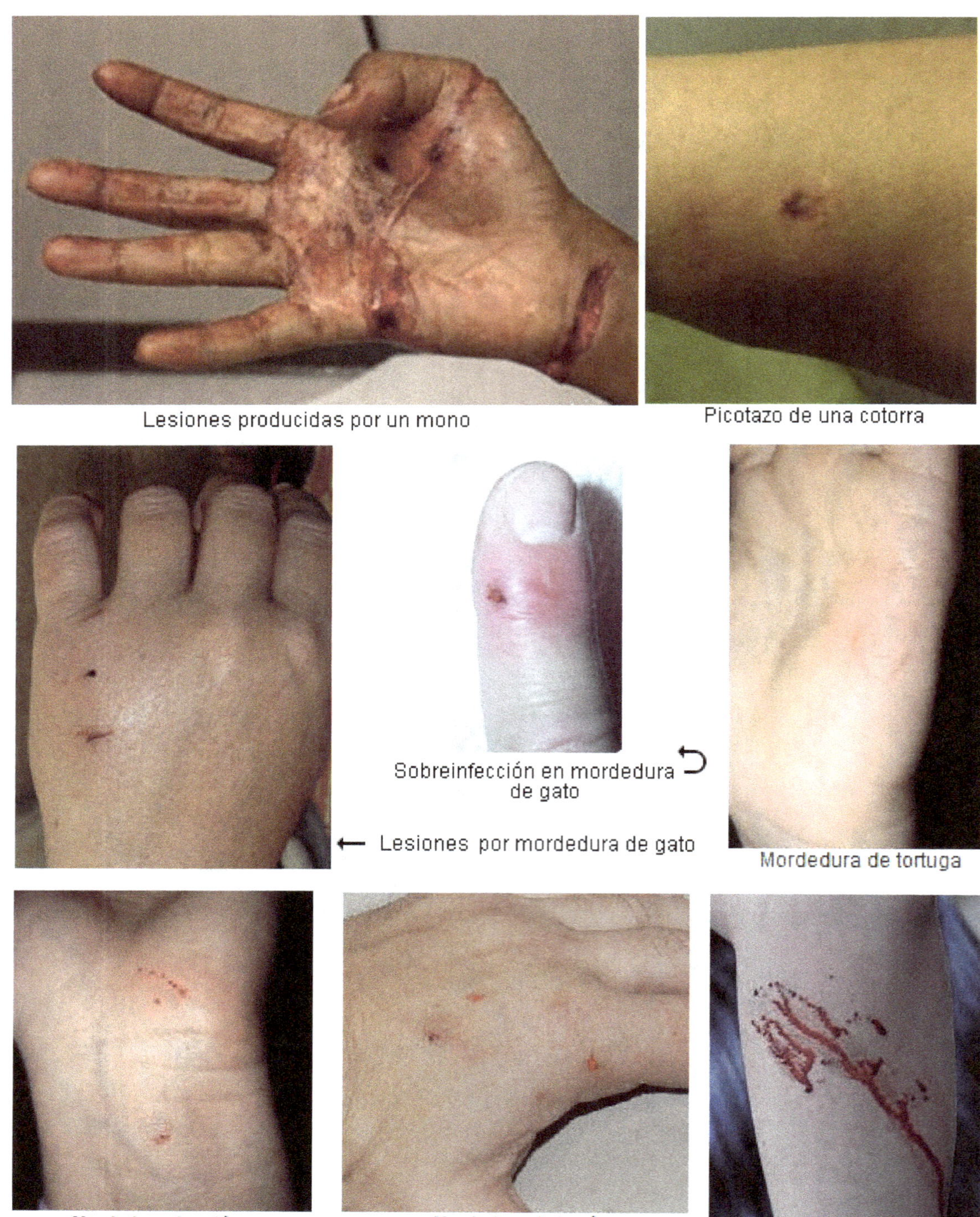

Lesiones producidas por un mono

Picotazo de una cotorra

Sobreinfección en mordedura de gato

← Lesiones por mordedura de gato

Mordedura de tortuga

Mordedura de ratón

Mordedura de hurón

Lesiones por serpiente pitón →

En caso de mordedura en cara, manos, pies y en inmunodeprimidos se debe contemplar la cobertura de anaerobios estrictos y bacilos gramnegativos entéricos combinando amoxicilina/ácido clavulánico + ciprofloxacino. Las mordeduras ocasionadas por iguana no tienen riesgo de transmisión de la rabia, aunque sí pueden producir reacciones alérgicas.

Respecto a las tortugas tienen poca capacidad de lesionar la dermis humana, pero en algún niño se ha producido celulitis, donde el germen aislado ha sido *Edwardsiella tarda*.

Cuando se trate de lesiones por "mascotas exóticas" (primates, serpientes pitón, hurones, comadrejas, perrillos de las praderas, ardillas, iguanas, boas...) adquiridas recientemente se aplicará la antibioterapia descrita para animales salvajes (→Lesiones de alta energía por animales, Tabla 70).

E) Documentación legal.

En toda mordedura producida por animales domésticos se procederá a cumplimentar la ficha técnica para mordeduras por animal doméstico (ver documentos anexos), que se adjuntará con el parte judicial correspondiente.

Se hará un parte judicial donde se especificarán las lesiones producidas en la víctima así como el pronóstico y posibles secuelas. Se debe así mismo notificar a los cuerpos de seguridad pertinentes la agresión para la localización, retención, y traslado del animal agresor a un centro veterinario municipal para su control y vigilancia.

Prevención. La interacción de las personas con los animales, en especial los niños en relación con las mascotas que conviven en casa suele ser beneficiosa para el desarrollo y la maduración psicológica. Sin embargo cualquier mascota es capaz de morder. Por ello, tanto los adultos como los niños, debemos aprender algunos hechos básicos del comportamiento de los animales que nos permitan mantenernos segros en su presencia.

Centraremos la prevención en los consejos relacionados con los perros, ya que estos producen el 80% de las mordeduras de origen animal. Un perro puede morder por múltiples circunstancias: cuando se siente amenazado o tiene miedo, también como medida protectora del territorio, des u comida, de sus juguetes, de sus crías o de la familia. Puede morder cuando no conoce a la persona que interactúa con ella o cuando se siente enfermo. Puede morder por su instinto de caza, más acentuado en algunas razas, o incluso en el juego al no controlar su entusiasmo. Otras veces muerde porque se le ha entrenado para ser agresivo, una actitud irresponsable de algunos dueños para reafirmar su poder.

En la prevención de las mordeduras son tan importantes las medidas preventivas primarias que conciernen a los dueños y a la educación del animal como las medidas preventivas secundarias que corresponden al modo de interacción con la mascota desconocida.

A.Medidas preventivas primarias. El primer paso corresponde a la elección de la mascota; ésta no debe realizarse de forma impulsiva sino que debe atender a una serie de razonamientos y la elección final dependerá de las circunstancias familiares y vivienda familiar (presencia de niños o no en la familia, edades de los niños, hábitat, tipo de vivienda, tiempo de cohabitabilidad con la mascota). Es importante dejarse asesorar por los expertos en cuanto al tipo de mascota más adecuado, sin tener en cuenta el aspecto de los cachorros en la medida de lo posible.

El dueño tiene la responsabilidad de hacer de su cachorro una mascota sociable para que se sienta cómoda alrededor de la gente y de otros animales. Para ello debe exponer al cachorro, de forma periódica, a una variedad de situaciones bajo control que le permitan aprender un comportamiento adecuado. No se debe exponer a su mascota en una situación donde se sienta amenazado o molestado. El perro debe estar entrenado y ser capaz de obedecer comandos básicos ("quieto", "sentado", "no") que pueden ir incorporándose en actividades de juego que construyan una unión de obediencia y confianza entre la mascota y la gente. De la misma manera todos los componentes de la familia deben conocer los comandos básicos de la conducta de la mascota, con lo que se refuerza adecuadamente dicha conducta. Se deben evitar los juegos violentos y de lucha, e incluso aquellos en los que el dueño tiene posibilidades de "perder" ya que en todo momento el perro debe respetar el liderazgo del amo, para que no inicie comportamientos de reto frente al dueño u otros miembros dela familia. Atendiendo a la normativa vigente los perros, en espacios públicos, deben ir sujetos con una correa y con bozal en caso de razas peligrosas. Muchas asociaciones públicas recomiendan que la obtención de una mascota se realice cuando los niños tienen una edad >4 años.

Otros aspectos que pueden mejorar el comportamiento del animal y que son responsabilidad del dueño como una correcta vacunación para evitar enfermedades que puedan resultar agresivas (como la rabia), una correcta desparasitación, un buen estado de aseo (el simple hecho de tener el pelo enmarañado le puede molestar al ser tocado) y una adecuada alimentación. En general, la atención veterinaria de cualquier problema de salud es importante ya que existe una relación directa entre el estado anímico de su mascota y su comportamiento. Si no se tiene intención de realizar actividades de cría con la mascota, la esterilización es un método que disminuye la agresividad (el nº de mordeduras con respecto a animales no esterilizados disminuye un 65% y siempre debidas a comportamientos de defensa o protectoras (defensa del territorio; o de las crías, papel asumido por peluches).

El dueño de la mascota debe ser responsable obedeciendo la normativa que regula las actividades de las mascotas en las vías públicas: paseos controlados sin dejar que vaguee sólo. Debe dedicar tiempo al cuidado de su mascota, ya que se ha visto que los perros que se quedan solos mucho tiempo tienen mayor probabilidad de desarrollar alteraciones de su conducta.

Se tienen que vigilar los comportamientos agresivos de la mascota y si empieza a presentar signos de éste tipo, o de conducta inapropiada, es aconsejable readiestrar a la mascota (veterinarios, adiestradores, especialistas en conducta animal). Nunca en estos casos se debe regalar el animal a otras personas porque no variará el comportamiento inapropiado incipiente, o incluso, puede empeorar. Si, tras las medidas adecuadas, la agresividad se hace incorregible la opción más responsable es la práctica de la eutanasia por parte de un veterinario.

B.Medidas preventivas secundarias. En primer lugar antes de interaccionar con un animal desconocido se debe evaluar la actitud que muestra el animal en cuestión. Son signos de posible amenaza cuando el perro está quieto y rígido, a veces con el pelo erizado; cuando mira fijamente, cuando no mueve la cola y está de punta, y cuando gruñe, ladra o enseña los dientes.

Si se intuye que un perro va atacar o presenta signos de amenaza las actitudes adecuadas para evitar el ataque son las siguientes: permanecer muy quieto y calmado sin gritar ni correr hasta que el perro se vaya y entonces aprovechar para alejarse despacio hasta que el animal queda fuera de la vista, mostrar una actitud sumisa (agachando la cabeza y sin mirar al animal fijamente ya que esta es la forma que tienen de desafiarse entre ellos), en todo momento conocer la situación de animal para no darle la espalda y, si debe hablar se hará con voz calmada y firme. Si finalmente se produce el ataque, se interpondrá un objeto que lo distraiga (chaqueta, abrigo, cartera, bolso, bicicleta...). En caso de que con el ataque se produzca la caída o derribo de la persona lo más conveniente es adquirir una posición fetal colocando las manos sobre la cabeza y la cara, y las rodillas sobre el abdomen, para evitar las lesiones serias que desfiguran la cara y las lesiones viscerales.

La actitud frente a una mascota desconocida para evitar accidentes incluirá las siguientes recomendaciones: siempre pedir permiso al dueño para acercarse y acariciar a la mascota, con este permiso acariciar suavemente y despacio al perro; permitir que el perro le olfatee la mano (con los dedos recogidos en la palma) u otras localizaciones ya que es su manera de conocer y saludar; nunca intentar acariciar a un perro antes de que pueda verle u olfatearle (por ejemplo en aproximaciones por detrás, cuando el perro no es consciente de que se está aproximando, aunque el perro sea conocido). Es aconsejable no acercarse a perros desconocidos, más, si estos están solos sin el dueño presente, o bien, recluidos en espacios o patios cerrados. No dejar a los bebés o niños <4 años solos con un perro. No adelantar a un perro corriendo, o pasar pedaleando cerca de él, su instinto de caza le hará salir detrás corriendo para perseguir y capturar la "presa". Cuando juegue con los perros, incluso con la mascota propia, no agitar los brazos enérgicamente ni acerque la cara a su hocico. No realizar movimientos rápidos y bruscos con las manos o pies directamente hacia la cabeza o los ojos del animal, ya que tales movimientos lo pueden sobesaltar o asustar. No se debe molestar a los animales cuando duermen, comen o están cuidando a sus crías. En caso de un animal lesionado tome medidas preventivas o pida ayuda a otra persona antes de moverlo. En todo caso, frente a un animal desconocido, suponga siempre que éste lo verá como un intruso o amenaza.

Respecto a los niños los adultos tienen la responsabilidad de enseñarles a ser cuidadosos con sus mascotas, de no acercarse a perros extraños o solitarios, a instruirlos para que aprendan mecanismos de defensa en caso de amenaza y, a solicitar permiso a los dueños antes de cualquier aproximación.

LESIONES POR PECES ELECTRICOS

Desde siempre el hombre se ha visto fascinado y atraído por los fenómenos que desconoce. Desde antiguo los peces eléctricos han despertado la curiosidad humana y su existencia ha sido reflejada en manifestaciones artísticas, médicas y esotéricas. Del Antiguo Egipto existen representaciones murales en tumbas (de la V Dinastía) de escenas de pesca con presencia de peces gato, que era considerado protector de los peces. Una representación más exacta del pez gato eléctrico se halla en la famosa paleta de Narmer de la época predinástica (3100 a.C.). Incluso era venerado porque según la mitología egipcia uno de estos peces se había comido los órganos genitales de Osiris tras haber sido asesinado, descuartizado y arrojado al Nilo por Seth. De manera más terrenal los médicos egipcios utilizaban las descargas del pez torpedo para tratar dolores articulares.

Durante el periodo grecorromano (500 aC-500 dC) los peces eléctricos atrajeron la atención de naturalistas, filósofos, médicos. En tratados y rituales mágicos se comentan aspectos de los mismos que van desde sus propiedades nutritivas hasta los efectos curativos en el ser humano. En uno de ellos, el tratado "*On régimen*" del médico griego Hipócrates, se utiliza el término "*narke*" para hacer referencia a los efectos adormecedores del pez torpedo, lo que dio origen a la palabra narcosis.

Escribonius Largus, físico del siglo I, escribió en el año 46 dC el formulario de prescripciones "*Compositiones Medicae*" donde se recomienda el uso del pez torpedo para el dolor de cabeza y la gota. Erodio prescribía comer pez torpedo cocido como tratamiento para la tuberculosis. Durante la época de esplendor romano los farmacéuticos utilizaban extractos de peces torpedo y rayas eléctricas como ungüentos, afrodisíacos e incluso depilatorios. Galeno, médico griego residente en Roma (200 dC), realizó la primera explicación fisiológica del fenómeno (teoría frigorífica), confirmada en el siglo XII por el físico árabe Abd Al-Latif. Dicha teoría se mantuvo como cierta hasta que Lorenzini en 1678 describió por primera vez el órgano eléctrico del pez torpedo y dio una primera explicación mecánica de su funcionamiento.

El uso terapéutico de los peces eléctricos también se desarrolló en otras partes del mundo. Los nativos del Amazonas y cuenca del Orinoco trataban la gota con anguilas eléctricas, que también se utilizaba en los partos. En el siglo XVI, en China, se recomendaba el uso del pez gato para el tratamiento de la ptosis palpebral. Durante el siglo XIX tuvo lugar el desarrollo de la electroterapia, gracias al uso de peces eléctricos inicialmente (anguilas, peces torpedo, peces gato) para tratar la gota, reumatismos, parálisis, epilepsia y todo tipo de dolores articulares.

Curiosamente el físico italiano Volta, en 1800, gracias al estudio sobre los peces torpedo inventó la pila eléctrica, que originariamente el mismo denominó como "órgano eléctrico artificial".

PECES ELECTRICOS

En el medio acuático, tanto de agua dulce como agua marina, existen unas 250 especies de peces capaces de producir descargas eléctricas. Esta capacidad para generar electricidad se ha desarrollado en dos grupos de peces: Elasmobranquios y Teleósteos. Los primeros viven en mares y océanos, y entre ellos se encuentran las rayas y peces torpedo. Los peces eléctricos teleósteos viven en ríos, arroyos y lagunas, existiendo dos órdenes de peces teleósteos capaces de generar electricidad: los Mormiriformes originarios de Africa y los Gymnotiformes nativos de América Central y Suramérica. Todos estos animales constituyen un ejemplo notable de evolución convergente donde los órganos eléctricos han evolucionado de músculos existentes en diferentes partes del cuerpo, en grupos de peces divergentes.

Los peces eléctricos nadan típicamente con el cuerpo en línea recta, lo cual es importante para mantener alineados los sistemas que generan la descarga eléctrica y los detectores. Su capacidad de generar descargas eléctricas se debe a la presencia de unos órganos eléctricos, que según la especie se localizan en diferentes zonas de su organismo. La presencia de órganos eléctricos requiere de un medio conductor idóneo, por lo que no es sorprendente encontrar dichas adaptaciones sólo entre los organismos acuáticos.

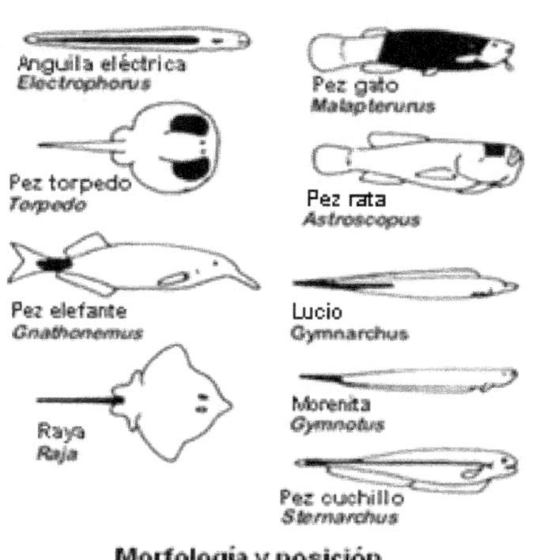

Morfología y posición del órgano eléctrico (zona ■)

Convergencia filogenética y función del órgano eléctrico	Elasmobranchii		Teleosteos						
			Osteoglossomorpha		Ostariophhysi				Acanthopterygii
					Cypriniformes (Gymnotids)			Siluriformes	
	Rayas	Torpedos	P.elefante	Lucios	Anguila eléctrica	Morenitas	Peces cuchillo	Peces gato	Peces rata
Peces agua dulce			+	+	+	+	+	+	
Peces agua salada	+	+							+
Descarga fuerte		+			+			+	+
Descarga débil	+	+	+	+	+	+	+		
Act. intermitente	+	+			+		+	+	+
Actividad continua			+	+		+	+		
Frec. constante				+			+		
Frec. variable			+		+				
Interruptor			+	+		+			

Dichos órganos les sirven para la navegación, detección de obstáculos en el medio acuático, como mecanismo de defensa ahuyentando depredadores y para cazar presas. Las descargas y el campo eléctrico que generan son detectados por pequeños órganos especializados en la electrorrecepción ubicados en la piel: es un auténtico sentido eléctrico. Durante toda su vida estos animales producen una descarga de menos de 1 voltio a una frecuencia más o menos constante. Esta descarga es el producto de un sistema electrogénico que involucra células especializadas dentro del sistema nervioso y por células musculares adaptadas que forman el órgano eléctrico. La primera célula de este sistema electrogénico lo constituye una neurona que se localiza en la parte baja del cerebro y que tiene función de "marcapasos", donde se originan una serie de impulsos repetidos que finalmente serán responsables de la descarga final eléctrica. Los impulsos son captados por un conjunto de neuronas de relevo en un mismo núcleo, donde cada una de ellas emite un axón para conectarse a las neuronas electromotoras de la médula espinal. Las electromotoneuronas espinales envían los axones ya fuera del SNC para formar nervios que transmiten la información eléctrica a los electrocitos (las células constitutivas del órgano eléctrico). Los electrocitos realizan la descarga al unísono. La forma de esta descarga varía muy poco entre los peces de la misma especie, independientemente de la edad y el tamaño, debido a una serie de mecanismos de sincronización de la descarga.

El órgano eléctrico adulto consiste en un grupo de columnas verticales de células, derivadas de las hojas del mesodermo lateral cuyo elemento central lo constituye una célula altamente multinucleada, que no revela miofibrillas, denominada electrocito. Estas células apiladas en columnas constituyen las denominadas electroplacas. Cada electroplaca produce normalmente poco más de 0,1 voltios, pero, puesto que las células individuales se unen en serie en la columna y las columnas están vinculadas de forma paralela, la carga general final es mucho mayor. Los electrocitos están rodeados por fibras elásticas que constituyen el tejido conectivo conductor de la electricidad. Cada célula en sí está rodeada por tabiques, conformando una red de tejido conectivo. Varias de estas células quedan además envueltas en hojas de tejido conjuntivo que forman pilas de electrocitos, formando la denominada unidad de activación.

La forma en que se generan las descargas eléctricas se asemeja a como los músculos están controlados para producir el movimiento. El electrocito está especializado en la generación de un flujo de corriente iónica. Estas células se aplanan presentando dos superficies diferentes: una superficie es lisa e inervada, mientras que al otro lado la superficie está altamente plegada. El plegado aumenta la superficie de membrana lo que aumenta su capacitancia considerablemente. Cada electrocito está inervado por el nervio motor de la columna vertebral que, cuando se excita, hace que el electrocito se despolarice y realice una descarga breve llamada potencial pico.

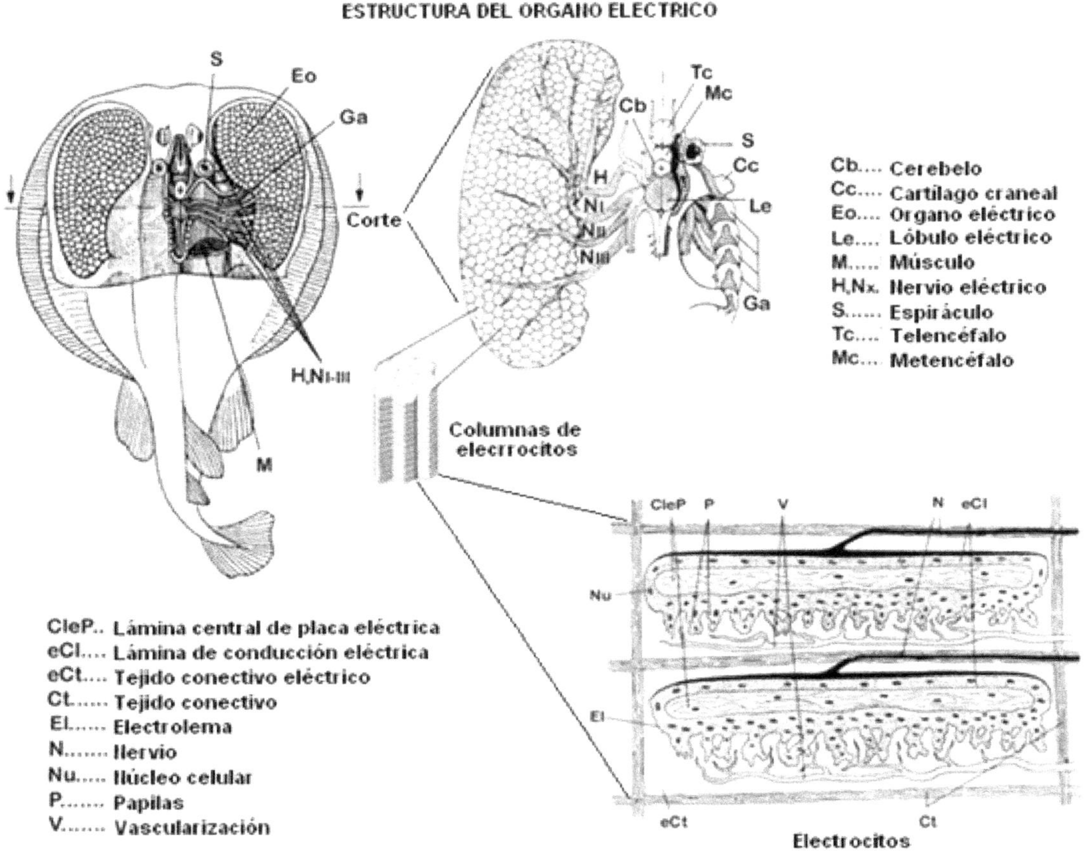

El mecanismo de descarga en los electrocitos se produce al propagarse a lo largo de los axones del nervio un potencial de acción que despolariza la superficie lisa del electrocito. La permeabilidad de la membrana al Na^+ aumenta, lo que crea una polaridad invertida de membrana. Como resultado, se genera un flujo local grande, pero fugaz, de iones Na^+, causando una despolarización y una rápida propagación de la onda a lo largo de toda la membrana de la célula. Durante el tiempo que dura el potencial de acción las cargas opuestas de las placas de cada electrocito permiten el flujo de iones positivos a través de toda la pila. En cuanto al mecanismo de recarga en los electrocitos hay que saber que las membranas lisas están eléctricamente cargadas produciendo un potencial de membrana en reposo de aproximadamente 100mV del líquido intracelular respecto al líquido extracelular. Este potencial se logra mediante bombas Na-K que mantienen una relativa alta concentración de K^+ interno mediante el bombeo de K^+ , mientras que el Na^+ es bombeado hacia fuera, generando un superávit externo de alto nivel de iones Na^+. En reposo, la permeabilidad de la membrana al K^+ supera la permeabilidad de Na^+ de la membrana. Como resultado, K^+ difunde hacia el exterior a un ritmo más rápido que el Na^+ hacia el interior de la célula.

Gracias a la simultaneidad de los impulsos nerviosos que llegan a cada electrocito se consigue una sincronía de descarga haciendo que se sumen los pequeños voltajes (0'1-0'15V) de los electrocitos y generen una tensión pico máxima de unos 50V por pila. Ahora bien, debido al alto coste energético que supone mantener un flujo continuo de corriente, los peces eléctricos producen unas descargas pulsátiles discontinuas que oscilan entre 50-300 Hz. Al producirse la descarga eléctrica se crea un campo eléctrico en las inmediaciones del pez cuya intensidad y extensión dependerá del potencial del pez y del tipo de medio. Así la conductividad del agua de mar (agua salada) es tan alta que el campo eléctrico que se genera es pequeño y de alcance limitado. Por el contrario, en agua dulce donde la conductividad es mucho más baja, y además con presencia de peces eléctricos capaces de generar potenciales muy altos (de hasta 600V), se crean campos eléctricos que pueden extenderse hasta varios metros alrededor del pez.

En algunas especies se ha descubierto un mecanismo anatomofisiológico, a modo de interruptor, que regula el coste energético que representa el mantenimiento del campo eléctrico. Este interruptor toma la forma de canales de Ca^{2+} que el pez puede añadir o eliminar de las membranas celulares de los electrocitos. Para ello cuando se libera serotonina en el cerebro del pez se pone en marcha un mecanismo hormonal por el cual los canales de Ca^{2+} almacenados en las células eléctricas se acoplan a la membrana celular: cuantos más canales de Ca^{2+} estén presentes en la membrana, mayor es el impulso eléctrico que se genera.

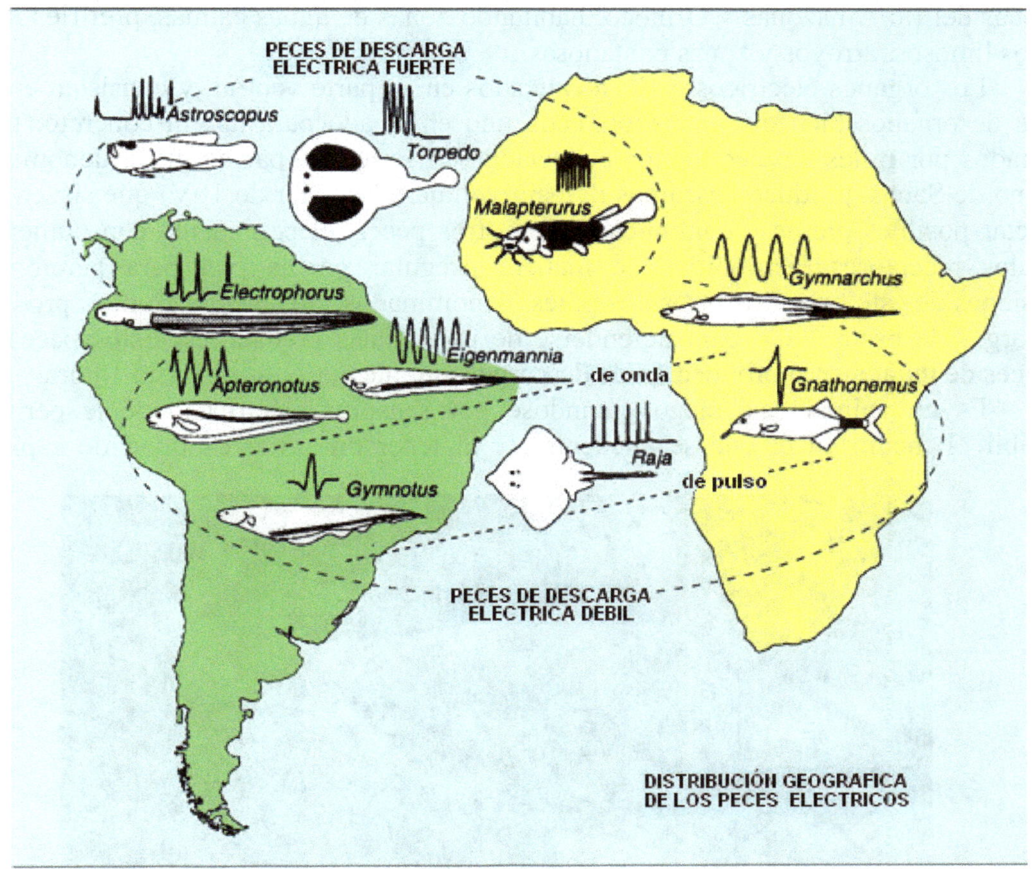

Los peces eléctricos presentan modificaciones de descarga, principalmente en su frecuencia, durante situaciones conductuales específicas. Una conducta especial es la denominada respuesta de novedad, que consiste en un aumento de la frecuencia de descarga ante la aparición de un estímulo sensorial novedoso (como destellos luminosos, sonidos fuertes o golpes en el agua producidos por un buceador o nadador).

Las señales eléctricas producidas por las diferentes especies de peces se utilizan para tareas muy diferentes. En contraste con los peces eléctricos que utilizan campos eléctricos para la navegación y la señalización, algunas anguilas, torpedos, y otros peces producen una poderosa descarga de corriente para aturdir a los enemigos y presas. Según estas propiedades, los peces con órganos eléctricos están convenientemente divididos en dos grupos: peces de descarga débil y peces de descarga fuerte.

Existen sólo tres grupos de peces eléctricos que representan una amenaza para el ser humano. El más peligroso sin duda es la anguila eléctrica de agua dulce (*Electrophorus electricus*) capaz de producir un campo eléctrico de más de 600 voltios, y el único al mismo tiempo que puede realizar a conveniencia también descargas de tipo débil. Un segundo grupo es el de las rayas y torpedos (géneros *Narcine* y *Torpedo*), algunos de los cuales pueden producir descargas de unos 220 voltios. Finalmente otros peces capaces de producir daño al hombre, pero de menor intensidad, es el grupo de los peces gato o barbos.

Anguila eléctrica (*Electrophorus electricus*). Es un pez de la familia de los Gimnótidos, emparentado con los denominados peces cuchillo, conocido también por el nombre de temblador o pilaké. No son verdaderas anguilas, aunque se parecen a éstas, presentan un cuerpo fusiforme y largo (hasta 2 m de largo y 20 Kg de peso), no poseen prácticamente escamas y su cabeza es aplanada con la boca grande, dode se ubica una hilera de dientes cónicos en cada mandíbula. Se encuentran en América del Sur, en las cuencas del río Amazonas y Orinoco, habitando zonas de aguas calmas, prefiriendo los lechos limosos, arroyos y zonas pantanosas.

Los órganos eléctricos están localizados en su parte ventral, y consisten en tres pares de órganos bien diferenciados, cada uno empleado para un fin concreto. Están formados por miles de electrocitos conectados en serie. Un par de ellos, denominado órgano de Sachs, produce descargas de bajo voltaje (alrededor de 10V) que sirven para detectar posibles presas y comunicarse con otros peces; el pez cuenta con numerosos nódulos receptores distribuidos de manera irregular por la piel para percibir las emisiones de este tipo. Los otros dos pares, denominados órganos de Hunter, producen descargas de hasta 600V para defenderse de potenciales predadores. Estos peces son capaces de mantener la producción de descargas durante periodos de hasta 1 hora.

Es un animal casi ciego guiándose por sensores eléctricos que le permiten percibir el medio en el que se encuentra, y al tener una gran cantidad de capilares

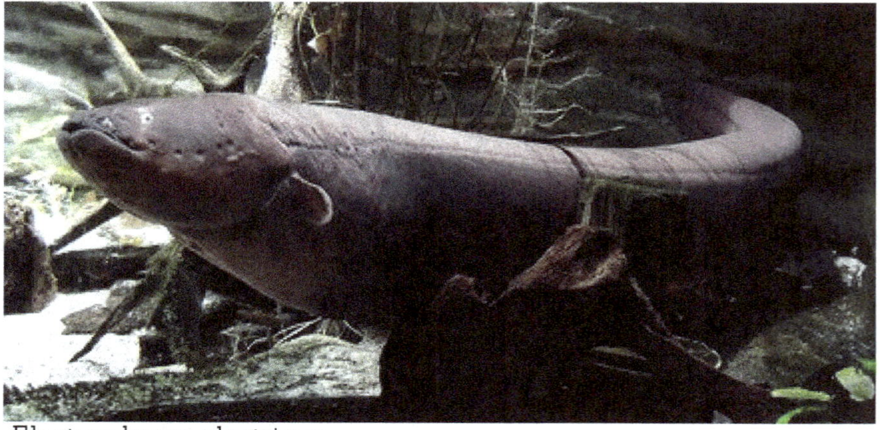
Electrophorus electricus

pueden absorber el oxígeno directamente del agua en el que se mueven. Es un pez que vive en aguas dulces, con pH neutro, entre los 22-26ºC. Son altamente agresivos; se mueven de modo individual y su alimentación es principalmente carnívora, en especial de otros peces tras apresarlos con descargas eléctricas mortales. Su mayor proliferación se produce entre los meses de noviembre a diciembre en periodos de intensas lluvias. Son peces que a veces se acercan a las playas o a los lugares donde hay turistas, y por ese motivo tienen cierta peligrosidad, aunque generalmente se mueven por las profundidades.

Peces torpedo. Son peces elasmobranquios Se conocen unas 22 especies de peces del género *Torpedo* y se pueden encontrar en todos los mares templados y tropicales del mundo. Los peces torpedo pueden verse en todas las costas españolas incluidas las Islas Canarias, viven en fondos fangosos y arenosos. Se les encuentra desde la superficie hasta grandes profundidades. Estos peces puede llegar a alcanzar un tamaño de 70-180 cm. Tienen el cuerpo aplanado, casi circular, con una cola fuerte. Son peces de actividad esencialmente nocturna, permaneciendo enterrados durante el día en la arena, de forma que solo sobresalgan los ojos y los espiráculos. Se alimentan de crustáceos, moluscos y pequeños peces del fondo, a los que capturan tras dejarlos fuera de combate mediante una descarga eléctrica. Sus presas son capturadas de lejos y engullidas enteras. Los órganos eléctricos están situados en la parte inferior, a ambos lados del cuerpo y se basan en células musculares transformadas. Hay tres especies de rayas eléctricas en el Mediterráneo: la tembladera, la tremielga y la tremielga negra.

Tembladera (*Torpedo marmorata*) de color marrón, con tonalidad variable según el espécimen puede tener un jaspeado más o menos marcado, alcanza los 100 cm de longitud y los 5 Kg de peso; suele habitar los fondos arenosos entre los 5–30 m de profundidad aunque puede alcanzar hasta los 300 m. Puede producir descargas de 45-80V y 5-8 A (amperios). Al cabo de 6-12 meses de gestación, las crías (de 2 a 13) nacen al principio del otoño. Habita en los mares desde las Islas Británicas hasta el Mediterráneo y las costas atlánticas de Africa.

Tremielga (*Torpedo torpedo*) que se diferencia por sus cinco manchas azules circulares, bordeadas de amarillo, en el dorso. Asociada a los arrecifes es un pez subtropical con un rango de profundidad de 2-270 m. Puede generar corrientes de hasta 220V y 1A (amperio). Vivíparo, tras un período de gestación de 7 a 10 meses nacen hasta 32 crías de unos 10 cm de largo.

Tremielga negra (*Torpedo nobiliana)*, que puede alcanzar los 75-180 cm y los 90 Kg peso, es de color uniforme marrón oscuro, verde oscuro o azul oscuro en el dorso y color blancuzco ventralmente. Tiene un hocico muy contundente, con una boca ancha y ligeramente protuberante. Los órganos eléctricos están situados a ambos lados de la cabeza, dando a la superficie de la piel una apariencia de panal. Debido al gran tamaño que puede alcanzar puede generar corrientes de hasta 100V y 2A. Tras un periodo de gestación de 12 meses nacen hasta 60 crías. Su hábitat es muy amplio, desde aguas tropicales a las aguas templadas del Atlántico Norte; oscila entre el sur de Nueva Escocia a Venezuela, incluyendo el norte del Golfo de México, Cuba y Trinidad en el Atlántico occidental y las Islas Británicas y el mar Mediterráneo a Sudáfrica en el Atlántico oriental. El rango de profundidad de su hábitat va desde fondos blandos bentónicos de la costa hasta el talud continental superior a 530 m.

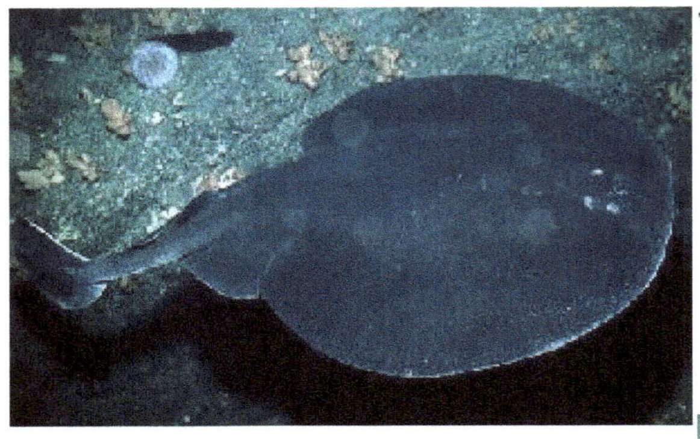

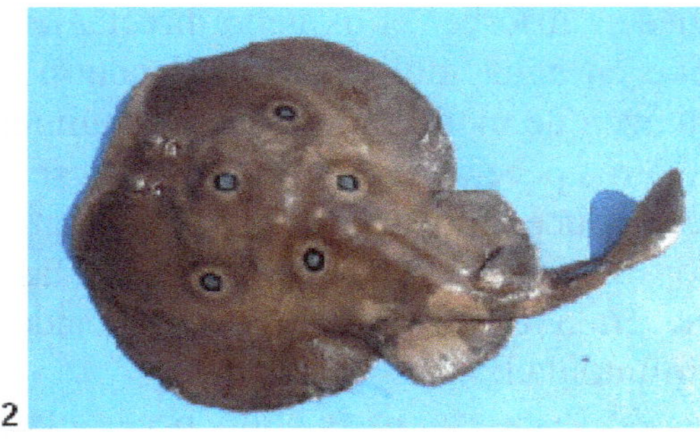

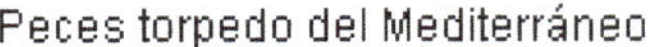

Peces torpedo del Mediterráneo

1- *Torpedo nobiliana*
2- *Torpedo torpedo*
3- *Torpedo marmorata*

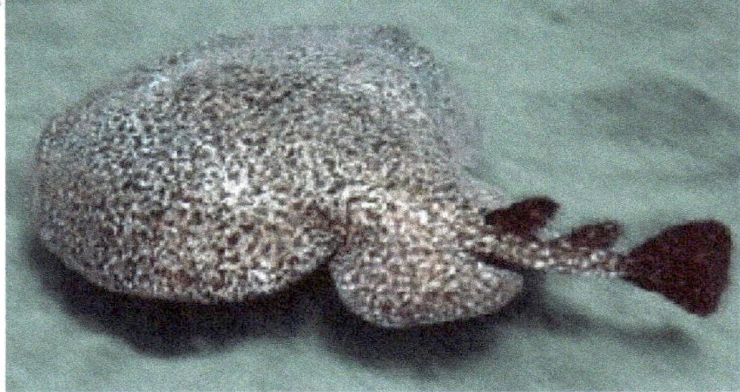

Los peces torpedo pueden dar un susto al ser humano al provocarles un shock eléctrico doloroso. Es sabido que el umbral más bajo para producir un paro cardíaco o una fibrilación ventricular se produce cuando la descarga eléctrica sigue el camino anatómico desde la mano izquierda hasta el pie contralateral a través del tórax. En el medio acuático marino la impedancia total del cuerpo humano, concretamente, para esta ruta (mano izquierda→tórax→pie derecho) es de 500 ohms.

Como ejemplo, la tremielga negra (*Torpedo nobiliaria*) es capaz de generar un pulso eléctrico de 100 V creando una corriente corporal máxima de 200 mA. Los umbrales, inducidos por las corrientes eléctricas, capaces de desarrollar efectos fisiológicos, están determinados en función tanto de su magnitud como de su duración. Para un adulto, que experimente una descarga de 200 mA con trayecto desde la mano izquierda al pie contralateral, el umbral de tiempo necesario para generar contracciones musculares es de aproximadamente 50 ms, mientras que el umbral para la fibrilación ventricular es de unos 400 ms. Para un pulso de 220 V (el máximo observado en un pez torpedo) la dificultad respiratoria y la fibrilación se producen en respuesta a una duración de la descarga de alrededor 20 ms y 200 ms respectivamente. En el caso de los impulsos de corriente, generados por la tremielga negra, tienen una duración de tan sólo 5 ms. Debido a la variabilidad intrínseca de cada ejemplar, no sería sorprendente que la descarga eléctrica de un gran torpedo del Atlántico fuera capaz de inducir, de forma temporal, cierta dificultad respiratoria en algunas personas; sin embargo. la fibrilación ventricular o paro cardíaco es muy improbable

Peces gato. Es el nombre común de unas 2.200 especies de peces, de las cuales unas 1.200 viven en América del Sur, donde también se les llama bagres; en Europa se conocen con el nombre de siluros o barbos. Dos familias son principalmente marinas, el resto vive en agua dulce. La mayor parte de los peces gatos son carroñeros nocturnos y viven cerca del fondo en aguas poco profundas. El nombre pez gato se deriva de los tentáculos o barbillas, que se extienden a cada lado de la mandíbula superior y, en algunas especies, también de la mandíbula inferior, semejantes a los bigotes de un gato.

Entre estos peces cabe destacar el pez gato eléctrico del Nilo (*Malapterurus electricus*) que puede llegar a alcanzar una envergadura de 1 m de longitud y un peso aproximado de 20 Kg. Se distribuye en el sistema del río Nilo, concretamente en el lago

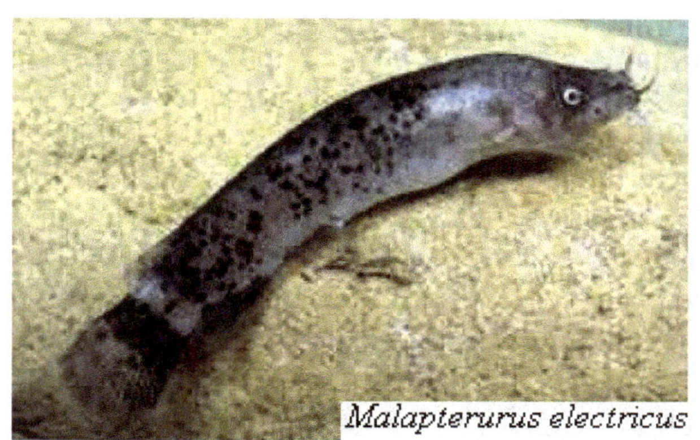
Malapterurus electricus

Victoria; y también en aguas tropicales como el lago Turkana, el lago Chad y las cuencas de Senegal, todo el sistema del río Níger, y en menor medida hacia el sur, en la cuenca occidental del río Volta. De hábitos nocturnos, es capaz de generar descargas eléctricas de 350-400V. El órgano eléctrico deriva de los músculos pectorales y rodea casi todo el cuerpo. La descarga eléctrica de órganos es intermitente y la amplitud aumenta con el tamaño de los peces. Responde inmediatamente a los cambios cíclicos de luz, con actividad eléctrica máxima poco después de la puesta del sol y menor actividad justo después del amanecer. La duración de la descarga oscila entre 1,5-0,3 ms (oscilación que responde a la variabilidad de la temperatura del agua: entre 15-30°C, ya que a menor temperatura del agua mayor duración de la descarga).

Shock eléctrico. Los peces eléctricos son capaces de producir en determinadas ocasiones alteraciones en el cuerpo humano como distrés respiratorio por alteración de los músculos respiratorios, y excepcionalmente la muerte por paro cardíaco. La electricidad, en general como fenómeno físico, puede producir lesiones como consecuencia de 3 mecanismos fisiopatológicos diferentes: a) causando daños directamente en los tejidos, alterando el potencial de reposo de la membrana, y suscitar tetania muscular; b) la conversión de energía eléctrica en energía térmica, causando la destrucción del tejido por necrosis coagulativa masiva y; c) lesión mecánica a consecuencia de la contracción muscular violenta.

De forma general, los factores que determinan el grado de lesión son la magnitud de energía liberada, la resistencia encontrada, el tipo de vía, y la duración del contacto. Los efectos sistémicos y el daño tisular son directamente proporcionales a la magnitud de la corriente suministrada a la víctima. El flujo de corriente (amperaje) está directamente relacionado a la tensión e inversamente con la resistencia, según lo dictado por la ley de Ohm (I = V / R, donde I = intensidad de corriente, V = tensión, R = resistencia). Una descarga eléctrica se clasifica como de alta tensión o voltaje (>1000V) y de baja tensión o voltaje (<1000V). Como regla general, los accidentes de alto voltaje se asocian con mayor morbilidad y mortalidad, a pesar de que se pueden presentar casos mortales por accidentes de bajo voltaje, como es el caso de contacto con peces eléctricos.

La corriente alterna es mucho más peligrosa que la corriente continua. El contacto con corriente alterna puede producir contracción muscular tetánica, impidiendo a la víctima liberarse de la fuente de energía y, por consiguiente, el aumento de la duración del contacto. En tetania muscular torácica participará el diafragma y los músculos intercostales pudiendo ocasionar paro respiratorio. Además la naturaleza repetitiva de la corriente alterna puede actuar sobre el miocardio, en el momento más vulnerable, durante el ciclo cardíaco de recuperación y precipitar una fibrilación ventricular.

Los tejidos del cuerpo se diferencian en su resistencia. En general, los tejidos con un líquido de alto contenido de electrolitos conducen mejor la electricidad. El hueso es el tejido más resistente al flujo de electricidad y, por el contrario, el tejido nervioso es el menos resistente, que junto con los vasos sanguíneos, los músculos y las membranas mucosas ofrece un camino de baja resistencia a la electricidad. La piel proporciona resistencia intermedia y es el factor más importante que impide el flujo de corriente. La piel es la resistencia primaria contra la corriente eléctrica, y su grado de resistencia está determinado por su espesor y la humedad. Varía de 1000 ohmios para una piel más fina y húmeda a varios miles de ohms para la piel callosa y seca.

El camino que tome la corriente determinará que tipo de tejidos están en mayor riesgo y condicionará el tipo de lesión. Así si la corriente eléctrica pasa por la cabeza o el tórax es más probable que se produzcan lesiones mortales. La corriente transtorácica, que puede provocarse por la presencia de peces torpedo que se colocan por encima de sus posibles depredadores, puede causar arritmia fatal, daños directos cardíacos o paro respiratorio. La corriente transcraneal puede causar lesión cerebral directa, convulsiones, parálisis y paro respiratorio. Los resultados electrotérmicos de la lesión tisular se traducen en el edema de los tejidos, y por lo tanto, en el desarrollo de un síndrome compartimental que puede ocurrir en cualquier compartimento del cuerpo, siendo las piernas el sitio más frecuentemente implicado en el desarrollo del síndrome compartimental.

Puede existir una variación individual en los efectos que tendrá en el organismo la intensidad de la corriente. Se requiere menos energía para producir lesiones en los niños, que tienen más contenido de agua y la piel más fina y, por ende, una mejor conductividad y menor resistencia. Lo mismo ocurre con individuos en medio acuático, donde el agua favorece la conducción eléctrica. La intensidad de la corriente y sus manifestaciones clínicas esperadas se describen a continuación:

- 1 mA: no perceptible, probable sensación de hormigueo
- 3-5 mA: corriente media, para un niño, de la que puede "escapar".
- 6-8 mA: corriente media, para una mujer, de la que puede "escapar".
- 7-9 mA: corriente media, para un hombre, de la que puede "escapar".
- 16 mA: corriente máxima de la que una persona puede "escapar".
- 16-20 mA: tetania de los músculos esqueléticos.
- 20-50 mA: parálisis de los músculos respiratorios (paro respiratorio).
- 50-100 mA: umbral de fibrilación ventricular.
- >2 A: asistolia.

Sintomatología. Las manifestaciones clínicas van desde una sensación de hormigueo a un daño tisular generalizado y hasta la muerte instantánea. La resistencia externa al flujo eléctrico se ofrece principalmente por la piel y anejos, y por la resistencia interna del resto de los otros tejidos, incluyendo los nervios, sangre, músculos, tendones, huesos y grasa. Dado que la resistencia de la piel puede verse afectada por la humedad, la corriente eléctrica puede ser transmitida a las estructuras más profundas antes de que cause daño a la piel importantes. En el medio acuático las lesiones producidas por peces eléctricos provocarán daño en los tejidos profundos sin afectarse la piel. La corriente eléctrica se podrá mantener en los huesos, causando calor y que conduce a la necrosis y la coagulación de los pequeños y medianos vasos de los músculos y otros tejidos, y casi por completo en la piel.

El corazón puede sufrir necrosis miocárdica directa y arritmias cardíacas. La arritmia cardíaca puede ser benigna o mortal. La corriente de alto voltaje o corriente continua por lo general causa asistolia, mientras que la corriente alterna suele causar fibrilación ventricular. La fibrilación ventricular es la arritmia fatal más común, ocurriendo en hasta el 60% de los pacientes en los que el recorrido de la corriente pasa de mano izquierda→tórax→pie derecho. Las anormalidades más comunes que se observan en ECG son taquicardia sinusal, los cambios de la onda T y segmento ST inespecíficos, bloqueos cardíacos, y la prolongación del intervalo QT.

Está indicado un estudio analítico que comprenda: recuento y fórmula leucocitaria, niveles séricos de electrolitos, pruebas de función hepática, urea, creatinina, y análisis de orina para valorar presencia de mioglobinuria. La determinación de la creatinquinasa (CK) es importante en el desarrollo del plan terapéutico

Si se sospecha aumento de presiones compartimentales a nivel miofascial de los miembros, se deberá medir dicha presión en cada uno de los compartimentos sospechosos. El sello distintivo del síndrome compartimental es el dolor con el movimiento pasivo en el compartimiento que contiene los grupos musculares responsables de ese movimiento. Es característico que el dolor sea constante y puede aparecer, en el shock eléctrico, desproporcionado con respecto a la lesión visible. Los pacientes pueden experimentar parestesia, hipoestesia, o disminución de la función motora. Hay que recordar que la pérdida de pulsos es un signo tardío del síndrome compartimental.

Tratamiento. Los pacientes con shock eléctrico inicialmente deberían ser evaluados como un paciente politraumatico. La vía aérea, la respiración y la circulación deben ser el ABC de la valoración primaria. En caso de paro cardíaco se realizará la reanimación cardiopulmonar según el protocolo de resucitación establecido por la European Resucitation Council (ERC). En dicha resucitación se deberá tener en cuenta que la disfunción autonómica, producida por un shock eléctrico, puede hacer que las pupilas estén fijas y dilatadas o asimétricas, y este hallazgo no debe utilizarse como razón para suspender la reanimación.

El acceso intravenoso, la monitorización cardíaca y la saturación de oxígeno deben los siguientes pasos de la valoración primaria. La reposición de líquidos es el aspecto más importante de la reanimación inicial, ya que al igual que con las lesiones térmicas convencionales, las lesiones por shock eléctrico causan un extenso daño tisular con extravasación de líquido al tercer espacio provocando acidosis. Por eso es importante la vigilancia hemodinámica del paciente. Un catéter Foley es útil en el control de la producción de orina y, por tanto, de la perfusión tisular.

La sobrecarga hídrica inicial debe tener como objetivo la producción de orina de al menos 0,5 cc/Kg/h si no hay signos de mioglobinuria y, preferentemente >1 cc/Kg/h si hay mioglobinuria. Dado que las quemaduras por shock eléctrico debidas a peces eléctricos son inexistentes, no se puede utilizar una fórmula estándar, como la de Parkland, en la que la reposición de líquidos se ajusta de forma proporcional a la extensión de la superficie cutánea quemada. La extensión o el volumen de daño tisular involucrado al shock eléctrico es difícil de evaluar y hace que la estimación del déficit de líquidos sea mucho más difícil. Muchos autores aconsejan un aumento de la reposición de líquidos por el mero hecho de tratarse de un shock eléctrico.

Se debe usar una solución isotónica salina (por ejemplo, solución de Ringer-lactato) para la reanimación con líquidos, y seguir de cerca la producción de orina como un indicador de la situación hemodinámica y de la función renal. Se deberán hacer los ajustes en base a la producción de orina por hora, reduciendo o aumentando las tasas de líquidos para mantener la producción de orina en el intervalo óptimo de 0,5-1 ml/Kg/h. Es obligatoria la instalación de una sonda vesical permanente ya que de esta manera se puede "monitorizar de visu" una hematuria u orina oscura, y por tanto, de la necesidad de una terapia más agresiva para evitar la mioglobinuria inducida por necrosis tubular. En caso de que aparezca ya mioglobinuria se tratará con bicarbonato a 1'2 mEq/Kg al que se añadirá manitol a 1 g/Kg de peso corporal para promover una diuresis osmótica. El objetivo es la producción de orina hasta 2-3 ml/Kg/h, con un pH de la orina superior a 6,5. El bicarbonato trata la acidosis subyacente y alcaliniza la orina, haciendo que la mioglobina sea más soluble. Se pueden administrar diuréticos adicionales como la acetazolamida, ya que también alcaliniza la orina; sin embargo su manejo debe realizarse con extrema precaución para evitar la hipoalbuminemia hiperosmótica.

LESIONES DE ALTA ENERGIA POR ANIMALES

La interacción entre los seres humanos y la gran fauna tiene muchas formas, desde la observación indirecta hasta el contacto directo. Dentro del contacto directo existe la posibilidad de un ataque por parte de los animales salvajes, con las consiguientes lesiones graves y en muchos casos la muerte. Los seres humanos han sido presa de animales salvajes desde que apareció el género *Homo*. Sin embargo el desarrollo de la sociedad humana a base del uso de herramientas le ha capacitado para hacer frente a las amenazas de la vida salvaje. La sociedad moderna domina el panorama de la mayor parte del mundo y el impacto humano y sus movimientos van más allá de los límites urbano-rurales y se adentran incluso en hábitats de vida salvaje. Esta incursión dentro de los hábitats salvajes por intereses comerciales, por el desarrollo del turismo de aventura, o por la propia expansión de la sociedad humana conlleva un aumento de los encuentros con la vida salvaje capaz de producir respuestas negativas frente a estas incursiones.

Aunque ha habido un incremento sustancial de ataques a seres humanos por parte de animales salvajes en los últimos años, existe poca información objetiva y global sobre este tipo de accidentes. De haberla, ayudaría a tener una perspectiva mundial que permitiría un enfoque integrado y de gestión para reducir y minimizar sus efectos sin menoscabo de la vida salvaje.

Cada ataque o grupo de ataques combinados tiene unas características determinadas de comportamiento animal, donde su comprensión y el entendimiento de las especies involucradas pueden favorecer el desarrollo de mecanismos de prevención y control. Los ataques a seres humanos pueden englobarse en dos grandes categorías: ataques provocados y no provocados. Los ataques provocados vienen definidos por la irrupción de un ser humano en el "espacio vital" del animal cuando deliberadamente trata de matarlo, darle de comer o simplemente tocarlo. Este espacio vital se define como el área alrededor del animal en la que el propio animal reacciona con un mecanismo defensivo u ofensivo frente a un extraño (sea otro animal o persona) para defenderse a sí mismo, a sus crías o su territorio. El área es variable atendiendo a las circunstancias del propio animal; así en caso de defensa de sus crías el animal es más agresivo y por tanto el "espacio vital" es más grande. En otras circunstancias un predador grande se convertirá en "devorador de hombres" si sus presas o hábitat natural no están disponibles o accesibles, con lo que la tolerancia del nivel de hambre será fundamental para determinar su espacio vital (a mayor nivel de hambre, mayor espacio vital). Por tanto el hombre a de ser consciente de que es una presa potencial en determinadas circunstancias.

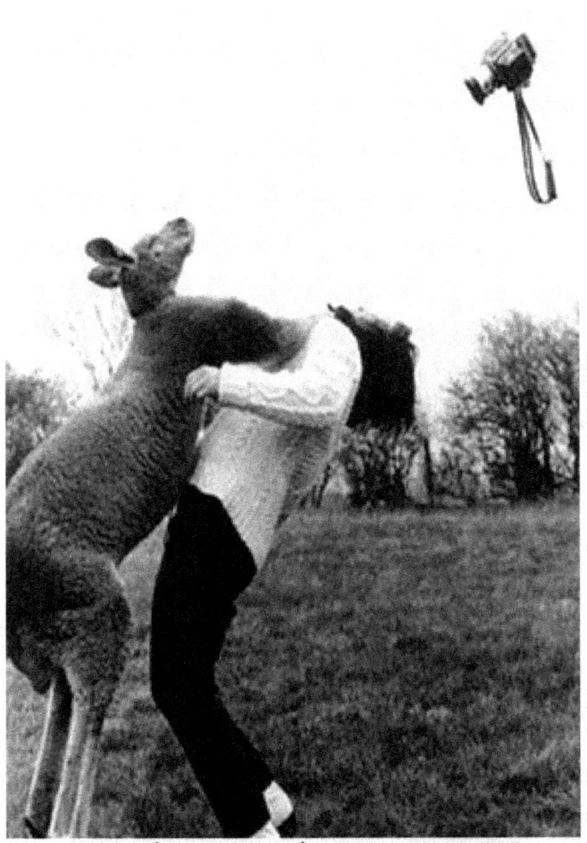
Agresión tras invasión del "espacio vital"

En este capítulo se da un repaso a todos aquellos grupos de animales salvajes que estadísticamente producen el mayor número de incidentes, lesiones graves y muertes en los diferentes ámbitos geográficos del planeta. Entre los felinos distinguimos al tigre, el mayor devorador de hombres del planeta que habita en el subcontinente indio, el león y leopardo en Africa y el puma en América. Se dan las claves para la distinción entre los osos pardo y osos negros con diferente modus operandi a la hora de atacar a los seres humanos en Norteamérica y Eurasia. Otro apartado está dedicado a los cánidos salvajes (lobos, coyotes y dingos). Del norte de Africa, regiones subsaharianas y Oriente Próximo y Medio se destacan las lesiones producidas por los dromedarios (mal llamados camellos). Los cocodrilos y caimanes son los grandes reptiles que añaden al riesgo terrestre también un riesgo marítimo costero, y que se complementa con un estudio de las lesiones producidas por las especies de tiburones más peligrosas. Del medio marino se añaden las lesiones por el resto de peces, que muchas veces, sin ser lesiones de alto grado ni predadoras, son características y precisan de una tratamiento especifico par evitar las infecciones AEEVM.

Todo animal salvaje al interaccionar con el ser humano es capaz de producir lesiones de mayor o menor grado. Al efecto psicológico del ataque, en caso de grandes animales, se añade el traumatismo directo. Las lesiones que se producen en todos los casos, con animales de gran peso corporal, se distinguen por una combinación de contusiones de alta energía sobre tejidos blandos y vísceras, de traumatismos penetrantes con laceraciones de estructuras nobles (tendones, músculos y paquetes vasculonerviosos) y todo ello con un alto riesgo de contaminación por garras/uñas y dientes proporcionando así dos fuentes distintas de infección. La sobreinfección de las heridas tienen un alto grado de morbilidad, en todas las edades, y en algunos casos son la causa de la muerte de la víctima.

TABLA 73: Antibioterapia específica para tratameinto de heridas por animales en estado salvaje

Aspecto de la herida	Antibiótico	Dosis adulto	Dosis niño
No infección establecida	Amoxicilina + ac clavulánico	875/125 mg/12h/5 días vo	22'5/3'2 mg/Kg peso/12h/5 días vo
*herida >8h evolución	Penicilina procaina (dosis única Inicial y seguir pauta anterior)	4'5 g im.	50 mg/Kg peso im.
Infección establecida	Metronidazol	400 mg/12h/2 semanas vo	10 mg/Kg peso/12h/2 semanas vo
	+		
	Cefotaxima	1 g/dia/2 semanas ev	50 mg/Kg peso/2 semanas ev
	ó		
	Ceftriaxona	1 g/dia/2 semanas ev	50 mg/Kg peso/2 semanas ev
*Pautas alternativas:	Piperacilina + tazobactam	4 + 0'5 g/8h/2 semanas ev	100 + 12'5 mg/Kg peso/8h/2 semanas ev
	ó		
	Ticarcilina + clavulanato	3 + 0'1 g/6h/2 semanas ev	50 + 1'7 mg/Kg peso/6h/2 semanas ev
En alergia a penicilina	Metronidazol	400 mg/12h/2 semanas vo	10 mg/Kg peso/12h/2 semanas vo
	+		
	Doxiciclina	200 mg vo (1ª dosis)	edad >8 años: 5 mg/Kg peso (1ª dosis)
		100 mg vo/12h	edad >8 años: 2'5 mg/Kg peso/12h
	ó		
	Trimetroprim-sulfometoxazol	160 + 800 mg/12h vo	4 + 20 mg/Kg peso/12h vo
	ó		
	Ciprofloxacino	500 mg/12h vo	10 mg/Kg peso/12h vo

La proporción de heridas que se infectarán tras una mordedura por un animal va a depender de la especie que produce el ataque, del tipo de dentición (ya se trate de animales carnívoros o herbívoros) y de la patogeneidad de su flora oral. Además no debemos olvidar que aunque los gérmenes más frecuentes provendrán de la boca del animal, también se puede producir "contaminación" desde la propia piel de la víctima y del medio. Del conocimiento de la flora oral de los animales salvajes se puede inferir el tratamiento antibiótico más adecuado para tratar las heridas infectadas o no. En la siguiente tabla se da la pauta para determinados grupos de animales de forma general, aunque en cada uno de los apartados se tratará de forma más específica. En cuanto a los animales de carácter doméstico, la pauta a seguir se muestra en la tabla 69 en: →Mordeduras, Protocolo de actuación en mordeduras de animales.

La imprudencia por parte de personas que emprenden viajes de aventura con desconocimiento de la vida salvaje en el destino, o incluso de nativos que descuidan su protección puede conllevar a desafortunados encuentros que produzcan las mencionadas lesiones de diverso grado, que resultan ser las más probables. Pero en el caso de tratarse de grandes animales depredadores, aunque en un tanto por cierto bajo, los encuentros pueden finalizar con la muerte del individuo. En estos casos la información previa así como el aprendizaje de las técnicas de prevención y de actuación frente a estos animales es fundamental para hacer disminuir el número de muertes/año que producen.

TABLA 74: Especies involucradas en ataques mortales registrados durante el siglo XX.

Especie	Area geográfica con ataques registrados en el siglo XX	Nº muertes
Ursidos		
Oso negro	Canadá, USA	37
Oso pardo	Canadá, China, Japón, ex-Yugoslavia, Kazakistán. Kirguizia, Mongolia, Noruega, Rumania, Suecia, USA, URSS	313
Oso polar	Canadá, Noruega (Islas Svalbard), USA	12
Oso tibetano	India	48*
Cánidos		
Lobo	Afganistán, Canadá, China, Estonia, Francia, India, Irán, Italia, Letonia, Lituania, Polonia, Rusia, Eslovaquia, España, USA	607**
Coyote	Canadá, USA	1
Dingo	Australia	1
Hiénidos		
Hiena manchada	Uganda	4
Hiena rayada	India	2
Felinos		
Tigre	Bangladesh, China, India, Indonesia, Malasia, Myanmar, Nepal, Rusia, Singapur, Thailandia, Vietnam	12599
Leopardo	India, Nepal, Sudáfrica, Uganda	840
León	India, Sudáfrica, Tanzania, Uganda, Zambia	552
Puma	Chile, Canadá, USA	89
Crocodilios		
Caimán americano	USA	20***
Cocodrilo del Nilo	Africa	?
Cocodrilo marino	Indopacífico	?

*Un único estudio realizado que abarca un periodo de tan sólo 5 años. **La prácticamente totalidad de las muertes se produjeron por la transmisión de la rabia. ***Estudio que abarca desde 1948-2004.

FELINOS

Los Félidos, conocidos vulgarmente como felinos, son una familia de mamíferos placentarios del orden de los Carnivoros. Se encuentran distribuidos por todo el mundo excepto en la Antártida, Oceanía y algunas islas. Hay alrededor de 40 especies; muchas escasean en la actualidad incluso con peligro de extinción, debido a que han sido objeto de caza por su piel y porque su hábitat está siendo destruido. Poseen un cuerpo esbelto y ágil, oído agudo y excelente vista incluso por la noche. Son los mamíferos cazadores más sigilosos y además suelen alcanzar altas velocidades de ataque: guepardo 108 Km/h, tigre 90 Kkm/h, jaguar 80 Km/h, puma 72 Km/h, leopardo 60 Km/h y león 50 Km/h. La mayoría consume exclusivamente carne e ignora cualquier otra comida que no sea una presa viva.

Las 7 especies actuales más grandes de la familia son, por este orden: el tigre, el león, el jaguar, el puma, el leopardo el leopardo de las nieves, y guepardo. Las 5 primeras especies han estado implicadas en ataques a seres humanos. Respecto al leopardo de las nieves, a pesar de una buena envergadura (30-55 Kg), no se han registrado ataques sobre seres humanos ya que suele habitar en alturas entre los 2.000-4.000 m, aunque en el Himalaya ha sido encontrado hasta los 6.000 m, zonas en los que la densidad humana es muy baja, por lo que muy raras veces llegan a encontrarse con un ser humano y, en tales casos, son huidizos o se ocultan ayudados de su excelente camuflaje. El guepardo no ataca al hombre ya que su instinto de caza, que se hereda, no lo contempla como presa, de ahí que pueda ser domesticado con cierta facilidad, de hecho los antiguos egipcios ya lo domesticaban para luego utilizarlo en la caza.

Estos cazadores innatos tienen una variación muy significativa del tamaño dependiendo del sexo: los machos tienen un tamaño mucho mayor que el de las hembras y, análogamente, el territorio de los machos cubre generalmente un área mayor que el de las hembras.

Tigre (*Panthera tigris*). Se trata del felino más grande del mundo. Habita únicamente en Asia, y de las 6 subespecies conocidas, el tigre de Bengala es el más numeroso constituyendo cerca del 80% de la población total de la especie. Es un animal solitario y territorial que generalmente suele habitar bosques densos, pero también áreas abiertas, como sabanas. Los tigres macho tienen un peso que oscila entre 100-300 Kg y una longitud de 220-330 cm incluyendo la cola (que mide entre 60 y 100 cm), mientras que las hembras, mucho más pequeñas, tienen un peso de 85-167 Kg y una longitud total de 210-275 cm. Su característico patrón de rayas es único en cada ejemplar, y es posible utilizar esto para identificar a un individuo, como si se tratara de una huella dactilar. La forma y cantidad de las rayas (habitualmente <100) varían según su sexo, así en las hembras la cantidad de rayas es menor.

Los tigres adultos suelen ser tremendamente territoriales. Las tigresas pueden tener un territorio de 20 Km^2, mientras que el territorio de los machos es mucho más extenso, cubriendo un área promedio de 60-100 Km^2. Los tigres pueden alcanzar velocidades de hasta 90 Km/h (los tigres de Amur son capaces de alcanzar dicha velocidad en una corta carrera sobre la nieve siberiana).

El método de ataque consiste en acechar a la presa, acercarse sigilosamente y atacarla por detrás. El tigre usará su tamaño y fuerza para golpear a su posible presa y hacerlo caer al perder el equilibrio. También utiliza sus músculos para sostener y derribar a sus presas, especialmente si es grande. Una vez que la presa está en el suelo, el tigre muerde la parte posterior del cuello, generalmente rompiendo la médula espinal, o perforando la tráquea, dándole a su presa una muerte casi inmediata.

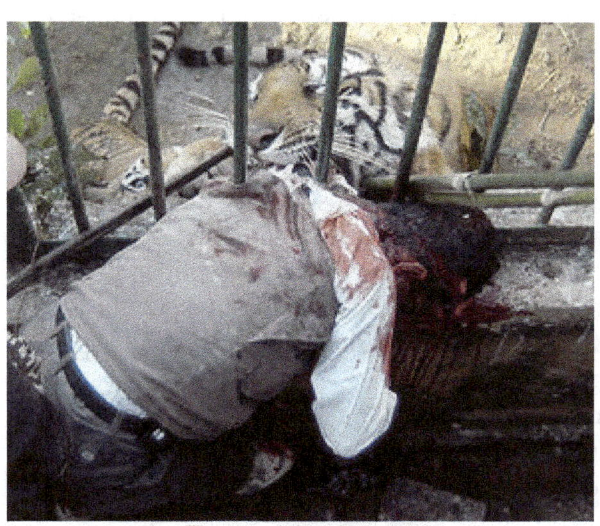
Tigre en pleno ataque

A pesar de que los felinos suelen evadirse de la presencia humana, los tigres han cobrado cierta notoriedad en este tipo de ataques. Se trata del felino que más ataques ha producido sobre el ser humano. En la India, el país con la población de tigres más grande, se calcula una media de unos 1500 ataques/año. Bien adaptado a un hábitat caracterizado por una gruesa cubierta, este felino es un cazador cauteloso y rara vez ataca a menos que todo esté en su favor. A diferencia del leopardo, y en menor medida, el león, el tigre rara vez penetra en los asentamientos humanos en busca de víctimas. Más bien, los seres humanos son atacados en terreno propio del tigre, y casi siempre durante el día. Los ataques dirigidos hacia el ser humano han ocurrido en circunstancias donde los seres humanos y los tigres han entrado en conflicto debido a la perturbación del equilibrio entre los tigres y su población de presas naturales. Y la expresión final de dicho conflicto es la aparición del tigre "devorador de hombres", que en algunos casos particulares ha generado casos de caza multiple. Hay sucesos registrados donde un ejemplar ha dado caza a varios seres humanos; entre ellos, los sucesos producidos por un tigre en Champawar, que causó 463 muertes.

Los tigres no son un problema cuando poseen un hábitat extenso adecuado, con una disponibilidad de presas naturales suficientes, con una densidad de población humana moderada y donde la colonización o modificación de su hábitat es mínimo o incluso cuando se produce de forma gradual. Cualquier factor que determine un cambio sustancial en su hábitat, que conlleve una degradación de su territorio o, a situaciones donde se diezmen las poblaciones de presas naturales por acción del hombre genera un incremento de los ataques. Estas modificaciones en el número de presas disponibles convierten al hambre en el factor fundamental que hace que los tigres inicien sus ataques sobre el ser humano. Otra situación es el aumento de densidad de las poblaciones de tigres, gracias a los esfuerzos conservacionistas para con esta especie, que en contrapartida provoca un desplazamiento de los tigres jóvenes y adultos viejos sobre el margen territorial a causa de la presión demográfica ejercida por los tigres más vigorosos. En esta zona limítrofe conseguir presas naturales es más difícil pero los encuentros con los seres humanos son mucho más frecuentes. En estos casos los primeros ataques se producen sobre el ganado y los animales de granja, y el siguiente paso es el ataque sobre el ser humano, cuya primera víctima suele ser con frecuencia el pastor o granjero que cuida de los animales domésticos.

La región de Sundarbans es un bosque de manglares de aproximadamente 1000 Km^2 que comprende el delta de los ríos Ganges y Bramaputra, formado por multitud de islas y canales muy influenciables por las mareas procedentes de la bahía de Bengala; un 40% del territorio corresponde a la India y un 60% a Bangladesh. Este territorio, que alberga la mayor población de tigres del planeta, ha cobrado una notoriedad muy significativa ya que representa la zona por excelencia donde más ataques se producen en seres humanos por parte de tigres. A pesar de la notoriedad asociada con esta área, el hombre es sólo un complemento a la dieta del tigre; no es una fuente de alimento principal, sólo proporciona un 3% de las necesidades alimentarias anuales para la población de tigres. Hasta los años 90 se producían unas 60 muertes anuales con implicación no sólo por los tigres desplazados (jóvenes y adultos viejos) sino en gran medida por los tigres dominantes. Tras determinadas actuaciones de gestión y prevención se consiguió, a partir de 2004, disminuir el número de ataques alcanzando cifras de 3 muertes/año (→Prevención).

Se trata de una zona con abundancia de presas naturales, por lo que rara vez los tigres se aventuran a salir del territorio para adentrarse en las poblaciones de alrededor en busca de presas. Se han sopesado diferentes teorías que intentan explicar la mayor agresividad de estos tigres en esta región del mundo. Por un lado se especula con la salinidad del agua. Esta zona es muy pantanosa y el agua dulce es escasa por lo que los tigres se ven obligados a ingerir grandes cantidades de agua salada en un esfuerzo por saciar su sed. Como resultado de la ingesta a largo plazo de agua salada se produce daño hepático y renal, y provocaría un trastorno a nivel encefálico que acrecentaría su agresividad. En apoyo de esta teoría está el hecho de que la mayoría de ataques se producen en el mes de mayo, que resulta ser el momento en que el agua presenta su mayor grado de salinidad. También, en aras de dicha teoría y para solucionar el problema, se suministró agua dulce en balsas artificiales pero ha resultado ser ineficaz a la hora de disminuir el número de ataques. En definitiva, no hay estudios biológicos que apoyen esta alteración, y la teoría de momento no parece nada sólida.

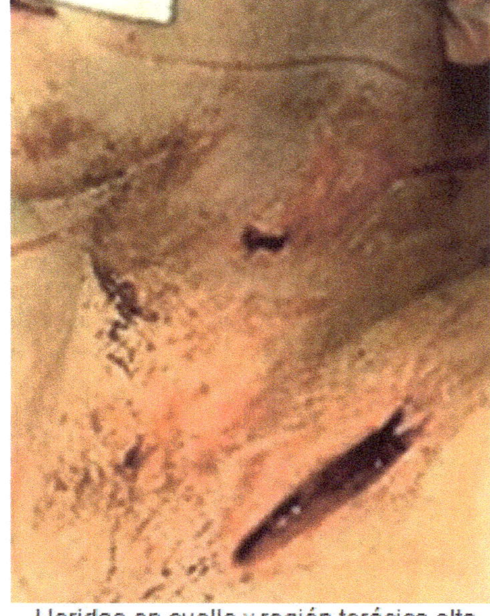
Heridas en cuello y región torácica alta por ataque de un tigre siberiano

También se piensa que las mareas altas en el área eliminan con facilidad los marcadores territoriales (orina y excrementos) por lo que la única manera que tiene un tigre para defender su territorio es dominar físicamente a todo intruso que penetre en su territorio.; además la constante alternancia entre marea alta y baja provocaría fluctuaciones en la población de presas haciendo difícil, en algunos momentos, la caza sobre las presas naturales.

Finalmente también se cree que esta población de tigres estaría acostumbrada al consumo de carne humana como consecuencia de los cambios climáticos estacionales de esta zona. Los ciclones son frecuentes en esta zona devastando zonas extensas y provocando miles de víctimas, muchos de cuyos restos quedan a la deriva en el delta, y que en una situación de devastación, con disminución de presas naturales, haría que los tigres tendieran a solventar su hambre con el consumo de dichos restos. De hecho el ciclón Sidr de 2007 con fuerza 5 según la escala de Saffir-Simpson, es decir la máxima fuerza (vientos sostenidos de 260 Km/h y presión de 994 mbar), produjo una gran devastación provocando una disminución drástica de las presas naturales, y desde entonces se ha vuelto a incrementar el número de ataques sobre los seres humanos.

León (*Panthera leo*). Es un mamífero carnívoro, el segundo más grande después del tigre. Suelen vivir en sabanas y herbazales, e incluso pueden entrar en zonas arbustivas y boscosas. Actualmente los leones salvajes viven en África subsahariana y Asia, con una población en peligro crítico al noroeste de la India, habiendo desaparecido del norte de África, de Oriente Próximo y del oeste de Asia. A lo largo de las dos últimas décadas sus poblaciones han sufrido un declive, posiblemente irreversible, de un 30-50% debido a la pérdida de hábitat y a la presión humana, por lo que dichas poblaciones no son viables fuera de las reservas delimitadas y los parques nacionales. Actualmente, las estimaciones de la población total de leones africanos varían entre 16 500 y 47 000 ejemplares, mientras que la población de leones asiáticos es muy exigüa.

La longitud promedio desde la cabeza a la cola es de 1'7-2'5 m en los machos y 1'4-1'75 m en las hembras; la altura en el hombro es de unos 123 cm en los machos y 107 cm en las hembras. El peso de los leones adultos varía generalmente entre 150-250 Kg en los machos y 120-182 Kg en las hembras, aunque tienden a tener un tamaño diferente según el medio ambiente y la zona que habitan. Se considera que en estado salvaje la vida media es de 8-12 años.

Los leones son animales especialmente sociales en comparación con otros félidos, con dos tipos de organización social. Una manada de leones la componen aproximadamente 5-6 hembras emparentadas, sus crías de ambos sexos y 1-2 machos adultos (aunque se han observado grupos extremadamente grandes de hasta 30 individuos). Actúan como un grupo coordinado para aumentar el éxito de sus cacerías. El otro tipo de organización social es el de los leones "nómadas", que se mueven por grandes territorios bien solos o bien en parejas.

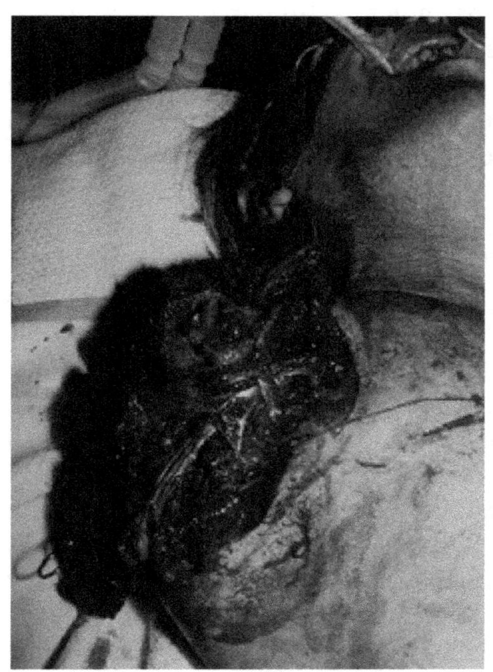
Amputación traumática del brazo tras ataque por un león

Los leones pasan gran parte del tiempo descansando y están inactivos durante unas 20 horas al día. Aunque pueden ser activos a cualquier hora, su actividad suele tener su punto álgido en el ocaso. Se producen periodos intermitentes de actividad durante las horas nocturnas hasta el amanecer, que es cuando los leones cazan con más frecuencia. En la caza típica, cada leona tiene una posición preferida en el grupo, acechando a las presas por los laterales y después atacando, o bien moviéndose a una distancia más corta en el centro del grupo.

Aunque los leones no suelen cazar seres humanos, algunos (habitualmente machos) parecen buscar presas humanas. Entre los casos bien documentados está el de los devoradores de hombres de Tsavo, cuando 28 trabajadores que construían en 1898 el ferrocarril Kenia-Uganda fueron muertos por leones durante un periodo de nueve meses, mientras construían un puente sobre el río Tsavo en Kenia. También es conocido el fenómeno de depredación de miles de personas en la República Sudafricana, en el periodo en que el *apartheid* cerró la frontera con Mozambique, lo que obligaba a los refugiados mozambiqueños a atravesar el Parque Nacional Krüger por la noche, una de las mayores reservas de leones existentes. Durante casi un siglo, antes de que la frontera fuese cerrada, los mozambiqueños habían atravesado regularmente el parque durante el día sin demasiados problemas.

Estos y otros incidentes guardan ciertas similitudes: los leones eran más grandes de lo normal, carecían de melena y parecían sufrir caries. La teoría de la enfermedad, incluyendo la caries, no es aceptada por todos los investigadores; un análisis de los dientes y las mandíbulas de los leones antropófagos conservados en colecciones de museos sugiere que, mientras que los problemas dentales pueden explicar algunos incidentes, la reducción de las presas en áreas dominadas por los humanos es la causa más verosímil para explicar la depredación de humanos por parte de los leones.

Puma (*Puma concolor*). Los pumas son felinos esbeltos y ágiles. La talla adulta de pie es de alrededor de 60 a 80 cm de altura en los hombros. La longitud de los machos adultos es de alrededor de 2,4 m de largo de la nariz a la cola, aunque en general oscila entre 1,5 y 2,75 m. Los machos tienen un peso promedio de entre 53-72 Kg (en casos excepcionales pueden llegar a pesar más de 120 Kg). El peso promedio de las hembras está entre 34-48 Kg. El tamaño del puma es más pequeño cerca del Ecuador, y mayor en las poblaciones más cercanas a los polos.

El puma es adaptable y generalista, por lo que se encuentra en los principales biomas de toda América. Su territorio abarca 110 grados de latitud: desde el Yukón, en Canadá, hasta el sur de los Andes patagónicos en América del Sur. Su amplia distribución se debe a su capacidad de adaptación a casi todo tipo de hábitat: se encuentra en todos los tipos de bosques, así como en las tierras bajas y desiertos montañosos. Los estudios muestran que el puma prefiere las regiones con vegetación densa, pero puede vivir con poca vegetación en zonas abiertas. Su hábitat preferido son cañones, zonas escarpadas, terrenos rocosos y la selva densa.

Es un animal territorial que tiene una baja densidad de población. La población total de pumas se estima en menos de 50.000 ejemplares con una tendencia actual descendente. La extensión de su territorio depende de la vegetación y de la abundancia de presas. Las estimaciones del tamaño de su territorio varían mucho. Los machos tienen grandes territorios de entre 150 a 1.000 Km^2, que en el caso de las hembras se reducen a la mitad. Aunque es un gran depredador no siempre es la especie dominante en su área de distribución, como cuando compite con otros depredadores como el lobo gris. Se trata de un felino solitario que por lo general evita a las personas.

Los pumas tienen grandes patas; proporcionalmente las mayores patas traseras en la familia de los felinos. Esta característica les permite un gran salto y una gran capacidad de carrera corta. Tienen una excepcional capacidad de salto vertical: se han registrado saltos de hasta 5,4 m, y en saltos horizontales parece que el rango es de 6-12 m. El puma puede alcanzar los 55 Km/h, pero está mejor adaptado a la carrera corta que a las persecuciones. Es un experto escalador, lo que le permite eludir competidores cánidos. Aunque no está muy asociado con el agua, puede nadar. Es discreto y crepuscular (es más activo en torno a amanecer y al anochecer). En condiciones de viento, el puma es típicamente un depredador de emboscada. Se esconde entre los árboles y en repisas, donde aguarda antes de dar un poderoso salto hacia la parte trasera de su presa y asfixiarla con una mordedura en el cuello. Tiene una columna vertebral flexible que lo ayuda en su técnica de cazar.

Debido al crecimiento de las zonas urbanas, las poblaciones de pumas se superponen cada vez más con las zonas habitadas por el hombre. Los ataques contra humanos son raros ya que para el puma el reconocimiento de las presas es un comportamiento aprendido y, en general, no reconocen a los seres humanos como víctimas. Aún así los ataques a seres humanos han aumentado en frecuencia en los últimos años. Los ataques contra las personas, el ganado y los animales domésticos pueden ocurrir cuando el puma se habitúa a los humanos. Se han registrado 108 ataques confirmados a humanos con una veintena de muertes en América del Norte desde 1890; cincuenta de los cuales se han producido desde 1991. El estado de California, densamente poblado, ha sido testigo de una docena de ataques desde 1986 (después de tan sólo tres entre 1890-1985), tres de ellos mortales. Los ataques son más frecuentes durante los fines de la primavera y el verano, cuando los pumas juveniles abandonan a sus madres y van en la búsqueda de nuevos territorios.

Como la mayoría de los felinos, cuando el puma ataca normalmente muerde el cuello, tratando de encajar sus dientes entre las vértebras y en la médula espinal. Lesiones en el cuello, cabeza y espalda son comunes y, a veces, mortales. Los niños están en mayor riesgo de ataque, y con menos probabilidades de sobrevivir a un encuentro. Una detallada investigación de los ataques de pumas antes de 1991 mostró que el 64% de todas las víctimas y casi todas las víctimas mortales eran niños. El mismo estudio mostró que la mayor proporción de los ataques se han producido en la Columbia Británica, en particular en la isla de Vancouver donde las poblaciones de puma son especialmente densas.

Leopardo (*Panthera pardus*). Otra especie de mamífero carnívoro. También se le llama pantera, cuando presenta un pelaje completamente oscuro (melánico). El leopardo es uno de los grandes felinos más adaptables. Excepto en desiertos, habita en todo tipo de hábitats siempre que tenga un lugar donde esconderse y existan suficientes presas para sobrevivir. Se encuentra presente en todo tipo de bosques y selvas, en las sabanas, en los sembrados y en lugares rocosos. En algunos hábitats, el leopardo desarrolla formas para evadir a otros depredadores mayores o más numerosos como es el caso del león y las hienas en África y, el tigre en Asia. Alcanzan de 91 cm a 1,91 m.de longitud, y una altura en la cruz de 45-78 cm. Los machos adultos llegan a pesar entre 37-90 Kg, y las hembras entre 28-60 Kg.

El leopardo es activo las 24 horas del día; esto es, puede estar activo en cualquier momento, sea de día, de noche, al oscurecer o amanecer. Los leopardos cazan preferentemente por la noche y acostumbran a pasar el día durmiendo entre la vegetación, en cuevas de otros animales o, a menudo, sobre la rama de un árbol al que trepan con agilidad a pesar del tamaño que poseen. Para el leopardo, el árbol es a la vez lugar de descanso, el lugar desde donde visualiza y caza a su presa y donde almacena su comida. Por lo general suelen evitar en lo posible la presencia del ser humano debido al temor que les infunde. Los ataques frente a seres humanos son muy escasos, en realidad, es el felino que provoca menor casuística de ataques respecto a seres humanos.

Jaguar (*Panthera onca*). Es el mayor felino de América. Se asemeja mucho en apariencia física al leopardo (*Panthera pardus*), pero generalmente es de mayor tamaño, con una constitución más robusta y musculada, con un peso que oscila normalmente entre 56-96 Kg, aunque hay registros de machos más grandes, de hasta 158 Kg (aproximadamente como una tigresa o una leona) y, por el contrario los más pequeños pueden tener un peso tan bajo como 36 Kg. Las hembras suelen ser un 10-20% más pequeñas que los machos. La longitud de este felino varía entre 1'62-1'83 m. Su altura hasta los hombros (altura de cruz) es de unos 67-76 cm. Se han observado variaciones en su tamaño en diferentes regiones y hábitats, mostrando un incremento de tamaño cuanto más al sur se localicen. Los jaguares de bosque a menudo son más oscuros y bastante más pequeños que los que viven en áreas abiertas o en pantanales.

Su distribución actual está muy fragmentada. Se extiende desde el norte de México (con alguna población aislada en Arizona) y gran parte de Centroamérica hasta el Perú, Paraguay y el norte de Argentina, incluida la mayor parte de la Amazonia brasileña. El hábitat del jaguar incluye las selvas húmedas de Centro y Sudamérica, zonas húmedas abiertas y de forma estacional inundadas, e incluso las praderas secas. De entre estos hábitats, el jaguar prefiere el bosque denso; este félido ha perdido terreno más rápidamente en las regiones más secas, como la pampa argentina o las praderas áridas de México y el suroeste de los Estados Unidos. Puede vivir en bosques tropicales, subtropicales y caducifolios secos. A menudo prefiere vivir al lado de ríos, pantanales y en junglas densas con mucha vegetación que le permiten asediar a sus presas. Se han encontrado jaguares a altitudes de hasta 3800 m, pero suelen evitar los bosques de montaña y no viven ni en la altiplanicie mexicana ni en la cordillera de los Andes.

Su comportamiento y hábitat son más acordes a los del tigre (*Panthera tigris*). Si bien prefiere las selvas densas y húmedas, puede acomodarse a una gran variedad de terrenos boscosos o abiertos. Estrechamente asociado a la presencia de agua y destaca, junto con el tigre, por ser un felino al que le gusta nadar. Es fundamentalmente solitario y un cazador que tiende emboscadas y oportunista a la hora de elegir las presas. En el caso de las hembras el territorio que controlan, abarca entre 25-40 Km^2, y pueden superponerse, pero los animales suelen evitarse entre ellos. Los territorios de los machos cubren aproximadamente el doble de superficie.

A menudo se le describe como un animal nocturno, pero más específicamente es crepuscular (su mayor actividad se desarrolla al amanecer y a la puesta del sol). Ambos sexos cazan, pero los machos se desplazan más que las hembras, en consonancia con su territorio más amplio. Tiene unos ojos relativamente grandes, situados para proporcionar visión binocular y una notable visión en la oscuridad, gracias a una membrana reflectante (*tapetum lucidum*) que concentra la luz en el campo focal de la retina; su olfato está muy bien desarrollado y puede detectar el olor de sus presas a grandes distancias. Puede cazar de día si hay presas disponibles, y es un felino relativamente enérgico, puesto que pasa hasta un 50–60% de su tiempo activo. Su naturaleza evasiva y lo inaccesible de gran parte de su hábitat habitual hacen que sea un animal con un difícil escaso contacto con seres humanos.

El jaguar es un cazador más dado a preparar emboscadas que a la persecución. Se desplaza sigilosamente por caminos del bosque, escuchando y acechando la presa antes de lanzarse sobre ella o prepararle una emboscada. Ataca desde su escondrijo con un salto rápido, habitualmente desde un punto ciego del objetivo; la capacidad de emboscada de esta especie está considerada casi sin parangón en el mundo animal tanto por los indígenas como por los investigadores de campo, y son probablemente producto de su papel como superpredador en distintos entornos.

La cabeza es robusta y la mandíbula extremamente potente; se ha sugerido que el jaguar tiene el mordisco más potente de todos los félidos y el segundo más potente de todos los mamíferos (tras la hiena manchada); esta potencia es una adaptación que le permite incluso perforar caparazones de tortuga. Un estudio comparativo de la potencia de mordisco ajustado según la medida corporal lo situó como el primero de los félidos, junto con la pantera nebulosa, y por delante del león y el tigre. El jaguar tiene una mordedura excepcionalmente potente, incluso en comparación con otros grandes felinos, lo que le permite perforar los caparazones de reptiles acorazados como las tortugas.

Aunque utiliza la técnica de asestar un mordisco profundo en el cuello para provocar la asfixia en sus presas, típica del género *Panthera*, prefiere un método de matar único entre los félidos: muerde directamente los huesos temporales del cráneo entre las orejas de las presas con sus colmillos, perforándolos hasta alcanzar el cerebro. Esta técnica podría ser el resultado de una adaptación para abrir los caparazones de las tortugas: después de las extinciones del Pleistoceno superior, los reptiles acorazados como las tortugas se habrían convertido en la base de presas abundantes para el jaguar. El mordisco en el cráneo lo utiliza con los mamíferos en particular; mientras que en reptiles como los caimanes, la técnica de caza utilizada es la característica de todos los felinos saltando sobre la espalda de la presa inmovilizándola y partiéndole las vértebras cervicales.

Lesiones generales. El instinto y la técnica de caza de los felinos es común a todos ellos. Desde el punto de vista fisiológico se ha podido determinar la presencia de unos receptores en la región gingival de los colmillos que detectan la presión ejercida al contacto del colmillo con las estructuras óseas de la presa. Este mecanismo fisiológico sería de ayuda a la hora de precisar de forma innata el lugar idóneo de agarre de sus presas, como ocurre con la columna cervical, donde con facilidad los colmillos de entre 6-10 cm de longitud contactan con las vértebras. Una vez sujeta la presa, realizan unos movimientos bruscos con la cabeza provocando sacudidas que generan mayores lesiones cervicales por hiperextensión.

Las lesiones penetrantes en el cuello, debido a las mordeduras de grandes felinos, representan un reto diagnóstico y terapéutico significativo. Estas lesiones graves en la región del cuello requieren de diagnóstico por imagen para descartar una serie de lesiones asociadas que pueden conllevar a la muerte de la víctima. Así son esenciales la Rx convencional y TAC cervical para evidenciar las lesiones óseas, además de la angiografía digital, prueba considerada el "*gold estandard*" para la evaluación de las lesiones asociadas de las arterias vertebrales, las carótidas y el paquete yugular. El TAC tiene también valor ya que no sólo pone en evidencia las lesiones óseas, sino que también evalúa las posibles lesiones del tracto respiratorio o digestivo alto. En la evaluación hemodinámica inicial la presencia de sangrado activo debe ser considerada de gravedad extrema por la alta posibilidad de lesiones de grandes vasos, aunque si no se observa dicho sangrado o debe excluirse esta posibilidad, por un sangrado hacia tracto digestivo o respiratorio, donde un hematoma retrofaríngeo puede crear una obstrucción completa y asfixia del paciente.

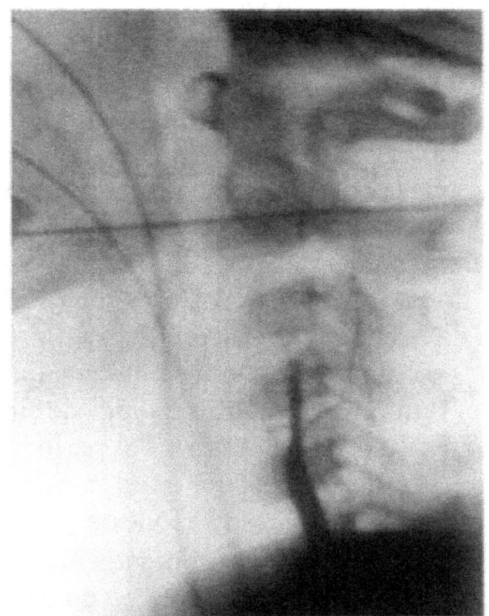
Arteriografía cerebral: oclusión arteria vertebral D tras ataque por un puma

La utilización de la RMN, en este tipo de traumatismos, es logísticamente difícil, pero ofrece la mejor evaluación de las alteraciones de tejidos blandos, tales como los discos vertebrales, los ligamentos, y la médula espinal complementando así la patología ósea proporcionada por el TAC. Además complementa a la angiografía digital al proporcionar una excelente evaluación de la disección y ocupación de espacio de hematomas murales.

Las mordeduras de estos grandes animales se asocian con una sobreinfección que oscila entre el 10-20% de los casos. La mayoría de las infecciones son polimicrobianas, con *Pasteurella multicida* como el germen más común aislado. Otras bacterias aerobias son *Staphilococcus aureus* y *Streptococcus viridans*. En todas las mordeduras se debe reevaluar la profilaxis antitetánica, y si el ataque no ha sido provocado, es obligatorio evaluar administrar profilaxis post-exposición contra la rabia dependiendo del tipo de animal que esté involucrado y de la epidemiología local de la rabia.

Independientemente de las lesiones producidas por los colmillos en la región cervical, las garras, utilizadas para el apoyo sobre la víctima o como ayuda a su inmovilización con zarpazos, pueden producir laceraciones y desgarros en las extremidades con pérdidas importantes de sustancia y hemorragias añadirán mayor inestabilidad hemodinámica.

En los ataques producidos en parques donde los animales se hallan recluidos, las lesiones se producen por imprudencia de los visitantes que suelen introducir los brazos para tocar a los animales o para darles comida. Como resultado el ataque, de gran potencia acaba con desgarros importantes de la extremidad e incluso en amputación traumática desde su base de implantación en tórax.

Tratamiento. Inicialmente se debe evaluar la situación hemodinámica para su estabilidad y al mismo tiempo inmovilizar las lesiones con un collarín cervical rígido. Las heridas sangrantes en extremidades deben ser taponadas mediante vendajes a compresión evitando en la medida de lo posible los torniquetes. A nivel hospitalario se realizará una limpieza y desbridamiento amplio de las lesiones, teniendo cuidado de recoger muestras de ellas para cultivos bacteriológicos. En cuanto a las lesiones cervicales se realizará lo más pronto posible una intubación broncoscópica para preservar las vías respiratorias.

Además de la estabilización primaria, el tratamiento de las heridas abiertas con colgajos musculares libres locales se convierte en una parte esencial de la terapia, así como el uso de hueso esponjoso autólogo. El tratamiento quirúrgico de las fracturas inestables de la columna cervical mediante osteosíntesis de fijación con barras y tornillos de masa lateral, según la literatura médica, reporta mejores propiedades biomecánicas en comparación con la fusión vertebral mediante instrumentación anterior y posterior. En los últimos estudios clínicos, el uso de tornillos de masa lateral, de una lesión traumática de la columna cervical, se ha asociado con un excelente mantenimiento de la alineación y mínimas complicaciones. En el tratamiento quirúrgico para el trauma cervical de lesiones localizadas en C2 y C7, muchos cirujanos han defendido el uso de tornillos pediculares de C2 mientras que en lesiones localizadas en el tramo vertebral y C7 y el tornillo de masa lateral de las vértebras C3-C6 es mejor el uso de tornillos de masa lateral para reducir el riesgo de lesión neurovascular.

El periodo postoperatorio se caracterizará por una fase de inmovilización cervical con collarín durante 3 meses que se retirará previa confirmación de la consolidación de las lesiones óseas mediante TAC. Tras su retirada se inicia el periodo de rehabilitación funcional evitando la carga entre los 3-6 meses; después en el periodo entre 6-12 meses la carga de peso se limita a ≤4'5 Kg y peso sin restricciones a partir del año. También se realizará el tratamiento antibioterápico desde el momento inicial con piperacilina + tazobactam y fluconazol durante 2 meses. Si el paciente es un mal candidato al tratamiento anticoagulante, y debe permanecer inmóvil durante tiempo hasta la resolución de las lesiones de las extremidades inferiores, puede colocarse un filtro de vena cava inferior.

Se realizarán controles exhaustivos del paciente en el primer año post-quirúrgico para evaluar la consolidación de las lesiones óseas cervicales así como control de posibles lesiones vasculares, ya que los tornillos de osteosíntesis pueden lesionar de forma iatrogénica la arteria vertebral, hecho que no debe obviar su instrumentación. Otra complicación frecuente que se produce en los primeros meses tras la cirugía es la formación de pseudomeningocele secundario a la pérdida de LCR por lesión inicial de la pared tecal. Dicha complicación se manifiesta por dificultad al tragar, fiebre y cefalea haciéndose necesaria la punción lumbar, que descarta la meningitis, pero que característicamente es hemática debido al reflujo retrógrado secundario a la oclusión de la arteria vertebral por la ocupación de espacio por el pseudomeningocele. Ebn la literatura médica existen documentados casos de afecciones neurológicas a largo plazo con el desarrollo de siringomielia en la región lesionada cervical.

Prevención. Está de moda tener animales exóticos de Asia, África u otros lugares. En el caso de los grandes felinos, incluye a los cachorros que no deben ser considerados como "peluches". La ferocidad es uno de los rasgos hereditarios adquiridos, y el peligro que representan nunca debe ser subestimado aunque parezcan bastante domesticados, sobre todo, cuando de adultos son presa de un evento inesperado.

La prevención para evitar el ataque de los felinos consiste en seguir una serie de consejos que son generales para todas las especies: a) Eliminar la vegetación baja y densa que sirve de escondite a los felinos en las áreas cercanas a las viviendas. b) A ser posible, se instalará iluminación externa con sensores de movimiento. c) No se debe dejar sueltos a los animales domésticos y evitar darles de comer fuera de casa; se tiene que ser cauto al soltar a los animales domésticos, sobre todo al amanecer y al crepúsculo. d) Al realizar excursiones en territorios habitados por felinos no se recomienda realizar largos trayectos a pie; es preferible andar en grupos con adultos que puedan cuidar a los niños. e) Si se tiene contacto visual con un felino, aunque sea lejano o muy fugaz, se tiene que ser consciente que el peligro de ataque es real y posiblemente inminente, por lo que se debe buscar un refugio antes de que se produzca el encuentro definitivo. f) En un encuentro con un felino, no se debe correr; esto puede estimular su instinto de caza, es preferible permanecer firme y enfrente del animal, buscando el contacto visual y sin darle la espalda. g) Utilizar objetos o ropa para parecer más grande y, por tanto, con mayor poder intimidatorio (sombreros, abrir la chaqueta extendiendo los brazos, levantando los brazos con palos...). h) Se debe proteger a los niños pequeños cogiéndolos en brazos. i) No adoptar posición sentada o de cuclillas, ya que los felinos podrían interpretar que se trata de una presa cuadrúpeda habitual de su dieta, en vez de una presa bípeda extraña para él. j) Como medida de escape no trepar a los árboles o rocas ya que los felinos son hábiles trepadores, sobre todo pumas y leopardos; mientras que los tigres sólo son capaces de trepar, aún con cierta dificultad, cuando son jóvenes. k) En caso de ataque debe responder al mismo defendiéndose con todo lo que tenga a mano, sabiendo que su punto más débil es la nariz. l) Tampoco resulta una buena vía de escape atravesar un río o lago ya que los felinos son buenos nadadores (el tigre, como felino más pesado y corpulento es capaz de nadar distancias de hasta 30 Km y cruzar ríos de 6'8 Km aguantando la fuerza de la corriente). m) Si anda en bicicleta o haciendo jogging en áreas silvestres, al menos sea consciente de que su movimiento puede causar el reflejo de "caza y muerte" del animal, por lo que su actividad puede ser particularmente peligrosa. En estos casos consulte previamente, a la autoridad o a los guardias forestales locales, si se expone a un riesgo al hacer deporte en lugares determinados.

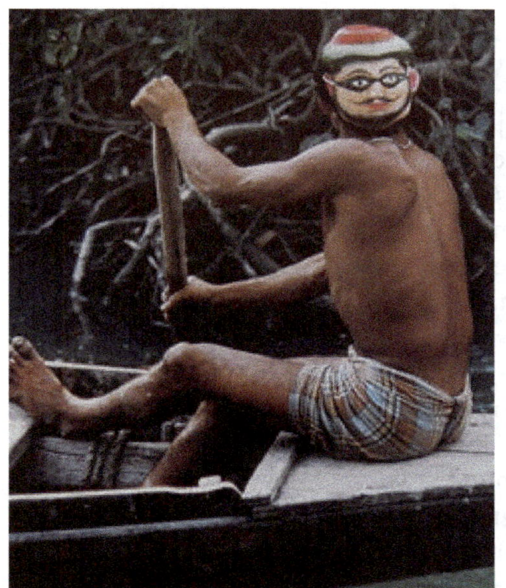

Máscara de protección en Sundarbans

En el caso especial de la región de Sundarbans (→Tigres) las autoridades hindúes y bengalíes han realizado una serie de recomendaciones consiguiendo una reducción drástica de los ataques a seres humanos. Se organizó el territorio como una reserva natural limitando el número de personas que pueden entrar en la misma. Se trata de un lugar de donde los nativos obtienen recursos: miel, leña, hojas de palma, pesca... Las autoridades han limitado a 5000 los permisos anuales. Algunas actividades se han prohibido como la recolección de hojas de palma utilizadas para construir los tejados de las viviendas (al prohibir construir este tipo de tejados se ha evitado su recolección) ya que las zonas de palmas es donde habitualmente suelen cuidar a sus crías las tigresas.

Se ha aconsejado la fabricación y uso de unas máscaras que se colocan en la parte posterior de la cabeza para confundir a los tigres; ésta medida fue tremendamente eficaz en un primer momento, y aunque sigue siendo eficaz actualmente su efectividad es algo menor ya que algunos tigres han aprendido a atacar de forma lateral a los seres humanos. Los funcionarios de la reserva suelen llevar una especie de cojín rígido a modo de medio collar cervical posterior que evita las lesiones mortales en caso de ataque; de la misma manera los nativos suelen utilizar un palo o madera que se adapta a la zona derecha del cuello con el mismo fin ya que se ha visto que la prácticamente totalidad de ataques se realizan por el lado derecho del cuello.

También se ha intentado condicionar el ataque hacia los seres humanos con un efecto desagradable. Así se han creado una figuras humanas de arcilla ("*dummy*") a tamaño real, empapadas de orina para proporcionar olor humano y disfrazadas de recolectores de miel o pescadores. Provistas de una batería interna, cuando es atacada por un tigre, éste recibe una descarga fuerte, no letal, de unos 300 voltios, suficiente para desalentar y condicionar al tigre de que las presas humanas no son útiles como parte integrante de su dieta.

En épocas con disminución de presas naturales (época de marea alta o tras los efectos climáticos de un ciclón) se suministran animales de granja, subvencionados por el gobierno, para hacer de presas frente a los tigres y evitar que por hambre se produzcan ataques a seres humanos.

TIBURONES

Los tiburones viven en un medio que es ajeno para los seres humanos. Desde la Antigüedad ha habido un miedo especial a estos seres. En los escritos de Herodoto están las primeras menciones del ataque de tiburones que se refieren a marineros persas náufragos en torno al 500 a.C., y Plinio el Viejo nos habla de encuentros desagradables con los recolectores de esponjas en el Mediterráneo hace más de 2000 años. Este miedo se ha visto incrementado por los medios de comunicación, ya que los pocos casos de ataques que se dan anualmente son tratados de forma impactante para captar la atención del público y aumentar las tasas de audencia aún a costa de generar mayor temor.

Esta sensación contrasta con los estudios realizados por el Shark Research Institute de Princeton (USA) que registra en su GSAF (Global Shark Attack File) los incidentes que se producen cada año en todo el mundo. También el International Shark Attack File (ISAF) posee un control epidemiológico muy exhaustivo y detallado desde los años 70. En promedio se producen entre 70-100 ataques de tiburones anualmente, de los cuales la mayoría quedan en simple anécdota, y sólo entre 5-7 ataques acaban con la muerte de una persona. Cabe señalar que son millones de personas las que durante todo el año se bañan en el mar, nadan, practican surf, esnórquel y submarinismo, y aunque es imposible dar una cifra del riesgo de sufrir un ataque, éste se muestra comprensiblemente muy bajo. En comparación con otras situaciones, también de mínimo riesgo, que pueden producir la muerte en seres humanos, el riesgo de morir por un ataque de tiburón es menor que la electrocución de ser alcanzado por un rayo, y diez veces menor que sufrir un accidente aéreo. Si nos referimos a accidentes que acontecen en el medio marino, son muy frecuentes los accidentes fatales producidos por ahogamientos o por paros cardíacos dentro del agua. En una escala de 0 a infinito, el ataque de 1 tiburón estaría muy próximo a cero, pero de consecuencias infinitas sobre la víctima, sus familias y la economía turística del país donde se produce. Con todo, este peligro residual es real, y por ello algunas especies concretas deben ser consideradas peligrosas.

En los últimos años se ha producido un ligero incremento de los ataques, debido al aumento de personas que practican actividades acuáticas en todo el mundo, y al desarrollo de materiales que permiten tiempos más prolongados de buceo con el consiguiente aumento del tiempo de exposición. Aún, a pesar de la rigurosidad de algunos organismos para documentar y registrar los ataques a nivel mundial, existe cierto interés en algunos países de no declarar casos para evitar descensos en sus ingresos turísticos, por lo que las estadísticas están sesgadas y no son completamente fiables, sólo orientativas de este tipo de accidentes.

Tabla 75: Casuística de las principales especies de tiburones causantes de ataques en el ser humano

Especie	Nombre común	**Ataques no provocados**		Ataques provocados	Desastres	Embarcaciones	Ataques no filiados	**Total**	Longitud (promedio en m)		Habitat (profundidad en m)
		No fatal	Fatal						♂	♀	
Carcharodon carcharis	Tiburón blanco	182	65	69	0	54	33	**403**	2'4-5'5	6'4-8'0	0-1280
Galeocerdo cuvier	Tiburón tigre	63	27	26	1	3	37	**157**	2'26-3'7	2'5-5'5	0-900
Carcharhynus leucas	Jaquetón toro	59	25	26	0	5	6	**121**	1'57-2'9	1'8-3'24	0-30
Carcharias taurus	Tiburón arenero	29	1	42	0	0	5	**77**	2'2-2'57	2'2-3'0	
Carcharhynus spp		32	7	14	1	0	2	**56**			
Ginglymostoma cirratum	Tiburón gata	10	0	37	0	0	5	**52**	2'3-2'59	2'5-2'57	
Carcharhynus limbatus	Tiburón aletinegro	27	1	14	0	0	0	**42**	1'8	1'83-2'47	
Sphyrna spp	Pez martillo	17	0	11	1	2	3	**34**	2'5-3'0	2'3-2'7	1'5-80
Carcharhynus brachyurus	Tiburón cobrizo	16	1	13	0	2	1	**33**	2'0-2'3	2'4-3'0	0-100
Prionace glauca	Tiburón azul	8	4	19	0	0	1	**32**	1'82-3'10	2'20-3'23	0-182
Isurus oxyrinchus	Marrajo	8	2	11	1	7	0	**29**	1'9-284	2'8-3'94	0-152
Negaprion brevirostris	Tiburón galano	10	0	16	0	0	1	**27**	2'24-2'79	2'34-2'85	
Carcharhynus perezi	Tiburón coralino	4	0	23	0	0	0	**27**	1'52-1'68	2'0-2'95	

Datos obtenidos de ISAF, actualizados a enero de 2011.

*Los datos de esta tabla se deben interpretar con prudencia ya que las víctimas son capaces de identificar a la especie atacante en no todas las ocasiones; hay especies fácilmente identificables, mientras que otras, sobre todo del género Carcharhynus que son difíciles de discernir incluso para expertos. Así hay un sesgo hacia las especies fáciles de identificar. La especiación de la línea denominada en la tabla como Carcharhynus sppharía variar la tabla aunque no modificaría en nada la posición y datos de los "tres grandes".

Se han contabilizado unas 350 especies de tiburones, y no se conocen exactamente cuántas de ellas son peligrosas para el ser humano. El Shark Research Institute ha podido identificar como peligrosas alrededor del 10 % del total de especies, concentrándose la mayoría de muertes de seres humanos (el 92,1% del total de muertes) en 5 especies, mientras que el total de especies restantes consideradas peligrosas sólo registran el 7,9% de las muertes. Cualquier tiburón con una envergadura superior a 1'8-2 m de longitud es potencialmente letal para el ser humano, aunque se pueden registrar encuentros desagradables ya con ejemplares desde 45 cm de longitud. Antes se pensaba que los ataques de tiburones sólo se producían entre las latitudes 42ºN a 42ºS, pero en realidad fuera de estas latitudes también se han documentado ataques. El hecho de una mayor incidencia entre las latitudes citadas se debe a que se trata de zonas de aguas cálidas, preferidas por los seres humanos para realizar sus actividades acuáticas, y no en relación a la distribución geográfica de las especies peligrosas de tiburones. Además se sabe los ataques se producen, en ≥90% casos, cumpliendo la regla de Coppleson, según la cual los ataques se produce cuando la temperatura del agua es >70ºF (es decir >21ºC).

Los tiburones son capaces de diferenciar una serie de sonidos, vibraciones y movimientos procedentes de una presa (o buceadores) a una distancia de hasta 3 Km. Su audición es particularmente aguda a frente a pulsos irregulares o cuando se trata de sonidos de baja frecuencia (<800 Hz). Su vista es excelente, aunque la retina es pobre en conos lo que limita su visión en color, pero irónicamente se siente atraído por el color naranja brillante, justamente el utilizado a nivel internacional por el personal y para el material de los equipos de rescate. Su olfato está muy desarrollado, siendo capaz de detectar sangre diluida a concentraciones de $1:10^6$. Poseen otro sentido capaz de detectar variaciones en los campos eléctricos y las oscilaciones magnéticas de la Tierra gracias a las llamadas ampollas de Lorenzini, órganos rellenos de una masa gelatinosa localizados en la parte anterior de la cabeza. Con ellas no sólo se orientan en el océano sino que son capaces de localizar presas escondidas en los fondos arenosos o que naden en aguas turbias.

En cuanto a la dentadura de los tiburones, éstos pueden adelantarla para comer. Muchos ictiólogos hablan de "dentadura revólver" ya que a la fila funcional de dientes le siguen una serie de filas transversales de dientes de reserva que se hallan doblados hacia atrás detrás de los funcionales; cuando uno de estos dientes funcionales se cae, el diente de reserva inmediatamente detrás de él se adelanta, se levanta y ocupa el espacio del diente caído. De esta manera los tiburones suelen mantener su dentadura al 100% efectiva durante toda su vida. El tamaño y forma de los dientes está adaptado a las presas que atrapa. En el momento de la mordida pueden alcanzar una potencia de 2770 Kg/cm^2 ejercida por cada uno de sus dientes.

La gran mayoría de ataques de tiburones se debe a una identificación equivocada, ocurriendo en general en aguas cercanas a la costa, en bancos de arena o entre bancos de arena donde los tiburones y su "alimento" quedan atrapados durante la marea baja; o bien los ataques se producen en zonas de pendientes submarinas pronunciadas donde también se congrega el alimento natural de los tiburones. En ocasiones la mano o pie de un nadador o surfista, que destacan bajo el agua, pueden ser confundidas con una presa. El tiburón realiza una mordida de prueba para identificar mediante los sensores gustativos de la boca si el objeto es comestible. En ejemplares grandes esta prueba ya produce graves lesiones en el ser humano y constitutivas de grave riesgo para la vida.

Los ataques no provocados se han clasificado en tres categorías: hay el denominado *bump and bite* (donde el tiburón da unos golpes a la persona y finalmente es mordida), *el hit and run* (el tiburón realiza una mordida de prueba para a continuación alejarse) y el *sneak* (ataque premeditado, selectivo y furtivo). Los ataques *hit and run*, que ocurren en aguas poco profundas, son los más frecuentes representando hasta un 80% de los casos de los ataques que se registran. Este tipo de ataque acaba en pequeñas mordeduras que podrían deberse a comportamientos de defensa territorial frente a otros individuos grandes "invasores" (buceadores, nadadores…), a la acción de tiburones juveniles como parte de una estrategia de predador inmaduro o inexperiencia a la hora de identificar a las presas, o simplemente, a "un estado de mal humor" por parte de los tiburones. La consecuencia son heridas relativamente pequeñas sobre todo en piernas por debajo de la rodilla y pies, rara vez potencialmente mortales. El ataque tipo *bump and bite* es el segundo tipo más frecuente, debido a confusión o a dificultades de identidad de la presa. De forma previa al ataque el tiburón suele nadar en círculos sobre la víctima golpeándolo en ocasiones hasta que decide realizar el ataque. Este comportamiento se cree debido a un intento de evaluar el peligro potencial de una comida potencial, o incluso para herir o incapacitar a la presa antes del ataque definitivo. El ataque tipo *sneak* suele afectar a buceadores en aguas profundas sin que exista premeditación alguna. Estos dos últimos tipos de ataque (*bump and bite* y *sneak*) son los que producen la inmensa mayoría de víctimas debido a que se trata de ataques de comportamiento alimentario y a que están producidos por tiburones de gran tamaño.

A pesar de este intento de clasificación de los tipos de ataques, no existe un ataque típico sino que depende de múltiples circunstancias y factores: conducta de la persona, motivación del tiburón, factores externos. Aunque los ataques no son predecibles, se conoce de zonas marítimas más propensas a los ataques: suelen producirse en mar abierto aunque también se producen en aguas someras, y pueden acontecer a cualquier hora del día o la noche. Sin embargo se conocen factores que favorecen el ataque de los tiburones: pescadores o buceadores que portaban piezas de pesca pueden ser atacados al ser estimulados por la sangre de las piezas capturadas; la presencia de residuos orgánicos eliminados por industrias cárnicas que gestionan mal sus deshechos pueden favorecer los ataques, y el dragado de desembocaduras fluviales o la construcción de estructuras portuarias que bloquean rutas naturales de los tiburones hacia sus zonas de presa también puede ser un factor desencadenante. Los incidentes son más probables cuando una gran cantidad de animales (presas) medran en las aguas junto a seres humanos que utilicen las mismas aguas. Sin embargo, aunque ha habido un aumento considerable del uso del espacio marino para actividades lúdicas de todo tipo, sólo se ha producido en los últimos años un ligero aumento del número de incidentes con tiburones, no proporcional al incremento de estas actividades. El modelo de estos incidentes sigue siendo una serie continua de contactos esporádicos, erráticos y casi accidentales, muchos de ellos evitables, aunque la comprensión final del porqué de los ataques precisa de muchos más estudios, investigaciones conductuales y una evaluación exhaustiva de los accidentes y ataques que nos permita sacar conclusiones válidas y así dar recomendaciones ajustadas de carácter preventivo.

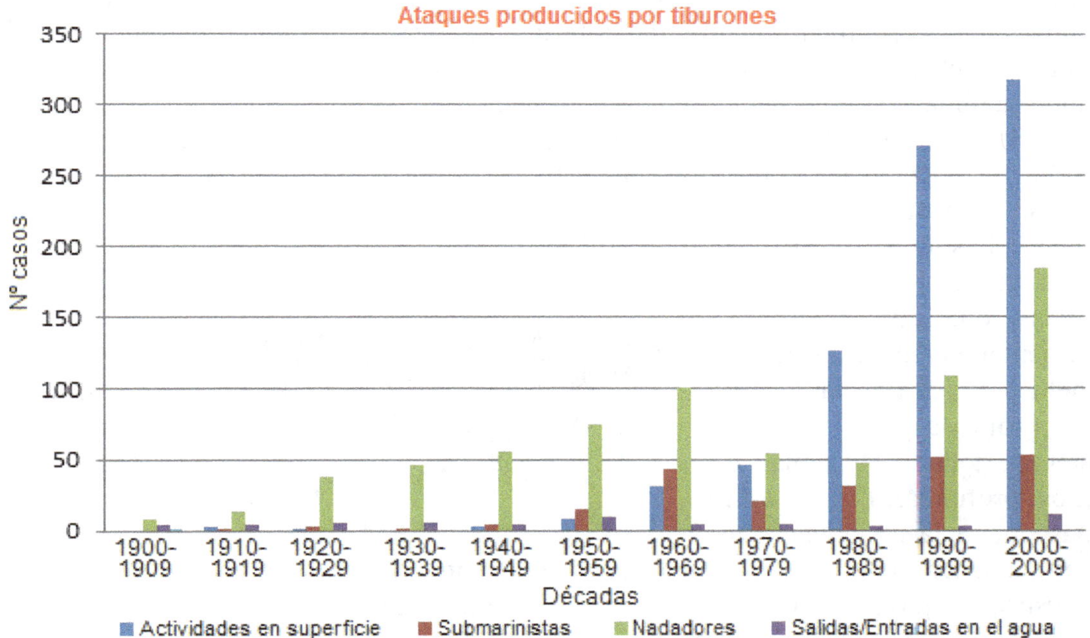

Las especies consideradas peligrosas para el hombre pertenecen a dos familias: Carcarrínidos y Lámnidos. Se trata de familias que engloban especies de tiburones grandes, con ejemplares que superan los 2 m de envergadura y grandes dientes capaces de arrancar miembros o causar graves destrozos tisulares. Los Lámnidos se identifican por el hocico cónico y la aleta caudal falciforme y un par de aletas laterales en forma de quilla, mientras que los Carcarrínidos tienen el hocico redondo y achatado y un lóbulo superior alargado en la aleta superior. Clásicamente la mayoría de ataques sobre seres humanos están provocados fundamentalmente por 3 especies (indicadas en la tabla 72), denominados los "tres grandes": el tiburón blanco (*Carcharodon carcharias*), el tiburón tigre (*Galeocerdo cuvier*) y el jaquetón toro (*Carcharhynus leucas*); a estos le siguen el tiburón azul (*Prionace glauca*) y el marrajo (*Isurus oxyrynchus*) como las dos especies siguientes que más casos fatales han producido.

Tiburón blanco (*Carcharodon carcharias*). Los tiburones blancos se caracterizan por su cuerpo fusiforme y gran robustez, en contraste con las formas aplastadas que suelen lucir otros tiburones. La longitud más frecuente de estos grandes depredadores es de 4-6 m (siendo los machos menores que las hembras), aunque se han citado casos de ejemplares excepcionales que rebasaban ampliamente esas medidas; en los adultos su peso oscila alrededor de 1,9 Tn de peso. La vida media para estos animales no se conoce con exactitud, pero es probable que oscile entre los 15 y 30 años. De color gris o azulado en la parte dorsal, sólo es blanco en su cara ventral. Este patrón de color es común en muchos animales acuáticos, sirve para confundirse con la luz solar (en caso de mirarse desde abajo) o con las oscuras aguas marinas (en caso de hacerlo desde arriba), constituyendo un camuflaje tan simple como efectivo.

La boca, muy grande y redondeada, tiene forma de arco o parábola. Permanece siempre entreabierta, dejando ver al menos una hilera de dientes del maxilar superior y una o dos de la inferior, mientras el agua penetra en ella y sale continuamente por las branquias. Si este flujo se detuviese, el tiburón se ahogaría por carecer de opérculos para regular el paso correcto del agua, y se hundiría en la misma, ya que al no poseer tampoco vejiga natatoria se ve condenado a estar en continuo movimiento para evitarlo. Los dientes son grandes, aserrados, de forma triangular en ambas mandíbulas, muy anchos en el maxilar superior y algo más estrechos en el inferior. Al contrario que otros tiburones, no poseen diastema ni reducción de diente alguno. La base del diente carece de raíz y se encuentra bifurcada, dándole una apariencia inconfundible en forma de punta de flecha, una de las características de la especie que permite la identificación cuando se obtienen de las heridas de las víctimas.

Se distribuye por las aguas templadas, tropicales y subtropicales, de todo el mundo. Se trata de un tiburón de alta mar, de costa de plataformas continentales e insulares oceánicas. Suele ser una especie solitaria, y rara vez forman grupos. Vive sobre todo en las zonas de plataforma continental, cerca de las costas, e incluso penetra en las bahías poco profundas de las aguas costeras donde el agua es menos profunda. Es en estas zonas donde la abundancia de luz y corrientes marinas genera una mayor concentración de vida animal, lo que para esta especie equivale a una mayor cantidad de alimento. Normalmente se mantiene a una cierta distancia de la línea costera, acercándose sólo en aquellas zonas con especial concentración de atunes, focas, pingüinos u otros animales de hábitos costeros. Igualmente, suele permanecer cerca de la superficie, aunque ocasionalmente desciende por debajo de los 1000 m de profundidad.

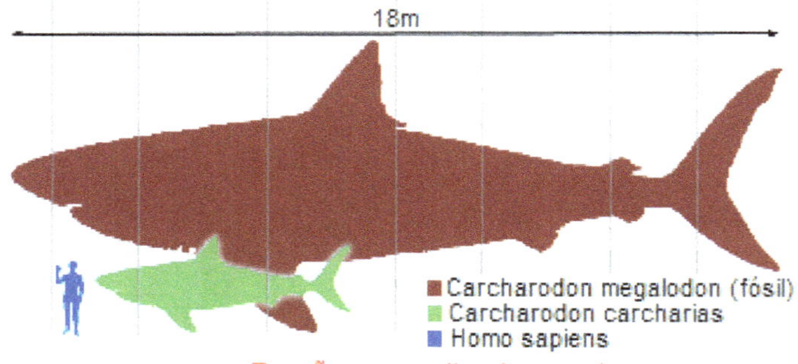

Tamaño comparativo de especies

Los tiburones blancos tienen un avanzado metabolismo que les permite mantener una temperatura corporal más caliente, unos 8ºC por encima de la temperatura ambiente del agua. De esta manera, con una temperatura de sus músculos y órganos internos más altos que el agua circundante, consigue casi triplicar la fuerza muscular si se compara con las especies de tiburones poiquilotérmicos.

El tiburón blanco es curioso y aprende con la experiencia, por lo que a menudo usa sus dientes para inspeccionar un objeto desconocido. El tiburón blanco practica, en su ataque, una emboscada característica: se sitúa a varios metros bajo la presa, que nada en la superficie o cerca de ella, usando el color oscuro de su dorso como camuflaje con el fondo y volviéndose así invisibles a sus víctimas. Cuando llega el momento de atacar, avanzan rápidamente hacia arriba con potentes movimientos de la cola y abren las mandíbulas. El impacto suele producirse en el vientre, donde el tiburón aferra fuertemente a la víctima; en el ser humano es más característico el ataque sobre los "apéndices" (brazos o piernas) que se hallan en movimiento por debajo del agua durante las actividades acuáticas. Esta especie también consume carroña, especialmente la que procede de cadáveres de ballena a la deriva, de los que arrancan grandes pedazos, así como, cerca de las costas, consumen grandes cantidades de objetos flotantes por error: esto confiere una flora bacteriana muy diversa y agresiva que genera sobreinfecciones en las heridas de las víctimas, rápidamente progresivas.

En todo el Mediterráneo sólo se han confirmado 31 ataques de tiburones contra seres humanos en los últimos 200 años, en su mayoría sin resultado de muerte. Para España, la cifra es de 4 ataques desde mediados del siglo XIX (aunque la ISAF sólo reconoce dos como suficientemente probados) sin que ninguno de ellos acabase con la vida de la víctima. En estos dos últimos casos, las cifras ni siquiera se refieren a los ataques del tiburón blanco en particular, sino al conjunto de todas las especies de tiburones.

Su baja densidad poblacional, unida a su escasa tasa de reproducción, su larga infancia y su baja esperanza de vida hacen que el tiburón blanco no sea un animal precisamente abundante; además la pesca deportiva ha incrementado en los últimos 30 años su pesca hasta tal punto que se la considera amenazada o en peligro de extinción en varios lugares del globo. La Lista Roja de la Unión Mundial para la Naturaleza (IUCN) incluyó al tiburón blanco por primera vez en 1990 como especie insuficientemente conocida, y desde 1996 lo hace como vulnerable. Desde 2004 está protegido en varios países, de acuerdo con la convención de Bonn.

Tiburón tigre (*Galeocerdo cuvier*). El apelativo de "tigre" se debe a que, como el gran felino asiático, este tiburón presenta una serie de rayas oscuras transversales en el dorso y costados, claramente visibles en los ejemplares jóvenes, que tienden a difuminarse con la edad. El resto del cuerpo es gris o azul-verdoso claro, siendo sustituido por el blanco, gris pálido o amarillo sucio en la cara y la zona ventral. Los dientes en ambas mandíbulas son idénticos: grandes, afilados y muy ganchudos, provistos de bordes fuertemente aserrados, salvo en la parte interna de la punta y con una fina estriación secundaria en su superficie. Esta peculiar morfología les hace perfectamente capaces de romper huesos de grandes animales.

El tiburón tigre es un depredador solitario, aunque en ocasiones puede encontrarse formando pequeños grupos de no más de 6 ejemplares. Se encuentra principalmente en aguas tropicales y subtropicales. Es considerado como una especie costera. Tolera una gran variedad de hábitats marinos y se puede encontrar en los estuarios, las aguas turbias en desembocaduras de ríos, alrededor de embarcaderos y muelles, atolones de coral y lagunas. Se deja llevar por el aumento de las corrientes manteniéndose más cerca del ecuador en los meses más fríos. Tiende a permanecer en aguas profundas, hasta los 900 m, y en sus arrecifes próximos. Aunque ausente del Mediterráneo, existe una población exigua en el Golfo de Cádiz y áreas circundantes que ocasionalmente se adentra en el Estrecho de Gibraltar.

El tiburón tigre es omnívoro. Puede intentar consumir prácticamente cualquier cosa que pueda caber entre sus mandíbulas: peces óseos, tiburones, rayas, tortugas marinas, mamíferos marinos, serpientes marinas, aves marinas, crustáceos, pulpos, calamares, medusas, carroña y basura. La especie es nómada y predominantemente nocturna, aprovechando los momentos de bajura para cazar y retirarse a mar abierto durante el día, pero a menudo se alimenta cerca de la superficie en los días nublados.

Es la especie responsable de la mayoría de los ataques en Australia y Hawai. La naturaleza de su gran tamaño, su curiosidad, a menudo agresiva, combinada con sus grandes dientes de corte y a sus hábitos de alimentación indiscriminados, convierten al tiburón tigre en la especie más peligrosa de las aguas tropicales. Siempre debe ser tratado con precaución. Debido a su gran curiosidad suele acercarse a los buceadores sumergidos nadando en círculos a corta distancia y aparentemente sin actitud agresiva. Sin embargo, con esta especie los submarinistas no deben dejarse llevar por una sensación de seguridad por este tipo de natación lenta y la aparente falta de agresión, ya que sus ataques característicamente son del tipo *sneak*. Con algunas presas se ha visto cómo las empuja con el hocico hasta atorarlas entre rocas donde culmina con éxito el ataque sobre su presa. Hay que tener en cuenta que últimamente los tiburones tigre se han vuelto muy agresivos con los buceadores y pescadores submarinos, debiendo tomar precauciones incluso con el uso de jaulas metálicas si se realizan sesiones de fotografía submarina.

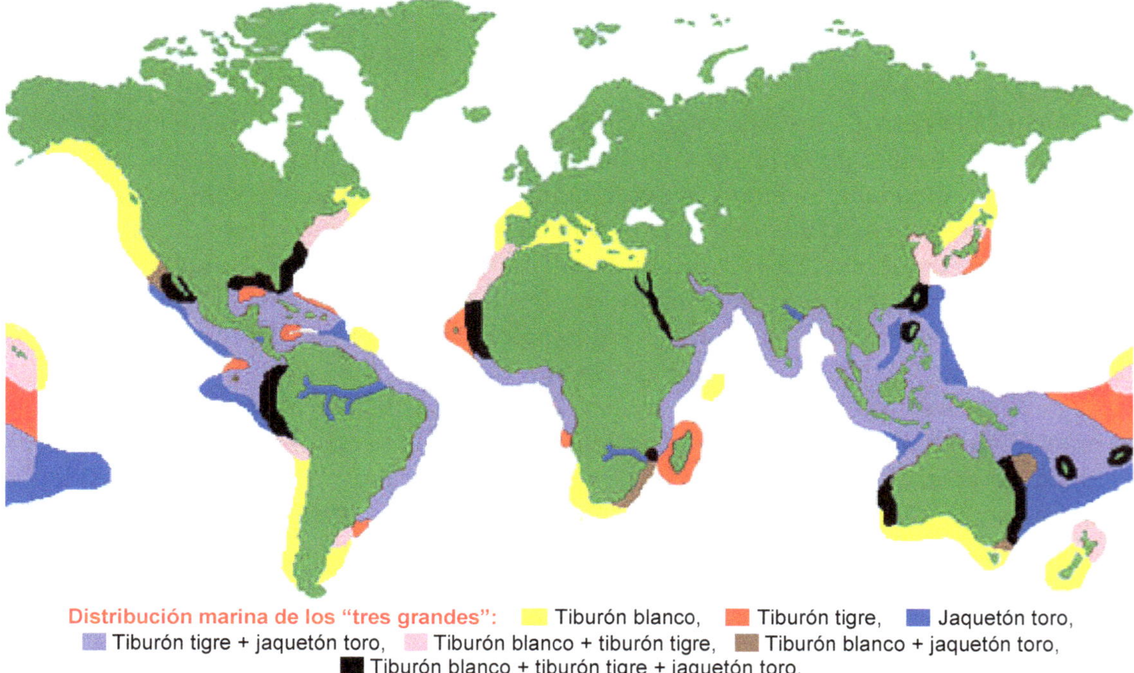

Jaquetón toro (*Carcharhynus leucas*) Se trata de un tiburón de gran tamaño, con ejemplares que pueden superar por poco los 3 m de longitud. De color negro con una tenue banda blanca en su flanco. Las puntas de las aletas de los tiburones jóvenes son a menudo oscuras. A veces, presentan zonas cutáneas parcheadas de tono rosado; en realidad estas áreas son parches de "calvicie" causadas por infecciones que resultan de la pérdida de dentículos dérmicos. Los dientes de la mandíbula superior son típicamente triangulares mientras que los de la mandíbula inferior son delgados y puntiagudos.

Se distribuye por las aguas tropicales y subtropicales costeras poco profundas (hasta 30 m de profundidad) de todo el mundo. Es uno de los pocos tiburones que remonta los estuarios para alcanzar aguas dulces. Puede ser encontrado río adentro en el Amazonas en Sudamérica (hasta 3690 Km , ya en territorio peruano), en Africa en el Limpopo y Zambeze (hasta 540 Km río arriba, por lo que se le llama también tiburón del Zambeze), en el Ganges en la India y, curiosamente en el Lago Cocibolca en Nicaragua, donde no hay conexión con el litoral.

La habilidad que tiene este tiburón de poder medrar en agua dulce se debe a una glándula especial que tienen en el riñón que les permite contener el agua salada en su organismo y expulsar el agua dulce, lo cual para otras especies de tiburones sería fatal.. Estos tiburones pueden mantenerse en los ríos, lagunas y estuarios cerca de 1 año o más, lo cual les permite un contacto mayor con el ser humano. Se sabe que este tiburón en épocas de apareamiento es uno de los animales con los niveles más altos de testosterona del planeta, hecho que hace de él un animal extremadamente territorial y agresivo.

Este tiburón es un depredador versátil y oportunista, come pequeños tiburones, rayas, tortugas, aves, mamíferos, crustáceos, despojos y basura. El tiburón utiliza los dientes de la mandíbula inferior para atravesar y ensartar la presa; a continuación gira su cabeza de lado a lado con los dientes triangulares y robustos de la mandíbula superior para arrancar un bocado de los tejidos de su presa.

Se trata de un gran tiburón, agresivo y con enormes mandíbulas. La GSAF tiene documentados casos en los que el ataque (de tipo *bump and bite*) se ha producido en submarinistas por el mero hecho de que éstos inadvertidamente estaban realizando un ascenso rápido. Su mordedura se asemeja a las que produce un perro pit bull, con múltiples mordeduras y laceraciones y gran atricción de tejidos. Las heridas que inflige son mucho más difíciles de reparar que las causados por un tiburón blanco. Además la sobreinfección está asegurada, debido a su comportamiento carroñero. La gran desvitalización y atricción de los tejidos causados por el tipo de dentición y de mecanismo de caza hace que sus heridas sean las de mayor índice de sobreinfección en animales marinos.

Sintomatología general. Las estadísticas muestran que la mayoría de las lesiones se producen en los extremos de los miembros inferiores y superiores. En las víctimas la ratio por sexos es de 10 hombres por cada mujer, aunque en los últimos años parece haber disminuido debido al incremento de actividades acuáticas por parte de la mujer. Las heridas por el ataque de un tiburón involucran un sangrado severo, con grave riesgo para la vida, además de la destrucción de tejidos blandos y de fracturas asociadas. Las lesiones que se presentan son muy semejantes a las que se producen en un grave accidente de tráfico o por actos de guerra. La diferencia real deriva del carácter distintivo del entorno hostil en el que el accidente se lleva a cabo: la víctima suele presentar agotamiento extremo tras el intento de defensa y el esfuerzo para salir del agua en condiciones de hemorragia activa; además el medio ambiente acuático puede empeorar el pronóstico debido al ahogamiento o retraso en el tratamiento, pero también por las complicaciones infecciosas de las mordeduras que generan tejidos muy deteriorados. Las lesiones pueden variar desde pequeñas laceraciones a grandes desgarros y amputaciones que conllevan a la muerte del individuo en pocos minutos; el tipo de lesión producida dependerá de la especie de tiburón, tipo de dentición y del tamaño del espécimen. El resultado de un ataque es debido a un sólo bocado, como hemos dicho, y es muy excepcional el ataque de un tiburón que produzca múltiples mordeduras o el ataque de varios tiburones sobre la misma presa.

Por eso la atención inmediata, que está determinada por estas condiciones, es fundamental; después el tratamiento deberá tener en cuenta las especificaciones de las lesiones, que en definitiva necesitarán de una atención mutidisciplinar: traumatólogos, médicos de UCI, cirujanos generales, cirujanos plásticos, ortopedas, rehabilitadores... Existen pocas publicaciones al respecto y en ésta dedicaremos unas palabras a algunos aspectos de la gestión inmediata de los lesionados.

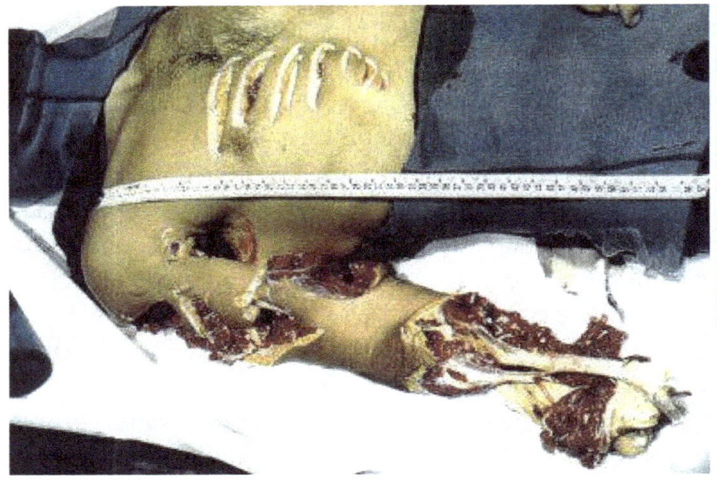

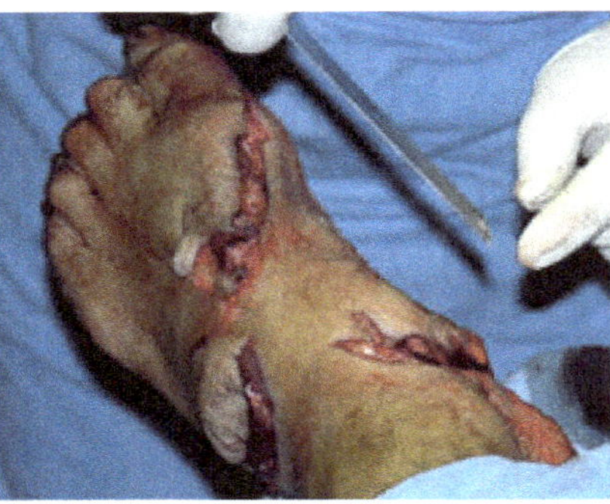

Lesiones de diferente gravedad producidoas por tiburón

Las lesiones cutáneas consisten en dentelladas paralelas semicirculares, de 2-4 cm de longitud y separadas 3-5 cm. Están ubicadas principalmente en la cara externa de los brazos, manos y zona anterolateral de las piernas y pies; se trata, en definitiva de los apéndices del cuerpo que en el mar suelen estar por debajo del agua y más fáciles de morder que no torso y cabeza que suelen permanecer en la superficie del agua. El 70% de las heridas se produce en las piernas mientras que las lesiones en brazos se producen cuando la persona atacada intenta defenderse. La acción de corte producida por los dientes se complementada con sacudidas bruscas de la cabeza o giros rotatorios del cuerpo lo que facilita el desgarro y desprendimiento de la pieza mordida. Así la mordedura se caracteriza por una pérdida de sustancia severa, junto a desgarros de los tejidos adyacentes, con un gran problema para su cobertura y reconstrucción secundaria y, por la existencia de grandes fragmentos, más o menos vacularizados, en los que el desbridamiento y eliminación cutánea debe economizarse para mantener el máximo capital de piel. Los tejidos en la proximidad más inmediata a las lesiones están desvitalizados y, con frecuencia, durante la escisión celular subcutánea y celulograsa se encuentran cuerpos extraños de diferente origen que deben ser eliminados (dientes rotos del tiburón, fragmentos del traje de neopreno, arena). La fascias musculares suelen estar desgarradas o dislaceradas, siendo a veces necesarias fasciotomías amplias para evitar un síndrome compartimental.

Otras veces las lesiones se producen por el contacto con los dientes o la piel. El roce con los dientes puede producir laceraciones lineales largas o heridas incisas con poca afectación de tejido subcutáneo. Los tiburones poseen una piel especializada con presencia de dentículos o zonas placoides con una textura semejante a un papel de lija grueso, así en caso de contacto (como ocurre en los ataques tipo *bump and bite*) se producen abrasiones largas con surcos profundos que pueden alcanzar incluso el tejido subcutáneo.

Desde la toma de contacto inicial se puede fijar el pronóstico del lesionado. La clasificación de Durban relaciona las lesiones vasculares con el pronóstico: tiene en cuenta las lesiones vasculares, claves en la evolución del paciente, ya que la severidad de la hemorragia inicial es la responsable de la mortalidad precoz, pero también de la génesis de complicaciones futuras.

Tabla 76: Clasificación de Durbán (pronóstico de las lesiones por ataques de tiburón)

Grado	Lesión	Pronóstico
I	2 arterias femorales, o 1 arteria femoral + 1 arteria tibial posterior, o 1 arteria femoral en su 1/3 superior	A menudo fatal
II	1 arteria femoral en sus 2/3 inferiores, o 1 arteria braquial, o 2 arterias tibiales posteriores, o heridas abdominales con lesión intestinal	Puede haber supervivencia con tratamiento prehospitalario apropiado
III	1 arteria tibial posterior, o heridas en miembros sin sección vascular, o heridas abdominales superficiales sin lesión peritoneal, o lesiones vasculares en antebrazo	Siempre supervivencia con tratamiento prehospitalario apropiado

Las fracturas asociadas son siempre abiertas y contaminadas, con un riesgo importante de sobreinfección. Es común encontrar fragmentos de hueso aislados desperiostizados y desvascularizados. En los estudios Rx pueden evidenciarse fragmentos de dientes que se retirarán para evitar futuros focos de sepsis. Las lesiones vasculares son el resultado de múltiples laceraciones y es la pérdida sanguínea la que determina la gravedad y el pronóstico. En un segundo tiempo, para solventar las deficiencias vasculares, el medio ambiente séptico no será propicio para el empleo de prótesis vasculares. Las lesiones nerviosas pueden ser desde laceraciones con pérdida de sustancia hasta secciones francas que necesiten de técnicas complejas de cirugía.

El riesgo de insuficiencia renal está relacionado, por un lado, a la hipovolemia inicial, por otro, al acúmulo de mioglobina procedente, de forma masiva, de los músculos lacerados dentro de un cuadro de verdadera rabdomiolisis y, finalmente, al uso de determinados antibióticos nefrotóxicos. El control preciso de la diuresis permite considerar el momento más oportuno para llevar a cabo una posible terapia de depuración extrarrenal. En la práctica, las circunstancias del ataque pueden causar cuatro tipos de cuadros clínicos (Tabla 77):

Cuadro	Características clínicas
1	Hemorragia, no ahogamiento, lesionado consciente
2	Hemorragia, ahogamiento, lesionado inconsciente
3	Ausencia de mordedura (o dermoabrasión), ahogamiento lesionado inconsciente
4	Ausencia de mordedura, no ahogamiento, lesionado consciente, sdme de ansiedad o pánico

El riesgo de infección es sin duda la complicación más importante. Los gérmenes procedentes de la flora bucal del tiburón y del medio marino se inoculan directamente en las heridas hasta planos tisulares profundos. Los gérmenes que se encuentran más comúnmente son microorganismos no convencionales en la bacteriología del día a día: *Mycobacterium marinum*, *Vibrio vulnificus*, *Vibrio parahaemolyticus*, *Vibrio alginolyticus*, *Vibrio carchariae*, *Aeromonas hydrophilia*, *Aeromonas caviae*, *Bacillus* spp; además se pueden encontrar gérmenes anaerobios como *Clostridium perfringens* y gérmenes más convencionales como enterobacterias y *Staphylococcus aureus*. Ciertos vibrios, *Vibrio vulnificus* y *Vibrio parahaemolyticus*, en particular, son causantes de celulitis y miositis de instauración rápida ya en las primeras horas de exposición, así como de fascitis y miositis necrotizantes; todas ellas más frecuentes cuanto más tiempo haya permanecido la víctima en el mar. *Vibrio vulnificus* se relaciona, por lo menos, con un 30% de la incidencia de una bacteriemia clínicamente significativa.

Tratamiento. Es fundamental la atención inmediata, que está determinada por todas las circunstancias descritas (emergencia hemostásica, lesiones óseas, contaminación de las heridas). Después el tratamiento deberá tener en cuenta las especificaciones de las lesiones, que en definitiva necesitarán de una atención mutidisciplinar: traumatólogos, médicos de UCI, cirujanos generales, cirujanos plásticos, ortopedas, rehabilitadores... Existen pocas publicaciones al respecto y en ésta dedicaremos unas palabras a algunos aspectos de la gestión inmediata de los lesionados.

El manejo inicial, para realizar los primeros auxilios, se hace ya dentro mismo del agua, situación de control que dista mucho de ser la ideal. Lo fundamental consiste en sacar al lesionado del agua para obtener rápidamente un punto de apoyo (roca o embarcación) sobre el que realizar las maniobras de resucitación cardiopulmonar. El intervalo de tiempo entre el momento del accidente y la consecución del punto de apoyo debe ser el mínimo posible. Mientras pueden llevarse a cabo unos pocos pasos básicos: liberación de las vías respiratorias con los dedos y el boca a boca en caso de paro respiratorio. La cabeza de la víctima debe mantenerse fuera del agua. Si se posee un compensador de flotabilidad del propio buceador puede utilizarse; y si se trata de un submarinista hay que deshacerse del cinturón plomado y de las gafas de buceo. Si se trata de una víctima en estado de pánico, se debe intentar tranquilizar a la vícitma en todo momento y actuar con precaución para evitar incidentes que pudieran poner en peligro la vida del personal de los equipos de rescate: por la propia fuerza de la víctima que se aferre al personal de rescate, por una mala manipulación de las armas submarinas que no se hayan descargado o por la presencia aún de los tiburones. La situación de rescate ideal es aquella en la que participan varias personas. Fuera del agua, la urgencia es inmediata y es prioritaria la búsqueda de un medio de evacuación.

Una vez fuera del agua, una evaluación rápida permite tipificar la situación del lesionado: valoración del estado ventilatorio (coloración, frecuencia respiratoria, signos de lucha), de la circulación (presencia de pulso carotídeo o femoral, frecuencia cardíaca, cianosis) y del estado neurológico (consciencia, movimientos anormales). Las lesiones traumáticas se buscan sin movilizaciones intempestivas. Una de las características de las víctimas en medio marino lo constituye el riesgo de hipotermia por lo que es imprescindible el uso de mantas térmicas tras secar al paciente con prudencia y colocándolo al abrigo del viento. Por otra parte, la hipotermia causa vasoconstricción con trastornos de la coloración generada por la circulación capilar además de provocar una disminución de la frecuencia cardíaca, hechos que podrían enmascarar y hacer subestimar una hipovolemia.

Las primeras acciones de emergencia a realizar consisten en compresión directa de las lesiones vasculares, o la colocación de un torniquete, que está indicado cuando hay amputación de una extremidad, o bien, se hace una sutura-ligadura arterial o colocación de una pinza hemostásica si se tienen medios. Eliminación del agua deglutida, incluso si es necesario con la ayuda de una sonda nasogástrica y administración posterior de oxigenoterapia de forma sistemática. Finalmente se realizará una inmovilización perfecta del lesionado antes de ser transferido a un centro hospitalario.

Puede iniciarse, tan pronto como sea posible, tratamiento analgésico con derivados morfínicos por vía ev. Las vías de abordaje vascular deben obtenerse una vez que se hayan realizado las acciones de hemostasia para evitar hemorragias. La situación ideal en un adulto consistiría en el establecimiento de 2 vías venosas periféricas con agujas de un calibre mínimo o igual a 14-16 Gauge (esta unidad se expresa con dos números, el primero indica el grosor de la aguja, a menor número mayor grosor; y el segundo corresponde a la longitud en pulgadas). Es decir, se utilizan agujas de gran calibre, correspondientes a un grosor de paso de 2'0-1'6 mm respectivamente, con lo que se favorece el flujo para revertir una hipovolemia de forma rápida. El control del flujo viene dado por la ley de Poiseuille:

$$Flujo = \pi r^4 P / 8\eta l$$

(r: radio orificio aguja; P: presión; η: viscosidad; l: longitud)

En caso de problemas técnicos o de carácter circunstancial (lesiones significativas de una o las dos extremidades superiores) se debe combinar la obtención de una sola vía periférica junto a la puesta en marcha de una vía venosa central. En estas condiciones la antisepsia de la piel es fundamental. La fijación del catéter debe ser sólida y resistente ya que estos pacientes a serán manipulados en diferentes momentos. Los solutos de expansión de volumen evitarán una desactivación del corazón y mantendrán una presión arterial media cercana a los 50 mmHg. Frente a la ineficiencia del relleno vascular, se utilizarán aminas presoras. El ajuste de estas terapias no debe, en ningún momento, retrasar la transferencia del paciente a una unidad hospitalaria de tercer nivel. La continuidad y la supervisión de la atención médica no debe ser interrumpida bajo ningún concepto. El transporte se hará por medios terrestres o aéreos, siempre medicalizados, en base a las circunstancias y a la distancia que exista hasta el centro sanitario. La orientación inicial de transporte dependerá de su estado hemodinámico: si está bien controlado puede ser remitido a un centro hospitalario que posea servicios de tercer nivel para gestionar y tratar todas las lesiones; si por el contrario, el paciente se encuentra en una situación hemodinámica precaria, inestable o sin control, deberá remitirse al centro más próximo con un servicio de urgencias donde se pueda realizar una hemostasia capaz de salvar la vida de la víctima.

En cuanto a los tratamientos específicos, el tejido desvitalizado de las heridas debe desbridarse junto a una irrigación copiosa para la limpieza de las heridas. Las heridas grandes o bien se pueden cerrar con colocación de drenajes o se ocluyen para un cierre diferido. Las heridas grandes o bien se pueden cerrar con colocación de drenajes o se ocluyen para un cierre diferido. Las abrasiones y perforaciones pequeñas pueden ser tratadas con riego completo y antibióticos tópicos. Las heridas pequeñas presentes no deben cerrarse nunca, sino que deben dejarse drenar bien, incluso, por los espacios de despegamiento y no dudar en realizar fasciotomías musculares de paquetes musculares aunque estos no estén afectados por mordeduras, siempre encaminadas a resolver síndromes compartimentales, especialmente si se ha utilizado algún torniquete. Los nervios deben ser "marcados" y reparados una vez que la cirugía inicial de "control de daños" haya sido completada. Las fracturas deben ser consideradas sucias y tratadas en consecuencia.

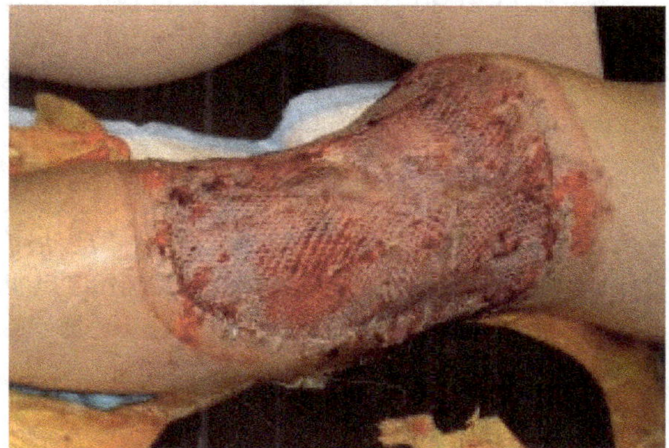

Mordedura de tiburón: pérdida cutanea en la pierna y cobertura con injerto cutáneo

Entre la pérdida de sangre inicial y las pérdidas de sangre por los múltiples procedimientos quirúrgicos, es común que los pacientes requieran transfusiones masivas. En estos casos hay que anticiparse a las implicaciones de una coagulopatía que ensombrezca el tratamiento global de la víctima.

En la prevención de las infecciones la antibioterapia de primera elección comporta la asociación de cefalosporinas de 3ª generación, aminoglucósidos, fluoroquinolonas y nitroimidazoles. El uso de este amplio espectro de antibióticos debe iniciarse de forma preoperatoria por vía ev y después se adaptará al antibiograma una vez se hayan cultivado los gérmenes. De toda herida se deben extraer muestras para cultivo y siempre se debe informar al laboratorio de la naturaleza de la lesión para poder llevar a cabo una selección apropiada del medio de cultivo. La duración de la antibioterapia depende de la zona infectada, y puede oscilar entre unas pocas semanas a varios meses en caso de osteítis.

La flora bucal mejor estudiada corresponde al tiburón blanco (*Carcharodon carcharias*), ya que se trata de la especie más ampliamente distribuida y es la que más ataques provoca sobre seres humanos. Las heridas producidas por tiburón blanco, aunque se trate de pequeñas laceraciones, poseen un alto riesgo de sobreinfección. Toda herida debe ser cubierta frente a *Clostridium* spp con vacuna antitetánica y gammaglobulina. En algunos estados, de forma empírica o por simple experiencia clínica, se utilizan determinados antibióticos para unas determinadas lesiones. Por ejemplo, en Sudáfrica cuando se producen lesiones abdominales debido a la contaminación por bacterias hemolíticas paracolónicas (especies de la familia Enterobacteriáceas) se utiliza oxitetraciclina con éxito, aunque hasta hoy día sólo existe un estudio clínico sobre la susceptibilidad antibiótica frente a éstas bacterias patógenas procedentes de los tiburones.

La flora de esta especie contiene diferentes especies del género *Vibrio*, común de otras especies marinas y del propio ambiente marino. Las especies más comunes aisladas son *Vibrio alginolyticus*, *Vibrio parahaemolyticus* y *Vibrio fluvialis*. Completan la flora más común *Pseudomonas putrefaciens* (asociado a septicemias), *Staphylococcus* spp (asociado a bacteriemias) y *Citrobacter* spp. La especie *Vibrio parahaemolyticus* presenta un gen (tdhA) que le permite producir una hemolisina directa termoestable, toxina que le confiere gran virulencia.

En el control de las heridas por tiburón debe realizarse, para esta especie, cultivo en ágar-sangre con enriquecimiento del 5% con eritrocitos humanos (ágar de Wagatsuma), lo que permite valorar presencia o no del fenómeno de Kanagawa (entendido como la capacidad de hemolizar hematíes humanos). Si hay fenómeno Kanagawa (+) hay riesgo de sobreinfección gastrointestinal y hemólisis, mientras que si el resultado es Kanagawa (-) entonces se producirá más probablemente infección extraintestinal. Algunas especies de *Vibrio* (p.ej. *Vibrio cholerae*) han desarrollado esta capacidad de producir esta hemolisina, hasta ahora exclusiva de *V. parahaemolyticus*, debido a la presencia de un gen homólogo que podría tener su origen en un evento de transferencia genética horizontal entre una cepa toxigénica dadora de *V. parahaemolyticus* y una cepa receptora.

Las bacterias hemolíticas paracolónicas han resultado sensibles a la clortetraciclina, oxitetraciclina y cloranfenicol, siendo resistentes a las sulfonamidas y penicilinas (amoxicilina, ampicilina, carbenicilina, pipericilina, cloxicilina y penicilina G). Respecto a las cefalosporinas, son resistentes a las de 1ª generación y de respuesta muy variada a las de 2ª y 3ª generación. En la tabla siguiente se ofrece un resumen de los resultados.

Tabla 78: Antibiograma y flora para lesiones por tiburones

ANTIBIOGRAMA: Antibiótico → Especie ↓	Amikacina	Gentamicina	Tobramicina	Cefalotina	Cefoxitina	Cefamandol	Cefoperazona	Cefotaxima	Moxalactam	Lincomicina	Penicilinas	Sulfonamidas	Sulfametoxazol	Doxicilina	Tetraciclina	Cloranfenicol	Acido nalidíxico	Nitrofurantoina	Novobiocina	Vancomicina
Vibrio alginolyticus	S	S	S	R	S	S	S	S	S	R	R	R	S	S	S	S	S	S	R	R
Vibrio fluvialis	S	S	S	R	S	R	R	R	S	R	R	R	S	S	S	S	S	S	R	R
Vibrio parahaemolyticus	S	S	S	R	S	S	S	S	S	R	R	R	S	S	S	S	S	S	R	R
Pseudomonas putrefaciens	S	S	S	R	S	R	S	S	S		R		S		S	S				
Grupo →	Aminoglicósidos			Cefalospor. 1ª	Cefalospor. 2ª		Cefalospor. 3ª			Macrólidos	Penicilinas	Sulfamidas		Tetraciclinas		Otros				

R: resistente; S: sensible.

Prevención. No existan una medidas generales para evitar los accidentes con tiburones y aunque a continuación se dan una serie de normas que pueden ayudar, ninguna de estas recomendaciones es totalmente infalible, ya que que las circunstancias de los ataques responden a numerosos factores, muchos de ellos imponderables.

Las medidas que pueden adoptar tanto nadadores como surfistas para evitar, o por lo menos reducir el riesgo de sufrir ataques, son los siguientes:

a) Nadar en grupo ya que los tiburones prefieren atacar presas aisladas. En estos casos el agrupamiento se hará tocando espalda con espalda, con el tórax hacia el exterior, y desplazarse en bloque hacia la orilla o el borde de la embarcación sin perder la formación.

b) Nadar cerca de la orilla para no parecer aislado y para recibir ayuda rápida en caso de necesidad.

c) No nadar en presencia de heridas corporales; y en mujeres no se aconseja realizar actividades acuáticas en zonas de tiburones durante el periodo menstrual (a pesar de haberse realizado estudios control no se ha llegado a la conclusión de que la sangre menstrual atraiga especialmente a los tiburones, sin embargo los organismos y entidades sanitarias en países con alto riesgo de ataques por tiburones aconsejan prudencia durante el periodo menstrual).

d) Evitar nadar de noche, parece haber mayor porcentaje de ataques durante el crepúsculo y el amanecer; en estas franjas horarias y durante la noche los tiburones tienen ventaja al poseer unos sentidos extraordinariamente desarrollados.

e) No nadar en aguas anormalmente turbias, cerca de puertos, canales y desembocaduras de ríos tras la salida de aguas después de tormentas, o que puedan llevar aguas residuales; en todas estos casos los tiburones recorren estas aguas en busca de animales muertos y residuos arrastrados.

f) Evitar las zonas de pesca tanto por parte del hombre como de animales.

g) Evitar las zonas donde comen los peces o aves marinas, además se debe estar alerta frente a cualquier comportamiento raro por parte de animales marinos.

h) No bañarse con joyas brillantes ya que pueden ser confundidas con las escamas plateadas de los peces, y pueden atraer la atención de los tiburones.

i) No nadar en áreas rodeadas de bancos de arena.

j) No se debe golpear la superficie del agua con fuerza, ya que parece que el ruido atrae a los tiburones.
k) No permitir que las mascotas entren en el agua, las vibraciones irregulares que producen suelen atraer a los tiburones.
l) Precaución al nadar si se posee un bronceado irregular ya que los tiburones detectan las diferencias de alto contraste (es frecuente la mordedura en los pies, donde la planta, más blanca, contrasta con el resto de bronceado de las piernas).
m) La presencia de delfines en el mar no indica, en absoluto. ausencia de tiburones; es más, tiburones y delfines comparten la misma dieta.
n) En caso de caída al mar desde una embarcación, no deshacerse de la ropa o zapatos ya que estos protegen frente a las abrasiones que se producen al contacto con la piel de los escualos, lo que produciría sangrado y por ende un mayor riesgo de ataque.
o) Siempre que sea posible se debe nadar, bañar o surfear en playas vigiladas.

Para los buceadores, practicantes de esnórquel y pescadores submarinos se les recomienda:

a) No dar de comer a los tiburones.
b) No utilizar trajes de buceo de colores llamativos, especialmente aquellos que llevan color naranja.
c) Mantener las piezas que se pesquen atadas a una distancia segura y salir del agua lo antes posible. Tras depositar las piezas en tierra, antes de introducirse de nuevo en el agua hay que lavarse las manos para eliminar restos y olores del pescado.
d) En caso de curiosidad excesiva por parte de un tiburón retirarse lo más rápidamente posible pero sin demostrar inquietud o temor, ni mostrarse agresivo con él.
e) No orinar dentro del mar; los fluidos corporales suelen atraer a los tiburones. Algunas especies tienen la capacidad de "oler" dentro del agua.
f) Mantenerse sumergido el mayor tiempo posible y no aventurarse a nadar hacia la superficie hasta el último momento.
g) No tocar ni molestar a los tiburones que descansan en el fondo del mar aunque se trate de especies o ejemplares pequeños.
h) No lanzar restos de comida desde el bote de buceo si se va a realizar una sesión de buceo o a practicar esnórquel.
i) No bucear en costas con cambios abruptos de nivel y altas paredes verticales submarinas.
j) En caso de encuentro brusco con el tiburón, no huir, estarse quieto sin perder el contacto visual y evitar que halla barreras u obstáculos en la trayectoria natatoria del tiburón, éste debe tener la sensación de no estar atrapado y que hay una salida.
k) Si se realizan inmersiones para ver tiburones, se debe hacer con guías experimentados locales.
l) Si sufre un empujón de un tiburón (ataque tipo *bump*) se puede responder golpeando con un objeto duro, sin tocarlo con la mano ya que su piel áspera puede producir pequeñas erosiones sangrantes que decidan finalmente al tiburón a realizar un ataque. Las zonas corporales más sensibles son los ojos y las branquias.
m) Aprender a percibir la actitud amenazante de los tiburones. La actitud agresiva de los tiburones se manifiesta por un cambio en los movimientos

natatorios: de una natación considerada "suave" pasa a movimientos irregulares y bruscos; además las aletas pectorales pasan de estar en posición prácticamente horizontal a una situación de 60° hacia abajo lo que le confiere una mayor maniobrabilidad durante el ataque. Si el tiburón muestra estos movimientos de amenaza, alejarse inmediatamente pero sin perder el contacto visual con el animal y sin dar la sensación de huida.

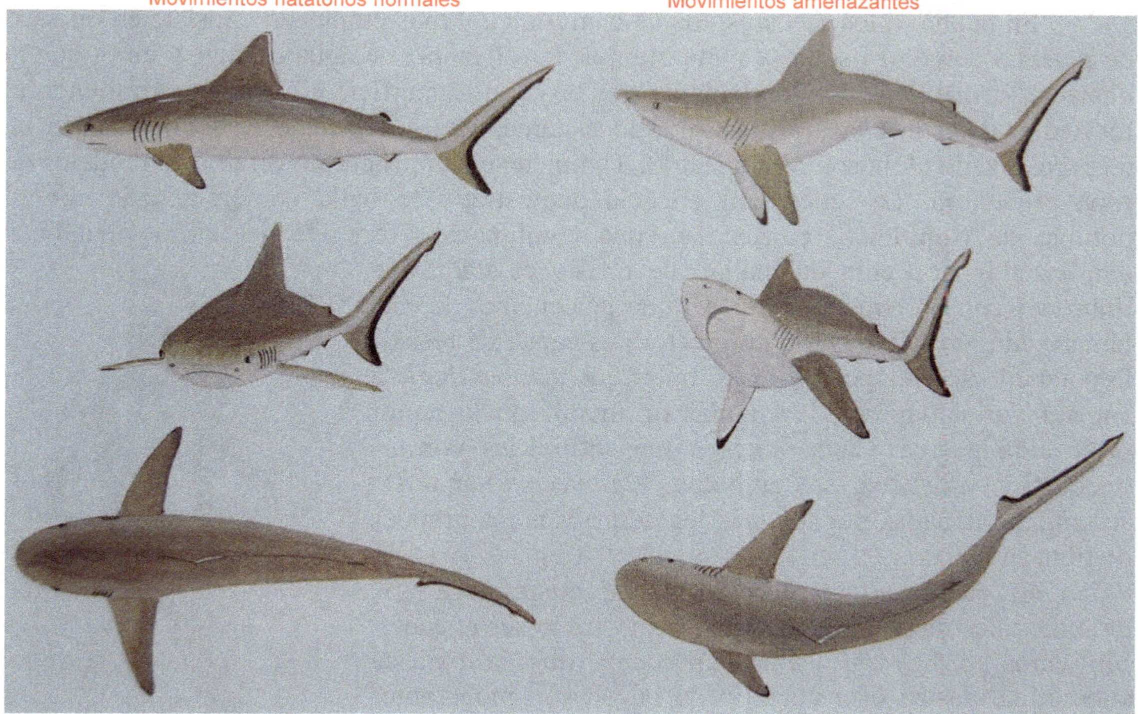

Ilustración de Ewald Lieske©

n) Si sufre un empujón de un tiburón (ataque tipo *bump*) se puede responder golpeando con un objeto duro, sin tocarlo con la mano ya que su piel áspera puede producir pequeñas erosiones sangrantes que decidan finalmente al tiburón a realizar un ataque. Las zonas corporales más sensibles son los ojos y las branquias.
o) Bucear en mar abierto siempre en grupo y si se quiere nadar o practicar esnórquel se aconseja su práctica en grupo y sin alejarse excesivamente del bote, manteniendo un observador en un punto alto de la embarcación.
p) Si, como buceador en traje de neopreno, finalmente sufre una mordedura, no debe quitarse el traje de neopreno ya que este actúa como un vendaje de presión y reduce la pérdida de sangre. Sólo se retirará si no se controla la pérdida sanguínea por ser una hemorragia arterial.

Se puede utilizar sistemas pasivos de prevención como repelentes o artilugios que eviten el contacto con los tiburones. Se están utilizando con cierto éxito barreras de contención que crean grandes zonas de exclusión, seguras para bañistas y buceadores. Se trata de mallas de 50 cm de diámetro por orificio para evitar en la medida de lo posible que queden atrapadas otras especies (delfines o tortugas marinas) cuyas vibraciones pueden atraer a los tiburones, incluso se han utilizado flotadores con emisores de ultrasonidos atados a las redes para alertar a los delfines de la presencia de dichas redes. Se colocan entre boyas y/o anclas sin que tengan que ser continuas ni que tengan que alcanzar el fondo marino.

El uso de diferentes repelentes químicos ha resultado ineficaz. A nivel de laboratorio se ha encontrado que surfactantes del tipo dodecil-sulfato de sodio han demostrado su eficacia pero su empleo se tropieza con los factores de dilución y de conservación del producto. Una sustancia aislada de secreciones del lenguado (*Pardachirus* spp), denominada pavoninina-1, resulta ser un glucósido con un buen efecto repelente pero su uso es complicado y difícil por las mismas razones expuestas para el surfactante de sodio.

En cuanto a los mecanismos de camuflaje, el más empleado consiste en un saco de plástico de color oscuro y mate que puede rellenarse de agua de mar y en el que la obertura se mantiene con la ayuda de tres boyas de superficie circulares permitiendo al individuo deslizarse a su interior. Este sistema, tras comprobarse su eficacia, se ha comercializado (Johnson Shark Bag®). También se han propuesto diferentes modelos de ropa protectora. La única con eficacia demostrada se halla comercializada con el nombre de Neptunic®: consiste en una combinación formada de anillos metálicos entrelazados tipo cota de malla que resiste el ataque de tiburones con un tamaño <3 m, ya que por encima de este tamaño ningún tejido o ropa protectora es capaz de resistir la potencia ejercida por las mandíbulas que pueden llegar a superar varias Tn/cm^2. Las jaulas de metal son la mejor protección pasiva. Cada vez son más utilizadas por los operadores turísticos, sin embargo, algunas se han visto seriamente dañadas por los ataques de ejemplares grandes de tiburón blanco.

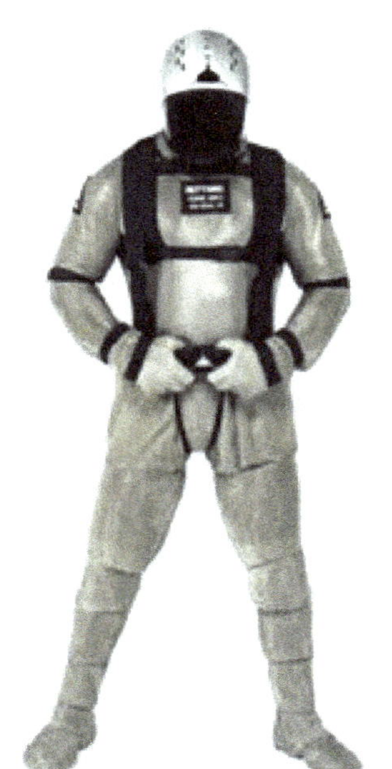
Traje protector antitiburones (Neptunic Sharksuits©)

En cuanto a la protección activa, existen una serie de materiales disponibles que han demostrado ser eficaces. Sin embargo hay que tener en cuenta que la ballesta submarina clásica o el cuchillo de buceo son inoperantes frente a la textura dura y única de la piel de los escualos. El arpón de cartucho es una pequeña lanza que lleva en su extremo un mecanismo disparador de cartuchos de perdigones; su descarga se produce al contacto con el animal (esta arma está comercializada con el nombre de Bang Stick®). Una evolución de esta arma han sido los fusiles de CO_2 (lupara submarina) en los que se ha sustituido el cartucho por una ojiva explosiva de carga rápida; pero en la mayoría de países está prohibido su uso para la práctica de la pesca submarina, por lo que son difíciles de obtener como mecanismo defensivo frente a los tiburones.

Otro dispositivo con excelentes resultados es el denominado repelente eléctrico antitiburones (SharkPOD®: Shark Protective Oceanic Device). Se trata de un aparato de pequeño tamaño que sirve para disuadir a los tiburones de atacar a los practicantes de submarinismo cuando se encuentran dentro del agua. Funciona mediante la creación de un campo eléctrico, a través del agua, por la emisión de unos electrodos conectados a una batería de 12V; siendo capaz de funcionar durante 75'. Se ha demostrado que resulta disuasorio, a una distancia entre 1-7 m, frente a la mayoría de especies de tiburones que suelen atacar al ser humano, e incluso sirve para que otros buceadores puedan protegerse si se sitúan a menos de 2 m del buzo portador. Por su alta eficacia se está desarrollando para acoplarlo a chalecos salvavidas y tablas de surf.

La razón por la que estos dispositivos resultan eficaces se basa en los mecanismos fisiológicos de caza de los tiburones. Estos poseen las ampollas de Lorenzini, unos órganos sensoriales especiales, formados por una red de canales con electrorreceptores cubiertos con una sustancia gelatinosa que hace las veces de semiconductor, y que permiten detectar campos eléctricos en el agua. De esta manera los tiburones podrían ser más sensitivos a los campos eléctricos que cualquier otro animal, con un umbral de sensibilidad tan bajo como 5 nV/cm^2, lo que les permite detectar el débil campo eléctrico que todos los animales (presas) producen durante la contracción muscular. En definitiva, el repelente eléctrico genera un "ruido" altamente molesto para los tiburones.

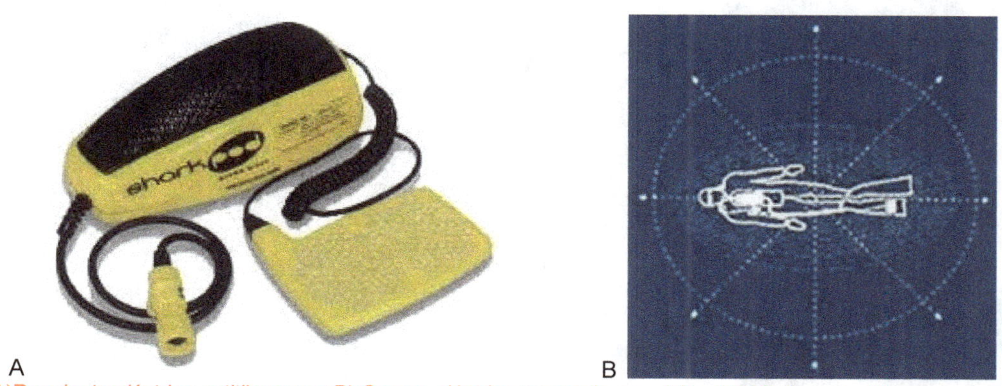

A)Repelente eléctrico antitiburones; B) Campo eléctrico generado por el SharkPOD durante el buceo.

OSOS

Los osos son animales omnívoros. Todos los osos involucrados en acciones frente al hombre pertenecen al género *Ursus*, e incluyen el oso negro (*Ursus americanus*) con unas 16 subespecies reconocidas, el oso pardo (*Ursus arctos*) con unas 8 subespecies importantes, el oso polar (*Ursus maritimus*) y el oso tibetano (*Ursus thibetanus*). De ellos, el oso tibetano es, con diferencia, el más peligroso y el que más muertes produce anualmente. Las condiciones ambientales, bajo las cuales estas especies han evolucionado, han influido en su comportamiento, incluidas las adaptaciones a las condiciones potencialmente peligrosas como pueden ser las interacciones con los seres humanos.

Las diversas especies de osos están bien desarrolladas para la supervivencia, tanto para la adquisición de alimentos como en la defensa frente a los depredadores, incluidos los seres humanos. Las diferentes especies tienen las mismas características físicas que les permiten adaptarse a situaciones que amenazan su supervivencia. Los osos poseen una piel muy gruesa a la que se añade una capa subcutánea grasa importante que en conjunto ofrece una gran resistencia y amortiguación frente al ataque físico de otros osos o depredadores, e incluso frente a las armas de fuego utilizadas por el hombre. Esta gruesa piel actúa además como un auténtico aislante térmico, lo que permite a los osos ocupar casi cualquier hábitat, desde las calurosas selvas hasta las tundras árticas. En definitiva ocupan la mayor parte del territorio que ocupa el ser humano.

Poseen una gran potencia muscular, siendo capaces de transportar grandes piezas cazadas o de sacar del agua piezas de hasta 225 Kg de peso. La velocidad media de las diferentes especies de osos alcanza los 55 Km/h, muy superior a la velocidad que puede alcanzar el ser humano. Las patas poseen 5 dígitos acabados en una garra no retráctil, cuya morfología es importante para distinguir las diferentes especies. La distinción entre las especies del oso pardo y oso negro es importante a la hora de tomar medidas preventivas, ya que no son iguales debido al diferente comportamiento en los ataques por parte de las dos especies en cuestión. En el oso negro las garras están curvadas adaptadas para trepar a los árboles con facilidad. La mandíbula consta de 42 dientes y colmillos controlados por músculos mandibulares muy potentes con capacidad de triturar huesos y de producir mordidas de hasta 15 cm de profundidad. Finalmente poseen un sentido del olfato muy agudizado y sensible, siendo capaces de detectar señales olfativas desde grandes distancias, por ejemplo, el oso polar es capaz de detectar pequeñas señales olfativas a 25 Km de distancia.

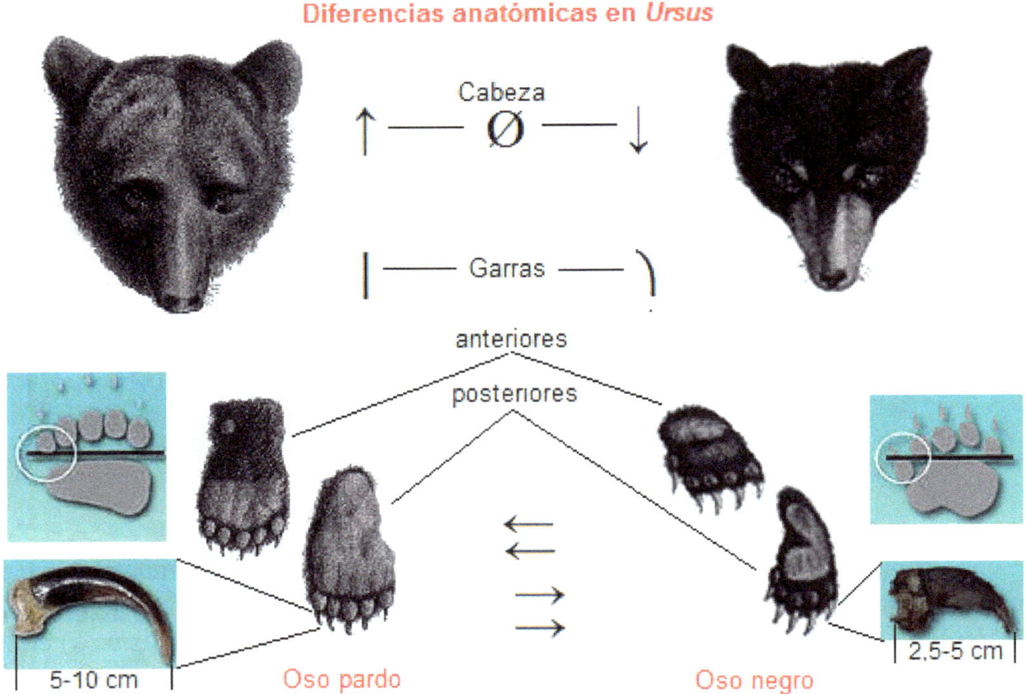

Las interacciones oso-ser humano que se producen han sido ampliamente estudiadas y clasificadas en tres tipos de encuentro: súbito o repentino, de provocación y, de predación. Cada uno de estos encuentros tiene una motivación diferente por parte del oso, y deben reconocerse para generar una respuesta adecuada en pro de la supervivencia por parte de la persona involucrada.

El encuentro súbito se produce cuando inadvertidamente ni la persona ni el oso tienen conocimiento previo de la presencia del otro, produciéndose el encuentro a muy corta distancia. Los osos por lo general son tímidos y rehuyen el contacto con el ser humano, sin embargo existen una serie de factores que favorecen el que se produzca un encuentro repentino, de hecho, se considera que el 90% de los ataques a seres humanos se han producido en esta situación. Los osos tienen un agudo sentido del olfato, y dependen de este sentido para detectar cambios en su entorno, incluyendo la presencia de otros animales (o seres humanos), así por ejemplo, los osos polares son capaces de detectar concentraciones muy bajas de señales olfatorias a 25 Km de distancia. Ahora bien, la detección por el olfato requiere una dirección de viento favorable, y cuando esta circunstancia no se produce hay riesgo de un encuentro repentino.

Las características del terreno también influyen en la capacidad de las personas y de los osos para detectarse entre sí. La forestación densa, la alta vegetación, la niebla, la lluvia y el terreno rocoso puede reducir la visibilidad. Los torrentes de agua en los arroyos adyacentes a las pistas puede ocultar el ruido generado por las personas, lo que reduce su detectabilidad. Del mismo modo, es más difícil para los humanos y para los osos, con una vista muy semejante a la humana, de tener un contacto visual a distancia durante la noche, que resultaría preventivo.

La reacción de un oso en un encuentro repentino con los seres humanos depende de la especie del mismo y del sexo. Los osos negros de ambos sexos, incluyendo a hembras con crías, por lo general huyen de los humanos tan pronto como éstos son detectados. El encuentro típico con un oso negro en un bosque consiste en un breve momento de contacto visual y tras la sorpresa suelen alejarse. Si se trata de una hembra con cachorros, ésta suele dedicarse a enviar a sus cachorros a los árboles cercanos para su seguridad. Por el contrario, las osas pardo con crías cargan sin pensarlo de forma agresiva contra los intrusos y, a menudo incluso con contacto físico. De hecho, el 70-80% de todos los encuentros súbitos con osos pardo ocurre con hembras que cuidan cachorros. La mayoría de ataques son breves, duran menos de 2 minutos, y no causan la muerte. Al parecer, la motivación de la osa es sólo la de neutralizar al intruso y luego salir de la zona con sus cachorros. En general, la víctima no es tratada como una fuente de alimento, sino más bien como una amenaza percibida frente a su descendencia.

Los ataques por provocación, son la segunda forma más común de interacción entre el ser humano y el oso. Este tipo de ataques se están produciendo cada vez con mayor frecuencia a medida que más cazadores y fotógrafos de la naturaleza entrar en territorios donde habitan los osos, sobre todo cuando la aproximación se hace cerca de sus zonas de cría. La provocación también puede ser accidental, como cuando los excursionistas o campistas se acercan a crías o restos de comida dejadas por los osos. En este tipo de ataques no hay diferencia entre especies ni de sexos, tanto los osos negros, osos pardos u osos polares en cuanto se sientan amenazados o provocados atacarán.

Los ataques por predación se definen como encuentros en los que el oso trata claramente de la víctima como fuente de alimento. Aunque el oso negro es el menos agresivo y el que estadísticamente menos número de ataques produce en relación a los otros osos, el 90% de sus ataques corresponden a ataques de predación. Sin embargo, estos ataques, además de su rareza, se producen casi exclusivamente en encuentros con osos macho en lugares remotos (Alaska, Michigan, Ontario y las zonas de alta montaña de Alberta y Columbia Británica). Los ataques de predación en las zonas frecuentadas por los seres humanos son muy poco habituales. En los ataques producidos, la mitad de las víctimas han sido niños, y el 93% de los ataques ocurrieron durante el día. Por el contrario, los ataques de oso pardo en los seres humanos rara vez son por depredación.

Oso pardo (*Ursus arctos*). Es una especie característica de los bosques de Europa, Asia templada y América del Norte. En este vasto territorio aparece bajo cierto número de subespecies, que se diferencian unas de otras por la coloración y el tamaño, hasta tal punto que anteriormente se consideraban como especies independientes. Las dimensiones de los osos pardos fluctúan muy considerablemente en función del sexo, edad, ubicación individual y geográfica, y según la estación anual. Tiene una longitud corporal que varía de 1,50-3 m, dependiendo de la subespecie, y una altura en la cruz entre 90-1,50 m. Su peso también varía, desde los 100 hasta los 680 Kg. La subespecie más pequeña es el oso pardo de Eurasia, cuyas hembras maduras pesan tan sólo 90 Kg. Las subespecies de mayor tamaño son el oso Kodiak (*Ursus arctos middendorffi*), el oso siberiano marrón, y el oso grizzly (*Ursus arctos horribilis*) de Alaska y la Columbia Británica. El oso pardo registrado de mayor peso alcanzaba los 1150 Kg. La longevidad en su ambiente natural es de 25-30 años.

La subespecie del oso pardo ibérico es el animal terrestre más grande de toda la fauna de la Península Ibérica. Son los más pequeños de todo el mundo, pues los machos rara vez sobrepasan los 180 Kg y las hembras rondan los 130-140 Kg. La altura de cruz de nuestros osos pardos (desde la base de la pata hasta la cruz, es decir, el punto más alto del cuerpo y donde se articulan las extremidades anteriores) varía entre 0'9 m y 1 m y su longitud total ronda los 2 m (desde la cabeza hasta la cola). La coloración del pelaje de los osos ibéricos varía desde un crema pálido hasta el pardo oscuro, pero siempre con una peculiar coloración más oscura, casi negra, en las patas y amarillenta en la punta de los pelos.

Hoy día el único hábitat viable son los grandes bosques caducifolios del norte español en la Cordillera Cantábrica y los Pirineos. Los poco más de 80 osos que quedan en España se encuentran repartidos en tres núcleos poblacionales: un núcleo occidental (Galicia, Asturias y Castilla y León), el mejor de los núcleos con unos 60 osos; el núcleo cantábrico oriental (Asturias, Cantabria y Castilla y León) que está separado del anterior por 30-50 km y acoge a unos 20 ejemplares y; el núcleo pirenaico que es en realidad un núcleo residual donde se han reintroducido de nuevo ejemplares. La franja más frecuentada por los osos en España es la situada entre los 1.100 y los 1.400 m, si bien hay hábitats favorables para ellos desde los 500 m en la vertiente norte y a menudo suben hasta prados, pastizales y roquedos a más de 2.000 m.

En Norteamérica (noreste de USA, Alaska y Canadá), donde cohabita con el oso negro, es importante diferenciar ambas especies ya que la manera de actuar frente a un ataque es diferente. Los osos pardo presentan en muchas ocasiones una joroba característica en el dorso, debido al superdesarrollo de la musculatura periescapular, aunque en algunas ocasiones es poco evidente o no está presente. Su cabeza es más redondeada y de mayor diámetro que la de los osos negros y lo que realmente diferencia ambas especies son las garras: en el oso pardo son más largas y rectas (hasta 7-10 cm de longitud).

El color del pelo no permite la diferenciación entre un oso pardo y un oso negro. El color es muy variable de un individuo a otro. Puede variar entre el marrón muy oscuro y el dorado claro, pasando por diversas gamas de grises. Las crías suelen presentar un collar blanquecino más o menos amplio alrededor del cuello, marca que habitualmente desaparece a partir de la primera muda al año de edad, pero puede quedar algún resto en el 25% de los adultos.

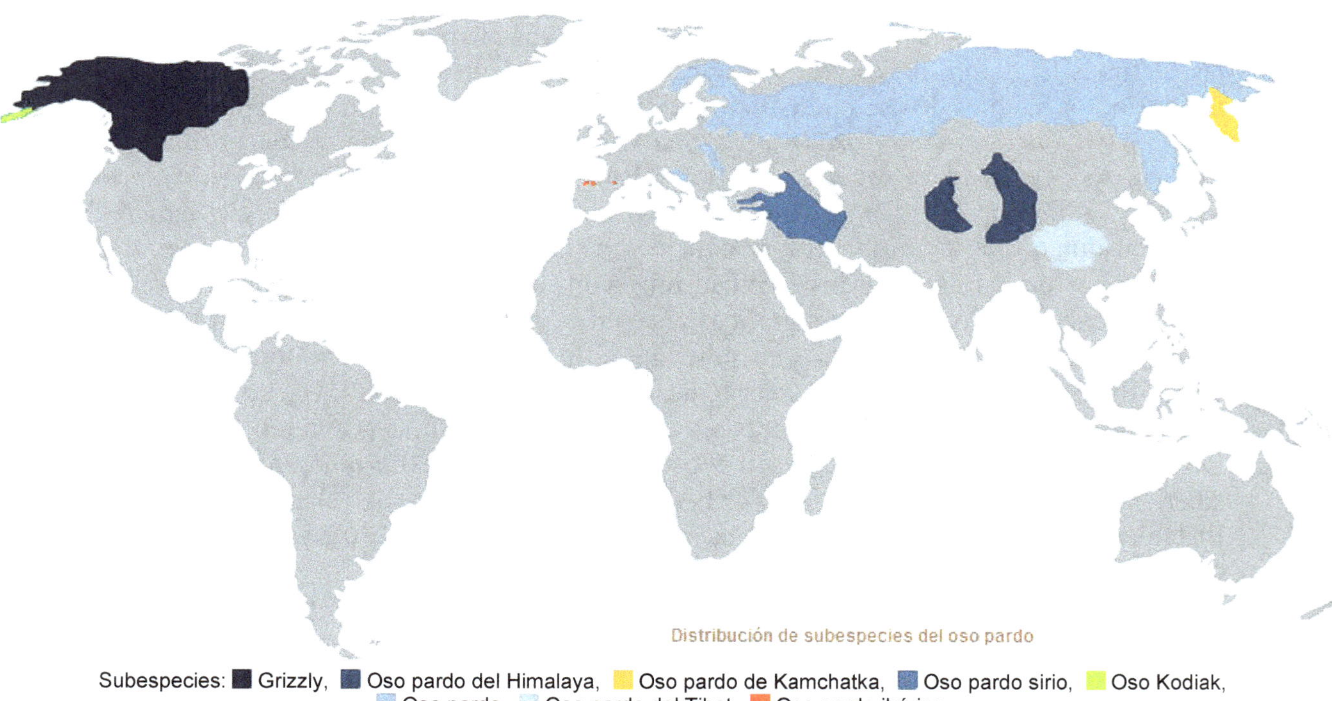

Distribución de subespecies del oso pardo

Subespecies: Grizzly, Oso pardo del Himalaya, Oso pardo de Kamchatka, Oso pardo sirio, Oso Kodiak, Oso pardo, Oso pardo del Tibet, Oso pardo ibérico.

El oso pardo es principalmente de hábitos nocturnos y de carácter solitario. Suelen evitar la presencia del ser humano, pero debido a la presión geográfica los osos, cada vez más, son atraídos hacia las fuentes de alimentos creadas por el hombre, tales como vertederos de basura, papeleras, contenedores de basura o comida, e incluso en ocasiones se aventuran a buscar comida en las viviendas humanas o graneros. Si esta búsqueda, en las proximidades de las zonas de actividad humana, tiene éxito, los osos incrementan su presencia por lo que a medio plazo pierden su timidez natural habituándose al ser humano y la frecuencia de las interacciones oso-ser humano aumenta.

El comportamiento agresivo de los osos pardo se ve favorecida por numerosas variables. A diferencia del oso negro más pequeño, los osos pardo adultos son demasiado grandes para escapar del peligro escalando a los árboles, por lo que responden ante el peligro de pie en tierra para protegerse de sus agresores. El aumento de la agresividad también ayuda a las osas pardo a asegurar la supervivencia de sus crías hasta la edad reproductiva. Las hembras, en defensa de los cachorros, son las más propensas a atacar, siendo responsables del 70% de las muertes humanas causadas por osos pardo en América del Norte.

Si la interacción consiste en un encuentro repentino, hay muchas posibilidades de que el ataque tenga lugar. En un estudio realizado en el Parque Nacional de Yellowstone se observó que el 90% de ataques se producían en excursionistas o campistas, de ellos el 88% de los ataques se produjeron sobre personas que estaban solas, un 8% en excursionistas que iban en pareja, un 3% en excursionistas que formaban un grupo de tres individuos, y para grupos de ≥4 personas había un 0% de ataques; característicamente el 75% de los ataques que sufrieron los grupos de 2 ó 3 personas se llevaron a cabo por osas pardo con crías a su cuidado.

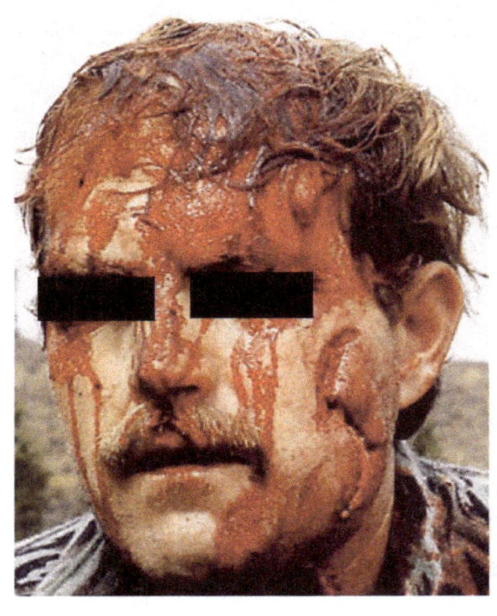

En contraste con las lesiones causadas por el oso negro americano, que son generalmente menores, los ataques de un oso pardo tienden a provocar lesiones graves y, en algunos casos, la muerte. En la mayoría de los asaltos los osos pardo preceden el ataque con un sonido de gruñido o jadeo, y hacen frente a los seres humanos como lo harían en la lucha contra otros osos: se levantan sobre sus patas traseras y tratan de "desarmar" a sus víctimas mordiendo y aferrándose a la mandíbula inferior para evitar ser mordido a su vez. Esta mordedura puede ser muy grave y se acompaña de otras lesiones en la cabeza. La mayoría de los ataques ocurren en los meses de julio, agosto y septiembre, trimestre en que el número de recreacionistas es mayor. Las personas que afirman su presencia a través de ruidos tienden a ser menos vulnerables, ya que alerta a los osos de su presencia.

Oso negro (*Ursus americanus*). Es la especie más pequeña y más común de osos de América del Norte. Su peso depende de la edad, del sexo del animal y de la estación del año: en otoño, el oso negro engorda y acumula reservas de grasa con el fin de pasar el invierno. Las hembras pesan entre 40-180 Kg mientras que los machos pesan entre 115-275 Kg. Mide generalmente entre 1'40-2 m de largo y su altura hasta la cruz es de entre 1-1'30 m. El color del pelaje varía del negro al blanco, pasando por numerosos matices: chocolate, marrón, canela y rubios son colores bastante más frecuentes en los bosques del oeste americano y en Canadá que no en las regiones del este. Al sur de Alaska y en la Columbia Británica vive el oso kermode, una subespecie de oso negro cuyo pelo es de un tono blanco mate; y en la zona de los glaciares pueden encontrarse osos negros con el pelaje gris azulado. Algunos individuos adultos mantienen una o más manchas blancas sobre el cuello o en el pecho.

A pesar de su tamaño y peso, los osos negros son asombrosamente ágiles en sus movimientos: suben fácilmente a los árboles gracias en parte a la adaptación de sus garras con forma de curva que favorece el agarre y a sus potentes músculos dorsales. Puede alcanzar velocidades punta de hasta 55 Km/h y además es un excelente nadador. Se desplazan en función de la temporada para buscar su comida, abarcando territorios que oscilan entre 20-100 Km. Se calcula que su vida media en la naturaleza de unos 10-15 años.

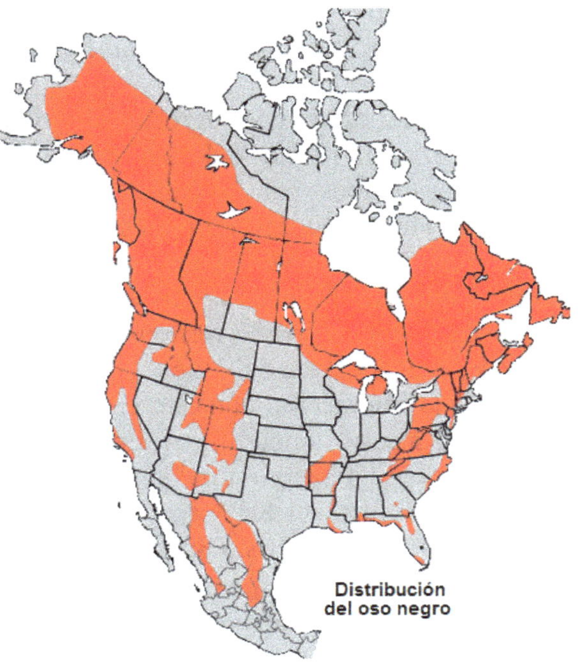

El oso negro ocupa un espacio comprendido entre las regiones septentrionales de Alaska y México. Se encuentra desde el litoral del Atlántico a las costas del Pacífico. Prefiere igualmente los bosques y las zonas arbustivas y puede adaptarse a climas y medios naturales muy variados: frecuenta tanto las ciénagas y los bosques subtropicales del sureste de los Estados Unidos como las altas montañas del suroeste, entre 900 y 3.000 metros de altitud e incluso también la tundra de la península del Labrador. En México, vive principalmente en las regiones más montañosas del norte del país. En la actualidad, se considera que hay entre 500.000 y 750.000 osos negros en el continente americano.

Por lo general, son de hábitos diurnos y crepusculares, con picos de actividad al amanecer y al atardecer, cuando la temperatura disminuye. Sin embargo, estos patrones de actividad pueden variar estacionalmente, siendo la actividad nocturna más común durante la temporada de lluvias, o ante la presencia humana, en cuyo caso, pueden volverse nocturnos.

A diferencia de los osos pardo, el oso negro no se considera demasiado peligroso. Rara vez ataca a los seres humanos, y por lo general se limita a hacer simulacros de carga, emitiendo ruidos como soplidos y golpeando con fuerza el suelo con sus patas delanteras. Sin embargo, la mayoría de los ataques del oso negro tienden a estar motivados por el hambre (90% de los ataques) en lugar de la territorialidad, por lo que las víctimas tienen mayor probabilidad de sobrevivir si se enfrentan al oso. Estadísticamente el número de ataques por osos negros es superior a los producidos por osos pardo, lo que es debido a la presencia de una mayor población de osos negros y no porque sea más agresivo. Los ataques suelen producirse en lugares remotos, poco habitados, y casi siempre por parte de osos negros machos, ya que las hembras tienden a proteger a sus cachorros antes que atacar.

Normalmente la carga se produce con el oso incorporado, de pie, atacando sobre el cuello al mismo tiempo que golpea con sus garras la cabeza, espalda y hombros. Son ataques más largos que los de oso pardo oscilando entre 10-30’. La evidencia de un ataque de oso incluye marcas de garras que con frecuencia se encuentran en las zonas anatómicas mencionadas.

Oso polar (*Ursus maritimus*). Se trata del mayor carnívoro terrestre. Los machos adultos pesan 350-680 Kg y miden 2,4-3 m mientras que las hembras adultas son más o menos la mitad del tamaño de los machos (Pesan 150-249 Kg y miden 1,8-2,4 m de longitud). El oso polar se encuentra en el Círculo Polar Ártico, incluso por encima de los 88° de latitud, y en las masas de tierras adyacentes. Pasa muchos meses del año en el mar; su hábitat preferido es el hielo marino sobre la plataforma continental y entre las islas del los archipiélagos del Ártico, en un área conocida como el "anillo de vida del Ártico". En ocasiones, debido a la deriva de témpanos de hielo se les puede encontrar lejos de su entorno habitual. Se estima una población mundial para esta especie de unos 20.000-25.000 ejemplares en franco decline a pesar de su protección internacional debido al deshielo del ártico, cada año mayor, a consecuencia del cambio climático.

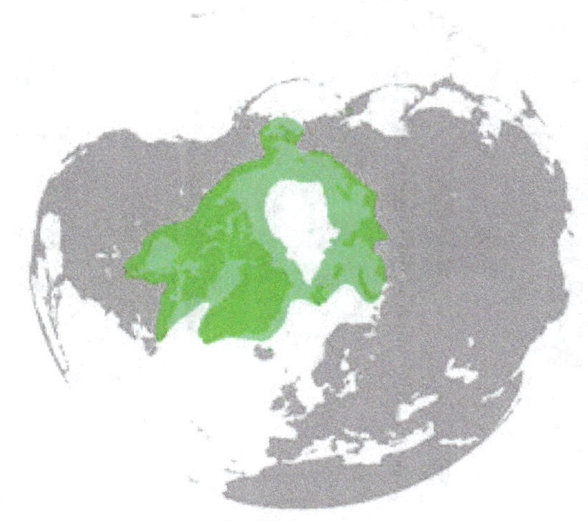

Distribución ártica del oso polar

Las lesiones personales o la muerte producidas tras la interacción con un oso polar son muy excepcionales, debido principalmente a que el territorio donde habita es remoto e inhóspito y también debido a su naturaleza. Al contrario de la creencia popular, los osos polares son en gran medida indiferentes a los seres humanos y, a menudo, muestran un comportamiento más curioso que agresivo.

Las interacciones en la última década han ido en aumento. Por un lado, las zonas habitadas por estos animales se está derritiendo hasta 3 semanas antes que en la década de 1970 obligando al oso a retirarse a tierra firme sin haber completado sus reservas de grasa para el otoño-invierno, y que pierden durante el verano. Este déficit tan crítico obligará a la especie a virar su comportamiento de prelación hacia especies terrestres, en las que se incluiría el hombre. Además este déficit calórico afecta a la capacidad de las hembras para quedar gestantes minando su capacidad de producir leche para alimentar a sus crías. Esto ha provocado una caída del 15% en la tasa de nacimientos. Del resultado de estos dos factores dependerá la futura ratio oso polar/ser humano que dará lugar a un determinado grado de interacción y seguramente a lesiones diferentes a las actuales.

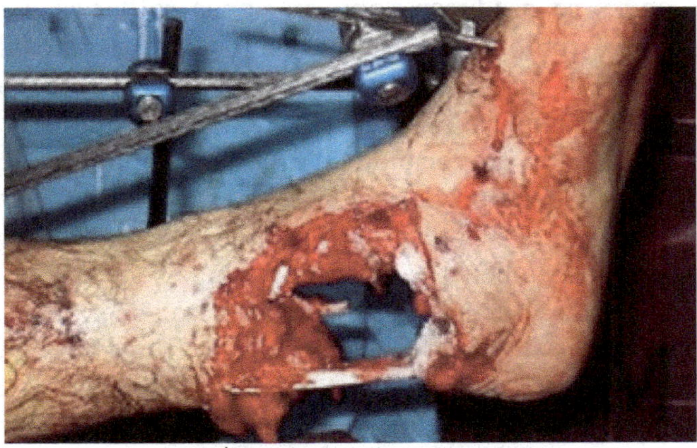

Lesión por ataque de oso polar

Un número elevado de "incidentes" sin lesiones (>350), otros 14 con lesiones de diferente grado y 2 muertes se han producido en los últimos 20 años en Manitoba, en las proximidades de la Bahía Hudson, convertida en una zona de ecoturismo para el avistamiento de osos polares. Por motivos meteorológicos y geológicos la bahía de Hudson se congela en una vasta plataforma en otoño, antes que ninguna otra zona, por lo que se convierte en un punto de reunión de la población de osos polares (aproximadamente unos 1200) para cazar focas. En esta zona se produce una proporción de oso polar/hombre de 1'2:1 lo que junto a la aproximación excesiva de los turistas favorece los incidentes y ataques. Por eso desde 2006, debido a la alta proporción de incidentes, se ha restringido el área a los visitantes.

Oso tibetano (*Ursus thibetanus*). Especie que habita en los bosques de Asia, preferentemente en áreas montañosas. Su expansión abarca desde el oeste de Afganistán y Pakistán, norte de la India, Nepal, Bhután, Myanmar y noroeste de China hasta Corea y el lejano este de Rusia. Está presente también en algunas zonas de Japón y es el único oso que se puede encontrar en libertad en Taiwán. Sin embargo, debido a la gran presión territorial del ser humano sobre sus territorios se trata de una especie en riesgo de extinción.

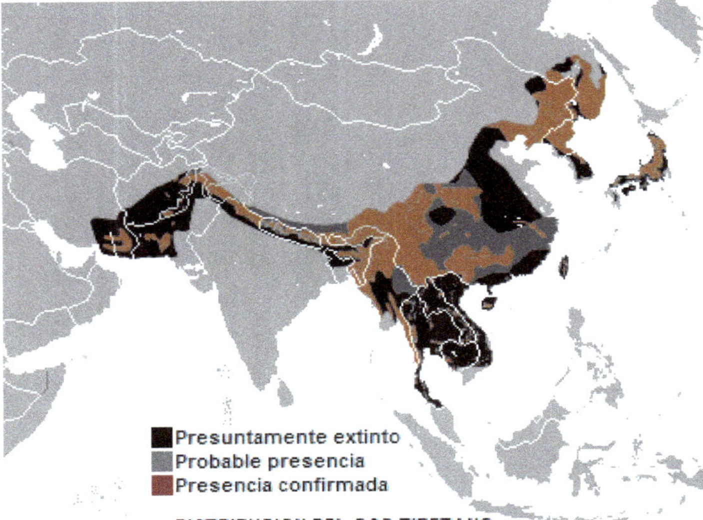

El oso tibetano adulto negro es un poco más pequeño que el oso negro americano y es similar en apariencia general al oso pardo, pero con su constitución más ligera y sus extremidades más delgadas. Mide entre 1,20 y 1,95 m de longitud y una altura de cruz de 0'7-1 m, con un peso de 90-200 Kg en el caso de los machos y unos 65-90 Kg las hembras, por lo que se le puede considerar un oso de tamaño medio. Se caracteriza por su manto de pelo negro en todo el cuerpo, más largo en el cuello, y únicamente interrumpido en el morro y una banda en forma de "V" en el pecho, de color leonado blancuzco. La esperanza de vida en libertad ronda los 25 años.

Es un excelente trepador y nadador. Tienen una parte superior del cuerpo muy desarrollada y poderosa para trepar a los árboles, mientras que las piernas traseras son relativamente débiles y más cortas que en el oso pardo y el oso negro. Son los más bípedos de todos los osos. Sus garras, que se utilizan sobre todo para la escalada y la excavación, son un poco más largas (30-45 mm) que las del oso negro.

En su interacción con el hombre es muy agresivo, incluso sin provocación previa. Se trata de la especie de oso que más muertes produce anualmente. Nunca ataque sobre grupos, sino que los ataques se producen sobre personas solitarias. La mayoría de los ataques se producen entre junio y octubre probablemente debido al aumento del área de búsqueda de alimentos de cara a prepararse para la hibernación, lo que favorecería el aumento de frecuencia del número de encuentros con el ser humano. El ataque se produce con el oso en bipedestación provocando en la inmensa mayoría de casos lesiones en el hemicuerpo superior; y del tipo de lesiones se establece que las producidas en la cabeza y cuello se deben a los dientes, y las lesiones sobre cinturas escapulares, extremidades superiores y tórax se deben a las garras.

A nivel superior son habituales las fracturas abiertas de húmero, de radio y cúbito siendo en su mayoría del tipo IIIb y algo menos frecuentes del tipo IIIa y II (de la clasificación de la AO) asociadas a pérdidas musculares, tendinosas e incluso pérdidas segmentarias de la arteria radial. Pueden encontrarse fracturas de clavícula y en las manos, por la defensa, se producen fracturas abiertas múltiples asociadas de metacarpianos y falanges con incluso amputaciones de dedos. Excepcionalmente se pueden dar fracturas de tibia y peroné en niños menores de 10 años por aplastamiento del animal al caer sobre la víctima. A nivel facial y cuero cabelludo las dentelladas producen desde lesiones superficiales a lesiones oculares severas, fracturas de mandíbula y fracturas perforantes de la calota craneal.

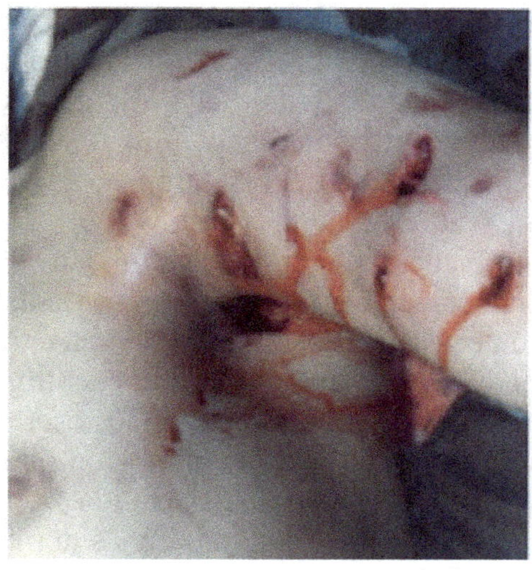

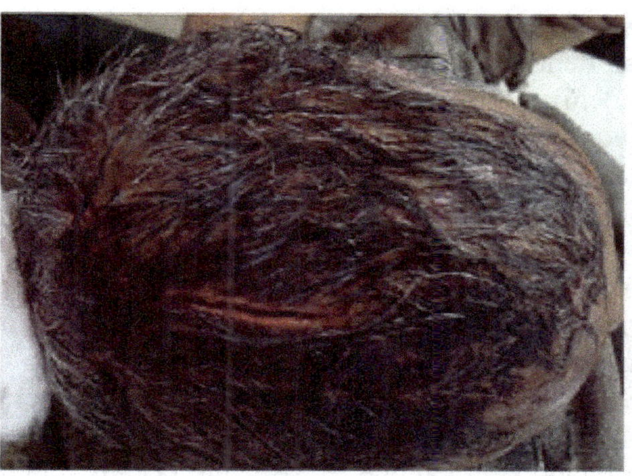

Lesiones producidas por oso tibetano

En el tratamiento de las lesiones, casi siempre retardado (<6 h) debido a que los ataques se suelen producir en lugares remotos con dificultades de comunicación y transporte, se produce sobreinfección incluso tras el desbridamiento inicial. La flora aislada en estas lesiones pertenecen a diferentes géneros de bacterias: *Staphilococcus*, *Streptococcus*, *Pseudomonas*, *Leptotrichia*, *Enterobacter*, *Serratia*, *Fusobacterium*, *Clostridium* y *Proteus*. Es curioso observar que hay una tasa de sobreinfección significativamente mucho más elevada en las lesiones producidas por las garras respecto a las mordeduras.

Prevención. Existen una serie de consejos a tener en cuenta por parte de los excursionistas que pretenden frecuentar zonas de parques naturales que son el hábitat para los osos. Las propias autoridades locales y de los parques han elaborado una guía práctica que evite desagradables encuentros con estos animales. A la hora de acampar se aconseja primero realizar una observación del terreno en busca de señales que indiquen presencia de osos: huellas en el suelo (ver esquema de diferenciación en página 973), señales de arañazos en los árboles, presencia de excrementos frescos (un diámetro de los mismos ≥6 cm suele indicar que se trata de osos pardo) o, presencia de pelo adherido a la corteza de los árboles por rascado. A la hora de escoger la zona de acampada se deberán evitar los terrenos ricos en bayas maduras o zonas de ríos donde se produzcan desoves de peces, ya que se trata de zonas de alimentación para los osos; así mismo la presencia de cuervos indica que hay carroña en las proximidades y debe hacer sospechar a los excursionistas de la posibilidad de que se trate de alimento dejado por los osos (los cuales se alimentan durante varios días sucesivos de la misma pieza cazada y permanecen en la zona para proteger su comida).

Se aconseja realizar las excursiones en grupos de ≥3 personas. En un estudio realizado en el Parque Nacional de Yellowstone sobre la casuística de los ataques a humanos se observó que el 88% de los ataques correspondieron a excursionistas solitarios, el 8% a excursionistas que iban en pareja, un 3% a grupos de 3 personas y 0% en los grupos de más de 4 personas; en los grupos de 2 ó 3 personas el 75% de ataques lo realizaron hembras de osos pardo con cachorros.

A nivel personal un método preventivo es la producción de ruido, que indica nuestra presencia, y dado que los osos generalmente rehúyen el contacto con el ser humano, es un medio eficaz para evitar tener encuentros sobre todo de tipo repentino que resultan ser los de mayor riesgo de ataque por parte de los osos. El ruido debe realizarse especialmente en las curvas ciegas, en zonas de vegetación densa y en zonas con visión limitada. Para la producción de ruido, una serie de fuertes vocalizaciones intermitentes son lo más práctico. En las proximidades de los parques se comercializan las denominadas "campanas para osos", que cuando se usan colgadas de la ropa y mochilas no resultan eficaces. Este dispositivo manual está en entredicho hoy día, ya que en algunos parques las autoridades han desaconsejado su uso debido a que los osos han hecho una asociación de reflejo condicionado entre el ruido de las "campanas" y la presencia de comida de origen "humano".

La dirección del viento también tiene influencia sobre la posibilidad de encontrarse con un oso. Debido a su fino olfato, si la persona camina en la dirección del viento (viento de espalda) se favorece que el oso detecte su olor y rehuya el contacto, mientras que caminar contra el viento (viento de cara) puede favorecer los encuentros. En condiciones extremas como sequías, tormentas y tras incendios forestales, los osos y pumas pueden mostrarse más agresivos. Los ruidos estridentes por bocinas, o un niño excitado también pueden ser tanto la causa del ataque de un oso como de su huida.

A la hora de elegir la zona de acampada se deberán evitar aquellas zonas donde se han observado señales de actividad por osos, y alejados de senderos. Se utilizarán para dormir tiendas de campaña lo suficientemente grandes que permitan apilar el equipo entre la persona y la lona de la tienda. No se debe dormir con el saco herméticamente cerrado. En cuanto a las zonas de acampada, éstas deben mantenerse escrupulosamente limpias. Los alimentos deben mantenerse en recipientes de almacenamiento hermético bien lejos de la zona "dormitorio", preferiblemente colgados en o entre los árboles a una altura de 4 m y a una distancia de 1'25 m del tronco del árbol, además de que los alimentos no deben estar nunca dentro de las tiendas de campaña. Es recomendable cocinar por lo menos a 100 m del campamento y tras ello se debe guardar la ropa usada en la "cocina" en recipientes herméticos junto con la comida. Sólo se pueden dejar cerca aquellos alimentos que posean mínimo olor, de pequeño tamaño, además de estar precintados, y que preferentemente se ingieran en su totalidad sin que dejen residuos (huesos, peladuras…).

La respuesta individual apropiada cuando se produce un encuentro con un oso presuntamente agresivo dependerá, en cierta medida, de la especie de oso. Así, saber qué especies están presentes en la zona sirve de ayuda. También es imprescindible el conocimiento de ciertas características físicas que permiten distinguir al oso negro del oso pardo. Pero en los encuentros repentinos se hace difícil la identificación; incluso en las mejores condiciones de una observación más pausada, puede ser difícil distinguir al oso negro del oso pardo. El color del pelo es una guía, pero no una característica inconfundible: el oso negro varía su color desde casi el blanco al negro profundo, con tonalidades canela, marrón e incluso azulada, presentes en diversos grados y en diferentes partes del continente norteamericano. La mayoría de osos pardo son de color marrón, pero puede ser de tonalidades más claras, grisáceas o pueden incluso ser casi negros. La cara puede ser un rasgo distintivo: el oso negro tiene una nariz recta y más puntiaguda mientras que los osos pardo tienen una cara cóncava y redondeada con la nariz más corta. El oso pardo tiene una joroba característica entre los hombros por el desarrollo de la musculatura periescapular, pero puede estar ausente o subdesarrollada, mientras que los osos negros no la tienen nunca. Las garras son la característica más consistente y fiable a la hora de distinguir las dos especies: el oso negro tiene unas garras cortas y curvas (2,5-5 cm), mientras que los osos pardo poseen garras más largas que pueden alcanzar los 10 cm. Las huellas son diferentes: si se traza una línea que separe el borde distal de la zona metatarsiana de la impronta de los dígitos quedará el 1° dedo por debajo de la línea si se trata de un oso negro y por encima de la línea si es un oso pardo (ver esquema de las diferencias).

Además los excursionistas deberían reconocer ciertos aspectos del lenguaje corporal de los osos: cuando un oso se levanta sobre las patas traseras, por lo general, sólo está tratando de tener una mejor visión y mejor posición para poder olfatear su olor en el aire; esta no es una postura agresiva en sí misma, simplemente significa que el oso no está seguro de lo que está delante de él. Un oso que balancea su cabeza de lado a lado, o se pone de lado hacia la persona y no de frente, está expresando un rechazo al ataque y significa que está buscando una salida a la situación del encuentro con el ser humano. Si, por el contrario, un oso mira a los ojos directamente y tiene las orejas hacia atrás (a veces con emisiones de sonidos:" ladridos", bufidos o gemidos) significa que advierte de que se siente amenazado. Aunque el espacio vital varía de un ejemplar a otro, de promedio el oso pardo se siente amenazado cuando la persona se halla a <50 m.

La distinción es básica para el tipo de respuesta a llevar a cabo por parte de la persona. Un oso negro cuando ataca lo hace como depredador con intención de matar a la víctima, mientras que si se trata de una hembra de la misma especie al cuidado de oseznos, ésta primero pondrá a salvo a los cachorros antes de realizar un ataque. En caso de un oso pardo el ataque se produce para intimidar al intruso que invade su territorio, y en el caso de hembras que cuidan cachorros se produce un ataque preventivo para neutralizar el posible peligro frente a sus crías.

Frente al presunto ataque de un oso negro, la única posibilidad de supervivencia consiste en tratar de intimidar al oso y en caso de contacto físico la víctima deberá defenderse con todo lo que tenga a mano (cuchillo, palos, piedras…) golpeando sobre cabeza, ojos y fosas nasales. Para intimidar al oso negro la persona debe hacer ruidos gritando y suele ser útil coger objetos y alzarlos con los brazos para parecer más alto y corpulento, e incluso colocándose objetos encima de la cabeza. En este sentido nunca se debe utilizar la mochila para realizar esta función, ya que ésta debe colocarse en la parte anterior toracoabdominal para proteger las vísceras.

En ningún caso se debe correr para huir, ya que entonces la respuesta por parte de un oso negro es más agresiva, a parte de que resultará inútil ya que la velocidad punta en carga de un oso alcanza los 40-50 Km/h, más del doble de la velocidad media de una persona. Sólo en caso de la proximidad de una vivienda o de un vehículo rígido se puede intentar correr para protegerse. Cuando la posible protección sea un árbol, se debe calcular el tiempo de alcance y subida al mismo, teniendo en cuenta que los osos negros son buenos trepadores (tanto en agilidad como en rapidez); así resulta seguro si se consigue una altura como mínimo de 4'5 m. Algún oso pardo es capaz de trepar a los árboles, por lo que se debe tener en cuenta su estatura cuando está erguido, posición en la que alcanza alturas de 3 m). Lanzar un objeto (bolso, cámara) delante del oso puede ser útil para distraerlo y ganar algo de tiempo.

Si se produce el encuentro con un oso pardo la actitud a tomar es diferente. En este caso se debe adoptar un lenguaje corporal que el oso interprete como sumisión: estar quieto inicialmente y no mirar directamente con los ojos al oso, hablar con voz calmada y monótona, y sin dar la espalda al oso caminar despacio hacia atrás hasta salir de "su territorio". El oso pardo suele hacer ademán de atacar en varias ocasiones sin llegar a realizar un ataque real como una medida más de tipo intimidatorio. En caso de ataque real la víctima se tirará al suelo para hacerse el muerto adoptando una posición fetal que proteja las vísceras encogiendo los hombros para proteger el cuello. En el ataque intimidatorio de un oso pardo, éste sujeta a la víctima con una garra delantera mientras golpea con la otra sobre espalda y abdomen con riesgo entonces de evisceración. Esta postura defensiva se debe mantener durante el ataque (que suele durar unos 2' de media) lo que ayuda a que el oso considere que ha neutralizado la amenaza de forma efectiva abandonando a la víctima. Después se permanecerá de forma inmóvil durante unos minutos (lo prudente son unos 20' si la situación lesiva de la víctima lo permite) hasta que el oso se haya marchado, de lo contrario, un pequeño movimiento puede desencadenar un segundo ataque más agresivo y vigoroso.

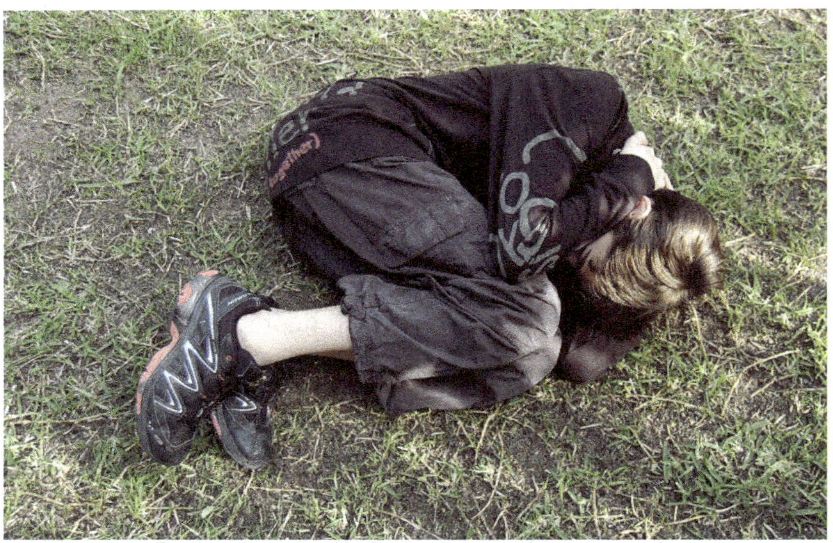

Postura de protección frente al ataque de un oso pardo

De forma excepcional se puede producir un ataque nocturno, que siempre se considerará de predación por lo que se actuará defendiéndose con cualquier objeto que se tenga a mano, incluso se puede utilizar un flash de la cámara para ceguar momentáneamente al oso. En otras raras ocasiones, los osos pardo jóvenes pueden atacar entrando dentro de las tiendas de campaña, y también esta situación se debe considerar como un ataque de predación y se actuará de forma contundente. Para prevenir este tipo de ataques se aconseja dormir dentro del saco sin que esté herméticamente cerrado, para poder salir de él y realizar una mejor defensa.

Existen en el mercado sprays y aerosoles de pimienta, semejantes en composición a los sprays antivioladores para la defensa personal, que se comercializan como mecanismo disuasorio frente al ataque de los osos y ahora, con su uso extendido, también frente a perros peligrosos. Se trata de un spray/aerosol compuesto de capsaicina, una sustancia química lacrimógena obtenida de los chiles y guindillas. El grado de quemazón que producen viene dado por la escala de Scoville expresado en unidades SHU (Scoville heat units). Los sprays comercializados frente a osos contienen entre 30.000-50.000 SHU. No está científicamente demostrado que estos sprays de pimienta tengan un efecto disuasorio real sobre los ataques de oso, sin embargo, de su uso parece inferirse que son muy eficaces para evitar el comportamiento agresivo de los osos pardo y sólo surte efecto de control en aproximadamente el 50% de los ataques por osos negros. Debe usarse cuando el oso se encuentra a 4'5-12 m de distancia creando una nube de pulverización entre la persona y el oso.

Estos sprays o aerosoles tienen ciertos riesgos para la salud de las personas, por lo que debe evitarse que sean manipulados por los niños. Su efectividad consiste en producir irritación y dolor ocular e incluso ceguera temporal con picor nasal y tos; efectos que pueden perdurar unos 30'. Si se trata de aerosoles los efectos son algo más severos, con ceguera temporal (15-30'), sensación ardiente de la piel (45-60'), tos incoercible (3-8') e incluso dificultad respiratoria (muy grave en personas asmáticas) y dificultad del habla (3-15'). Algunos sprays utilizados a corta distancia pueden causar una irritación ocular más grave al verse atacada la córnea con una corriente concentrada de líquido (es el llamado efecto de "aguja hidráulica"). Para evitar estas lesiones algunos fabricantes han colocado un mecanismo que produce un patrón de pulverización elíptica en forma de cono, por lo que son los más aconsejables.

En caso de irritaciones por el spray, como la capsaicina no es soluble en agua, para su eliminación de la piel se deberá utilizar una solución para consistente en 1 litro de agua + 100-150 ml de aceite mineral + 5 ml de sustancias tensoactivas aniónicas y anfotéricas (lavavajillas). Con esta solución se empapa un paño o gasa para retirar la espuma producida por el spray, pero sin frotar, y a continuación se enjuagará la piel con abundante agua ya que los restos de aceite mineral si permanecen en la piel pueden producir quemaduras. En caso de contacto con los ojos se debe parpadear y dejar lagrimear al ojo junto a lavados oculares con agua para arrastrar la sustancia irritante. En caso de mucosas, si se trata de la nariz soplar fuertemente y ce forma repetida las fosas nasales, y para la boca y labios enjuagar con agua. En personas asmáticas se realizara una inhalación con su broncodilatador habitual. Si se ha contaminado la ropa es mejor quitarla con unos guantes desechables y precintarla en ujna bolsa de plástico hasta su lavado.

El uso de armas de fuego para controlar el comportamiento de un oso agresivo también es muy controvertido. Debido a que los ataques suelen ocurrir de forma repentina, la víctima a menudo no tiene tiempo para preparar el arma. La mayoría de pistolas y fusiles son de calibre insuficiente para matar o detener la carga de un oso pardo. Sólo los disparos que producen heridas craneales penetrantes son efectivos, sin embargo, la bóveda craneal del oso es estrecha con una pendiente caudal que, junto al rápido movimiento en carga del oso, crea un objetivo muy difícil de acertar con precisión. Por tanto, el alquiler o compra de armas de fuego para uso defensivo, pueden dar una falsa sensación de seguridad y sólo el efecto del ruido podría actuar como disuasorio.

Tratamiento. El manejo inicial de las víctimas por un ataque consiste en conseguir una estabilización y una rápida evacuación del campo. La muerte por hemorragia es lo más común, por lo que los primeros esfuerzos se deben encaminara a la rehidratación y el control agresivo del shock hemorrágico puede salvar vidas. evacuación rápida es probablemente el aspecto más importante en el enfoque del tratamiento de las víctimas con lesiones graves.

La mayoría de las lesiones sufridas por los ataques de osos son de menor importancia. Se debe hacer una concienzuda exploración incluso con apoyo de pruebas comlementarias, ya que incluso las heridas aparentemente pequeñas pueden esconder fracturas, lesiones tendinosas, lesiones vasculonerviosas. Si las heridas son pequeñas y limpias y claramente no tienen un componente de aplastamiento, puede cerrarse la herida por primera intención. La profilaxis frente al tétanos debe ser administrada si no está al corriente, mientras que la vacunación contra la rabia es controvertida, ya que la rabia ha sido poco documentada en los osos salvajes o domésticos. La única norma escrita al respecto proviene de la Agencia para el Control de Enfermedades Infecciosas de USA que recomienda la inmunización contra la rabia siempre para todas las víctimas de mordeduras producidas por carnívoros u omnívoros salvajes.

La flora predominante oral del oso negro es sensible a la penicilina. Además de la correcta gestión quirúrgica de las heridas por mordedura de menor importancia, se administrará penicilina por vía parenteral asociada a un antibiótico oral de amplio espectro como una cefalosporina de tercera generación. Las heridas más importantes, como las que normalmente causan los osos pardos, requieren un manejo más agresivo. Estas heridas pueden tener un componente contusivo subcutáneo importante e incluso de vísceras, producidas por aplastamiento que pueden no ser evidentes hasta 24-48 h después. Por ello es recomendable realizar una analítica sanguínea y TAC abdominal con contraste de entrada. Las heridas siempre se desbridarán hasta alcanzar tejido viable, y después pueden ser necesarios desbridamientos secuenciales dependiendo de la evolución. Estas heridas pueden dejarse granular y si la evolución es óptima se puede cerrar en una segunda reparación, si está clínicamente indicado. El riesgo de infección, aún tras un correcto desbridamiento inicial, es de un 44%. Por ello el tratamiento de las heridas debe incluir una agresiva cobertura antibiótica parenteral por lo menos durante 1 semana tras el desbridamiento inicial y cuando se realizan desbridamientos secuenciales posteriores se reiniciará una tanda antibiótica nueva si está ya se hubiera suspendido. Para cada especie y zona continental existen diferencias que hacen diferente la pauta antibioterápica.

Los osos negros y osos pardo norteamericanos presentan una flora múltiple compuesta en gran medida de gérmenes Gram (-). Destacan: *Streptococcus*, *Staphylococcus*, *Escherichia*, *Enterobacter*, *Citrobacter*, *Hafnia*, *Proteus* y *Acinetobacter*. El cultivo de muestras obtenidas de heridas profundas muestra crecimiento de *Serratia fonticola* y *Serratia marescens*, *Aeromonas hydrophila*, *Bacilus cereus* y *Enterococcus durans*. También pueden aislarse *Staphylococcus aureus*, *S epidermidis*, *Escherichia coli*, *Citrobacter diversus*, *Proteus vulgaris*, y *Erwinia* spp, aunque en estos casos no se conoce con exactitud si provienen de lesiones producidas por los dientes o las garras. Toda la flora Gram (-) es susceptible a cefotaxima, ceftriaxona, ciprofloxacino, gentamicina y trimetroprim-sulfometoxazol, y muestra resistencia frente a ampicilina, cefazolina y cefuroxima; por su parte *Enterococcus* es sensible a ampicilina y vancomicina. No se han detectado gérmenes anaerobios en los casos estudiados, pero con probabilidad los hay ya que en otros animales carnívoros están presentes. Su falta puede ser debida a la falta de cultivos para anaerobios, al uso subóptimo de medios de cultivo para estos gérmenes, al previo tratamiento con antibióticos cuando el transporte sanitario debía superar las 12h o a un transporte prolongado de las muestras sin adecuadas condiciones anaeróbicas.

No existen estudios que permitan una protocolización del tratamiento antibioterápico, pero la práctica clínica aconseja realizar una dosis previa al primer desbridamiento de las heridas con ceftriaxona ev. Tras el desbridamiento se inicia pauta antibiótica con piperacilina-tazobactam 4'5 g ev/8h durante una semana y después pasar a una pauta oral combinada de amoxicilina-acido clavulánico 875/125 mg/12h + ciprofloxacino 500 mg/12h durante 3 semanas. Es prudente añadir una dosis única profiláctica con metronidazol al inicio del tratamiento de las heridas para cubrir gérmenes anaerobios.

En Europa los pocos estudios realizados sobre la flora de heridas por mordeduras de oso pardo dan ciertas diferencias. Además de los gérmenes mencionados suelen encontrarse *Streptococcus sanguis*, *Neisseria sicca*, varias especies del género *Bacillus* y, peculiarmente, suelen encontrarse micobacterios de crecimiento rápido (*Mycobacterium fortuitum* y *Mycobacterium avium*). Son micobacterios resistentes a las cefalosporinas, pirazinamida, estreptomicina, trimetroprim-sulfometoxazol, rifabutin y tetraciclinas; mientras que se muestran sensibles a claritromicina, ciprofloxacino, levofloxacino, amikacina, tobramicina, meropenem y vancomicina. El tratamiento idóneo para que no se altere el proceso de integración de los injertos que habitualmente se utilizan para cubrir las heridas penetrantes y desbridadas es una combinación de claritromicina 500 mg/dia + ciprofloxacino 500 mg/dia durante 6 meses.

La reconstrucción quirúrgica plástica es necesaria en casi todos los supervivientes de los ataques de los osos pardo y osos tibetanos y, en algunos supervivientes de los ataques de oso negro. De hecho, el segundo trasplante de cara realizado en el mundo se realizó en una persona con secuelas por el ataque de un oso tibetano.

HIENAS

Los Hiénidos son una pequeña familia de mamíferos carnívoros que comprende 4 especies. A pesar de su baja diversidad, las hienas son únicas y constituyen un componente vital para los ecosistemas de África y algunos de Asia. Aunque filogenéticamente son cercanos a los felinos, la forma de ser y su morfología son similares a los Canidos (debido a convergencia evolutiva). Son cazadores cursoriales, es decir, atrapan a la presa con sus dientes en vez de sus garras. No tienen habilidad para trepar a los árboles.

Son primariamente animales nocturnos, pero se aventuran fuera de sus guaridas en las horas tempranas de la mañana. A excepción de la hiena manchada que es sociable, las otras especies son gregarias, aunque viven en grupos familiares y se congregan para cazar, una característica típica de las hienas son sus aullidos generalmente nocturnos que se parecen a los de una risotada humana: con estos gritos mantienen la cohesión de la manada y muy presumiblemente espantan a otros animales competidores de los mismos alimentos. No son animales muy territoriales, controlando territorios que oscilan entre 45-72 Km^2.

Tres de las cuatro especies de hienas están restringidas al África subsahariana, donde viven en un hábitat de sabana, matorrales y desierto. De estas cuatro especies, la hiena manchada y la hiena rayada son las responsables de los ataques. La hiena rayada (*Hyaena hyaena*), es la que produce ataques raros y esporádicos sobre los seres humanos hoy día en Asia. Se encuentra en el norte y este de África así como en Oriente Medio extendiéndose por Asia Central hasta la India. Los machos adultos pesan 26-41 Kg, mientras que las hembras pesan 26-34 Kg. La longitud total del cuerpo varía entre 100-115 cm y la altura de cruz entre 66-75 cm. La otra especie, la hiena manchada (*Crocuta crocuta*), habita prácticamente en casi toda el Africa subsahariana (excepto el Congo). Esta especie es la más grande con ejemplares que pesan un promedio de 67 Kg (machos) y característicamente con hembras más pesadas (con un promedio de peso de 69,2 Kg); su longitud oscila entre 95-168 cm y con una altura de cruz de 70-91,5 cm. Es la responsable de prácticamente todos los ataques de seres humanos en Africa, aunque los ataques sólo son producidos por ejemplares que superan los 72 Kg de peso.

Poseen un cráneo adaptado para el anclaje de una poderosa mandíbula. Sus premolares y molares (los mayores dentro de los carnívoros) son cónicos, adaptados para triturar huesos y desproporcionadamente grandes para contrarrestar el desgaste. La musculatura mandibular es muy poderosa, hasta un 40% más potente que la de un leopardo. En la hiena manchada se ha estudiado la potencia de mordida, la cual alcanza presiones de 800 Kgf/cm^2 (1 Kgf/cm^2 = 1 at), suficiente para triturar huesos de hasta 7 cm de diámetro.

La interacción entre las hienas y el ser humano existe desde la prehistoria. Algunos paleontólogos creen que la depredación por las hienas y la competencia por las cuevas en Siberia, fue un factor significativo en el retraso de la colonización humana de Alaska.

La incidencia de los ataques es muy excepcional. Estos se producen, tras un año de sequía, sobre todo en la época de calor (con máxima incidencia en septiembre) cuando abundan los pequeños incendios que consumen los matorrales lo que hace que la caza de animales silvestres sea más difícil para las hienas. Los ataques son nocturnos o antes del amanecer sobre personas que suelen dormir fuera de las chozas. Las víctimas de las hienas en su mayoría tienden a ser niños menores de 11 años, y en menor medida mujeres y adultos "enfermos" >40 años.

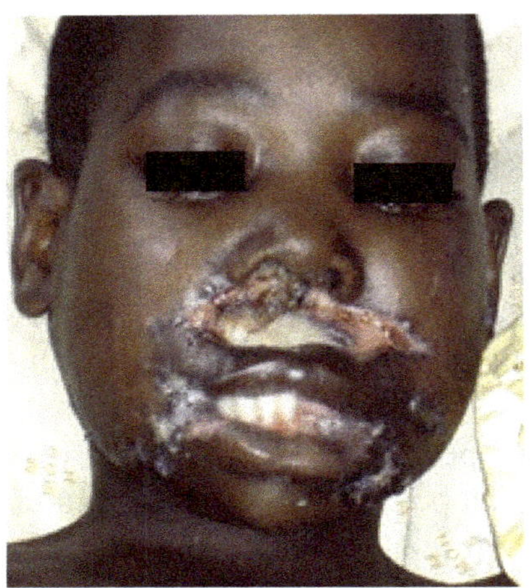

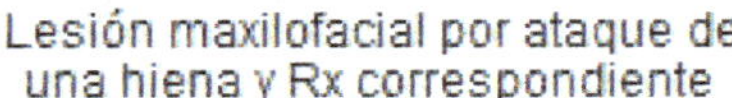
Lesión maxilofacial por ataque de una hiena y Rx correspondiente

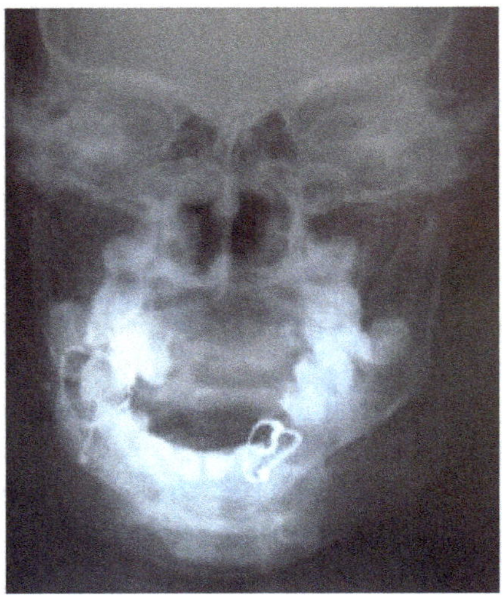

La idiosincrasia de los ataques por hienas hace que las lesiones se produzcan en el cuello y cara, y en las extremidades inferiores sobre todo como método de arrastre de la presa. Las lesiones que se produce son semejantes a las de los Canidos, pero con el agravante de que la gran potencia de la mordida produce fracturas subyacentes a las lesiones cutáneas. Se puede actuar sobre las lesiones de la misma manera que en las heridas producidas por los perros (→Mordeduras, Protocolo de actuación en mordeduras de animales). Se hace evidente que en las fracturas abiertas es necesario tratamiento de osteosíntesis incluso con injertos óseos junto a cobertura antibiótica ev. Por tratarse de animales salvajes carnívoros está indicada la profilaxis frente a la rabia.

COCODRILOS Y CAIMANES

Son los reptiles más grandes, pertenecientes al orden de los Crocodilios. Su cuerpo alargado está bien adaptado al ecosistema marítimo costero. Pueden adquirir una posición semierecta lo que les permite alcanzar una velocidad de 10-12 Km/h. Sus grandes mandíbulas utilizadas para la caza son el verdadero peligro para el ser humano. Sus mandíbulas están cubietas de hoyos sensoriales a modo de una línea punteada pigmentada que responden a la más leve alteración de la superficie del agua detectando vibraciones o cambios de presión permitiéndole detectar presas o intrusos incluso en completa oscuridad. Respecto a la visión ven bien de día; poseen una pupila vertical que les da una excelente visión nocturna. Su iris es plateado y poseen una capa detrás de la retina denominada tapetum lucidum que refleja la luz, aumenta su visibilidad en situaciones de poca luz, y además hace que sus ojos brillen en la oscuridad. Son animales que no son capaces de enfocar dentro del agua.

Poseen dentición tecodonte (dientes alojados en alveolos óseos). Las piezas van siendo sustituidas durante toda la vida cuando se pierden (alrededor de unos 3000 recambios). Cada diente es hueco y la pieza nueva va creciendo en el interior , de este modo el nuevo diente está listo al momento de pérdida del más antiguo.

Casi todas las especies de cocodrilos están consideradas como potenciales enemigos de la raza humana. Ocasionalmente se han producido ataques a seres humanos sobre todo por parte del aligátor americano (*Aligator mississippensis*), y en menor medida por el cocodrilo palustre de los pantanos (*Crocodylus palustris*), el cocodrilo del

Orinoco (*Crocodylus internedius*), el cocodrilo narigudo (*Crocodylus acutus*) y el caimán negro (*Melanosuchus niger*). Sin embargo, dos especies de cocodrilos verdaderos, debido su amplia distribución geográfica y a que los individuos alcanzan grandes dimensiones, son los responsables de la mayoría de casos documentados de ataques a humanos. Se trata del cocodrilo del Nilo (*Crocodylus niloticus*) y del cocodrilo marino (*Crocodylus porosus*).

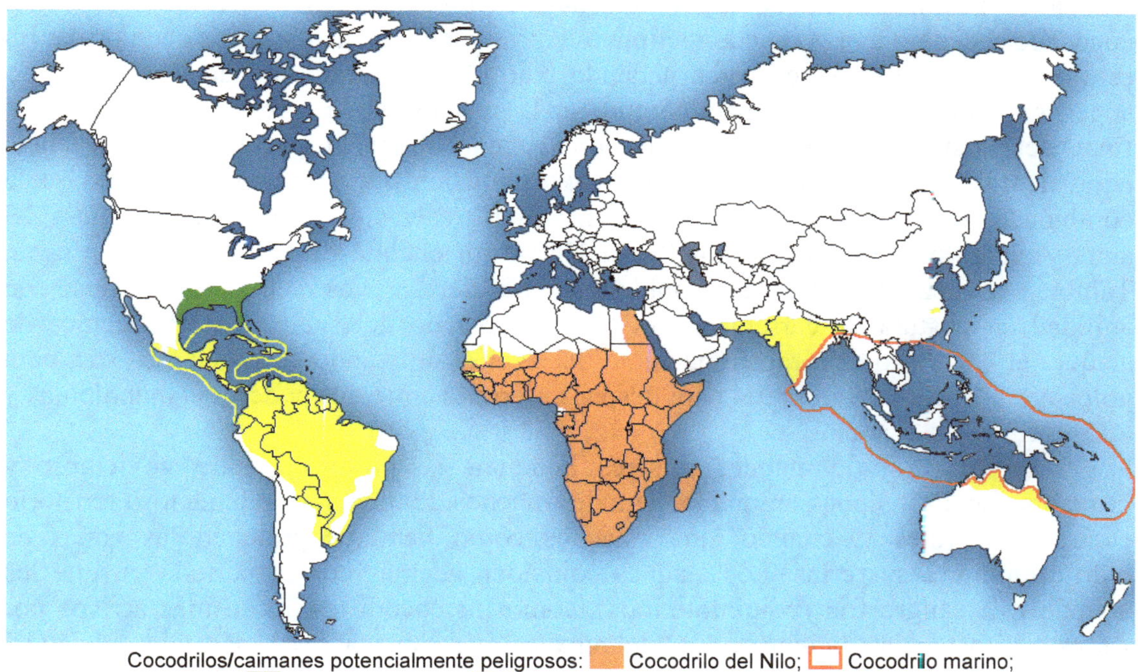

Cocodrilos/caimanes potencialmente peligrosos: Cocodrilo del Nilo; Cocodrilo marino; Aligator americano; Extensión máxima del resto de especies

Estos ataques y las circunstancias que los rodean se han estudiado en Africa, Florida y Australia. Se trata de estudios incompletos que abarcan sólo una parte del área de distribución de las especies. Aún así permiten precisar ciertas similitudes o pautas entre los distintos casos de ataque.

Cocodrilo del Nilo (*Crocodylus niloticus*). Tiene la fama de ser el mayor devorador de animales y seres humanos en el continente africano. En comparación con otros animales carnívoros o agresivos responsables de muertes humanas (leones, leopardos, búfalos, hipopótamos, rinocerontes, hienas y elefantes), el cocodrilo del Nilo tiene una distribución mucho más amplia a lo largo y ancho del continente y es mucho más abundante que cualquiera de las otras especies. Hay cocodrilos en los ríos, ciénagas, lagunas, estuarios, lagos y llanuras aluviales donde millones de personas de toda Africa viven, trabajan y juegan diariamente. En muchas de estas zonas los únicos medios de transporte son las canoas, lanchas o pequeñas embarcaciones, o bien, hay que desplazarse a pie vadeando las anchas y poco profundas corrientes habitadas por estos reptiles.

En las regiones más desarrolladas de Africa, las zonas acuáticas son utilizadas con fines recreativos y se invaden progresivamente los dominios de los cocodrilos. La ignorancia de sus hábitos, de sus métodos de caza y de las precauciones básicas que deben observarse en las zonas donde viven estos animales ha tenido como consecuencia muchas muertes humanas que podrían haberse evitado.

El cocodrilo del Nilo puede llegar a alcanzar los 6’5 m de longitud y 1 Tn de peso. Ha evolucionado hacia un depredador agresivo ya que ha tenido que competir con una amplia variedad de rivales tanto del medio acuático para ganarse el sustento (tiburones, peces carnívoros, varanos, hipopótamos) como del medio terrestre para defender su territorio y los lugares de nidificación (mangostas, elefantes). Para sobrevivir se ha convertido en un cazador versátil y oportunista.

En su estrategia de caza se mantiene inmóvil en el agua y por tanto difícil de distinguir. Potencia además su mimetismo situándose entre juncos, bajo árboles con ramas colgantes o junto a objetos flotantes. Puede respirar, oler, ver y oir dejando fuera del agua solamente la parte superior de la cabeza. Desde esta posición es capaz de realizar un fulminante ataque contra personas desprevenidas. Otra posibilidad es que el cocodrilo descubra a la potencial víctima mientras nada a cierta distancia de la orilla. En este caso se sumerge y se acerca nadando bajo el agua, aproximando la cabeza a la superficie en alguna ocasión para comprobar la posición de la "presa". Con el impulso final del ataque, el cocodrilo puede proyectarse sobre la playa a una distancia equivalente a varias veces su longitud. La aceleración que imprime su poderosa cola combinada con el movimiento rápido de sus patas traseras puede catapultarlo fuera del agua y alcanzar presas localizadas hasta 1'5 m por encima de la superficie del agua. También es capaz de desplazarse rápidamente por tierra varios metros, moviéndose con agilidad en postura de carrera con el tronco separado del suelo. En otra técnica de ataque, el cocodrilo sale repentinamente del agua y utilizando su robusta cabeza para golpear a la víctima y atontarla para después aferrarla entre sus poderosas mandíbulas y arrastrarla hacia el agua.

La mayoría de ataques a seres humanos se producen entre noviembre y principios de abril, época en que los grandes machos dominantes defienden su territorio contra los rivales y, cuando tanto machos como hembras protegen las zonas de nidificación y a sus crías. Los ataques coinciden además con el periodo en que los animales de sangre fría (poiquilotermos), como los cocodrilos, están más activos por varias circunstancias: la temperatura del agua es más elevada, hace más calor, el caudal de los ríos aumenta, las llanuras adyacentes se inundan y adquieren coloración uniforme (condición mimética que favorece el ataque), y por el hecho de que los cocodrilos vuelven cazar y comer después de la inactividad invernal. Además en esta época, los cocodrilos que normalmente no se encuentran en las pequeñas corrientes, canales y lagunas se desplazan desde las extensiones más grandes de agua y hacen inesperadas incursiones en granjas o represas cercanas a los asentamientos humanos en busca de alimento. Durante la estación de las lluvias, los cocodrilos arrastrados por la corriente hacia el mar pueden aparecer en playas lejanas y desplazarse hasta lagos y lagunas situadas a muchos kilómetros de distancia de la zona donde viven habitualmente.

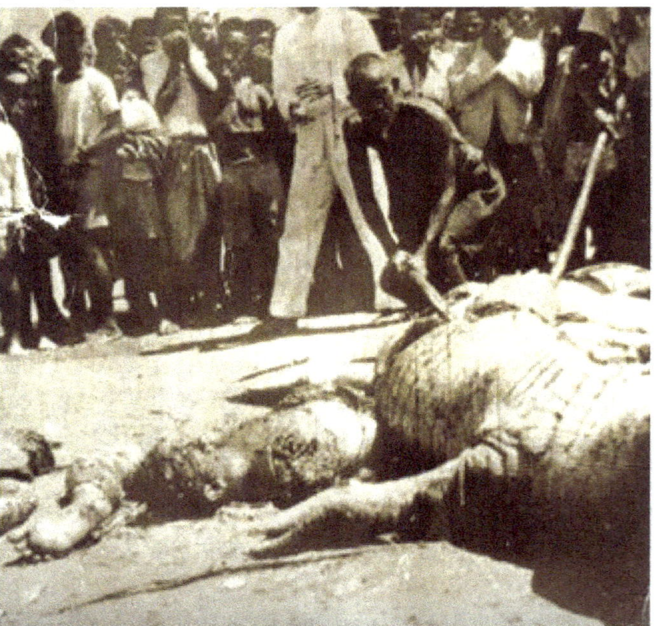

Restos humanos extraídos de un cocodrilo del Nilo

Al contrario de lo que se cree, ni el ruido ni las aglomeraciones o grupos de personas constituyen una garantía contra el ataque de los cocodrilos. De hecho el ruido que hacen animales que se debaten en aguas poco profundas, o el ruido proveniente de actividades humanas (juegos dentro del agua, lavado de la ropa…) es uno de los medios para localizar a sus presas.

En ataques producidos por ejemplares jóvenes o subadultos de unos 2'5 m de longitud y hasta 100 Kg de peso hay posibilidades de que la víctima humana pueda sobrevivir, aunque con graves secuelas en forma de fracturas abiertas de extremidades, amputación de manos, pies o mamas, o grandes laceraciones. No ocurre lo mismo cuando se trata de ejemplares de mayor tamaño (un cocodrilo adulto puede alcanzar 14 veces el peso corporal medio de un hombre adulto), a más a más de que el ser humano no se halla en su medio dentro del agua, de lo que resulta claro que dichos ataques resultan ser siempre fatales.

También suelen atacar embarcaciones ya que desde su posición bajo el agua, el cocodrilo ve la silueta alargada de la embarcación confundiéndolo con otro cocodrilo. Ataca en estos casos con el propósito de defender su territorio o a sus crías. Los ocupantes en ocasiones han podido alejarse nadando mientras el cocodrilo destroza la embarcación sin prestar atención a los ocupantes.

Cocodrilo marino (*Crocodylus porosus*). Cocodrilo de grandes dimensiones, que puede alcanzar hasta 7 m de longitud, sumamente ágil y adaptable. Tras alcanzar la madurez no tiene enemigos naturales excepto a sus propios congéneres. Es incluso ágil en tierra y puede desplazarse a distancias considerables, sin embargo, el agua es su elemento.

Actúa sobre las poblaciones de los archipiélagos de Indonesia, Filipinas y Papúa-Nueva Guinea, así como en la península malaya y en la costa norte de Australia. Los problemas de contacto de comunidades aisladas en estas regiones constituyen un obstáculo para establecer estadísticas exactas sobre el número de ataques (y por ende de las muertes) en seres humanos. En los casos en que existen fuentes de información fidedigna el panorama es el de un permanente acoso de los cocodrilos sobre los habitantes de la costa e incluso de situaciones en que comunidades enteras han vivido aterrorizadas durante largos periodos.

El modus operandi de estos cocodrilos es pasar inadvertidos y realizar el ataque de forma rápida y fulminante; con un movimiento rápido desde el agua suele aferrar a la presa con las mandíbulas y si el impacto, en este primer contacto, no es suficiente para incapacitar a la víctima, el cocodrilo tratará de arrastrarla hacia el agua. Si es necesario para conseguir este propósito, el cocodrilo utilizará como recurso el llamado "giro de la muerte" con lo que la víctima pierde el equilibrio y cae indefensa. Cuando el cocodrilo mata a una víctima que no puede tragar entera, parte el cuerpo en trozos manejables con violentas sacudidas de la cabeza y el cuello; durante este proceso, el animal mantiene el cuerpo de la víctima por encima de la superficie del agua y lo zarandea hasta partirlo en pedazos. Si la víctima es grande, el cocodrilo separa las extremidades del tronco y a veces la cabeza y procede a devorar los trozos que mejor se adaptan a las dimensiones de su boca.

Esta especie se vuelve mucho más agresiva, por parte de los machos, durante la época de apareamiento en defensa de su territorio. El macho defiende enérgicamente su territorio contra otros machos, y dicha actitud se extiende a otros rivales no reptiles como puede ser el ser humano e incluso pequeñas embarcaciones. Resulta fácil suponer que la forma de la embarcación (canoas) genera una silueta vista desde debajo del agua semejante a otro reptil rival que suscita el ataque del macho; y en estas ocasiones las víctimas que caen al agua desde la embarcación no suelen ser atacados por el cocodrilo. Un estudio australiano sobre estos ataques demostró que la mayoría de ellos se produjeron en los meses más calurosos del año y por la tarde. Esta distribución estacional reflejaría una mayor actividad sexual y de alimentación de la especie, pero también la presencia de un mayor número de personas que utilizan con fines recreativos las zonas acuíferas donde habitan los cocodrilos.

Caimán americano (*Aligator mississippensis*). También conocido como aligátor, es un cazador primitivo e impredecible. Las víctimas no suelen advertir la presencia del caimán hasta el último momento, cuando el animal inicia su ataque. En todos los casos las víctimas estaban total o parcialmente dentro del agua en las cercanías del caimán. Los caimanes son básicamente piscívoros, aunque pueden devorar también anfibios, pequeñas aves y mamíferos (de hasta unos 45 Kg de peso como perros o animales de granja), siendo un comportamiento extremadamente infrecuente el ataque a seres humanos, y si se producen los más expuestos, por su tamaño, son los niños. Por lo general cuando defienden su territorio o crías, los caimanes suelen ofrecer todo tipo de advertencias con gran despliegue de conductas defensivas antes de atacar.

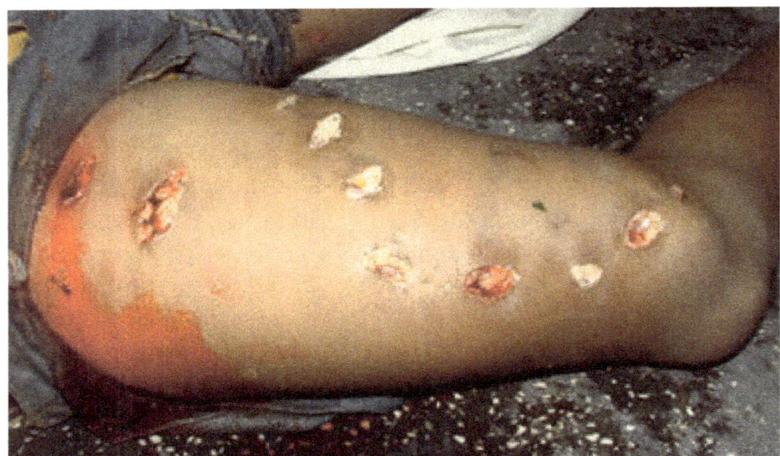

Mordeduras por caimán negro

Desde 1969, tras una ley reguladora de su caza indiscriminada (acta Lacey) en el estado de Florida, su población ha aumentado y, al no sentirse acosados, los caimanes se han hecho más visibles y no tratan de huir frente a la presencia humana. Esto hace posible que su presencia sea vista más fácilmente por el ser humano y así puede evitar ataques sorpresa, pero los caimanes al perder el temor al ser humano los hace más peligrosos.

Con todo ello no debe desdeñarse su peligrosidad. El único estudio casuístico-epidemiológico exhaustivo de sus ataques fue realizado por la Comisión de Caza y Pesca Fluviales del estado de Florida (USA) durante el periodo que abarca de 1948 a 2004 en la que se contabilizaron 376 ataques a humanos resultando fatales el 5'8% de los casos. Esa misma comisión desarrolló un estudio para determinar la flora oral de los caimanes. En todos los casos de ataques estudiados se aisló *Aeromonas hydrophila*, mientras que otras especies no se encuentran de forma tan generalizada: *Citrobacter freundii*, *Klebsiella oxytoca*, *Pasteurella haemolytica*, *Pseudomonas pickettii*, *Bacteroides thetaiotaomicron*, *Bacteroides vulgatus*, *Clostridium clostridioforme*, *Clostridium tetani*, *Fusobacterium nucleatum*, *Enterobacter agglomerans*, *Citrobacter diversus*, *Enterococcus* spp y *Peptostreptococcus* spp.

De forma diferencial en los cocodrilos del Nilo la flora bacteriana predominante es del género *Citrobacter*, anque se han islado patógenos muy diversos: *Vibrio vulnificus*, *Burkholderia pseudomallei*, *Pantoea agglomerans*, *Bacteroides melaninogenica*, *Aeromonas hydrophila*, *Serratia fanticola*, *Clostridium perfringens*, *Pseudomonas aeruginosa* y *Proteus vulgaris*.

Prevención. Existen una serie de recomendaciones y acciones a seguir por parte de los turistas, ávidos de aventuras que acuden a zonas de riesgo, para evitar contratiempos con estos grandes reptiles:

a)Existen señales de advertencia sobre el peligro en las zonas de peligro, y muchas veces se prescinde del idioma nativo para utilizar pictogramas comprensibles, aún así los niños no saben leer ni comprenden muchas veces los pictogramas, por lo que es responsabilidad del adulto el control y vigilancia de los más pequeños.

b)Si pasa las vacaciones en zona de cocodrilos o caimanes infórmese si la época corresponde a periodos de mucha actividad por parte de los reptiles y si determinados lugares a visitar o nadar (ríos, lagos) conllevan algún riesgo.

c)Para aficionados a la pesca, estos deben situarse a 3 m del borde del agua, y si es por la noche a mayor distancia. Si el sedal se enreda en juncos o algas no hay que meterse en el agua para desenredarlo.

Pictograma de advetencia

d)No dejar bañarse a los niños en zonas donde exista la mínima sospecha de presencia de cocodrilos.

e)No caer en el error de creer que el ruido asusta a estos reptiles, sino todo lo contrario, el ruido les alerta de la posible presencia de una presa, incluido el ser humano.

f)No se confíe de aguas poco profundas (estanques, canales de riego) ya que un cocodrilo puede estar sumergido en aguas de 30 cm de profundidad durante aproximadamente una hora.

g)Tras picnics o comidas hay que deshacerse de los restos orgánicos que puedan atraer a los reptiles.

h)En navegaciones de excursión en pequeñas embarcaciones no hay que sentarse en la borda ni refrescarse los pies o manos sumergiéndolas en el agua.

i)Si se descubre una cría de cocodrilo no intente acercarse, sus progenitores estarán cerca vigilándola.

j)Si pasa la noche cerca de zonas de agua, es imprescindible una linterna. Los ojos de los cocodrilos y caimanes resplandecen con un brillo rojo por la noche. No ver dicho resplandor al enfocar al agua con una linterna no permite descartar su presencia, ya que pueden estar sumergidos.

k)Las investigaciones demuestran que cuando un cocodrilo ha atacado y matado a una víctima en un sitio concreto, este vuelve a menudo al mismo sitio a buscar nuevas presas.

CANIDOS

Los Cánidos representan la familia de mamíferos carnívoros más ampliamente distribuida por el planeta. Comprende al perro doméstico con sus múltiples razas (*Canis lupus familiaris*) considerado una subespecie de lobo doméstico y a los cánidos salvajes (lobos, zorros, chacales, coyotes…). A pesar de que algunas de las especies de cánidos están disminuyendo a nivel mundial bajo la presión de la degradación de sus hábitats, debido a la fragmentación de sus territorios, a la enfermedad y a la persecución, otros se las han arreglado para sobrevivir e incluso prosperar en paisajes dominados por el hombre. Esto supone un conflicto de intereses y una competencia frente a los recursos. Los cánidos utilizan el ganado y los deshechos como fuentes de alimentación, y de esta interacción tan próxima se producen en ocasiones, por parte de los cánidos más grandes, ataques hacia los humanos con lesiones de diferente consideración y en casos excepcionales con la muerte del individuo. Como resultado de estas acciones y con los prejuicios humanos innatos, los cánidos con frecuencia han sido clasificados como animales dañinos y activamente buscados y eliminados.

No obstante, a pesar de este acoso constante, los cánidos han sobrevivido en muchas áreas donde otros carnívoros se han extinguido. Su resistencia se debe principalmente a su adaptabilidad a los nuevos entornos y a su relativamente alta tasa de reproducción (camadas de gran tamaño y a una madurez sexual temprana), que compensa el aumento de la tasa de mortalidad infligida por los seres humanos. Los cánidos pueden recuperarse rápidamente debido a sus altos niveles de dispersión que influyen favorablemente sobre la tasa de recolonización.

Aunque en los últimos tiempos la percepción pública de los cánidos salvajes ha mejorado, históricamente, la mayoría de las personas tenían una visión negativa de los mismos: ataques frecuentes al ser transmisores de la rabia, por ser una amenaza constante sobre los ganados y corrales familiares. Este punto de vista se transmitió a través de las generaciones, y luego fue llevado con ellos a medida que se produjeron las grandes migraciones del siglo XIX y XX. Los emigrantes europeos, por ejemplo, mantuvieron su intolerancia frente a este tipo de carnívoros cuando colonizaron otras regiones del mundo, especialmente Africa y América. Enl Norteamérica, los lobos grises (*Canis lupus lupus*) y los coyotes *(Canis latrans*) fueron perseguidos activamente por los colonos, y ya en la década de 1930 los lobos habían desaparecido de la mayoría de los EE.UU. En otros lugares, los europeos fueron responsables de la extinción de especies, como la del lobo de las Malvinas (*Dusicyon australis*) en 1876, mientras que en otras zonas sus poblaciones siguen hoy día muy disminuidas y en riesgo de extinción, como en el caso del cánido sudamericano aguará (*Chrysocion brachyurus*) inofensivo para el hombre. Del mismo modo, los licaones o perros salvajes africanos (*Lycaon pictus*) fueron considerados dañinos por los agricultores europeos y deliberadamente sacrificados en las tierras agrícolas y áreas protegidas. Curiosamente, la percepción de los africanos difiere de los europeos ya que, por ejemplo, los licaones se consideran una fuente útil de carne por los shona de Zimbabwe y el pueblo masai del este de África los conserva ya que suponen una especie que controla el crecimiento de las crías de ñus, que al cazarlas, evitan la competencia del pastoreo con su ganado vacuno. Los cánidos más grandes se han considerado a menudo una amenaza directa para la vida humana. Los lobos grises (*Canis lupus lupus*), los licaones, y en menor medida los cuones (*Cuon alpinus*) que habitan en Asia, son retratados como los villanos en los mitos y el folclore de muchas culturas.

Los ataques a los seres humanos son muy raros y las muertes menos frecuentes. Con la erradicación o reducción de la rabia en muchas áreas geográficas, la incidencia de ataques de por parte de cánidos salvajes se ha reducido drásticamente, pero siguen produciéndose casos relacionados con la rabia en Asia y Oriente Medio. La mayoría de los ataques de los actuales depredadores (lobos, dingos y en menor proporción coyotes) parecen ocurrir en ambientes muy modificados, con poca o nula presencia de presas naturales, con los cánidos habituados a la presencia de personas y a una fuerte dependencia hacia los deshechos humanos y la ganadería como fuente alternativa de alimento. Existen circunstancias concretas que favorecen los ataques, así en el norte de la India se han registrado unas 273 muertes de niños pastores en los últimos 20 años tras ataques de lobos debido a la dependencia del alimento. Los ataques pueden resultar de la habituación, a que los cánidos han perdido el miedo a los seres humanos y al aumento de la probabilidad de los encuentros. Además, los ataques también pueden resultar de la provocación cuando los lobos son acorralados, atrapados o ven peligrar a sus crías.

Los ataques de los lobos siguen siendo temidos por el ser humano, que mantienen su animadversión de forma atávica. En Estados Unidos se teme a los lobos a pesar que se producen más casos de ataques por parte de osos o cocodrilos que no de los lobos o coyotes. Esta actitud es alimentada por la prensa sensacionalista que ante un ataque fatal frente a un ser humano desata campañas irracionales en algunos casos, como ocurrió con el intento de eliminar a los dingos de la Isla Fraser (Australia) tras la muerte de 2 niños hace poco.

A continuación se hace un repaso de aquellos cánidos salvajes que sí producen ataques, esporádicos e infrecuentes, en el ser humano: lobos, coyotes y dingos. El resto de cánidos salvajes pueden producir ataques en solitario, muy excepcionales, cuando se trata de animales enfermos de rabia como ocurre con los zorros y perros mapache o tanukis en Europa. Otros resultan ser inofensivos para el ser humano debido a su pequeño tamaño (zorro, chacal, fenec y aguará) o porque se trata de animales con poblaciones exigüas en plena recesión (cuon, licaón). La epidemiología y el tratamiento de las lesiones por los perros domésticos, los cánidos que más interacción poseen con el hombre y en verdad responsables del 90% de todas los casos de mordeduras por mamíferos terrestres, se tratan en un capítulo a parte: →Mordeduras.

Lobo (*Canis lupus*). Es un mamífero del orden de los carnívoros, ancestro del perro doméstico (*Canis lupus familiaris*) como evidencia la secuenciación de ADN y los estudios genéticos. Los lobos fueron antaño abundantes y se distribuían por amplias zonas del hemisferio norte (Norteamérica, Eurasia y Oriente Medio). Actualmente, debido a la presión geográfica ejercida por el hombre durante siglos, los lobos habitan únicamente en una porción muy limitada del que fuera antes su territorio, viviendo a una latitud de 15° N en América del Norte y a 12° N en Eurasia. El lobo es un depredador que se halla presente en una gran cantidad de ecosistemas. Su hábitat varía desde los témpanos de hielo de Groenlandia a los desiertos de Arabia o las selvas de la India y este amplio territorio de hábitats, donde los lobos medran, refleja su adaptabilidad como especie incluyendo bosques, montañas, tundras, taigas y praderas.

Los lobos suelen organizarse en manadas siguiendo una estricta jerarquía social. La manada la lideran dos individuos que están en lo más alto de la jerarquía social: el macho alfa y la hembra alfa. El tamaño de la manada puede cambiar a lo largo del tiempo y se controla por diversos factores, incluyendo el hábitat, las personalidades de los miembros dentro de la manada, y las reservas de comida. Las manadas pueden contener desde 2-20 lobos, aunque una manada normal suele estar compuesta de 8 individuos (ratio: 5-10). Las manadas muestran poca estrategia de cooperación al cazar, a diferencia de los leones, aunque pueden mostrar un comportamiento de grupo cuando atacan presas de gran tamaño. Característicamente los lobos de Próximo Oriente suelen cazar solos, en parejas o en grupos de tres pero nunca en manadas.

Además los lobos son animales territoriales. Los estudios etológicos han mostrado que el tamaño medio del territorio de una manada ronda los 200 Km^2 (ratio: 100-500 Km^2) Las manadas viajan constantemente en busca de presas, cubriendo alrededor de un 9% de su territorio por día (aproximadamente unos 25 Km/día). El núcleo de su territorio posee en promedio unos 35 Km^2 donde pasan el 50% del tiempo.

En cuanto a las características morfológicas, el peso y el tamaño de los lobos puede variar considerablemente, y tiende a incrementarse proporcionalmente con la latitud, atendiendo a la regla de Bergmann. Según esta regla ecológica térmica, las subespecies o razas de animales homeotermos tienen mayor tamaño cuanto más baja sea la temperatura media ambiental de su hábitat; es decir, los animales de sangre caliente tienen mayor tamaño en climas fríos, mientras que son de menor tamaño en los climas más calurosos. La altura varía entre los 60-90 cm hasta el hombro, la longitud entre 100-135 cm (+ 30-56 cm de cola) y un peso de entre 25-67'5 Kg. En las poblaciones mediterráneas (Italia y Península Ibérica) el peso oscila entre 28-35 Kg con un máximo de 46 Kg en algunos machos (las hembras dentro de una población determinada pesan alrededor de un 20% menos que los machos). En las regiones de Alaska pueden alcanzar pesos de hasta 70 Kg y en Siberia se han cazado algunos ejemplares que rondaban los 100 Kg. Los lobos más pequeños son las subespecies de los denominados lobos árabes, con pesos que oscilan entre los 15-18 Kg.

La coloración varía; va del gris al gris marrón, a través del espectro canino del blanco, rojo, marrón y negro. Estos colores tienden a mezclarse en muchas poblaciones para formar individuos predominantemente mezclados, aunque no es infrecuente que un individuo o una población entera sea de un mismo color, normalmente todos negros o todos blancos. El color del pelaje a veces se corresponde con el ambiente en el que una población de lobos se desenvuelve, siguiendo la regla de Gloger, otra regla ecológica térmica que postula que el color del cuerpo de un animal de sangre caliente es más pálido en climas más secos que en climas más húmedos, donde predominan los colores oscuros.

Su vasta distribución ha permitido la aparición de distintas subespecies, que se diferencian en el tamaño, color y longitud del pelaje o en las proporciones del morro o las orejas. Se han descrito más de 50 subespecies de lobo, pero no se ha encontrado un verdadero consenso al respecto, y la lista ha sido también condensada, reduciendo las subespecies entre 13 y 15. Las más modernas clasificaciones basadas en estudios de ADN indican que habría unas 37 subespecies descritas en las que se incluirían al dingo y al perro (considerado una subespecie doméstica del lobo bajo el nombre de *Canis lupus familiaris*.

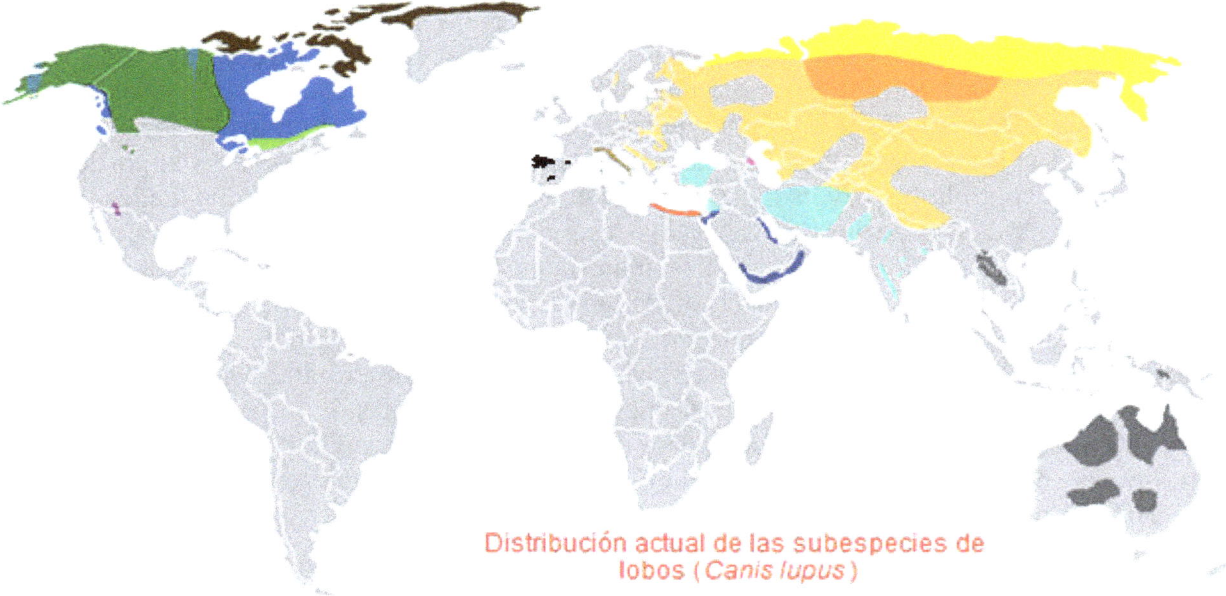

Distribución actual de las subespecies de lobos (*Canis lupus*)

Lobo de la tundra (Canis lupus albus), Lobo arábigo (canis lupus arabs), Lobo ártico (Canis lupus arctos), Lobo mexicano (Canis lupus baileyi), Lobo ruso (Canis lupus communis), Lobo caspiano (Canis lupus cubanensis), Lobo itálico (Canis lupus italicus), Lobo egipcio (Canis lupus lupaster), Lobo gris (Canis lupus lupus), Lobo de los bosques occidentales (Canis lupus lycaon), Lobo de las grandes llanuras (Canis lupus nubilus), Lobo del Mackenzie (Canis lupus occidentalis), Lobo asiático (Canis lupus palipes), Lobo ibérico (Canis lupus signatus), Dingo (Canis lupus dingo).

El lobo ibérico (*Canis lupus signatus*) es una subespecie que alcanza un tamaño medio, algo menor que otras subespecies de lobos europeos. Los machos alcanzan entre 1'30-1'80 m de longitud, con una altura de cruz que puede llegar a los 70 cm. Los machos adultos pesan generalmente entre 30-40 Kg (las hembras entre 20-35 Kg). Tienen la cabeza grande, orejas triangulares pequeñas y ojos oblicuos de color amarillento. El hocico presenta unas manchas blancas en los belfos denominadas bigoteras y su pelaje es heterogéneo, de tal forma que se describen unas franjas longitudinales oscuras o negras cubriendo la parte anterior de sus dos patas delanteras, una mancha oscura a lo largo de la cola, y otra mancha oscura alrededor de la cruz o lomo. El conjunto de estas marcas oscuras, son las que le han dado el nombre de *signatus* a esta subespecie de lobo, puesto que en latín significa *marcado*.

El lobo ibérico, presente en toda la Península Ibérica durante siglos, estuvo a punto de extinguirse en los años 70 del siglo XX, debido a que en España y durante el gobierno franquista se promovió una campaña de exterminio motivada por la superabundancia de este animal, acaecida tras la guerra civil española, y cuyo resultado fue la práctica erradicación de esta subespecie en todo el país, exceptuando la parte noroeste y algunas áreas aisladas de Sierra Morena. Gracias a la labor de naturalistas como Félix Rodríguez de la Fuente y una mayor concienciación popular la especie vuelve a estar en expansión. De todas formas, a nivel del Pirineo catalán (Sierra del Cadí) hay sospechas de que el lobo introducido es el lobo itálico y no el ibérico.

En comparación con otros depredadores carnívoros, la frecuencia con la que se han dado casos de ataques de lobos a personas es bastante baja y más si tenemos en cuenta su tamaño y su potencial predatorio. No obstante antes del siglo XX, la frecuencia de ataques era muy superior, sin duda, debido a animales enfermos y transmisores de la rabia, lo que provocaba una elevada mortalidad entre las víctimas.

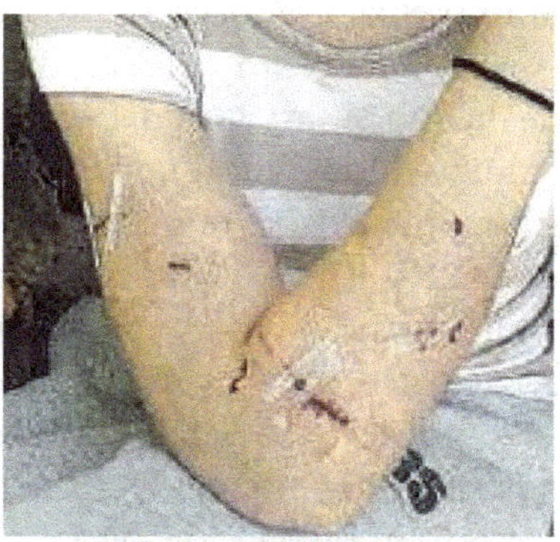
Lesiones producidas por el ataque de un lobo

Los lobos salvajes son normalmente tímidos y evitan el contacto con el ser humano y su reacción depende muchas veces de las experiencias anteriores que hayan tenido con humanos más que de un comportamiento natural propio. Cuando su hábitat es extenso y con suficiente comida, la tendencia es la de evitar el contacto con el ser humano, e incluso pueden llegar al extremo de abandonar una presa si notan la presencia de un humano cerca. De todos modos existen una serie de circunstancias que hacen que los lobos puedan mostrarse agresivos: la provocación, la habituación, el padecimiento de la rabia, la identificación equivocada, la irrupción territorial si hay presencia de cachorros, la escasez de presas estacionales o el cruce con personas que lleven perros pueden ser factores favorecedores de los ataques. En general, en contra de lo que se suele suponer, la mayoría de ataques se producen en los meses de verano, especialmente junio y julio, en los que las víctimas suelen ser preferentemente mujeres y niños. Estos ataques se producen solo durante un intervalo de tiempo, es decir, son temporales, dando a entender que el ser humano no es una presa típica del lobo, pero aún así los lobos que han atacado seres humanos pueden acabar por desarrollar y mantener una conducta depredadora sobre éstos hasta su muerte. Si los ataques se producen por lobos solitarios, se debe presuponer que estos ejemplares están enfermos de rabia.

Pueden cazar tanto de día como de noche gracias a su agudísimo sentido del olfato y a su visión nictálope, adaptada para ver con niveles muy bajos de luminosidad, debido a que sus ojos poseen el tapetum lucidum, una membrana colocada inmediatamente detrás de la retina que refleja la luz hacia la retina incrementando así la luminosidad sobre los fotorreceptores.

En cuanto a las estructuras anatómicas lesivas, los lobos y la mayoría de los perros de gran tamaño comparten idéntica dentadura: el maxilar tiene 6 incisivos, 2 caninos, 8 premolares y 4 molares, mientras que el maxilar inferior tiene 6 incisivos, 2 caninos, 8 premolares y 6 molares. Los cuatro premolares superiores y los primeros molares inferiores constituyen los dientes carnasiales, los cuales son herramientas esenciales para cortar carne. Los largos dientes caninos son también importantes, ya que están diseñados para mantener y contener a la presa.

Generalmente esperan a que la presa esté distraída para atacarla. No les gustan las persecuciones prolongadas, deteniéndose tras una persecución de 10 a 180 m. En estas persecuciones alcanzan velocidades punta de hasta 65 Km/h, velocidad que les permite realizar saltos de unos 5 m. En cuanto al mecanismo de caza, usualmente matan a las presas lanzándose sobre la zona trasera y el área del perineo, provocando un desangramiento. En ocasiones, saltan sobre la garganta, dañando severamente el paquete carotídeo-yugular y la tráquea.

En el hombre la mayoría de ataques que se han producido han sido debidos a lobos en fase furiosa de la rabia. Los lobos no son un reservorio natural de los lyssavirus productores de la rabia, pero los adquieren de otras especies, enfermando y pasando por una fase furiosa extremadamente activa, pudiendo ser capaces, un solo lobo, de infligir lesiones a más de 30 personas. En el ser humano las lesiones se producen sobre todo en extremidades, variando por tanto la pauta de caza. Un único mordisco puede causar una perforación de 10-15 cm de longitud. Los ataques provocan en las víctimas una serie de lesiones muy semejantes a las producidas por los perros y el protocolo de actuación frente a ellas es idéntico (Mordeduras, →Protocolo de actuación en mordeduras de animales).

Epidemiológicamente los ataques por parte de lobos no rabiosos, tras el control de la rabia salvaje en Europa y Norteamérica, es extremadamente raro. En Europa se calcula que habitan unos 20.000 lobos, en Rusia 40.000 y en Norteamérica unos 60.000. Entre los casos registrados en los últimos 50 años sólo se han producido 9 casos mortales. En el Mediterráneo Oriental y sobre todo en Oriente medio y Asia Central se siguen produciendo ataques por lobos rabiosos ya que en estos territorios así como en Africa los chacales representan un reservorio idóneo para los lyssavirus.

Los tipos de ataques pueden clasificarse en tres tipos: por rabia, ataques defensivos y ataques de predación. Los ataques por rabia pueden dar lugar a lesiones de variada gravedad, desde pequeñas laceraciones hasta grandes atricciones que conllevan a la muerte de la víctima en pocos minutos. Los ataques por lobos rabiosos suelen producirse en hombres adultos, trabajadores agropecuarios o de bosques. Los ataques de predación se produce sobre todo en niños <10 años y rara vez sobre adultos (en este caso las víctimas son preferentemente mujeres ya que los lobos seleccionan presas fáciles).

Prevención. Habitualmente los lobos son huidizos cuando se encuentran con los humanos. Sin embargo los hay que han perdido el miedo a las personas y se acercan a las zonas de camping, rutas de senderismo y a los excursionistas. Si un lobo aparece y actúa sin miedo, se tomarán las siguientes medidas de forma inmediata: a) no permitir que el lobo se acerque a menos de 100 m, b) se debe levantar los brazos y moverlos para parecer más grande; c) si la presencia se produce en un grupo humano, todas las personas actuarán al unísono para que el lobo perciba un mensaje claro de que no es bien recibido; d) alejarse de él lentamente sin darle nunca la espalda, e) hacer ruido, tirar palos, piedras, objetos o arena para amedrentarlo.

Respecto al entorno se puede prevenir la atracción de los lobos en busca de comida si se mantiene la zona de acampada limpia y ordenada. Se debe cocinar y almacenar los alimentos fuera de las zonas "dormitorio". Se deben suspender los alimentos, artículos de limpieza, bolsas de basura y otros artículos personales en cuerdas entre los árboles; y si se trata de zonas de acampada en la proximidad de ríos o playas, colocar estos enseres en el interior de las embarcaciones que no estén apoyadas en la orilla fuera del alcance de los animales, o bien, encerradas bajo escotillas. No permitir que los niños jueguen solos fuera del campamento, se han de mantener bajo control en todo momento. Mantener a las mascotas con correa y bajo control en todo momento, y mejor aún, no llevarlos a ser posible, en aquellas salidas donde se prevee la posibilidad de encuentros con animales salvajes grandes. No se debe enterrar la basura. Lavar los paltos en un recipiente y verter el agua sucia en ríos o el mar. Se deben utilizar como zonas de WC, terrenos alejados de la zona de acampada, y en la proximidad al mar se usarán las zonas de intercambio de marea para facilitar la eliminación de los excrementos, ya que los lobos pueden alimentarse de estos deshechos.

Dingo (*Canis lupus dingo*). Es considerado una subespecie del lobo, probablemente descendiente del lobo asiático. Se distribuye por Australia sobre todo en el norte y por el sureste de Asia, generalmente en pequeñas manadas en los bosques naturales. Los dingos adultos miden típicamente 48-58 cm con un peso promedio de 23-32 Kg. La mayoría de los dingos son solitarios, aunque normalmente pertenecen a manadas que se reúnen cada pocos días para socializar. Las manadas de dingos suelen tener de 3 a 12 miembros en zonas de poca actividad humana. Se distingue una jerarquía diferenciada: una para las hembras y otra para los machos. El tamaño del territorio del dingo tiene poco que ver con el tamaño de la manada y más con el terreno y las presas., pudiendo abarcar unos 250 Km^2.

El ataque a seres humanos por parte de dingos se considera un hecho raro. El mayor número de incidentes se ha producido en la Isla Fraser, constituida como un gran resort turístico donde la interacción entre el hombre y los dingos es muy alta. Aquí el comportamiento de los dingos ha variado, teniendo una dependencia importante en cuanto a la alimentación, debido a que estos animales son alimentados por el hombre e incluso se alimentan de los restos de comida; cuando ésta fuerte interacción falta se producen episodios de agresividad.

Se supone que los dingos podrían haber comenzado a considerar las fuentes de alimentos "humanos" (latas de basura, sobras de comida, regalos de comida, etc) como parte de su territorio y que los ataques contra seres humanos obedecen a que los dingos ven a los humanos como competidores y quieren proteger sus fuentes de alimento. También es probable que algunos dingos puedan considerar a los humanos como presas, especialmente a los niños, a los que teóricamente se les puede vencer. De hecho ya se han producido 2 muertes por este tipo de ataques. En los ataques de los dingos se ha observado cierta variabilidad: son frecuentes los ataques por parte de los machos durante la época de reproducción, y por parte de las hembras durante la época de cría de los cachorros.

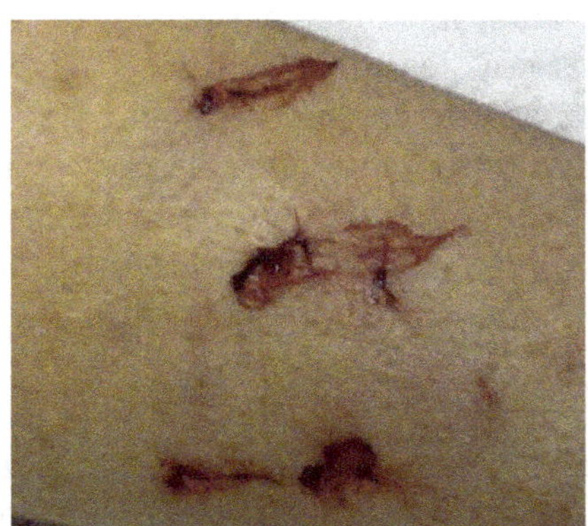
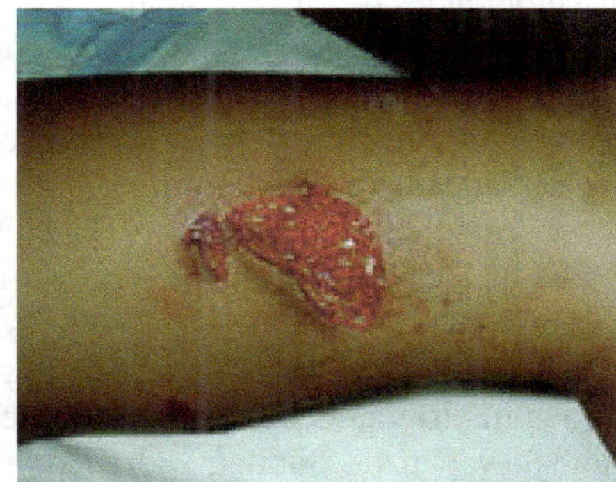

Lesiones producidas por dingos

El gobierno del estado de Queensland (Australia) ha realizado un estudio muy pormenorizado sobre los diferentes aspectos de los ataques a humanos por parte de los dingos en la Isla Fraser, dada su alta frecuencia. Durante el periodo 1996-2001 se produjeron 279 ataques de los cuales 39 fueron graves y hubo 1 caso mortal, al que recientemente se ha de añadir otro.

Las recomendaciones o actitudes a seguir para disminuir la interacción de los dingos con los seres humanos son las siguientes: control del número de visitantes de la isla (límite de número de visitantes/dia, límite de permisos de acceso con vehículos) y eliminación de centros de acampada localizados en áreas de alto riesgo. Se recomienda proporcionar información mediante reuniones o folletos explicativos así como asesoramiento adecuado a los visitantes sobre los dingos y sus posibles riesgos. En definitiva no deben dejar a los niños a su libre albedrío, sin control, y no se deben infringir las normas de actuación frente a los dingos (no suministrar comida tanto por descuido en las zonas de acampada como suministrarla directamente) ya que pueden conllevar elevadas multas e incluso la expulsión del territorio a modo de normas disuasorias.

En caso de amenaza de ataque se ha observado que mostrar una actitud sumisa frente al animal lo evita, mientras que tienden a ser agresivos cuando las personas huyen o actúan intimidando al animal. Es recomendable actuar como se haría frente a un perro doméstico: permanecer muy quieto y calmado sin gritar ni correr hasta que el dingo se vaya y entonces aprovechar para alejarse despacio hasta que el animal queda fuera de la vista, mostrar una actitud sumisa como se ha dicho (agachando la cabeza y sin mirar al animal fijamente), en todo momento conocer la situación de animal para no darle la espalda y, si debe hablar se hará con voz calmada y firme. Si finalmente se produce el ataque, se interpondrá un objeto que lo distraiga (chaqueta, abrigo, cartera, bolso, bicicleta…). En caso de que con el ataque se produzca la caída o derribo de la persona lo más conveniente es adquirir una posición fetal colocando las manos sobre la cabeza y la cara, y las rodillas sobre el abdomen, para evitar las lesiones serias que desfiguran la cara y las lesiones viscerales. El tratamiento final de las lesiones es idéntico en todos los cánidos: Mordeduras, →Protocolo de actuación en mordeduras de animales.

Coyote (*Canis latrans*). También conocido como chacal americano o lobo de la pradera, es una especie de cánido que se encuentra distribuida a lo largo de América del Norte y Central, hasta alcanzar Panamá en el sur. A diferencia del lobo, el coyote se ha extendido a raíz de la civilización humana compartiendo hábitats e incluso reproduciéndose con facilidad en las áreas metropolitanas. Los coyotes suelen medir un máximo de 76-86 cm de largo, (sin contar la cola de 30-41 cm), con una altura de cruz de 58-66 cm. Pesan, de promedio, unos 6'8-21 Kg, siendo los coyotes del norte más grandes que las subespecies del sur. Durante la caza, en la persecución, un coyote puede alcanzar velocidades de hasta 69 Km/h y puede saltar una distancia de más de 4 m.

A pesar de que se ha observado que los coyotes viajan en grupos grandes, la caza la realizan en parejas de dos en dos. La manada típica, generalmente más pequeña que las manadas de lobos y con asociaciones entre individuos menos estables, se compone de seis adultos y su comportamiento social es más acorde a la del dingo. Los coyotes son principalmente de actividad diurna pero debido a la presión de los seres humanos se han vuelto más activos por la noche, aún así se les puede ver, a menudo, durante el día.

Los coyotes son capaces de cavar sus propias madrigueras, aunque a menudo prefieren las madrigueras de marmotas o del tejón americano. El rango territorial suele ser de unos 19 Km de diámetro alrededor de la madriguera. En las zonas donde los lobos han sido exterminados, los coyotes llenan el nicho ecológico vacío y suelen prosperar en mejores condiciones que los lobos viviendo entre las personas. Han prosperado en ambientes suburbanos e incluso urbanos densamente poblados tras haber aprendido a evitar el contacto con el ser humano. Suelen localizarse en los parques y en los polígonos industriales.

Los ataques a humanos, por parte de coyotes, son poco frecuentes y rara vez causan lesiones graves debido al tamaño relativamente pequeño del coyote. Sin embargo la frecuencia de los ataques de coyotes hacia los seres humanos ha aumentado (en California, por ejemplo durante el decenio 1988-98 se produjeron 41 ataques, mientras que el periodo 1998-2003, en la mitad de tiempo, se produjeron 48 ataques).

Debido a la ausencia de acoso por parte de los residentes, los coyotes urbanos van perdiendo el miedo natural a los seres humanos, hecho que se ha empeorado desde que la gente alimenta deliberadamente a los coyotes. Algunos coyotes han comenzado a actuar agresivamente hacia los humanos, persiguiendo a corredores y ciclistas, o se enfrentan a personas que pasean a sus perros, e incluso acechando a niños pequeños, sobre todo a niños con una edad <10 años. En el periodo 1998-2010 sólo se han registrado 2 muertes por ataque de coyotes, debido a la pérdida sanguínea producida por las lesiones producidas en el cuello y a las fracturas vertebrales cervicales asociadas.

El ataque típico de un coyote suele ser un ataque directo al morder a nivel del cuello justo detrás de la mandíbula y por debajo de la oreja. La muerte comúnmente se produce por asfixia o por la pérdida de sangre. En niños mayores de 10 años o adultos el ataque se produce en la zona proximal de las piernas y flancos en los que la pérdida de sangre es la causa principal de la muerte del individuo. Cuando se ataca a presas más pequeñas (niños menores de 4-5 años, la mordedura se dirige al cráneo y la médula espinal, causando daño tisular masivo tanto intracraneal como endomedular u óseo. El tratamiento sigue las pautas del resto de cánidos: Mordeduras, →Protocolo de actuación en mordeduras de animales. Los consejos preventivos para evitar atques por parte de los coyotes son idénticos a los descritos para los lobos.

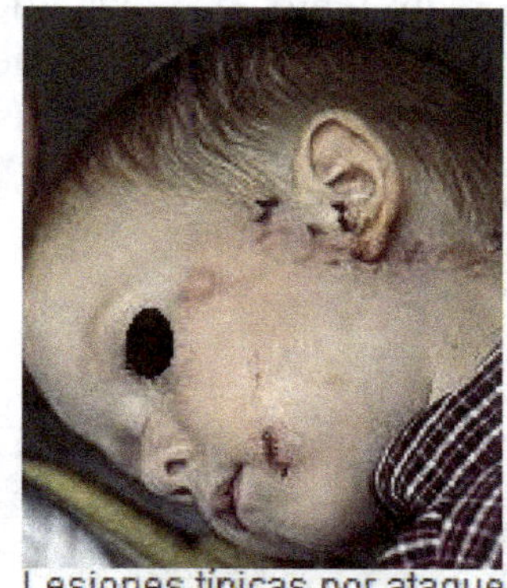
Lesiones típicas por ataque de un coyote

DROMEDARIOS

Los Camélidos son mamíferos rumiantes, originarios de las regiones desérticas de Asia y África del Norte. Estos animales son conocidos genéricamente como camellos, aunque existen dos especies muy diferenciadas: el dromedario (*Camelus dromedarius*), también llamado camello arábigo y que tiene una sola joroba, y el camello también denominado camello bactriano, con dos jorobas.

El dromedario está distribuido desde el noroeste de la India y las tierras bajas de Afganistán por el este, hasta la península Arábiga y Somalia por el sur, y a través de los desiertos norteafricanos por el oeste. Este animal ha sido introducido por el hombre en multitud de lugares; a modo de ejemplo se pueden citar los camellos de Australia, que llegaron allí durante las exploraciones inglesas del siglo XVIII, a partir de ejemplares transportados desde las Islas Canarias, siendo hoy día la única población que permanece en estado salvaje.

Es un animal semidoméstico que puede alcanzar un tamaño de 1'8-2 m de altura de cruz y la joroba se eleva unos 30 cm más sobre la espalda. Los ejemplares macho pueden llegar a alcanzar pesos que oscilan entre 400-600 Kg, mientras que las hembras con un promedio de 10 cm más bajas suelen pesar un 10% menos. Su anatomía muestra todo tipo de adaptaciones a la vida en los desiertos cálidos y arenosos donde vive. Así la joroba compuesta de grasa y tejido fibroso constituye una reserva alimentaria para el animal en época de escasez. Los dromedarios son capaces de conservar el agua de varias maneras: por la capacidad vascular de hacer fluctuar su temperatura corporal durante el día desde los 34ºC a 41,7ºC, y esta fluctuación en la temperatura corporal permite que el camello conserve el agua al no sudar a medida que aumenta la temperatura externa; o bien al formar grupos de camellos también evitan el exceso de calor desde el entorno al contactar unos contra otros. Los dromedarios pueden tolerar una pérdida de agua de más del 30% del total corporal, un efecto que es letal para la mayoría de otros mamíferos.

Los dromedarios suelen formar grupos de 2 a 20 individuos. La unidad social básica es la familia, compuesta por un macho y una o varias hembras, subadultos y jóvenes. El macho es el miembro dominante del grupo familiar. Son animales de alta resistencia, pudiendo aguantar sin beber varios días realizando travesías de 160 Km/día a un ritmo constante de 13-14'5 Km/h.

Se trata de animales poco agresivos, a excepción de la época de celo por parte de los machos, entre diciembre y marzo. El potencial de daño que pueden infligir radica en sus largos dientes. El dromedario posee 34 piezas dentales que va adquiriendo con el crecimiento. A la edad de 6-7 años alcanza la madurez plena y la dentición es completa. Sus largos incisivos pueden alcanzar hasta 4 cm de longitud acompañados de unas muelas cónicas y afiladas. La potencia media de su mordedura es de 275,8 N/cm^2.

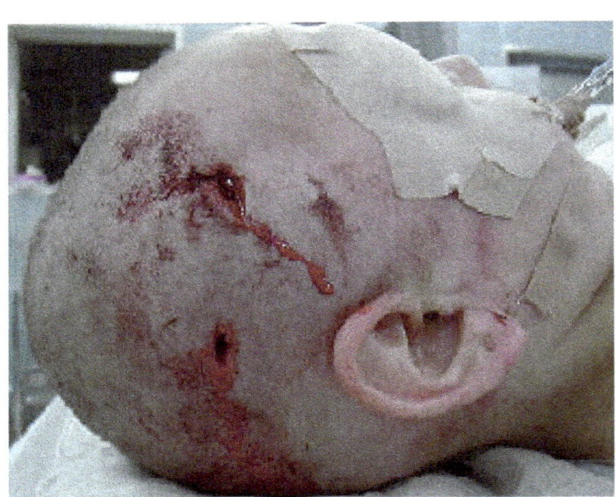

Mordedura por dromedario

Epidemiológicamente este tipo de mordeduras están producidas en el 84% de las ocasiones por machos y suelen darse durante los meses de invierno, cuando los camellos se asilvestran durante la época de cría. Las heridas suelen estar producidas sobre todo en las extremidades superiores (en el 94% de casos y el orden de frecuencia es: manos, dedos, brazos y antebrazos) y, menos frecuentemente en cara, cuello y tronco. Las lesiones sufridas varian desde pequeñas laceraciones hasta heridas profundas que comprometen el tejido óseo, pudiéndose ver fracturas asociadas en un 30% de casos con heridas profundas. Ha habido casos de avulsiones de cuero cabelludo, traqueostomía traumática, gangrena gaseosa y fractura luxación de mandíbula. Las amputaciones traumáticas de los dedos alcanzan el 3'3% de casos.

Lackmann clasificó las lesiones producidas por mordeduras dependiendo de la profundidad y del tipo de tejido lesionado. Dicha clasificación (tabla siguiente) se elaboró en base a las lesiones producidas por perros, pero hoy día se aplica a las lesiones por mordedura de animales domésticos y semidomésticos.

Tabla 79: Clasificación de Lackmann para lesiones por mordeduras de animales

Estadio	Lesiones tisulares
I	Lesión superficial sin compromiso muscular
II	Lesión profunda sin compromiso muscular
III	Lesión profunda con compromiso muscular y pérdida tisular
IV A	Lesión III + lesión vascular y/o nerviosa
IV B	Lesión III + lesión ósea y de órgano subyacente

En cuanto a las lesiones craneofaciales producidas por mordeduras de animales, un 50% sólo requieren aseptización y antibioterapia, un 10% requerirán tratamiento quirúrgico, y alrededor del 1% precisan de tratamiento neuroquirúrgico al asociarse las fracturas de cráneo con lesión de la dura y parénquima cerebral. Las mordeduras de los dromedarios, debido a la disposición dentaria y a su gran potencia de mordida, están muy bien adaptados para producir lesiones de grado III y IV de la clasificación de Lackmann.

La primera complicación de sus mordeduras es la sobreinfección, que alcanza hasta el 85% de los casos. La propagación hematógena puede llevar a sepsis, meningitis o endocarditis. La flora habitual que puede aislarse procedente de la saliva es polimicrobiana con presencia de *Staphylococcus aureus*, *Streptococcus pyogenes*, *Pseudomonas aeruginosa*, *Staphylococcus epidermidis*, *Staphylococcus aureus*, *Moraxella catarrhalis*, *Klebsiella pneumoniae*, *Escherichia coli*. *Xanthomonas campestis*, *Klebsiella oxytocca*, *Citrobacter freundii* y varias especies del género *Bacillus*. Este grupo de gérmenes procedentes de la saliva de los camellos muestra una alta multirresistencia antibiótica a estreptomicina, tetraciclina, cloranfenicol y eritromicina; y son muy poco sensibles a la gentamicina, penicilina y amoxicilina (no otros β-lactámicos testados), sobre todo si se trata de dromedarios utilizados en demostraciones circenses o los recluidos en zoos debido a que en sus piensos se introducen antibióticos.

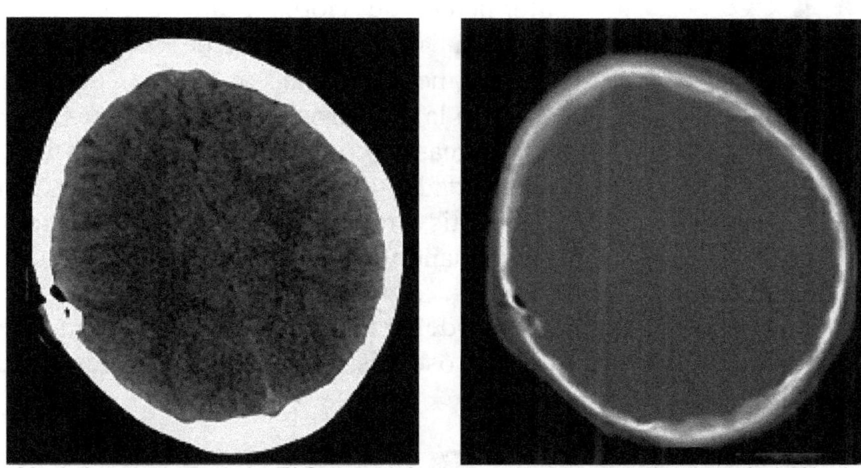

Mordedura de dromedario. TAC craneal: fractura craneal (ventana ósea) con inclusión de aire intracraneal y hemorragia local

Son muy sensibles al metronidazol y a las fuoroquinolonas tipo ciprofloxacino, oxoflacino, esparfloxacino y trovafloxacino (estas dos últimas deben reservarse mientras no aparezcan resistencias a los dos primeros). La pauta antibioterápica será combinada: metronidazol 500 mg/12h ev (en niños 10 mg/Kg peso/12h) + ciprofloxacino 500 mg/12h vo (en niños 10 mg/Kg peso/12h vo) o cefotiam (500 mg/8h ev). Una vez se tiene el resultado del antibiograma y cultivo, en la mayoría de casos, puede reemplazarse la pauta ev por clindamicina a dosis de 150 mg/8h vo.

En las heridas penetrantes puede producirse afectación ósea. Un tratamiento inadecuado de las heridas puede producir secuelas a largo plazo, que incluso las víctimas pueden no relacionar con el episodio del "accidente" ya que puede quedar atrás en el tiempo muchos meses o incluso años. Son comunes y más agudas la presencia de osteítis, osteomielitis o artritis sépticas como consecuencia directa de la mordedura. Los cambios a nivel óseo o articular se manifiestan en forma de periostitis, erosiones líticas óseas, inflamación flogótica de las articulaciones e incluso un estrechamiento de la línea articular a nivel falángico como ocurre en las mordeduras humanas de larga evolución.

En los casos crónicos, de muy larga evolución, se produce osteolisis con pérdida de fragmentos óseos largos, producido por la extrusión de un secuestro óseo debido a una osteomielitis crónica u osteolisis postraumática. Esta osteolisis puede extenderse a los huesos contiguos. En los casos estudiados con esta etiología común, por mordedura de dromedario, se da una imagen radiológica común consistente en una reducción concéntrica y gradual de la diáfisis hasta el extremo final conocido como signo del "caramelo chupado". En todo caso, debido a que no se acompañan de lesiones neurovasculares y a la ausencia de historia de secreción purulenta crónica y de fístulas recidivantes, se debe hacer el diagnóstico diferencial con otras entidades que cursan con osteolisis.

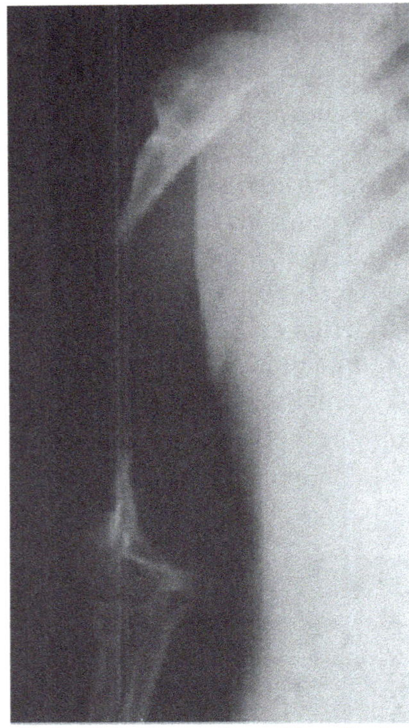

Osteolisis humeral con hipoplasia de cabeza humeral

Una de ellas es la osteolisis masiva, con disolución espontánea del hueso, conocida como enfermedad de Gorham que característicamente se inicia a nivel de parrilla costal y se asocia posteriormente a la aparición de angiomatosis. También la osteolisis se da en el contexto de entidades metabólicas como el hiperparatiroidismo y enfermedades del colágeno como la esclerodermia y la artritis reumatoidea. También se ha visto acompañando a lifangiectasias o como un signo más de la neurofibromatosis. Otra osteolisis, ésta de carácter idiopático, se asocia a osteoporosis generalizada y deformidades del cráneo (síndrome de Hadju-Cheney). Más recientemente se han registrado casos de osteolisis en partes acras tras mordeduras de serpientes y picaduras de escorpiones.

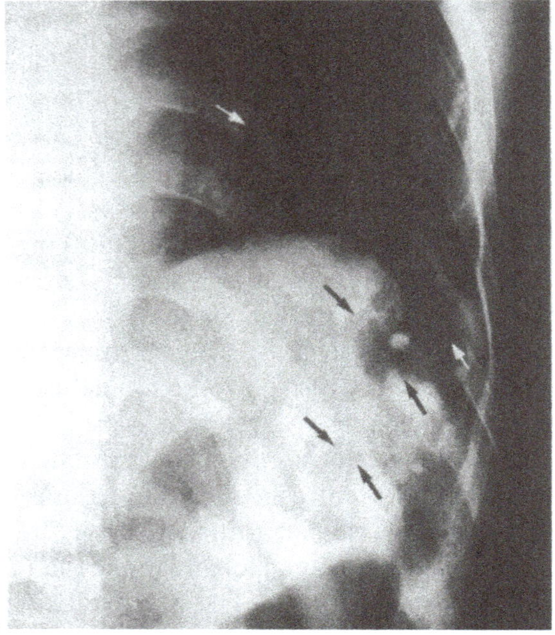

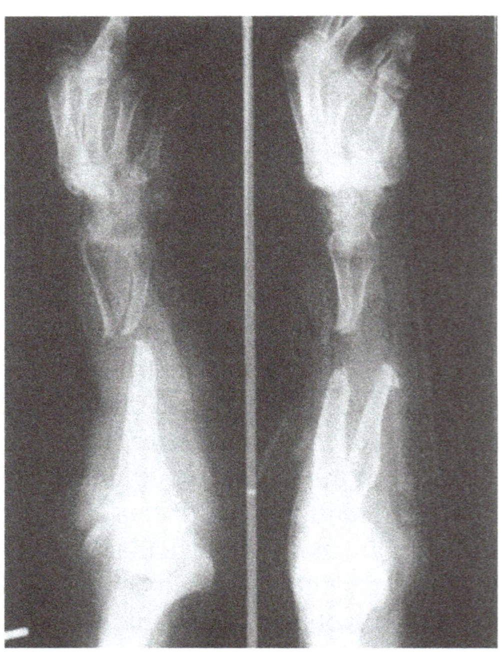

a) Osteolisis de las 8ª, 9ª y 10ª costillas izq con presencia de periostitis acompañante y herniación del colón por lesión hemidiafragmática; b) Osteolisis de radio y cúbito con presencia de osteoporosis distal; abajo osteolisis humeral incluso con hipoplasia de la cabeza humeral.

Como prevención se deben tener en cuenta las medidas comunes a todos los animales para evitar ser mordidos. En el caso concreto de los camellos hay que añadir que su carne forma parte de los platos gastronómicos en algunos países. Los turistas deben evitar comer carne de hígado cruda, si no hay garantías sanitarias, ya que se han dado casos de transmisión de peste bubónica.

PECES

La parte líquida del planeta es un hábitat para multitud de especies que pueden ser dañinas para el ser humano de forma diversa. Aún hoy día se tiene bastante desconocimiento del potencial toxinológico de muchas de estas especies. Se trata de un medio ajeno al ser humano, desde le punto de vista fisiológico, lo que dificulta el estudio de las especies. Rara vez los peces atacan activamente al ser humano, si exceptuamos a algunos habitantes marinos como tiburones y cocodrilos marinos, por ello, incluso las lesiones producidas por especies venenosas deben considerarse como accidentes fortuitos. En su medio muchos de estos incidentes se producen por el desconocimiento del riesgo que implica cogerlos o tocarlos por parte de nadadores, bañistas, surfistas, practicantes de esnórquel y submarinistas. En otros casos se trata de autenticos accidentes de carácter laboral por descuidos en la manipulación de ejemplares atrapados en las redes de pesca (pescadores, empleados de piscifactorías) o al limpiar acuarios (acuaristas).

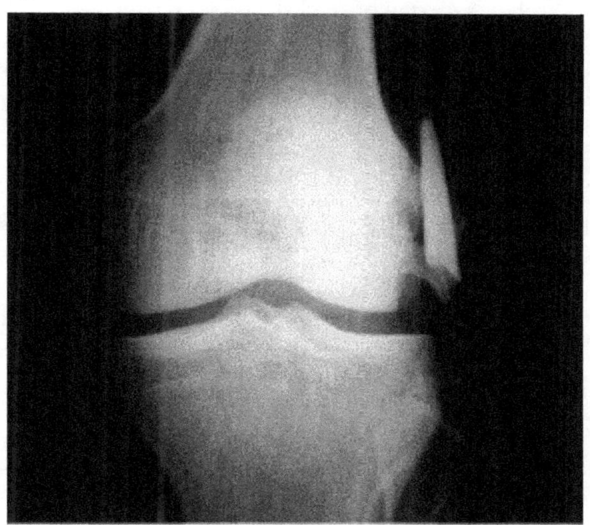

Fragmento del pico de pez espada (≈10 cm) enclavado a nivel capsular tras ataque fortuito

Los peces son causa de diferentes modalidades de daño en el ser humano. Pueden producir intoxicaciones por tratarse de animales venenosos activos con mecanismos de producción glandular de toxinas y mecanismos de inoculación del mismo (espinas o dientes). Estas especies, que utilizan el veneno para la captura de alimento, no utilizan su veneno para atacar al ser humano ya que este no entra en su esquema dietético. Otros peces son venenosos de forma pasiva: no poseen tejidos glandulares ni estructuras inoculadoras, pero son capaces de almacenar toxinas, obtenidas de otras especies marinas que sí las producen, a través de la cadena alimenticia y en consecuencia de forma pasiva pueden intoxicar al ser humano tras su ingesta (→Parte III, Toxinologia Ambiental).

Otros peces resultan peligrosos únicamente por la acción mecánica al morder, picar, pinchar o cortar debido a una serie de estructuras puramente mecánicas sin relación a estructuras venenosas. Que decir tiene, que en algunos casos pueden ser capaces de herir y producir lesiones lacerantes severas y al mismo tiempo envenenar. Finalmente un reducido grupo de especies son capaces de producir lesiones, no bien estudiadas, al generar descargas eléctricas (→Peces eléctricos).

En la siguiente tabla se da una relación de las especies capaces de producir daño mecánico al ser humano tanto en el medio marino como en el fluvial.

Tabla 80: Especies de peces lesivas para el ser humano

Familia	Nombre común	Nombre cientifico	Longitud media (cm)
Murenidos (morenas)	Morena verde	*Gymnathorax funebris*	230
	Morena manchada	*Gymnathorax moringa*	100
	Morena de boca púrpura	*Gymnothorax vicinus*	84
	Morena cadena	*Echidna catenata*	71
	Morena negra	*Muraena augusti*	130
	Morena mediterránea común	*Muraena helena*	150
	Morena gigante	*Gymnothorax javanicus*	239
	Morena de borde amarillo	*Gymnothorax flavimarginatus*	120
	Morena enmascarada	*Gymnothorax breedeni*	120
	Morena de puntos negros	*Gymnothorax flavagenius*	220
	Morena de boca blanca	*Gymnothorax meleagris*	120
	Morena amarilla	*Gymnothorax nudivomer*	120
	Morena leopardo	*Gymnothorax fimbriatus*	80
	Morena ondulada	*Gymnothorax undulatus*	110
	Morena gris	*Gymnothorax griseus*	65
	Morena pimienta	*Gymnothorax pictus*	120
	Morena de ojos blancos	*Gymnothorax thyrsoideus*	66
	Morena listada	*Echidna polyzona*	60
	Morena estrellada	*Echidna nebulosa*	75
	Morena parda	*Enchelycore pardalis*	92
	Morena víbora	*Enchelynassa canina*	152
	Morena robusta	*Muraena robusta*	186
	Mrena de bordes blancos	*Gymnothorax albimarginatus*	100
	Morena del Ganges	*Strophidon sathete*	350
Ofictidos (anguilas serpiente)	Morena serpiente	*Brachysomophis cirrocheilos*	156
	Anguila serpiente payaso	*Ophichthus bonaparti*	75
	Anguila serpiente	*Echiophis intertinctus*	110
Esfirénidos (barracudas)	Gran barracuda	*Sphyraena barracuda*	180
	Barracuda de aleta negra	*Sphyraena genie*	140
Balístidos (peces ballesta)	Pez ballesta payaso	*Balistoides conspicillum*	30
	Pez ballesta titán	*Balistoides viridescens*	75
	Pez ballesta de margen amarillo	*Pseudbalistes flavimarginatus*	60
	Pez ballesta de puntos amarillos	*Pseudobalistes fuscus*	55
	Calafate del Atlántico	*Balistes capriscus*	30
	Pez ballesta reina	*Balistes vetula*	60
	Calafate negro	*Melichthys niger*	35
	Pez ballesta de cola clara	*Melichthys vidua*	35
	Pez ballesta de rayas naranjas	*Balistopus undulatus*	30
	Pez Picasso	*Rhinecanthus aculeatus*	25
Tetraodóntidos (peces globo)	Pez globo estrellado	*Arathron estellatus*	100
	Pez globo cebra	*Feroxodon multistriatus*	90
	Pez globo argenteo	*Lagocephalus sceleratus*	96

	Pez globo de manchas azules	*Arathron caeruleopunctatus*	70
Diodóntidos (peces erizo)	Pez erizo pecoso	*Diodon hystrix*	80
	Pez erizo mapache	*Diodon holocanthus*	29
	Pez erizo enmascarado	*Diodon liturosus*	50
	Pez erizo enano	*Chilomycterus reticulatus*	70
	Pez ereizo rayado	*Chilomycterus schoepfi*	25
	Pez erizo de pico	*Cyclichthys orbicularis*	15
Belónidos (peces aguja)	Pez aguja mejicano	*Tylosurus crocodilus*	135
	Marao ojón	*Tylosurus acus*	100
	Pez aguja del Mar Rojo	*Tylosurus choram*	120
	Pez aguja de bandas	*Strongylura leiura*	80
	Agujón californiano	*Strongylura exilis*	100
	Pez aguja del Atlántico	*Strongylura marina*	110
	Pez aguja del Senegal	*Strongylura senegalensis*	150
	Agujón maya	*Strongylura hubbsi*	49
	Agujón de quilla	*Platybelone argalus*	45
Holocéntridos (peces ardilla)	Pez ardilla gigante	*Sargacentros spiniferus*	45
	Pez ardilla de cola blanca	*Sargacentros caudimaculatus*	25
	Pez ardilla diadema	*Sargacentros diadema*	17
	Pez ardilla samara	*Neoniphon sammara*	32
	Pez ardilla de mandíbulas largas	*Neoniphon marianus*	22
	Pez ardilla	*Holocentrus adscensionis*	46
Uranoscópidos (miracielos)	Miracielo de barba blanca	*Uranoscopus sulphureus*	38
	Miracielo marmóreo	*Uranoscopus bicinctus*	27
Acantúridos (peces cirujano)	Pez cirujano azul del Caribe	*Acanthurus caeruleus*	36
	Pez cirujano pardo	*Acanthurus bahianus*	36
	Pez cirujano común	*Acanthurus chirurgus*	35
	Pez cirujano listado	*Acanthurus lineatus*	38
	Pez cirujano rayado	*Acanthurus sohal*	40
	Pez cirujano convicto	*Acanthurus triostegus*	27
	Pez cirujano de Aquiles	*Acanthurus achilles*	25
	Pez cirujano de borde dorado	*Acanthurus nigricans*	21
	Pez cirujano de garganta blanca	*Acanthurus leucosternon*	23
	pez cirujano de la mancha amarilla	*Acanthurus olivaceus*	35
	Pez cirujano herradura	*Acanthurus tennenti*	31
	Pez cirujano de cola blanca	*Acanthurus nigricauda*	40
	Pez cirujano de aleta amarilla	*Acanthurus xanthopterus*	62,5
	Pez cirujano coronado	*Acanthurus dussumieri*	54
	Pez cirujano chocolate	*Acanthurus pyroferus*	29
	Pez cirujano de espina negra	*Acanthurus bariene*	42
	Pez cirujano alargado	*Acanthurus mata*	50
	Pez cirujano moteado	*Acanthurus guttatus*	28
	Pez cirujano estriado	*Acanthurus striatus*	26
	Pez cirujano de anillo dorado	*Ctenochaetus strigosus*	24
	Pez cirujano azul	*Paracantjurus hepatus*	26

	Pez cirujano vela	*Zebrasoma veliferum*	40
	Navajón de aleta de vela	*Zebrasoma desjardnii*	40
	Prionúrido indonesio	*Prionurus chrysurus*	47,5
	Pez unicornio elegante	*Naso elegans*	45
	Pez unicornio de cuchillas amarillas	*Naso lituratus*	46
	Pez unicornio de nariz corta	*Naso unicornis*	70
	Pez unicornio de labios blancos	*Naso annulatus*	100
	Pez unicornio lustroso	*Naso hexacanthus*	75
	Pez unicornio de nariz larga	*Naso vlamingi*	75
Carácidos (pirañas)	Piraña	*Pygocentrus natterei*	33,5
	Piraña del Orinoco	*Pygocentrus cariba*	35
	Piraña roja gigante	*Pygocentrus piraya*	40
	Piraña verde	*Serrasalmus brandtii*	21,5
(Peces grandes)	Mero australiano	*Epinephelus lanceolatus*	260
	Mero guasa	*Epinephelus itajara*	240
	Mero patata	*Epinephelus tukula*	200
	Pez loro de cabeza gibosa	*Bolbometapon muricatum*	130
	Pirarucú	*Arapaima gigas*	300

Las morenas son depredadores activos sobre todo durante el crepúsculo y la noche. Se disitinguen de las serpientes marinas por poseer el cuerpo y cabeza aplanados lateralmente. Pasan el dia en agujeros o grietas del arrecife o paredes rocosas. Las morenas poseen, en algunos casos, dientes cortos y romos pero otras especies tienen colmillos afilados como auténticas agujas y arqueados ligeramente hacia atrás, ideales para sujetar presas resbaladizas. La disposición y la forma dependen de la especie, además de cambiar su mrofologia durante el crecimiento. Los dientes más largos se encuentran en la zona anterior y en la linea central de la mandíbula superior, mientras que los dientes de la zona lateral y posterior, más cortos, están dispuestos como una sierra. Y en algunas especies existen unas filas de dientes más pequeños accesorios.

Estos animales, al contrario de la opinión popular más extendida, apenas representan un peligro para los buceadores. Las morenas abren y cierra la boca regularmente, y esto suele interpretarse como un signo de amenaza, aunque en realidad se trata de un comportamiento fisiológico de la función respiratoria: al no poseer opérculos braquiales deben bombear agua rica en oxígeno a través del estrecho conducto braquial mediante los movimientos de la boca. Eso no debe hacer bajar la guardia a los buceadores o practicantes de esnórquel ya que una apertura exagerada de la boca sí que es un signo de amenaza.

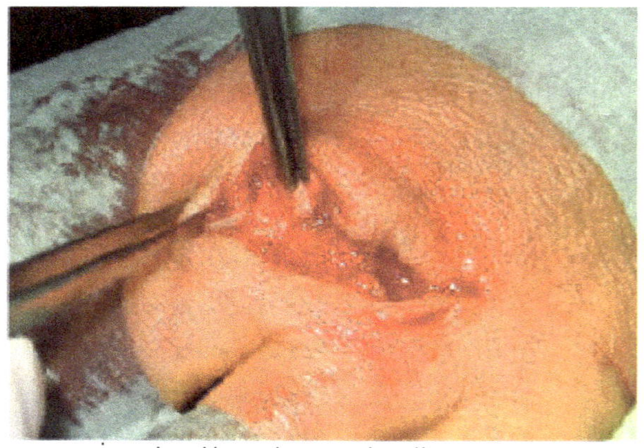

Lesión cutanea y tendinosa por mordedura de morena

Pocas son las especies que se muestran agresivas activamente frente a los buceadores, y la mayoría son del Indopacífico. Entre ellas destaca por ser muy agresiva la morena enmascarada (*Gymnothorax breedeni*) que se encuentra en los alrededores de las Islas Comores, Seychelles, Maldivas y la Polinesia Francesa.

La mayoría de accidentes se producen por comportamientos imprudentes y erróneos. Sus mordeduras son dolorosas y debido a sus afilados dientes pueden producirse desgarros importantes en los tejidos blandos incluso con lesiones tendinosas o amputación de dedos. Su mordedura no es venenosa como se cree, ya que en estudios detallados ha quedado demostrado que sus dientes no son acanaldados para transporte de veneno ni en la boca se han encontrado glándulas venenosas. Sin embargo se presupone que la morena de bordes blancos (*Gymnothorax albimarginatus*) que habita en las costas de Japón y Taiwan puede contener toxinas en su saliva ya que sus mordeduras, poco importantes desde el punto de vista lesivo, resultan ser extremadamente dolorosas. Otra especie, la morena amarilla (*Gymnothorax nudivomer*), puede ser de tacto peligroso al protegerse impregnando de veneno su piel y mucosas. Los únicos casos mortales con respecto a las morenas se ha debido a su consumo ya que algunas especies ocasionalmente son ciguatóxicas (→Ciguatera).

Las barracudas son peces grandes, depredadores fuertes y activos, capaces de acelerar y atrapar a sus presas muy deprisa. Están presentes en todos los mares tropicales y subtropicales del mundo, aunque la gran barracuda no se encuentra el el Pacífico oriental. Sus armas son unos dientes grandes, largos, planos y muy afilados en sus bordes que incluso le permiten partir en dos a una presa de su mismo diámetro. Los dientes más grandes se encuentran en el centro de la mandíbula superior mientras que los dientes laterales forman una línea de sierra continua. Los ejemplares más grandes y adultos suelen ser solitarios y, a veces, se acercan a los buceadores de forma inadvertida y los siguen, en un comportamiento algo inquietante, por el arrecife. Los individuos más jóvenes suelen permanecer en grupo durante el dia, preferentemente cerca de la costa y en desembocaduras fluviales, mientras que se dispersan por la noche para cazar.

La mala fama de las barracudas no está muy justificada. No hay informes de ataques provocados por parte de estso animales. Si no hay provocación por parte de los buceadores no se producen ataques en las aguas transparentes. Algunos incidentes se han producido en aguas turbias al confundir objetos plateados (relojes o joyas de los buceadores) con presas. Las especies que habitan en el Caribe no son aptas para el consumo ya que suelen ser ciguatóxicas.

Los peces ballesta son pacíficos excepto en las épocas de incubación en las que las hembras muestran una marcada conducta territorial frente a la presencia de buceadores. Las fases de desove depende de las fases lunares, situando los nidos en pendientes arenosas y en mesetas o canales. La defensa del nido abarca un espacio de unos 12-15 m de perímetro y hasta 10 m por encima del mismo. Estos peces poseen una boca pequeña pero sus dientes son fuertes y desproporcionadamente poseyendo 4 grandes dientes en la parte más anterior de la mandíbula y orientados hacia adelante grandes (en el pez ballesta titán éstos pueden alcanzar hasta 4 cm de longitud).

Los ataques se produce cuando un buceador se acerca a menos de 15 m del nido o un practicante de esnórquel pasa nadando inadvertidamente por encima del nido (se han producido ataques cuando el nido se encuntrada hasta 10 m por debajo del nadador). Las especies más agresivas con diferencia son las especies grandes que habitan en el Océano Indico y Pacífico occidental: sobre todo el pez ballesta titán (*Balistoides viridescens*), después el pez ballesta de puntos amarillos (*Pseudobalistes fuscus*) y finalmente el pez ballesta de margen amarillo (*Pseudbalistes flavimarginatus*). En un primer momento se produce un ataque de advertencia: el pez nada rápidamente hacia el nadador hasta llegar a las proximidades del mismo y da la vuelta, si esto no amedrenta al intruso el siguiente ataque consistirá en un golpe con su hocico produciendo hematomas o bien puede llegar a morder en cuyo caso puede mantener la mordida un rato e incluso estirar de la zona dérmica agarrada pudiendo producir desgarros con pérdida de sustancia de hasta 8 mm de diámetro y profundas de hasta 3-4 cm que pueden precisar de sutura y cubertura por un cirujano plástico.

Los peces globo son venenosos, pero la mayoría de buceadores que se encuentran con ellos no los conideran peligrosos. Su peligro mecánico se centra en una fuerte dentadura con unos dientes grandes fusionados en la parte anterior a modo de pico: su mordedura suele acarrear no sólo las lesiones propias por picotazo o mordedura, capaces de arrancar fragmentos epidérmicos o amputar dedos, sino porque las heridas se pueden contaminar con la tetrodototoxina que estos peces producen (→Tetrodotoxismo). Es especialmente feroz el pez globo cebra (*Feroxodon multistriatus*) que habita en las costas norte y este de Queensland (Australia) ya que incluso ataca sin provocación previa.

Los peces erizo son los parientes próximos de los peces globo y como ellos poseen una dentadura fusionada en forma de pieco pero de menor tamaño. Poseen como mecanismo lesivo característico una serie de espinas distribuidas por todo el cuerpo. En las especies de los géneros *Chilomycterus* y *Cyclichthys* son rígidas, mientras que en otras especies (*Diodon spp*) poseen espinas flexibles, largas y orientadas hacia atrás que el pez eriza en caso de amenaza pudiendo producir heridas puntiformes profundas a pesar de su flexibilidad. Los accidentes suelen producirse de noche, cuando son más activos, y siempre por picadura, y más raramente por mordedura.

Los peces aguja presentan un espectacular cuerpo aerodinámico (muy alargado y fino con una mandíbula convertida en una auténtica lanza) que les permite nadar a una gran velocidad e incluso salir catapultados fuera del agua. Están presentes en todos los mares tropicales y templados del planeta y viven muy cerca de la superficie.

El mayor riesgo lo constituye su mandíbula en forma de lanza que puede clavarse a gran velocidad provocando heridas transfixiantes que alcanzan en ocasiones órganos vitales (corazón, encéfalo, pulmón) provocando la muerte casi de forma instantánea. Prácticamente todos los accidentes se producen por la noche cuando los peces aguja se lanzan a gran velocidad sobre fuentes de luz (de pequeñas barcas de pesca o portadas por nadadores o buceadores).

Los peces ardilla son un pescado muy apreciado en todo el Indopacífico y se pescan abundantemente. Su peligro estriba en la presencia de una fuerte espina en la esquina inferior del opérculo braquial, orientada hacia atrás; además poseen espinas de menor tamaño en las aletas dorsal, anal y pectoral. Los accidentes se producen al manipular a los peces capturados en las redes. Su picadura produce un dolor punzante que puede pasar a ser latente después de un lapso de tiempo y extenderse a toda la extremidad, sin que presenten envenenamiento por toxinas.

Los miracielos son pequeños peces que permanecen enterrados en el fondo. Su peligro se debe a que poseen una espina orientada hacia atrás que está en labase de las aletas pectorales. A pesar de que la espina posee dos acanaladuras longitudinales, no existe ningun tipo de glándula venenosa asociada a ella. A parte de las heridas punzantes que produce el accidente fortuito con estos peces, poseen unos órganos eléctricos detrás de los ojos que pueden producir pequeñas descargas (→Peces eléctricos).

Los peces cirujano deben su nombre a la presencia de unas cuchillas que poseen a ambos lados del pedúnculo de la aleta caudal, protegidas en una ranura. Los peces cirujano verdaderos poseen una cuchilla a cada lado con carácter desplegable, cosa que se consigue, no por la acción de músculos, sino por el arqueamiento excesivo de la cola hacia un lado. Los peces unicornio poseen en general dos cuchillas a cada lado de la aleta caudal y los prionúridos 3 o más cuchillas a cada lado. Además los peces unicornio y prionúridos poseen espinas venenosas, de poca entidad toxinológica, localizadas en la segunda aleta dorsal, la segunda aleta anal y las aletas ventrales durante la fase larvaria.

Las lesiones por corte de estas cuchillas duelen más de lo que cabe esperar, aunque no se ha aislado el efecto de ninguna toxina en las lesiones. El dolor se autolimita en las siguientes 12h, aunque en ocasiones se produce extensión y edematización de toda la extremidad durante unos 10 días.

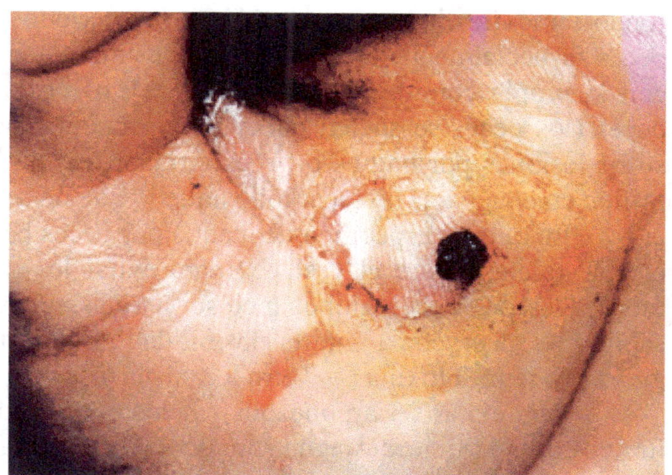
Mordedura de piraña

Los peces grandes son un riesgo por su propia corpulencia y por su gran fuerza. Los meros y peces fluviales grandes como el pirarucú son capaces de agarrar con sus múltiples dientes afilados a un buceador o nadador al sentirse amenazado. Si bien las lesiones causadas son laceraciones superficiales, debido a su fuerza pueden arrastrar al individuo hacia el fondo produciéndose la muerte por ahogamiento. Otras veces arremeten contra el individuo simplemente golpeándolo pudiendo causar un traumatismo con pérdida de conocimiento que en el fondo del amr se traducirá en otro tipo de muerte por ahogamiento. Respecto a las pirañas, éstas en su hábitat no son peligrosas, incluso algunas especies son herbívoras. Los pocos accidentes registrados se deben a la manipulación de los pescadores al intentar sacarlas de la red produciendose heridas puntiformes en manos que pueden ser profundas.

Prevención. De forma general, si se viaja, es necesario informarse sobre los animales venenosos en el país de destino: aspecto, forma de identificación, hábitats y conducta. En las playas y costas rocosas se debe usar calzado de playa o baño con suelas resistentes, y de esta manera al caminar en aguas someras evita sufrir heridas por peces con espinas y erizos presentes en el fondo enterrados en la arena. No se debe nadar cerca del fondo arenoso ya que las rayas enterradas en la arena pueden golpear con la espina de la cola al sentirse amenazadas. Bañarse en las playas y el mar por la noche conlleva un riesgo mayor. Los erizos son más abundantes por la noche, además de ser muy difícil reconocer a las medusas y de que los tiburones y otros peces depredadores son más activos por la noche.

En algunas zonas donde son abundantes las medusas altamente tóxicas (costa norte y este de Australia) se aconseja utilizar el denominado "*stinger suit*" (traje de baño de cuerpo entero) suficiente para evitar el contacto con los nematocistos.

En las zonas arenosas de la playa es conveniente caminar arrastrando los pies y no pisar desde arriba. Esta técnica permite que los posibles animales venenosos enterrados en la arena detecten el movimiento y tengan tiempo de huir.

Si realiza excursiones en barca y desea saltar desde ésta al agua, primero debe fijarse en lo que hay en el agua, y si salta en zonas someras hay que hacerlo con zapatos para evitar pisar peces piedra o rayas

Las precauciones que deben tener en cuenta los buceadores son las siguientes: a) controlar la flotabilidad y tener cuidado al llegar al fondo, b) no nadar justo por encima de los arrecifes, c) no introducir las manos en cavidades, grietas o agujeros ya que son el escondrijo de animales venenosos (por ejemplo, si se buscan langostas, éstas suelen compartir los escondrijos con las morenas), d) dejar siempre una vía de huida a las rayas, e) no situarse en círculo alrededor de los animales peligrosos, f) tener precaución con las serpientes marinas aparentemente muertas (a veces pueden permanecer en el fondo inmóviles hasta más de 15' en los periodos de descanso), g) no alimentar a los peces (especialmente a los peces grandes que pueden confundir los dedos del buceador con la propia comida que se les ofrece), h) no bucear introduciéndose en grupos de peces (los peces se suelen poner nerviosos ante una presencia extraña y es más fácil sufrir lesiones por bagres o peces cirujano), i) no llevar relojes o joyas plateadas que brillen en el agua, j) no tocar todo aquello que no se conozca.

En el caso específico de ataque por peces ballesta es suficiente colocar un objeto estable (aletas) entre él y el pez para evitar los daños por la mordedura. En caso de mordedura por peces globo, incluso si éstas son vanales, se debe acudir a un centro sanitario con urgencia ante la posibilidad de desarrollar un cuadro de envenenamiento grave por tetrodotoxina (→Tetrodotoxismo).

Para evitar ser arponeados por los peces aguja se aconseja no utilizar fuentes de luz en la superficie del agua, donde suelen habitar estos peces, y en caso de salidas nocturnas en pequeñas embarcaciones los pasajeros no deben situarse próximos a las fuentes de luz.

En presencia de peces grandes (meros), el sentido común dice que es mejor mantener las distancias. En caso de encuentro fortuito se aconseja alejarse de él y acercarse a otros buceadores ya que estos peces grandes no atacan a un grupo de buceadores. Si finalmente el individuo queda atrapado por un pez grande, hay que intentar zafarse de él por todos los medios, resultando útil el introducir con fuerza un dedo en uno de los ojos.

Tratamiento. En el caso de los peces aguja con heridas transfixiantes, se procederá a mover a la víctima y a evitar que el pez siga moviéndose si está vivo. Para ello se cortará el pez por detrás de la cabeza y no se extraerá si se halla enclavado en la víctima procurando lavar los restos con agua salada y no manipular la herida. Se debe trasladar de forma urgente a un centro sanitario para la extracción de la aguja de forma quirúrgica.

Cuando se trate de las heridas producidas por las cuchillas de un pez cirujano se se hará inicialmente una limpieza de la herida y si se trata de un paciente con desarrollo de edema de toda la extremidad se procederá a hacer baños diarios en agua caliente (43-45ºC) con sulfato magnésico.

Infección AEEVM.

Muchos organismos marinos son capaces de inocular venenos a través de picaduras, y otros son capaces de producir lesiones traumáticas por mordeduras o heridas punzantes. En todos los casos, cuando hay cualquier tipo de solución de continuidad en la piel se pueden producir infecciones secundarias por las bacterias que habitan en todo medio acuático. Y este riesgo se mantiene fuera del agua, sobre todo en personas que manipulan pescado. Otros organismos son capaces de transmitir enfermedades por bacterias "acuáticas" fuera de su medio, como ocurre al utilizar sanguijuelas con fines medicinales pudiendo desarrollar sobreinfecciones por *Aeromonas*.

También es cierto, que estas infecciones se pueden producir no sólo por seres vivos sino tras sufrir traumatismos por objetos inmersos en el agua, durante la reparación de barcos, en pescadores al manipular anzuelos… La exposición al agua con pequeñas lesiones puede ser causa, aunque más excepcional, del mismo tipo de infecciones. Un ejemplo de ello fue la primera vez que se diagnosticó un brote infeccioso por *Aeromonas*, hecho ocurrido en Australia en 2004, cuando el 40% de los jugadores de un partido de rugby practicado sobre lodo desarrollaron una infección;

todos los enfermos presentaban pequeñas lesiones que les predispusieron a contaminarse por la bacteria proveniente del agua de un río con la que se preparó el terreno de juego.

Son múltiples los gérmenes capaces de producir infecciones, y tanto pueden proceder del mar como de agua dulce, de agua de acuarios e incluso piscinas. Los más frecuentes son: *Aeromonas hydrophila*, *Vibrio vulnificus*, *Mycobacterium marinum*, *Edwardsiella tarda* y *Erysipelothrix rhusiopathiae*. Atendiendo a las iniciales de los gérmenes se ha creado el acrónimo AEEVM, siglas por la que se conocen médicamente este grupo de infecciones. En cuanto a las dos primeras especies, suelen ser causa de sepsis en pacientes de alto riesgo, mientras que *Mycobacterium* y *Erysipelothrix* suelen producir afecciones locales sin asociarse a cuadros sistémicos. La infección y tratamiento específico de *Aeromonas spp* se explica en el capítulo: Hirudíneos, → Infección por Aeromonas.

Sintomatología. Todos estos gérmenes patógenos pueden producir una serie de infecciones variadas de piel y tejidos blandos subyacentes: celulitis, abscesos, estima gangrenoso, fascitis, miositis y procesos necrotizantes entre otros. El aspecto clínico no es patognomónico de cada especie, aunque el aspecto y características clínicas en algunos casos sugieran una determinada etiología. La severidad de la infección dependerá de la patología de base del paciente: más severa en pacientes inmunodeprimidos, con neoplasias o hepatópatas.

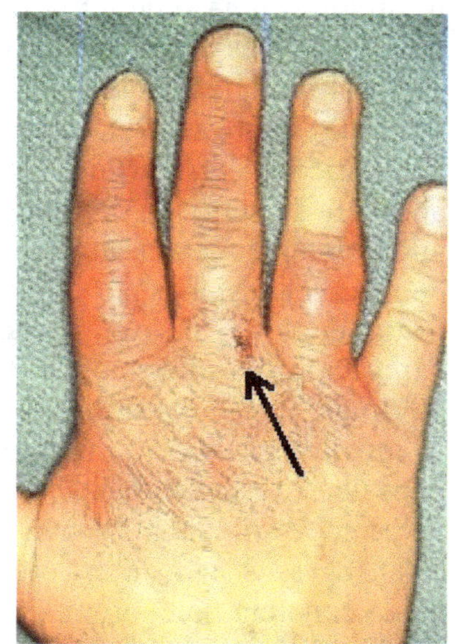
Erisipeloide de Rosenbach, la→indica la puntura de la espina de pescado

Vibrio vulnificus tiene predisposición de género. El 75% de casos se produce en hombres ya que se ha visto que para su proliferación precisa de presencia de Fe sérico elevado, elemento del que mantienen niveles bajos muchas mujeres. Suele producir una infección agresiva de los tejidos subcutáneos con formación de flictenas sanguinolentas, celulitis y necrosis de tejidos blandos subcutáneos. Progresa rápidamente por estos tejidos con presencia de fiebre y riesgo de sepsis.

Las lesiones de *Mycobacterium marinum* se presentan como pápulas concentradas en una extremidad, especialmente presentes en dorso de manos, pueden también observarse en dorso de antebrazos, codos, rodillas, y dorso de los pies. Las pápulas avanzan hacia la ulceración superficial y formación de cicatrices. Muchas veces las lesiones son solitarias, observándose una propagación de las mismas de forma ascendente, semejante a lo que ocurre en la esporotricosis. Suelen presentarse linfangitis regionales con frecuencia ero sin llegar a producirse adenopatías.

En cuanto a *Erysipelothrix rhusiopathiae* causa una reacción cutánea, conocida como erisipeloide de Rosenbach, localizada en los dedos de las manos, sobre todo en pescadores o envasadores de productos del mar. Finalmente las infecciones cutáneas y subcutáneas por *Edwardsiella tarda* son poco frecuentes, manifestando de forma semejante a una celulitis simple secundaria a infección por *Staphylococcus aureus* o por estreptococos β-hemolíticos, y que en casos de pacientes hepatópatas se puede complicar con una bacteriemia fulminante.

Siempre se deben realizar pruebas diagnósticas para identificar el agente causal de la infección. Se hará la tinción de Gram y cultivo de muestras procedentes de la herida infectada. Los cultivos se incubarán a 35ºC y 28-32ºC ya que *Mycobacterium marinum* crece a temperaturas más bajas. Si hay afectación sistémica se puede entonces realizar un hemocultivo. Siempre se debe realizar una anamnesis muy meticulosa para evaluar la posibilidad de sintomatología asociada por envenenamiento.

Tratamiento. Se recomienda realizar una cobertura antibiótica en los pacientes con este tipo de infección, utilizando para ello fármacos capaces de actuar frente al estreptococo β-hemolítico y *Staphylococcus aureus* ya que estos pueden colonizar la piel normal y ser la causa de la infección de la herida por animales marinos, siendo indistinguible clínicamente de los cuadros dérmicos producidos por los patógenos marinos. Además la cobertura de amplio espectro queda también justificada ya que las infecciones relacionadas con el agua suelen ser polimicrobianas.

El tratamiento pasa por la necesidad de tomar la decisión de hospitalizar o no a un paciente afecto por este tipo de infecciones, pero no hay directrices protocolizadas que ayuden a tomar esta decisión. Se ingresarán aquellos pacientes que muestren signos sistémicos de infección con presencia de fiebre, escalofríos, rigidez muscular y leucocitosis y, más aún, si se trata de ancianos y diabéticos. También deben ser ingresados pacientes hepatópatas, pacientes oncológicos o con inmunodeficiencias ya que todos ellos no siempre manifiestan signos de toxicidad sistémica relacionada con la infección. En caso de tomar la decisión de realizar tratamiento ambulatorio se deberán hacer controles de las heridas cada día durante 48h.

Etiológicamente la mayoría de infecciones relacionadas con organismos marinos son polimicrobianas a las que se debe añadir la flora cutánea humana (estreptococo beta hemolítico y *S aureus*) que pueden contaminar las lesiones. Por este motivo la cobertura antibiótica será de amplio espectro. Los regímenes de tratamiento empírico antibioterápico se basan en los organismos más susceptibles de causar infección en el contexto de lesiones por organismos marinos, o simplemente, en el entorno acuático. La pauta engloba el uso de dos antibióticos y un tercero dependiendo del tipo de exposición: 1) cefalosporina de primera generación (las más adecuadas son la cefalexina 500 mg/6h vo o cefazolina 1 g/8h ev) o clindamicina (300 mg/6h vo o 600 mg/8h ev), 2) levofloxacino (750 mg/día) y, 3) metronidazol (a dosis de 500 mg/6h) si la lesión o exposicón se ha producido en aguas residuales o contaminadas, aunque este antibiótico no es necesario añadirlo si el régimen incluye clindamicina; o bien, se usará doxiciclina (100 mg/12h) para la cobertura del género *Vibrio* en lesiones por agua de mar. Esta pauta concreta no cubre la infección por *Mycobacterium marinum*, ya que este germen produce infecciones de carácter subagudo y no sistémicas.

Cuando las técnicas del laboratorio de microbiología sean capaces de identificar al patógeno específico causante de la infección AEEVM se realizará un tratamiento antibioterápico de menor espectro. Cuando se trate de *Edwardsiella tarda* se puede administrar ampicilina (pero no penicilina G), aminoglucósidos, fluoroquinolonas o trimetoprim-sulfametoxazol. En caso de infección por *Erysipelothrix rhusiopathiae*, sus lesiones suelen resolverse espontáneamente en unas 3 semanas, pero aún así se recomienda la terapia antibiótica para acortar la enfermedad y evitar las recaídas. Si se confirma la infección por *Vibrio vulnificus*, se comenzará de forma inmediata un tratamiento antibiótico agresivo en una UCI.

Cuando la infección está producida por *Mycobacterium marinum* se puede tratar según la severidad de las lesiones cutáneas, desde la simple observación con curas tópicas en caso de lesiones cutáneas mínimas hasta la exéresis quirúrgica de lesiones grandes y de evolución tórpida además de la posibilidad de utilizar pautas de tratamiento con agentes antituberculosos. El régimen antibioterápico más adecuado no se ha llegado a definir tras los ensayos clínicos efectuados, por lo que se basa en las pruebas de sensibilidad in vitro y de la experiencia clínica. Este germen es muy sensible a la rifampicina y etambutol, posee una sensibilidad intermedia a la estreptomicina y es resistente a la isoniazida y pirazinamida. Algunos cultivos se han mostrado sensibles a la claritromicina, sulfamidas y trimetoprim-sulfametoxazol, y de sensibilidad intermedia a la doxiciclina y minociclina.

Debido a lo prolongado del tratamiento en estos casos, un enfoque razonable para la propia gestión de la antibioterapia consistiría en utilizar un único agente antimicrobiano en caso de lesiones leves. Para ello sería suficiente utilizar cualquiera de los tres siguientes: a) claritromicina (500 mg/12h vo), b) minociclina o doxiciclina (100 mg/12h vo) o, c) trimetroprim-sulfametoxazol (160/800 mg cada 12h vo). Dicha monoterapia sólo debe administrarse cunado la infección está confinada a la dermis sin afectación de tejidos blandos y debe mantenerse por espacio de 4-6 semanas. Para el resto de infecciones se usará una combinación de dos antibióticos: claritormicina (500 mg/12h vo) junto a etambutol (15 mg/Kg peso/día vo) o rifampicina (600 mg/día vo). Con esta pauta la respuesta clínica es muy variable, debiendo realizarse el tratamiento un mínimo de 4-6 semanas iniciales para saber si la respuesta es la adecuada. El tratamiento se debe mantener con los dos fármacos hasta 2 meses después de la resolución de los síntomas (la duración total generalmente oscila entre 3-4 meses).

PARTE VI
FARMACOLOGIA

EPOTOXINAS

Las toxinas son compuestos que forman parte de los venenos. Algunos de estos compuestos se han empezado a utilizar en la terapéutica de algunas enfermedades. Así se podría definir como epotoxina (del prefijo *epo-* derivado de la palabra griega επούλωση que significa curación) a toda toxina producida por un organismo vivo como mecanismo defensivo que, utilizada a dosis adecuadas en el ser humano, produce un efecto beneficioso en el tratamiento de determinadas enfermedades. Mientras que las toxinas utilizadas como herramientas en diferentes campos de la biomedicina y farmacia, o como modelos para el diseño de nuevos fármacos se denominan toxinas farmacóforas.

La idea de utilizar diferentes compuestos derivados de los venenos, o los venenos como tales, para sanar enfermedades no es nueva. Ya en la antigüedad se utilizaron. En época más actual el primer uso de una toxina con fines terapéuticos, tras una experimentación clínica científica, se realizó en 1971 por Ondetti y colaboradores. Se trataba de un derivado de un péptido extraído del veneno de la serpiente *Bothrops jararaca* que dió origen al captopril. Desde entonces han sido muchos los fármacos obtenidos de estas sustancias bioactivas (epotoxinas y toxinas farmacóforas) y que no sólo han servido como fuente de inspiración para el diseño y desarrollo de agentes farmacológicos terapéuticos, sino que también proporcionan las herramientas necesarias para descifrar los detalles moleculares de diversos procesos fisiológicos. A modo de resumen se hace en éste capítulo mención de algunos de ellos.

Dentro de las toxinas hay un grupo importante de ellas denominadas conotoxinas producidas por gasterópodos marinos del género *Conus*. Se trata de péptidos que poseen entre 8 y 30 residuos aminoacídicos, pero a pesar de su pequeño tamaño contienen muchos de los elementos estructurales presentes en las grandes proteínas, tales como α hélices, hojas β, giros β y puentes disulfuro. Además estas moléculas pueden ser blanco de innumerables modificaciones postraduccionales, entre las que destacan amidación en la región C-terminal, hidroxilación, carboxilación, bromación, glucosilación y sulfatación, por lo que son llamadas a menudo miniproteínas. Estas toxinas han sido divididas en superfamilias, dependiendo de la forma de sus puentes disulfuro, y subdivididas en clases, de acuerdo a su mecanismo de acción o a su blanco farmacológico (→Tabla 10, Gasterópodos).

Entre las α-conotoxinas, el péptido Vc1.1 aislado de *Conus.victoriae* puede llegar a tener implicaciones en el desarrollo de fármacos analgésicos, ya que se ha demostrado que esta toxina disminuye la respuesta vascular al dolor. Otra clase de conotoxinas, concretamente las ρ-conotoxinas aisladas de *Conus tulipa*, son moléculas de tipo inhibidor no competitivo de los receptores α_1-adrenérgicos, los cuales median la respuesta de la liberación de noradrenalina en los nervios simpáticos. La liberación de este neurotransmisor está involucrada en la modulación del tono vascular, y es así como las ρ-conotoxinas tienen potencial en el tratamiento de la hipertensión arterial. Las χ-conotoxinas, aisladas de *Conus marmoreus*, son inhibidoras del transportador de la noradrenalina. Estos transportadores son importantes en la reducción de la concentración de la noradrenalina liberada desde las neuronas, e influyen en los procesos de aprendizaje, memoria, así como en funciones autonómicas y endocrinas. Los fármacos que inhiben este tipo de transportadores tienen efectos antidepresivos y/o psicoestimulantes, producen analgesia al mejorar la neurotransmisión por las vías descendentes de la medula espinal, y pueden ser útiles en el tratamiento de desórdenes cardiovasculares e incontinencia urinaria. El péptido χ-MrIA aislado de *Conus marmoreus* produce analgesia en ensayos después de su inyección intratecal y su efecto en el tratamiento del dolor neuropático fue más potente que el de la morfina.

Las ω-conotoxinas son toxinas derivadas del cono *Conus geographus,* inhibidoras de los canales de calcio sensibles a voltaje, los cuales controlan varios procesos fisiológicos, tales como la liberación de neurotransmisores y la contracción muscular. Este tipo de canales son de los más heterogéneos, poseen al menos seis tipos llamados L, N, P, Q, R y T, cada uno de ellos con diferentes subtipos. Los péptidos de esta clase, con actividad sobre los canales de calcio del tipo N, poseen un potencial terapéutico del tipo N, poseen un potencial terapéutico en el tratamiento del dolor agudo y neuropático; y un ejemplo de ello es el péptido CVID aislado de *Conus catus*, actualmente en fase II de los estudios clínicos.

La ziconotida es un péptido del grupo de las ω-conotoxinas, ya comercializado y utilizado como analgésico. Este conopéptido, obtenido de *Conus magus*, tiene la propiedad de bloquear de forma selectiva los canales de Ca^{2+} de tipo N. Estos canales de tipo N se expresan densamente en las terminaciones sensoriales de las láminas medulares I y II (láminas superficiales del asta dorsal medular) y en ellas modulan la entrada de calcio inducida por la despolarización necesaria para la liberación de los neurotransmisores desde las terminaciones aferentes nociceptivas primarias. La ziconotida al bloquear dichos canales se inhibe la transmisión de las señales del dolor desde las neuronas aferentes a las neuronas del asta dorsal de la médula espinal. La acción de unión de la ziconotida es diferente a la de los opiáceos, ya que no se une a los receptores μ, δ y κ de los opiáceos, y sus efectos no son bloqueados por los antagonistas de los opiáceos. Se utiliza en el dolor crónico derivado de patología oncológica, en fracasos de cirugía vertebral, SIDA… cuando los pacientes no responden de un modo eficaz o experimenta efectos adversos graves frente a opiáceos como la morfina. Se administra por vía intratecal en infusión de 1 h de dosis que oscilan entre 1-10 μg. Se está probando su uso por vía endovenosa a dosis de 0’3-10 μg/Kg peso/dia.

Las δ-conotoxinas son toxinas aisladas del veneno de *Conus textile* que causan un retraso en la inactivación de los canales de sodio dependientes de voltaje. Recientemente, el péptido EVIA, aislado de *Conus ermeneus*, mostró efectos sobre los canales sódicos neuronales, pero no sobre los musculares, por lo que se considera que tiene potencial en el tratamiento de enfermedades caracterizadas por una defectuosa conducción nerviosa.

Otro grupo de toxinas son las denominadas conantokinas. Se trata de pequeños péptidos (17-27 aminoácidos) encontrados en venenos de Conus sp, que bloquean el receptor del N-metil-D-aspartato (NMDA), un tipo de receptor del glutamato, el cual está relacionado con acciones inhibitorias sobre el sistema nervioso central. Dentro de este grupo de conotoxinas se encuentra la conantokina G, de momento en estudio clínico como medicamento en el tratamiento de la epilepsia; además de demostrarse que esta conotoxina es neuroprotectora en el modelo de isquemia cerebral transitoria, y en el modelo de enfermedad de Parkinson. A este grupo también pertenecen las conantokinas R, L y T que, de la misma manera, han demostrado su potencial como anticonvulsivantes.

Dentro de los Antozoos se ha iniciado un estudio clínico con la equinotoxina + toxina-BC2 cuya asociación ha demostrado en los ensayos iniciales mayor efecto sobre los glioblastomas que no la asociación clásica de citosina arabinosido + doxorrubicina + vincristina. Otra toxina, la sarcofina, es una epoxi que inhibe la fosfofructoquinsas y actúa sobre los carcinomas mamarios.

Las toxinas clasificadas en el grupo de las acilpoliaminas son producidas por diferentes clases de animales: la philantotoxina aislada del veneno de la avispa solitaria

Philanthus triangulum, la jorotoxina del veneno de la araña *Nephila clavata* y argiotoxina de la araña *Argiope trifasciata*. Todas ellas han demostrado actividad bloqueadora de las sinapsis glutaminérgicas, bloqueando de forma no competitiva los receptores catiónicos del glutamato, especialmente los del NMDA. Además, algunas tienen una característica importante: su capacidad selectiva para antagonizar otros receptores glutaminérgicos permeables al calcio, como los del ácido α-amino-3-hidroxi-5-metil-4-isoxazol propiónico (AMPA) o el de la kainita. Los efectos de las poliaminas sobre este tipo de receptores las constituyen en posibles compuestos que lleven al desarrollo de fármacos anticonvulsivantes o antiepilépticos, o en el tratamiento de enfermedades neurodegenerativas como el Parkinson.

Del veneno de las arañas del género *Agelenopsis* también se ha aislado un grupo de toxinas conocidas como ω-agatoxinas, polipéptidos heterogéneos ricos en cisteínas y puentes disulfuro; con un peso molecular que varía entre 5 y 10 KDa, que actualmente se clasifican de acuerdo con su homología, selectividad y mecanismo de acción. Una de éstas toxinas, la ω-agatoxina IV-A ha sido particularmente útil en la elucidación del papel de varios tipos de canales de calcio en la liberación de neurotrasmisores. Esta toxina es un potente bloqueador de los canales de calcio tipo P/Q en mamíferos, asociados con la contracción en los vasos renales de resistencia y no posee efectos sobre los canales del tipo T, L o N, asociados con despolarización de las células de músculo liso vascular de mamíferos; además, esta toxina ha demostrado actividad anticonvulsivante.

La araña del banano de Sudamérica, *Phoneutria nigriventer*, también posee una fracción neurotóxica llamada phoneutrotoxina 3, capaz de proteger el hipocampo y las células SN56 contra el daño causado por isquemia, al actuar sobre canales de calcio tipo P/Q. Tal mecanismo de acción evita tanto la liberación de glutamato dependiente de este catión, como el incremento de las concentraciones del mismo, inducidas por la despolarización con K^+. Por otro lado la psalmotoxina 1, aislada de la tarántula suramericana *Psalmopoeus cambridgei*, bloquea los canales de voltaje sensibles a H^+ , los cuales juegan un papel importante en innumerables condiciones patológicas, tales como isquemia cerebral y epilepsia, y también son responsables de la sensación de dolor que acompaña la acidosis en los tejidos y la inflamación. Así pues, su mecanismo de acción hace de ella un posible agente en el desarrollo de fármacos analgésicos y anticonvulsivantes.

También se ha descubierto ahora que los componentes del veneno de tarántulas contienen una variedad de ligandos peptídicos específicos de los canales catiónicos, especialmente de Na^+, K^+ y Ca^{2+} de los neurorreceptores. De éstos el péptido ligando denominado gramostotoxina (GsMtx-4) del veneno de *Grammostola spatulata* para disminuye y llega a suprimir la incidencia y duración de la fibrilación auricular. Las investigaciones han concluido que los efectos antiarrítmicos GsMtx-4 se deben a la inhibición específica de los canales de potasio en la aurícula. Así sugieren que GsMtx-4 podría ser el primero de una clase totalmente nueva de antiarrítmicos dirigido contra las causas y no frente a los síntomas de la fibrilación auricular.

Los venenos producidos por los escorpiones son una mezcla de polipéptidos neurotóxicos que actúan sinérgicamente sobre un amplio rango de estructuras, en particular canales iónicos de Na^+, K^+, Cl^- o Ca^{2+}, presentes en células excitables y no excitables. Para las toxinas que bloquean los canales de K^+ se ha propuesto su uso terapéutico como inmunosupresores porque algunos canales de K^+ ejercen acciones fisiológicas importantes en los linfocitos T, por ejemplo, los canales iónicos tipo $K_v1.3$ controlan el potencial de membrana en reposo, su bloqueo causa despolarización, lo que lleva a una disminución del Ca^{2+} intracelular, contrario a lo que ocurre en la activación de estas células. Con respecto a esta acción, la margarotoxina, aislada de *Centruroides margaritatus,* causa disminución de la hipersensibilidad inmune en minicerdos de Yucatán (usados en investigación porque su sistema inmune se asemeja en gran proporción a el de los humanos). Recientemente la kaliotoxina, aislada de *Androctonus mauretanicus*, redujo la severidad clínica de la encefalitis autoinmune, que es un modelo de la esclerosis múltiple.

Las toxinas de los escorpiones que bloquean los canales de Na^+ son péptidos clasificados en α y β toxinas, las cuales respectivamente se unen a los sitios 3 y 4, del loop extracelular del dominio II del canal de sodio sensible a voltaje, e igualmente han proporcionado información importante acerca de la estructura y el funcionamiento de tales canales iónicos. Otra aplicación importante de estas toxinas se basa en su capacidad para distinguir entre los canales sódicos de vertebrados e invertebrados. Las toxinas que son selectivas para los canales de insectos, pueden ser útiles como modelos en el desarrollo de insecticidas. Dado que el uso intensificado e inconsciente de múltiples insecticidas ha llevado a una gran cantidad de especies de insectos a desarrollar resistencia, han surgido numerosos proyectos para reemplazar dichas sustancias químicas. Por ejemplo, la ausencia de toxicidad de AaIT, péptido aislado de *Androctonus australis*, hacia los canales sódicos de mamíferos y su alta especificidad por los canales de insectos, han permitido usar este péptido como potenciador de la capacidad insecticida del bacuolovirus, que son un grupo de virus específicos de artrópodos. La inserción en el virus del gen que codifica para AaIT, ocasionó un aumento en la velocidad con la que el virus mata los insectos, particularmente lepidópteros. Aunque los resultados son prometedores, son necesarias más investigaciones antes de que los bacuolovirus recombinantes puedan ser considerados como una alternativa o complemento para los insecticidas que se usan actualmente. Por otro lado, del escorpión *Buthus martensi* también se han aislado péptidos con actividad sobre estos poros iónicos, pero su preferencia se dirige hacia los canales de Na^+ de vertebrados. Uno de éstos péptidos es el BmKAEP, que demostró actividad anticonvulsivante, aunque aún no se sabe a ciencia cierta si la acción sobre tales poros iónicos es la responsable de sus efectos anticonvulsivantes. Otros péptidos, como BmKIT2 y el BmKAS, han demostrado actividad analgésica al actuar sobre el mismo tipo de canales iónicos, en vías aferentes nociceptoras. En conclusión, estos péptidos pueden llegar a ser útiles como modelo en el desarrollo de moléculas analgésicas y anticonvulsivantes.

Dentro del grupo de las toxinas que bloquean los canales de Cl^-, los cuales se encuentran entre las muchas proteínas de membrana que se sobreexpresan en diferentes tipos de cáncer., está la clorotoxina aislada de *Leiurus quinquiestratus* que se une a canales de cloro de baja conductancia; además, la molécula isotópica I^{131}-clorotoxina posee actividad citolítica, por lo tanto tiene cierta selectividad por tumores y gliomas de origen neuroectodérmico. Con base en estos hallazgos se están llevando a cabo estudios clínicos con I^{131}-clorotoxina como nuevo fármaco en el tratamiento de gliomas.

De organismos marinos también se han conseguido toxinas, sobre todo las más estudiadas son las producidas por diferentes anémonas, que actuando como neurotoxinas pueden tener utilidad médica. Estas neurotoxinas aisladas de anémonas son péptidos citolíticos y proteínas, las cuales han sido clasificadas de acuerdo a su estructura y función. Uno de estos grupos bloquea canales de potasio. Así, del veneno de *Stichodactyla helianthus,* una anémona de amplia distribución en las costas de Cuba, ha sido aislada y utilizada la toxina esticholisina K, ya que bloquea los canales de potasio sensibles a voltaje del tipo $K_v1.1$ y $K_v1.3$, mientras que su derivado sintético, la ShK-Dap 22 donde la lisina 22 ha sido sustituida por un ácido diaminopropiónico, bloquea los canales de potasio tipo $K_v1.3$. Estos canales tienen un papel muy importante en la activación de los linfocitos T y deben tenerse en cuenta como posibles blancos farmacológicos para el tratamiento de enfermedades autoinmunes mediadas por este tipo de células, tales como la esclerosis múltiple; además, se podría pensar en su posible utilidad en la prevención del rechazo crónico de trasplantes.

Como sustancias útiles en la terapéutica médica están aquellas sustancias que actúan a nivel de la cadena de la hemostasia. Una de estas sustancias es la hirudina, contenida en la saliva de las sanguijuelas. Se trata de un polipéptido de 65 aminoácidos de cadena única (7 kD) que posee tres puentes disulfuro y un residuo de tirosina sulfatada. Esta molécula se fija directa y fuertemente a la trombina cerca de su centro activo y en otros dominios de la molécula creando un complejo no covalente muy estable. Es por tanto un potente anticoagulante y antitrombótico, y que a diferencia de la heparina, consigue inhibir todas las acciones de la trombina sin necesidad de actuar a través de la antitrombina III; y es capaz de inhibir la trombina unida al coágulo. No es neutralizada por la heparinasa, el endotelio, los macrófagos, la fibrina o el activador 4 plaquetario.

La hirudina como fármaco ha sido investigada para su uso en el tratamiento y prevención de enfermedad tromboembólica arterial y venosa en modelos experimentales. También ha sido evaluada en pacientes con angina inestable, en infartos agudos de miocardio tratados con terapia trombolítica, en pacientes sometidos a angioplastia para prevenir la re-estenosis y como prevención de trombosis venosa profunda en cirugía de cadera. Uno de los problemas de su aplicación es que no existe ningún antídoto que actúe rápidamente inhibiendo su acción

Un derivado de la hirudina, el ximelagatran, se ha convertido en el primer nuevo anticoagulante oral desde la warfarina. El ximelagatran se metaboliza a melagatran y, entre sus ventajas principales, destaca que no requiere controles analíticos. Estos fármacos están siendo investigados, en estudios clínicos a gran escala, en trombosis venosa profunda y tromboembolismo pulmonar.

En cuanto a los ofidios, sus venenos son una fuente rica en proteínas. Algunas de ellas afectan al sistema hemostásico, y pueden ser tanto coagulantes como anticoagulantes. A las coagulantes pertenecen las activadoras de la protrombina y de los factores V y X de la coagulación. Mientras, entre las anticoagulantes se encuentran: activadoras de la proteína C, inhibidoras de la formación del complejo de la protrombina, fosfolipasas A_2 y enzimas fibrinogenolíticas o fibrinolíticas. Las enzimas con acción similar a la trombina, intermedias entre los verdaderos coagulantes y los anticoagulantes, son coagulantes in vitro y anticoagulantes in vivo. Estos venenos también afectan las plaquetas y pueden desencadenar hemorragias, en las que están involucradas toxinas como las disintegrinas y las metaloproteasas. Los principales tipos de proteínas de los venenos de serpientes que afectan la cascada de la coagulación están resumidos en la tabla siguiente:

Estos activadores o inhibidores pertenecen a varias familias de proteínas: serinproteasas, metaloproteasas, lectinas del tipo C, disintegrinas y fosfolipasas A2. Debido al amplio rango de acciones de las toxinas sobre el sistema hemostático, su estudio ha llevado al desarrollo de agentes útiles en el diagnóstico y el tratamiento de trastornos de la hemostasia.

Hay toxinas que actúan como verdaderas enzimas, con actividad similar a la trombina y que además resultan útiles en el estudio de las vías metabólicas del fibrinógeno. La trombina tiene la capacidad de escindir los fibrinopéptidos A y B (FPA y FPB) además de activar el factor XIII de la cascada de coagulación (factor estabilizante de la fibrina). Algunas de las acciones de estas enzimas, conocidas por las siglas inglesas SVTLE (snake venom thrombin-like enzymes), imitan los efectos de la trombina, pero usualmente clivan solo el FPA, aunque unas pocas ejercen su acción sobre el FPB; por ello, sin la hidrólisis de ambos fibrinopéptidos estas enzimas no son capaces de activar el factor XIII por lo que el sistema fibrinolítico hidroliza fácilmente los coágulos formados por ellas. Las SVTLE más utilizadas son la batroxobina aislada de *Bothrops atrox* y el ancrod aislado de *Callosellasma rhodostoma*; esta última ha sido efectiva en el tratamiento de accidentes cerebrovasculares isquémicos. Por otro lado, la batroxobina se usa para propósitos diagnósticos: en química clínica existe el tiempo de reptilasa como alternativa al tiempo de trombina en muestras que contienen heparina. Estas proteínas también se usan en el ensayo de antitrombina III, para el cual el plasma debe estar libre de fibrinógeno y no se puede añadir trombina, porque su reacción con la antitrombina III podría interferir con la prueba. Por otro lado, la fibrolasa aislada de *Agkistrodon contortrix* puede degradar ambas cadenas de la fibrina (á y â) y tiene potencial como agente trombolítico. Una forma recombinante de esta fibrolasa se encuentra en fase de estudios clínicos como candidata para el tratamiento de oclusiones arteriales periféricas. También existen otras enzimas con la capacidad de hidrolizar coágulos in vitro e in vivo tales como la afaacytina aislada de *Cerastes cerastes*, la atroxasa, de *Crotalus atrox* y la fibrogenasa, de *Vipera lebetina.* Otras proteínas de la familia de las metaloproteínasas se emplean en procedimientos diagnósticos, como es el caso de la botrocetina, utilizada en el diagnóstico de la enfermedad de von Willebrand y del síndrome de Bernard-Soulier.

En cuanto a los activadores de la protrombina, de acuerdo con la necesidad de cofactores en la activación de la protrombina, se ha clasificado a estas proteínas en cuatro grandes grupos. En primer lugar se encuentran los activadores del grupo A que pertenecen a la superfamilia de las metaloproteasas, que no dependen de cofactores para activar la protrombina; una de las más estudiadas de este grupo es la ecarina aislada de *Echis carinatus*. Las del grupo B son proteínas formadas por dos subunidades que interactúan de forma no covalente y cuya activación requiere Ca^{2+}; a este grupo pertenece la carinactivasa de *Echis carinatus*. Los activadores del grupo C son serinproteasas con un peso molecular aproximado de 300 KDa, cuya activación requiere Ca^{2+} y fosfolípidos; estas enzimas se encuentran en serpientes australianas de la familia Elapidos y las más estudiadas son las obtenidas de *Oxiuranus scuttelatus* y la de *Pseudonaja textilis*. Finalmente, los activadores del grupo D requieren, además de Ca^{2+} y fosfolípidos, el factor Va de la cascada de coagulación; éstas proteínas son homólogos estructurales del factor Xa. Los activadores de la protrombina tienen varias aplicaciones: se usan en la preparación de meizotrombina (uno de los productos principales de la activación de la protrombina), en la obtención de formas no enzimáticas de trombina y meizotrombina y en estudios de hidrólisis de protrombina.

En cuanto a los factores V y X de la cascada de la coagulación, el veneno de la víbora de Russell (*Daboia russelii*) posee proteínas que activan concretamente a estos dos factores de la coagulación. La molécula con preferencia por el factor V es una serinproteasa conocida como RVV-V (del inglés *Russell viper venom* V), cuya secuencia de aminoácidos está definida; es interesante que comparte el 68% de homología con la batroxobina y el 33% con la cadena B de la trombina. Se puede utilizar el RVV-V en ensayos de rutina del factor V, dada su alta selectividad para la activación de tal factor. Por el contrario, del activador del factor X conocido como RVV-X (del inglés *Russell viper venom* X), se sabe que su estructura incluye un dominio de disintegrina y otro de metaloproteasa, que activa directamente el factor X; además, se ha empleado esta proteína para cuantificar tal factor de la coagulación34 y es muy útil en los ensayos para diferenciar entre las deficiencias de los factores VII y X.

En estudios recientes se aislaron dos activadores del factor X del veneno de *Vipera ammodytes ammodytes*, con un alto potencial para el tratamiento de pacientes con disfunción de los factores IXa o VIIa.

Muchos venenos de serpientes contienen toxinas que afectan la agregación plaquetaria, tales como serinproteasas, metaloproteasas de las clases PI a PIV, fosfolipasas A_2, así como proteínas sin actividad enzimática, como lectinas del tipo C y disintegrinas; éstas dos últimas son, de todas las anteriores, las consideradas como de mayor utilidad al ser verdaderos moduladores de la actividad plaquetaria.

1.- Disintegrinas. Son proteínas con la capacidad de inhibir varias integrinas; se pueden clasificar en tres grupos de acuerdo a su selectividad por dichas moléculas de adherencia y por la presencia de unos motivos estructurales en su conformación tridimensional (→Veneno, Ofidios, tabla 31). La inhibición de las integrinas dependientes del motivo RDG (arginina-aspartato-glicina) es uno de los principales objetivos en el tratamiento de muchas enfermedades, entre ellas los trastornos tromboembólicos, en los cuales se busca bloquear la integrina αIIβ3 (receptor del fibrinógeno), que se encuentra en la superficie de las plaquetas. Se ha utilizado la estructura de las desintegrinas como molde para el diseño de moléculas que se unen con alta afinidad al fibrinógeno endógeno; ello ha tenido como resultado la aprobación de dos nuevos medicamentos, el eptiftibatide y el tirofiban. El primero se modeló a partir del sitio activo de la barbourina (de *Sistrurus barbouri*), que de hecho es una proteína que contiene el motivo KDG (lisina-aspartato-glicina); se diseñó el segundo a partir de la echistatina (disintegrina que posee el motivo RDG). Ambos fármacos están aprobados para la terapia de la isquemia coronaria aguda y la prevención de las trombosis en pacientes intervenidos para angioplastia coronaria o inserción de stents. Los bloqueadores de las integrinas plaquetarias y especialmente los que tienen preferencia por la αIIbβ3 podrían ser aplicables al tratamiento de ciertos tipos de cáncer, porque es bien sabido que las plaquetas contribuyen al crecimiento tumoral, la angiogénesis y las metástasis. La glicoproteína αIIbβ3 es el receptor de mayor expresión en la membrana celular de las plaquetas, y puede interactuar con cada una de las cuatro proteínas de adherencia: fibrinógeno, fibronectina, factor de von Willlebrand y vitronectina, que contienen el motivo RDG; por lo anterior, las disintegrinas aisladas de venenos de serpientes que contengan tal motivo estructural interfieren con la agregación plaquetaria al bloquear reversiblemente el receptor mencionado.

Otra aplicación de las disintegrinas que contienen el motivo RDG ha sido la inhibición de la integrina αvβ3 como posible blanco farmacológico en la supresión del cáncer. Hasta el momento estas proteínas aisladas de venenos de serpientes han sido útiles para descifrar los mecanismos de la angiogénesis dependiente de αvβ3; disintegrinas como accutina, triflavina, salmosina, rhodostamina y contortrostatina inhiben dicha angiogénesis al unirse a las células endoteliales vía αvβ3; por lo anterior, se ha sugerido que la unión de las disintegrinas a tales células inhibe su movilidad y proliferación. El primer efecto se observa porque evita la interacción de la matriz extracelular con las células, mientras que el segundo se presenta posiblemente al inducir apoptosis. Estos mismos efectos se han observado en líneas celulares tumorales.

2.- Lectinas del tipo C. Al igual que las proteínas fijadoras de manosa, las lectinas del tipo C son proteínas que se unen a carbohidratos en presencia de calcio y poseen un dominio de reconocimiento de carbohidratos (CRD, del inglés "*carbohydrate recognition domain*"). Estructuralmente, se han clasificado a estas proteínas en verdaderas lectinas del tipo C (porque contienen el CRD), y en proteínas similares a las lectinas del tipo C (CTLLP, del inglés *C-type lectin-like proteins*); estas últimas no poseen el dominio (*loop*) de unión al calcio y al carbohidrato. Las CTLLP (del inglés

C-type lectin-like proteins) son moléculas con actividades coagulantes y anticoagulantes, que se unen a factores de la coagulación y a receptores de la membrana celular de las plaquetas de las que también son moduladoras; esta última actividad se lleva a cabo al interactuar con el factor de von Willebrand (VWF) o con receptores específicos tales como la glicoproteína Ib (GPIb), α2β1 o la glicoproteína VI (GPVI); por ejemplo la botrocetina y la bitiscetina, aisladas respectivamente de *Bothrops jararaca* y *Bitis arietans* forman complejos trimoleculares con VWF y GPIb para activar las plaquetas. Los resultados recientes indican que ellas deben interactuar con ambas proteínas para inducir la activación de tales células, contrariamente a lo que antes se pensaba, que la acción era mediada simplemente por la inducción de cambios de conformación en VWF. Por otro lado, la echiscetina aislada de *Echis carinatus* se une específicamente a la GPIb plaquetaria bloqueando la unión de la plaqueta al VWF y a la trombina, mientras que la convulxina, aislada de *Crotalus durissus terrificus*, activa las plaquetas por su interacción con GPVI. Igualmente, la proteína EMS16 aislada de *Echis multisquamatus* es un inhibidor selectivo potente del receptor del colágeno, la integrina α2β1, mientras que la agretina de *Callosellasma rhodostoma* activa las plaquetas al unirse a α2β1 y a GPIb. Por todo lo anterior, las CTLLP podrían servir para dilucidar los mecanismos involucrados en la coagulación y la activación plaquetaria, así como en la producción de nuevas moléculas útiles en el diagnóstico y tratamiento de algunos trastornos de la hemostasia, por su capacidad de interactuar con las plaquetas.

Otras toxinas aisladas de venenos de serpientes son capaces de reconocer a los receptores muscarínicos de la acetilcolina. Toxinas de este tipo han sido aisladas de la mamba verde (*Dendroaspis angusticeps*) y que debido a su potencia y selectividad pueden ser útiles en la investigación y la determinación de los diferentes papeles fisiológicos de los subtipos de receptores muscarínicos. Estos receptores son de gran importancia en enfermedades neurodegenerativas, tales como las de Alzheimer y Parkinson; de hecho, se describió la participación de receptores muscarínicos en la enfermedad de Alzheimer usando estas toxinas de mamba específicas para los diferentes subtipos de receptores.

Hay toxinas proteicas que bloquean los canales de K+, denominadas dendrotoxinas, que se han aislado de *Dendroaspis sp*. Estudios con diferentes canales de potasio clonados, indican que la α-dendrotoxina de la mamba verde (*Dendroaspis angusticeps*) bloquea los canales de potasio Kv1.1, Kv1.2 y Kv1.6, mientras que la toxina K, de la mamba negra (*Dendroaspis polylepis*) bloquea de preferencia los canales del tipo Kv1.1. Otros análogos estructurales de las dendrotoxinas han ayudado a definir las características de reconocimiento de diferentes canales de K^+, mientras que dendrotoxinas marcadas radiactivamente han sido útiles en el descubrimiento de toxinas de otras fuentes que se unen a estos canales. Finalmente, por haber sido excelentes marcadores de los diferentes subtipos de canales de K^+, estas moléculas se han convertido en herramientas importantes para el estudio de los mismos y dada la existencia de algunas condiciones fisiopatológicas asociadas a estos poros iónicos, cabe pensar que análogos de las dendrotoxinas pueden tener potencial terapéutico.

Frente al dolor se han aislado una serie de toxinas con actividad analgésica En este grupo se encuentra la hannalgesina, aislada de la cobra real (*Ophiophaus hannah*). Esta toxina se une a los receptores de opioides, causando una analgesia 2.700 veces más fuerte que la de la morfina; además, su efecto fue bloqueado por la naloxona (antagonista de dichos receptores), lo que ratifica su acción sobre los mismos. Recientemente se ha aislado, de la serpiente cascabel suramericana (*Crotalus durissus terrificus*), otro péptido que ejerce su acción sobre estos blancos moleculares y que ha recibido el nombre de crotalfina. Dicha molécula presentó una fuerte actividad analgésica y antinociceptiva en modelos de dolor neuropático y, además, fue activa por las vías oral, intravenosa e intraplantar en ratones. Se demostró que su acción era mediada por la activación de los receptores opioides tipo ε. Finalmente, se sabe que el dolor neuropático no responde muy bien a los medicamentos analgésicos convencionales los que, por otra parte, están asociados a una gran variedad de efectos adversos. Por ello, se necesitan avances en la investigación de nuevos agentes que hagan disminuir el dolor, como la hannalgesina y la crotalfina, que pueden llegar a ser moléculas modelo para el desarrollo de ese tipo de fármacos.

La toxina botulínica, que surgió con fines bélicos, se ha convertido en un arma terapéutica destacada en neurología y sus indicaciones se han desarrollado considerablemente en los últimos años. El mérito del descubrimiento de su uso terapéutico se debe al oftalmólogo Alan Scott, que en 1977 trató el estrabismo infantil con inyecciones subletales de toxina botulínica en los músculos oculomotores. En el ámbito de las indicaciones aprobadas, es en la especialidad de Neurología donde mayor uso se está dando ya que la toxina al bloquear la transmisión neuromuscular provoca una parálisis más o menos intensa. El beneficio de contrarrestar una contracción anómala está dando resultados en el tratamiento de la distonía focal del adulto, espasmo hemifacial o blefarospasmo, tortícolis espasmódico, calambre del escritor, distonía oromandibular, distonía de la lengua y en la disfonía espasmódica o laríngea.

En la mayoría de las enfermedades descritas se utiliza la toxina botulínica del tipo A que se une fuertemente a los terminales nerviosos colinérgicos presinápticos e inhibe la exocitosis de la acetilcolina disminuyendo la frecuencia de liberación de la misma. Como resultado de este proceso se produce una parálisis local y en consecuencia la relajación del músculo espasmodizado.

La toxina botulínica se administra por medio de inyecciones intramusculares directamente en el músculo espástico en la región de la unión neuromuscular, o por vía subcutánea directamente en la región muscular afectada. La dosis de toxina administrada a los pacientes dependerá de la extensión de la enfermedad (número de grupos musculares que requieran tratamiento), edad y peso del paciente y de la potencia de la toxina. La potencia de la toxina se expresa en UI como múltiplo del valor de la LD_{50} definiéndose como 1 UI a la cantidad equivalente de toxina capaz de matar al 50% de un grupo de ratones con un peso de 20 g cada uno de ellos. Las dosis utilizadas en humanos oscilan, según el grupo muscular a tratar, entre 80-460 UI. Antes de inyectar la toxina en el músculo se debe movilizar el grupo muscular para cerciorarse que la aguja está en situación intramuscular. En determinados casos se puede requerir el uso de agujas huecas revestidas de teflón y guiadas por electromiografía para incidir en determinados grupos musculares.

Dentro del campo de estudio de los venenos de serpiente se está trabajando e investigando sobre las miotoxinas, sobre todo en la relación estructura-función, con péptidos sintéticos donde se han realizado modificaciones químicas de aminoácidos y más recientemente por el clonaje y expresión de algunas miotoxinas, lo cual abre las posibilidades del uso de la mutagénesis dirigida en la identificación de las regiones responsables del daño sobre la membrana celular. Como algunas de éstas proteínas, así como algunos péptidos sintéticos de regiones de estas moléculas, tienen una potente acción bactericida, se abre la posibilidad de utilizar péptidos sintetizados a partir de secuencias de estas proteínas en el diseño de nuevos antibióticos, un tema de gran relevancia dado el fenómeno actual del incremento en la resistencia a los antibióticos tradicionales por parte de muchas bacterias de importancia clínica.

ALEXIFARMACOS

En las últimas dos décadas se han desarrollado los estudios, todavía muy incipientes, sobre compuestos orgánicos de origen biológico capaces de inactivar diferentes tipos de venenos de origen animal. En la mayoría de los casos se trata de compuestos orgánicos de origen vegetal. Así se define como alexifármaco (del griego *alexei* que se traduce por preservar, y *pharmacon* que significa veneno) a todo compuesto capaz de inactivar a un veneno animal o vegetal sea cual sea su acción química sin menoscabo de la salud del afectado por su uso.

El conocimiento y uso de extractos de plantas para contrarrestar el efecto de diferentes venenos, sobre todo de serpientes, no es nuevo. Forma parte del acervo cultural de antiguas civilizaciones y de grupos étnicos que aún subsisten hoy día en diferentes regiones del planeta aplicando partes de estas plantas maceradas o cocidas sobre las mordeduras, o bien preparadas como decocciones para su ingesta o para lavar el área afectada. Los primeros antídotos para uso en humanos se obtuvieron sin duda por un proceso de prueba y error, quizás ayudado por la observación de la conducta de otros mamíferos. Posteriormente los contravenenos no sólo se eligieron por su eficacia real, sino también por sus características mágicas. Hoy día muchas de esas sustancias, cuyo uso parece obedecer puramente a la superstición, están empezando a revelar una verdadera eficacia. Como todavía sucede en numerosas tribus actuales, los hombres primitivos no sólo tuvieron que hacer frente a los animales ponzoñosos de su entorno y a la ingestión accidental de hongos y plantas venenosas, sino también muy pronto a las flechas envenenadas de otros clanes y tribus rivales. Para estos primeros hombres, la búsqueda de antídotos era una cuestión de vida o muerte y si bien gran parte de esta búsqueda debió de estar impregnada de magia y de superstición, es presumible que otra parte importante de la búsqueda se hiciera por un proceso selectivo de prueba y error.

La elección de un antídoto por sus propiedades mágicas venía dada en ocasiones, según el pensamiento mágico, por la llamada ley de similitud que en algún caso ha resultado coincidir con una efectividad real. Así, por ejemplo, las plantas del género *Dracontium*, que se emplean en toda la América tropical como antídotos para las mordeduras de serpientes, se seleccionaron sin duda en un principio por el gran parecido de su tronco con las serpientes del género *Bothrops*. Las etnias colorado, cayapa y coaquier del norte de Ecuador tratan las mordeduras de las serpientes *Bothrops atrox*, *Lachesis muta* y *Micrurus spp*. con varias plantas de la familia Gesneriáceas. Muchas de estas plantas tienen máculas rojas en el envés de las hojas, las cuales se asocian a la hemorragia producida por los venenos bothrópicos. Más allá de la similitud con las llagas producidas por *Bothrops atrox* y *Lachesis muta*, y por tanto, de la pura magia, el uso de estas plantas contra los coralillos (*Micrurus spp*.), cuyo veneno no es hemotóxico sino neurotóxico, parece indicar su eficacia real como contravenenos. Otras plantas que se emplean desde muy antiguo contra las mordeduras de ofidios por su aspecto semejante a la forma de una serpiente son las del género *Rauwolfia*. En este caso, la parte de la planta que tiene aspecto de serpiente, y también la que se utiliza como antídoto, es la raíz. La planta conocida como serpentaria (*Rauwolfia serpentina*), es la especie más conocida del género, entre otras razones porque en la India se ha utilizado durante siglos contra las mordeduras de serpientes y picaduras de insectos y arañas, el parecido de la raíz con un ofidio llega a ser sorprendente, como indican sus nombres común y científico.

Ya en los tratados de medicina ayurvédica de la India se describen no menos de un par de centenares de sustancias extraídas de plantas usadas en mezclas y preparaciones complejas para contrarrestar los envenenamientos por mordeduras de serpientes. En las culturas maya y azteca también se utilizaban plantas con este fin; de las cuales dejó constancia el cronista fray Bernardino de Sahagún en el siglo XVI. También en el mismo siglo el protomédico Francisco Hernández en su obra "*Historia de las plantas de la Nueva España*" describe el uso de una serie de plantas como remedio a los venenos de serpientes.

Los primeros estudios químicos y farmacológicos sobre las propiedades de estas plantas, denominadas en su conjunto alexíteras, se realizaron en el siglo XVIII. Fue concretamente José Celestino Mutis, director de la Expedición Botánica de la Nueva Granada, quien hacia 1785 estudió las propiedades de la planta guaco (*Aristolochia cordifolia*). La primera revisión a conciencia de estas plantas alexíteras la realizó Mors en 1991 llegando a la cifra de unas 300 especies útiles pertenecientes la mayoría a unas 15 familias botánicas. Dos años después Houghton y Osibogun incrementaron el número de especies de esta revisión y llegaron a la conclusión de que los compuestos que podrían usarse como alexifármacos se dan en unos taxones muy concretos dentro del mundo vegetal.

Hoy día se conocen cerca de 800 plantas alexíteras en todo el mundo, no obstante sólo unas pocas especies han sido estudiadas a fondo, y en éstas se han aislado varios metabolitos secundarios que han resultado ser eficaces a la hora de contrarrestar la letalidad de los venenos o por lo menos de mitigar los efectos de diversos venenos de serpientes. Las familias botánicas con más especies alexíteras son las Asteráceas, Leguminosas, Euforbiáceas, Apocinaceas, Rubiáceas, Aristolochiáceas y Araceas.

Entre los compuestos aislados hay isoflavonoides, triterpenoides, alcaloides y taninos. Incluso algunas de estas sustancias, además de tener interés clínico frente a envenenamientos ofídicos, han presentado propiedades antiinflamatorias y antihemolíticas por lo cual podrían constituir la base de futuros fármacos.

1.- Isoflavonoides.

Los flavonoides inhiben las reacciones enzimáticas permitiendo la síntesis de prostaglandinas a partir del ácido araquidónico. Dentro del grupo de los isoflavonoides se han reconocido las estructuras moleculares de dos pterocarpanos, la cabenegrina A-I y la cabenegrina A-II, con actividad útil frente al veneno de la serpiente *Bothrops atrox*. Dichos compuestos se aislaron de un extracto hidroalcohólico de una raíz conocida en Brasil con el nombre de "*cabeça de negra*" perteneciente a una especie de papilionácea. Los trabajadores de plantaciones de la cuenca amazónica los utilizan cono antídoto oral frente al veneno de serpientes y arañas. Han mostrado una dosis efectiva de 2'8 mg/Kg para la cabenegrina A-I y de 2 mg/Kg para la cabenegrina A-II inactivando 2'5 veces la dosis DL_{50}. A nivel experimental en animales de laboratorio han demostrado su efecto en envenenamientos graves contrarrestando la hipotensión y evitando el paro cardiorrespiratorio.

De otra planta, una leguminosa oriunda de México y conocida como planta de la víbora (*Brongniartia glabrata*), se utiliza un extracto de su corteza y hojas para tratar los envenenamientos por serpientes cascabel. La sustancia efectiva es un pterocarpano: el edunol, La dosis efectiva de 3'1 mg/Kg peso por vía intraperitoneal a nivel experimental disminuye al 100% la mortalidad por veneno de *Bothrops atrox*, pero ha medida que se aumenta su dosis la efectividad respecto a la mortalidad disminuye, esto parece debido al bloqueo del transporte de electrones ya su toxicidad a altas concentraciones.

Otro isoflavonoide aislado de *Eclipta prostrata* es la llamada wedelolactona, compuesto del grupo de los cumestanos, capaz de neutralizar la letalidad de *Crotalus durissus*. Una dosis de 5'4 mg/g en animales experimentales es capaz de anular la cantidad de tóxico correspondiente a 3 veces la DL_{50}. Este compuesto también ha demostrado su efectividad inhibiendo la actividad miotóxica del veneno in vitro además de presentar efecto antihemorrágico a dosis de 5 mg/Kg peso frente al veneno de *Bothrops jararaca*. El mecanismo de acción consiste en inhibir la lipooxigenasa impidiendo la liberación de la creatinquinasa, involucrada en los procesos inflamatorios.

Todos estos compuestos isoflavonoides guardan una estrecha relación química y biológica. Todos ellos muestran efectividad frente al veneno de los Crotálidos. Las características químicas estructurales que favorecen su acción frente a las toxinas del veneno de los ofidios son: el propio esqueleto isoflavonoide, su funcionalidad dioxigenada y su naturaleza ácida. Todos los compuestos, excepto la wedelolactona, poseen un grupo isoprenilo, y parece ser que es el grado de oxidación de esta parte estructural la que confiere la magnitud del efecto protector.

2.- Alcaloides.

De la planta *Aristolochia radix*, usada en Asia, se extraen dos alcaloides conocidos como ácido aristolóquico y alantoína que poeden efecto protector sobre el veneno de Elápidos (*Naja naja atra* y *Bungarus multicinctus*), pero no frente a Crotálidos. El ácido aristolóquico inhibe competitivamente la actividad lítica de tres tipos de fosfolipasas A_2 de *Trimeresaurtus flavoviridis*, sobre todo en una de ellas de carácter básico donde limitó la formación de edema local; así mismo se ha mostrado eficaz inhibiendo la actividad lítica y edematosa de la principal fosfolipasa A_2 de la víbora de Rusell. La cefarantina, obtenida de *Cepharantus cephalanta* inhibe también las fosfolipasas

En Nigeria los trabajadores forestales utilizan el jugo de la corteza y raíz de una planta rubiácea (*Schumanniophyton magnificum*) para tratar mordeduras de serpientes y escorpiones. El principio activo es un alcaloide denominado schumaniofósido, del cual se sabe que es muy termolábil pero sin saber exactamente su estructura química; éste se aísla del extracto metanólico de la corteza del tallo y resulta efectivo frente al veneno de *Naja melanoleuca*. Su eficacia como contraveneno depende del momento de su aplicación, disminuyendo la mortalidad si su aplicación es casi inmediata a la inoculación del veneno.

La atropina, conocida como bloqueador colinérgico, reduce la actividad de las neurotoxinas de los venenos de las mambas *Dendroaspis angusticeps* y *Dendroaspis polylepis*. La atropina se aísla de varias solanáceas, entre ellas *Cyphomandra betacea*.

3.- Taninos.

Los taninos presentan efecto detoxificante contra los venenos de diferentes serpientes. Un tanino obtenido del fruto del persimmon tiene actividad sobre el veneno de la serpiente marina eraburu. El tanino del fruto inmaduro de la ebenácea *Diopyros kaki* puede neutralizar diferentes venenos neuro y hematotóxicos El tanino está constituido por unidades de catequina y galocatequina, cuyas propiedades como contravenenos podría deberse a su capacidad en formar complejos con las proteínas constituyentes de los venenos de las serpientes.

En ejemplo del efecto de los taninos se tiene con el extracto de *Mimosa púdica*, cuyo extracto acuoso contiene un 10% de taninos (el resto son compuestos proteicos como la mimosina sin efecto antivenenoso) que es capaz de contrarrestar al 100% 2 DL_{50} de *Naja kaouthia*, mientras que lo hace al 50% en casos de envenenamiento por *Ophiophagus hannah*, *Bungarus fasciatus*, *Bungarus candidus* y *Calloselasma rhodostoma*.

4.- Triterpenoides.

De la misma planta que se aísla la wedelolactona (*Eclipta prostrata*) se consiguen dos esteroles que pueden contrarrestar el veneno de *Crotalus durissus*. Son concretamente el sitosterol y el estigmasterol, activos a una dosis de 23 mg/g peso. Los derivados D-glucurónidos del triterpenoide gimnemagenina son los principios activos de *Gymnema sylvestre*, cuyas raíces son utilizadas desde antiguo en la India como antídoto.

De la planta *Pentaclethra macroloba* se han aislado dos triterpenoides, denominados macrolobina-A y macrolobina-B que presentan efecto antiproteolítico y antihemorrágico frente al veneno de serpientes del género *Bothrops*. Concretamente son capaces de inhibir el efecto proteolítico, fibrinogenolítico y hemorrágico de metaloproteasas de la clase P-I y P-III de *Bothrops neuwiedi* y *Bothrops jararacussu*.

Otros compuestos orgánicos naturales, que se pueden mencionar, capaces de contrarrestar los efectos de los venenos de serpientes son el levutinol, un esteroide que se obtiene de los rizomas de la jalapa (*Mandevilla velutina*) que de forma muy importante reduce la inflamación provocada por las fosfolipasas, la ar-tumerona aislada de los rizomas de *Curcuma longa*, el ácido protocatechuíco extraído de la asclepiácea *Cryptolepis sinensis*, y la apigenina aislada de una planta tradicional caribeña (*Jatropha gossypifolia*). Se sabe que los venenos bothrópicos causan, además de alteraciones profundas de la coagulación, proteólisis y mionecrosis por lo cual favorecen gangrena con mucha frecuencia, hechos que pueden contrarrestarse con pterocarpanos prenilados como la eritrabyssina-II con un potencial antimicrobiano semejante al sulfato de estreptomicina. Finalmente hay que comentar que algunos cumestanos presentan propiedades antihepatotóxicas y regenerativas del hígado.

La vía de actuación de muchos extractos de plantas, sin confirmar por estudios experimentales rigurosos, consiste en actuar de antídotos frente al veneno de serpientes. Los antídotos intervienen sobre la función alterada por el veneno y actúa por competición o antagonismo farmacológico, o bien por estimulación inmunológica.

Por competición se produce la sustitución de la toxina por el antídoto a nivel de la diana celular. Según la propia toxicidad del competidor y de su capacidad de activar o inhibir la función correspondiente, el antídoto será más o menos eficaz. La sustitución puede ser específica si el efecto tiene lugar sobre el mismo lugar efector que la toxina o, puede ser paraespecífica si la diana es un locus vecino que modifica suficientemente la diana de la toxina e impide su acción tóxica.

La competición puede ser debida a una similitud molecular como ocurre en el caso de un péptido aislado de la corteza de la ya mencionada *Schumanniophyton magnificum*. Este péptido con un peso molecular de 6 kDa y una composición molecular muy semejante a las citotoxinas de Elápidos. Su acción inhibitoria del péptido sobre las cardiotoxinas es dosis dependiente, sugiriendo una competición a nivel del locus efector de la membrana celular. La atropina, alcaloide de la belladona, compite con la neurotoxinas de las mambas al fijarse selectivamente sobre los receptores muscarínicos de la acetilcolina.

Un extracto de la raíz de *Securidaca longepedunculata*, arbusto de las sabanas africanas, se fija en la proximidad del receptor colinérgico de la membrana postsináptica y evitar por impedimento estérico que la neurotoxina de *Naja* spp pueda fijarse e inducir la parálisis por bloqueo neuromuscular. De otra planta, el estrofanto (*Strophantus gratus*), se aisla la uabaina que inhibe la bomba de K^+ y estimula la bomba de Ca^{2+} (efecto inotropo positivo y cronotropo negativo), dos sistemas diana muy utilizados por las neurotoxinas ofídicas.

El antagonismo consiste en una acción opuesta entre antídoto y toxina del veneno sobre el mismo sistema. El veneno dispara una reacción del organismo que es combatida directamente por el antídoto. Un ejemplo de ello es la acción anticolinesterásica de las habas de Calabar (*Physostigma venenosum*) y de la iboga (*Tabernanthe iboga*), cuyos extractos tienen un efecto similar a la neostigmina al inhibir la hidrólisis de la acetilcolina, mantiene el mediador sobre su receptor lo que evita la fijación de la neurotoxina y permite el paso del influjo nervioso.

El extracto alcohólico de la rubiácea *Diodia scandens*, una planta muy utilizada en las sabanas nigerianas, no tiene efecto sobre el plasma normal, pero inhibe la coagulación sanguínea inducida por el veneno de *Echis ocellatus*, cuando el veneno se introduce en el plasma fresco. El extracto parece oponerse a la acción de uno de los factores coagulantes del veneno de esta serpiente. De las raíces de dos plantas medicinales hindúes (la sarsaparrilla de la India, *Hemidesmus indicus* y, la margarita hindú, *Pluchea indica*) se obtiene un extracto que es capaz de inhibir a la vez tanto factores coagulantes como anticoagulantes presentes en el veneno de la víbora de Russell (*Daboia russelii*) reduciendo significativamente la toxicidad de este veneno.

La estimulación inmunológica conduce a una eliminación rápida del tóxico por fagocitosis y destrucción de los antígenos antes o después complexión por el complemento. El antídoto puede controlar la proliferación linfocitaria en respuesta al estímulo inflamatorio y a la producción de citoquinas. In vitro se ha podido observar una clara estimulación, no específica, de la respuesta inmune por mediación celular después del contacto de linfocitos con extractos de la hierba punarnava (*Boerhavia diffusa*). Otras plantas al asociarse a la inmunoterapia consiguen una potenciación inmunológica que parece ser debida a una mejora de la presentación del antígeno frente al anticuerpo; entre ellas destaca la planta conocida en Camerún como essok (*Garcinia lucida*) capaz de proteger hasta 3 DL_{50} frente a los venenos de *Dendroaspis jamesoni* y *Echis ocellatus*, además de potenciar el efecto de la inmunoterapia con el consiguiente ahorro de dosis de antídoto. También son potenciadoras la cúrcuma (*Cucurma longa*), la sarsaparrilla de la India (*Hemidesmus indica*), *Dioda scandens*, el amor seco (*Bidens pilosa*) y extractos del árbol okubaka (*Okoubaka aubrevillei*).

Otras sustancias actúan como antídotos específicos al actuar directamente sobre la toxina e inhibiendo su efecto. Esta inhibición puede ser el resultado de una deformación molecular, de un efecto químico sobre el veneno o de una modificación del ambiente químico. En los dos primeros casos, la eficacia del antídoto específico dependerá directamente de la probabilidad de encuentro de las dos moléculas, es decir, de su concentración y velocidad de distribución. Un ejemplo de ello es el punarnavósido, antifibrinolítico extraído de la hierba punarnava (*Boerhavia diffusa*), cuya acción podría explicarse por una inhibición directa sobre las fibrogenasas de los venenos. Del mismo modo, un extracto metanólico de la guásima de caballo (*Guazuma ulmifolia*), un cedro sudamericano, inactiva la enzima trombínica del veneno de *Bothrops asper* reduciendo su toxicidad.

Por modificación química, se ha descrito la hidrólisis parcial o total del compuesto tóxico por parte de sustancias provenientes de plantas. Tal es el caso del schumaniofósido o del inhibidor de la tripsina aislado del extracto de la soja (*Soja hispida*). Respecto al efecto específico de producir deformación molecular o de modificar el ambiente químico, no se han descubierto, hasta ahora, extractos de plantas que los produzcan.

Los últimos pasos en la búsqueda de contravenenos ha llevado a los investigadores a buscar fuentes en otros taxones diferentes a los botánicos propiamente dichos. Así se han encontrado sustancias que podrían funcionar como alexifármacos en microorganismos, en esponjas de mar y en algunos animales (marsupiales y zarigüeyas con inmunidad innata a los venenos de muchas serpientes). En un futuro inmediato se deberán realizar estudios más profundos de carácter farmacológico tanto para determinar estructuras como mecanismos de acción. Y por otro lado, a nivel clínico no existen estudios ramdomizados extensos, ni por supuesto metaanálisis, capaces de determinar los efectos beneficiosos de muchas de estas sustancias ya que la diversidad de los diferentes venenos, según la especie animal, hace difícil una alta incidencia de casos que permitan valorar tratamientos eficaces con estas sustancias.

Tabla 1. Plantas que se utilizan como antídotos contra varios venenos

Venenos de serpientes (CA = sobre todo de cascabeles)	Picaduras de insectos y otros atrópodos (A = arañas, E = escorpiones, H = hormigas)	Picaduras de peces (R = picaduras de rayas con agujón)	Flechas envenenadas	Otros antídotos
Abelmoschus moschatus	*Aristolochia trilobata*	*Avicennia germinans* (R)	*Abuta grandifolia*	**Antídotos polivalentes (venenos en general)**
Abuta rufescens	*Chamaesice hirta*	*Bauhinia guianensis*	*A. rufescens*	*Abrus precatorius*
Andira inermis	*Cissus erosa (cienpiés)*	*Cissus erosa* (R)	*Capsicum annuum*	*Iryanthera cf. hostmannii*
Aristolochia trilobata	*Clathrotropis brachypetala (insectos y escorpiones)*	*Clibadium surinamense*	*C. frutescens*	*Mahurea palustris*
Byrsonima aerugo var. Occidentalis	*Coccoloba excelsa* (H)	*Cybianthus fulvopulverulentus subsp. magnoliifolius*	*Cissampelos andromorpha*	*Rheedia macrophylla*
B. crasssifolia (CA)	*Commelina erecta* (A)	*Dracontium dubium* (R),	*C. ovalifolia*	*Talisia sp.*
B. spicata (CA)	*Cordia aff. laevifrons (E)*	*D. polyphyllum* (R)	*Dicypellium caryophyllaceum*	**Veneno de secreciones de sapos**
Caesalpinia bonduc	*Crotalaria retusa* (E)	*Euphorbia crepitans*	*Dieffenbachia seguine*	*Forsteronia cf. gracilis*
Calathea cyclophora	*Diospyros martinii* (A)	*Hura crepitans*	*Fevillea cordifolia*	**Ingestión de sustancias tóxicas en general**
Carapa guianensis	*Dracontium dubium* (A)	*Lonchocarpus chrysophyllus*	*Geissospermum argenteum*	*Forsteronia cf. gracilis*
Chamaesice hirta	*Euterpe oleracea* (E)	*L. heptaphyllus*	*Guadua latifolia*	*Talisia sp.*
Cissus erosa	*Inga alba, I. pezizifera, I. rhibaudifera* (H)	*L. martynii*	*Guettarda acreana*	**Sustancias tóxicas en la flor de la pasión**
C. verticillata	*Lonchocarpus chrysophyllus* (E)	*L. rufescens*	*Hura crepitans*	*Dicypellium caryophyllaceum*
Clathrotropis brachypetala	*Lycopodium cernuum* (A)	*Mikania guaco* (R)	*Marcgravia coriacea*	**Toxicidad por mandioca (yuca amarga)**
Clusia fockeana	*Marcgravia coriacea (cienpiés)*	*Montrichardia arborescens* (R)	*Ocotea cymbarum*	*Bixa orellana*
Dinizia excelsa	*Montrichardia arborescens* (E)	*Nicotiana tabacum* (R)	*O. guianensis*	*Fevillea cordifolia*
Dipteryx odorata	*Omphalea diandra (avispas)*	*Paullinia pinnata*	*Philodendron melinonii, P. sp.*	*Tabebuia serratifolia*
D. punctata	*Pentaclethra macroloba* (E)	*Phyllanthus brasiliensis*	*Philodendron aff. acutatum*	*Trichosanthes punctata*
Dracontium asperum	*Peperonia serpens* (H)	*P. subglomerata*	*Philodendron goeldii*	**Toxicidad por manzanillo**
D. dubium	*Piper marginatum var. marginatum*	*Pothomorphe peltata*	*Picrasma excelsa*	*Fevillea cordifolia*
D. polyphylium	*Pouteria melanopoda (abejas)*	*Rhabdadenia biflora* (R)	*Piper aff. alatabacum,*	
Geissospermum argenteum	*Rinorea pubiflora*	*Rhipsalis baccifera* (R)	*P. aff. pseudoacreanum*	
Helosis cayennensis	*Senna bicapsularis*	*Serjania grandiflora*	*P. bartlingianum*	
Licania alba	*Siparama guianensis* (H)	*Stigmaphyllon hypoleucum* (R)	*P. oblongifolium*	
Lonchocarpus chrysophyllus	*Solanum stramoniifolium* (H)	*Tephrosia cinerea*	*P. poiteanum*	
Macfadyena unguiscati	*Syngonium podophyllum* (H)	*T. purpurea*	*Rapatea paludosa*	
Mikania micrantha		*T. sinapou*	*Smilax schomburgkiana*	
M. guaco		*Urospatta sagittifolia* (R)	*Strychnos bredemeyeri*	
M. parviflora		*Xylopia cayennensis*	*S. cogens*	
Pentaclethra macroloba			*S. diaboli*	
Philodendron pedatum			*S. erichsonii, glabra, guianensis, medeola, mitscherlichii,*	
Piper humistratum				
Psychotria ulviformis				

FARMACOPEA

Con la relación siguiente de fármacos y nombres comerciales se pretende, en primer lugar, facilitar la labor del médico a la hora de la búsqueda comercial de los principios activos necesarios para el tratamiento específicamente antitoxínico y de los fármacos coadyuvantes en estos procesos, entendiendo que muchos de estos principios no se fabrican ni se comercializan en nuestro país. No existe ningún tipo de conflicto de intereses por parte de los autores.

Concretamente dentro de la Toxinología, debido a la utilización de fármacos frente a envenenamientos que no son propios de nuestro entorno, existe cierta dificultad a la hora, no sólo de su búsqueda como hemos comentado, sino tambien a la hora de documentarse y de interpretar artículos específicos de tratamientos toxinclógicos. En los textos médicos anglosajones, los fármacos y medicamentos pueden aparecer, básicamente, de tres maneras:

La primera posibilidad es que el autor haya utilizado la clasificación INN (*international non-proprietary names*) recomendadas por la OMS. En tales casos no plantean grandes dificultades para el médico, que puede dar rápidamente con el equivalente oficial en español acudiendo a la lista impresa o electrónica en línea de las DCI (denominaciones comunes internacionales) recomendadas por la OMS.

La segunda posibilidad es que el autor haya utilizado marcas comerciales, fácilmente identificables en el texto al llevar una letra mayúscula inicial y, en ocasiones, un símbolo indicativo de propiedad industrial, como ® (*registered mark*) o TM (*trade mark*). Las marcas presentan una ventaja, ya que al tratarse de un nombre registrado, es invariable en cualquier país aunque cambie el idioma, y en caso de que no exista comercializado en un país determinado, resulta relativamente sencillo documentarse sobre los principios activos en los diversos compendios nacionales de especialidades farmacéuticas: *Physicians'Desk Reference* en los Estados Unidos, *Rote Liste* en Alemania, *Kompendium* en Suiza, *Vidal* en Francia o *Vademécum internacional* en España. Estos compendios pueden consultarse hoy también sin problemas en línea a través de internet.

Es más problemático cuando el autor del texto inglés utiliza denominaciones comunes sin validez internacional, que el médico consultor habrá de sustituir en la mayor parte de los casos por la DCI correspondiente, pero que por lo general no encontrará en los materiales de consulta al uso. Esta tercera posibilidad sigue siendo, a estas alturas, mucho más frecuente de lo que se cree.

En ciertos casos, las denominaciones comunes locales difieren de las recomendadas internacionalmente. En España, las DOE (denominaciones oficiales españolas) publicadas por el Ministerio de Sanidad y Consumo son idénticas a las denominaciones comunes internacionales de la OMS, pero no sucede igual en los dos países punteros en cuanto a publicaciones científicas y médicas, el Reino Unido y los Estados Unidos, cuyas respectivas denominaciones oficiales BAN (*British Approved Names*) y USAN (*United States Adopted Names*) no siempre coinciden con la denominación INN de la OMS. Así, en los textos estadounidenses es habitual encontrar las denominaciones oficiales locales *acetaminophen*, *albuterol* y *penicillin G* en lugar de las internacionales *paracetamol*, *salbutamol* y *benzylpenicillin*, respectivamente. Y en los textos británicos es habitual encontrar las denominaciones oficiales locales *adrenaline*, *lignocaine* y *triethanolamine* en lugar de las internacionales *epinephrine*, *lidocaine* y *trolamine*, respectivamente.

La tarea se complica cuando el texto inglés de partida es a su vez traducción de otro idioma o está escrito por una persona que no tiene el inglés como lengua materna, pues podremos encontrar entonces, en inglés, otras denominaciones oficiales nacionales que no coincidan con las internacionales, como por ejemplo, es el caso del fármaco en francés *carboxymethylcellulose* (INN: *carmellose*) o en ruso *cyclodol* (INN: *trihexyphenidyl*).

Además, prácticamente todos los fármacos tuvieron, antes de recibir una denominación común internacional, un nombre químico común de uso habitual en las publicaciones químicas. No es raro, pues, que este nombre químico pueda usarse después en las publicaciones farmacéuticas o médicas en lugar de la denominación común internacional recomendada por la OMS. Encontramos así con frecuencia, usados para dar nombre a fármacos en los textos médicos, términos químicos como *didehydrodeoxythymidine* (en lugar de *stavudine*), *phenyldimethylpyrazolone* (en lugar de *phenazone*) o *tris(hydroxymethyl)aminomethane* (en lugar de *trometamol*).

Algunas marcas comerciales alcanzan tal difusión entre los médicos, que éstos las usan a menudo como si fueran nombres comunes para referirse, en realidad, no de forma específica al medicamento comercializado con ese nombre, sino de forma general a su principio activo. Su uso puede despistar al lector, que en ocasiones puede caer en la trampa de traducir *dilantin* por 'dilantina' (cuando en realidad es 'fenitoína'), *mycostatin* por 'micostatina' (cuando en realidad es 'nistatina') o *penthotal* por 'pentotal' (cuando en realidad es 'tiopental').

Capítulo aparte merecen las siglas o abreviaturas, tan frecuentes en los textos médicos y que siempre plantean problemas para el lector. Para algunas de ellas, resulta relativamente sencillo dar con la DCI correspondiente, como es el caso de EPO (epoetina), IFN (interferón) e incluso VCR (vincristina); pero en muchos otros casos, la sigla usada no guarda ya relación alguna con la DCI, pues corresponde a la forma abreviada de un antiguo nombre químico no contemplado ya en la nomenclatura farmacéutica internacional (por ejemplo AZT de *azidothymidine* a 'zidovudina').

Por último, los errores achacables directamente al autor a la hora de escribir una INN. No nos referimos a la errata puntual del autor o de la editorial, sino a un error que se repite a lo largo de toda la publicación. Para fármacos frecuentes el error es fácilmente detectable (como en el caso de escribir *propanolol* cuya forma correcta es *propranolol*), pero si se trata de fármacos inusuales, la búsqueda de información sobre el mismo puede ser una tarea detectivesca.

El glosario que se muestra a continuación está pensado precisamente como un instrumento práctico para ayudar al médico a correlacionar los nombres comerciales con los principios activos relacionados con los tratamientos toxinológicos o antiinfecciosos descritos en este tratado, con independencia de que muchos de ellos están comercializados en forma de "genéricos".

VADEMECUM

Acetaminofeno: Tylenol®
(acetaminofeno = paracetamol)
Acido acetilsalicílico: Aspirina®, AAS®, Bufferin®, Ascorptin®, Anacin®
Acido ε-aminocaproico: Capramol®
Acido fusídico + hidrocortisona acetato: Fucidine® H crema
Acido mefenámico: Ponstel®
Acido tranexámico: Amchafibrin®
Albuterol: Ventolin®, Proventil®
Amikacina: Biclin®, Kanbine®
Aminotriptilina: Deprelio®, Tryptizol®, Anapsique®, Noriline®
Ampicilina sulbactam: Unasyn®
Antazolina, sulfato: Antistin®

Anticuerpos anti-digoxina Fab: Digibind®
Aprotinina: Trasylol®
Atropina: Atropisa®
Atropina, colirio: Isopto Atropina®
Azelastina, clorhidrato: Afluon®, Corifina®
Bacitricina + neomicina + polimixina A: Neobacitrin®
Becaplermina: Regranex®
Beclometasona: Menaderm®
Betametasona: Betaderm®
Budesonide: Entocort®, Pulmicort®, Rhinocort®, Turbuhaler®
Bupivacaína: Marcaine®, Sensorcaine®
Buprenorfina: Buprex®, Suboxone®, Subutex®
Butilescopolamina: Buscapina®
Carbamazepina: Tegretol®, Carbatrol®, Epitol®, Carbactor®
Cefadroxilo: Duracef®
Cefalexina: Keflin®, Keforal®, Ceporexin®
Ceftriaxona: Rocephin®
Cefepima: Maxipime®
Cefotaxima: Celaxin®, Claforán®, Fotexina iv®
Cefoperazona: Cefobid®
Cefotiam: Ceradolan®
Cerio, nitrato: Flammazine Cerio®
Cetirizina: Zyrtec®
Ciclosporina: Neoral®
Cidofovir: Vistide®
Cifarcaína (lidocaína clorhidrato): Madonil®
Cimetidina: Tagamet®
Ciproheptadina: Periactin®
Ciprofloxacino: Floxantina®, Baycip®, Cetraxal®, Ciloxan®
Citriodol: Mosi-Guard®
Claritromicina: Biaxin®, Klaricid®
Clindamicina: Cleocin®, Dalacin®
Clobetasol, propionato: Clobetasol Cream-Emollient®
Clorfeniramina, maleato (=clorfenamina): Chlor-Trimeton®, Comtrex®, Colnidin®
Cloranfenicol, colirio: Cloroptic®, Fenicol®, Spersanicol®
Clostridiopeptidasa A + neomicina: Iruxol-Neo®
Cloxacilina: Anaclosil®, Orbenin®
Crema antimedusas: Isdin Anti-Medusas®
Crema fotoprotectora: Crema fotoprotectora extrem Isdin®
Dantrolene: Dantrium®, Dantrolen®
Dapsona: Dapsone®, Avlosulfon®
Deltametrina: K-Othrine FW®
Desoximetasona: Flubasón®
Dexketoprofeno: Enantyum®
Dexpantenol: pH 5 Eucerin®
Diclorisona: Dermaren®
Diazepam: Valium®
Dietiltoluamida. 10%: Repel Soft Scented®, OFF! Skintastic®
10-35%: Sawyer Gold®, Ben's Backyard®, Relec®, Goibi®
>35%: DEET Plus®, Repel 100®, Goibi Xtreme®

Difenhidramina: Benadryl®, Bydramine®
Diflorasona: Murode®
Diflucortolona: Claral®
Dimetindeno: Fenistil®
Dipirona = metamizol
Dopamina: Intropin®
Doxepina: Zonalon®, Prudoxin®
Edrofonio: Tensilon®, Enlon®, Reversol®
Epinefrina: Adrenalin®, EpiPen®, Twinject®
Epinefrina racémica: Cotton Coil®,
Escopolamina: Buscapina®
Esomeprazol: Nexium®
Esparfloxacino: Respara®
Factor VIIa recombiante: NovoSeven®
Fibrinógeno Humano Terapéutico: Inmuno AG®
Fluclorolona acetónido: Cutanit Ultra®
Flucloxacilina: Fluxapen®, Vitalpen®, Flucloxa®
Fluocinolona acetónido: Synalar®, Bazalin®, Gelidina®, Flodermol®
Fluocinonida: Fluonex®
Fluocortina: Vaspit®
Fluorometolona: FML®, Isopto Flucon®
Flupametasona: Flutenol®
Flurbiprofeno: Ansaid®
Fosfomicina: Monurol®, Fosfocina®
Framicetina: Soframycin®
Gatifloxacino: Tequin®
Gentamicina + betametasona: Diprogenta®
Halometasona: Sicortén®
Hexaclorofeno: pHisohex®, Septisol®
Hidrocortisona: Actocortina®, Hidroaltesona®
Hidrocortisona aceponato: Suniderma®, Bucodorsen®
Hidrocortisona, butirato: Isdinium®, Ceneo®, Nutrasona®
Hidroxicina: Atarax®, Vistaril®
Homatropina: Maxidol compuesto®
Imipemem: Primaxina®
Indometacina: Inacid®, Artrinovo®, Indocin®, Indochron ER®
Inmunoglobulina antirrábica equina: Suero Antirrábico Equino Berna®, Suero Antirrábico Pasteur® (*ambas no se comercializan en Europa*)
Inmunoglobulina antirrábica humana: Imogam Rabia®, Berirab P®, Kamrab®, Bay Rab®
Inmunoglobulina antitetánica equina Fab: Tetanea®
Ipratropio: Atrovent®
Ketoprofeno: Orudis®, Actron®, Oruvail®
Levofloxacino: Tavanic®, Levaquin®
Lidocaína: Xylocaine®
Lidocaína, crema: Lambdalina®
Lorazepam: Orfidal®, Activan®
Manitol: Osmitrol®, Resectisol®
Meropenem: Meronem i.v. 500®
Metamizol (= dipirona): Nolotil®

Metilprednisolona: Adventan®
Metilprednisolona, succinato: Solu-Medrol®
Metocarbamol: Robaxin®, Miowas®
Metronidazol: Flagyl®, Acromona®, Amevan®, Amotein®, Elyzol®
Mometasona: Elica®, Elocom®, Konex®
Morfina, sulfato: Duramorph®, Astramorph®, MS Contin®
Moxifloxacino: Actira®, Proflox®, Octegra®, Havelox®
Naproxeno: Anaprax®, Naprosyn®, Naprelan®, Antalgin® 550
Neomicina, tópica: Iruxol®
Neostigmina: Neostigmin®
Nicetamida: Cardamin®
Nifedipino: Adalat®, Nifedin-10®, Beta-Dipin®
Nitrofurantoína: Furacin®
Norepinefrina: Levophed®
Norfloxacino: Norflol®
Omeprazol: Losec®, Omapren®, Parizac®, Pepticum®, Miol®
Ornidazol: Ornidone®, Biteral®, Mebaxol®
Oxacilina: Bactocil®, Oxipen®, Penstapho®
Oxibuprocaína, hidrocloruro: Novesin®
Oxoflacino: Ocuflox®. Surnox®
Pantoprazol: Pantop®, Zurcal®, Ulserch®, Sipar®
Paracetamol: Termalgin®, Gelocatil®
(acetaminofeno = paracetamol)
Pefloxacino: Clodrox®, Peflacine®
Penicilina+estreptomicina+polimixina B:
Petidina: Dolantina®
Picaridina: Bayrepel®, Aután®
(picaridina = icaridin)
Picrato de Butesin: Butesin®
Piretoride (antiaraña): Tanax®
Piroxicam: Feldene®
Poliamida siliconada: Mepitel®
Pramoxina: Tronolane®, Itch-X®
Prazosin: Minipres®, Vasoflex®
Prednicarbato: Batmen®, Peitel®
Prednisolona: Prednefrin®, Solpren®, Ultracortenol®, Yoxipren®
Prednisolona oftámica: Pred Forte®
Prednisona: Deltasone®, Orasone®, Meticorten®
Pristinamicina: Pyostacine®
Prometazina: Frinova®
Propranolol: Inderal®, Sumial®
Raxibacumab: ABthrax TM®
Reserpina: Serpasol®, Reserfia®
Suero antialacránico faboterápico polivalente equino: Alacramyn®, Anascorp®
Suero antiatróxico: CSL Funnel-Web Spider Antivenom®
Suero anti-avispa de mar: CSL Box Jellyfish Antivenom®
Suero anticrotálido faboterápico polivalente: CroFab®
Suero antielapídico marino: CSL Sea Snake antivenom®
Suero antiescorpiónico faboterápico equino monogenérico: Suero antiescorpiónico SAE®

Suero antiescorpiónico faboterápico: Antivenina Escorpiónica AVE®
Suero antiescorpiónico faboterápico polivalente: Scorpifav®
Suero antiholociclotóxico (anti-garrapata): CSL Tick Antivenom®
Suero antilatrodéctico: Antivenin (Latrodectus mactans) ®,
Black-widow Spider Antivenom®,
CSL Red Back Spider Antivenom®
Suero antiloxoscélico: Soro antiarachnidico Butantan® (1 amp.=75 DMN)
Suero antiloxoscélico INHPerú® (1 amp. = 375 DMN)
Reclusmyn®
Suero antiofídico anticoral antimicrúrico polivalente: Suero Anticoral Probiol®
Suero antiofídico (inmunotipo Marrón): CSL Brown Snake Antivenom®
Suero antiofídico (inmunotipo Negro): CSL Black Snake Antivenom®
Suero antiofídico (inmunotipo Taipán): CSL Taipán Antivenom®
Suero antiofídico (inmunotipo Tigre): CSL Tiger Snake Antivenom®
Suero antiofídico (inmunotipo Víbora): CSL Death Adder antivenom®
Suero antiofídico polivalente: CSL Polyvalent Antivenom®
Suero antiofídico polivalente equino: Suero Antiofídico Polivalente SAO®
Suero antilonómico: Soro antilonomico®
Suero antisinancéido monoespecífico: CSL Stonefish Antivenom®
Suero antivipérido faboterápico equino: Viperfav®,
European Viper Venom Antiserum®
Suero antivipérido faboterápico ovino: ViperTAb®
Suero polivalente faboterápico anticoral: Coralmyn®
Suero polivalente purificado equino: Wyeth Pit-Viper Antivenom®
Sulfadiazina argéntica: Flammazine®
Sulfonato poliestireno de sodio: Kayexalate®, Kionex®, Resonium A®.
Terfenadina: Histalisin®, Terfemax®, Teldane®
Tetracaína, clorhidrato: Decicaine®
Tetraciclina, colirio: Flucithalmic®
Tetrahidrobiopterina: Kuvan®
Tocainida: Tonocard®
Tolazolina: Priscoline hydrochloride®
Tramadol: Adolonta®, Zytram®
Tripelenamina: Azaron®, Oxidermiol Antihistamínico®
Toxina botulínica: Botox® (1 ng = 4 UI)
Dysport® (1 ng = 40 UI)
Triamcinolona tópica: Aristocort®, Flutex®, Triderm®, Kenonel®, Anasilpiel®
Triamcinolona, acetónido: Trigon Depot®
Uroquinasa: Uroquidan®
Vacuna antirrábica de células diploides humana (HDCV): Rabivac®, Imovax®
Vacuna antirrábica purificada de células Vero (PVRV): Verorab®
Vacuna antirrábica purificada de células de embrión de pollo (PCEC): Rabipur®, Rab Avert®
Vacuna antiveneno abeja: Pharmalgen Bee Venom®
Vacuna antiveneno avispa: Pharmalgen Wasp Venom®
Ziconotide: Prialt®
4-Aminopiridina: Neurelan®

SOLICITUD DE MEDICAMENTO EXTRANJERO

Cuando el médico responsable de una intoxicación o envenenamiento considere la prescripción de un antídoto específico o de algún fármaco coadyuvante, de fabricación extranjera, que mejore el cuadro de intoxicación/envenenamiento, que evite graves secuelas o la muerte del paciente deberá tramitar una solicitud que debe llegar al Ministerio de Sanidad, concretamente a la Agencia Española de Medicamentos y Productos Sanitarios.

Existe un protocolo para su obtención, regulado desde la entrada en vigor del Real Decreto 1015/2009. Este decreto viene a unificar las solicitudes de medicamentos que se hallan en fase avanzada de experimentación clínica, de los medicamentos destinados a un uso compasivo y de aquellos cuyo uso vaya a ser diferente a las especificaciones de su ficha técnica (en este último supuesto ya no se precisa de autorización expresa por parte de la Agencia).

En la actualidad se está desarrollando una aplicación para el envío telemático de las solicitudes de estos medicamentos extranjeros en situaciones especiales. De momento la solicitud se puede realizar vía fax o por correo electrónico cumplimentando los formularios A2 y A3 (ver documentos anexados al final del capítulo). El día que entre en funcionamiento la aplicación telemática dejarán de estar en vigor dichos formularios.

Los pasos a seguir, en pacientes hospitalizados, son los siguientes:

1- Informe médico con el diagnóstico y la necesidad del medicamento/antídoto.
2- Cumplimentación de los formularios A2 y A3.
3- Presentación de los informes en Servicio de Farmacia del hospital.
4- Cumplimentación del formulario A1 por parte del Servicio de farmacia.
5- Transmisión de documentación: vía fax a los n$^{\underline{os}}$ 918225312 ó 918225080 o al e-mail medicamentosespeciales@agemed.es

Una vez tramitada la documentación la Subdirección General de asistencia y Prestación Farmacéutica dependiente del Ministerio de Salud designará al laboratorio farmacéutico que realizará la importación, quien a su vez lo suministrará al Servicio de Farmacia del hospital solicitante.

Una vez que se ha autorizado por primera vez una importación, la especialidad farmacéutica pasa a incorporarse a un listado de medicamentos autorizados extranjeros, por lo que las tramitaciones siguientes del mismo fármaco son más rápidas, ya que el importador (laboratorio) en su primera importación suele adquirir un número mayor de unidades del fármaco solicitado para abaratar precios y transporte. De esta manera el laboratorio tiene existencias para sucesivas peticiones.

Si el enfermo está en régimen ambulatorio, sin hospitalización, para la adquisición del medicamento extranjero, debe acudir al centro de referencia que le corresponda que puede ser la Consejería de Salud, la Delegación del Gobierno, o el hospital de referencia del servicio público de salud asignado según el domicilio del paciente. El centro de referencia va a depender de cada comunidad autónoma en función de si tienen o no transferidas la gestión de medicamentos extranjeros o especiales.

DOCUMENTOS ANEXADOS

MINISTERIO DE SANIDAD Y CONSUMO
DIRECCION GENERAL DE FARMACIA Y PRODUCTOS SANITARIOS
Subdirección General de Ordenación y Asistencia Farmacéutica

A-1

Nº de Expediente (*)	A CUMPLIMENTAR POR EL SERVICIO DE FARMACIA

Informe de la Especialidad farmacéutica	Nombre y apellidos del facultativo

Nota: Márquese con una X lo que proceda

	SI	NO
A) Que no se encuentre registrado en España con igual composición o que existiendo el solicitado, sea, en otra forma farmacéutica, imprescindible para el tratamiento del enfermo.	☐	☐
B) Que no exista otra de acción y uso igual o similar que esté registrada en España.	☐	☐
C) Que su indicación sea específica y concreta, y su utilización se considere necesaria para el tratamiento del paciente.	☐	☐
D) Que se posea la necesaria información farmacológica sobre sus efectos adversos o efectos secundarios no deseables (incompatibilidades, contraindicaciones, toxicidad, tratamientos de intoxicación, actividad y otros).	☐	☐
E) Que el tratamiento se realice bajo vigilancia médica y con especial atención a los efectos adversos o efectos secundarios no deseables, cuyo cumplimiento será inexcusable por parte de los servicios médicos, y farmacéuticos en su caso, responsables del tratamiento.	☐	☐

EJEMPLAR PARA EL SERVICIO DE SUMINISTROS

Fecha, firma del Jefe de Servicio de Farmacia

H.S.C.S.P.

(*) A cumplimentar por el Servicio de Suministros

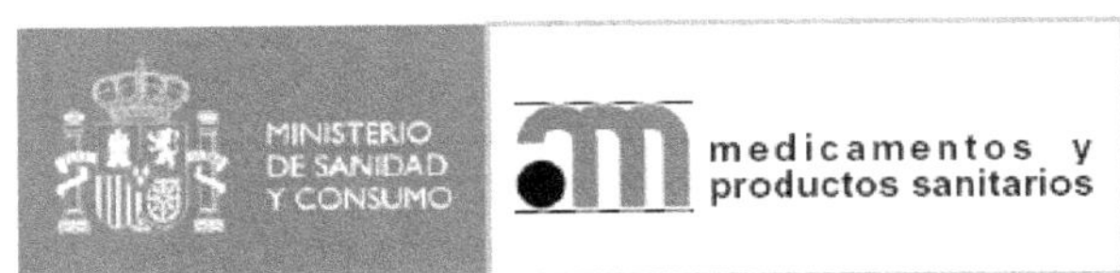

SUBDIRECCIÓN GENERAL
DE MEDICAMENTOS
DE USO HUMANO

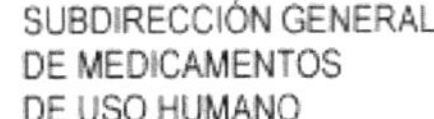

Etiqueta de Registro

A-2

Nº de Expediente(*)	DATOS DE LA ESPECIALIDAD

1. Denominación común internacional	
2. Nombre genérico	
3. Principio activo	
4. Vías de administracion	
5. Dosis	
6. Dosis diaria	
7. Duración prev. Tratamiento (días)	
8. Forma farmacéutica	
9. Nombre comercial	
10. Laboratorio	
11. País de origen	

Referencias bibliográficas y otros datos que faciliten su búsqueda

Médico (nombre):

FECHA:
TELÉFONO:
Nº DE COLEGIADO

FIRMA

Servicio de Farmacia

FARMACEUTICO (nombre):

FECHA:

FIRMA:

A RELLENAR POR EL SERVICIO DE SUMINISTROS

(*) A cumplimentar por el Servicio de Suministros

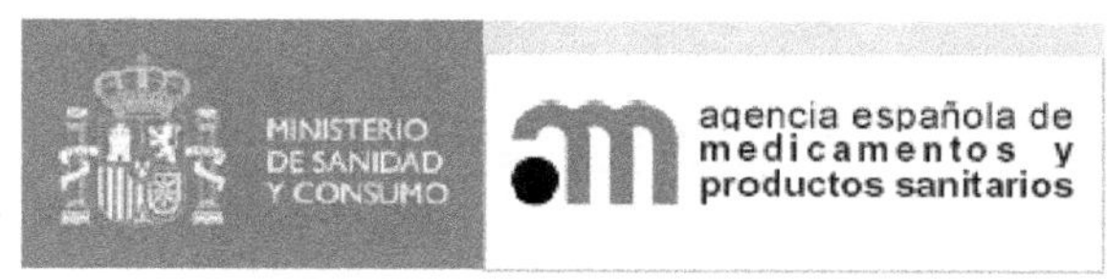

SUBDIRECCIÓN GENERAL
DE MEDICAMENTOS
DE USO HUMANO

A-3

Nº de Expediente(*)	**DATOS DEL PACIENTE**

Nº AFILIACION A LA SEGURIDAD SOCIAL:						
Primer apellido	**Segundo apellido**	**Nombre**	**Edad**	**Sexo V/M**	**Edad fértil SI/NO**	**Es crónico SI/NO**

DATOS DE LA HISTORIA CLINICA
Antecedentes:
Datos analíticos relevantes:
Posibles alergias medicamentosas
Otros medicamentos administrados en la actualidad

PRESUNCION DE DIAGNOSTICO
Indicación para la que se solicita el medicamento

TRATAMIENTOS ANTERIORES ENSAYADOS
1. 2.

TRATAMIENTOS ALTERNATIVOS
1. 2. ¿POR QUÉ NO SE EMPLEAN?

FECHA:	Nº DE COLEGIADO:	FIRMA:

(*) A cumplimentar por el Servicio de Suministros.

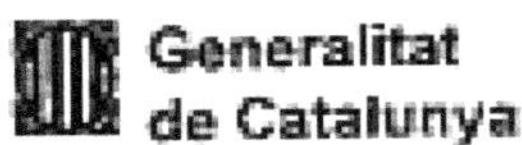

Generalitat
de Catalunya

Notificació de lesions causades per l'atac d'un animal perillós

Cas declarat en data | Data de l'agressió | Municipi de l'agressió

Dades del pacient

Cognoms i nom | DNI

Data de naixement | Sexe ☐ Home ☐ Dona

Domicili | Districte municipal | Telèfon

Localitat | Província | Codi postal

Dades de la lesió

Grau de la lesió | Part del cos lesionada

Circumstàncies de la lesió

Raça de gos o animal perillós atacant | Núm. d'identificació de l'animal

Nom del propietari de l'animal atacant | DNI

Domicili | Localitat | Telèfon

Dades del metge declarant

Cognoms i nom | Núm. de col·legiat

Nom del centre sanitari

Adreça

Població | Telèfon

Signatura

Data

Aquesta fitxa l'ha de complimentar el centre que atén la persona agredida i adreçar-la al Delegat Territorial de Medi Ambient corresponent:

BIBLIOGRAFIA

Abbas A D, Abubakar A M, Tahir C. Snake-bite gangrene in children: a report of two cases. Journal of Surgical Technique & Case Report. 2009; 1(1): 39-41.

Abdalla F C, Da Cruz–Landim C. Dufour glands in the hymenopterans (Apidae, Formicidae, Vespidae): a review. Braz J Biol. 2001; 61: 95–106.

Abderrazek R B. Hmila I. Vincke C. Benlasfar Z. Pellis M. Dabbek H. Saerens D. El Ayeb M. Muyldermans S. Bouhaouala-Zahar B. Identification of potent nanobodies to neutralize the most poisonous polypeptide from scorpion venom. Biochem J. 2009; 424(2): 263-272.

Abdulkader R C, Bárbaro K C, Barros E J, Burdman E A. Nephrotoxicity of insect and spider venom in Latin America. Semin Nephrol. 2008; 28: 373-382.

Abrahamian F M. Dog bites: bacteriology, management, and prevention. Curr Infect Dis Rep. 2000; 2: 446–453.

Abroug F, El-Atrous S, Nouira S et al. Serotherapy in scorpion envenomation: a randomised controlled trial. Lancet. 1999; 11: 906-909.

Abroug F, Boujdaria R, Belghrth M. Cardiac dysfunction and pulmonary edema following scorpion envenomation. Chest. 1991; 100: 1057-1059.

Abuabara A. A review of facial injuries due to dog bites. Med Oral Patol Oral Cir Bucal. 2006; 11: 348-350.

Achaibar K C, Moore S, Bain P G. Ciguatera poisoning. Pract Neurol. 2007; 7(5): 316-322.

Acres J, Gray J. Paralytic shellfish poisoning. CMA Journal. 1978; 119: 1195-1198.

Adler M, Kaul A, Jawad A S. Foreign body synovitis induced by a crown-of-thorns starfish. Rheumatology. 2002; 41: 230–231.

Ahmed A R, Moy R, Barr A R, Price Z. Carpet beetle dermatitis. J Am Acad Dermatol. 1981; 5: 428-432.

Aird S D. Ophidian envenomation strategies and the role of purines. Toxicon. 2002; 40: 335–339.

Ajao O G, Hawtin J G. Snakebite and snake venom ophthalmia. J Natl Med Assoc. 1980; 72(10): 961–964.

Al-Amin E O. Issues in management of scorpion sting in children. Toxicon. 1992; 30: 111-115.

Al-Anazi M, Al-Ashahrani M, Al-Salamah M. Black ant stings caused by *Pachycondyla sennaarensis*: a significant health hazard. Ann Saudi Med. 2009; 29(3): 207-211.

Al-Ayeb M, Zenouaki I, Bouhaouala B, et al. Multidisciplinary approach for immunoprevention of scorpion envenomation. I International Congress on Envenomations and their Treatments. París; 1985: 87.

Al-Boukai A A, El-Din Hawass N, Pravichandra J Patel, Kolawole T M. Camel bites: report of severe osteolysis as late bone complications. Postgrad Med J. 1989; 65: 900-904.

Al-Fortia M, Al-Gatit A, Al- Magberi F, Bendaoud M. Scorpion-sting induced unilateralpulmonary edema. Europ J Radiol, extra. 2005; 53: 21-23.

Al-Rubiay K K, Al-Musaoi H A, Alrubaiy L, Al-Freje M G. Skin and systemic manifestations of jellyfish stings in Iraqi fishermen. Ljm. 2008; 3: 74-77.

Al-Sadoon M K, Abdo N M. Fatal envenoming by the snake *Atractaspis* newly recorded in the central regi6n of Saudí Arabia. J King Saud Univ Science. 1991; 3(2): 123-131.

Al-Towerki A-E. Corneal honeybee sting. Cornea. 2003; 22(7): 672-674.

Alavi S M, Azarkish A. Secondary bacterial infection among the patients with scorpion sting in Razi Hospital. Jundishapur J Microbiol. 2011; 4(1): 37-42.

Albuquerque E X, Daly J W, Witkop B. Batrachotoxin: Chemistry and Pharmacology. Science. 1971; 172: 995-1002.

Alfaro Oporta E. Síndrome compartimental por envenenamiento ofídico (Manejo de fasciotomía con terapia VAC). Rev Med de Costa Rica y Centroamérica. 2010; 67(594): 405-415.

Altaba C R, Ros Joan-Domènec. Història natural dels Països Catalans. Tomo 8 Invertebrats no artròpodes. Enciclopèdia Catalana, Barcelona 1993.

Alvarez Hernández G, Rascón Alcantar A, Hurtado J. Loxoscelismo sistémico fatal en un paciente pediátrico lactante. Bol Clin Hosp Infant Edo Son. 2008; 25(2): 105-109.

Allen C. Arachnid envenomations. Emerg Med Clinics North Am. 1992; 10(2): 269-298.

Altinkaynak S, Ertekin V, Alp H. Scorpion envenomation in children. Turkish Arch Pediatr. 2002; 37: 48-54.

Amador M, Busse jr F K. Corneal injury caused by imported fire ants in a child with neurological compromise. J Pediatr Ophtalmol Strabismus. 1998; 35(1): 55-58.

Amaral C F S, Barbosa A J A, Leite V H R, Tafuri W L, Rezende N A. Scorpion sting induced pulmonary oedema: evidence of increased alveolocapillary membrane permeability. Toxicon. 1994: 32: 999-1003.

Amarilla A L, Giménez M A, Sosa Echevarría M N, Servin R. Accidentes producidos por escorpiones en niños de la ciudad de Corrientes. Rev Posgrado Via Cátedra Medicina. 2008; 177: 6-11.

Ameh E A. Major injuries from domestic animals in childrens. Pediatric Surgery International. 2000; 16(8): 589-591.

Amitai Y. Clinical manifestations and management of scorpion envenomation. Public Health Rev. 1998; 26(3): 257-263.

András C D, Albert C, Salamon S, Gálicza J, András R, András E. Conus magus vs irukandji síndrome: a computational approach of a posible new therapy. Brain Res Bull. 2011; 86(3-4): 195-202.

Apitz-Castro R, Béguin S, Tablante A, Bartoli F, Holt J C, Hemker H C. Purification and partial characterization of draculin, the anticoagulant factor present in the saliva of vampire bats (*Desmodus rotundus*). Thromb Haemost. 1995; 73(1):94-100.

Arbuckle K. Ecological function of venom in *Varanus*, with a compilation of dietary records from the literatura. Biawak. 2009; 3(2): 46-56.

Arcila-Herrera H, Mendoza Ayora J, González Franco M F. Revisión de una enfermedad poco conocida: la ciguatera. Rev Biomed 2001; 12(1): 27-34.

Argenta L C, Morykwas M J. Vacuum-assisted closure: a new method for wound control and treatment, clinical experience. Ann Plast Surg. 1997; 38: 563-576.

Ariano-Sánchez D. Envenomation by a wild guatemalan beaded lizard *Heloderma horridum charlesbogerti*. Clinical Toxicology. 2008; 46: 897–899.

Armengol J, Blas M. Història natural dels Països Catalans. Tomo 9 Artròpodes I. Enciclopèdia Catalana, Barcelona 1993.

Arocha-Piñango C L. Fibrinolysis produced by contact with a carterpillar. The Lancet 1969; 18:136-139.

Arocha Sandoval F, Villalobos Perozo R. Manifestaciones neurológicas de un emponzoñamiento por escorpión. Kasmera. 2003; 31(1): 44-49.

Arya S C. Antivenom therapy for scorpion bites. Toxicon 1999; 37(12): 1655-1657.

Assaf M, Nofal E, Assar O, Azmy A. Paederus dermatitis in Egypt: a clinicopathological and ultrastructural study. J Eur Acad Dermatol Venereol. 2010; 24 (10): 1197-1201.

Assakura M T, Salomão M de G, Puorto G, Mandelbaum F R. Hemorrhagic, fibrinogenolytic and edema-forming activities of the venom of the colubrid snake *Philodryas olfersii* (green snake). Toxicon. 1992; 30(4): 427-438.

Atanasov V, Bardarov V, Aleksiev B, Mitewa M. Vipoxin specificity studied by gas chromatographic determination of enzymatic reaction products. Influence of Ca^{2+}, Mg^{2+} and Sr^{2+}. J Venom Anim Toxins incl Trop. 2005; 11(3).

Atkinson P M, Bradlow B A, White J A M, Greig H B W, Gaillard M C. Clinical features of twig snake (*Thelotornis capensis*) envenomation. S Afr Med J. 1980; 58(12): 1007-1011.

Atkinson P R T, Boyle A, Hartin D, McAuley D. Is hot water immersion an effective treatment for marine envenomation?. Emerg Med J. 2006; 23: 503-508.

Aubert M, De Haro L, Jouglard J. Envenomation by exotic snakes. Med Trop Mars. 1996; 56(4): 384-392.

Auerbach P S. Marine envenomations. N Engl J Med. Aug 15 1991; 325(7):486-493.

Auerbach P S, McKinney H E, Rees R S, Heggers J P. Analysis of vesicle fluid following the sting of the lionfish *Pterois volitans*. Toxicon. 1987; 25(12): 1350-1353.

Auerbach P S, Yajko D M, Nassos P S, et al. Bacteriology of the marine environment: implications for clinical therapy. Ann Emerg Med. 1987; 16: 643–649.

Australian Government. National Health and Medical Research Council. Guidelines for managing risks in recreational water, 2008.

Australian Government Department of Health and Ageing. Australian Bat Lyssavirus Guidelines. En URL: http:// www. health.gov.au/internet/wcms/publishing.ncf/Content/cdapubs-other-bat-lyss.htm [Acceso Noviembre 2006].

Azevedo Marques M M, Cupo P, Hering S, Costa R, Ferreira D B. Clinical – Laboratory and therapeutic aspects of envenomation caused by africanized bees. J Venom Anim Toxin.s 1997; 3: 133.

Badejo O A, Komolafe O O, Obinwogwu D L. Bacteriology and clinical course of camel-bite wound infections. Eur J Microbiol Infect Dis. 1999; 18(12): 918-919.

Badhe R V, Thomas A B, Deshpande A D, Salvi N, Waghmare A. The action of red scorpion (*Mesobuthus tamulus*, Pocock) venom and its isolated protein fractions on blood sodium levels. J Venom Anim Toxins incl Trop Dis. 2007; 13(1): 82-93.

Badrane H, Bahloul C, Perrin P, Tordo N. Evidence of two *Lyssavirus* phylogroups with distinct pathogenicity and immunogenicity. J. Virol., 2001; 75: 3268–3276.

Baer H, Liu T Y, Anderson M C. Protein components of fire ant venom (Solenopsis invicta). Toxicon. 2003; 42:673.

Baeza Herrera C, León Cruz A, Medellín Sierra U D, Salinas Montes J, et al.. Miodermonecrolisis por loxoscelismo letal. Acta Pediatr Mex. 2007; 28(2): 59-62.

Bagnis R, Berglund F, Elias P S, van Esch G J, Halstead B W, Kojima K. Problems of toxicants in marine food products. Bull WHO. 1970; 42: 69-88.

Bahloul M, Ben Hamida M, Belhoul W, et al. Hemolytic-uremic syndrome secondary to scorpion envenomation. Nephrologie. 2004; 25: 49-51.

Bailey P M, Little M, Jelinek G A. Jellyfish envenoming syndromes: unknown toxic mechanisms and unproven therapies. Med J Aust. Jan 6 2003; 178(1):34-37.

Balasubramanian P, Radha Krishna K. Liver glycogen depletion in acute myocarditis produced by scorpion (*Buthus tamulus*) venom. Indian Heart J. 1984; 36: 101-104.

Baldinger P J. Treatment of stingray injury with topical becaplermin gel. J Am Podiatr Med Assoc. 1999; 89 :531–533.

Balit C R, Harvey M S, Waldock J M, Isbister G K. Prospective study of centipede bites in Australia. J Toxicol Clin Toxicol. 2004; 42(1): 41-48.

Banwell P E, Musgrave M. Topical negative pressure therapy: mechanisms and indications. Int Wound J. 2004; 1: 95-106.

Barber C M, Isbister G K, Hodgson W C. Alpha neurotoxins. Toxicon. 2013; 66: 47-58.

Barceloux D G. Medical Toxicology of natural substances. Foods, fungi, medicinal herbs, plants and venomous animals. 2008. Ed Wiley, Hoboken NJ (USA).

Bardinet, Thierry. Les papyrus médicaux de l'Egypte pharaonique. Collection Penser la Médecine. Editions Fayard, 1995.

Barrat J, Blancou J. Technique simplifiée de prélèvement, de conditionnement et d'expédition de matière cérébrale pour le diagnostic de rage. Doc. WHO/Rab. Res./88.27; 1988.

Barreto A H, Torres J B, Bocinha MG M, Duarte AC B. Manual de diagnóstico y tratamiento de envenenamientos por *Lonomia*. Sertox: servicio de toxicología del sanatorio de niños. Centro de Información toxicológica de Río Grande do Sul. Governo do Estado do Rio Grande do Sul-Secretaria da Saúde; 1999.

Barss P. Wound necrosis caused by the venom of stingrays. Pathobiological findings and surgical management. Med J Aust. 1984; 141 :854–855.

Bartholomew C. Acute scorpion pancreatitis in Trinidad. Br Med J. 1970; 1: 666-668.

Bartholomew C, Mc Geeney K F, Murphy J J, Fitzgerald O, Sankaran H. Experimental studies on the aetiology of acute scorpion pancreatitis. Br J Surg. 1976; 63: 807-810.

Baskin L, Geist V, Okhlopkov I, Spilenok I: Башкин Л, Гейсть В, Охьлопков И. Шпиленок И. Бурый медведь и человек – проблема соседства. XXIX Международный Конгресс биологов-охотоведов. IUGB 2009, Москва, Россия.

Bawaskar H S. Efficacy and safety of scorpion antivenom plus prazosin compared with prazosin alone for venomous scorpion (*Mesobuthus tamulus*) sting: randomised open label clinical trial. BMJ. 2010; 341:c7136 doi:10.1136/bmj.c7136.

Bawaskar H S, Bawaskar P H. Scorpion sting; a study of the clinical manifestations and treatment régimen. Current Science. 2008; 95(9-10): 1337-1341.

Bawaskar H S, Bawaskar P H. Indian red scorpion envenoming. Indian J Pediatr. 1998; 65: 383-391.

Bawaskar H S, Bawaskar P H. Scorpion sting: update. J Assoc Physicians India. 2012; 60: 46-55.

Bawaskar H S, Bawaskar P H. Management of cardiovascular manifestations of poisoning by the indian red scorpion (*Mesobuthus tamulus*) Brit Heart J. 1992; 68:478-480.

Bawaskar H S, Bawaskar P H. Stings by red scorpions (*Buthotus tamulus*) in Maharashtra State, India: a clinical study. Trans R Soc Trop Med Hyg. 1989; 83(6): 858-860.

Bawaskar H S. Diagnostic cardiac premonitory signs and symptoms of red scorpion sting. The Lancet. 1982; 3: 552-554.

Beadle A Ciguatera fish poisoning. Milit Med. 1997; 162: 319-322.

Beauregard H. Les insectes vesicants Ed Felix Alcan, París 1980.

Beckmann E, Gillian Savage. Evaluation of Dingo Education Strategy and Programs for Fraser Island and Literature review: Communicating to the public about potentially dangerous wildlife in natural setting". Queensland Government. June 2003.

Bédry R, Hilbert G, Goyffon M, Laffort P, Parrens E . Is the saliva of the european whip snake (*Coluber viridiflavus*) neurotoxic ? Toxicon. 1998 ; 36: 1729-1730.

Beier P. Cougar attacks on humans in the United States and Canada. Wildl Soc Bull. 1991; 19: 403-412.

Beletoni R O, Pizzo A B, Fontana A C K, Carolino R, Coutinho Netto J, Santos W F. Spider and wasp neurotoxins; pharmacological and biochemicals aspects. Eur J Pharmacol. 2004; 493(1-3):1-17.

Bendt R R, Auerbach P S. Foreign body reaction following stingray envenomation. J Wilderness Med. 1991; 2 :298–303.

Benois A, Petitjeans F, Duranseaud C, Sergent H. Envenimations après piqûres de raies: morbidité et ptise en charge analgésique. Médecine Tropicale. 2008; 68(4): 389.

Benson L S, Edwards S L, Schiff A P, Williams C S, Visotsky J L. Dog and cat bites to the hand. Treatment and cost assessment. J Hand Surg (Am). 2006; 31: 468-473.

Berger J. Huggormsbett hos hund I Sverige, en klinisk studie och litteraturöversikt. Institut för Kliniska Vetenskaper, Stockholm. Tesis Doctoral, 2007.

Berthé R A, de Pury S, Bleckmann H, Westhoff G. Spitting cobras adjust their venom distribution to target distance. J Comp Physiol A Neuroethol Sens Neural Behav Physiol. 2009; 195(8): 753-757.

Better R. Bites and stings of medical important venomous arthropods. Int J Derm. 1998; 37: 481-487.

Billen J. The sting bulb gland in *Myrmecia* and *Nothomyrmecia* (Hymenoptera: Formicidae): a new exocrine gland in ants. Int J Insect Morphol & Embryol. 1990; 19(2): 133-139.

Bilò M B, Bonifazi F. The natural history and epidemiology of insect venom allergy: clinical implications. Clin Exp Allergy. 2009; 39(10): 1467-1476.

Biswal N, Bashir R, Murmu U, Mathai B. Outcome of scorpion sting envenomation after a protocol guided therapy. Indian Journal of Pediatrics. 2006; 73: 577-583.

Biswal N, Murmu U C, Nalini P, et al. Management of scorpion envenomation. Pediatr Today. 1999; 2: 420-426.

Black R E, Gunn R A. Hypersensitivity reactions associated with botulinal antitoxin. Am J Med. 1980; 69(4): 567-570.

Blackman J R, Dillon S. Venomous snakebite: past, present and future treatment options. J Am Board Fam Pract 1992; 5(4): 399-405.

Blaikie A, Ellis J, Sanders R, MacEwen C. Eye disease associated with handling pet tarantulas: three cases reports. BMJ. 1997; 314(5): 1524-1527.

Blas Marina. Història natural dels Països Catalans. Tomo 10 Artròpodes II. Enciclopèdia Catalana, Barcelona 1993.

Blaylock R S. Antibiotic use and infection in snakebite victims. S Afr Med J 1999; 89(8): 874-876.

Blaylock R S. Time of onset of clinical envenomation following snakebite. S Afr Med J. 1983; 64: 357-360.

Bohlen C J, Julius D. Receptor-targeting mechanisms of pain-causing toxins: How ow?. Toxicon. 2010; 60(3): 254-264.

Boisier P, Ranaivoson G, Rasolofonirina N, Andriamahefazafy B, Roux J, Chanteau S, Satake M, Yasumoto T. Fatal ichthyosarcotoxism after eating shark meat. Implications of two new marine toxins. Arch Inst Pasteur Madagascar. 1994; 61(2): 81-3

Bomb B S, Roy S, Kumawat D C, Bharjatya M. Do we need anti snake venom (ASV) for management of elapid ophitoxaemia. J Assoc Physicians India. 1996; 44(1): 31-33.

Bon C, Choumet V, Delot E, Faure G, Robbe–Vincent A, Saliou B. Different evolution of Phospholipase A_2 Neurotoxins (β–neurotoxins) from Elapidae and Viperidaes snakes. Toxins and exocytosis. Annals of The New York Academy of Sciences. 1994; 710: 142–148.

Borchani L, Sassi A, Ben Yekhlef R, Safra I, El Ayeb M. Heminecrolysin, a potential immunogen for monospecific antivenom production against Hemiscorpius lepturus scorpion. Toxicon. 2011; 58(8): 681-688.

Borchani L, Sassi A, Shahbazzadeh D, Strub J-M, Tounsi-Guetteti H, van Dorsselaer A, et al. Heminecrolysin, the first hemolytic dermonecrotic toxin purified from scorpion venom. Toxicon. 2011; 58(1): 130-139.

Borges A, Trejo E, Vargas A M, Céspedes G, Hernández A, Alfonzo M J. Pancreatic toxicity in mice elicited by *Tityus discrepans* scorpion venoms. Invest Clin. 2004; 45(3).

Bosnak M, Levent Yilmaz H, Ece A, Yildizdas D, Yolbas I, Kocamaz H, Kaplan M, Bosnak V. Severe scorpion envenomation in children: management in pediatric intensive care unit. Hum Exp Toxicol. 2009; 28(11): 721-728.

Botana L M. Seafood and freshwater toxins: pharmacology, physiology and detection. 2000. Ed Marcel Dekker, New York (USA).

Bouaziz M, Bahloul M, Hergafi L, et al. Factors associated with pulmonary edema in severe scorpion sting patients: a multivariate analysis of 428 cases. Clin Toxicol (Phila). 2006; 44: 293-300.

Bouquier J J. Les piqûres de vipères chez l'enfant. Etude de 43 cas. Archives Françaises de Pédiatrie 1974; 31: 285-296.

Bourgain C, Pauti M D, Fillastre J P, et al. Massive poisoning by African bee stings. Presse Med. 1998; 27: 1099-1101.

Bourhy H, Sureau P. Méthodes de laboratoire pour le diagnostic de la rage; Métodos de laboratorio para el diagnóstico de la rabia; Laboratory methods for rabies diagnosis. Commission des Laboratoires de référence et d'Expertise de l'Institut Pasteur, Paris, France. 1991; 197 pp.

Bowers P W, Julian C G. Dogger Bank Itch and cyclosporine. J Dermatolog Treat. 2001; 12(1): 23-24.

Bowles E, Swaby J. Field Guide to venomous and medically important invertebrates affecting military operations: identification, biology, symptoms, treatment. USAF Institute for Operational Health, july 2006.

Boyer L V, Theodorou A A, Berg R A, Mallie J. Antivenom for critically ill children with neurotoxicity from scorpion stings. N Engl J Med. 2009; 360(20): 2090-2098.

Bradshaw J W S, Baker S, Howse P E. Chemical composition of the poison apparatus of the African weaver ant *Oecophylla longinoda*, and their role. Physiological Entomology. 2008; 4(1): 39-46.

Brayan P. Black widow spider envenomation. Utox Update. 2002; 4:1-5.

Brazon J, Guerrero B, Arocha-Piñago C L, Sevcik C, D'Suze G. Efecto del escorpion *Tityus discrepans* sobre las pruebas globales de la coagulación. Estudios preliminaries. Invest Clin. 2008; 49(1).

Brenneke F, Hatz C. Stronefish envenomation – a lucky outcome. Travel Medicine and Infectious Disease. 2006; 4(5): 281-285.

Bresolin N L, Carvalho L C, Goes E C, Fernandes R, Barotto A M. Acute renal failure following massive attack by Africanized bee stings. Pediatr Nephrol. 2002; 17: 625–627.

Brian L, Norris R L, Auerbach P. A Case of elevated liver function tests after crown-of-thorns (*Acanthaster planci*) envenomation. Wilderness & Environmental Medicine . 2008; 19(4):275-279.

Brown C K, Shepherd S M. Marine trauma, envenomations and intoxications. Emerg Med Clin North Am. May 1992; 10(2): 385-408.

Brown D E, Conover M R. How people should respond when encountering a large carnivore: opinions of wildlife professionals. Human-Wildlife Conflicts. 2008; 2(2): 194-198.

Brown S A, Seifert S A, Rayburn W F. Management of envenomations during pregnancy. Clin Toxicol (Phila). 2013; 51(1): 3-15.

Brown S G, Heddle R J. Prevention of anaphylaxis with ant venom immunotherapy. Curr Opi Allergy Clin Immunol. 2003; 3(6): 511-516.

Brown S G, Franks R W, Baldo B A, Heddle R J. Prevalence, severity, and natural history of jack jumper ant venom allergy in Tasmania. J Allergy Clin Immunol. 2003; 111(1); 187-192.

Bucaretchi F, Deus Reinaldo C R, Hyslop S, Madureira P R, De Capitani E M, Vieira R J. A clínica-epidemiological study of bites by spiders of the genus *Phoneutria*. Rev Ins Med Trop S Paulo. 2000; 42(1): 17-21.

Buchholz U, Mouzin E, Dickey R, Moolenaar R, Sass N, Mascola L. Haff disease: from the Baltic Sea to the US Shore. Emerg Infect Dis. 2000; 6: 192-195.

Buck J D, Spotte S, Gadbaw J J Jr. Bacteriology of the teeth from a great white shark: potential medical implications for shark bite victims. J Clin Microbiol. 1984; 20(5): 849-851.

Buczek A, Sodowska H, Barańka E, Pabis B, Pabis A. Zatrucie kleszczy. [Toxicosis of ticks]. Wiad Parazytol. 2000; 46(3): 305-313.

Bueno Marí R, Moreno Marí J, Oltra Moscardó MªT, Jimenez Peydró R. Artrópodos con interés vectorial en la salud pública en España. Rev Esp Salud Pública. 2009; 83(2).

Bugarín González R, Galego Feal P, Martínez Rodríguez JB, García Quintáns A. El lavado gástrico. Medicina Integral. 2001; 38(9).

Bull J J, Jessop T S, Whiteley M. Deathly drool: evolutionary and ecological basis of septic bacteria in Komodo dragon mouths. PLoS ONE. 2010; 5(6): e11097. doi:10371/journal.pone.0011097.

Burkholder J M, Gordon A S, Moeller P D et al. Demonstration of toxicity to fish and to mammalian cells by *Pfiesteria* species: comparison of assay methods and strains. Proc Natl Acad Sci USA. 2005; 102(9): 3471-3476.

Burnett J W, Calton G J. Venomous pelagic coelenterates: chemistry, toxicology, immunology and treatment of their stings. Toxicon. 1987; 25(6): 581-602.

Burnett J W. Medical aspects of jellyfish envenomation: pathogenesis, case reporting and therapy. Hydrobiology. 2001; 451: 1-9.

Burnett J W, Calton G J, Fenner P J, Williamson J A. Serological diagnosis of jellyfish envenomations. Comparative Biochemistry and Physiology Part C: Comparative Pharmacology. 1988; 91(1): 79-83.

Butzke D, Luch A. High-molecular weight protein toxins of marine invertebrates and their elaborate models of action. EXS. 2010; 100: 213-232.

Cabrerizo S, Docampo P C, Cari C, Ortiz de Rozas M, Díaz M et al. Loxoscelismo: epidemiología y clínica de una patología endémica en el país. Arch Argent Pediatr. 2009; 107(2): 12-22.

Cabrerizo S, Docampo P C, Cari C, Ortiz de Rozas M, Díaz M, de Roodt A, Curci O. Loxoscelismo: presentación de un caso cutáneo-visceral con resolución favorable. Arch Argent Pediatr. 2009; 107(3): 256-258.

Çaça I, Ari S, Ulü K, Avata A. Bee sting of the cornea: a case study and review of the literature. Ann Ophthalmol (Skokie). 2006; 38(1): 77-79.

Cadera W, Pachtman M, Fountain J, Ellis F, Wilson II F. Ocular lesions caused by caterpillar hairs (ophthalmia nodosa). Can J Ophthalmol. 1984; 19(1): 40-44.

Caens-Daudin C, Guerbet M. Le point sur le traitement des morsures de vipères. Lyon Pharmaceutique. 2001; 52: 182-188.

Calderon L, Lomonte B, Gutiérrez J M, Tarkowski A, Hanson L A. Biological and biochemical activities of *Vipera berus* (european viper) venom. Toxicon. 1993; 31(6): 743-753.

Caldicott D G, Croser D, Manolis C, Webb G, Britton A. Crocodile attack in Australia: an analysis of its incidence and review of the pathology and management of crocodile attacks in general. Wilderness Environ Med. 2005; 16: 143–159.

Caldicott D G, Mahajani R, Kuhn M. The anatomy of a shark attack: a case report and review of the literatura. Injury, Int. J Care Injured. 2001; 32(2): 445–453.

Caliskan F, García B I, Coronas F I, Batista C V, Zamudio F Z, Possani L D. Characterization of venom components from the scorpion *Androctonus crassicauda* of Turkey: peptides and genes. Toxicon. 2006; 48(1): 12-22.

Calvete J J. Envenenamiento por mordedura de serpiente: proteómica para el desarrollo de tratamientos para el ofidismo. Investigación y Ciencia. 2010; 405(6): 9-11.

Calvete J J, Moreno-Murciano M P, Theakston R D G, Kisiel D G, Marcinkiewicz C. Snake venoms disintegrins: Structure and evolution of disintegrins. Biochemical Journal. 2003.

Calvete J J. The continuing saga of snake venom disintegrins. Toxicon. 2013; 62: 40-49.

Cameron A, Endean R. Epidermal secretions and the evolution of venom glands in fishes. Toxicon. 1973, 11(5): 445.

Campos Neto M F, Garrone Neto D, Haddad V Jr. Attacks by jaguars (*Panthera onca*) on humans in Central Brazil: report of three cases, with observation of a death. Wilderness & Environmental Medicine. 2011; 22: 130-135.

Carbajal Ugarte J A, Pastrana Huanaco E, Chávez Rodríguez M L. Concentración de electrólitos en el suero de niños intoxicados por picadura de alacrán. Rev Mex Pediatr. 1999; 66(3): 97-101.

Carboney C, Jasso Villazul C E. Manual para la vigilancia epidemiológica de la intoxicación por picadura de alacrán. Instituto Mexicano del Seguro Social (IMSS). Comité Nacional de Vigilancia Epidemiológica, Comité de Expertos en picaduras de alacrán (CONAVE); 1999.

Cardall T Y, Rosen P. Grizzly bear attack. J Emerg Med. 2003; 24: 331-334.

Cardoso A E C, Haddad jr V. Accidents caused by lepidopterans (moth larvae and adult): study on the epidemiological, clinical and therapeutic aspects. An Bras Dermatol. Dec 2005, 80(6): 571-578.

Carlé J S, Christophersen C. Dogger bank itch. An eczema-causing sulfoxonium ion from the marine animal, *Alcyonidium gelatinosum* [Bryozoa]. Toxicon. 1982; 20(1): 307-310.

Carnichael W W. The toxins of Cyanobacteria. Scientific American, Enero 1994: 64-72.

Carrette T J, Seymour J J. Long-term analysis of irukandji stings in far North Queensland. Diving Hyperb Med. 2013; 43(1): 9-15.

Carrette T J, Underwood A H, Seymour J J. Irukandji syndrome: a widely misunderstood and poorly researched tropical marine envenoming. Diving Hyperb Med. 2012; 42(4): 214-223.

Carrijo L C, Andrich F, De Lima M E, Cordeiro M N, Richardson M, Figueiredo S G. Biological properties of the venom from the scorpinfish (*Scorpaena plumieri*) and purification of a gelatinolytic protease. Toxicon. 2005; 45(7): 843-850.

Cascardi J, Young B A, Husic H D, Sherma J. Protein variation in the venom spat by the red spitting cobra, *Naja pallida* (Reptilia: Serpentes). Toxicon. 1999; 37(9): 1271-1279.

Casevitz-Weulersse J. Les fourmis venimeuses. Médecine Trpicale. 2008; 68(4): 390.

Castañeda Pasarón O. Toxinas animales: Acciones facilitadoras de la transmisión colinérgica. Revista Biología (Cuba). 2000, 14(1): 1-8.

Castells M. Insect repellents. Med Lett Drugs Ther 1989; 31: 45.

Catalá M, Gómez A, Ollo B, Gurpegui M, Talens M. Seguridaad de inmunoterapia con veneno de himenópteros en pauta agrupada. Anales Sis San Navarra. 2009; 32(3).

Cavari Y, Lazar I, Shelef I, Sofer S. Lethal brain edema, shock, and coagulopathy after scorpion envenomation. Wilderness & Environmental Medicine. 2013; 24(1): 23-27.

Cazorla D, Loyo J, Lugo L, Acosta M. Aspectos clínicos, epidemiológicos y de tratamiento de 10 casos de envenenamiento por raya marina. Rev Invest Clin. 2009; 61(1): 11-17.

Cebesoy S, Ayvali C. *Myotis myotis* 'in esas uçma kaslarında morfolojik ve histokimyasal arastırmalar. Gazi Üniv. Fen Bil. Enst. Derg. 2003; 16: 245-252.

Centers for Disease Control and Prevention. Haff disease associated with eating buffalo fish—United States, 1997. MMWR Morb Mortal Wkly Rep. 1998; 47 :1091-1093.

CETESB, 1992, L50.17, Analise estatistica de resultados de testes de Toxicidade Aguda, Sao Paulo, Brasil.

Chaiyabutr N, Sitprija V. Pathophysiological effects on Russell's viper venom on renal function. J Nat Toxins. 1999; 8: 351-358.

Cham G, Chuan-Hsin Pan J, Lim F, Earnest A, Gopalakrishnakone P. Effects of topical heparin, antivenom, tetracycline and dexamethasone treatment in corneal injury resulting from the venom of the black spitting cobra (*Naja sumatrana*), in a rabbit model. Clinical Toxicology. 2006; 44(3): 287-292.

Changzheng H, Yeqiang L, Jing Y, Jin T, Lingyun Y, Jing Z, Yanqiu L et al. An outbreak of 268 cases of *Paederus* dermatitis in a toy-building Factory in central China. Int J Dermatol. 2009; 48(2): 128-131.

Chani M, Iken M, Abouelalae Kb, Moujahid A, Drissi K. Conduite à tenir devant une envenimation vipérine. Espérance Medicale. 2010; 17(170): 403-408.

Chani M, Al-Kassimi H, Abouzahir A, Nazi M, Mion G. À propos de trois observations d'envenimations vipérines graves au Maroc. Ann Fr Anest Rea. 2008; 27(4) : 330-334.

Chaou C H, Chen C K, Chen J C, Chiu T F, Lin C C. Comparisons of ice packs, hot water immersion, and analgesic injection for the treatment of centipede envenomations in Taiwan. Clin Toxicol (Phila) 2009; 47: 659-662.

Chapenoire S, Camiade B, Legros M. Basic instinct in Feline. Am J Forensic Med Pathol. 2001 ; 22(1) : 46-50.

Chen E, Hornig S, Shepherd S M, Hollander J E. Primary closure of mammalian bites. Acad Emerg Med. 2000; 7: 157–161.

Chen J W, Shi C X, Teng M J, Schloithe A C, Toouli J, Saccone G T. Scorpion venom stimulates biliary/duodenal motility and pancreatic exocrine secretion. Neurogastroenterol Motil. 2004; 16(4): 447-454.

Chen K K, Kovarikova A. Pharmacology and toxicology of toad venom. J.Pharmaceut. Sci. 1967; 56: 1535-1541.

Ching A, Rocha M, Paes Leme A, Pimenta D, Furtado M de F, Serrano S, Ho P, Junqueira de Azevedo I. Some aspects of the venom proteome of the Colubridae snake *Philodryas olfersii* revealed from a Duvernoy's (venom) gland transcriptome. FEBS Letters. 2006; 580(18): 4417-4422.

Chippaux J-P. Snake-bites: appraisal of the global situation. WHO Bull 1998, 76(5): 515-524.

Chippaux J-P. Venins de serpent et envenimations. IRD Editions, Paris, 2009.

Chippaux J-P, Goyffon M. Producers of antivenomous será. Toxicon. 1983; 21(6): 739-752.

Chippaux J-P, Diédhiou I, Stock R. Étude de l'action de la pierre noire sur l'envenimation expérimentale. Cahiers d'Études et de Recherches Francophones / Santé. 2007; 17(3): 127-131.

Chippaux J-P, Rakotonirina V S, Rakotonirina A, Dzilkouk G. Substances médicamemteuses ou végétales antagonistes du venin ou potentialisant le sérum antivenimeux. Bull Soc Path Ex. 1997; 90(4): 282-285.

Cho Y S, Lee Y M, Lee C K, Yoo B, Park H S, Moon H B. Prevalence of *Pachycondyla chinensis* venom allergy in an infested área in Korea. J Allergy Clin Immunol. 2002; 110(1): 54-57.

Choi K, Park S W, Lee K J, Lee H B, Han H J, Park S K, Park H S. Grass carp (*Ctenopharyngodon idellus*) bile may inhibit the release of renal dipeptidase from the proximal tubules by nitric oxide generation. Kidney Blood Press Res. 2000; 23(2): 113-118.

Chu E R, Weinstein S A, White J, Warrell D A. Venom ophthalmia caused by venoms of spitting elapid and other snakes: Report of ten cases with review of epidemiology, clinical features, pathophysiology and management. Toxicon. 2010; 56(3): 259-272.

Church J E, Hodgson W C. Adrenergic and cholinergic activity contributes to the cardiovascular effects of lionfish (*Pterois volitans*) venom. Toxicon. 2002; 40(6): 787-796.

Church J E, Hodgson W C. Stonefish (*Synanceia* spp) antivenom neutralises the in vitro and in vivo cardiovascular activity of slodierfish (*Gymnapistes marmoratus*) venom. Toxicon. 2001; 39(2-3): 319-324.

Church J E, Moldrich R X, Beart P M, Hodgson W C. Modulation of intracelular Ca^{2+} levels by Scorpaenidae venoms. Toxicon. 2003; 41(6): 679-689.

Ciprandi A, Horn F, Termignoni C. Saliva de animais hematófagos: fonte de novos anticoagulantes. Rev Bras Hematol Hemoter. 2003; 25(4): 250-262.

Ciszowski K, Mietka-Ciszowska A. Zatrucia owoce morza. Część II. Zatrucie ryb. Przegl Lek. 2012; 69(8): 510-518.

CITVER. Mordedura de araña. Dirección de Regulación y Fomento Sanitario. Gobierno del Estado de Veracruz (México). 2010.

Clark R F. The safety and efficacy of antivenin *Latrodectus mactans*. Clin Toxicol. 2001; 39(1): 125-127.

Clark R F, Wethern-Kestner, S, Vance, M V, Gerkin, R. Clinical presentation and treatment of black widow spider envenomation: a review of 163 cases. Ann Emerg Med. 1992; 21:782.

Clark R F, Williams S R, Nordt S P, Manoguerra A S. A review of selected seafood poisonings. Undersea and Hyperbaric Medical Society Inc. 1999; 175-182.

Clark R F, Girard R H, Rao D. Stingray envenomation: a retrospective review of clinical presentation and treatment in 119 cases. J Emerg Med. 2007; 33(1) :33-38.

Classen D C, Evans R S, Pestotnik S L, Horn S D, Menlove R L, Burke J P. The timing of prophylactic administration of antibiotics and the risk of surgical-wound infection. N Engl J Med. 1992; 326: 281-286.

Cobb M W. Arthropod and other animal bites. National Naval Medicine Center. Bethseda, Maryland, USA. 2003, p17-19.

Coleman K, Zilinskas R. Botox falsificado, una amenaza real. Investigación y Ciencia. 2010: 407(8): 72-77.

Collier D N, Burke W A.*Pfiesteria* complex organisms and human illness. South Med J. 2002; 95(7): 720-726.

Cominetti M R. Estudo dos efeitos de metaloproteases/desintegrinas isoladas do veneno da serpente sobre a adesão cellular e expressao gênica. Tese de Doutorado. Universidade Federal de São Carlos, Centro de Ciências Biológicas e de Saúde, Programa em Ciências Fisiológicas. 2004, C733ee, 199 p.

Conceição K, Konno K, Melo R L, Marques E, Hiruma-Lima C, Lima C, Richardson M, Pimenta D, Lopes-Ferreira M. Orpotrin: a novel vasoconstrictor peptide from the venom of the brazilian stingray *Potamotrygon gr. orbignyi.* Peptides. 2000; 27(12): 3039-3046.

Consales C A, Bolzan V L. Rabies review: immunopathology, clinical aspects and treatment. J Venom Anim Toxins incl Trop Dis.2007; 13(1): 5-38.

Contreras Zúñiga E, Zuluaga S X, Casas Quiroga I C. Envenenamiento por múltiples picaduras de abejas y choque anafiláctico secundario: descripción de un caso clínico y revisión de la literatura. Acta Toxicol Argent. 2008;16(2): 27-32.

Cook D G. A case of envenomation by the neotropical colubrid snake *Stenorrhina freminvillei.* Toxicon. 1984; 22(5):823-827.

Cook M D, Matteucci M J, Lall R, Ly B T. Stingray envenomation. J Emerg Med. 2006; 30: 345–347.

Cooke J, Roth V, Miller F. The urticating hairs of Theraphosids spiders. American Museum Novitates. 1972; 2498(7): 2-44.

Cooper N K. Stone fish and stingrays – some notes on the injuries that they cause to man. J R Army Med Corps. 1991; 137(3): 136-140.

Coronado L, Alvarado M, Dutari J E. Características clínicas y epidemiológicas del alacranismo. Periodo 2002-2007, Hospital del Niño, Panamá. Pediatr Panamá. 2008; 37(2): 36-46.

Costa E P, Clissa P B; Teixeira C F, Moura da Silva A M. Importance of metalloproteinases and macrophages in viper snake envenomation-induced local inflammation. Inflammation. 2002; 26: 13-17.

Costa R M. Artropatía da pararamose: epidemiologia, clínica e modelos experimentais. Tesis doctoral. Escola Paulista de Medicina, São Paulo, 1991.

Cuenca-Bescós G, Rofes J. First evidence of poisonous shrews an envenomation apparatus. Naturwissenschaften. 2007; 94(2): 113-116.

Cuesta J, Peña L, Zuluaga A F. ¿Es necesaria la profilaxis antibiótica en la ofidiotoxicosis?. Infect. 2008; 12(1): 280-289.

Cummings P. Antibiotics to prevent infection in patients with dog bite wounds: a mete-analysis of randomized trials. Ann Emerg Med. 1994; 23: 535–540.

Cupo P, Jurca M, Azeedo-Marques M M et al. Severe scorpion envenomation in Brazil; clinical, laboratory and anatomopathological aspects. Rev Inst Med Trop Sao Paulo. 1994; 36: 67-76.

Currie B J, Jacups S P. Prospective study of *Chironex fleckeri* and other box jellyfish stings in the top end of Australia's Northern Territory. Med J Aust. Dec 5-19 2005; 183(11-12): 631-636.

D'Suze G, Moncada S, González C, Sevcik C, Aguilar V, Alagón A. relationship between plasmatic levels of various cytokines, tumor necrosis factor, encimes, glucose and venom concentration following *Tityus* scorpion sting. Toxicon. 2003; 41(3): 367-375.

Da Silva J, Fernandes R, Ticli F K, Oliveira C Z, Mazzi M V, Franco J J, Giuliatti S, et al. Triterpenoid saponins, new metalloprotease snake venom inhibitors isolated from *Pentaclethra macroloba.* Toxicon. 2007; 50(2): 283-291.

Da-Zhi Wang. Neurotoxins from marine Dinoflagellates: a brief review. Mar Drugs. 2008; 6(2): 349-371.

Dall G F, Barclay K L, Knight D. Severe sequelae after stonefish envenomation. The Surgeon. 2006; 4(6): 384-385.

Daly J W. Thirty years of discovering arthropod alkaloids in amphibian skin. J Nat Prod. 1988; 61:162-172.

Daly JW, Garraffo HM. Alkaloids from Australian frogs (Myobatrachidae): pseudophrynamines and pumiliotoxins. J Nat

Dao B, Da E, Koalaga A P, Bambara M, Bazie A J. Snake bite during pregnancy. Med Trop (Mars). 1997;57:100–101.

Dart R C, Bogdan G, Heard K, Bucher Bartelson B, García-Ubbelohde W, et al. A randomized, double-bind, placebo-controlled trial of a higly purified equine $F(ab)_2$ antibody black widow spider antivenom. Annals of Emergency Medicine. 2013; 61(4): 458-467.

Davies D H. Shark attack and its relationship to temperature, beach patronage and the seasonal abundance of dangerous sharks. Investigational Report nº 6. Oceanographic Research Institute, Durban, Republic of South Africa, 1978.

Dawson R M. The toxicology of microcystins. Toxicon. 1998; 36(7): 953-962.

Dayar E, Görsel G, Dursun O, Kardelen F, Uuz A. Akrep sokması sonrası ciddi aritmi ve myokard iskemisi: olgu sunumu (PP-415). 50 Milli Pediatri Kongresi, 2006, 8-12 Kasım. World of Wonders / Kremlin Palace, Aksu, Antalya (Türkiye).

De Araújo M E. Dos Santos A C. Cases of human envenoming caused by *Philodryas olfersii* and *Philodryas patagoniensis* (Serpentes: Colubridae). Rev Soc Bras Med Trop. 1997; 30(6): 517-519.

De Busk F L, O'Connor S. Tick toxicosis. Pediatrics. 1972; 50(2): 328-329.

De Haro L. Intoxications par organismes aquatiques. Med Trop. 2008; 68(4): 367-374.

De Haro L, Robbe-Vincent A, Saliou B, Valli M, Bon C, Choumet V. Unusual neurotoxic envenomations by *Vipera aspis aspis* snakes in France. Hum Exp Toxicol. 2002; 21: 137-145.

De Haro L, Lang J, Bedry R, Guelon D, Harry P, Marchal-Mazet F, Jouglard J. Envenimations par vipers européennes. Ëtude multicentrique de tolerance du Viperfav, nouvel antivenin par voie intraveineuse. Ann Fr Anesth Reanim. 1998; 17(7): 681-687.

De la Fuente J R, Narro Robles J, Tapia Conyer R, et al. Guía de actuación clínica frente a picaduras por escorpiones. Instituto Mexicano del Seguro Social (IMSS). Grupo de Expertos en Intoxicación por Picadura de Alacrán. Comité Nacional de Vigilancia Epidemiológica (CONAVE); 1999.

De la Torre Loranca M A, Aguirre León G, López Luna M A. Coralillos verdaderos (serpientes: Elapidae) y coralillos falsos (serpientes: Colubridae) de Veracruz, México. Acta Zool Mex. 2006; 22(3): 11-22.

De Medeiros C R, De Siqueira França F O S. Accidentes por Abelhas e Vespas. En Costa Cardoso J.L., F.O. de Siqueira Franca, F.H. Wen, C.M. Sant'Ana Málaque, V. Haadad Jr. Animais Peconhentos no Brasil. Biologia, Clínica e Terapéutica dos Acidentes. Cap. 26. Ed. Sarvier, FAPESP, Sao Paulo, 2003. pp. 243–251.

De Medeiros C R, Hess P L, Nicoleti A F, Sueiro L R, Duarte M R, De Almeida-Santos S M, França F O S. Bites by the colubrid snake *Philodryas patagoniensis*: a clinical and epidemiological study of 297 cases. 2010; 56: 1018-1024.

De Oliveira F A, Guimaraes J V, Dos Reis M A, Teixeira V de F. Human accidents with stings from africanized bees. Rev Soc Bras Med Trop. 2000; 33: 403–405.

De Pass L R. Alternative approaches in median lethality (LD_{50}) and acute toxicity testing. Toxicol Lett. 1989; 49(2-3): 159-170.

De Roodt A, Salomón O D, Lloveras S, Orduña T A. Envenenamiento por arañas del género *Loxosceles*. Medicina (Buenos Aires). 2002; 62: 83-94.

De Roodt A R, Salomón O D, Orduña T A. Accidentes por Lepidópteros con especial referencia a *Lonomia* spp. Medicina (Buenos Aires). 2000; 60: 964-972.

De Roodt A, Salomón O D, Orduña T A, Robles Ortiz L E, Paniagua Solís J F, Alejandro Alagón Cano A. Envenenamiento por picadura de abejas. Gac Méd Méx. 2005; 141(3): 215-222.

Dehesa-Dávila M, Possani L D. Scorpionism and serotherapy in Mexico. Toxicon. 1994; 32(9): 1015-1018.

Dehghani R, Khamehchian T. Scrotum injury by scorpion sting. Iranian J Arthropod-Borne Dis. 2008; 2(1): 49-52.

Dekker C J. Chronic pain and impairment of function after a sting by the great weaver fish (*Trachinus draco*). Ned Tijdschr Geneeskd. 2001; 145(18): 881-884.

Dendane T, Abidi K, Madani N, Benthami A, Gueddari F-Z, Abouqal R, Zeggwagh A-A. Reversible myocarditis after black widow spider envenomation. Case Rep Med. 2012, doi: 10 1155/2012/794540.

Dendle C, Looke D. Animal bites: an update for management with a focus on infection. Emergency Medicine Australasia EMA. 2008; 20: 458-467.

Derr C, O'Connor B J, Macleod S L. Laceration of the popliteal artery and compartment syndrome resulting from stingray envenenation. Am J Emerg Med. 2007; 25(1): 96.

Devaux C, Rochat H. Bases théoriques et expérimentales du traitement des envenimations scorpioniques. Bull Soc Pathol Exot. 2002; 95(3): 197-199.

Dhananjaya B L, D'Souza C J M. 2010. The pharmacological role of nucleotidases in snake venoms. Cell Biochem Funct. 2010; 28: 171–177.

Dhar S A, Farooq Butt M, Farooq M, Ramzam Mir M, Wani Z A, Afzal S, Sultan A, Iqbal Wani M. Pattern of orthopaedic injuries in bear attacks: report from a tertiary care centre in Kashmir. Injury Int J Care. 2008; 39: 249-255.

Díaz J H. The envolving global epidemiology, syndromic classification, management and prevention caterpillar envenoming. Am J Trop Med Hyg. 2005; 72(3): 347-357.

Diaz J H. The evaluation, management and prevention of stingray injuries in travelers. J Travel Med. 2008; 15(2): 102-109.

Díaz González J M, Narro Llorente R A, Domínguez Cherit J, Contreras Ruiz J. Relevancia del tratamiento integral del paciente con heridas extensas previo a la terapia con presión negativa. Dermatología Rev Mex. 2008; 52(4): 182-187.

Diaz P, Chowell G, Ceja G, D'Auria T C, Lloyd R C, Castillo-Chávez C. Pediatric electrocardiograph abnormalities following *Centruroides limpidus tecumanus* scorpion envenomation. Toxicon. 2005; 45:27-31.

Diego-García E, Peigneur S, Debaveye S, Gheldof E, Tytgat J, Caliskan F. Novel potassium cannel blocker venom peptides from *Mesobuthus gibbosus* (Scorpiones: Buthidae). Toxicon. 2013; 61: 72-82.

Diez Garcia, F, Laynez Bretones, F, Galvez Contreras, M C, et al. Black widow spider (*Latrodectus tredecimguttatus*) bite. Presentation of 12 cases. Med Clin (Barc). 1996;106:344.

Díaz Lorenzo T. Enfermedades transmitidas por alimentos. Diario Oficial Asoc Iberoameric Medicina y Salud Escolar y Universitaria (La Habana). 2006; 1:1-64.

Dirección Seccional de Salud de Antioquía. Protocolo de vigilancia de los accidentes por animales ponzoñosos. Medellín: DSSA; c2004-2007.

Domínguez A, Gil J, Pi-Sunyer T, Rodrigo J A, Sallés M, Vaqué J. Protocol: Precaucions i mesures d'aïllament per evitar la transmissió de les infeccions als centres sanitaris. Generalitat de Catalunya, Departament de Sanitat i Seguretat Social, 1999.

Dormon F M. Local nerve block after stingray injury. Lancet 1985; 8464: 1131–1132.

Du Tort D M. Boomslang (*Dispholidus typus*) bite. A case report and a review ofdiagnosis and management. S A Medical Journal. 1980; 57: 507-510.

Ducancel F, Goyffon M. Les venins des *Atractaspis*. Med Trop. 2008; 68(4): 340-347.

Dunnihoo D R, Rush B M, Wise R B, Brooks G G, Otterson W N. Snake bite poisoning in pregnancy. A review of the literature. J Reprod Med. 1992;37:653–658.

Ebeid, Nabil I. Egyptian medicine in the days of the pharaohs. Ed Egyption Book Organization Press, Cairo; 1999.

Edlow J A, McGillicuddy D C. Tick paralysis. Infect Dis Clin N Am. 2008; 22: 397-413.

EFSA (European Food Safety Authority). Marine biotoxins in shellfish: saxitoxin group. Scientific opinion of the panel on contaminants in the food chain. The EFSA Journal. 2009; 1019: 1-76.

EFSA (European Food Safety Authority). Cyclic amines (spirolides, gymnodimines, pinnatoxins and pteriatoxins). Scientific opinion on marine biotoxins in shellfish. EFSA Journal. 2010; 8(6): 1628-1667.

El-Amin E O. Pathofisiology of scorpion envenomation, effects on the cardiovascular system and clinical presentation. Qatar Med J. 2003; 12(1): 11-14.

Ell S R, Yates D. Marinefish stings. Archives of Emergency Medicine. 1989; 6: 59-62.

Elston D M, Stockwell S. What's eating you? Bedbugs. Cutis. 2000; 65: 262-264.

Elyakov G, Stornik V, Makareva T. Heterocyclic compounds of marine organisms (review). Khimiya Geterotsiklicheskikj Soedinenii. 1977; 4(4): 435-452.

Enad JG, Espiritu JM, Fisher D. Stingray injury of the hand: review of management. Trop Doct. 2001; 31: 174–175.

Eng Khoo H. Bioactive proteins from stonefish venom. Clinical and Experimental Pharmacology and Physiology. 2002; 29: 802-806.

Erickson T, Ahrens W, Aks E, Baum C, Ling L. Pediatric Toxicology. Diagnosis & Management of the poisoned child. Mcgraw Hill Ed. Chicago, 2005.

Ernst C H, Ernst E M. Venomous reptiles of the United States, Canada and Northern Mexico. The John Hopkins University Press. Baltimore, Maryland, 2011.

Etheridge S M. Paralytic shellfish poisoning: seafood safety and human health perspectives. Toxicon. 2010; 56(2): 108-122.

Evans D, Land L. Topical negative pressure for treating chronic wounds. Cochrane Database Syst Rev. 2001; CD001898.

Evans R J, Davies R S. Stingray injury. J Accid Emerg Med. 1996; 13: 224-225.

Evers L H, Bartscher T, Lange T, Mailänder P. Adder bite: an uncommon cause of compartment syndrome in northern hemisphere. Scand J Trauma Resusc Med. 2010; 18(9): 50-57.

Fenner P J. Dangers in the ocean: the traveler and marine envenomation. II. Marine Vertebrates. J Travel Med. 1998; 5(4): 213-216

Fenner P J, Williamson J A. Worldwide deaths and severe envenomation from jellyfish stings. Medical Journal of Australia MJA 1996; 165:658.

Fenner P J, Hadok J C. Fatal envenomation by jellyfish causing Irukandji syndrome. Med J Aust. Oct 7 2002; 177(7): 362-363.

Fenner P J, Williamson J A, Myers D. Platypus envenomation, a painful learning experience. Med J Aust. 1992; 157: 829-832.

Fenner P J, Williamson J A, Skinner R A. Fatal and non-fatal stingray envenomation. Med J Aust. 1989; 151: 621-625.

Fenner P J, Fitzpatrick P F, Hartwick R L, Skinner R. "Morbakka", another cubomedusan. Med Aust. 1985; 143: 550-555.

Fernández M A. *Macrothele calpeiana* (Walckenaer, 1805) situación actual y perspectivas. Munbe, suplemento. 2004; 21: 155-161.

Fernández Bouzas A, Morales Reséndiz M L, Llamas Ibarra F, Martínez López M, Ballesteros Maresma A. Brain infarcts due to scorpion stings in children: MRI. Neuroradiology. 2000; 42(2): 118-120.

Field-Cortazares J, Calderón R. Escombroidosis, intoxicación por histamina. Bol Clin Hosp Infant Edo Son. 2008; 25(2): 91-94.

Field-Cortazares J, Calderón R, Seijo J L. Envenenamiento por picadura de pez león. Bol Clin Hosp Infant Edo Son. 2008; 25(2): 85-90.

Fisher M, Huangfu D, Shen TY, Guyenet PG. Epibatidine, an alkaloid from the poison frog *Epipedobates tricolor*, is a powerful ganglionic depolarizing agent. JPET. 1994; 270(2): 702-707.

Fitch-Snyder H. Measures necessary for protection of humans working with lorises and pottos (keepers, field researchers, veterinarians) Naturwissenschaften. 2003; 90(2): 60-62.

Fletcher P L, Fletcher M D, Weninger K, Anderson T E, Martin B M. Vesicle-associated membrane protein (VAMP) cleavage by a new metalloprotease from the brazilian scorpion *Tityus serrulatus*. Journal of Biological Chemistry. 2010; 285(10): 7405-7416.

Fletcher J E, Hubert M, Wieland S J, Gong Q H, Jiang M S. Similarities and differences in mechanisms of cardiotoxins, mellitin and other myotoxins. Toxicon. 1996; 34: 1301–1311.

Floyd T. Bear-inflicted human injury and fatality. Wilderness and Environmental Medicine. 1999; 10: 75-87.

Fogla R, Rao S K, Anand A R, Madhavan H N. Insect wing case: unusual foreign body. Cornea. 2001; 20(1): 119–121.

Fonseca de Lima L A, Lopes Ferreira M. Estudos clínico e experimental sobre o envenenamento causado pelo peixe *Tlalassophryne nattereri* (niquim). An Bras Dermatol Rio de Janeiro. 2000, 75(4): 435-443.

Fox R C, Scott C S. First evidence of a venom delivery apparatus in extinct mammals. Nature. 2005; 435(7045): 1091-1093.

Fradin M S, Day J F. Comparative efficacy of insect repellents against mosquito bites. NEJM. 2002;347:13-18.

Fradin M S. Mosquitoes and mosquito repellents. A clinician's guide. Ann Intern Med 1998; 128:931.

Franca F O, Benvenuti L A, Fan H W, Dos Santos D R, Hain S H, Picchi–Martins F R, et al. Severe and fatal mass attacks by "killer" bees (Africanized honey–bees *Apis mellifera scutellata)* in Brazil: clinicopathological studies with mesaurement of serum venom concentrations. Q J Med. 1994; 87: 269–282.

Francis M, Shattock M B. Injuries caused by wild animals. The Lancet. 1968; 291(7539): 412-415.

Fraser S G, Dowd T C, Bosanquet R C. Intraocular caterpillar hairs (setae): clinical course and management. Eye. 1994; 8: 596–598.

Freer L. North American wild mammalian injuries. Emerg Med Clin North Am. 2004; 22: 445-473.

Freire M L, Campos J A, Amaral C F S. Approaches to the treatment of scorpion envenoming. Toxicon. 1994; 32(9): 1009-1014.

Freudenthal A R, Joseph P R. Seabather's eruption. N Engl J Med. Aug 19 1993; 329(8): 542-544.

Friedman I S, Phelps R G, Baral J, Sapadin A N. Wells' syndrome triggered by centipede bite. Int J Dermatol 1998; 37: 602-605.

Friedman M A, Fleming L E, Fernández M, Bienfang P, Schrank K et al. Ciguatera fish poisoning: treatment, prevention and management. Mar Drugs. 2008; 6(3): 456-479.

Fritts T H, McCoid M J, Haddock R L. Risks to infants on Guam from bites of the brown tree snake (*Boiga irregularis*). Am J Trop Med Hyg. 1990; 42(6): 607-611.

Fritts T H, McCoid M J, Haddock R L. Symptoms and circumstances associated with bites the brown tree snake (*Boiga irregularis*) on Guam. Journal of Herpetology. 1994; 28(1): 27-33.

Fry B G, Wüster W. Assembling an arsenal: origin and evolution of the snake venom proteome inferred from phylogenetic analysis of toxin sequences. Mol Biol Evol. 2004; 21: 870-883.

Fry B G, Wroe S, Teeuwisse W, van Osch M J P, Moreno K et al. A central role for venom in predation by *Varanus komodoensis* (Komodo dragon) and the extinct giant *Varanus* (*Megalania*) *priscus*. Proc Natl Acad Sci U S A. 2009; 106(22): 8969–8974.

Fry B G, Lumsden M, Wüster W, Wackramaratna J, Hodgson W C, Kini R M. Isolation of a neurotoxin (alpha-colubritoxin) from a nonvenomous colubrid: evidence for early origin of venom in snakes. J Mol Evol. 2003; 57: 446-452.

Fry B G, Scheib H, van der Weerd L, Young B, McNaughtan J, Ramjan S F et al. Evolution of an arsenal: structural and functional diversification of the venom system in the advanced snakes (Caenophidia). Mol Cell Proteomics. 2008; 7: 215-246.

Fung H T, Choy C H, Lau K H, Lam T S K, Kam C W: 從隨地吐痰眼科傷害中國眼鏡蛇。香港中華急診醫學雜誌. [Ophthalmic injuries from a spitting Chinese cobra. Hong Kong Journal of Emergency Medicine]. Hong Kong J Emerg Med. 2009; 16(1): 26-28.

Fung H T, Lam S K, Wong O F: 遭蜈蚣咬傷而到香港兩所急症室求診的 病例回顧研究 。 香港中華急診醫學雜誌. [Centipede bite victims: a review of patients presenting to two emergency departments in Hong Kong. Hong Kong Journal of Emergency Medicine]. Hong Kong J Emerg Med. 2011; 17: 381-385.

Furbee R B, Kao L W. Brown recluse spider envenomation. Clin Lab Med. 2006; 21: 211-226.

Gabriel D P, Rodrigues A G, Barsante R C, Dos Santos Silva V, Caramori J T, Martim L C, et al. Severe acute renal failure after massive attack of Africanized bees. Nephrol Dial Transplant. 2004; 19: 2680.

Gadwalkar S R, Bushan S, Pramod K, Gouda C, Kumar P M. Bilateral cerebellar infarction: a rare complication of scorpion sting. J Assoc Physicians India. 2006;54(7): 581-583.

Gajre G, Dammas A S. Scorpion envenomation in children: should all stings be given antivenom?. Ann Saudi Med. 1998; 19(5): 444-446.

Garateix A. El mar: fuente de nuevos fármacos. Revista Elementos (La Habana) 2005; 58: 39-47.

Garau X, Gascón J, Gudiol F, Pahissa A, Prats, G. Informació rellevant sobre els principals agents de terrorisme biològic. Generalitat de Catalunya; Departament de Sanitat i Seguretat Social, Direcció General de Salut Pública; setembre 2001.

Garbutt F J, Jenner R. Wound closure in animal bites. Emerg Med J. 2004; 21: 589–590.

García García S. Cap. Descontaminación intestinal de tóxicos. En: Urgencias y tratamiento del niño grave. Módulo Traumatismos y accidentes. Ediciones Ergon, 2000.

Garner J S. Guideline for isolation precautions in hospitals. Infect Control Hospital Epidemiol. 1996; 115: 53-80.

Garrido Picazo MM, Valdeavero Pastor M. Lesión por raya de agua dulce: caso clinic. SEMERGEN. 2009; 35(4): 194-196.

Gateau T, Bloom M, Clark R. Response to specific *Centruroides sculpturatus* antivenom in 151 cases of scorpion stings. Clin Tox. 1994; 32: 165-171.

Gawade S. Therapeutic alternatives from venoms and toxins.Indian J Pharmacol. 2007; 39 (6): 260-264.

Georgieva D N, Genov N, Nikolov P, Aleksiev B, Rajashankar K R, Voelter W, Betzel C. Structure-function relationships in the neurotoxin vipoxin from the venom of *Vipera ammodytes meridionalis*. Spectrochim Acta A Mol Biomol Spectrosc. 2003; 59(3): 617-627.

Georgieva D N, Risch M, Kardas A, Buck F, von Bergen M, Betzel C. Comparative analysis of the venom proteomes of *Vipera ammodytes ammodytes* and *Vipera ammodytes meridionalis*. J Proteome Res. 2008; 7(3): 866-886.

Ghersy de Nieto M T, Ortega M A, Castellini P, Mota J, Moncada S, Sevcik C, D'Suze G Emponzoñamiento escorpiónico: concentración de veneno en plasma y su efecto desencadenante de la respuesta inflamatoria sistémica. Arch Venez Pueri Pediatr. 2002; 64(5): 150-158.

Giménez N, Barahona M, Casasa A, Domingo A, Gavagnach M, Martí C. Llegada de *Aedes albopictus* a España, un nuevo reto para la salud pública. Gac Sanit. 2007; 21(1): 25-28.

Glaziou P, Legrand A M. The epidemiology of ciguatera fish poisoning. Toxicon 1994; 32:863-73.

Goddard J. Personal protection measures against fire ant attacks. Ann Allergy Asthma Immunol. 2005; 95:344.

Godoy L, Ortiz L, Teibler P, Acosta O. Toxicidad de la secreción de glándulas parótidas en sapos (Actualización bibliográfica). Comunicaciones Científicas y Tecnológicas; Univ. Nac. Del Nordeste. 2005; resumen V-020.

Gokdemir M, Sezer T. Evaluation of nyocardial function using tissue Doppler imaging in children with moderate scorpion envenomation. Clin Toxicol (Phila). 2013; 51(1): 3-15.

Gölçuk Y, Velibey Y, Gönullu H, Şahin M, Koçabas E. Acute toxic fulminant miocarditis after a black widow spider envenomatrion: case report and literatura review. Clin Toxicol (Phila). 2013; 51(3): 191-192.

Goldman D R, Seefeld A W. Ocular toxicity associated with indirect exposure to african spiting Wilderness Environ Med. 2010; 21(2): 134-136.

Goldstein E J. New horizons in the bacteriology, antimicrobial susceptibility and therapy of animal bite wounds. J Med Microbiol. 1998; 47: 95-97.

Gómez P, González J, Cabrera G, Rudolph M I. Alteraciones electrocardiográficas y de laboratorio en el latrodectismo. Parasitol. 1987; 11(1): 8-11.

Gómez Cardona J P, Otero Patiño R, Nuñez Rangel V, Saldarriaga M M, et al. Aspectos toxinológicos, clínicos y epidemiológicos del envenenamiento producido por el escorpión *Tityus fuhrmanni* Kraepelin. MEDUNAB. 2002; 5(15): 159-164.

Gomperts E D, Demetriou D. Laboratory studies and clinical features in a case of boomslang envenomation. S A Mediese Tydskrif. 1977; 51: 173-175.

Gong E, Martin L, Burnham D, Falk A. Sinornithosaurus, the first known venomous dinosaur. Proceedings of the National Academy of Sciences. 2009; 12:1-3.

Gonsàlbez J, Vives Balmaña M V. Història natural dels Països Catalans. Tomo 13 Amfibis, rèptils i mamífers. Enciclopèdia Catalana, Barcelona 1993.

González A, Boada M. Emponzoñamiento por la mordedura y picadura de artrópodos en España. Med Integ. 1981; Vol 2: 413-416.

González A, Rodríguez-Acosta A, Gassette J, Ghisoli M, Sanabria E, Reyes-Lugo M. Aspectos bioecológicos de la escolopendra (*Scolopendra gigantea* Linnaeus 1758) y la actividad histopatológica de su veneno. Revista Científica FCV-LUZ, 2000; Vol X, nº 4: 303-309.

González Romero S, Gonzálex Hermosillo J A, González R A, Flores N M, Mijangos Vargas G. Alteraciones electrocardiográficas en sujetos picados por escorpión. Arch Inst Cardiol Mex. 1991; 61: 15-20.

Gonzalo Reques F, Estrada Rodríguez J L, García-Norro F J. Alergia a veneno de hormiga roja...también en España. Rev Esp Alergol Inmunol Clin. 1998; 13 (1): 39-40.

Goodyer L, Behrens RH. Short report: the safety and toxicity of insect repellents. Am J Trop Med Hyg. 1998;59:323-324.

Gopalakrishnakone P, Gwee M C E. The structure of the venom gland of stonefish *Synanceja horrida*. Toxicon. 1993; 31(8): 979-988.

Gordillo M, Bugliolo A, Delloni A. Escorpionismo en Pediatría. Arch Argent Pediatr. 2000; 98(5): 296-300.

Goto T, Holzinger F, Hagey L R, Cerrè C, Ton-Un H-T, Schteingart C D, Steinbach J H, Shneider B L, Hofmann A F. Physicochemical and physiological properties of 5-a-cyprinol sulfate, the toxic bile salt of cyprinid fish. Journal of Lipid Research. 2003; 44: 1643-1651.

Goudey-Perrière F, Perrière C. Proprietés pharmacologiques des venins des poisons. C R Seances Soc Biol Fil.

Gowda R M, Cohen R A, Khan I A. Toad venom poisoning: resemblance to digoxin toxicity and therapeutic implications. Heart. 2003; 14: 8990.

Goyffon M, Ineich I. Nouveau regard sur les serpents venimeux. Med Trop. 2008; 68: 329-333.

Grammons M, Gohar Salam. Tick removal. Am Fam Physician. 2002; 66(4): 643-646.

Grandcolas N, Baccialone L, Dufour C, Dubreuil S, Bussienne F, Staikowsky F. Piqûres par poisson-pierre: une antalgie difficile, un risque notable de complications. Médecine tropicale. 2008; 68(4): 394-395.

Granier C, Novotny J, Fontecilla-Camps J C, Fourquet P, El-Ayeb M, Bahraoui E. The antigenic structure of a scorpion toxin. Mol Immunol. 1989; 26(6): 503-513.

Granja Bermúdez V. Epidemiología y cuadro clinico del alacranismo. Inmunología Pediátrica. 1999; 8(5): 1-5.

Grattan L, Oldach D, Morris J G. Human health risks of exposure to *Pfiesteria piscicida*. BioScience. 2001, 51(10): 853-858.

Graudins A, Isbister G K, White J, Warrell D. Antivenom treatment in arachnidism. J Toxicol Clin Toxicol. 2003; 41(3): 291-300.

Gray S. Pressure immobilization of snakebite. Wilderness and Environmental Medicine. 2002; Vol. 14, No. 1, pp. 73–73.

Griego R D, Rosen T, Orengo I F, Wolf J E. Dog, cat and human bites: a review. Journal of the American Academy of Dermatology. 1995; 33(6): 1019-1029.

Grisotto L S, Mendes G E, Castro I, Baptista M A, Alves V A, Yu L, et al. Mechanisms of bee venom-induced acute renal failure. Toxicon. 2006; 48: 44-54.

Grönlund J, Vuori A, Nieminen S. Adder bites: a report of 68 cases. Scand J Surg. 2003, 92(2): 171-174.

Grosspietch J, Zavaleta A, Grishin E. Efectos del veneno de *Buthus eupeus* sobre la secreción gástrica. Rev Med Hered. 1993; 4(2): 56-57.

Gubensek F, Liang N S, Pungercar J, Strukelj B, Curin-Serbec V, Krizaj I. Presynaptically acting phospholipase A2 from *Vipera ammodytes* venom. Ann N Y Acad Sci. 1994; 710: 120-125.

Gueron M, Illia R, Sofer S. The cardiovascular system after scorpion envenomation; a review. Clin Toxicol. 1992; 30(2): 245-258.

Gueron M, Illia R, Margulis G. Arthropod poisons and the cardiovascular system. Am J Emerg Med. 2000; 18(6): 708-714.

Guerrero B, Arocha-Piñango C L. Síndrome hemorrágico producido por contacto con orugas. Estudios clínicos y experimentales: revisión. Invest Clin. 2003; 44(2): 318-326.

Guidera K J, Ogden J A, Highhouse K, Pugh L, Beatty E. A case study of the injury and treatment. Shark attack. J Orthop Trauma. 1991. 5(2): 204-208.

Guidolin F R, Tambourgi D V, Guidolin R, Marcelino J R, Okamoto C K, Queiroz G P, Dias da Silva W. Characterization of anti-crotalic antibodies. Toxicon. 2013; doi:10.1016.

Guidolin R, Morais J F, Stephano M A, Marcelino J R, Yamaguchi I K, Sakaguchi E H, et al. Production of equine antivenom against africanized bee *(Apis mellifera)* venom. J Venom Anim Toxins. 1997; 3: 245.

Gürlü V P, Erda N. Corneal bee sting – induced endotelial changes. Cornea. 2006; 25(8): 981-983.

Guspi B R, Ferré Y L, Ranea A S et al. Alergia a picadura de insectos. Pediatr Integral. 2005; 9(8): 611-619.

Gutierrez J, Benítez-Guerra I, Benítez-Guerra G. Envenenamiento por rayas de agua dulce. RFM (Rev Fac Med, Caracas). 2004; 27(2): 131-134.

Gwee M C, Gopalakrishnakone P, Yuen R, Khoo H E, Low K S. A review of stonefish venoms and toxins. Pharmacol Ther. 1994; 64(3): 509-528.

Haas A I. Síndrome hemorrágico por contacto con *Lonomia* sp. Medicina (Buenos Aires) 2000; 60:954-972.

Haddad V Jr, Neto D G, De Paula Neto J B, et al. Freshwater stingrays: study of epidemiologic, clinical and therapeutic aspects based on 84 envenomings in humans and some enzymatic activities of the venom. Toxicon 2004; 43:287–294.

Haddad V Jr, Costa Cardoso J L, Pinto Moraes R H. Skin lesions caused by stink bugs (Insecta: Heteroptera: Pentatomidae): first report of dermatological injuries in humans. Wilderness & Environmental Medicine. 2002; 13(1): 48-50.

Haddad V Jr, Martins I A. Frequency and gravity of human envenomations caused by marine catfish (suborder siluroidei): a clinical and epidemiological study. Toxicon. 2006; 47(8): 838-843.

Haddad V Jr, Cardoso Fonseca W. A fatal attack on a child by a black caiman (*Melanosuchus niger*). Wilderness & Environmental Medicine. 2011; 22: 64-66.

Haddad V Jr. Animais aquáticos de importância médica no Brasil. Rev Soc Bras Med Trop. 2003; 36(5): 591-597.

Haddad V Jr, Pardal P P, Cardoso J L, Martins I A. The venomous toadfish *Thalassophryne nattereri* (niquim or miquim). Report of 43 injuries provoked in fishermen. Rev Inst Med Trop S Paulo. 2003; 45(4): 221-223.

Haddad V Jr, Sazima I. Piranha attacks on humans in southeast Brazil: epidemiology, natural history, and clinical treatment, with description of a bite outbreak. Wilderness & Environmental Medicine. 2003; 14(4): 249-254.

Haddad V Jr, Lima de Figueiredo J. Attack upon a bather by a swordfish: a case report. Wilderness & Environmental Medicine. 2009; 20(4): 344-346.

Haddad V Jr, Schwartz E F, Schwartz C A, Nobre Carvalho L. Bites caused by giant water bugs belonging to Belostomatidae family (Hemiptera, Heteroptera) in humans: a report of seven cases. Wilderness & Environmental Medicine. 2010; 21: 130-133.

Hadley G P, McGarr P, Mars M. The role of thromboelastography in the management of children with snake-bite in Southern Africa. Transactions of the Royal Society of Tropical Medicine and Hygiene. 1999; 93(2): 177-179.

Hahn S T, O'Connor J M. An investigation of the biological activity of bullrout (*Notesthes robusta*) venom. Toxicon. 2000; 38: 79-89.

Halpern P, Sorkine P, Raskin Y. Envenomation by *Trachinus draco* in the eastern Mediterranean. Eur J Emerg Med. 2002; 9(3): 274-277.

Halstead G, Schantz E J. Paralytic shellfish poisoning: surveillance, prevention and control. WHO Bull; 1984 (1): 31-40.

Handel C C, Izquierdo L A, Curet L B. Black widow spider (*Latrodectus mactans*) bite during pregnancy. Western Journal of Medicine. 1994; 160(3): 261-262.

Hangwood B J, Sugh Alistair R. Investigation and treatment of snake bite. Toxicon.1998; 36(3): 431-446.

Hardwicke J, Srivastava S. Volkmann's contracture of the forearm owing to an insect bite: a case report and review of the literature. Ann R Coll Surg Engl. 2013; 95(2): 36-37.

Harrison M L, Price R S, Sorensen J. Dangers of large exotic pets from foreign lands. Journal of Trauma-Injury Infection & Critical Care: 2001; 51(5): 1014-1015.

Hasan S, Hassan K. Proteinuria associated with centipede bite. Pediatr Nephrol. Apr 2005;20(4):550-1.

Hati R, Mitra P, Sarker S, Bhattacharyya K K. Snake venom hemorrhagins. Crit Ver Toxinol. 1999; 29: 1-19.

Helalsiddiqui, A S M. Present status of wildlife, human casualties by tiger, and wildlife conservation in the Sundarbans of Bangladesh. Tigerpaper. 1998; 25: 28–32.

Hemachudha T. Human rabies: clinical aspects, pathogenesis, and potential therapy. Curr Top Microbiol Immunol. 1994; 187:121-143.

Hemachudha T, Wacharapluesadee S, Mitrabhakdi E, Wilde H, Morimoto K, Lewis RA. Pathophysiology of human paralytic rabies. J Neurovirol. 2005; 11(1):93-100.

Hemmo-Lotem M, Barnea Y, Jinich-Aronowiz C, et al. Epidemiology of pediatric bite/sting injuries. One-year study of a pediatric emergency department in Israel. Scient Wld J. 2006; 6: 653-660.

Henderson D A. The looming threat of bioterrorism. Science 1999; 283: 1279-1282.

Hendrickson R G. Millipede exposure. Clin Toxicol (Phila). 2005; 43(3): 211-212.

Hered R W, Spaulding A G, Sanitao J J et al. Ophtalmia nodosa caused by tarantula hairs. Ophtalmology. 1988; 95: 166-169.

Hernández Orozco M, Gárate Lizárraga I. Síndrome de envenenamiento paralizante por consumo de moluscos. Rev Biomed. 2006; 17: 45-60.

Herrero S, Higgins A. Human injuries inflicted by bear in Alberta: 1968-98. Ursus. 2003; 14(1): 44-54.

Hertelendy A. Aquatic emergencies: pathophysiology and treatment for underwater stings. J Emerg Med Serv. 2004; 29: 102–103.

Hickman C P, Roberts L S, Hickman F M. Zoología, principios integrales. Ed. Interamericana McGraw-Hill. 8ª edición 1992.

Hill R E, Mackessy S P. Characterization of venom (Duvernoy's secretion) from twelve species of colubrid snakes and partial sequence of four venom proteins. Toxicon. 2000; 38(12): 1663-1687.

Ho W K, Verner E, Dauer R, et al. ADAMTS-13 activity, microangiopathic haemolytic anemia and thrombocytopenia following snake bite envenomation. Pathology. 2010; 42(2): 200-202.

Hodgson W C. Pharmacological action of Australian animal venoms. Clin Exp Pharmacol Physiol. 1997; 24(1): 10-17.

Hoffman D R; Dove D E; Moffitt J E, Stafford C T. Allergens in Hymenoptera venom: Cross-reactivity and multiple reactivity between fireant venom and bee and wasp venoms. J Allergy Clin Immunol. 1988; 82:828.

Hogan C J, Barbaro K C, Winkel K. Loxoscelism: old obstacles, new directions. Ann Emerg Med. 2004; 44: 608-624.

Horng C T, Chou P I, Liang J B. Caterpillar setae in the deep cornea and anterior chamber. Am J Ophthalmol. 2000; 129: 384–385.

Houghton P J, Osibogun I M. Flowering plants used against snakebite. Journal of Ethnopharmacology. 1993; 39:1-29.

Huang Dezhou. Dendrolimiasis: an analysis of 58 cases. J Trop Med Hyg. 1991; Apr, 94 (2): 79-87.

Hudson B, Parsons G. Giant millipede "burns" and the eye. Transactions of the Royal Society of Tropical Medicine and Hygiene. 1997; 91: 183-185.

Huertas-Franco V, Bucknor-Masis J. Insuficiencia renal aguda asociada a picadura de abeja africanizada. Acta Médica Costarricense AMC. 2008; 50(1): 58-60.

Hussein A A, Nabil Z I, Zalat S M, Rakha M K. Comparative study of the venoms from three species of bees: effects on heart activity and blood. J Nat Toxins. 2001; 10: 343–357.

Hutton R A, Warrell D A. Action of snake venom components on the hemostatic system. Blood Rev. 1993; 7: 176-189.

Inal A, Ufuk Altıntas D, Korkmaz Güvenmez H, Yılmaz M, Güneşer Kendirli S. Riesgo vital del edema facial causado por la oruga de la procesionaria del pino, remedando un proceso alérgico. *Allergol Immunopathol (Madr). 2006; 34: 171-173.*

Ineich I, Goyffon M, Dang V. Qu'est-ce qu'un serpent dangereux pour l'homme ? Un cas d'envenimation par un colubridae aglyphe opisthodonte du Cameroun, *Thrasops flavigularis* (Hallowell, 1852). Bull Soc Zool Fr. 2006; 131: 135-145.

Instituto Mexicano del Seguro Social (IMSS). Secretaría de Salud. Norma Oficial Mexicana NOM-033-SSA2-2002, Para la Vigilancia, Prevención y Control de la Intoxicación por Picadura de Alacrán. México, DF; Diario Oficial de la Federación: junio 2002.

Iovcheva M, Zlateva S, Marinov P, Sabeva Y. Toxoallergic reactions after a bite from Myriapoda, genus *Scolopendra* in Varna region during the period 2003-2007. Journal of Investigacion Military Medical Academy IMAB. Annual proceeding, Scientific papers 2008, book 1: 79-82.

Isbister G K, Graudins A, White J, Warrell D. Antivenom treatment in arachnoidism. J Toxicol Clin Toxicol. 2003; 41(3): 291-300.

Isbister G K, Gray M R. Latrodectism: a prospective cohort study of bites by formally identified redback spiders. Med J Aust. 2003; 179 (2): 88–91.

Isbister G K, Gray M R, Balit C, Raven R. Funnel-web spider bite: a systematic review of recorded clinical cases. Med J Aust. 2005; 182(8): 407-411.

Isbister G K, Gray M R Effects of envenoming by comb-footed spiders of the genera *Steatoda* and *Achaearanea* (family Theridiidae) in Australia. J Toxicol Clin Toxicol. 2003; 41(6):809-816.

Isbister G K. Mouse spider bites (*Missulena spp*) and their medical importance. Med J Aust. 2004; 180: 225-227.

Isbister G K, Little M, Cull G, et al. Thrombotic microangiopathy from Australian brown snake (*Pseudonaja*) envenoming. Int Med J. 2007; 37: 523-528.

Ismail M, Al-Bekairi A M, Ayman M. El-Bedaiwy A M, Abd-El Salam M A. The ocular effects of spitting cobras: I. The ringhals cobra (*Hemachatus haemachatus*) Venom-Induced corneal opacification síndrome. Clinical Toxicology.1993; 31(1): 31-41.

Ismail M, Ellison A C. Ocular effects of the venom from the spitting cobra (*Naja nigricollis*). Clinical Toxicology. 1986; 24(3): 183-202.

Ismail M, Abd-El-Salam M A, Al-Ahaidib M S. *Androctonus crassicauda* (Olivier), a dangerous and unduly neglected scorpion – I. Pharmacological and clinical studies. Toxicon. 1994; 32(12): 1599-1618.

Ismail M, al-Bekairi A M, El-Bedaiwy A M, Abd-el Salam M A. The ocular effects of spitting cobras: II. Evidence that cardiotoxins are responsible for the corneal opacification syndrome. J Toxicol Clin Toxicol. 1993; 31(1): 45-62.

Ismail M. The scorpion envenoming syndrome. Toxicon. 1995; 33(7): 825-858.

Ismail M, Al-Ahaidib M S, Abdoon N, Abd-el-Salam M A. Preparation of a novel antivenom against *Atractaspis* and *Walterinnesia* venoms. Toxicon. 2008; 49(1): 8-18.

Ittyachen A M, Jose M B. Thalamic infarction following a Russell's viper bite. Southeast Asian J Trop Med Public Health. 2012; 43(5): 1201-1204.

Jackson AC, Warrell MJ, Rupprecht CE, Ertl HC, Dietzschold B, O'Reilly M et al. Management of rabies in humans. Clin Infect Dis. 2003; 36(1):60-63.

Jain V, Shome D, Natarajan S. Corneal bee sting misdiagnosed as viral keratitis. Cornea. 2007; 26(10): 1277-1278.

Jalali A, Vatanpour H, Hosseininasab Z, Rowan E G, Harvey A L. The effect of the venom of the yellow Iranian scorpion *Odontobuthus doriae*. Toxicon. 2007; 50(8): 1019-1026.

Jalali A, Pipelzadeh M H, Sayedian R, Rowan E G. A review of epidemiological, clinical and in vitro physiological studies of envenomation by the scorpion *Hemiscorpius lepturus* (Hemiscorpiidae) in Iran. Toxicon. 2010; 55(2-3): 173-179.

Jalali A, Pipelzadeh M H, Taraz M, Khodadadi A, Makvandi M. Is severity of clinical manifestations following *H lepturus* envenomation relatest to serum TNF-α level?. Nature Precedings. 2010; hdl:10101/npre.2010.4382.1: 25Apr2010.

James M T, Harword D. Medical Entomology. Ed. McMillan, Nueva York 1969.

Jan V, Maroun R C, Robbe-Vincent A, De Haro L, Chournet L. Toxicity evolution of *Vipera aspis aspis* venom: identification and molecular modeling of a novel phospholipase A(2) heterodimer neurotoxin. FEBS Lett. 2002; 527(1-3): 263-268.

Janda D H, Ringler D H, Hilliard J K, Hankin R C, Hankin F M. Nonhuman primate bites. J Orthop Res. 1990; 8: 146–150.

Jarrar J M, Al-Rowaily M A. Histology and histochemistry of the venom apparatus of the black scorpion *Androctonus crassicauda* (Scorpiones: Buthidae). J. Venom. Anim. Toxins incl. Trop. Dis. 2008; 14(3).

Jarvinen K M. Allergic reactions to stinging and biting insects and arachnids. Pediatr Ann. 2009; 38(4): 199-209.

Javors M A, Zhou W, Maas J W. Effects of fire ant venom alkaloids on platelet and neutrophil function. Life Sci. 1993; 53:1105.

Jeanmougin M, Lemarchand-Venencie F, Hoang X D, D'Hondt J L, Civatte J. Occupational eczema with photosensitivity caused by contact with Bryozoa. Ann Dermatol Venereol. 1987;114(3):353-7.

Jeffery B, Barlow T, Moizer K, Paul S, Boyle C. Amnesic shellfish poison. Food Chem Toxicol. 2004; 42(4): 545-557.

Ji Fu W, Ya Zhen M, Li Ya Q, Xiao Long W, Han Qiu Ch, Hua X, Yi Ling F, et al. Potent histamine-releasing activity of atrahagin, a novel snake venom metalloproteinase. The International Journal of Biochemistry & Cell Biology. 2006; 38(4): 510-520.

Jin Ku Park, Ki Cheol Chang. Corneal endothelial changes induced by corneal bee sting injury. J Korean Ophthalmol Soc. 2010; 51(3): 435-439.

Jofré L, Perret C, Abarca K, Solari V, Olivares R, López J. Comité de Infecciones Emergentes. Sociedad Chilena de Infectología. Recomendaciones para el manejo de mordeduras ocasionadas por animales. Rev Chil Infect. 2006; 23 (1): 20-34.

Jones R G A, Corteling R L, To H P, Bhogal G., Landon J. A novel Fab–Based antivenom for the treatment of mass bee attacks. Am J Trop Med Hyg. 1999; 61: 361–366.

Juckett G, Hancox J. Examen de la gestión y actualización de las mordeduras de serpientes en Estados Unidos. Am Fam Physician 2002; 65:1367-74.

Jurkovich G J, Luterman A, McCullar K, et al. Complications of Crotalide antivenin therapy. J Trauma. 1988; 28(7): 1032-1037.

Kabigting F, Kempiak S, Alexandrescu D, Benajmin Yu B. Sea urchin granuloma secondary to *Strongylocentrotus purpuratus* and *Strongylocentrotus franciscanus*. Derm On J. 2009; 15 (5): 9-14.

Kadesky K M, Manarey C, Blair G K, Murphy III J J, Verchere C, Atkinson K. Cougar attacks on children: injury patterns and treatment. J Pediatr Surg. 1998; 33(6): 863-865.

Kalyan Kumar B, Nanda S S, Venkatehwarlu P, Kiran Kumar Y, Jadhav R T. Antisnake venom serum (ASVS). International Journal on Pharmaceutical and Biomedical Research (IJPBR). 2010; 1(3): 76-89.

Kamiguti A S, Cardoso J L. Haemostatic changes caused by the venoms of South American snakes. Toxicon 1989; 27:955-963.

Kamiguti A S, Zuzel M, Theakston R D G. Snake venom metalloproteinases and disintegrins: interactions with cells. Braz J Med Biuol Res. 1998; 31(7):853-862.

Kanamitsu K, Frank J H. *Paederus*, sensu lato (Coleoptera: Staphylinidae): natural history and medical importance. Journal of Medical Entomology. 1987; 24(2): 155-191.

Kanjanabuch T, Sitprija V. Snakebite nephrotoxicity in Asia. Seminars in Nephrology. 2008; 28(4): 363-372.

Kao CY, Fuhrmann F. Pharmacological studies on tarichatoxin, a potent neurotoxin. JPET. 1963; 140(1): 31-40.

Karakchiev N I, Artamonov V I: Каракчиев Н И, Артамонов В И. Военная Токсикология и защита от ядерного и химического оружия. Издательство Медицина УзССР; Ташкентт 1988. [Toxicología Militar y defensa frente al aramamento nuclear y químico. Ed. Medicina, Tashkent UzSSR, 1998].

Karalliedde L. Animal toxins. Br J Anaesth. 1995; 74: 319-327.

Karasudani I, Koyama T, Nakandakari S, Aniya Y. Purification of anticoagulant factor from the spine venom of the crown-of-thorns starfish, *Acanthaster planci*. Toxicon. 1996; 34: 871-879.

Kardong K V. "Protovipers" and the evolution of snake fangs. Evolution. 1979; 33(1): 433-443.

Karlson-Stiber C, Salmonson H, Persson H, A nationwide study of *Vipera berus* bites during one year-epidemiology and morbidity of 231 cases. Clin Toxicol. 2006; 44: 25-30.

Karnad D R, Deo A M, Apte N, Lohe A S, Thatte S, Tilwe G H. Captopril for correcting diuretic induced hypotension in pulmonary oedema after scorpion sting. Br Med J. 1989; 298: 1430-1431.

Kaufman S C, Chew S J, Capps S C, Beuerman R W. Confocal microscopy of corneal penetration by tarantula hairs. Scanning. 1994; 16: 312–315.

Kellaway C H, Le Messurier D H. The venom of the platypus (*Ornithorhinchus anatinus*). Aust J Exp Biol Med Sci. 1935; 13: 205-221.

Kerrigan K R, Mertz B L, Nelson S J, Dye J D. Antibiotic prphylaxis for pit viper envenomation: prospective, controlled trial. World J Surg. 1997; 21.369-373.

Kesting M R, Hölzle F, Thurmüller P, Wolff K-D. Animal bite injuries to the head: 132 cases. British Journal of Oral and Maxillofacial Surgery. 2006; 44(3): 235-239.

Kideyş A E, Gücü A C. *Rhopilema nomadica*: a poisonous indo-pacific scyphomedusan new to the Mediterranean coast of Turkey. Israel Journal of Zoology. 1995; 41: 615-617.

Kim S S, Park H S, Kim H Y, Lee S K, Nahm D H. Anaphylaxis caused by the new ant, *Pachycondyla chinensis*: demonstration of specific Ig E and Ig E-bindings components. J Allergy Clin Immunol. 2001; 107(6): 1095-1099.

Kindersley, Dorling. Animal: the definitive visual guide to the world's wildlife. Ed Pearson Educacion. 1ª edición, 2002.

Kirchberg J S, Davidson T M. Envenomation by the colubrid snake *Atractaspis bibronii*: a case report. Toxicon. 1991; 29(3): 379-381.

Kita M, Nakamura Y, Okumura Y, Ohdachi S D, Oba Y, Yoshikuni M, Kido H, Uemura D. Blarina toxin, a mammalian lethal venom from the short-tailed *shrew Blarina brevicauda*: isolation and characterization. Proc Natl Acad Sci USA. 2004; 101(20): 7542-7547.

Kitagawa K, Hayasaka S, Setogawa T. Wasp sting induced retinal damage. Ann Ophthalmol. 1993; 25: 157-158.

Kitchens C S, Van Mierop L H S. Mechanism of defibrination in humans after envenomation by the eastern diamondback rattlesnake. Am J Hematol. 1983; 14: 345-353.

Kizer K W, McKinney H E, Auerbach P S. Scorpaenidae envenomation. A five-year poison center experience. JAMA, 1985; 253: 807–810.

Kizer K W. *Pasteurella multocida* infection from a cougar bite. West J Med. 1989; 150(1): 87-90.

Kobayashi S A. Images in clinical medicine: perioral miokymia. N Engl J Med. 2013; 368(4): e5.

Kochva E. *Atractaspis* (Serpentes, Atractaspididae) the burrowing asp; a multidisciplinary minireview. Bulletin of the Natural History Museum: Zoology Series (Cambridge Univ Press). 2002; 68:91-99.

Kolecki P. Delayed toxic reaction following massive bee envenomation. Am Emerg Med. 1999; 33: 114-116.

Komori T. Toxins from the starfish *Acanthaster planci* and *Asterina pectinifera*. Toxicon. 1997; 35(10): 496-475.

Koovor J. Etude histochimique des glandes à venin des Buthidae (Arachnida; Scorpiones). Ann. Sc. Nat. Zool. Biol. Anim. 1973; 15(2): 201-220.

Kornalik F. The influence of snake venoms on fibrinogen conversión and fibrinolysis. Mem Inst Butantan 1966; 33:179.

Kouyoumdjian J A, Polizelli C, Lobo S M, Guimaraes S M. Fatal extradural haematoma after snake bite (*Bothrops moojeni*). Trans R Coc Trop Med Hyg. 1991; 85(4): 552.

Krane S, Itagaki Y, Nakanishi K, Weldon P J. "Venom" of the slow loris: sequence similarity of prosimian skin gland protein and Feld cat 1 allergen. Naturwissenschaften. 2003; 90(2): 60-62.

Krenn L, Kopp B. Bufadienolides from animal and plant sources. Phytochemistry. 1998; 48(1): 1-29.

Krifi M N, Miled K, Abderrazek M, Al-Ayeb M. Effects of antivenom on *Buthus occitanus tunetanus* scorpion venom pharmacokinetics: towards and optimization of antivenom immunotherapy in a rabbit model. Toxicon. 2001; 39: 1317-1326.

Krishna Murthy K R. The scorpion envenoming syndrome: a different perspective. The physiological basis of the role of insulin in scorpion envenoming. J Venom Anim Toxins. 2000; 6(1): 40-51.

Krishnan A, Sonawane R V, Karnard D R. Captopril in the treatment of cardiovascular manifestations of indian red scorpion (*Mesobuthus tamulus concanensis*) envenomation. J Ass Phycns India. 2007; 55: 22-26.

Kularatne S A M. Epidemiology and clinical picture of the Russell's viper (*Daboia russelii russelii*) bite in Anuradhapura, Sri Lanka: a prospective study of 336 patients. Southeast Asian J Trop Med Public Health. 2003; 34(3): 855-863.

Kulkami M L, Annees S. Snake venom poisoning: experience of 633 cases. Indian Pediatry. 1994, 31(10):1239-1243.

Kumar P, Gharami R C, Mondal A, Ghosh K. Sudden appearance of erythematous papules and vesicles. Journal of Pakistan Association of Dermatologists. 2010; 20: 57-59.

Kunimoto D, Rennie R, Citron D M, Goldstein E J. Bacteriology of a bear bite wound to a human; case report. J Clin Microbiol. 2004; 42: 3374-3376.

Kurnik D, Haviv Y, Kochva E. A snake bite by the burrowing asp, *Atractaspis engaddensis*. Toxicon. 1999; 37: 223-227.

Kuzbari R, Seidler D, Deutinger M. Local complications after poisonous snake bite. Handchir Mikrochir Plast Chir. 1994; 26(1): 48-50.

Kwan T, Paiusco A D, Kohl L. Digitalis toxicity caused by toad venom. Chest. 1992; 102:949-950.

Lackmann G-M, Draft W, Isselstein G, Töllner U. Surgical treatment of facial dog bite injuries in children. Journal of Cranio-Maxillo-Facial Surgery. 1992; 20: 81-86.

Lamb L, Ross D A, Lalloo D G, Green A, Morgan E R, Warrell D A. Management of venomous bites and stings in British Military Personnel deployed in Iraq, Afghanistan and Cyprus. J R Army Med Corps. 2008; 154(4 Suppl):2-40.

Lampiris H W, Maddix D S. Clinical use of antimicrobial agents. En: Katzung BG, editor. Basic and clinical pharmacology. 9ª edición. New York: McGraw-Hill, 2004. p. 836-851.

Lamy M. La processionaire du colatier: *Anaphae venata* (Lepidoptera: Thaumetopoeidae): papillon urticant d'Afrique. Insect Sci Applic. 1984; 5(2): 83-86.

Lamy M, Pastureaud M H, Ducombs G, Novak F. Papillons urticants d'Afrique et d'Amérique du sud (g. Anaphae et g. Hylesia): Contribution du microscope électronique a balayage a l'étude du leur appareil urticant et a leur mode d'action. Bull Soc Zool Fr. 1984; 109(2): 163-177.

Langley R L, Bobbitt W H. Haff disease after eating salmon. South Med J. 2007; 100: 1147-1150.

Langley R L. Alligator attacks on humans in the United States. Wilderness and Enviromental Medicine. 2005; 16: 119-124.

Langley R L, Hunter J L. Occupational fatalities due to animal-related events. Wilderness Environ Med. 2001; 12: 168-174.

Lankoandé S T. Envenimations par morsures de serpents. Médécine d'Afrique noire. 1981, 28: 143-146.

Larréché S, Mion G, Goyffon M. Indication de l'immunothérapie antivenimeuse dans le cadre des envenimations ophidiennes: proposition d'une gradation clínico-biologique. Médecine Tropicale. 2008; 68(4): 391-392.

Larréché S, Mion G, Goyffon M. Troubles de l'hémostase induits par les venins de serpents. Ann Fr Anest Rea. 2008; 27(4): 302-309.

Larsson S. Massuppträdande av tallprocessionsspinnaren *Thaumetopoea pinivora* på södra Gotland. Entomologisk Tidskrift 2006;127:1-7.

Latifi M, Tabatabai M. Immunological studies on Iranian scorpion venom and antiserum. Toxicon. 1979; 17(6): 617-620.

Lauridsen M H. Adder bites. Ugeskr Laeger. 2003; 165: 3087-3091.

Lawley T J, Bielory L, Gascon P, et al. A prospective clinical and immunologic analysis of patients with serum sickness. N Engl J Med. 1984; 311(22): 1407-1413.

Lawrence D, Kakkar V V. Graduated, static, external compression of the lower limb. Br J Surg. 1980;67:119–121.

Lee J Y L, Teoh L C, Leo S P M. Stonefish envenomations of the hand – A local marine hazard: a series of 8 cases and review of the literature. Ann Acad Med Singapore. 2004; 33(4): 515-520.

Legac P, Lagarde J, Mulet M. Papillonite en Oubangui-Chari (A.E.F.). Bulletin de la Societé de Pathologie Exotique. 1950; 43(11/12): 718-720.

Lehmann D F, Hardy J C. Stonefish envenomation. N Engl J Med. 1993; 329: 510-511.

Lehtinen V, Kaukonen T, Ikäheimo I, Mähönen S-M, Koskela M, Ylipalosaari P. *Mycobacterium fortuitum* infection after a brown bear bite. J Clin Microbiol. 2005; 43(2): 1009.

Leonardi A, Fox J W, Trampuš-Bakija A, Križaj I. Ammodytase, a metalloprotease from *Vipera ammodytes ammodytes* venom, possesses strong fibrinolitic activity. Toxicon. 2007; 49(6): 833-842.

Leschenko P D, Khoroshilova N V, Slipchenko L M, Kaznachei R Y: Лесченко П Д, Хорошилова Н В, Шлипченко Л М, Казначей Р Ю. Наблюдение случаев Хаффа заболевания. [Observation of Haff-Üchs disease cases]. Vopr Pitan 1965; 24: 73-76.

Letot B, Pierard-Franchimont C, Pierard GE: Acute reactions to coelenterates. Dermatologica. 1990; 180(4): 224-227.

Levêque Y. Risques naturels des récifs coralliens de l'archipel des Mascareignes. Thèse de médecine. Poitiers. 2001.

Leveridge Y. Accidente y cuadro clínico por la « picadura » de alacranes en Costa Rica. Rev Costarric Cienc. 2000 ; 21(3-4) : 161-167.

Lewis R, Garcia M. Therapeutic potential of venoms peptides. Nature Rev Drug Discov. 2003; 2(10):790-802.

Lewis R J, Holmes M J. Origin and transfer of toxins involved in ciguatera. Comp Biochem Physiol C. 1993; 106(3): 615-628.

Ligabue-Braun R, Verli H, Carlini C R. Venomous mammals: a review. Toxicon. 2012; 59(7-8): 680-695.

Lilibridge S K, Sharp J N. Public Health issues associated with disasters Ed. Wallace RB. Public Health and Preventive Medicine. Standford: Appleton & Lange, 1998.

Lim Y L, Kumarasinghe S P. Injuries from marine animals. Singapore Med J. 2007; 48(1): e25.

Lima C A J, Cardoso J L C, Magela A, Oliveira F G M, Talhari S, Haddad Jr V. Pigmentacão exógena em pododáctilos simulando isquemia de extremidades: um desafio diagnóstico provocado por artrópodos da classe Diplopoda ("piolhos-de-cobra"). An Bras Dermatol. 2010; 85(3): 391-392.

Limaiem R, Chaabouni A, El-Maazi A, Mnasri H, Mghaieth F, El-Matri L. Lésions oculaires par piqûre d'abeille. Â propos d'un cas. Journal Français d'Ophtalmologie. 2009; 32: 277-279.

Lin B, Norris R L, Auerbach P S. A case of elevated liver function tests after crown-on-thorns (*Acanthaster planci*) envenomation. Wilderness & Enviromental Medicine. 2008; 19(4): 275-279.

Lin S-J, Hwang D-F, Shao K-T, Jeng S-S. Toxicity of taiwanese gobies. Fisheries Science. 2000; 66: 547-552.

Lin T J, Yang C C, Yang G Y, Tsai W J, Deng J F. Features of centipede bites in Taiwan. Trop Geogr Med. 1995; 47: 300-302.

Lindnaer, Ernest. Toxicología de los alimentos. Ed. Acribia, 1978.

Ling S, Cheng S C, Yen C H. **凌家健，鄭思宗，甄志雄．石頭魚毒鰭刺傷引致的急性腕管綜合徵**. [Stonefish envenomation with acute carpal tunnel syndrome]. Hong Kong Med J. 2009; 15: 471-473.

Linnell J D C, Andersen R, Andersone Z, Balciauskas L et al. The fear of wolves: a review of wolf attacks on humans. NINA-NIKU Norsk Institut for naturforskning. Oppdragsmelding. 2002; 731:1-65.

LoVecchio F, Welch Sh, Klemens J et al. Incidence of immediate and delayed hypersensitivity to *Centruroides* antivenom. Annais Emer Med. 1999; 34: 615-619.

LoVecchio F., Klemens J., Welch S., Rodriguez R. Antibiotics after rattlesnake envenomation. J. Emerg. Med. 2002; 23(4):327-328.

Löe J, Röskraft E. Large carnivores and human safety. Royal Swedish Academy of Sciences, Ambio. 2004; 33(6): 283-288.

Logan J L, Ogden D A. Rhabdomyolysis and acute renal failure following the bite of the giant desert centipede *Scolopendra heros*. West J Med. Apr 1985;142(4):549-50.

Lopes Ferreira M, Barbaro K, Cardoso D F, Moura da Silva A M, Mota I. *Thalassophryne nattereri* fish venom: biological and biochemical characterization and neutralization of its toxic activities. Toxicon. 1998; 36: 405-410.

López-López J M, Sanabria M R, Jiménez de Prada S. ocular toxicity caused by toad venom. Cornea. 2008; 27:236-237.

López Vélez R, Molina Moreno R. Cambio climático en España y riesgo de enfermedades infecciosas y parasitarias transmitidas por artrópodos y roedores. Rev Esp Salud Publica. 2005; 79: 177-190.

Louis-Francois C, Mathoulin C, Halbwachs C, Grivois J-P, Bricaire F, Caumes E. Complications cutanées des envenimations par poisson-pierre chez 6 voyageurs au retour de la région maritime indo-pacifique. Bull Soc Pathol Exot. 2003; 96(5): 415-419.

Loyo J, Lugo L, Cazorla D, Acosta M E. Envenenamiento por pez escorpión (*Sccorpaena plumieri*) en una comunidad pesquera y turística...aspectos clínicos,epidemiológicos y tratamiento. Invest Clin. 2008; 49(3): 299-307.

Lumsden N G, Fry B G, Ventura S, Kini R M, Hodgson W C. Pharmacological characterisation of a neurotoxin from the venom of *Boiga dendrophila* (mangrove catsnake). Toxicon. 2005; 45(3) :329-334.

MacFarlane C, van Loggerenberg C J. Human and animal bites and venomous stings. Trauma. 2001; 3(1): 17-24.

Mackessy S P. Biochemistry and pharmacology of colubrid snake venoms. J Toxicol. 2002; 21(1 & 2): 43-48.

Mackessy S P, Sixberry N M, Heyborne W H, Fritts T. Venom of the brown treesnake, *Boiga irregularis*: ontogenetic shifts and taxa-specific toxicity. Toxicon. 2006; 47(5): 537-548.

Magalhães G S, Lopes-Ferreira M, Junqueira de Azevedo I L M, Spencer P J, Araújo M S, Portaro F C V et al. Natterins, a new class of proteins with kininogenase activity characterized from *Thalassophryne nattereri* fish venom. Biochimie. 2005; 87: 687-699.

Maguiña Vargas C, Soto Arquiñigo L, Juárez A, et al. Primer reporte de phoneutrismo en el Perú, presentación de dos casos. Rev Med Hered. 2008; 19(3): 128-133.

Maguiña Vargas C et al. Norma técnica sobre prevención y tratamiento de accidentes por animales ponzoñosos. Gobierno del Perú. Ministerio de Salud. NT N° 007-MINSA/DGSP-V.01.

Maguiña C, Hinojosa J C, Gutiérrez R, Guerra O, Tello A. Uso de azúcar granulado en úlcera cutánea moderada a severa por loxoscelismo. Folia Dermatol. 2004; 15(2): 87-93.

Mahadevan S. Scorpion sting. Indian Pediatr. 2000; 37(5): 504-514.

Mahaba H M A. Scorpion sting syndrome: epidemiology, clinical presentation and management in 2240 cases. Eastern Mediterranean Health Journal. 1997; 3(1): 82-89.

Maier H, Spiegel W, Kinaciyan T, Hönigsmann H. Caterpillar dermatitis in two siblings due to the larvae of *Thaumetopoea processionea* L, the oak processionary caterpillar. Dermatology. 2004; 208(1): 70-73.

Maillaud C, Sebat C, Pouradier F, Paladini L, Peres O, Durand F. Envenimation par poisson-pierre: une observation d'inefficacité circulatoire en Nouvelle-Calédonie. Med Trop. 2009; 69(6): 591-594.

Malbranque S, Piercecchi-Marti M D, Thomas L, et al. Fatal diffuse thrombotic microangiopathy after a bite by the "fer-de-lance" pit viper (*Bothrops lanceolatus*) of Martinique. Am J Trop Med Hyg. 2008; 78(6): 856-861.

Malina T, Krecsak L, Warrell D A. Neurotoxicity and hypertension following European adder (*Vipera berus berus*) bites in Hungary: case report and review. Q J Med. 2008; 101(10): 801-806.

Mallet S V, Cox D J A. Thromboelastography. British Journal of Anaesthesia. 1992; 69: 307-313.

Malz S. Snake-bite in pregnancy. J Obstet Gynaecol Brit Commonw. 1967;74:935–937.

Mammino J J. *Paederus* dermatitis, an outbreak on a medical misión boat in the Amazon. Journal of Clinical Aesthetic Dermatology. 2011; 4(11): 44-46.

Manríquez J J, Silva S. Loxoscelismo cutáneo y cutáneo-visceral: revisión sitemática. Rev Chil Infect. 2009; 26(5): 420-432.

Marchiori P E, Scaff M, Nobrega J P S, et al. Acute necrotic myelophatia after spider bite. Mem Inst Butantan 1980; 81: 44-45.

Maretič Z, Russell F E. Stings by the sea anemone *Anemonia sulcata* in the Adriatic Sea. Am J Trop Med Hyg. 1983; 32(4): 891-896.

Mariottini G L, Pane L. Mediterranean jellyfish venoms: a review on Scyphomedusae. Mar Drugs. 2010; 8:1122-1152.

Markland F S. Snake venoms and the hemostatic system. Toxicon. 1998, 36: 1749-1800.

Markland F S, Swenson S. Snake venom metalloproteinases. Toxicon. 2013; 62: 3-18.

Mars M, Hadley G P, Aitchison J M. Direct intracompartmental pressure measurement in the management of snakebites in children. S Afr Med J. 1991; 80: 227-228.

Marsden S C, Cabanban C R. Rabies: a significant palliative care issue. Progress in Palliative Care. 2006; 14(2) :62-67.

Martin Granado A, Varela Martínez M C, Torres Frías A, Ordoñez Banegas P et al. Brotes de intoxicación alimentaria por biotoxinas marinas debidos al consumo de pescado y marisco en España. Boletín Epidemiológico. Ministerio de Sanidad y Consumo, Centro Nac de epidemiología. Instituto de Salud Carlos III.. 2007; 15(12): 133-4.

Martins A M C, Barbosa P S F, Sousa D F, Menezes D B, Lima C, Lopes Ferreira M, Fonteles M C, Monteiro H S A. Antivenom action on renal effects induced by *Thalassophryne nattereri* venom. J Venom Anim Toxins incl. Trop Dis. 2009; 15(1): 125-135.

Martz W. Plants with a reputation against snakebite. Toxicon. 1992; 30:1131-1142.

Marval E, Arocha-Piñango C L. Efecto de algunos venenos y secreciones de animales sobre el mecanismo hemostásico. Interciencia 1993, 18(1): 10-15.

Mathur A, Verma G, Geglot R P, Ujjwal J S. Non-cardiac pulmonary oedema in scorpion sting. J Assoc Physicains India. 1993; 41: 398.

Masaharu F, Takahashi O. Detoxifying action of persimmon tannin against snake venoms. Toho Igakkai Zasshi. 1979; 26(1):212-216.

Maschwitz U W J, Kloft W. Morphology and function of the venom apparatus of Insects–Bee, wasps, ants, and caterpillars. En: Venomous Animals and their Venoms, Bucherl W y Buckley EE., Eds.Vol. II, Academic Press, London, 1971. pp. 1–93.

Maslin J, Menard G, Drouin C, Pollet L. Les requins dangereux des mers tropicales. Med Trop. 2000; 60(1): 171-178.

Masten S, Carson B. Toxicological summary for cylindrospermopsin. Integrated Laboratory Systems ILS. 2000; 12: 1-37.

Mason G H, Thomson H D, Fergin P, Anderson R. Spot diagnosis. The burning millipede. Med J Aust. Jun 6 1994;160(11):718, 726.

Mathew J L. Snake-bite. Pediatrics Tody. 1999; 1(2): 36-44.

Mbonile I. Acute haemorrhagic conjunctivitis epidemics and outbreaks of Paederus spp keratoconjunctivitis ("Nairobi red eyes") and dermatitis. S Afr Med J. 2011; 101(8): 541-543.

McCloskey J, Bulechek G M. Clasificación de intervenciones en Enfermería (NIC). Ed. Elsevier 4ª edición 2005.

McCue M D. Enzyme activities and biological functions of snake venoms. Applied Herpetology. 2005; 2:109-123.

McGready R, Hamilton K A, Simpson J A, Cho T, Luxemburger C, Edwards R, Looareesuwan S, White N J, Nosten F, Lindsay S W. Safety of the insect repellent N,N-diethyl-M-toluamide (DEET) in pregnancy. Am J Trop Med Hyg. 2001;65:285-289.

McKee D. Cougar attacks on humans: a case report. Wilderness and Environmental Medicine. 2003; 14: 169-173.

Mebs D. Stingray injuries. Dtsch Med Wochenschr 1980; 105:1289–1291.

Mebs D. Venomous and poisonous animals. A handbook for biologists, toxicologists and toxinologists, physicians and pharmacists. Boca Raton: CRC Press, 2002.

Mebs D, Holada K, Kornalík F, Simák J, Vanková H, Müller D et al. Severe coagulopathy after a bite of a green bush viper (*Atheris squamiger*): case report and biochemical analysis of the venom. Toxicon. 1998; 36: 1333-40.

Medeiros C R, Susaki T T, Knysak I, et al. Epidemiologic and clinical survey of victims of centipede stings admitted to Hospital Vital Brazil (São Paulo, Brazil). Toxicon. Oct 2008;52(5):606-10.

Meier J, White J. Handbook of clinical toxicology of animal venoms and poisons. Boca Raton: CRC Press, 1995.

Mejía Vélez G. Insuficiencia renal aguda por picadura múltiple de abejas africanizadas: comunicación de 43 casos. Nefrología (Madr.). 2010; 30(5): 531-538.

Mekisic A P, Wardill J R. Crocodile attacks in the Northern Territory of Australia. Med J Aust. 1992; 157: 751-754.

Mendoça de Oliveira G. Presença de dinoflagelados bentónicos potencialmente tóxicos. Instituto de Tecnologia, Programa de Pós-Graduação em Ciência e Tecnología de Alimentos. Universidade Federal Rural do Rio de Janeiro. Tese doctoral, 2009.

Menon V, Tandon R, Sharma T, Gupta A. Optic neuritis following snake bite. Indian J Ophthalmol. 1997; 45(4): 236-237.

Meyer P K. Stingray injuries. Wilderness Environ Med. 1997; 8(1): 24-28.

Michael L S. Skin problems from marine echinoderms. Dermatologic Therapy. 2002; 15:30-33.

Miguelez F, Liaño R, López-Plaza R. Sobre peces eléctricos y algunos avances científicos. Rev Esp Física. 2001; 15(4): 53-57.

Miller M, Whyte I, White J, Keir P. Clinical features and management of *Hadronyche* envenomation in man. Toxicon. 2000; 38: 409-427.

Millikan L E, Berger R S,,Jansen G T. Clinical and laboratory diagnosis of arthropod bites. Clinical Toxicology. 1992; 30(2): 245-258.

Ministerio de Salud Pública de México. Norma Oficial Mexicana para la Prevención y Control de la Rabia. NOM-011-SSA2-1993.

Ministerio de Salud Pública de México. Secretaria de Salud, Epidemiología. De la Fuente R, Velázquez Monroy O, Kuri Morales P, et al. Manual para la vigilancia epidemiológica de las lesiones por abeja africanizada, 1993.

Ministerio de Salud, Gobierno del Perú. Norma técnica sobre prevención y tratamiento de accidentes por animales ponzoñosos. 2002; NT Nº 007-MINSA/DGSP-V.01.

Minton S H. Venoms disease. Charles C. Thomas Pub. Springfield, Illinois (USA), 1974.

Mion G, Olive F, Giraud D, Lambert E, Descraques D, Garabé E, Goyffon M. Surveillance clinique et biologique des patients envenimés. Bull Soc Pathol Exot. 2002; 95(3): 139-143.

Mion G, Larréché S. Syndrome cobraïque. Med Trop. 2008; 68(4): 348-358.

Mion G, Olive F, Hernandez E, Martin Y-N, Vieillefosse A-S, Goyffon M. Action des venins sur la coagulation sanguine : diagnostic des syndromes hémorragiques. Bull Soc Pathol Exot. 2002 ; 95(3) : 132-138.

Mitrabhakdi E, Shuangshoti S, Wannakrairot P, Lewis R A, Susuki K, Laothamatas J et al. Difference in neuropathogenetic mechanisms in human furious and paralytic rabies. J Neurol Sci 2005; 238(1-2):3-10.

Moeller P D, Beauchesne K R, Huncik K M, Davis W C, Christopher S J, Riggs-Gelasco P, Gelasco A K. Metal complexes and free radicals toxins produced by *Pfiesteria piscicida*. Environ Sci Technol. 2007; 41(4): 1166-1172.

Mollerach, M I, Mangione S. Adaptaciones morfológicas de *Desmodus rotundus rotundus* (Chiroptera: Phyllostomidae) en función de la alimentación. Mastozoología Neotropical. 2004; 11(2): 203-209.

Mondragón Domínguez M, Lozano S, Hernández Peredo Resk G, Duarte J C, Alvarez Navarro P. Heridas por mordedura de perro, tratamiento en 40 pacientes. Acta Pediatr Mex. 1997; 8(3): 120-123.

Montalbán Sandoval E, Bustinza Alvarez A, Vilchez G, Olarte L, Valverde Marca J, Maguiña Vargas C. Erucismo por *Lonomia* spp con síndrome cutáneo hemorrágico. Dermatol Peru. 2008; 18(4): 354-358.

Montgomery J M, Gillespie D, Sastrawan P, Fredeking T M, Stewart G L. Aerobic salivary bacteria in wild and captive Komodo dragon's. Journal of Wildlife Diseases. 2002; 38(3): 545–551.

Moore B, Allard G, Malagnoux M. Cuando el bosque escuece: árboles forestales, alergias e irritantes. Depósito de documentos de la FAO: Los bosques y la salud humana, 2000.

Montoya Cabrera M A.Alacranismo. Gac Med Mex. 1996; 132(6): 645-648.

Monzón Muñoz F J, Blasco Gil R M, Patología causada por artrópodos de interés toxinológico y alergológico. Bol SEA 1997; Vol 20: 193-215.

Morand J-J, Envenenamientos y mordeduras por animales. EMC Dermatología. 2010; 44(4): 1-16.

Morfín M B. Prúrigo por insectos. Revista Alergia México. 2003; 50(4): 154-160.

Mori A, Burghardt G M. Temperature effects on anti-predator behavior in *Rhabdophis tigrinus*, a snake with toxic nuchal glands. Ethology. 2001; 107(9): 795-811.

Moss H S, Binder L S. A retrospective review of black widow spider envenomation. Annals of Emergency Medicine. 1987; 16(1): 188-192.

Mota J V. Accidente escorpiónico en Venezuela. Universidad Rómulo Gallegos, Area de Ciencias de la Salud (Estado de Miranda). Informe sobre epidemiología, clínica y tratamiento; 2008.

Mouaffak Y, Bennaoui F, Boutbaoucht M, El Adib A R, Sbihi M, Younous S. Pancréatite grave: une manifestation inhabituelle d'envenimation scorpionique. Arch Pedciatr. 2012; 19(11): 1260-1261.

Mozherenkov V P: Можеренков В П. Повреждение роговицы из-за укуса пчелы. [Injury of the cornea by bee sting]. Vestn Oftalmol. 1975; 3: 84-85.

Muñoz Arizpe R, Velásquez Jones L, Romero Navarro B, Gómez Chico R. Acute kidney failure due to stings by Africanized bees. Bol Med Hosp Infant Mex. 1992; 49: 388–390.

Muñoz Porras A, Ovares Arroyo C. Antibioterapia profiláctica en el accidente ofídico: evidencias actuales. Revista Médica de Costa Rica y Centroamérica. 2010; 67(593): 251-254.

Mustapha S K, Mubi B M, Askira B H. Bilateral blindness following snakebite. Trop Doct. 2010; 40(2): 117-118.

Myint-Lwin, Warrell D A, Philips R E, Tin.Nu-Swe, tun-Pe, Maung-Maung L. Bites by Russell's viper in Burma: haemostatic and renal disturbances and response to treatment. Lancet. 1985; 2: 1259-1264.

Nangaku M, Couser W G. Mechanisms of immune-deposit formation and the mediation of immune renal injury. Clin Exp Nephrol. 2005; 9(3): 183-191.

Nayak K C, Jain A K, Sharda D P, Mishra S N. Profile of cardiac complications of snake bite. Indian Heart J. 1990; 42(3): 185-188.

Nguyen S A, Napoli D C. Natural history of large local and generalized cutaneous reactions to imported fire ant stings in children. Ann Allergy Asthma Immunol. 2005; 94:387.

Nicolson I C, Ashby P A, Johnson N D, Versey J, Slater L. Boomslang bite with haemorrhage and activation of complement by the alternatepathway. Clin Exp Immunol. 1974; 16: 295-300.

Nieto G, Ortega M, Castellini P, Mota J. Emponzoñamiento escorpiónico: concentración de veneno en plasma y su efectro desencadenante en la respuesta inflamatoria sistémica. Arch Venez Pueri Ped. 2002; 65(4): 15-21.

Nikbakhtzadeh M R, Tirgari S. Medically important beetles (coleopteran) of Iran. J Venom Anim Toxins incl Trop Dis. 2008; Vol 14 (4): 597-618.

Nikbakhtzadeh M R, Tirgari S, Fakoorziba M R, Alipour H. Two volatiles, from the venom gland of the samsun ant *Pachycondyla sennaarensis*. Toxicon. 2009; 54(1): 80-82.

Nimorakiotakis B, Winkel K D. Marine envenomations. Part 1-Jellyfish. Aust Fam Physician. Dec 2003; 32(12): 969-974.

Nirthanan S, Charpantier E, Gopalakrishnakone P, Gwee M C, Khoo H E, Cheah L S, Kini R M, Bertrand D. Nueromuscular effects of candoxin, a novel toxin from the venom of the malayan krait (*Bungarus candidus*). Br J Pharmacol. 2003; 139(4): 832-844.

Nirthanan S, Gao R, Gopalakrishnakone P, Gwee M C, Khoo H E, Cheah L S, Kini R. Pharmacological characterization of mikatoxin, an alpha-neurotoxin isolated from the venom of the new-guinean small-eyed snake *Micropechis ikaheka*. Toxicon. 2002; 40(7): 863-871.

Nishioka S, Portella Silveira P V. *Philodryas patagoniensis* bite and local envenoming. Rev Inst Med Trop Sao Paulo. 1994; 36(3): 279-281.

Noonburg G E. Management of extremity trauma and related infections occurring in the aquatic environment. J Am Acad Orthop Surg. 2005; 13/4): 243-253.

Novak F, Pelissou V, Lamy M. Comparative morphological, anatomical and biochemical studies of the urticating apparatus and urticating hairs of some Lepidoptera: *Thaumetopoeia pityocampa*, *Th. Processionea* and *Hylesia metabus*. Comp Biochem Physiol. 1987; 88A(1): 141-146.

Nunn, John F. La medicina en el antiguo Egipto. Ed Fondo Cultural Mexicano, Mexico DF; 2002.

Nyhus P J, Tilson R. Characterizing human-tiger conflict in Sumatra, Indonesia: implications for conservation. Oryx. 2004; 38(1): 68-74.

Offerman S R, Bush S P, Moynihan J A, Clark R F. Crotaline Fab antivenom for the treatment of childrren with rattlesnake envenomation. Pediatrics. 2002; 110(5): 968-971.

Oka K, Ohtaki N. Clinical observations of mosquito bite reactions in man: a survey of the relationship between age and bite reaction. J Dermatol. 1989; 16: 212-219.

Oliveira B M. Conotoxins. J Biol Chem 1991 Vol 266: 22607-22617.

O'Neal R, Halstead B, Howard Jr L D. Injury to human tissues from sea urchin spines. California Medicine. 1964; 101(3): 199-202.

Ori M, Ikeda H. Spider venoms and spider toxins. J Toxicology Toxin Rev. 1998; 17(3): 405-426.

Orduña T A. Monografía: Accidentes provocados por ofidios, arañas y escorpiones. Sertox: servicio de toxicología del sanatorio de niños. Centro de Información toxicológica de Río Grande do Sul. Governo do Estado do Rio Grande do Sul-Secretaria da Saúde; 1999.

Ormaeche M, Gómez-Benavides J. Factores de riesgo para mordeduras por murciélagos hematófagos en el valle del río Apurimac. Rev Perú Med Exp Salud Pública. 2007; 24(1): 89-92.

Orozco L G, Chávez T, Pérez G. Picadura masiva de abejas e insuficiencia renal aguda. Bol Med Hosp Infant Mex. 2000; 57: 508-511.

Osipov A, Levashov Y, Tsetlin V, Utkin Y. Cobra venom contains a pool of cysteine-rich secretory proteins. Biochemical and Biophysical Research Communications. 2005; 328(1): 177-182.

Otero R. Seroterapia antivenenosa. Ventajas del uso de antivenenos del tipo IgG, F(ab')2 o Fab en picaduras de escorpiones y mordeduras de serpientes. Pediatria 2002; 37: 8-16.

Ouyang C, Teng C M, Huang T F. Characterization of snake venom components acting on blood coagulation and platelet function. Toxicon. 1992; 30(9): 945-966.

Ozanne-Smith J, Ashby K, Stathakis V Z. Dog bite injury prevention-analysis, critical review, and research agenda. Inj Prev. 2001; 7: 321–326.

Ozkan O, Adigüzel S, Yakiştiran S, Cesaretlı Y, Orman M, Karaer K Z. *Androctonus crassicauda* (Olivier 1807) scorpionism in the Sanliurfa provinces of Turkey. Türkiye Parazitoloji Dergisi. 2006; 30(3): 239-245.

Ozkan O, Bakir F, Adigüzel S. Effects of *Androctonus crassicauda* (Scorpiones: Buthidae) venom on rat metabolism. J Venom Anim Toxins incl. Trop Dis. 2008; 14(1): 45-57.

Ozkan O. Akrep antivenom üretimi. Türk Hijyen ve Deneysel Biyoloji Dergisi. 2008; 65(2): 97-108.

Ozkan O, Fılazı A. *Androctonus crassicauda* (Olivier 1807) türü akreplerden değişik yömteemlerle elde eddilem venomların farelerde akut LD_{50} miktarlarının belirlenmesi. Türkiye Parazitoloji Dergisi. 2004; 28(1): 50-53.

Özsarac M, Karcioglu O, Ayrik C, Somuncu F. Acute coronary ischemia following centipede envenomation: case report and review of the literature. Wilderness & Environmental Medicine. 2004; 15(2): 109-112.

Öztürk B, İşinibilir M. Yabancı denizanası *Rhopilema nomadica* ve Türkiye'nin doğu Akdeniz sahillerine etkileri. J B S Medit Envir. 2010; 16(2): 149-156.

Pacy H. Catfish and stingrays: hot water is first aid. Aust Fam Physician. 1997; 26:1369–1374.

Padavattan S, Schmidt M, Hoffman D, Marković-Housley Z. Crystal structure of the major allergen from fire ant venom, sol i 3. J Mol Biology. 2008; 383(1): 178-185.

Palmer J, Rees M. Dog bites of the face: a 15 year review. Br J Plast Surg. 1983; 315-318.

Pantanowitz L, Guidozzi F. Management of snake and spider bite in pregnancy. Obstet Gynecol Surv. 1996;51:615–620.

Papadopoulos M C, Tubridy N, Wren D, Johnston F G. Neurological symptoms 27 years after tiger bite. J R Soc Med. 1999; 92: 303-304.

Parks T M, Mueller A L, Artman L D, Albensi B C, Nemeth E F, Jackson H, Jasys V J, Saccomano N A, Volkmann R A. Arylamine toxins from funnel-web spider *(Agelenopsis upertu)* venom antagonize N-methyl-D-aspartate receptor function in mammalian brain. The Journal of Biological Chemistry. 1991; 266(32): 21523-21529.

Pasaoglu G, Sin B A, Misirligil Z. Rush hymenoptera venoms immunotherapy is efficacious and safe. J Invest Allergol Clin Immunol. 2006; 16: 232-238.

Pauwels O S G, Mbini J-C, Péaud P, Tobi E. Human envenoming by *Atractaspis corpulenta* in Gabon: a first case report. Hamadryad. 2008; 22(2): 112-115.

Pawlak J, Mackessy S P, Sixberry N M, Stura E A, Le Du M H, Ménez R, Chun Shin Foo, Ménez A, Selvanayagam N, Manjunatha Kini R. Irditoxin, a novel covalently linked heterodimeric three-finger toxin with high taxon-specific neurotoxicity. The FASEB Journal. 2009; 23: 534-545.

Pawlak J, Mackessy S P, Fry B G, Bhatia M, Mourier G, Fruchart-Gaillard C, Servent D, Ménez R, Stura E, Ménez A, Kini R M. Denmotoxin, a three-finger toxin from the colubrid snake *Boiga dendrophila* (Mangrove catsnake) with bird-specific activity. Journal of Biological Chemistry. 2006; 281(39): 29030-29041.

Pearn J. The sea, stingers, and surgeons: the surgeon's role in prevention, first aid, and management of marine envenomations. J Pediatr Surg. Jan 1995; 30(1): 105-110.

Pearn J. Neurology of ciguatera. Pract Neurol. 2007; 7: 316-322.

Pedroso C M, Jared C, Charvet-Almeida P, Almeida M P, Garrone Neto D, Lira M S, Haddad V Jr, Barbaro K C, Antoniazzi M M. Morphological characterization of the venom secretory epidermal cells in the stinger of marine and freshwater stingrays. Toxicon. 2007; 50(5): 688-697.

Peichoto M E, Tavares F L, Rey L, Santoro M L, Acosta O. Una metaloproteasa del veneno de *Philodryas patagoniensis* (Colubridae) inhibe la adhesión y la agregación plaquetaria. Comunic Cient Tecnológicas. Universidad Nacional del Nordeste, Corrientes (Arg.). 2008.

Peichoto M E, Céspedez J A, Pascual J A. Report of a bite by the South American colubrid snake *Philodryas olfersii latirostris* (Squamata: Colubridae). Acta Herpetologica. 2007; 2(1): 11-15.

Peng Z, Estelle F, Simons R. Mosquito allergy and mosquito salivary allergens. Protgein Pept Lett. 2007; 14(10): 975-981.

Peng Z, Simons F E. Mosquito allergy: immune mechanisms and recombinant salivary allergens. Int Arch Allergy Immunol. 2004; 133(2): 198-209.

Peng Z, Simons F E. Advances in mosquito allergy. Curr Opin Allergy Clin Immunol. 2007; 7(4): 350-354.

Peña L, Pineda M E, Hernández M, Rodríguez-Acosta A. Toxinas naturales: abejas y sus venenos. AVFT (Archivos venezolanos de Farmacología y Terapéutica). 2006; 25(1): 6-10.

Perbandt M, Wilson J C, Eschenburg S, Mancheva I, Aleksiev B, Genov N, Willingmann P, Webeer W, Singh T P, Betzel C. Crystal structure of vipoxin: an example of regulation of a toxic function generated by molecular evolution. FEBS Lett. 1997; 412(3): 573-577.

Pereañez A J, Vargas J L. Neurotoxinas de invertebrados como alternativas terapéuticas y herramientas en investigación básica. Vitae, Revista Facultad Química Farmacéutica (Medellín). 2009; 16 (1): 155-163.

Pereda Cardoso O, Peña Atrio G, Ayala Chinea A. Mordeduras de serpientes. Rev Cubana Ortop Traumatol. 2007; 27(1): 13-18.

Pereira Teixeira C F, Fernandes C M, Pavan Zuliani J, Zamuner S F. Inflammatory effects of snake venom metalloproteinases. Mem Inst Oswaldo Cruz. 2005; 100(1): 181-184.

Pérez D S, Soraci A L, Tapia M O. Cianobacterias y cianotoxinas: rol de las microcistinas en la salud humana y animal, y su detección en muestras de agua. Analecta Veterinaria. 2008; 28(1): 48-56.

Pérez Belmont E, Rodríguez Osnaya R, Sánchez Villegas M C. Loxoscelismo cutáneo-visceral. Archivos de Medicina de Urgencia de México. 2009; 1(1): 33-38.

Perkins R A, Morgan S S. Poisoning, envenomation and trauma from marine creatures. Am Fam Physician. Feb 15 2004; 69(4): 885-890.

Peteja J, Myllynen P, Myllylla G, Vahtera E. Fibrinolysis after application of a pneumatic tourniquet. Acta Chirurgica Scandinavica. 1987; 153: 647-651.

Petite J. Viper bites: treat or ignore?. Swiss Med Wkly. 2005; 136: 618-625.

Petricevich V L. Scorpion venom and the inflammatory response. Mediators of Inflammation. 2010; article ID903295, 16pp; doi:10.1155/2010/903295.

Petroianu G, Liu J, Helfrich U, Maleck W, Rufer R. Phospholipase A2–induced coagulation abnormalities after bee sting. Am J Emerg Med. 2000; 18: 22–27.

Philadelphia Wahby A F, Nashhwa A Ezz El-Deen, Mohamed K F, Samir A, El-Hariri M, Fekry A, Soliman R. Production of Polyvalent Region-Specific Antivenom. Am-Euras J Toxicol Sci. 2010; 2(2): 62-71.

Pipelzadeh M H, Taraz M, Khodadadi A, Makvandi M. Is severity of clinical manifestations following *H lepturus* envenomation relates to serum TNF-α levels?. Nature Precedings. 2010; hdl:10101/npre.2010.4382.1.

Pita R, Anadón A, Martínez-Larrañaga M R. Neurotoxinas con actividad anticolinesterásica y su posible uso como agentes de guerra. Ned Clin (Barc) 2003; 121: 511-517.

Pluzhnikov K A, Shevchenko L V, Grishin E V. Ant polypeptide toxins. Ed Rochart, H Martin-Euaclaire M F.

Poole T R Blister beetle periorbital dermatitis and keratoconjunctivitis in Tanzania. Eye. 1998; 12: 883-885.

Portillo Strermpel A, Herrera Ceballos E, Portillo Strempel J. Incidencia de picaduras de peces venenosos en la costa de Málaga, España, durante la época estival. Emergencias. 2009; 21: 32-35.

Possani L D, Martin B M, Fletcher M D, Fletcher P L. Discharge effect on pancreatic exocrine secretion produced by toxins purified from *Tityus serrulatus* scorpion venom. Journal of Biological Biochemistry. 1991; 266(5): 3178-3185.

Prasarnpun S, Walsh J, Harris H B. Beta-bungarotoxin-induced depletion of synaptic vesicles at the mammalian neuron. Neuropharmacology. 2004; 47: 304-314.

Premawardene A P, De Silva C E, Fonseka M M D, Gunathilake S B, De Silva H J. Low dose subcutaneous adrenaline to prevent acute adverse reactions to antivenom serum in people bitten by snakes: randomized, placebgo controlled trial. Br Med J. 1999, 318: 1041-1045.

Prentice O, Fernandez W G, Luyber T J, McMonicle T L, Simmons M D. Stonefish envenomation. The American Journal of Emergency Medcicine. 2008; 26(8): 972e1-972e2.

Prenzel F, Schulz M, Siekmeyer W, Rahn W, Kiess V. Adder bites, clinical picture, diagnosis and management. Dtsch Med Wochenschr. 2008; 133(20): 1075-1080.

Przybilla B, Ruëff F. Insect stings: clinical features and management. Dtsch Ärztebl Int. 2012: 109(13): 238-248.

Qi-xuan W, King M A, Donovan G R, Alewood D, Alewood P, Sawyer W H, Baldo B A. Citotoxicity of pilosulin 1, a peptide from the venom of the jumper ant *Myrmecia pilosula*. Biochimica et Biophysica Acta (BBA). 1998; 1425(1): 74-80.

Qteishat W A, Whitehouse G H, Hawass N. Acro-osteolysis following snake and scorpion envenomation. Br J Radiol. 1985; 58: 1035-1039.

Queensland Government. Risk Assessment: risk to human posed by the dingo population on Fraser Island. Environmental Protection Agency. May 2001.

Quintana Castillo J C, Otero Patiño R. Envenenamiento aracnídico en las Américas. Medunab. 2002; 5(13): 1-9.

Radmanesh M. Cutaneous manifestations of the *Hemiscorpius lepturus* sting: a clinical study. Int J Dermatol. 1998; 37(7): 500-507.

Radmanesh M. محمد رادمنش . عقرب، تمایز و مدیریت. [Scorpion stings; differentiation and management]. Daru va Darman. 1990; 7: 26–30.

Radonić V, Budimir D, Bradarić N, Luksić B, Sapunar D, Vilović K. Envenomation by the horned viper (*Vipera ammodytes*). Mil Med. 1997; 162:179-182.

Rahmah E, Norjaiza M J. An outbreak of *Paederus* dermatitis in a primary school. Malays J Pathol. 2008; 30(1): 53-56.

Ralidis P M. Medical treatment of reptile envenomation: A review of the current literature. Topics Emerg Med. 2000; 22(2): 16 – 36

Ramachandran S, Ganaikabahu B, Pushparajan K, Wijesekara J. Electroencephalographic abnormalities in patients with snake bites. Am J Trop Med Hyg. 1995; 52(1): 25-28.

Ramos Rodríguez H, Méndez J, Cedillo Sánchez E. Stingray poisoning. A carless aspect in México. Adv Environ Biol. 2008; 2(2): 54-62.

Ramos Rodríguez H, Méndez J. Necrotic araneism. A review of the *Loxosceles* genus, general aspects, distribution and venom composition. Adv Environ Biol. 2008; 2(1): 9-19.

Rash L D, Hodgson W C. .. Pharmacology and biochemistry of spider venoms. Toxicon. 2002; 40/3): 225-254.

Rasmussen A R, Ineigh I. Systematics of sea snakes: a critical review. Symp Zool Soc Lon. 2000; 70: 15-30.

Rathod K, Sheth R, Chavhan G, Asrani A, Raut A. Hemoperitoneum complicating snake bite: rare CT features. Abdom Imaging. 2003; 28(6): 820-821.

Razi E, Malekanrad E. Asymmetric pulmonary edema after scorpion sting: a case report. Rev. Inst. Med. Trop. Sao Paulo. 2008; 50(6): 347-350.

Re G, Trisolino G, Miglio F. Eye muscle paralysis after *Vipera aspis* envenomation. J Accid Emerg Med. 1999; 16: 458.

Reading C J. Incidence, pathology, and treatment of adder (*Vipera berus* L.) bites in man. J Accid Emerg Med. 1996; 13: 346-351.

Reid H A, Thekatson R D G. The management of snake bite. Bull WHO. 1983; 63: 885-895.

Ribeiro L A, Puorto G, Jorge M T. Bites by the colubrid snake *Philodryas olfersii*: a clinical and epidemiological study of 43 cases. Toxicon. 1999; 37(6): 943-948.

Rice R D. Report of fatal cone shell sting by Conus geographus Linnaeus. Toxicon 1968; 5(3): 223-224.

Rios J C, Paris E, Werner B, Ristori L, Ramírez G. Guía clínica para el manejeo de mordedura de araña de rincón *Loxosceles laeta*. Gobierno de Chile, Ministerio de salud. 2004.

Ritonja A, Gubenek F. Ammodytoxin A, a highly lethal phospholipase A_2 from *Vipera ammodytes* venom. Biochimica et Byophysica Acta (BBA)-Protein structure and Molecular Enzymology. 1985; 828(3): 306-312.

Rizzini C T, Mors W B, Alvares-Pereira N. Plantas brasileiras tidas como ativas contra peçonhas animais, especialmente venenos de cobras. Rev Bras Farm. 1988; 69(4):82-86.

Robinson R, Champetier de Ribes G, Ranaivoson G, Rejely M, Rabeson D. Etude CAP (connaissance-attitude-pratique) sur les intoxications par consummation d'animaux marins sur le littoral sud-ouest de Madagascar. Santé Publique, (Ministére de la Santé Madagascar). 1998; 1944(11): 1-5.

Robles A, Gené J A. Determinación de la dosis letal 50% por el método de Spearman-Kärber. Toxicalc. Instituto Clodomiro Picado, Universidad de Costa Rica, San José. Publicación Offset; 1990: 1-6.

Rocca A F, Moran E A, Lippert F G III. Hyperbaric oxygen therapy in the treatment of soft tissue necrosis resulting from a stingray puncture. Foot Ankle Int. 2001; 22 :318–323.

Rodríguez J, Hernández J V, Fornés L, Lundberg U, Arocha-Piñango C L, Osborn F. External morphology of abdominal setae from male and female *Hylesia metabus* adults (Lepidoptera: Saturniidae) and their function. The Florida Entomologist. 2004; 87(1): 30-36.

Rodríguez-Acosta A, Lemoine K, Navarrete L, Girón M E, Aguilar I. Ofitoxemia experimental produzida pelo veneno da serpent opistoglifa lora (*Philodryas olfersii*). Revista da Socidade Brasileira de Medicina Tropical. 2006; 39(1): 193-197.

Rogers I R, Celenza T. Simulated field experience in the use of the Sam splint for pressure immobilisation of snakebite. Wilderness Environ Med. 2002;13:184–185.

Rosenberg H I, Bdolah A, Kochva E. Lethal factors and enzymes in the secretion from Duvernoy's gland of three colubrid snakes. J Exp Zool. 1985; 233(1) :5-14.

Roset J, Aguayo S, Muñoz M J. Detección de cianobacterias y sus toxinas: una revisión. Rev Toxicol. 2001; 18: 65-71.

Rossetto A L, Mora J, Haddad Jr V. Sea urchin granuloma, case report. Rev Inst Med Trop S Paulo. 2006; 48(5): 303-306.

Royle J A, Isaacs D, Eagles G, et al. Infections after shark attacks in Australia. Pediatr Infect Dis J.1997; 16(5) :531–532.

Russ C. Heridas por mordeduras. Rev Infect Argent. 1993; 22(4).

Saborio P, Gonzalez M, Cambronero M. Snake bite accidents in children in Costa Rica: epidemiology and determination of risk factors in the development of abscess and necrosis. Toxicon. 1998; 36(2): 359-366.

Sagarad S V, Thakur B S, Reddy S S, Joshi R M, Kerure S B. NT-proBNP in myocarditis after a scorpion sting envenomation. J Clin Diagn Res. 2013; 7(1): 118-121.

Sagarad S V, Thakur B S, Reddy S S, Balasubramanya K, Joshi R M, Kerure S B. Elevated cardiac troponin (cTnl) levels correlate with the clinical and echocardiographic evidences of severre myocarditis in scorpion sting envenomation. J Clin Diagn Res. 2012; 6(8): 1369-1371.

Sahai B A, Sinha R. Bilateral blindness following snake bite. Indian J Ophthalmol. 1978; 26(3): 16.

Sajevic T, Leonardi A, Križaj I. Haemostatically active proteins in snake venoms. Toxicon. 2011; 57(5): 627-645.

Sakai A. ヘビによる毒物注入の臨床的特徴. [Clinical feature of envenomation by the snake yamakagashi (*Rhabdophis tigrinus*)]. Chudoku Kenkyu. 2007; 20(3): 235-243.

Salomon O D; Simon D; Rimoldi J C, et al. Lepidopterismo por *Hylesia nigricans* (mariposa negra). Investigación y acción preventiva en Buenos Aires. Medicina (Buenos Aires). 2005; 65: 241-246.

Sánchez E F, Freitas T V, Ferreira-Alves D L, Velarde D T, Diniz M R, Cordeiro M N, Agostini-Cotta G, Diniz C R. Biological activities of venoms from south american snakes. Toxicon. 1992; 30(1):95-103.

Sánchez Rodríguez J, Cruz Vázquez K. Isolation and biological characterization of neurotoxic compounds from the sea anemone *Lebrunia danae*. Archives of Toxicology. 2006; 84(7): 436-441.

Sarray S, Luis J, Al-Ayeb M, Marrakchi N. Les lectines de type C de venins de serpents et leurs recepteurs sur les plaquettes et les cellules cancereuses. Archs Inst Pasteur Tunis. 2008; 85(1-4): 69-80.

Sathyanathan V P, Mathew M T. Raynaud's phenomenon and gangrene following snake envenomation. J Assoc Physicians India. 1993; 41(2): 122-123.

Satora L, Gawlikowski T. Medyczną podczas zatrucia ryb. Przegl Lek. 2009; 66(6): 287-289.

Saxena P S, Sharma S M, Singh M, Saxena M. Camel bite injuries. Journal of the Indian Medical Association. 1982; 79(5-6): 65-68.

Schankin C J, Birnbaum T, Linn J, Bruning R, Kretzschmar H A, Straube A et al. A fatal encephalitis. Lancet. 2005; 365(9456):358.

Scharf S. Scorpion sting – the inflammatory dimension. Crit Care Med. 2002; 30(7): 1669-1670.

Scheithauer M O, Rettinger G. Bissverletzungen im Kopf-Halsbereich. HNO. 1997; 45: 891-897.

Schiavo G, Matteoli M, Montecucco C. Neurotoxins affecting neuroexocytosis. Physiol Rev. 2000; 80:717.

Schmechel D, Koltai Attix D. Potential human health effects associated with laboratory exposures to *Pfiesteria piscicida*. Environ Health Perspect. 2001; 109(5): 775-779.

Schneemann M, Cathomas R, Laidlaw S T, El Nahas A M, Theakston R D G, Warrell D A. Life-threatening envenoming by the saharan horned viper (*Cerastes cerastes*) causing micro-angiopathic haemolysis, coagulopathy and acute renal failure: clinical cases and revieuw. Q J Med. 2004; 97: 717-727.

Schreck C E, McGovern T P. Repellents and other personal protection strategies against *Aedes albopictus*. J Am Mosq Control Assoc 1989; 5:247.

Schumacher M J, Schmidt J O, Egen N B, Dillon K A. Biochemical variability of venoms from individual European an Africanized honeybees *(Apis mellifera)*. J Allergy Clin Immuno.l 1992; 90: 59–65.

Segura Puertas L, Avila Soria G, Sánchez J, Ramos M E, Burnett J W. Some toxicological aspects of *Aurelia aurita* (Linné) from the Mexican Caribbean. J Venom Anim Toxins. 2002; 8(2):15-22.

Seiler J G; Sagerman S D, Geller R J, Eldridge J C, Fleming L L. Venomous snake bite: current concepts of treatment. Orthopedics. 1994; 17(8): 707-714.

Sellahewa K H, Kumararatne M P, Dassanayake P B, Wijesundera A. Intravenous immunoglobulin in the treatment of snake bite envenoming: a pilot study. Ceylon Med J. 1994; 39(4): 173-175.

Senanayake N, Roman G C. Disorders of neuromuscular transmission due to natural environmental toxins. J Neurol Sci. 1992; 107:1.

Senel E, Sahin C. A warmer world means more beetles and more dermatitis. Indian Journal of Occupational and Environmental Medicine. 2011; 15(1): 47.

Seneviratne S L, De Silva C E, Fonseka M M D, Pathmeswaran A, Gunatilake S B, De Silva H J. Envenoming due to snake bite during pregnancy. Trans R Soc Trop Med Hyg. 2002;96:272–274.

Senthikumaran S, Menezes R G, Pant S, Thirumalaikolundusubramanian P. Acute acalculous cholecystitis: a rare complication of snake bite. Wilderness & Environmental Medicine. 2013; doi: S 1080-6032(13)00003-3.

Seow E, Kuperan P, Goh S K, Gopalakrishnakone P. Morbidity after a bite from a "non-venomous" pet snake. Singapore Med J. 2000; 41(1).

Serinken M, Erdur B, Sener S, Kabay B, Alper Cevik A. A case of mortal necrotizing fasciitis of the trunk resulting from a centipede (*Scolopendra morsitans*) bite. Journal of Emergency Medicine. 2005; 2(2).

Shahbazzadeh D, Srairi-Abid N, Feng W, Ram N, Borchani L, Ronjat M, Akbari A, Pessah I N, De Waard M, El-Ayeb M. Hemicalcin, a new toxin from the Iranian scorpion *Hemiscorpius lepturus* which is active on ryanodine-sensitive Ca^{2+} channels. Biochem J. 2007; 404: 89–96.

Shemesh I Y, Kristal C, Langerman L, Bourvin A. Preliminary evaluation of *Vipera palestinae* snake bite treatment in accordance to the severity of the clinical síndrome. Toxicon. 1998; 36(6): 867-873.

Shiomi K, Yamamoto S, Yamanaka H, Kikuchi T, Konno K. Liver damage by the crown-of-thorns starfish (*Acanthaster planci*) lethal factor. Toxicon. 1990; 28:469–475.

Shiomi K, Itoh K, Yamanaka H, Kikuchi T. Biological activity of crude venom from crown-of-thorns starfish *Acanthaster planci*. Fish Sci. 1985; 51(7): 1151-1154.

Shiomi K, Kazama A, Shimakura K, Nagashima Y. Purification and properties of phospholipases A2 from the crown-of-thorns starfish (*Acanthaster planci*) venom. Toxicon. 1998; 36: 589-599.

Shiomi K, Hosaka M, Fujita S, Yamanaka H, Kikuchi T. Venom from six species of marine fish: letal and hemolytic activities and their neutralization by comercial stonefish antivenom. Marine Biology. 1989; 103(3): 285-289.

Shoemaker R C. Treatment of persistent Pfisteria-human illness syndrome. Environ Health Perspect. 2001; 109(5): 539-545.

Shoemaker R C, Lawson W. Pfiesteria in estuarine waters: the question of health risks. Environ Health Perspect. 2007; 114(7): 1038-1043.

Shoemaker R C, Hudnell H K. Possible estuary-associated syndrome: symptoms, vision and treatment. Environ Health Perspect. 2002; 110(3): A 120-123.

Shu-Yue L, Lee C Y, Chen Y M, Kochva E. Coronary vasoespasm as the primary cause of death due to the venom of the burrowing asp *Atractaspis engaddensis*. Toxicon. 1986; 24(3): 285-291.

Silfen R, Vilan A, Wohl I, Leviav A. Mediterranean jellyfish (*Rhopilema nomadica*) sting. Burns. 2003; 29: 868-870.

Silveira P V, Nishioka C de A. Non-venomous snake bite and snake bite without envenoming in a brazilian teaching hospital; analysis of 91 cases. Rev Inst Med Trop Sao Paulo. 1992; 34(6): 499-503.

Simons F E R, Peng Z. Skeeter syndrome. J Allergy Clin Immunol. 1999; 104: 705-707.

Sing T M, Soo M Y. Imaging findings in rabies. Australas Radiol. 1996; 40(3):338-341.

Singh G, Youssuf A S. *Paederus* dermatitis. Indian Journal of dermatology, Venereology and Leprology. 2007; 73(1): 13-15.

Singh J, Bhoi S, Gupta V, Goel A. Clinical profile of venomous snake bites in north indian military hospital. J Emerg Trauma Shock. 2008; 1(2): 78-80.

Singletary E M, Rochman A S, Arias Bodmer J C, Holstege C P. Envenomations. Med Clin N Am. 2005; 89: 1195-1224.

Sitprija V, Boonpucknavig V. Glomerular changes in tropical viper bite in man. Toxicon. 1983; 21 Suppl 3: 401-403.

Sivan G. Fish venom: pharmacological features and biological significance. Fish and Fisheries. 2009; 10(2): 159-172.

Skolnik A B, Ewald M B. Pediatric scorpion envenomation in the United States: morbidity, mortality, and therapeutic innovations. Pediatr Emerg Care. 2013; 29(1): 98-103.

Smarrito S, Smarrito F, Leclair O, Labbe J L. Surgical management of stingray injuries. About two clinical cases. Ann Chir Plast Esthet, 2004; 49: 383–386.

Smith D G, Roberge R J. Corneal bee sting with retained stinger. J Emerg Med. 2001; 20: 125–128.

Smith P F, Meadowcroft A M, May D B. Treating mammalian bite wounds. J Clin Pharm Ther. 2000; 25: 85-99.

Smoley B A. Oropharyngeal hymenoptera stings: a special concern for airway obstruction. Mil Med. 2002; 167: 161–163.

Snyder C C, Knowles R P. Directrices para la gestión práctica en las mordeduras de serpientes. Postgrad Med. 1988; 83:52-60,65-8,71-5.

Sobreiro H. Snake venom disintegrins. Sci Topics. 2009 (8): 138-142.

Sofer S, Gueron M. Vasodilatadors and hypertensive encephalopathy following scorpion envenomation in children. Chest. 1990; 97: 118-120.

Sofer S, Zucker N, Bilenko N, Levitas A, Zalzstein E. Amichay D, Cohen-Lahav M, Bernstein T. The importance of early bedside echocardiography in children with scorpion envenomation. Toxicon. 2013;

Sokolovsky M. Endothelins and sarafotoxins: receptor heterogeneity. Int J Biochem. 1994; 26: 335-340.

Sotelo-Cruz N, Hurtado J G, Gómez Rivera N. Envenenamiento en niños por mordedura de la araña *Latrodectus mactans* (viuda negra). Características clínicas y tratamiento. Gac Méd Mex. 2006; 142(2).

Soulaymani-Bencheikh R, Soulaymani A, Semlali I, Tamin O K, Zemrour E, Eloufir R et al. Les piqûres et les envenimations scorpioniques au niveau de la population de Kouribga (Maroc). Bull Soc Pathol Exot. 2005; 98(1): 36-40.

Specht A, Formentini A C, Corseuil E. Biology of *Hylesia nigricans*. Rev Bras Zool. Mar 2006, 23(1): 248-255.

Srairi-Abid N, Shahbazzadeh D, Chatti I, Mlayah-Bellalouna S, Mejdoub H, Borchani L, Benkhalifa R, Akbari A, El-Ayeb M. Hemitoxin, the first potassium channel toxin from the venom of the Iranian scorpion *Hemiscorpius lepturus*. FEBS Journal. 2008; 275(18): 4447-4461.

Stahel E, Wellauer R, Freyvogel T A. Envenomation due to indigenous snakes. Schweiz Med Wochenschr. 1985; 115: 890-896.

Stetson R. Guía de Manifestaciones y Tratamiento para accidentes con *Lonomia obliqua*. Ministerio de Salud Pública de la Provincia de Misiones. Dirección de Epidemiología y Dirección de Saneamineto Ambiental. 2ª edición, abril 1998.

Strauss M B., Orris W L. Injuries to divers by marine animals: a simplified approach to recognition and management. Mil. Med. 1974; 139: 129-130.

Sturm G, Kräke B, Rudolph C, Aberer W. Rush hymenoptera venom immunotherapy: a safe and practical protocol for high-risk patients. J Allergy Clin Immunol. 2002; 110: 928-933.

Subramani P, Narasimhamurthy G B, Ashokan B, Madappa B P. *Serratia marescens*: an unusual pathogen associated with snakebite cellulitis. J Infect Dev Ctries. 2013; 7(2): 152-154.

Suess O, Magerkurth O, Da Silva C, Brock M, Pietilä T A. Camel bite: an unusual type of head injury in a infant. J Pediatr Surg. 2004; 39(10): 11-13.

Sutherland S K. Allergy to the venom of jumper and bull ants. Med J Aust. 1989; 150(10):606.

Sutherland S K, Trinca J C. Survey of 2144 cases of red-back spider bites: Australia and New Zealand, 1963—1976. Med J Aust. 1978; 2(14): 620-623.

Swanson D, Vetter R. Bites of brown recluse spiders and suspected necrotic arachnidism. N Engl J Med. 2005; 352: 700-707.

Swaroop S, Grab B. Snake bite mortality in the world. Bull WHO. 1954; 10: 35-76.

Swe T N, Tun T, Lwin M, Than T, Pe T, Robertson J L, et al. Renal ischaemia, transient glomerular leak and acute renal tubular damage in patients envenomated by Russell's vipers (*Daboia russellii siamensis*) in Myanmar. Trans R Soc Trop Med Hyg. 1993; 87: 678-81.

Swinker M, Tester P, Koltai Attix D, Schmechel D. Human health effects of exposure to *Pfiesteria piscicida*: a review. Microbes Infect. 2002; 4(7): 751-762.

Tadmor B, Fried M, Rbensky B, Tuchman I, Golan J. Camel bite: risk factors and management. Israel Journal of Medical Sciences. 1992; 28(12): 918-924.

Tagwireyi D D, Ball D E, Nhachi C F. Routine prophylactic antibiotic use in the management in snakebite. BMC Clin Pharmacol. 2001; 1:4.

Tagwireyi D D, Ball D E, Loga P J, Moyo S. Cantharidin poisoning due to "blister beetle" ingestion. Toxicon. 2000; 38: 1865-189.

Takasaki C, Tamiya N, Bdolah A, Wollberg Z. Sarafotoxins S6: several isotoxins from *Atractaspis engaddensis* (burrowing asp) venom that affect the heart. Toxicon. 1988; 26(6): 543-548.

Talan D A, Citron D M, Abrahamian F M, Moran G J, Goldstein E J. Bacteriologic analysis of infected dog and cat bites. Emergency Medicine Animal Bite Infection study Group. N Engl J Med. 1999; 340: 85–92.

Tambourgi D V, Magnoli F C, van den Berg C W, et al. Sphingomyelinases in the venom of the spider *Loxosceles intermedia* are responsible for both dermonecrosis and complement-dependent hemolysis. Biochem Biophys Res Commun 1998; 251: 366-373.

Tech S C, Lee J J, Fam H B. Corneal honey bee sting. Can J Ophthalmol. 2005; 40(4): 469-471.

Tena D, González-Praetorius A, Pérez-Pomata M T, Bisquert J. Mionecrosis rápidamente progresiva por *Aeromonas spp*. An. Med. Interna (Madrid). 2006: 23(11).

Terry P., Mackway-Jones K. Towards evidence based emergency medicine: best BETs from the Manchester Royal Infirmary. Antibiotics in non-venomous snakebite. Emerg. Med. J. 2002; 19(2): 142.

Than-Than, Hutton R A, Niyint-Lwin, Khin-Ei-Han, Soe-Soe, Tin Nu-Swe, Phillips R E, Warrel D A. Haemostatic disturbance in patients bitten by Russell's viper. Brit J Haemat. 1988; 69: 513-520.

Thiéry G, Adam S, Coulet O, André N, Meynard J-B, Thiéry S. Papillonite. Med Trop. 2008; 68(1): 27-28.

Thomas P P, Jacob J. Randomised trial of antivenom in snake envenomation with prolonged clotting time. Brit Med J. 1985; 291: 177-178.

Tibballs J. Australian venomous jellyfish, envenomation syndromes, toxins and therapy. Toxicon. Dec 1 2006; 48(7): 830-859.

Tibbals J. Diagnosis and treatment of confirmed and suspected snake bite. Medical Journal of Australia. 1992; 156: 270-274.

Tikhonov, D, Zhorov B. Sodium channel activators: Model of binding inside the pore and a possible mechanism of action. FEBS Letters. 2005; 579: 4207-4212.

Tilbury C R, Branch W R. Observations on the bite of the southern burrowing asp (*Atractaspis bibronii*) in Natal. SAMJ. 1998; 75(4): 327-331.

Tin-Myint, Rai-Mra, Maung-Chit, Tun-Pe, Warrell D A. Bites by the king cobra (*Ophiophagus hannah*) in Myanmar: successful treatment of severe neurotoxic envenoming. QJM. 1991; 80(3): 751-762.

Tincopa L, Valverde J, Hernán Agip G, Cárdenas A. Características clínicas y epidemiológicas del brote epidemico de dermatitis de contacto por *Paederus irritans*. Dermatol Peru. 1999; 9(1): 24-26.

Toltesson T R, Ballantine D L, Tltesson C G, Hensley V, Bardales A T. Associated bacterial flora, growth, and toxicity of cultured benthic dinoflagellates *Ostreopsis lenticular* and *Gambierdiscus toxicus*. Appl Environ Microbiol. 1989; 55(1): 137-141.

Tomassone R, Vainstub V, Peirano S. Envenenamiento grave por escorpión en Pediatría. Arch Argent Pediatr. 2003; 101(5): 392-397.

Trump B F, Berezesky I K. Cellular and molecular basis of toxic cell injury. Cardiovascular toxicology. Eds Trump & Berezesky Raven Press Ltd. Nueva York 1992.

Tu A T. Local tissue damage (hemorrhage and myonecrosis toxins) from rattlesnake and other pit viper venoms. J Toxicol Toxin Rev. 1983; 2:205-234.

Tuichibaev M U, Tashmukhamedov B A. Lysophospholipase activity of orientotoxin from the venom of the hornet *Vespa orientalis*. Khimiya Prirodnykh Soedinenii. 1984; 6:803-805.

Turquet J, Pannetier S, Ramialiharisoa A, Ranaivoson G, Quod J P, Jeanoda V, Hurbungs M. Suivi et prevention des intoxications par consummation d'animaux marins dans le sud-ouest de l'Ocean Indien. Manuel méthodologique. Commission de l'Ocean Indien (IOC). 2000; 50pp.

Twiner M, Rehmann N, Hess P, Doucette G. Azaspiracid shellfish poisoning: a review on the chemistry, ecology and toxicology with emphasis on human health impacts. Mar Drugs. 2008; 6: 39-72.

Uhlin T, Nordvall S L, Öhman S, Einarsson R. Detailed IgG and IgE antibody patterns during immunotherapy with honey bee venom. Allergy. 1987; 42(3): 222-229.

Ullah F, Tahir M, Masoodurehman, Aslam M. Mammalian bite injuries to the head and neck region. J Coll Physicians Surg Pak. 2005; 15: 485-488.

Uluğ M, Yaman Y, Yapici F, Can- Uluğ N. Scorpion envenomation in children: an analysis of 99 cases. Türk J Pediatr. 2012; 54(2): 119-127.

Undheim E A B, King G F. On the venom system of centipedes (Chilopoda), a neglected group of venomous animals. Toxicon. 2011; 57(4): 512-524.

Uppal S S, Agnihotri V, Ganguly S, Badhwar S, Shetty K J. Clinical aspects of centipede bite in the Andamans. J Ass Phycns India. 1990; 38: 163-164.

Uraga Pazmiño E, Quezada Padilla L, Naula Merchan B, Uraga Wagner V. Ictioacantotoxicosis: reporte de un caso y ubicación del mismo. Rev Cient Soc Ecuat Derm. 2004; 2(1): 11-12.

Uri S, Marina G, Liubov G. Severe delayed cutaneous reaction due to Mediterranean jellyfish (*Rhopilema nomadica*) envenomation. Contact Dermatitis. 2005; 52(5): 282-283.

US Army. Textbook of Military Medicine. Medical aspects of chemical and biological warfare. Departament of the Army. USA, Maryland 1997.

US Environmental Protection Agency, 1993, Methods for Measuring the Acute Toxicity of Effluents and Receiving Waters to Freshwater and Marine Organisms, 4th ed., EPA/600/4-90/027F, Environmental Monitoring Systems Laboratory, Cincinati.

US Environmental Protection Agency. Office of Pesticide Programs. Using insect repellents safety (EPA-735/F-93-052R). Washington DC, 1996.

US Food and Drug Administration. Foodborne pathogenic microorganisms and natural toxins handbook: gempylotoxin. 2010.

Ushkaryov Y, Rohou A, Sugita S. Handb Exp Pharmacol. α-Latrotoxin and its receptors. 2008; (184): 171-206.

Ushkaryov Y A, Volynski K E, Ashton A C. The multiple actions of black widow spider toxins and their selective use in neurosecretion studies. Toxicon. 2004; 43: 527-542.

Valavi E, Alemzadeh Ansari M J. Hemolytic uremic syndrome following *Hemiscorpius lepturus* (scorpion) sting. Indian J Nephrol. 2008; 18(4): 166–168.

Valavi E, Alemzadeh Ansari M J, Hoseini S. ADAMTS-13 deficiency following *Hemiscorpius lepturus* scorpion sting. Saudi J Kidney Dis Transpl. 2011, 22: 792-795.

Vale J A, Kuling K. American Academy of Clinical Toxicology and European Association of Poisons Centres and Clinical Toxicologists. Position Paper: gastric lavage. Journal of Toxicology. 2004; 42(7).

Van Damme P A. Surgical treatment of facial dog bite injuries in children. J Craniomaxillofac Surg. 1992; 20:362-363.

Van den Enden E. Bites by venomous snakes. Acta Clinica Belgica. 2003; 58(6): 350-355.

Van Dolah F. Marine algal toxins: origins, health effects and their increased occurrence. Enviromental Health Perspectives. 2000; 108(1): 133-141.

Vanersch K. Crocodile bite injury in southern Malawi. Trop Doct. 1998; 28: 221-222.

Vázqueza H, Chávez-Harob A, Garfcía Ubbelohdea W, Marcilla R, Paniagua J, Alagónd A, Sevcik C. Pharmacokinetics of a F(ab)2 scorpion antivenom in healthy human volunteers. Toxicon. 2005, 46 797-805.

Vega J M, Moneo I, Armentia A, Vega J, De la Fuente R, Fernández A. Reacciones ocupacionales de hipersensibilidad inmediata a procesionaria del pino (*Thaumetopoea pityocampa*)*. Rev Esp Alergol Inmunol Clin. 1999; 14(1): 19-22.

Vega M L, Vega J, Vega J M, Moneo I, Sanchez E, Miranda A. Cutaneous reactions to pine processionary caterpillar (*Thaumetopoea pityocampa*) in pediatric population. Pediatr Allergy Immunol 2003;14:482-6.

Vejayan J, Ibrahim H, Othman I. The potential of *Mimosa púdica* (Mimosaceae) against snake envenomation. Journal of Tropical Forest Science. 2007; 19(4): 189-197.

Vela L, Sevilla E, Martín B, Pellicer S, Bes M T, Fillat M, Peleato M L. Las microcistinas. Rev Real Academia de Ciencias Zaragoza. 2007; 62: 135-146.

Vela P. Biotoxinas marinhas. RPCV. 2004; 99(549). 3-18.

Vetrano S J, Lebowitz J B, Marcus S. Lionfish envenomation. J Emerg Med. 2002; 23(4): 379-382.

Vetter R S. Envenomation by a spider, *Agelenopsis aperta* (family: Agelenidae) previously considered harmless. Ann Emerg Med. 1998; 32(6): 739-741.

Vetter R S, Visscher P K, Camazine S. Mass envenomations by honey bees and wasps. West J Med. 1999; 170: 223–227.

Vigassio A, Battiston B, De Fillipo G, Brunelli G, Calabrese S. Compartment syndrome due to viper bite. Archives of Orthopedic and Trauma Surgery. 1991; 110: 175-177.

Vijeth S R, Dutta T K, Shahapurkar J. Correlation of renal status with hematologic profile in viperine bite. Am J Trop Med Hyg. 1997; 56(2): 168-170.

Villarroel O. Informe: Programa de vigilancia de marea roja y toxinas marinas. 2004. Gobierno de Chile, Instituto Salud Pública de Chile ISP.

Voge C, Lehnherr S M. Getting attached to leeches. Nursing 1999; 29(11): 46-49.

Vogel C W, Müller-Eberhard H J. The cobra complement system: I. The alternative pathway of activation. Dev Comp Immunol. 1985; 9(2): 311-325.

Voronov E, Apte R N, Sofer S. The systemic inflammatory response syndrome related to the release of cytokines following severe envenomation. J Venom Anim Toxins. 1999; 5: 5–33.

Vorse H, Seccareccio P, Woodruff K, Humpherey G B. Disseminated intravascular coagulopathy following fatal brown spider bite (necrotic arachnoidism). J Pediat. 1972; 80.

Wagner P, Townsend E, Barej M, Rödder D, Spawls S. First record of human envenomation by *Atractaspis congica*. Toxicon. 2009; 54(3): 368-372.

Walker J P, Morrison R, Stewart R, Gore D. Venomous bites and stings. Current Problems in Surgery. 2013; 50(1): 9-44.

Warabi K, Nakao Y, Matsunaga S, Fukuyama T, Kan T, Yokoshima S, Fusetani N. Dogger Bank Itch revisited: isolation of (2-hydroxyethyl) dimethylsulfoxonium chloride as a cytotoxic constituent from the marine sponge *Theonella aff. mirabilis*. Comp Biochem Physiol B Biochem Mol Biol. 2001 Jan;128(1):27-30.

Warrell D A. Snake venom in science and clinical medicine, 1.Russell's viper: biology, venom and treatment of bite. Trans R Soc Trop Med Hyg. 1989, 83: 732-740.

Warwick C, Steedman C. Injuries, envenomations and stings from exotic pets. J R Soc Med. 2012; 105(7):296-299.

Watanabe A, Nagui H, Nagashima Y, Shiomi K. Structural characterizaction of plancitoxin I, a deoxyribonuclease II-like lethal factor from the crown-of-thorns starfish Acanthaster planci, by expression in chinese hamster ovary cells. Fish Sci. 2009; 75: 225-231.

Watkins S; Reich A, Fleming L, Hammond R. Neurotoxic shellfish poisoning. Mar Drugs. 2008; 6(3): 431-455.

Watt D. Neurotoxic proteins in scorpion venom. J Toxicol, Toxin Reviews. 1984; 3(263): 181-221.

Watters M R, Stommel E W. Marine neurotoxins: envenomations and contact toxins. Curr Treat Options Neurol. 2004; 6(2): 115-123.

Weber D, Hansen A. 1991. Infections resulting from animal bites. Infectious Disease Clinics of North America. 1991; 5: 663–680.

Weber R A, White R R. Crotalidae: envenenamiento en niños. Ann Plast Surg. 1993; 31:141-5.

Wei Ji-Fu, Mo Ya-Zhen, Qiao Li-Ya, Wei Xiao-Long et al. Potent histamine-releasing activity of atrahagin, a novel snake venom metalloproteinase. Int J Biochemistry & Cell Biology. 2006; 38(4): 510-520.

Weinstein S A, Kardong K V. Properties of Duvernoy's secretions from opisthoglyphous and aglyphous colubrid snakes. Toxicon. 1994; 32: 1165-1185.

Weinstein S A, White J, Keyler D E, Warrell D A. Non-front-fanged colubroid snakes: a current evidence-bassed analysis of medical significance. Toxicon. 2013; doi: S0041-0101(13)000064-0.

Weiser E, Wollberg Z, Kochva E, Lee S Y. Cardiotoxic effects of the venom of the burrowing asp *Atractaspis engaddensis*. Toxicon. 1984; 22(5): 767-774.

Wenger T L, Butler V P, Haber E, Smith T W. Treatment of 63 cases severely digitalis-toxic patients with digoxin-specific antibody fragments. Am Heart J. 1985; 109: 1397-1399.

Werno J, Lesthelle S, Doerman F, Vincendeau P. Envenimations par les lépidoptères. Revue Française des Laboratoires. 2002; 342(4): 35-39.

Westhoff G, Tzschätzsch K, Bleckmann H. The spitting behavior of two species of spitting cobras. J Comp Physiol A Neuroethol Sens Neural Behav Physiol. 2005; 191(10): 873-881.

Westhoff G, Boetig M, Bleckmann H, Young B A. Target tracking during venom "spitting" by cobras. The Journal of Experimental Biology. 2010; 213: 1797-1802.

Whealthy G H, Wait M A, Jessen M E. Infective endocarditis associated with a scorpion sting. Ann Thorac Surg. 2005; 80(4): 1489-1490.

White J. Bites and stings from venomous animals: a global overview. Ther Drug Monit. 2000;22:65–68.

Wiens M B, Harrison P B. Big cat attack: a case study. The Journal of Trauma: Injury, Infection and Critical Care. 1996; 40(5): 829-831.

Wiese M, Chataway T, Davies N, Milne R, Brown S, Wei-Ping Gai, Heddle R. Proeomic analysis *Myrmecia pilosula* (jack jumper) ant venom. Toxicon. 2006; 47(2): 208-217.

Willoughby R E, Jr., Tieves K S, Hoffman G M, Ghanayem N S, Amlie-Lefond C M, Schwabe M J et al. Survival after treatment of rabies with induction of coma. N Engl J Med. 2005; 352(24):2508-2514.

Willoughby RE, Jr., Opladen T, Maier T, Rhead W, Schmiedel S, Hoyer J et al. Tetrahydrobiopterin deficiency in human rabies. J Inherit Metab Dis. 2008; 32:65-68.

Wolff K D. Management of animal bite injuries of the face; experience with 94 patients. J Oral Maxillofac Surg. 1998; 56: 838-843.

Woolgar J D, Cliff J, Raj Nair, Hany Hafez, Robbs J V. Shark attack: review of 86 cosecutive cases. J Trauma. 2001; 50: 887-891.

World Health Organisation (WHO). Zoonotic disease control. Baseline epidemiological study on snakebite treatment and management. Weekly Epidemiolog Rev. 1987; 42: 319-320.

World Health Organization (WHO). Progress in the characterization of venoms and standardization of antivenoms. WHO Offset Publication N° 58. Geneva: 23-30, 1985.

World Health Organisation (WHO). Expert Committee Biological Standardization, WHO Technical Report Series. Guidelines for the production control and regulation of snake antivenoms immunoglobulins. Geneva, 59th Meeting, October 2008.

World Health Organization (WHO). Bites and stings due to terrestrial and aquatic animals in Europe. WHO Weekly epidemiology record. 2001; 38: 289-300.

World Health Organization (WHO). Vaccins antirabiques, note d'information de l'OMS. Relevé Épidémiologique Hebdomadaire. 2007; 82, n°49/50: 425-436.

World Health Organization (WHO). Guidelines for the prevention and clinical management of snakebite in Africa. WHO Regional Office for South-East Asia, Brazzaville; 2010.

World Health Organization (WHO). Guidelines for the clinical management of snake bite in south-east Asia region. New Delhi: WHO Regional Office for South-East Asia; 2005, 10.

World Health Organization (WHO). Clasificación estadística internacional de enfermedades, traumatismos y causas de defunción. 10ª revision. Washington DC. Organización Panamericana de la Salud; 1998.

Wozniak E J, Wisser J, Schwartz M. Venomous adversaries: a reference to snake identification, field safety, and bite-victim first aid for disaster-response personnel deploying into the hurricane-prone regions of North America. Wilderness & Environmental Medicine. 2006; 17(4): 246-266.

Wu M L, S. Chou L, Huang T Y et al. Sea urchin envenomation. Vet Hum Toxicol. 2003; 45:307.

Wufem B M, Harami M A, Cham Y A, Kela S L. Preliminary studies on the antivenin potential and phytochemical analysis of the crude extracts of *Balanites aegyptiaca*. NPR. 2007; 6(1): 18-21.

Wysoke J M, Bland van den Berg P, Marshall C. Bee sting–induce haemolysis, spherocytosis and neural dysfuncion in three dogs. J S Afr Vet Assoc. 1990; 61: 29–32.

Xiao Guanhui: 骨和X光线的变化，244松毛虫患者的关节疾病。中华放射学杂志。[Radiographic chamges in bone and joint in 244 cases of pine caterpillars disease. Chinese Journal of Radiology]. 1979; 4: 193-196.

Yamamoto R, Suzuki M, Hori S, Aikawa N. Stonefish "okoze" envenomation during food preparation. Keio J Med. 2010; 59(1): 19-22.

Yang Tianci, Jianchu Mo, Fu Guiming, Zhsng Shi, Ding Gangqiang, Ren Zhengyao, Wei Lanfen, Lu Longxi. Ultrastructure of the poison gland in the red imported fire ant, *Solenopsis invicta buren* (Hymenoptera: Formicidae). Sociobiology. 2007; 50(2): 343-353.

Yara A, Noguchi K, Nakasone J, Kinjo N, Hirayama K, Sakanashi M. Cardiovascular effects of *Acanthaster planci* venom in the rat: possible involvement of PAF in its hypotensive effect. Toxicon. 1994; 32(10): 1217-1225.

Yasumoto T, Oshima Y, Yamaguchi M. Occurrence of a new type of shellfish poisoning in the Toboku district. Bull Japan Soc Sci Fish. 1978; 44(11): 1249-1255.

Yaya G, Danaï A. Prise en charge des lésions oculaires dues au crachat de venin d'Elapidae en République Centrafricaine: aspects épidémiologiques et cliniques. Bull Soc Pathol Exot. 2007; 100(2): 111-114.

Yerzingatsian K L. Snakebite – rest and elevation in the management of a selected group of patients in an urban setting. South African Journal of Surgery. 1997; 35: 188-189.

Yiğit N, Benli M. The venom gland of the scorpion species *Euscorpius mingrelicus* (Scorpiones: Euscorpiidae): morphological and ultrastructural characterization. J. Venom. Anim. Toxins incl. Trop. Dis. 2008; vol.14 no.3.

Yiğit N, Güven T, Bayram A, Çavuşoğlu K. *Agelena labyrinthica* örümceğinin zehir aygıti üzerine morfolojik bir çalışma. Turk J Zool. 2004; 28: 149-153.

Yiğit N, Bayram A, Ulasoglu D, Danisman T, Corak Ocal I, Sancak Z. Loxosceles spider bite in Turkey (Loxosceles rufescens, Sicariidae, Araneae), Journal of Venomous Animals and Toxins Including Tropical Diseases. 2008; 14(1): 178-187.

Yiğit N, Benli M. Fine structure of the venom glands of the scorpion *Mesobuthus gibbosus* (Brullé, 1832) (Scorpiones: Buthidae). Acta Zoologica Bulgarica. 2009; 61(3): 297-306.

Yildiz A, Biceroglu S, Yakut N, et al. Acute myocardial infarction in a young man caused by centipede sting. Emerg Med J. Apr 2006;23(4):30.

Yohannes K, Dalton C, Halliday L, Unicomb L, Kirk M. An outbreak of gastrointestinal illness associated with the consumption of escolar fish. Australian Department of Public Health and Ageing, Commun Dis Intell. 2002; 26: 441-445.

Young B A, O'Shea M. Analyses of venom spitting in African cobras (Elapidae: Serpentes). African Zoology. 2005; 40(1): 71-76.

Young B A, Boetig M, Westhoff G. Functional bases of the spatial dispersal of venom during cobra "spitting". Physiol Biochem Zool. 2009;82(1): 80-89.

Young B A, Dunlap K, Koenig K, Singer M. The buccal buckle: the functional morphology of venom spitting in cobras. The Journal of Experimental Biology. 2004; 207: 3483-3494.

Young Choi M, Hyoung Cho S. Optic neuritis after bee sting. Korean J Ophthalmol. 2000; 14: 49-52.

Young P M, Bancroft L W, Peterson J J, Roberts C C, Liu P T, Zaleski C G. Imaging spectrum of bites, stings and their complications: pictorial review. AJR. 2009; 193: 31-41.

Yuen K S C, Lai J S M, Law R W K, Lam D S C. Confocal microscopy in bee sting corneal injury. Eye. 2003; 17: 845–847.

Yugandhar B, Radha Krishna K, Sattar S A. Insulin administration in severe scorpion envenoming. J Venom Anim Toxins. 1999; 5(2): 200-219.

Yun Y Y, Ko S H, Park J W, Hong C S. Anaphylaxis to venom of the *Pachycondyla* species ant. J Allergy Clin Immunol. 1999; 104 (4 pt1): 879-882.

Zambrano A, González J, Callejas G. Desenlace fatal por loxoscelismo cutáneo visceral. Rev Med Chile. 2005; 133: 219-223.

Zaragoza Fernández M, López Ortiz R, Domínguez Bueno E, Santos Velasco J, Gaviro Gómez M. Loxoscelismo cutáneo. Emergencias 2008, 20:64-67.

Zare Mirakabadi A, Mahmoodi Khatoonabadi S, Teimourzadeh Sh, Sabiri Gh H. Serum enzymes studies in scorpion (*Hemiscorpius lepturus*) dose related envenomation in rabbits. Archives of Razi Institute. 2010 ; 65(2) : 83-89.

Zargari O, Asadi A K, Fathalikhani F, Panahi M. Paederus dermatitis in northern Iran: a report of 156 cases. Int J Dermatol. 2003; 42(8): 608-612.

Zelanis A, Teixeira da Rocha M, Domingues Furtado M F. Preliminary biochemical characterization of the venoms of five Colubridae species from Brazil. Toxicon. 2010; 55(2-3): 666-669.

Zelnik R. A natureza quimica do veneno de sapo. C Cult. Sao Paulo. 1965; 17: 10-14.

Zhong Shipan: 松毛虫性骨关节病的外科治疗。 中华外科杂志。 [Surgical treatment of dendrolimus osteoarthropathy. Chinese Journal of Surgery]. 1980; 18: 151-155.

Zoccal K F, Bitencourt Cda S, Sorgi C A, Bordon C, Sampaio S V, Arantes E C, Faccioli L H. Ts6 and Ts2 from *Tytius serrulatus* venom induce inflammation by mechanisms dependen ton lipid mediators and cytokine production. Toxicon. 2013; 61: 1-10.

Zúñiga Carrasco I R, Vázquez Chávez D I: Alacranismo, primera parte. Vigilancia Epidemiológica (Mex). 2007; 24(1): 1-3.

Zuñiga Carrasco I R, Vázquez Chávez D I. Alacranismo, segunda parte.Vigilancia Epidemiológica (Mex). 2007; 24(2): 1-3.

AGRADECIMIENTOS

Dr. Alfaro Oporta, Elías
Cirugía Vascular
Hospital San Carlos Alajuela (Costa Rica)

Lic. Ariano-Sánchez, Daniel
Biología
Dtor. Proyectos de Conservación e Investigación Científica de Herpetofauna
Organización Zootropic (Guatemala)

Dr. Bawaskar, Himmat
Medicina Interna
Bawaskar Hospital & Research Center, Mahad Raigad (India)

Dr. Blair, Geoffrey K.
Cirugía Pediátrica
British Columbia Children's Hospital
Vancouver, British Columbia (Canadá)

Dra. Cabrerizo, Silvia
Toxicología
Centro Nacional de Intoxicaciones
Buenos Aires (Argentina)

Sr. Capdevielle, Rodolfo Andrés
Fotografía
Buenos Aires (Argentina)

Sr. Castanedo, Juan Luis
Herpetología
Asociación Herpetológica Murciana (AHEMUR), Murcia (España)

Dr. Cazorla, Dalmiro
Medicina Tropical
Laboratorio de Entomología, Parasitología y Medicina Tropical
Centro de Investigaciones Biomédicas
Universidad Nacional Experimental Francisco de Miranda (Venezuela)

Sr. Díaz Herrera, Miguel Angel
Informática. Documentació Clínica
Comissió de Docència
Capio Hospital General de Catalunya (Sant Cugat del Vallés, Barcelona)

Dr. Ducancel, Frédéric
Farmacología
Service de Pharmacologie et d'Immunologie du CEA
Laboratoire d'Ingénierie des Anticorps pour la Santé (LIAS)
Gif sur Yvette (Francia)

Dr. Halpern, Pinchas
Medicina y Cirugía General
Department of Emergency Medicine
Tel Aviv Medical Center (Israel)

Prof. Dr. Kideyş, Ahmed
Ictiología
Middle East Technical University
Institute of Marine Sciences Limonlu, Mersin (Turquía)

Dr. Lazarus, Harrison M.
Cirugía General
Department of Surgery
LDS Hospital-Deseret Fundation, Salt Lake City, Utah (USA)

Lic. Twan Leenders
Biología Conservacionista
Connecticut Audubon Society
Fairfield, Connecticut (USA)

Dr. Limaiem, Rim
Oftalmología
Institut Hedi Rais d'Ophtalmologie, Tunis (Túnez)

Prof. Dr. Looke, David
Microbiología e Infectología
Department of Medicine, University of Queensland
Infection Management Services
Princess Alexandra Hospital, Queensland (Australia)

Prof. Mollerach, Marcos I.
Zoología
Facultad de Ciencias Naturales, Instituto Miguel Lillo
Universidad Nacional de Tucumán (Argentina)

Dr. Muñiz Llama, Félix
Jefe del Servicio de Pediatría
Capio Hospital General de Catalunya (Sant Cugat del Vallés, Barcelona)

Prof. Dr. Remião, Fernando
Toxicología
Faculdade de Farmácia
Universidade do Porto (Portugal)

Lic. Restrepo, Héctor Charry
Biología, Herpetología
Director Científico del Centro de Investigación Ophidia
Manizales (Colombia)

Prof. Rřskaft, Eivin
Biología
Department of Biology
Norwegian University of Science and Technology (NTNU)
Trondheim (Noruega)

Prof. Santana Neto, Pedro de Lima
Zoología
Departamento de Zoología. Laboratório de Invertebrados Terrestres
Universidade Federal de Pernambuco (Brasil)

Dra. Thiery-Gaetans, Sophie
Cirugía Maxilofacial
Hôpital d'Instruction des Armées Laveran, Marseille (Francia)

Dr. Tomihara, Yasuhiro
Medicina Interna
Okinawa Prefectural Institute of Public Health
Division of Venomous Snakes, Okinawa (Japón)

Prof. Dr. Ushkaryov, Yuri
Mollecular Biology
Department of Biological Sciences
Imperial College, London (Gran Bretaña)

Prof. Dra. Yiğit, Nazife
Biología
Kirikkale Üniversitesi, Fen Edebiyat Fakültesi
Biyoloji Bölümü Öğretim Üyesi
Kirikkale (Turquía)

Dr. Young, Bruce A.
Biología Molecular
Director Anatomical Laboratory
Department of Physical Therapy
University of Massachusetts, Lowell (USA)

CREDITOS DE FOTOGRAFIAS/ILUSTRACIONES

Adnafi, Mozghan: Scolopendra morsitans
Alzate, Esteban: Micrurus dumerlii
Anderson ,Roland: lesión por pulpo rojo
Ariano-Sánchez D,(MD): mordedura de Heloderma horridum
Assaf, Magda (MD): histopatología por picadura por Paederus con cambios cutáneos, "abscesos" de neutrófilos en dermis capilar.
Australian Venom Research Unit (©AVRU): fases de aplicación de vendaje de inmovilización linfática; vendaje de inmovilización linfática para extremidad superior, mordedura de pulpo
Baeza Herrera, Carlos (MD): miodermonecrolisis extensa por Loxosceles (autorizado por Acta Pediátrica Mexicana: Miodermonecrolisis por loxoscelismo letal; 2007, 28: 59-62).
Bawaskar, Himmat (MD): histología de pulmón con edema pulmonar por picadura de escorpión rojo
Bergillos, Fernando (MD): lesión por arañazo de gato, dentelladas humanas, lesiones por mordedura de perro, placa livevoide del loxoscelismo cutáneo, mapa ditribución de los "tres grandes" (tiburones), mordedura de garrapata, puntura por pez araña, edema palpebral por picadura demosquito común, picadura en pierna por mosquito común
Bergillos Rivas, Ignacio: Thaumetopoea pityocampa; picadura de mosquito; secuela de medusa luminiscente; Steatoda nobilis; Apis mellifera; Bombus terrestris; Scolia flavifrons: postura de protección frente al ataque de oso pardo; Synanceia horrida.
Bergillos Rivas, Eduardo: dibujo de la dedicatoria, "animales venenosos vistos por la infancia"
Bozzola, Martin: esquema vasculopatías en el shock anafiláctico
Brian L: Rx espina de Acanthaster planci; punturas múltiples por estrella de mar corona de espinas.
Brito, Francisco: Micrurus pyrrocryptus, Micrurus altirostris, Bothrops alternatus
Burkhardt, Timothy: Agkistrodon taylori, Crotalus totonacus
Cabrerizo, Silvia (MD): placa marmórea por loxoscelismo cutáneovisceral.
Caldwell, Roy: Octopus lunulata
Capdevielle, Rodolfo Andrés (website Enciclopedia Virtual de las Serpientes): Bothrops diporus, Bothrops ammodytoides, Micrurus corallines, Micrurus andianus, Bothriechis lateralis, Bothrops marajoensis, Bothrops neuwiedi, Bothrops sanctaecrucis, Micrurus circinallis, Cerastes cerastes, Macrovipera mauritanica, Dendroaspis viridis, Echis leucogaster, Naja anchietae, Naja nigricollis, Pseudohaje goldii, Walterinnesia aegyptia, Cryptelytrops septentrionalis, Pseudocerastes persicus, Atheris nitschei, Atractaspis engadeensis, Bungarus fasciatus, Bungarus multicinctus,, Callophis bivirgatus, Callophis intestinalis, Gloydius halys, Gloydius ussurensis, Gloydius blomhoffi, Gloydius brevicaudis, Naja siamensis, Naja sputatrix, Protobothrops flovoviridis, Protobothrops mucorsquamatus, Rhabdophis tigrinus, Viridovipera stejnegeri, Vipera palaestinae, Vipera renardi.
Cappaert D: Epicauta spp
Castanedo Juan Luis, Alvarez C, Sánchez P (©AHEMUR, Asociación Herpetológica Murciana): Lesiones por mordedura de culebra bastarda
Caumes. Eric (MD): fascitis necrotizante por pez piedra
Centenero-Alcalá, Eric: Ophryacus melanurus, Ophryacus undulatus.
Charlton, Tom: Bothrops asper, Atropoides mexicanus, Echis ocellatus, Daboia ruselii, Cryptelytrops insularis, Cryptelytrops purpureomaculatus, Daboia siamensis, Ophiophagus Hannah, Tropidolaemus subannulatus.
Chávez, Germán: Bothrops pictus
Ciuros, Randy: Naja oxiana, Naja sumatrana
Coritz, Al: Bothrops caribbaeus
Corsi, Gerald: Crotalus ruber
Cox W: Argiope aurantia
CSL Biotherapies – Immunohaematology: diagrama básico del kit SVDK, secuencia de aplicación del kit SVDK
De Lima, Pedro (MD): mordedura y equimosis por serpiente verde de Brasil
Dobiey, Maik: Crotalus horridus, Bitis cornuta, Causus rhombeatus, Naja pallida, Proatheris superciliaris, Thelotornis capensis, Atheris desaixi
Doemer, Thomas: Bitis caudalis
Drees B: sobreinfección por hormiga de fuego
Easter, Jeremiah: Crotalus oreganus
Eddey D: puntura por pulpo de anillos azules
Eimermacher, Thomas: Agkistrodon bilineatus, Crotalus lepidus, Dendroaspis jamesoni, Naja mossambica, Atheris squamigera,
Ferrer, Berta (MD): Histología de las picaduras por artrópodos
Flaxington, William: Agkistrodon contortrix, Crotalus atrox, Crotalus cerastes, Crotalus mitchelli, Pelamis platurus
Ghent J H: Lymantria dispar
Gietler, Scott: Octopus rubescens
Gil Sarrablo, Carlos (MD): picadura por avispón
Gironés Muriel, A (MD): esquema tridimensional de poro de K^+
GPL: papiro de Hearst, Buthus occitanus
Lyssavirus ME (detalle fotográfico de Center for Disease Control and Prevention, US Department of Health Human Services), cuerpos de Negri ME (detalle fotográfico de Center for Disease Control and Prevention, US Department of Health Human Services).
Gutiérrez, Lucas: Pelagia noctiluca (en www.granadanatural.com)

Haddock R L: Mordedura por culebra del manglar
Hadley D: Megalopyge opercularis
Hampton, Paul: Micrurus tener
Henriques Barreto, Pedro; Thalassophryne nattereri
Hernández, Gustavo U: Gingivorragia por Bothrops spp
Hines, E: Tipos de tricomas
Izvora: mordeduras por perro rabioso
Jackson, Kate: Causus maculatus, Naja melanoleuca
Janssen Wim: procesionaria del roble
Janzen, Peter: Porthidium nasutum, Hypnale hypnale, Trimeresurus trigonocephalus
Kersten, Paul: Conus geographus, Conus magus, Conus striatus, Conus tulipa; Conus ventricosus, Conus imperialis
Kettenburg, Andreas: Crotalus tigris
Kideyş, Ahmet: lesion dérmica por Rhopilema nomadica.
Koch, Claudia: Bothrops barnetti
Korlevic K: Latrodectus tredecimguttatus
Kourounis. George: mordedura de murciélago
Krejčik, Stanislav: Lytta vesicatoria
Križaj, Igor (P): Modelo celular sobre hemostasia
Kumar, Piyush (MD): lesión típica lineal en paederosis, lesión severa en cuello y parte superior del tórax
Kwet, Axel: Phylodrias olfersii
Larsson S: lersiones crónicas por procesionaria del pino
Larvalbug©: Scolopendra heros
Leenderes, Twan: Atropoides occidus,
Lenaerts, Stevena: Scolopendra viridicornis
Levi, Herbert W: Tipologia de las marcas de Latrodectus mactans.
Lieske E: ilustración movimientos natatorios de tiburones
Limaiem R (MD): lesiones oculares por picadura de abeja
Livett, Bruce: Conus textile.
Loebman, Daniel: Bothrops jararacá, Bothrops pubescens
Lutz, Mario: Naja philippinensis, Parias flavomaculatus, Naja samarrensis
Macaluso (MD): lesiones hemáticas por Lonomia obliqua, erisipeloide de Rosenbach, urticaria tras picadura por formícidos.
Mallan, Shawn: Bothriopsis taeniata, Micrurus surinamensis, Micrurus lemniscata
Mammino, Jere (MD): lesión lineal 217b, lesión lineal con bullas 217c
Marquette, Eric: Atheris ceratophorus
Martínez Pitarch, Isidro: Buthus occitanus
Masroor, Rafaqat: Eristocophis macmahonii, Gloydius himalayanus
Miller, Jeff: Crotalus molossus
Mollerach, Marcos: sección anterior de la lengua de vampiro, papila queratinizada de la lengua de vampiro
Morand J J: CID en mano por sepsis por Capnocytophagus canimorsis tras mordedura de perrro, pasteurelosis en mano por mordedura de gato, erupción eczematosa en pierna tras contacto con una anémona (las tres imágenes en "Envenenamientos y mordeduras por animales", EMC Dermatologia 2010, 44(4): 1-16).
Nikbakhtzadeh M R (MD): lesiones ampollosas por escarabajo meloideo
Nixon, David: Bothriechis schlegeli, Echis pyramidum, Naja annulata, Naja nívea, Vipera latastei, Cryptelytrops macrops, Deinagkistrodon acutus.
Nofal, Ahmad (MD): Paederosis naso-orbitaria
Ortiz, Javier: Porthidium yucatanicum
O'Shea, Mark: Acalyptophis peroni
Oz, Rittner: Mylabris quadripunctata
Öztürk, Bayram (D): Rhopilema nomadica
Pereira da Oliveira, Pedro (MD): facies neurotóxica de Rosenfeld.
Petrovan, Silviu: Cerrophidion godmani, Micrurus nigrocinctus
Pierson, Todd: Agkistrodon piscivorus, Micrurus fulvius, Sistrurus catenatus, Sistrurus miliarius, Echis omanensis
Pitkin, Linda: Acanthaster planci
Pollock, Sheryl: Edessa spp de (en www:discoverlife.com)
Pontres, Miquel: Scorpaena scrofa (en www.marenostrum.org)
Poppe, Philippe & Guido: Halichondria okadai (en website de Marine Iconography of the Philippine Archipielago)
Pradhan, Pratik: Bungarus walli, Enhidria scchistosa
Radmanesh M (MD): Hemiscorpius lepturus, edema facial por picadura de escorpión cáctido, úlcera necrótica por H lepturus, Androctonus crassicauda, paralisis tras picadura por escorpión negro
Rivas Fernández MA,(MD): mordedura humana, picadura de garrapata, síndrome de Skeeter
Roberts, Owen: Trimeresurus malabaricus
Rodríguez, Luis Alejandro: Bothrops venezuelensis
Ryan, Paddy: Laticauda colubrina
Safaei. Barbod: Macrovipera lebetina
Sánchez Tocino, Luis (Universidad de Granada): Trachinus draco (en www.marenostrum.org)
Schell, Rob: Crotalus basiliscus

Schlögl E: blenio azul de colmillos
Scuba Diving Phuket: autoinjerto digital tras amputación por mordedura de morena (de www.scubadivingphuket..net)
Sekano: Scolopendra cingulata
Serkan S, (MD): Fascitis necrotizante torácica por escolopendra
Shabir, Dhar (MD): Lesiones producidas por oso tibetano
Shahrdari, Alireza: Cerastes gasperetti
Shukla, Chaitanya: Trimeresurus gramineus
Smith, Benjamin: Crotalus scutulatus
Sowerby I: Conus purpurascens
Springer ,Timo: ciclo biológico de Pfiesteria
Stockwell, Scott: fases en picadura de escolopendra
Süss, Olaf (MD): Mordedura por dromedario, TAC con fractura craneal
Swiss Institut of Bioinformatics (Viralzone): virus y estructura del ADN en el virus de la rabia, virus de la viruela.
Thiéry G, (MD): papilionitis
Tincopa, Luis (MD: dermatitis lineal por Paederus en la nuca (en Dermatol Peru 1999, 9(1): "Características clínicas y epidemiológicas del brote epidemico de dermatitis de contacto por *Paederus irritans*" de Tincopa L et al.)
Tomihara, Yasuhiro (MD): lesiones digitales por C sermoni, lesiones por C sermoni, lesión inflamatoria puntiforme por Conus spp.
Trueba, Javier: resto de mamífero sorícido fósil (en Naturaleza Aragonesa nº 17, 2007)
UDAP Industries Inc©: lesiónes faciales por oso pardo
Upadhye, Raman: Bungarus caeruleus, Echis carinatus
Uraga Pazmiño E, (MD): gangrena por pez piedra
Ushkaryov Y (MD): esquema de actuación de la α-latrotoxina en la bicapa lipídica (en Toxicon, 2004; 43)
Vindum J: Taricha torosa
Warrell, David A (MD Prof): Espasmo hydrofóbico de la rabia, necrosis-gangrena de la extremidad, escara hipertrófica, úlcera de Marjolin (todas autorizadas por la WHO, del report: "Rabies and envenomings. A neglected public health issue. Report of the Consultative Meeting" 2007).
Wefer, Edgar A: Lachesis stenophrys, Porthidium lansbergii, Bitis peringueyi, Protobothrops jerdonii.
Williams, David: Bungarus flaviceps
White J P: Signo de Orduña (Megalopyge opercularis).
Whizar-Lugo V (MD): esquema canal de Na+ (en www.anestesia-dolor.org del artículo "Toxicidad de los anestésicos locales" de Víctor Whizar-Lugo, Juan C. Flores-Carrillo, Griselda Puerta-Román)
Wild, Alex: Solenopsis invicta, Lethocerus spp
Willie Lori-Ann: picadura mosca negra
Wlodzimierz J: tipos de espículas en Poríferos
Würst, Jean: estilete de aguijón
Wüster, Wolfgang: Bothrops atrox, Bothrops bilineatus, Atropoides nummifer, Bothrops brazili, Bothrops jararacussu, Bothrops leucurus, Bothrops mattogrosensis, Bothrops erythromelas, Crotalus adamanteus, Crotalus viridis, Micrurus frontalis, Micrurus spixi, Bitis atropos, Bitis xeropaga, Atractaspis bibroni, Dendroaspis polylepis, Echis jogeri, Echis coloratus, Naja annulifera, Naja ashei, Naja nigricincta, Bungarus candidus, Bungarus ceylonicus, Echis khosatzkii, Gloydius intermedius, Naja atra, Naja naja, Himalayophis tibetanus, Zhaoermia manghasensis., Calloselasma rhodostoma.
Xiao Guanhui (MD): Rx osteolisis en dendrolimiasis (en "Radiographic chamges in bone and joint in 244 cases of pine caterpillars disease", Chinese Journal of Radiology, 1979, vol. 4; autorizado por CMA, Chinese Medical Association).
Yamamoto R (MD): puntura inicial por pez piedra (en artículo: Stonefish "okoze" envenomation during food preparation; de Keio Journal of Medecine, Universidad de Tokio, 2010).
Yiğit, Nazifeh (D): quelíceros de la araña *Agelena labyrinthica*, imagen de MO de glándula venenosa de *Agelena labyrinthica.*
Young, Bruce A (D): Colmillos, microfotografia de elápido escupidor y no escupidor, Mecánica para escupir veneno.
Young, Phillip M (MD): muesca y fractura de MTC por mordedura de perro, osteomielitis por mordedura de serpiente, osteonecrosis por mordedura de serpiente (en American Journal of Roentgenology 2009, 193: "Imaging spectrum of bites, stings and their complications: pictorial review" de Young P M, Bancroft L W et al.; con autorización de la American Roentgen Ray Society ARRS)
Ythier. Eric: Mesobuthus tamulus
Zaragoza M, (MD): fases de tratamiento en loxoscelismo cutáneo, forma edematosa (en Emergencias 2008, 20:64-67: "Loxoscelismo visceral").

www.ingramcontent.com/pod-product-compliance
Lightning Source LLC
LaVergne TN
LVHW080955230826
846092LV00006B/1044

* 9 7 8 8 4 6 8 6 3 6 9 2 4 *